B. Przybilla K.-Ch. Bergmann J. Ring (Hrsg.)

Praktische Allergologische Diagnostik

B. Przybilla K.-Ch. Bergmann J. Ring (Hrsg.)

Praktische Allergologische Diagnostik

Mit Beiträgen von
C. Bachert C.-P. Bauer W.-M. Becker H. Behrendt K.-Ch. Bergmann S. Borelli
H. R. Bruckbauer U. Costabel K. Derecik W. Dorsch B. Eberlein-König R. Franz
Th. Fuchs H. Gall A. Grübl C. Gutgesell E. Hölzle L. Jäger A. Kapp G. Kick
D. Kleinhans C. Kroegel S. Lau A. Mechlin R. Merget H. Müsken
M. Ollert E. Paul W. J. Pichler B. Przybilla J. Rakoski J. Ring F. Ruëff
T. Schäfer G. Schultze-Werninghaus C. Triendl D. Vieluf I. Vieluf U. Wahn
A. Weber T. Werfel

Mit 99 überwiegend farbigen Abbildungen und 114 Tabellen

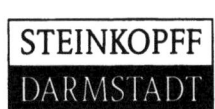
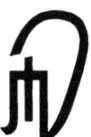

Professor Dr. med. Bernhard Przybilla
Klinik und Poliklinik für Dermatologie und Allergologie
Ludwig-Maximilians-Universität München
Frauenlobstr. 9–11, 80337 München

Professor Dr. med. Karl-Christian Bergmann
Allergie- und Asthmaklinik
An der Martinusquelle 10, 33175 Bad Lippspringe

Professor Dr. med. Dr. phil. Johannes Ring
Klinik und Poliklinik für
Dermatologie und Allergologie am Biederstein
Technische Universität München
Biedersteiner Str. 29, 80802 München

ISBN 978-3-642-63336-2   ISBN 978-3-642-57720-8 (eBook)
DOI 10.1007/978-3-642-57720-8

Die Deutsche Bibliothek – CIP-Einheitsaufnahme
Ein Titeldatensatz für diese Publikation ist bei Der Deutschen Bibliothek erhältlich

Dieses Werk ist urheberrechtlich geschützt. Die dadurch begründeten Rechte, insbesondere die der Übersetzung, des Nachdrucks, des Vortrags, der Entnahme von Abbildungen und Tabellen, der Funksendung, der Mikroverfilmung oder der Vervielfältigung auf anderen Wegen und der Speicherung in Datenverarbeitungsanlagen, bleiben, auch bei nur auszugsweiser Verwertung, vorbehalten. Eine Vervielfältigung dieses Werkes oder von Teilen dieses Werkes ist auch im Einzelfall nur in den Grenzen der gesetzlichen Bestimmungen des Urheberrechtsgesetzes der Bundesrepublik Deutschland vom 9. September 1965 in der jeweils geltenden Fassung zulässig. Sie ist grundsätzlich vergütungspflichtig. Zuwiderhandlungen unterliegen den Strafbestimmungen des Urheberrechtsgesetzes.

© Springer-Verlag Berlin Heidelberg 2000
Ursprünglich erschienen bei Steinkopff Verlag, Darmstadt 2000
Softcover reprint of the hardcover 1st edition 2000

Die Wiedergabe von Gebrauchsnamen, Handelsnamen, Warenbezeichnungen usw. in diesem Werk berechtigt auch ohne besondere Kennzeichnung nicht zu der Annahme, daß solche Namen im Sinne der Warenzeichen- und Markenschutz-Gesetzgebung als frei zu betrachten wären und daher von jedermann benutzt werden dürften.

Produkthaftung: Für Angaben über Dosierungsanweisungen und Applikationsformen kann vom Verlag keine Gewähr übernommen werden. Derartige Angaben müssen vom jeweiligen Anwender im Einzelfall anhand anderer Literaturstellen auf ihre Richtigkeit überprüft werden.

Umschlaggestaltung: Erich Kirchner, Heidelberg
Herstellung: Klemens Schwind
Satz: K+V Fotosatz GmbH, Beerfelden

SPIN 10703236   105/7231-5 4 3 2 1 0 – Gedruckt auf säurefreiem Papier

Vorwort

Die Prävalenz allergischer Erkrankungen hat in den letzten Jahrzehnten besorgniserregend zugenommen, inzwischen sind mindestens 20% der Bevölkerung betroffen. Gleichzeitig haben aber auch zahlreiche Erkenntnisse der Grundlagen- und klinischen Forschung das Wissen über allergische Erkrankungen wesentlich erweitert, ja teilweise sogar revolutioniert. Hieraus haben sich vielfältige, neue Ansätze für die Versorgung des allergiekranken Patienten ergeben. Bedrückend ist, wenn diese Fortschritte den meisten Allergiekranken bisher nicht zugute kommen – es wird davon ausgegangen, daß mindestens 90% dieser Patienten nicht oder unzureichend versorgt sind. Gründe dafür sind neben mangelhaften finanziellen Ressourcen das weitgehende Fehlen der Allergologie in den Lehrplänen des Medizinstudiums, die aus Ignoranz bis Zynismus resultierende Verharmlosung allergischer Krankheiten nicht nur durch Laien, sondern oft auch durch Ärzte, sowie eine Verunsicherung der Allergologen selbst durch vielfältige und teilweise widersprüchliche Diagnose- und Therapiekonzepte. Dies hat die Herausgeber bewogen, die vielfältigen und teilweise hochkomplexen Methoden der allergologischen Diagnostik in ihrer Gesamtheit und doch übersichtlich allen mit allergischen Erkrankungen Befaßten zugänglich zu machen.

Warum ein Buch nur über allergologische Diagnostik? Eine eindeutige Diagnose ist die Grundlage jeder Therapie! Rudolf Gross hat dies pointiert formuliert: „Ärzte ohne Diagnose sind wie Maulwürfe: Sie tappen im Dunkeln und ihre Ergebnisse sind Erdhügel". Die Mängel in der Versorgung Allergiekranker sind überwiegend auf unzulängliche oder falsche Diagnosen zurückzuführen. Nur Patienten mit eindeutig gesicherten Erkrankungen kann durch Karenzmaßnahmen, Pharmakotherapie und gegebenenfalls Hyposensibilisierung (Immuntherapie) so geholfen werden, daß sie vollständig oder zumindest weitgehend frei von Beschwerden und ungefährdet von Pseudo-Therapien leben können!

Allergologie ist ein Querschnittsfach, allergische Erkrankungen halten sich nicht an die Organgrenzen der Weiterbildungsordnung. In der Allergologie haben Ärzte aus unterschiedlichen Fachrichtungen schon immer fruchtbar zum Wohle der Patienten zusammengearbeitet. Dies ist auch in diesem Buch gelungen: 41 Autoren vermitteln ihr Spezialwissen praxisnah und nicht zuletzt kritisch. Dabei ist offensichtlich, daß Grundlagen und Vorgehensweisen der allergologischen Diagnostik einheitlich der rationalen Wissenschaftlichkeit verpflichtet sind. Gleichzeitig existieren aber auch individuelle, punktuell abweichende Sichtweisen, die zur Auseinandersetzung anregen und damit zum fruchtbaren kritischen Denken beitragen. Es wurde bewußt darauf verzichtet, diesem „Viel-Frauen-und-Männer-Buch" eine stromlinienförmige Einheitssichtweise aufzuzwingen.

Wir hoffen zuversichtlich, daß dieses Buch allen, die Allergiekranke betreuen, eine Hilfe für die tägliche Arbeit ist, und all denjenigen, die sich über den aktuellen Stand der wissenschaftlichen allergologischen Diagnostik informieren möchten, einen umfassenden Überblick gibt. So wünschen wir dem Buche zum Wohle der Allergiekranken eine weite Verbreitung.

München und Bad Lippspringe im Sommer 2000   DIE HERAUSGEBER

Inhaltsverzeichnis

Teil I Diagnostische Methoden

1. Anamnese .... H. Müsken	3
2. Kutane Tests .... K.-Ch. Bergmann und H. Müsken	9
3. Epikutantest .... Th. Fuchs und C. Gutgesell	23
4. Belichteter Epikutantest .... E. Hölzle	40
5. Serologische In-vitro-Allergiediagnostik .... C.-P. Bauer, R. Franz und A. Grübl	46
6. Qualitätssicherung von Allergenextrakten .... W.-M. Becker	52
7. Zelluläre Funktionstests .... W.J. Pichler	61
8. Ex-vivo-Parameter von Überempfindlichkeitsreaktionen .... T. Werfel und A. Kapp	69
9. Direkter Aero-Allergennachweis .... A. Weber, S. Lau und U. Wahn	77
10. Orale Provokation .... B. Przybilla und F. Ruëff	87
11. Nasale Funktionstests .... C. Bachert	100
12. Der konjunktivale Allergentest .... K.-Ch. Bergmann und H. Müsken	109
13. Bronchiale Provokation .... R. Merget und G. Schultze-Werninghaus	114

14. Besonderheiten der Lungenfunktionsprüfung im Kindesalter 125
    W. Dorsch

15. Diagnostik der physikalischen Urtikaria 130
    A. Mechlin und E. Paul

16. Photoprovokationstests 139
    B. Przybilla und B. Eberlein-König

17. Besondere Provokationstests mit Arzneistoffen 148
    F. Ruëff, G. Kick und B. Przybilla

18. Der Stichprovokationstest 155
    F. Ruëff und B. Przybilla

19. Personelle und technische Voraussetzungen
    der allergologischen Diagnostik 159
    H. Gall

Teil II Klinische Diagnostik

1. Asthma bronchiale 165
   G. Schultze-Werninghaus und R. Merget

2. Kontaktekzem 183
   C. Gutgesell und Th. Fuchs

3. Rhinoconjunctivitis allergica 194
   C. Bachert und K. Derecik

4. Atopisches Ekzem 208
   B. Przybilla und F. Ruëff

5. Arzneimittelreaktionen 224
   D. Vieluf

6. Nahrungsmittelallergie 243
   I. Vieluf

7. Hymenopterengiftallergie 263
   B. Przybilla und F. Ruëff

8. Naturlatexallergie 276
   F. Ruëff und I. Vieluf

9. Anstrengungsinduzierte Urtikaria und Anaphylaxie 288
   D. Kleinhans

10. Exogen-allergische Alveolitis 292
    K.-Ch. Bergmann

11. Vasculitis allergica 298
    H. R. Bruckbauer und J. Ring

12. Allergien des blutbildenden Systems 305
    L. Jäger

13. Eosinophile Pneumonie und eosinophile Gastroenteritis 311
    C. Kroegel und U. Costabel

14. Photoallergische Dermatosen 321
    E. Hölzle

15. Urtikaria und Angioödem 328
    M. Ollert und J. Ring

16. Diagnostik vor und während Hyposensibilisierung mit Aeroallergenen . 335
    J. Rakoski

17. Erfassung der atopischen Diathese 340
    T. Schäfer

18. Das Öko-Syndrom (Multiple chemical sensitivity)
    und verwandte Syndrome 351
    J. Ring, C. Triendl, H. Behrendt und S. Borelli

Sachverzeichnis 373

Autorenverzeichnis

Prof. Dr. med. Claus Bachert
Kliniek voor Neus-, Keel- & Oorheelkunde
UZ Gent
De Pintelaan 185
9000 Gent

Prof. Dr. med. Carl-Peter Bauer
Kinderklinik und Poliklinik
Technische Universität München
Kölner Platz 1
80804 München

Dr. med. Wolf-Meinhard Becker
Forschungszentrum Borstel
Parkallee 35
22845 Borstel

Prof. Dr. med. Heidrun Behrendt
Klinische Kooperationsgruppe Umweltdermatologie und Allergologie GSF/TUM
an der Klinik und Poliklinik für Dermatologie
und Allergologie am Biederstein
Technische Universität München
Biedersteiner Str. 29
80802 München

Prof. Dr. med. Karl-Christian Bergmann
Allergie- und Asthma-Klinik
An der Martinusquelle 10
33175 Bad Lippspringe

Prof. Dr. med. Dr. phil. Siegfried Borelli
Klinik und Poliklinik für Dermatologie
und Allergologie am Biederstein
Technische Universität München
Biedersteiner Str. 29
80802 München

Dr. med. Harald R. Bruckbauer
Klinik und Poliklinik für Dermatologie
und Allergologie am Biederstein
Technische Universität München
Biedersteiner Str. 29
80802 München

Prof. Dr. med. Ulrich Costabel
Ruhrlandklinik
Abt. Pneumologie und Allergologie
Tüschener Weg 40
45239 Essen

Dr. med. Kezban Derecik
Kliniek voor Neus-, Keel- & Oorheelkunde
UZ Gent
De Pintelaan 185
B-9000 Gent

Prof. Dr. med. Walter Dorsch
Aidenbachstr. 118
81379 München

Priv.-Doz. Dr. med. Bernadette Eberlein-König
Klinik und Poliklinik für Dermatologie
und Allergologie am Biederstein
Technische Universität München
Biedersteiner Str. 29
80802 München

Dr. med. Rudolf Franz
Kinderklinik und Poliklinik
Technische Universität München
Kölner Platz 1
80804 München

Prof. Dr. med. Thomas Fuchs
Universitätshautklinik
Funktionsbereich Allergologie
Von-Siebold-Str. 3
37079 Göttingen

Dr. med. Helmut Gall
Abteilung Dermatologie
Universitätsklinikum Ulm
Oberer Eselsberg 40 (BWK)
89081 Ulm

Dr. med. Armin Grübl
Kinderklinik und Poliklinik
Technische Universität München
Kölner Platz 1
80804 München

Dr. med. Carsten Gutgesell
Universitätshautklinik
Funktionsbereich Allergologie
Von-Siebold-Str. 3
37079 Göttingen

Prof. Dr. med. Erhard Hölzle
Klinik für Dermatologie und Allergologie
Städtische Kliniken Oldenburg
Dr.-Eden-Str. 10
26133 Oldenburg

Prof. Dr. med. Lothar Jäger
Luxemburgstr. 34
07743 Jena

Prof. Dr. med. Alexander Kapp
Medizinische Hochschule Hannover
Klinik und Poliklinik für Dermatologie
und Venerologie
Ricklinger Str. 5
30449 Hannover

Dr. med. Gerald Kick
Klinik und Poliklinik
für Dermatologie und Allergologie
Klinikum der Ludwig-Maximilians-Universität
München
Frauenlobstr. 9-11
80337 München

Prof. Dr. med. Dieter Kleinhans
Kolpingstr. 2
70736 Fellbach

Prof. Dr. med. Dr. rer. nat. Claus Kroegel
Pneumologie und Allergologie
Medizinische Klinik IV
Friedrich-Schiller-Universität
Erlanger Allee 101
07740 Jena

Dr. med. Susanne Lau
Kinderklinik/Pädiatrische Pneumologie
Universitätsklinikum Rudolf-Virchow-KAVH
Heubnerweg 6
14059 Berlin

Dr. med. Axel Mechlin
Hautklinik
Klinikum Nürnberg-Nord
Prof.-Ernst-Nathan-Str. 1
90419 Nürnberg

Prof. Dr. med. Rolf Merget
Berufsgenossenschaftliches
Forschungsinstitut
für Arbeitsmedizin (BGFA)
Bürkle-de-la-Camp-Platz 1
44789 Bochum

Dr. med. Horst Müsken
Allergie- und Asthmaklinik
An der Martinusquelle 10
33175 Bad Lippspringe

Priv.-Doz. Dr. med. Markus Ollert
Klinik und Poliklinik für Dermatologie
und Allergologie am Biederstein
Technische Universität München
Biedersteiner Str. 29
80802 München

Prof. Dr. med. Eberhard Paul
Hautklinik
Klinikum Nürnberg-Nord
Prof.-Ernst-Nathan-Str. 1
90419 Nürnberg

Prof. Dr. med. Werner J. Pichler
Klinik für Rheumatologie
und Klinische Immunologie/Allergologie
Inselspital Bern
CH-3010 Bern

Prof. Dr. med. Bernhard Przybilla
Klinik und Poliklinik
für Dermatologie und Allergologie
Klinikum der Ludwig-Maximilians-Universität
München
Frauenlobstr. 9-11
80337 München

Prof. Dr. med. Jürgen Rakoski
Klinik und Poliklinik für Dermatologie
und Allergologie an Biederstein
Technische Universität München
Biedersteiner Str. 29
80802 München

Prof. Dr. med. Dr. phil. Johannes Ring
Klinik und Poliklinik für Dermatologie
und Allergologie am Biederstein
Technische Universität München
Biedersteiner Str. 29
80802 München

Dr. med. Franziska Rueff
Klinik und Poliklinik
für Dermatologie und Allergologie
Klinikum der Ludwig-Maximilians-Universität
München
Frauenlobstr. 9-11
80337 München

Priv.-Doz. Dr. med. Torsten Schäfer, MPH
Klinik und Poliklinik für Dermatologie
und Allergologie am Biederstein
Technische Universität München
Biedersteiner Str. 29
80802 München

Prof. Dr. med. Gerhard Schultze-Werninghaus
Berufsgenossenschaftliche Kliniken
Bergmannsheil
Medizinische Klinik und Poliklinik
Abteilung für Pneumologie, Allergologie
und Schlafmedizin
Bürkle-de-la-Camp-Platz 1
44789 Bochum

Dr. med. Claudia Triendl
Klinik und Poliklinik für Dermatologie
und Allergologie am Biederstein
Technische Universität München
Biedersteiner Str. 29
80802 München

Priv.-Doz. Dr. med. Dieter Vieluf
Fachklinikum Borkum
Zentrum für Dermatologie, Allergologie,
Pädiatrie und Umweltmedizin
Jann-Berghaus-Str. 49
26757 Borkum

Dr. med. Ines Kirsten Vieluf
Fachklinikum Borkum
Zentrum für Dermatologie, Allergologie,
Pädiatrie und Umweltmedizin
Jann-Berghaus-Str. 49
26757 Borkum

Prof. Dr. med. Ulrich Wahn
Kinderklinik/Pädiatrische Pneumologie
Universitätsklinikum Rudolf-Virchow-KAVH
Heubnerweg 6
14059 Berlin

Dr. med. Anne Weber
Kinderklinik/Pädiatrische Pneumologie
Universitätsklinikum Rudolf-Virchow-KAVH
Heubnerweg 6
14059 Berlin

Priv.-Doz. Dr. med. Thomas Werfel
Medizinische Hochschule Hannover
Klinik und Poliklinik für Dermatologie
und Venerologie
Ricklinger Str. 5
30449 Hannover

Teil I
Diagnostische Methoden

KAPITEL 1 Anamnese

H. MÜSKEN

Die Diagnostik jeder Erkrankung beginnt mit der anamnestischen Befragung des Patienten. Ähnlich anderen ärztlichen Fertigkeiten läßt sich eine Anamneseerhebung erlernen. Sie ist jedoch mehr als die Abfolge antrainierter Fragen zum Zwecke der Erfassung patientenbezogener Daten. In die Anamnese geht die Summe der ärztlichen Erfahrung ein. Dies bedeutet, daß nur dem Arzt eine exakte und umfassende Anamneseerhebung möglich sein wird, der die zugrundeliegende Erkrankung in ihren pathophysiologischen Grundlagen und ihrem klinischen Erscheinungsbild kennt und versteht. Nur dann können auch scheinbar untypische Merkmale einem Krankheitsbild zugeordnet werden.

Was für die gesamte Medizin Gültigkeit besitzt, gilt für die Allergologie im besonderen Maße. Allergien sind Erkrankungen mit deutlich individueller Ausprägung. Diesem Sachverhalt muß durch eine individuelle Befragung des Patienten Rechnung getragen werden. Somit können in diesem Kapitel nur Vorschläge für eine allergologische Anamnese gemacht und Beispiele genannt werden, wobei im Einzelfall eine über das vorgeschlagene Maß hinausgehende Befragung des Patienten notwendig werden kann. Die Anamnese ist ein Dialog zwischen Arzt und Patient, der jedoch einer inhaltlichen Strukturierung durch den Arzt bedarf. Es bewährt sich im allergologischen Alltag, den Patienten zunächst spontan seine Beschwerden artikulieren zu lassen, um dann gezielt nachzufragen und das Gespräch um noch nicht vorgetragene Aspekte zu erweitern.

Der Kranke konsultiert den Arzt nur aus einem Grund: Er sucht Hilfe. Der Arzt ist zu dieser Hilfe, d. h. zu einer erfolgreichen Therapie, nur in der Lage, wenn der Behandlung eine valide Diagnostik vorausgeht. Die Anamnese ist die unabdingbare Voraussetzung hierzu. Sie wird in vielen Fällen bereits eine Verdachtsdiagnose zulassen, die es durch den weiteren Diagnosegang zu sichern gilt.

Es ist selbstverständlich, daß die Anamneseerhebung eine genuin ärztliche Tätigkeit ist, die nicht an Hilfspersonal delegiert werden oder durch Fragebögen ersetzt werden darf. Eine anamnestische Befragung des Patienten durch Arzthelferinnen ist nicht Beleg für das organisatorische Geschick des Arztes, sondern vielmehr Ausdruck von Leichtfertigkeit oder gar Ignoranz. Es ist zu bedenken, daß jede diagnostische oder therapeutische Maßnahme letztlich – in juristischer und moralischer Hinsicht – eine Beeinträchtigung der körperlichen Integrität des Patienten darstellt und somit begründbar sein muß.

Zudem gibt die Anamnese Auskunft über den Schweregrad der vorliegenden Sensibilisierung und ermöglicht somit ein individuell angepaßtes diagnostisches Vorgehen, z. B. durch die Verwendung verdünnter Testlösungen oder einer der Hauttestung vorangehenden Untersuchung des spezifischen IgE (z. B. gegen Hymenopterengifte, Rizinus). Eine Anamnese im Nachgang zur Hauttestung oder gar zu einer nicht ärztlich angeordneten Provokationstestung ist abzulehnen.

Inhalte

Familienanamnese. Allergische Erkrankungen zeigen eine familiäre Häufung. Somit bietet die Frage nach allergischen Erkrankungen in der Familie des Patienten die Möglichkeit, ein bestehendes Allergierisiko durch den Erbgang zu erfassen. Eine „leere" Familienanamnese schließt eine Allergie des Patienten nicht aus.

Eigenanamnese. Die Eigenanamnese des Patienten erfaßt sämtliche Vorerkrankungen. Sie beginnt zweckmäßigerweise in der Kindheit des Patienten und endet mit Erkrankungen zum Untersuchungszeitpunkt. Erfaßt werden u. a.

auch „Atopiemerkmale" wie z. B. eine Milchschorferkrankung im Säuglingsalter oder eine – vielleicht nur passagere – Neurodermitis.

Der Patient sucht den allergologisch tätigen Arzt zumeist aufgrund eines konkreten Beschwerdebildes (z. B. saisonale Rhinitis, Urtikaria) auf. Für die erforderliche Diagnostik (und Therapie) ist es jedoch von größter Wichtigkeit, auch andere, nicht vordergründig geklagte oder erwähnte Organerkrankungen und deren momentane Therapie zu kennen. Nur so können Kontraindikationen für Provokationstestungen (einschließlich Hauttestung!) erfaßt werden. Ebenso muß eine bestehende antiallergische Therapie erfragt werden, die der oftmals voruntersuchte und vorbehandelte Patient gerne verschweigt. Im Falle langwirksamer Antihistaminika (z. B. Astemizol) hat es sich bewährt sicherzustellen, daß in den zurückliegenden 3 Monaten keine Einnahme erfolgte.

Spezielle allergologische Anamnese

Manifestation der Beschwerden. Zunächst sind das Beschwerdeorgan und die Art der Beschwerden zu erfassen (Tabelle 1). Nicht selten trägt der Patient lediglich die bei ihm aktuell vordergründig oder neu aufgetretenen Symptome vor, erwähnt jedoch nicht andere zusätzliche oder bereits zuvor bestehende Beschwerden, an die er sich bereits „gewöhnt" hat. So kann z. B. die einem allergischen Asthma oft Jahre vorhergehende allergische Rhinitis übersehen werden oder eine mehrere Manifestationsorgane (z. B. Haut, Atemwege, Intestinaltrakt) betreffende Nahrungsmittelallergie. So kann das Samter-Syndrom (Asthma, Polyposis nasi, Analgetika-Intoleranz) bereits durch eine entsprechende Anamneseerhebung diagnostiziert werden.

Die Qualität rhinitischer Beschwerden (Fließschnupfen – verstopfte Nase) läßt in der Regel keine wegweisenden differentialdiagnostischen Erwägungen zu. Wird vom Patienten Luftnot vorgetragen, kann eine obstruktionsbedingte Dyspnoe durch die Frage nach einem Pfeifen der Atmung herausgearbeitet werden. Eine restriktive Ventilationsstörung wird eher mit einer belastungsabhängigen Tachypnoe einhergehen.

Die Kenntnis der charakteristischen Merkmale eines Asthmas (unspezifische Hyperreagibilität; Anfallscharakter; Luftnot auch in Ruhe und nachts; wenig, eher unproduktiver Husten) ermöglicht eine Abgrenzung zur chronisch obstruktiven Bronchitis. Heftiger, unproduktiver Husten ist z. B. eines der Leitsymptome einer exogen-allergischen Alveolitis (Kapitel II.10.). Bei einem nicht unerheblichen Teil der Patienten mit einer ACE-Hemmer-Therapie wird trockener therapierefraktärer Husten, insbesondere zu Beginn der Behandlung, beobachtet. Bei der Differentialdiagnose eines unproduktiven Hustens müssen selbstverständlich alle übrigen Ursachen in Betracht gezogen werden (z. B. Fremdkörperaspiration, kardiale Ursachen, mediastinale Raumforderung).

Zeitliche Zuordnung. Eine oft wegweisende anamnestische Angabe ist der jahres- oder tageszeitliche Bezug der Beschwerden. Klassisch sind rhinokonjunktivitische und/oder asthmatische Beschwerden in der Blütezeit als Ausdruck einer Pollenallergie. Die Verdachtsdiagnose einer Gräser- und Getreidepollenallergie dürfte bei Nennung des Beschwerdezeitraumes (ca. Mai bis Juli/August) kaum Schwierigkeiten bereiten. Die typische Beschwerdezeit des Baumpollenallergikers ist auf das Frühjahr zu datieren, meist mit einem Maximum zur Zeit der Birkenblüte im April. Es ist zu bedenken, daß je

Tabelle 1. Beispiele für Manifestationsorgane allergischer Reaktionen und ausgelöste Symptome

Beschwerdeorgane	Symptome
Augen	Konjunktivitis, Pruritus, Tränenfluß, Fremdkörpergefühl, Lidödeme
Nase	Fließschnupfen, Obstruktion, Niesreiz, Hyp-/Anosmie
Mund/Oropharynx	Pruritus, Lippenschwellung, Aphthen, Stomatitis, Uvulaschwellung, Pruritus in den Ohren, Otitis media
Atemtrakt	Larynxödem, Asthma, Husten
Magen-Darm-Trakt	Übelkeit, Erbrechen, Übersäuerung, Meteorismus, Diarrhoe, Schmerzen
Haut	Ekzeme, Urtikaria, Erytheme, Pruritus
Herz-Kreislauf	Schockfragmente, anaphylaktischer Schock

nach klimatischen Gegebenheiten der Flug von Baumpollen (Hasel) bereits Ende Dezember/Anfang Januar möglich sein kann und die zunächst unglaubwürdige Angabe eines Heuschnupfens im Winter erklärt. Bei Patienten mit einer Baumpollenallergie bestehen oft durch Kreuzallergenität bedingte Nahrungsmittelallergien (Kapitel II.6.), so daß hier z. B. die Angabe einer Unverträglichkeit von Äpfeln eine gezielte Verdachtsdiagnose ermöglicht. Beifußpollenallergiker leiden recht spät in der Blütezeit (z. B. im August), gewöhnlich dann, wenn die Gräser- und Getreidepollenallergie bereits überstanden ist.

Die von Jahr zu Jahr unterschiedlichen klimatischen Gegebenheiten bedingen Unterschiede in der Entwicklung der Vegetation und somit auch des Pollenfluges. Somit können keine „fixen" Pollenflugzeiten genannt werden. Dennoch ermöglichen Pollenflugkalender (z. B. von der Stiftung Deutscher Polleninformationsdienst) dem Arzt eine Zuordnung der Beschwerden zu einzelnen windbestäubten Pflanzen. Daß innerhalb Deutschlands und Europas ein Nord-Süd-Gefälle in der Vegetation besteht, muß bei Symptomen außerhalb des gewohnten Aufenthaltsortes berücksichtigt werden. So ist es beispielsweise möglich, daß ein Birkenpollenallergiker während eines Sommerurlaubs in Skandinavien unter Pollinosesymptomen leidet.

Auch einige Schimmelpilze können als Aeroallergene zu allergischen Atemwegsbeschwerden führen. Sporen von Alternaria und Cladosporium sind mit einem saisonalen Maximum in den Sommermonaten in der Außenluft massenhaft nachweisbar und somit geeignet, ein den Pollen vergleichbares saisonales Beschwerdebild zu verursachen. Auch für die Entstehung und Unterhaltung einer Urtikaria (Kapitel II.15.) können Allergene verantwortlich sein. Neben oraler Allergenaufnahme (z. B. Nahrungsmittel) oder durch Hautkontakt (z. B. Tierhaare) kann die Erkrankung auch per inhalationem ausgelöst werden. So ist auch eine ausschließlich in der Blütezeit auftretende Urtikaria (mit und ohne Pollinosis) durch eine hämatogene Ausbreitung der Inhalationsallergene bzw. von Mediatoren und/oder Zellen der allergischen Reaktionskaskade möglich.

Ganzjährige Atemwegsbeschwerden können durch eine Vielzahl unterschiedlicher Allergene hervorgerufen werden. Die häufigsten perennialen Inhalationsallergene sind die der Innenräume. Neben Hausstaub- und Vorratsmilben sind insbesondere Haustiere relevante Allergenquellen [1]. Die Milbenallergie zeigt einen typischerweise ganzjährigen Verlauf mit einer Verstärkung der Symptome während der Heizperiode. Charakteristisch ist die Angabe von Reaktionen der Atemwege z. B. beim Bettenmachen (DD: Staubirritation bei hyperreflektorischer Rhinopathie). Eine ganzjährige Exposition gegenüber Allergenen kann zudem am Arbeitsplatz oder in der Freizeit bestehen (siehe unten).

Im tageszeitlichen Verlauf differieren allergische Atemwegserkrankungen durch ubiquitäre saisonale und perenniale Allergene kaum voneinander. So können z. B. Pollen bei entsprechender Wetterlage auch nächtliche Symptome auslösen und Milbenallergene auch außerhalb des Nachtschlafes in die Atemwege gelangen. Für den Fall des fehlenden Nachweises einer Milbenallergie im nachfolgenden Diagnosegang und bei nächtlich akzentuierten Beschwerden müssen Einzelheiten zum Schlafstättenbereich anamnestisch erfaßt werden (siehe unten).

Eine häufige differentialdiagnostische Abgrenzung muß zur sog. Rhinitis vasomotoria erfolgen. Hiervon betroffene Patienten klagen häufig über ein morgendliches Beschwerdemaximum mit Fließschnupfen und heftigen Niesattacken unmittelbar nach dem Aufstehen, ein Nasenlaufen bei Temperaturwechsel sowie eine Rückläufigkeit der Symptome im Tagesverlauf.

Arbeitsplatz und Freizeit. Bei einem großen Teil der berufstätigen Bevölkerung besteht ein regelmäßiger inhalativer Kontakt mit potentiellen Allergenen. Daher muß der Beruf des Patienten, ggf. ergänzt durch eine knappe Arbeitsplatzbeschreibung, anamnestisch erfaßt werden. Klassische „allergieverdächtige" Berufe sind z. B. Bäcker, Landwirte, Schreiner, Tierpfleger, Floristen etc. Darüber hinaus sind die Möglichkeiten zu einer berufsbedingten Allergie theoretisch unbegrenzt und erstrecken sich auch auf seltene Berufsbilder und -allergene (z. B. Fliegenlarven im Anglerbedarf, Enzyme in der Gewürzherstellung). Häufig, aber keinesfalls immer, besteht bei einer Allergie gegen Berufsallergene ein Beschwerdemaximum am Arbeitsplatz, das wegweisend für die Diagnostik ist. Im Verlauf eines primär allergischen Berufsasthmas kann es zu einer über den Arbeitsplatz hinausgehenden „Verselbständigung" der Atemwegserkrankung kommen. Auch muß die Möglichkeit einer dualen oder alleinigen Spätreaktion durch Berufsallergene bei der anamnestischen Befragung berücksichtigt werden. Die durch die Anamnese inkriminierten Berufsallergene müssen bei der Hauttestung als kommerzielle Allergenlösungen oder ggf. nativ (Kapitel I.2., I.3.) einbezogen werden.

Entgegen andersartigen Empfindungen entfällt der Großteil der Lebenszeit auf die Freizeit. Viele Patienten gestalten diese Zeit aktiv durch Hobbys. Daher muß gezielt das Freizeitverhalten erfragt werden. Die möglichen Allergenkontakte sind vielfältig und verursachen, ähnlich den Berufsallergenen, nicht immer eine streng expositionsbezogene Symptomatik.

In der Freizeit können Kontakte mit Allergenen tierischen und pflanzlichen Ursprungs bestehen. Die Sensibilisierungsmöglichkeit gegen Haus- und Zuchttiere ist evident. Es können jedoch auch Bestandteile des Tierfutters eine allergene Potenz besitzen, so daß z.B. auch die Angabe einer Zierfischhaltung unter Verwendung von Fischfutter mit Mückenlarven wichtig sein kann. Patientinnen befassen sich nicht selten mit Pflanzen und Trockenblumen.

Neben dem Allergenkontakt bei Tierhaltung durch den Patienten sind auch regelmäßige oder gelegentliche Tierkontakte außerhalb der eigenen Wohnung anamnestisch zu erfassen. Als ubiquitäre und auch ohne direkte Anwesenheit des Tieres auftretende (eingeschleppte) Allergene sind Katzenallergene zu betrachten und somit in jede Diagnostik von ganzjährigen Atemwegssymptomen einzubeziehen. Katzenallergene können u.a. für allergische Reaktionen in Schulen und Kindergärten, aber auch in Büros („Hat ihre Kollegin eine Katze?") durch eine Allergeneinschleppung verantwortlich sein.

Die Wertigkeit der Anamnese bei Symptomen durch Tierkontakte soll am Beispiel von Katzen kurz dargestellt werden. Eine Untersuchung an 290 Patienten mit Verdacht auf eine allergische Atemwegserkrankung ergab, daß die Sensitivität der anamnestischen Angaben als Wahrscheinlichkeit, mittels Intrakutantest die Patienten in Übereinstimmung mit einer positiven Anamnese als sensibilisiert zu erkennen, 74% betrug. Die Spezifität, d.h. die Wahrscheinlichkeit, mittels Intrakutantest beschwerdefreie Nichtallergiker als nicht sensibilisiert zu erkennen, betrug 79% [2].

Auch der Urlaub gehört zur Freizeitgestaltung. Daher darf niemals die Frage fehlen, ob während des Urlaubs Beschwerdearmut oder -freiheit bestehen. Im Falle der Bejahung ergibt sich dann der Verdacht, daß im Wohn- oder Arbeitsumfeld des Patienten eine relevante Allergenexposition erfolgt. Bei einer Milbenallergie wird häufig eine verminderte Symptomatik in Hochgebirgslagen beobachtet, Pollenallergiker verspüren eine Besserung auf Inseln.

Dem entgegen kann ein Milbenallergiker akute Symptome im Urlaub (auch im Sommer!) empfinden, wenn z.B. in einer selten genutzten Ferienwohnung oder einem Wohnwagen eine erhebliche Milbenkontamination besteht.

Expositionszuordnung durch den Patienten.
Die Frage nach einer beobachteten oder vermuteten Zuordnung der Symptome (gleich welcher Art) zu bestimmten Expositionen oder Situationen vereinfacht häufig die weitere Diagnostik und ermöglicht auch das Aufdecken bestehender Ängste (Amalgam), Intentionen (Berufsunfähigkeit) oder Weltanschauungen. Zudem vermittelt diese Frage dem Patienten das Gefühl, aktiv an der Diagnostik beteiligt zu sein.

Kontaktallergien – insbesondere Ekzeme – gegen ubiquitäre Antigene können durch die Beobachtung des Patienten häufig kausal eingegrenzt werden. Z.B. wird eine Nickelkontaktallergie nahezu regelhaft mit Lokalreaktionen auf Modeschmuck einhergehen. Ähnliches gilt für berufsassoziierte Kontaktallergene.

Relativ eindeutig, weil seltene Ereignisse und im engen zeitlichen Zusammenhang miteinander stehend, sind allergische Reaktionen auf Insektenstiche (Hymenoptera). Die exakte Erfassung des mitunter polysymptomatischen Beschwerdebildes ist sowohl für die Diagnostik (Vorsichtsmaßnahmen) als auch für die Indikationsstellung zur Immuntherapie von größter Wichtigkeit.

Wohnumfeld.
Die Erfassung möglicher Allergenquellen im häuslichen Bereich des Patienten ist insbesondere bei der Abklärung ganzjähriger Atemwegsbeschwerden wichtig. In seiner Wohnung ist der Patient gegenüber einer Fülle von Inhalationsallergenen exponiert, hierunter insbesondere Milbenallergenen. Eine Milbenkontamination kann in unterschiedlichem Maße für jeden Haushalt unterstellt werden. Wichtig ist die Erfassung der Beschaffenheit des Schlafstättenbereiches (Füllmaterial) und der textilen Ausstattung (Mobiliar, Teppichböden) der Wohnung. Hierdurch kann ein Eindruck über „milbenfreundliche" Umgebungsbedingungen gewonnen und, nach diagnostizierter Milbenallergie, eine konkrete Beratung des Patienten über

Karenzmaßnahmen ermöglicht werden. Angaben zu klimatischen Bedingung (Feuchtigkeit, Kältebrücken) und zu einem evtl. sichtbaren Schimmelpilzbefall müssen erfaßt werden.

In seltenen Fällen können auch Füllmaterialien von Matratzen oder Polstermöbeln (z. B. Roßhaar, Kapok) sowie auch Daunen Inhalationsallergien verursachen. Die rechtzeitige Registrierung dieser Ausstattungsmerkmale vereinfacht weiterführende differentialdiagnostische Überlegungen.

Eine Neurodermitis (atopische Dermatitis; Kapitel II.4.) kann eine allergische Komponente aufweisen. Hausstaubmilbensensibilisierte Neurodermitiker profitieren oft in erheblichem Maße von Aufenthalten in einem milbenarmen Milieu, so daß diesbezüglich anamnestische Hinweise erfragt werden müssen.

Nahrungsmittel- und Medikamentenunverträglichkeiten. Der allergologische Alltag zeigt, daß Patienten in zunehmendem Maße vielfältige Beschwerden und Empfindlichkeitsstörungen kausal auf Nahrungsmittel (Speisen, Getränke, Genußmittel) beziehen. Oft führen diese Beschwerden vordergründig zum Arzt und werden spontan artikuliert. Entgegen der häufigen Annahme einer Nahrungsmittelallergie kann im Rahmen der Allergiediagnostik nur in wenigen Prozent der Fälle eine allergische Reaktionsbereitschaft nachgewiesen werden. So konnte Wüthrich nur bei 1% von 40 000 untersuchten Patienten eine Nahrungsmittelallergie diagnostizieren [3]. Auf die differentialdiagnostische Abgrenzung von Allergien und Intoleranzen sowie auf methodische Probleme (Allergengehalt der Testextrakte; Allergien gegen Stoffwechselmetabolite) sei hier nur hingewiesen.

Somit besitzt die Frage nach einer vom Patienten konkret beobachteten oder zumindest vermuteten Nahrungsmittelunverträglichkeit einen großen Stellenwert. Nahrungsmittelallergien können verschiedene Manifestationsorgane betreffen und ein prima vista untypisches Beschwerdebild auslösen (z. B. alleinige Luftnot ohne intestinale Beschwerden). Große Beachtung verdienen Kreuzallergenitäten zwischen Nahrungsmitteln und Inhalationsallergenen, zumeist Pollen (orales Allergiesyndrom [4]; pollenassoziierte Nahrungsmittelallergie) (Tabelle 2). Es ist zu bedenken, daß keine zwangsweise Korrelation zwischen typischen kreuzreagierenden Nahrungsmitteln und einer Atemwegsallergie besteht. Beide können unabhängig voneinander

Tabelle 2. Beispiele für Inhalationsallergene und kreuzreagierende Nahrungsmittel

Inhalationsallergene	Nahrungsmittel
Frühblühende Bäume	Steinobst, Kernobst (insbesondere Äpfel), Haselnüsse, Kiwi
Gräser-, Getreidepollen	Kartoffeln, Tomaten
Wildkräuter	Sellerie, Karotten, Fenchel, Gewürze
Naturlatex	Banane, Kastanie, Avocado
Hausstaubmilben	Crustaceen, Schnecken
Katzenhaare	Schweinefleisch
Vogelfedern	Hühnerei

auftreten. Möglich ist es auch, daß neben einer Unverträglichkeit von z. B. Äpfeln eine Sensibilisierung gegen Baumpollen besteht, diese jedoch „klinisch stumm" ist.

Interessanterweise wird die Vielzahl der nahrungsmittelverbundenen Beschwerden im Bereich der Lippen und des Oropharynx empfunden. Gelegentlich treten allergische Reaktionen auf Nahrungsmittel nur im Zusammenhang mit körperlicher Belastung (insbesondere Sport) auf [5]. Auch dies muß anamnestisch erfragt werden.

Ähnlich wie bei den Nahrungsmitteln ist die Abgrenzung zwischen einer Medikamentenallergie und -intoleranz schwierig. Da in den meisten Fällen Hauttestungen und In-vitro-Untersuchungen mit Medikamenten negativ verlaufen, stützt sich eine evtl. notwendige orale Provokationstestung somit in direkter Weise auf die Anamnese, so daß hier größte Sorgfalt notwendig ist. Die aktuelle Medikation des Patienten bzw. die medikamentöse Behandlung zum Zeitpunkt eines zurückliegenden Beschwerdebildes muß exakt erfaßt werden. Mitunter läßt der Patient Medikamente unerwähnt, die er bereits langfristig einnimmt und somit als mögliche Ursache für seine aktuellen Beschwerden ausschließt. Zudem ist zu bedenken, daß medikamentenassoziierte Unverträglichkeiten auch noch nach dem Absetzen des Präparates beginnen können (z. B. Arzneimittelexanthem, Vaskulitiden durch Antibiotika).

Neben der Angabe der Ausprägung der Symptome und der applizierten Menge der verdächtigen Allergene läßt die Erfassung einer kurzen Latenzzeit zwischen Nahrungsmittel-/Medikamenteningestion und der Manifestation der Beschwerden eine Abschätzung des Sensibilisierungsgrades des Patienten zu. Die anamnesegestützte Annahme einer hochgradigen Sensibilisierung des Patienten ist das wichtigste Kriterium bei der methodischen Festlegung einer nachfolgenden oralen Provokationstestung.

■ **Nachanamnese.** Die Nachanamnese ist kein Ersatz für eine vor der Diagnostik versäumte oder „ersparte" Anamnese, sondern deren Abrundung und Vervollständigung. Es ist möglich, daß es im Verlauf der weiteren Allergiediagnostik (Hauttest, RAST) zu Ergebnissen kommt, die eine erneute gezielte Befragung des Patienten notwendig machen. Bei der Verwendung der Hauttestung als Suchtest können beispielsweise Reaktionen auf Allergene auftreten, die nach den primären Angaben des Patienten als unverdächtig oder als in seinem Umfeld nicht vorkommend betrachtet werden. So sollte etwa beim Nachweis einer Sensibilisierung gegen Tierepithelien bei fehlender Tierhaltung des Patienten nochmals nach früherer Haustierhaltung oder jetzigen Tierkontakten in der privaten oder beruflichen Umgebung gefragt werden. Die Neigung von Tierhaltern, tierbezogene Symptome zu verschweigen, sollte nicht unterschätzt werden. Bei Sensibilisierungen gegen Vorratsmilben sollte nach Kontakten mit dem landwirtschaftlichen Bereich und nach Beschwerden in den Kellerräumen des Patienten gefragt werden. Schwierig ist die Nachanamnese unter Umständen bei der Interpretation von Hautreaktionen im Rahmen der Epikutantestung.

■ **Fragebögen.** Die Anamneseerhebung kann durch das Einbeziehen von vorformulierten Fragebögen ergänzt, keinesfalls jedoch ersetzt werden. Der Fragebogen wird dem Patienten im Vorfeld der Untersuchung ausgehändigt oder zugeschickt und von ihm zum Zeitpunkt der Konsultation ausgefüllt mitgebracht. Die Verwendung eines Fragebogens bietet den Vorteil, daß der Patient sich in Ruhe mit Fragen zu seinen Vorerkrankungen, seiner medikamentösen Therapie und seinem jetzigen Beschwerdebild befassen kann. Ihm werden somit Angaben möglich sein, für die er beim Arztbesuch zu aufgeregt ist oder die er sonst vergißt. Er stellt sich also vorbereitet zum Gespräch vor. Dem Arzt ermöglicht ein ausgefüllter Fragebogen bereits eine kurze Orientierung vor dem Gespräch sowie eine Ergänzung seiner Anamnese im Nachgang zur Patientenvorstellung, falls er vergessen hat, eine bestimmte Frage zu stellen. Auch können sich Fragebögen als nützlich erweisen, falls der Patient die Korrektheit der ärztlichen Diagnostik und seine Aussagen auf juristischem Wege in Frage stellt oder anzweifelt. Ein Nachteil von Fragebögen besteht darin, daß ihre Fragen breit gestreut und möglichst umfassend sind und von Patienten oft als nicht auf ihre individuellen Beschwerden bezogen empfunden werden.

Es befinden sich Fragebögen verschiedener Anbieter und Autoren auf dem Markt. Von größter Wichtigkeit ist es, daß der jeweilige Fragebogen in die Patientenakte oder Karteikarte aufgenommen wird.

Literatur

1. Müsken H (1996) Innenraumallergene: Klinische Bedeutung, Nachweis und Meidung. Pneumologie 50:168–176
2. Hoppe A (1994) Allergische Atemwegserkrankungen durch Katzenallergene bei exponierten und nichtexponierten Patienten. Dissertation, Medizinische Hochschule Hannover
3. Wüthrich B (1993) Zur Nahrungsmittelallergie: Häufigkeit der Symptome und der allergieauslösenden Nahrungsmittel bei 402 Patienten – Kuhmilchallergie – Nahrungsmittel und Neurodermitis atopica. Allergologie 16:280–287
4. Amlot PL et al (1987) Oral allergy syndrome (OAS): Symptoms of IgE-mediated hypersensitivity for foods. Clin Allergy 17:33–42
5. Romano et al (1995) Diagnostic work-up for food-dependent exercise-induced anaphylaxis. Allergy 50:817–824

KAPITEL 2 Kutane Tests

K.-CH. BERGMANN und H. MÜSKEN

Seit der Erkenntnis, daß Heuschnupfen, Asthma oder eine anaphylaktische Reaktion durch den Kontakt mit Substanzen ausgelöst werden, die für die Mehrzahl der Menschen harmlos sind, wurde es eine übliche Praxis, die angenommene Diagnose durch den wiederholten Kontakt des Individuums mit der angeschuldigten Substanz zu sichern. Hauttests sind das grundlegende diagnostische Werkzeug für die Allergiediagnostik seit ihrer Einführung durch Blackley 1865 [1], als er die Haut seines Unterarms einritzte und Graspollen darüber ausstreute. Es entwickelte sich eine juckende Schwellung, umgeben von einem Erythem. Dieser Scratchtest wurde dann erst 40 Jahre später in der Tuberkulosediagnostik durch Pirquet [2] „wiederentdeckt" und einige Jahre später durch Smith [3] und Walker [4] für die Diagnostik bei Patienten mit Tierhaarasthma angewendet.

Auch der Intrakutantest wurde 1908 durch Mantoux [5] zunächst für die Tuberkulosediagnostik vorgeschlagen, vier Jahre später aber bereits durch Schloss [6] zum Nachweis einer Nahrungsmittelallergie angewendet.

Der Pricktest wurde erst Mitte der 20er Jahre durch Lewis [7] in der Zeitschrift *Heart* beschrieben.

Hauttests sind auch heute nach der allergologischen Anamnese das Rückgrat der Allergiediagnostik, da sie mit den Parametern Einfachheit, Schnelligkeit in der Durchführung, niedrige Kosten und hohe Sensitivität charakterisiert werden können. In der Fülle ihrer Indikationen können sie aber auch bei inkorrekter Anwendung zu falsch positiven oder falsch negativen Ergebnissen führen und damit viele Fehlinterpretationen auslösen. Der häufigste Fehler bei der Interpretation von Hauttests besteht darin, daß eine positive Reaktion mit dem Bestehen einer allergischen Erkrankung gleichgesetzt wird. Es wird häufig nicht verstanden, daß ein positiver Hauttest zunächst lediglich den Nachweis einer an der Teststelle bestehenden IgE-vermittelten Sensibilisierung erbringt, nicht aber bereits das Bestehen der Erkrankung selbst, was auch als „klinisch aktuelle Sensibilisierung" bezeichnet wird. Dieses Mißverständnis stammt möglicherweise aus einer inkorrekten Übertragung von Begriffen aus der englischsprachigen Allergologie: Im Englischen wird das Bestehen eines positiven Hauttests häufig als „Allergy" bezeichnet, das Bestehen einer klinisch aktuellen Sensibilisierung dagegen mit „Clinical allergy".

Hauttests werden nicht nur in der Diagnostik IgE-vermittelter allergischer Sofortreaktionen eingesetzt, sondern auch für epidemiologische Studien, die Standardisierung von Allergenextrakten und in pharmakologischen Studien. Hauttests können auch benutzt werden, um die Pathophysiologie allergischer Reaktionen besser zu verstehen und um die Mechanismen der Wirkung antiallergischer Substanzen darzustellen.

Pathophysiologie von Hautreaktionen

Lewis beschrieb bereits 1924 die dreifache Reaktion der Haut auf einen mechanischen Reiz [7]. Bei leichter Reizung führt eine Konstriktion der Kapillaren innerhalb von 15-30 sec zu einer Hautblässe, verstärkt sich während der folgenden Minute und normalisiert sich über weitere 3-6 min. Eine stärkere Reizung führt zu einer Kapillarerweiterung, begleitet von einer Mastzellaktivierung. Vasoaktive Amine lösen eine sofortige Vasodilatation aus, gefolgt von einer erhöhten Kapillarpermeabilität. Diese führt zum Austritt von Plasma und ruft damit eine Schwellung hervor. Die dritte Komponente der Hautreaktion, das Reflexerythem, ist eine neurovaskuläre Antwort [8]. Bei einigen Patienten mit besonders empfindlicher Haut hält die Quaddel für 30 min oder mehr an.

Die IgE-vermittelte allergische Reaktion der Haut ist durch Schwellung und Rötung gekennzeichnet, die innerhalb von 10-15 min einsetzen. Diese Sofortreaktion kann von einer verzögerten Reaktion (Late-phase reaction) 3-5 Stunden später gefolgt werden, sie erreicht ein Maximum nach 6-12 Stunden und klingt in der Regel innerhalb von 24 Stunden ab [9].

Histopathologische Studien der Haut zeigen nach einer Allergeninjektion einen Flüssigkeitseinstrom innerhalb von fünf Minuten, der von Mastzellen und anderen Entzündungszellen, insbesondere Neutrophilen, gefolgt wird. Als IgE-vermittelte Reaktion degranulieren die Mastzellen schnell innerhalb von fünf Minuten nach der Allergeninjektion. Die Histaminfreisetzung aus den Mastzellen hat nach etwa 30 Minuten ihren Höhepunkt überschritten [10].

Tryptase wird ebenfalls in etwa gleichen Zeiteinheiten freigesetzt. Die Injektion von Histamin führt zu gleicher Rötung und Schwellung wie eine positive Allergenreaktion. Allerdings wird im Gegensatz zu Allergenen durch Histamin niemals eine Spätreaktion ausgelöst.

Histamin ist der wichtigste, alllerdings nicht der einzige Mediator der Rötung und Schwellung. Es ist sehr wahrscheinlich, daß zelluläre und neurogene Entzündungsprozesse auch bei der Sofortreaktion eine Rolle spielen.

Auch die Spätreaktion ist eine Folge des Allergenkontaktes mit IgE-Antikörpern [11]. Biopsien zeigen ein gemischtes zelluläres Infiltrat von überwiegend mononukleären Zellen, daneben auch von eosinophilen, basophilen und neutrophilen Granulozyten, und eine Ablagerung von Fibrin. Die Eosinophilen sind aktiviert und die Stärke der Spätreaktion scheint mit der Zahl aktivierter Eosinophiler zu korrelieren. Eosinophile Produkte wie das eosinophile Major Basic Protein und das eosinophile Neurotoxin sind ebenso wie die aus neutrophilen Granulozyten stammende Elastase in Biopsien aus Spätreaktionen nachweisbar, daneben aktivierte T-Lymphozyten. Die Basophilen sind wahrscheinlich für die anhaltende Freisetzung von Histamin verantwortlich.

Tabelle 1. Vorsichtsmaßnahmen und praktische Regeln bei Hauttests (modifiziert nach Bousquet und Michel 1993)

- Hauttests dürfen *niemals* durchgeführt werden, wenn nicht ein Arzt erreichbar ist, der umgehend eine mögliche systemische Reaktion behandeln kann
- Notfallmedikamente und ein entsprechendes Instrumentarium müssen griffbereit zur Verfügung stehen
- Ein Patient soll nicht getestet werden, wenn er aktuelle allergische Symptome hat
- Vergewissere Dich der Qualität der zu benutzenden Allergenextrakte und ihrer Stabilität
- Sei sicher, die richtige Testkonzentration zu benutzen
- Eine Positiv- und eine Negativkontrolle müssen in jedem Fall neben den Allergenen angewendet werden
- Führe den Test nur in normaler Haut durch
- Prüfe das Vorliegen eines Dermographismus
- Dokumentiere Arzneimittel, welche die Hautreaktionen beeinflussen könnten, auch den Zeitpunkt ihrer letzten Einnahme
- Lies die Reaktionen zur richtigen Zeit ab

Vorsichtsmaßnahmen bei Hauttests

Alle Hauttests stellen eine Provokationstestung dar und beinhalten eine - wenn auch geringe - potentielle Gefährdung des Patienten. Jeder allergologisch tätige Arzt muß daher die Risiken auch von Hauttests kennen, um seiner ärztlichen Sorgfaltspflicht genügen zu können. Einige der wichtigsten Vorsichtsmaßregeln für Hauttests sind in Tabelle 1 zusammengefaßt.

Der Pricktest

Der Pricktest ist unter den verschiedenen Hauttestmethoden in Europa und Nordamerika die am häufigsten verwendete Hauttestmethode zum Nachweis einer auf den Testort begrenzten allergischen Reaktion vom Soforttyp. Die Europäische Akademie für Allergologie und Klinische Immunologie empfiehlt den Test wegen seiner Sicherheit und Zuverlässigkeit in der Hand geübter Untersucher als (Hauttest-)Methode der Wahl [13].

Indikationen. Der Pricktest dient dem Nachweis oder dem Ausschluß einer Sensibilisierung, d.h. im allgemeinen dem Vorliegen allergenspezifischer Antikörper vom IgE-Typ am Testort. Als Indikationen ergeben sich folgende Situationen:
- Als Bestätigungstest, wenn die Anamnese bereits einen begründeten Verdacht auf ein bestimmtes Allergen als Ursache der Beschwerden ergibt
- Als Suchtest, wenn die Anamnese lediglich den Verdacht auf eine allergische Genese der Beschwerden ergibt

- Vor der Einleitung einer spezifischen Immuntherapie zur Absicherung der Diagnose und zur Feststellung des Sensibilisierungsgrades
- Zur Feststellung einer Sensibilisierung in epidemiologischen Studien
- Zur Bestimmung der biologischen Aktivität von Allergenextrakten
- Zur Feststellung der Effektivität und Kinetik topisch bzw. systemisch angewendeter Medikamente

Kontraindikationen. *Als relative Kontraindikationen gelten folgende Situationen:*
- Akute oder chronische Ekzeme, sekundär entzündliche oder sekundär degenerative Hautveränderungen wie bei Ichthyosis oder Sklerodermie, generalisierte Urtikaria oder ein stärkerer Dermographismus
- Eine bestehende Schwangerschaft
- Wesentliche Erkrankungen, die den Allgemeinzustand stark beeinträchtigen
- Säuglings- und Kleinkindalter (unter 3 Jahren)

Als absolute Kontraindikationen gelten folgende Situationen:
- Sekundärinfekte der Haut, da sie die Gefahr einer Keimverschleppung bedingen
- Allergene, die in allergenwirksamer Testkonzentration zu irritativ-toxischen Reaktionen führen

Praktische Testdurchführung. Ebenso wie andere Hauttests verlangt die Durchführung des Pricktests das Vorhandensein eines Warteraums und eines angrenzenden Untersuchungsraums. Bei kühlen Außentemperaturen sollen die Patienten etwa 20 min bei Zimmerwärme bis zur Testung warten, um in der Haut einen normalen Durchblutungszustand zu sichern.

Zur Testung werden vorzugsweise die Innenseiten (Volarseiten) der Unterarme benutzt. Reicht die hier zur Verfügung stehende Hautfläche für die vorgesehene Testzahl nicht aus, kann auch die Rückenhaut benutzt werden. Eine besondere Vorbereitung der Haut ist in der Regel nicht notwendig.

Die vorgesehenen Testorte für die einzelnen Allergene werden im Abstand von etwa 3–4 cm mit einem Faser- oder Fettstift markiert, dies kann mit durchlaufenden Zahlen geschehen. Diese Markierungen oder Zahlen entsprechen denjenigen im vorbereiteten Testprotokoll. Von Handgelenken und Ellenbeugen soll ein Mindestabstand von 3 cm eingehalten werden.

Neben die markierten Hautstellen wird in vorgegebener Reihenfolge je ein Tropfen der Allergenextrakte aufgebracht. Aus hygienischen Gründen soll dabei die Haut von der Extraktpipette nicht berührt werden. Sollten die Tropfen auf der Haut zerlaufen, da sie zu fett ist, müssen sie mit einem Alkoholtupfer entfernt werden, anschließend wird noch einmal getropft.

Für den Einstich durch den Allergentropfen bzw. die Kontrollösungen stehen verschiedene standardisierte Pricktestnadeln zur Verfügung, von denen einige in Abbildung 1 dargestellt werden. Manche Nadelformen können nach Angabe des Herstellers senkrecht durch den Extrakt in die Haut gestochen werden, am häufigsten wird aber der sogenannte modifizierte Pricktest nach Pepys [14] durchgeführt. Bei dieser Technik wird mit einer Einmalkanüle (Nr. 20), Lanzette oder einer anderen Pricktestnadel durch den Tropfen hindurch im spitzen

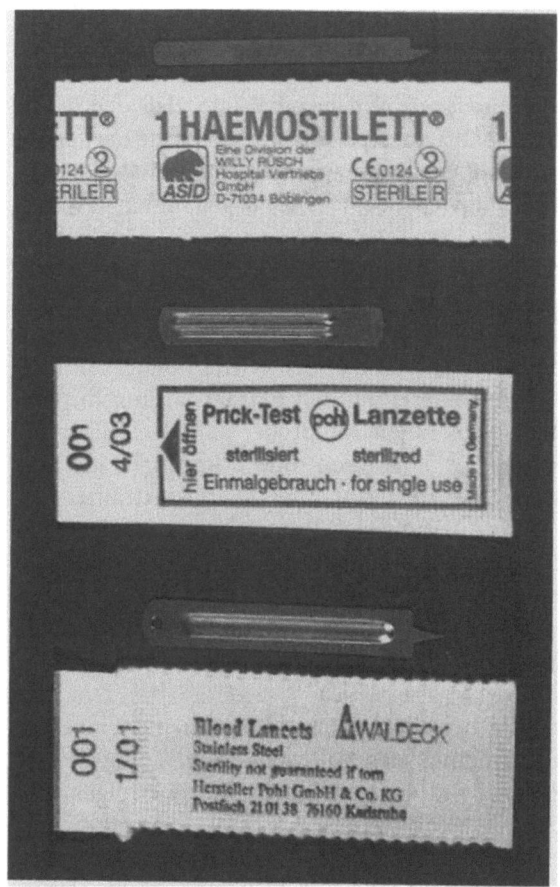

Abb. 1. Pricktestlanzetten

Winkel in die Haut gestochen, ohne daß es zum Blutaustritt kommt. Die Nadelspitze wird dann leicht für 1–2 sec angehoben, um das Eindringen des Allergenextraktes zu verstärken. Die Nadel wird verworfen und die überstehende Testlösung wird nach etwa 5 min abgetupft, nach anderen Angaben kann dies bereits nach etwa 1 min geschehen. Für jedes Allergen muß eine neue bzw. gereinigte Nadel benutzt werden, um eine Vermischung von Allergenextrakten zu vermeiden. Ebenso muß ein Verlaufen oder Verschmieren von Testlösungen auf in der Nähe befindliche andere Teststellen vermieden werden.

Durch dieses Verfahren werden etwa 3×10^{-6} ml der Extraktlösung in die Haut gegeben; eine Quantifizierung der Menge des durch die Pricktestung in die Haut gelangten Materials ist in praxi unmöglich.

Die Benutzung von normierten Pricktestlanzetten wie z. B. Morrow-Brown-Nadel, Phazet-Nadel oder Stallerpoint, die alle eine normierte Spitze von 1 mm Länge haben, wird vor allem für weniger geübte Untersucher empfohlen. Durch die standardisierte Länge der Nadelspitze soll eine gleichmäßige Tiefe des Allergeneintritts gewährleistet werden. Eine vergleichende Studie zur Präzision des Pricktests mit neun verschiedenen Nadeln bestätigte, daß der modifizierte Pricktest eine hohe Reproduzierbarkeit mit einem Variationskoeffizienten zwischen 13–17% aufweist [15]. Die sogenannten Phazet- und Prickernadeln führten zu einer vergleichbaren Reproduzierbarkeit der Testergebnisse wie der modifizierte Pricktest, während es bei den anderen Testnadeln zu stärkeren Abweichungen der Testergebnisse in der Wiederholung kam.

Kontrolltests mit den Extrakt-Lösungsmitteln, der sogenannten Nullprobe, und der Histaminlösung als Positivkontrolle erfolgen in gleicher Weise wie die Testung der Allergenextrakte.

Die Ablesung der Testergebnisse erfolgt nach 15 (bis 20) min, um die durch die Allergene ausgelöste Sofortreaktion zu erfassen. Die durch Histamin ausgelösten Reaktionen erreichen ihr Maximum bereits 8–10 Minuten nach der Testung.

Wie bei allen Hauttests sollten nicht nur die Einbringung des Allergens sondern auch die Ablesung in standardisierter Weise erfolgen. Bei der Ablesung werden die Größe der sukkulent-erhabenen Quaddel und des umgebenden, häufig unscharf begrenzten Erythems erfaßt. Haben sich Pseudopodien gebildet, so werden sie mit einem P auf dem Testbogen dokumentiert. Der lokale Juckreiz wird nicht erfaßt. Zur genaueren Dokumentation des Testergebnisses werden der größte und der kleinste Durchmesser der Quaddel und/oder des Erythems mit einem Lineal gemessen und deren Größe in Millimetern notiert. Da die Reaktionen häufig ovale oder irreguläre Formen zeigen, werden die Durchmesser im rechten Winkel zueinander gemessen. Beide Durchmesser werden summiert und durch zwei geteilt.

Für eine dauerhafte Dokumentation der Testreaktionen können diese mit einem feinen Faserstift markiert und anschließend mit einem Tesafilmstreifen aufgenommen und auf Papier archiviert werden. Die Fläche der Hautreaktion kann dann durch Planimetrie oder durch Abwiegen der Fläche auf einer Präzisionswaage nach dem Ausschneiden festgestellt werden. Noch genauer, aber auch aufwendiger, ist die Benutzung der Thermographie oder eines Scanners mit einem Computerprogramm [16].

Für die Bewertung der Sofortreaktionen im Pricktest hat sich die folgende Graduierung bewährt:

- Negativ, ausgedrückt mit dem Symbol ∅: Keine Quaddel, Erythemdurchmesser liegt unter 3 mm
- Fraglich positiv, ausgedrückt mit dem Symbol (+): Angedeutete Quaddel von 1–2 mm und Erythemdurchmesser 3–4 mm
- Positiv, ausgedrückt durch das Symbol +: Quaddel mindestens 3 mm und Erythemdurchmesser mindestens 5 mm

Im täglichen Routinebetrieb schätzen erfahrene Untersucher häufig die Größe der Quaddel und bewerten sie mit „negativ" oder „positiv" unter Benutzung einer steigenden Zahl von Kreuzen. Dabei gilt folgende Graduierung:
∅ = wie bei Negativkontrolle, keine Quaddel;
+ = Quaddeldurchmesser < Histaminquaddel;
++ = Quaddeldurchmesser = Histaminquaddel;
+++ = Quaddeldurchmesser > Histaminquaddel.

Die Dokumentation der Testbefunde muß ebenso sorgfältig erfolgen wie die Testung selbst. Nur so sind verhängnisvolle Mißverständnisse zu verhindern und das Ergebnis der Testung ist auch in juristischer Hinsicht überprüfbar.

Fehlende Angaben zu den Kontrollreaktionen machen retrospektive Bewertungen der Tests hinsichtlich der Richtigkeit der Ablesung unmöglich, was z. B. bei der Beurteilung von Gutachtenfällen von erheblicher Bedeutung sein kann.

Die Protokollbögen für die Erfassung der Pricktestreaktionen können vom einzelnen Arzt selbst hergestellt werden oder es werden von den Extraktherstellern angebotene Vordrucke benutzt. In jedem Fall muß der Protokollbogen die folgenden Daten angeben:
- Name und Vorname des Patienten
- Testdatum
- Testarzt und Adresse des Arztes bzw. der Klinik
- Getestete Allergene
- Verwendete Allergenkonzentrationen (unverdünnt bzw. in welcher Verdünnung benutzt)
- Allergenreaktionen
- Kontrollreaktionen
- Zeitpunkt der Ablesung (z. B. nach 20 min)

Interpretation der Pricktestergebnisse. Der testende Arzt muß nicht nur die Testtechnik selbst beherrschen, sondern muß auch in der Lage sein, auf der Grundlage profunder Kenntnisse der pathophysiologischen Mechanismen allergischer Erkrankungen die erhobenen Befunde in Beziehung zur Anamnese zu werten. Erst die richtige Interpretation gewährleistet, daß weitere diagnostische Maßnahmen oder eine einzuleitende Therapie richtig und sinnvoll sind. Es sei erneut darauf hingewiesen, daß bei jeder Bewertung von Pricktests Klarheit darüber bestehen muß, daß positive Hautreaktionen die Sensibilisierung des Patienten anzeigen, nicht aber bereits eine allergische Krankheit nachweisen. Die mögliche klinische Aktualität der nachgewiesenen Sensibilisierung ergibt sich erst aus dem anamnestischen Bezug bzw. aus einer Provokationstestung am erkrankten Organ mit dem entsprechenden Allergen.

Auch bei der Bewertung der Kontrollreaktionen sind mehrere Punkte zu beachten.

Ist die Nullreaktion mit dem Extrakt-Lösungsmittel oder einer physiologischen Kochsalzlösung positiv, so besteht ein urtikarieller Dermographismus.

Ist die Positivkontrolle mit Histamin negativ, so ist die Reagibilität der Haut zum Untersuchungszeitpunkt gemindert, was beispielsweise durch vor der Pricktestung eingenommene systemisch wirkende Antihistaminika verursacht werden kann. Sowohl bei einer positiven Nullreaktion als auch bei einer negativen Histaminreaktion sind die Ergebnisse der Allergenextrakt-Reaktionen nicht zu bewerten und eine serologische Bestimmung der spezifischen IgE-Antikörper, z. B. mittels RAST, ist möglicherweise sinnvoll.

Tabelle 2. Pharmaka mit hemmendem Einfluß auf Sofortreaktionen im Pricktest

Substanz	Anwendung	Notwendiges Intervall
Antihistaminika		
Kurz wirkende (z. B. Fexofenadin, Promethazin)	Oral	3–5 Tage
Mittellang wirkende (z. B. Loratadin, Cetirizin)	Oral	5–10 Tage
Länger wirkende (z. B. Astemizol)	Oral	4 Wochen
Ketotifen	Oral	5 Tage
Kortikosteroide		
≤10 mg	Oral	–
>10 mg	Oral	–*
Dosieraerosole, Pulver	Inhalativ	–
Externa	Testgebiet	1 Woche
Psychopharmaka mit Antihistamineffekt	Oral	5 Tage

* Reduzierung der Reaktionsstärke nicht auszuschließen

Bei der Beurteilung der Testreaktionen sollte in Zweifelsfällen auch beachtet werden, daß die Hautreaktivität im unteren distalen Drittel der Unterarme leicht geringer als im oberen Teil ist. Am Rücken fallen die Testreaktionen bei gleicher Allergenkonzentration in der Regel stärker aus als an den Unterarmen.

Bei der „Aufschlüsselung" einer als positiv bewerteten Allergengruppe kann sich das Ergebnis bei der Testung mit den in der Gruppe enthaltenen Einzelallergenen als falsch positiv erweisen, indem alle Tests mit Einzelallergenen negativ sind. Falsch positive Tests sind aber bei der Pricktestmethode relativ selten. Sie können auftreten bei der Benutzung von Extrakten, die unspezifische Irritantien enthalten, daneben werden auch unspezifische Verstärkungen einer Testreaktion durch Axonreflexe von einer benachbarten starken Testreaktion diskutiert. Aus diesem Grunde wird empfohlen, mindestens 2 cm Abstand zwischen den einzelnen Pricktests einzuhalten. Falsch positive Hauttests können auch das Ergebnis eines urtikariellen Dermographismus sein.

Falsch negative Testreaktionen sind beim Pricktest möglich und können durch folgende Situationen hervorgerufen werden:

- Benutzung von Extrakten mit initial sehr niedrigen Allergenkonzentrationen oder von überlagerten Testextrakten
- Unterdrückung der allergischen Reaktion durch Medikamente (Tabelle 2)
- Unterdrückung der Hautantwort durch Erkrankungen, z.B. bei der atopischen Dermatitis
- Verminderte Hautreaktivität bei Kindern oder älteren Patienten

Die Applikation von Emla®-Creme bei sehr empfindlichen Kindern beeinflußt den Pricktest *nicht*.

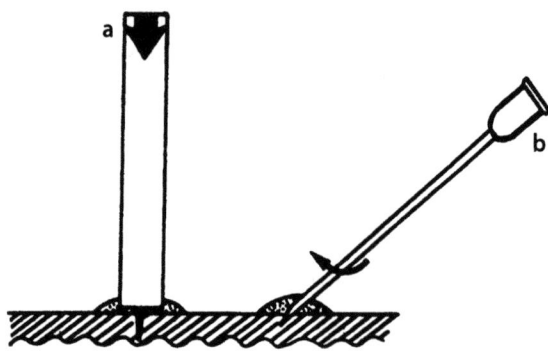

Abb. 2. Pricktestverfahren: **a** = senkrechter Stich mit Standardnadel; **b** = modifizierter Pricktest

Nebenwirkungen. Bei einer korrekten Vorbereitung und Durchführung treten bei der Pricktestung Nebenwirkungen nur selten auf, trotzdem muß an die Möglichkeit von überschießenden Reaktionen gedacht werden, die in relativ harmloser lokalisierter Form in bis zu 0,5% der getesteten Patienten auftreten können. Berichtet wurde aber auch über schwere anaphylaktische Reaktionen, insbesondere bei Patienten mit Sensibilisierungen gegenüber Fisch sowie bei Prick-zu-Pricktests mit Lebensmitteln, beispielsweise mit Kiwi [17]. Jeder Arzt, der Pricktests anordnet und durchführt, muß deshalb mit den therapeutischen Maßnahmen zur Behandlung allergischer Nebenreaktionen vertraut sein. Im Umfeld des Testortes müssen Notfallmedikamente und -geräte zur sofortigen Therapie von Nebenwirkungen griffbereit vorgehalten werden.

Der Prick-zu-Pricktest

Der Prick-zu-Pricktest ist eine Variante des Pricktests.

Er wird als Bestätigungs- oder Suchtest eingesetzt, wenn das verdächtige Allergen nicht als Allergenextrakt zur Testung zur Verfügung steht. Am häufigsten wird er zum Nachweis einer Sensibilisierung gegen Lebensmittel eingesetzt [18, 19].

Durchführung. Mit einer standardisierten oder anderen Pricktestnadel wird zunächst in das native allergenhaltige Material gestochen, z.B. Obst oder Gemüse, anschließend sofort in die Haut des Patienten. Durch den Stich in das Rohmaterial haftet, so wird angenommen, genügend Allergen an der Lanzette, das beim Stich in die Probandenhaut übertragen wird (Abb. 2).

Das Rohmaterial, z.B. ein Sortiment von Obst oder anderen Lebensmitteln, von denen keine oder nur unzureichend haltbare Allergenextrakte vorhanden sind, wird im Kühlschrank gelagert und steht dadurch je nach Art des Materials für einige Wochen zur Verfügung.

Methodische Details wie Reproduzierbarkeit oder Reaktionsvergleiche mit Extrakten aus dem gleichen Ausgangsmaterial wurden bisher nicht publiziert.

Literatur

1. Blackley CH (1880) Hay fever: Its causes, treatment, and effective prevention. Experimental researches, ed 2. Ballière, Tindall & Cox, London
2. von Pirquet C (1907) Die Allergieprobe zur Diagnose der Tuberkulose im Kindesalter. Wien Med Wochenschr 57:1369
3. Smith HL (1909) Buckwheat-poisoning with report of a case in man. Arch Int Med 3:350
4. Walker IC (1917) Studies on the sensitization of patients with bronchial asthma to the different proteins found in the dandruff of the horse and in the hair of the cat and the dog and to the sera of these animals. J Med Res 35:497
5. Mantoux C (1908) Intradermoréaction de la tuberculose. CR Acad Sci 147:355
6. Schloss OM (1912) A case of allergy to common foods. Am J Dis Child 3:341
7. Lewis T, Grant RT (1924) Vascular reactions of the skin to injury. Part II. The liberation of a histamine-like substance in injured skin, the underlying cause of factitious urticaria and of wheals produced by burning; and observations upon the nervous control of certain skin reactions. Heart 11:209
8. Rebhun J, Potvin J (1980) Histamine flare, a neurovascular response. Ann Allergy 45:59

9. Solley GO, Gleich GJ, Jordon RE et al (1976) The late phase of the immediate wheal and flare skin reaction. J Clin Invest 58:408
10. Dunsky EH, Zweiman B (1978) The direct demonstration of histamine release in allergic reactions in the skin using a skin chamber technique. J Allergy Clin Immunol 62:127
11. Dolovich J, Hargreave FE, Chalmers R et al (1973) Late cutaneous allergic responses in isolated IgE-dependent reactions. J Allergy Clin Immunol 52:38
12. Bousquet J, Michel FB (1993) In vivo methods for study of allergy. In: Middleton E, Reed CE, Ellis EF, Adkinson NF, Yunginger JW, Büsser WW (Hrsg) Allergy. Principles and practice. 4th ed, Mosby
13. Dreborg S, Backman A, Basomba A et al (1989) Skin tests used in type I allergy testing. Position paper of the European Academy of Allergy and Clinical Immunology. Allergy 44 (Suppl 10):1
14. Pepys I (1975) Skin testing. Br J Hosp Med 14:412
15. Demoly P, Bousquet J, Manderscheid JC, Dreborg S, Dhivert H, Michel FB (1991) Precision of skin prick and puncture tests with nine methods. J Allergy Clin Immunol 88:758–762
16. Pijnenborg H, Nilsson L, Dreborg S (1996) Estimation of skin prick test reactions with a scanning program. Allergy 51:782–788
17. Novembre E, Bernardini R, Bertini G, Massai G, Vierucci A (1995) Skin-prick-test-induced anaphylaxis. Allergy 50:511–513
18. Lahti A, Hannuksela M (1978) Hypersensitivity to apple and carrot can be reliable detected by fresh material. Allergy 33:143–148
19. Dreborg S (1988) Food allergy in pollen sensitive patients. Ann Allergy 61:41
20. Dreborg S, Foucard T (1983) Allergy to apple, carrot and potato in children with birch pollen allergy. Allergy 38:167–171

Der Intrakutantest

Der Intrakutantest wird nicht so häufig angewendet wie der Pricktest, da er einen höheren technischen und personellen Aufwand erfordert; daneben ist er risikoreicher als der Pricktest. Aufgrund seiner höheren Sensitivität ist er aber für erfahrene Allergologen ebenfalls von großer praktischer Bedeutung.

Der Intrakutantest ist ein diagnostisches Verfahren, um durch die intrakutane Injektion einer geringen Allergendosis eine auf den Testort begrenzte allergische Reaktion vom Soforttyp, seltener vom Spättyp oder verzögerten Typ auszulösen.

Indikationen. Der Intrakutantest dient dem Nachweis oder Ausschluß einer Sensibilisierung.

Er wird bei Erwachsenen durchgeführt:
- Als Bestätigungstest, wenn die Anamnese bereits einen begründeten Verdacht auf ein bestimmtes Allergen als Ursache der Beschwerden gibt
- Als Suchtest, wenn die Anamnese lediglich den Verdacht auf eine allergische Genese der Beschwerden gibt
- Vor Einleitung einer spezifischen Immuntherapie (Hyposensibilisierung) als Teil der diagnostischen Grundlage und zur Ermittlung des Sensibilisierungsgrades
- Bei anamnestischem Verdacht für das Vorliegen einer Spätreaktion oder verzögerten Reaktion

Er wird bei Kindern durchgeführt, wenn bei eindeutigem anamnestischen Bezug der Pricktest negativ ausfällt.

Kontraindikationen. Als *relative* Kontraindikationen gelten folgende Situationen:
- Akute oder chronische Ekzeme
- Sekundär entzündliche oder sekundär degenerative Hautveränderungen wie Ichthyosis oder Sklerodermie
- Generalisierte Urtikaria und ein stärkerer urtikarieller Dermographismus können die Aussagekraft des Tests erheblich beeinträchtigen
- Schwangerschaft
- Wesentliche Erkrankungen, die den Allgemeinzustand stark beeinträchtigen
- Säuglings- und Kleinkindalter (<3 Jahre)
- Laufende Therapie mit Betablockern (auch als Augentropfen) oder ACE-Hemmern

Als *absolute* Kontraindikationen gelten:
- Sekundärinfekte der Haut, da sie die Gefahr einer Keimverschleppung bedingen
- Allergene, die in allergenwirksamer Testkonzentration zu irritativ-toxischen Reaktionen führen
- Stark positive Pricktest-Reaktionen gegen dasselbe Allergen

Praktische Testdurchführung

Untersuchungsbedingungen. Das Hauttestareal soll frei von krankhaften Veränderungen sein, was besonders bei Patienten mit Neurodermitis zu beachten ist.

Eine Reihe von Medikamenten unterdrückt in unterschiedlicher Stärke und für verschiedene Zeiträume nach ihrer Einnahme die Reaktionen.

Tabelle 3. Beispiel für ein Intrakutantest-Suchprogramm

Allergengruppen	Einzelallergene
Gräserpollen	Roggenpollen
Baumpollen	Hausstaubmilbe Dermatophagoides pteronyssinus
Kräuterpollen	Hausstaubmilbe Dermatophagoides farinae
Schimmelpilze	Acarus siro
Haustiere	Lepidoglyphus destructor
Hoftiere	Tyrophagus putrescentiae
Fische	
Fleischsorten	
Ei	
Milch	

Bei erwarteten Reaktionen vom Soforttyp muß ein genügend langes Intervall nach Antihistaminika eingehalten werden (Tabelle 2).

Bei erwarteten Reaktionen vom Arthus- bzw. verzögerten Typ dürfen ab 48 Stunden vor dem Testtag keine Kortikosteroide gegeben werden, Frühreaktionen sind erforderlichenfalls durch Antihistaminika zu blockieren.

Nach anaphylaktischen Reaktionen durch Nahrungsmittel, Arzneistoffe oder Insektenstiche sind zum Vermeiden möglicher falsch negativer Testergebnisse innerhalb der Refraktärperiode Intrakutan- und andere Hauttests erst zwei Wochen nach dem Ereignis durchzuführen.

Benötigte Geräte und Materialien:
- Tuberkulinspritzen
- Tuberkulinkanülen oder kurz angeschliffene Kanülen der Stärke 18 oder 20
- Allergenextrakte, die als kommerzielle Fertigungen für den Intrakutantest geeignet sind
- Positive Kontrollösung: Histamindihydrochloridlösung (1:10 000, 0,1 mg/ml)
- Negative Kontrollösung: Physiologische Kochsalzlösung bzw. Extraktlösungsmittel
- Faser- oder Fettstift
- Lineal mit Millimetereinheit oder andere Meßhilfe
- Testprotokoll
- Notfallbereitschaft (Geräte und medizinisches Können)

Testextrakte. Eine breite Palette allergenhaltiger Testextrakte ist kommerziell erhältlich. Wie bei der Pricktestung gilt auch hier, daß die von den einzelnen Firmen angebotenen Diagnostika durchaus unterschiedlich starke Lokalreaktionen auslösen können. Zur Orientierung kann es sinnvoll sein, durch einen kurzzeitigen Test-Vergleich von allergenidentischen Lösungen verschiedener Anbieter Unterschiede aufzudecken und die eigene diagnostische Sicherheit zu vertiefen.

Allergenextrakte zur Intrakutantestung liegen entweder als gefriergetrocknetes Lyophilisat oder als bereits gebrauchsfertige Lösung vor. Im Falle der lyophilisierten Extrakte muß vom testenden Arzt eine Auflösung mit der mitgelieferten Rekonstitutionslösung bzw. dem Diluent vorgenommen werden. Hierbei handelt es sich um eine physiologische Kochsalzlösung, der 0,4 bzw. 0,5% Phenol zur Konservierung zugefügt sind. Ebenso erhältlich sind gebrauchsfertige Lösungen, die zum Teil mit Epsilon-Aminocapronsäure stabilisiert sind. Bei der Mitführung der sogenannten Negativkontrolle ist darauf zu achten, daß hierin eventuell andere Extraktzusätze wie z.B. Serumalbumin enthalten sind.

Die vom jeweiligen Hersteller angegebenen Haltbarkeitsdaten sind unbedingt zu beachten, wobei die Haltbarkeit in der Regel drei bis sechs Monate beträgt, für einzelne Allergene bis zu 20 Monate. Im Gegensatz zur Pricktestung müssen Extrakte zur Intrakutantestung streng steril gehandhabt werden.

Allergenspektrum. Die Auswahl der bei der Intrakutantestung angewendeten Allergene erfolgt anamnesebezogen. Es entspricht nicht verantwortungsbewußtem ärztlichen Handeln, eine potentiell Patienten-gefährdende Provokationstestung (die Intrakutantestung ist eine Provokationstestung am Hautorgan) ohne sinnvolle Begründung durchzuführen. Ein vom Patienten ausgefüllter Fragebogen kann die Anamnese unterstützen, ersetzt jedoch nicht das Arzt-Patienten-Gespräch.

Ebenso wie bei der Pricktestung kann der Intrakutantest als Bestätigungs- oder Suchtest eingesetzt werden [1]. Der Bestätigungstest wird Allergene berücksichtigen, die durch die Anamnese inkriminiert wurden. Beim Suchtest können sowohl Einzelallergene als auch Allergengruppen bzw. -mischungen eingesetzt werden. Ein möglicher Testblock mit relevantem Allergenspektrum ist in der Tabelle 3 wiedergegeben. Eine Hautreaktion auf eine Allergenmischung macht anschließende Aufschlüsselung in die enthaltenen Einzelallergene notwendig, um die Diagnostik weiter zu präzisieren. Es ist unbedingt notwendig, bei der Einzeltestung von Gruppenallergenen Extrakte des Herstellers des getesteten Mischextraktes zu verwenden.

Untersuchungsverlauf. Bei der üblichen Testung am Rücken sitzt die zu testende Person mit freiem Oberkörper auf einem Hocker in leicht gebückter Haltung. Der testende Arzt sitzt unmittelbar dahinter, um bequem mit den von einem (oder zwei) Mitarbeitern angereichten Spritzen den Testort am Rücken zu erreichen.

Als Testort werden neben dem Rücken (vorzugsweise) die Innenseite der Unterarme benutzt. Eine besondere Vorbereitung der Haut ist in der Regel nicht notwendig.

Im Standardtest werden die Allergenextrakte im Abstand von mindestens 4 cm in die durch leichtes Vorneigen des Oberkörpers und Beugen des Kopfes gespannte Rückenhaut injiziert. Dabei werden in Anlehnung an die „große Antigenprobe nach Hansen" in der Regel von links oben beginnend fortlaufend je drei Extrakte in einer Reihe zu beiden Seiten der Wirbelsäule gegeben.

Injiziert wird mit nach oben gerichtetem Kanülenschliff aus der blasenfrei gefüllten Spritze und Kanüle eine Extraktmenge von 0,02 bis 0,05 ml (20 bis 50 µl), was einer Hautquaddel von 3 bis 5 mm Durchmesser entspricht. Bleibt diese aus, so wurde Luft injiziert oder die Testlösung lief aus der Hautquaddel aus. Dann muß die Lösung in genügender Entfernung noch einmal injiziert werden.

Kontrollinjektionen zur Bestimmung der individuellen Hautreagibilität erfolgen mit physiologischer Kochsalzlösung (Nullreaktion) links der Wirbelsäule und mit einer Histamindihydrochloridlösung von 1:10 000 (0,1 mg/ml) rechts der Wirbelsäule (Positivkontrolle) in der letzten Reihe.

Jeder Extrakt ist in einer neuen Tuberkulinspritze aufgezogen, die mit einer Kanüle dem testenden Arzt von einem Mitarbeiter gereicht wird.

Ablesung und Dokumentation. Die Ablesung der Testergebnisse erfolgt nach 20 Minuten, um die Sofortreaktion zu erfassen.

Als positive Reaktionen sind teigig erhabene, blaßrosa Quaddeln anzusehen, die in Pseudopodien auslaufen können und von einem breitflächigen, meist unscharf begrenzten Erythem umgeben sind. Ödem und Quaddel bilden sich innerhalb von 40 bis 60 Minuten wieder völlig zurück.

Kommt es nicht zur Reaktion, so ist die durch die Injektionsmenge hervorgerufene kleine blasse Injektionsquaddel nach 20 Minuten weitgehend oder vollständig resorbiert.

Für die Bewertung der Sofortreaktion im Intrakutantest werden im Vergleich zur Null- und Positivkontrollreaktion die flächenmäßige Größe des Erythems mit 1, 2 und 3 sowie die der Quaddel mit 4, 5 und 6 angegeben.

Danach bedeuten:

1/4 Reaktion (+)   = mäßig breites Erythem und mäßig starke Quaddel;

2/5 Reaktion (++) = mittelgroßes Erythem und mittelstarke Quaddel;

3/6 Reaktion (+++) = sehr breites Erythem und ausgedehnte Quaddel.

Die Histaminreaktion wird bei normaler Reagibilität als 3/6 bezeichnet, sie dient als Vergleichsreaktion zu den Extraktreaktionen.

Diese Auswertung durch Vergleich setzt längere Übung und Erfahrung des Untersuchers voraus. Bei Unsicherheiten sollten Erythem und Quaddel mit dem Lineal ausgemessen werden.

Für diese Bewertungsart gilt:

Bewertung	Durchmesser (mm)		
	Symbol	Quaddel	Erythem
Negativ	∅	<5	<10
Fraglich positiv	(+)	5–6	10–14
Positiv	+	≥7	≥15

Als positiv gelten bei negativer Kochsalzreaktion auch Reaktionen, bei denen ein Parameter nur die Größe der fraglich positiven Reaktion erreicht; z.B. Quaddel 7 mm mit Erythem 10 mm oder Quaddel 5 mm mit Erythem 15 mm.

Positive Extraktreaktionen bei positiver Kochsalz(Null-)reaktion und/oder negative Extraktreaktionen bei negativer Histamin(Positiv-)reaktion sind nicht bewertbar.

Für die Bewertung von verzögerten Reaktionen nach 6–8 Stunden als derb-infiltrierte, teilweise leicht schmerzende Papel und von Spätreaktionen nach 24–72 Stunden gilt:

Bewertung	Symbol	Infiltratdurchmesser
Negativ	∅	<3 mm
Fraglich positiv	(+)	3–4 mm
Positiv	+	≥5 mm

Falsch positive Sofortreaktionen treten als urtikarieller Dermographismus und bei Verwendung nicht irritantienfreier Extrakte auf.

Falsch negative Reaktionen können bei zu niedriger allergenwirksamer Konzentration des Extrakts oder bei Benutzung überalteter Extrakte auftreten.

Die Dokumentation der Testbefunde muß so sorgfältig wie die Testung selbst vorgenommen werden.

Der Protokollbogen soll in jedem Fall angeben:
- Patientendaten
- Testdatum
- Testarzt/Praxis/Klinik
- Getestete Allergene (Firma)
- Allergenkonzentration
- Allergenreaktion
- Kontroll-Reaktionen

Interpretation. Der Testarzt muß nicht nur die notwendige technische Erfahrung besitzen, sondern in der Lage sein, die erhobenen Befunde in Beziehung zur Anamnese zu bewerten.

Neben den bereits für den Pricktest gegebenen Hinweisen ist beim Intrakutantest besonders auf die mögliche Einschätzung der Schwellendosis hinzuweisen.

Unterschiede in der Histaminempfindlichkeit von Normalpersonen und Atopikern bestehen nicht [1]. Die Empfindlichkeit des Intrakutantests liegt im Vergleich zum Pricktest um den Faktor 1000 höher. Die interindividuelle Variabilität von Testergebnissen ist im Intrakutantest und Pricktest ähnlich [1].

Nebenwirkungen. Der Intrakutantest ist durch den Einstich der Nadel, mehr noch aber durch das mit dem Injektionsdepot erzeugte Druckgefühl in der Haut etwas schmerzhafter als der Pricktest. Die individuelle Schmerzempfindung ist sehr variabel.

Durch das größere Allergendepot ist auch die Gefahr von Lokalreaktionen und Fernsymptomen größer als beim Pricktest; an die Möglichkeit anaphylaktischer Reaktionen muß gedacht werden [2]. Dieses höhere Nebenwirkungsrisiko entfällt, wenn die Testung mit angemessen verdünnten Extrakten begonnen wird [3].

Für den Intrakutantest gilt in besonderer Weise die Forderung, daß jeder Arzt, der einen Test anordnet und durchführt, mit den therapeutischen Maßnahmen zur Behandlung allergischer Nebenreaktionen vertraut sein muß [4].

Das praktische Vorgehen entspricht demjenigen bei Nebenwirkungen durch den Pricktest.

Literatur

1. Rieger H, Schultze-Werninghaus G (1989) Histamin-Dosis-Wirkungsbeziehungen im Prick- und Intrakutantest. Allergologie 12:404–411
2. Lockey RF, Benedict LM, Turkeltaub PC, Bukantz SC (1987) Fatalities from immunotherapy (IT) and skin testing (ST). J Allergy Clin Immunol 79:660-677
3. Netherlands Society of Allergy (1988) Committee on skin test standardization of the Netherlands Society of Allergy. Report on skin test standardization. Clin Allergy 18:305-310
4. Malling HJ (1987) Proposed guidelines for quanitative skin prick test procedure to determine the biological activity of allergenic extracts using parallel line assay. Allergy 42:391–394

Der Scratchtest

Der Sratchtest ist das älteste Hauttestverfahren. Es wurde bereits von Charles Blackley im Selbstversuch mit Pollen angewendet und 1873 beschrieben [1].

Der Vorteil der Scratchtests liegt in der Möglichkeit, bei einer angenommenen hochgradigen Sensibilisierung Allergene selbst in nativem (bzw. konzentriertem) Zustand ohne wesentliches Nebenwirkungsrisiko zu verwenden. Fehlende Standardisierbarkeit, schlechte Reproduzierbarkeit und geringe Empfindlichkeit sind Nachteile, die seine Anwendung seltener werden lassen. Der Scratchtest ist in der heutigen allergologischen Praxis kein Routineverfahren mehr.

Der Scratchtest ist ein diagnostisches Verfahren, um durch die intrakutane Applikation einer Allergendosis eine auf den Testort begrenzte allergische Reaktion vom Soforttyp auszulösen.

Indikationen. Der Scratch- oder Ritztest [2] dient dem Nachweis bzw. dem Versuch des Ausschlusses einer Sofortreaktion.

Er wird bei Erwachsenen durchgeführt:
- Als Bestätigungstest, wenn die Anamnese bereits einen begründeten Verdacht auf ein bestimmtes Allergen als Ursache der Beschwerden gibt
- Als Suchtest, wenn die Anamnese lediglich den Verdacht auf eine allergische Genese der Beschwerden gibt

Bei Kindern wird der Scratchtest in der Regel nicht angewendet. Wegen mangelnder Präzision ist seine frühere Benutzung in epidemiologischen Untersuchungen [3, 4] heute obsolet.

■ **Kontraindikationen.** Es gelten die gleichen relativen und absoluten Kontraindikationen wie beim Pricktest.

■ **Praktische Testdurchführung**

Untersuchungsbedingungen. Das Hauttestareal soll, wie beim Prick- oder Intrakutantest, frei von krankhaften Veränderungen sein, was besonders bei Patienten mit Neurodermitis zu beachten ist.

Eine Reihe von Medikamenten unterdrückt in unterschiedlicher Stärke und für verschiedene Zeiträume nach ihrer Einnahme die Sofortreaktion, weshalb nach Antihistaminika ein genügend langes Intervall eingehalten werden muß (Tabelle 2).

Benötigte Geräte und Materialien:
- Lanzette
- Allergenextrakte, die als kommerzielle Fertigungen für den Scratchtest (oder Pricktest) geeignet sind
- Nicht-kommerzielle „Schnellextrakte" bzw. Extraktionslösungen mit zumeist unbekannter Allergenkonzentration
- Nativmaterialien, wie z.B. Tierhaare, angeschnittene Nahrungsmittel, Pflanzensäfte, Medikamentenlösungen, Gewerbeallergene
- Positive Kontrollösung: Histamindihydrochloridlösung (1:1 000, 1 mg/ml)
- Negative Kontrollösung: Physiologische Kochsalzlösung bzw. Extraktlösungsmittel
- Faser- oder Fettstift
- Testprotokoll
- Notfallbereitschaft (Geräte und medizinisches Können)

■ **Testextrakte.** Benutzt werden können kommerzielle Extrakte verschiedener Hersteller. Zur Anwendung kommen in der Regel die jeweiligen unverdünnten Pricktest-Lösungen, erforderlichenfalls muß der Extrakt zur Testung verdünnt werden. Der Scratchtest ist besonders geeignet zur Benutzung nativer Allergene, die nicht als kommerzielle Extraktlösungen vorliegen. Native Nahrungsmittel, z.B. angeschnittenes Obst, Kartoffeln, Gemüsearten oder aber ausgepreßter Saft von Mohrrüben, Äpfeln u.ä. können zur Testung benutzt werden [5]. Hierbei kann es bei hoch sensibilisierten Patienten zu starken lokalen, ggf. auch zu systemischen Reaktionen kommen. Bei entsprechender Anamnese und bekannt aggressiven Allergenen sollte zunächst die Technik des Reibtests angewendet werden.

■ **Untersuchungsablauf.** Als Testort werden vorzugsweise die Innenseiten der Unterarme benutzt. Eine besondere Vorbereitung der Haut ist in der Regel nicht erforderlich.

Im Abstand von 3 bis 4 cm werden die vorgesehenen Teststellen mit einem Faser- oder Fettstift markiert, z.B. mit durchlaufenden Zahlen. Diese Markierungen entsprechen denen im Testprotokoll.

An den Testorten wird mit einer Impflanzette je eine nicht blutende, etwa 0,5 bis 1 cm lange Hautritze angebracht. Auf diese Ritzstelle werden die Extraktlösungen und Kontrollösungen aufgetropft bzw. natives Material wird vorsichtig (leichter Druck) über die Ritzstellen gelegt und/ oder gerieben.

Die überstehenden Testlösungen können nach fünf bis zehn Minuten abgetupft werden oder bis zur Ablesung dort verbleiben. Wenn eine Testreaktion offenbar sehr stark ausfällt, wird die Extraktlösung umgehend abgetupft.

■ **Ablesung und Dokumentation.** Die Ablesung der Testergebnisse erfolgt nach 15–20 Minuten, um die Sofortreaktion zu erfassen. Beurteilt werden das Auftreten und die Größe der teigigerhabenen Quaddel, die sich bei einer positiven Reaktion um die Ritzstelle bildet.

Für die Bewertung des Scratchtests gelten:

Negativ-Symbol, ∅:	Keine Quaddelbildung wie bei Negativkontrolle;
Positiv, +:	Quaddelbreite kleiner als bei Histaminquaddel;
Positiv, ++:	Quaddelbreite gleich der Histaminquaddel;
Positiv, +++:	Quaddelbreite größer als bei der Histaminquaddel.

■ **Interpretation.** Die Interpretation von Scratchtestergebnissen erfordert besondere Sorgfalt und Vorsicht, da wegen der nicht standardisierten Allergenaufnahme die Reproduzierbarkeit und damit die Treffsicherheit des Tests gering ist.

Der Scratchtest ist etwa 500fach weniger sensitiv als der Intrakutantest [6] bzw. 20- bis 60-fach sensitiver als der Pricktest. Deshalb können im Vergleich zum Intrakutantest relativ hoch konzentrierte bzw. native Extrakte zur Testung benutzt werden. Durch das beim Ritzen gesetzte Trauma der Haut werden aber falsch positive Reaktionen eher als beim Pricktest ausgelöst.

Beim Verdacht auf eine unspezifische Reaktion sollten daher bei einem positiven Testergebnis Kontrolltests bei drei nicht exponierten Freiwilligen durchgeführt werden; diese Forderung gilt insbesondere bei der Bewertung von Scratchtestergebnissen im Rahmen gutachterlicher Äußerungen.

Nebenwirkungen. Trotz korrekter Vorbereitung und Durchführung können bei der Scratchtestung Nebenwirkungen in Form überschießender Lokalreaktionen auftreten; auch an die Möglichkeit anaphylaktischer Reaktionen muß gedacht werden.

Für den Scratchtest gilt in gleicher Weise wie beim Prick- oder Intrakutantest die Forderung, daß jeder Arzt, der einen Test anordnet und durchführt, mit den therapeutischen Maßnahmen zur Behandlung möglicher Nebenwirkungen vertraut sein muß. Das praktische Vorgehen entspricht dem bei Nebenwirkungen durch den Pricktest. Die leichte Durchführbarkeit des Tests sowie die Möglichkeit jedermann verfügbare, native Allergene zu verwenden, beinhalten die Gefahr der möglichen Unterschätzung der Patientengefährdung. Daher hat auch hier – wie bei allen anderen Hauttestverfahren – die ärztliche Sorgfaltspflicht einen besonderen Stellenwert. Die Empfehlung an einen Patienten, diesen Test „im Bedarfsfall" selbst durchzuführen, ist unverantwortlich und beweist fehlenden allergologischen Sachverstand.

Literatur

1. Blackley CH (1873) Experimental researches on the causes and nature of catarrhus aestivus (hay fever and hay asthma). Ballière, Tindall and Cox, London
2. Werner M (1967) Lehrbuch der klinischen Allergie. Hansen K, Werner M (eds) Thieme, Stuttgart
3. Curran W, Goldman G (1961) The incidence of immediate reacting skin tests in a „normal" adult population. Ann Intern Med 55:777–783
4. Hagy W, Settipane G (1969) Bronchial asthma, allergic rhinitis, and allergy skin tests among college students. J Allergy 44:323–330
5. Lahti A, Hannuksela M (1978) Hypersensitivity to apple and carrot can be reliably detected with fresh material. Allergy 33:143–148
6. Indrajana T, Spieksma FTM, Voorhorst R (1971) Comparative study on the intracutaneous, scratch and prick tests in allergy. Ann Allergy 29:639–660

Der Reibtest

Der Reibtest ist das technisch einfachste Hauttestverfahren zum Nachweis einer IgE-vermittelten Sensibilisierung mit einem nur geringgradigen Nebenwirkungsrisiko. Er wird mit nativem Allergenmaterial bei Patienten durchgeführt, bei denen ein besonders hoher Sensibilisierungsgrad angenommen wird. Die Resorption der Allergene erfolgt durch Haarfollikel, so daß die Epidermisbarriere umgangen wird.

Der Reibtest wurde um 1960 von Alberto Oehling in Bad Lippspringe aufgrund eigener Untersuchungen an Tischlern mit klinisch aktueller Sensibilisierung gegen Abachiholz erstmals beschrieben und von Gronemeyer, Fuchs und Debelic in die Routinediagnostik eingeführt [1, 2].

Der Reibtest ist ein diagnostisches Verfahren, um durch die perkutane Resorption von Allergenen eine auf den Testort begrenzte allergische Reaktion vom Soforttyp auszulösen.

Indikationen. Der Reibtest dient dem Nachweis einer meist klinisch aktuellen Sensibilisierung. Er ist nicht geeignet zum Ausschluß einer solchen [3].

Er wird bei Kindern und Erwachsenen durchgeführt:
- Als Bestätigungstest, wenn die Anamnese bereits einen begründeten Verdacht auf ein bestimmtes Allergen als Ursache der Beschwerden ergibt
- Als „Überzeugungs- bzw. Motivationstest", insbesondere bei Kindern, um den Zusammenhang zwischen dem Kontakt mit einem Allergen (besonders Tierhaare) und der folgenden Reaktion augenfällig zu demonstrieren und damit notwendige Karenzmaßnahmen (z.B. Abschaffen des Haustiers, Verzicht auf Reiten) zu unterstreichen
- Als Suchtest (im Einzelfall) für Allergene, die in Extraktform nicht zur Verfügung stehen

Kontraindikationen. Als relative Kontraindikationen gelten:
- Akute und chronische Ekzeme, sekundär entzündliche oder sekundär degenerative Hautveränderungen wie Ichthyosis oder Sklerodermie, generalisierte Urtikaria und stärkerer Dermographismus.
- Schwangerschaft
- Säuglingsalter

Als absolute Kontraindikation gilt ein Sekundärinfekt der Haut, da die Gefahr der Keimverschleppung gegeben ist.

Praktische Testdurchführung

Untersuchungsbedingungen. Das Hauttestareal soll frei von krankhaften Veränderungen sein, was besonders bei Patienten mit atopischem Ekzem zu beachten ist. Eine Reihe von Medikamenten unterdrückt in unterschiedlicher Stärke und für verschiedene Zeiträume nach Einnahme die Reaktionen. Bei erwarteten Reaktionen vom Soforttyp muß deshalb ein genügend langes Intervall nach Antihistaminika eingehalten werden (Tabelle 2).

Benötigte Geräte und Materialien:
- Beliebiger Untersuchungstisch
- Allergenhaltige native Materialien (z. B. Tierhaare, Hölzer, Arbeitsstoffe, Medikamente), die frei sind von toxischen Inhaltsstoffen, oder konzentrierte Allergenextrakte (Stammextrakte)
- Mulltupfer zur Kontrolltestung
- Faser- oder Fettstift
- Testprotokoll
- Notfallbereitschaft (Geräte und medizinisches Können)

Allergene, Substanzen, Testspektrum.

Zur Anwendung kommen kann die breite Palette kommerziell angebotener Allergenextrakte in höchster Konzentration, die als „Stammextrakte" bezeichnet werden. Sie werden aber in praxi häufig nicht im Reibtest verwendet, da sie sinnvoller mittels Pricktest benutzt werden.

Angewendet werden können nicht kommerzielle Extrakte (z. B. Schnellextrakte), beispielsweise aus Arbeitsmaterialien, für die keine Extrakte von Firmen angeboten werden. Diese in ihrer Zusammensetzung völlig unbekannten Extrakte können vor einem Einsatz im Pricktest im Reibtest vorgetestet werden.

Am häufigsten werden im Reibtest aber Rohstoffe bzw. Originalsubstanzen tierischer (z. B. Tierhaare, Federn) oder pflanzlicher (z. B. Hölzer, Pollen) Natur, Nahrungsmittel (z. B. Fisch, Fleisch, Hühnerei) oder Medikamente benutzt.

Untersuchungsablauf.

Als Testort werden die Innenseiten der Unterarme benutzt. Eine besondere Vorbereitung der Haut ist in der Regel nicht notwendig.

Der oder die vorgesehenen Testorte werden mit einem Faser- oder Fettstift mit Zahlen markiert, die den im Testprotokoll festgehaltenen Allergenen entsprechen. Von Handgelenk und Ellenbeuge wird ein Mindestabstand von 3 cm eingehalten.

Der Teststoff (Haare, Holzklötze etc.) wird zehnmal unter mäßigem Druck über eine etwa 5×5 cm große Unterarmhautstelle gerieben, um Allergene aus dem Stoff perkutan und transfollikulär zur Resorption in die Haut zu bringen. Der dabei notwendige Druck benötigt die Erfahrung des Untersuchers.

Wässerige Stammextrakte werden mit einem mit ihnen getränkten Mulltupfer ebenfalls zehnmal durch Reiben auf einer gekennzeichneten Hautstelle eingebracht.

Als Kontrolltest dient zehnmaliges Reiben mit einem trockenen Mulltupfer bei Rohmaterialien oder mit einem mit einer NaCl-Lösung getränkten Mulltupfer bei der Extrakttestung.

Sind die verwendeten Rohmaterialien oder Extrakte nicht sicher frei von toxisch-irritativen Reizwirkungen, so werden an zwei bis drei gesunden, nicht exponierten Personen Kontrolltests vorgenommen. Dies gilt insbesondere bei der Verwendung von Reibtestergebnissen für gutachterliche Zwecke.

Ablesung.

Die Ablesung erfolgt nach 15 bis 20 Minuten, um die Sofortreaktion zu erfassen. Beurteilt wird das Auftreten von Quaddeln mit begleitendem Erythem. Eine Messung der Reaktionsgröße ist weder üblich noch notwendig.

Für die Bewertung der Sofortreaktion gilt:
Negativ-Symbol, ∅: Keine Quaddel, kein Erythem;
Fraglich positiv, (+): Quaddel und Erythem angedeutet;
Positiv-Symbol, +: Quaddel und Erythem deutlich.

Die Quaddel und das Erythem der Testreaktion sollen mit dem Kontrolltestergebnis verglichen und entsprechend bewertet werden. Die Ergebnisse werden auf Protokollbögen dokumentiert, die folgende Angaben enthalten:
- Patientendaten
- Testdatum
- Testarzt
- Getesteter Rohstoff (evtl. Herkunft) bzw. Allergenextrakt (Firma, Konzentration)
- Allergenreaktion
- Kontrollreaktion

■ Interpretation. Der Testarzt muß nicht nur die notwendige technische Erfahrung zur Durchführung des Reibtests besitzen, sondern auch in der Lage sein, die erhobenen Befunde in Beziehung zur Anamnese zu bewerten. Ein positiver Reibtest spricht in fast allen Fällen für eine klinisch aktuelle Sensibilisierung, da er nur bei hohen bis sehr hohen Sensibilisierungsgraden positiv ausfällt [4]. Bei einem positiven Test muß die Quaddelbildung deutlich sein; ein alleiniges Erythem gilt nicht als positiv. Ein negativer Reibtest spricht nicht gegen eine Sensibilisierung, sondern sollte, bei vorhandener Extraktlösung, im Prick- bzw. Intrakutantest überprüft werden.

■ Nebenwirkungen. Der Reibtest ist technisch einfach durchführbar und im Vergleich zu Prick-, Intrakutan- und Scratchtest am ungefährlichsten [5]. In sehr seltenen Fällen können aber doch Allgemeinreaktionen bis zu anaphylaktischen Schockfragmenten beobachtet werden, insbesondere bei Anwendung hoch potenter Allergene wie Pferdehaare oder roter Mückenlarven [6].

Deshalb muß jeder Arzt, der den Test anordnet oder durchführt, mit den therapeutischen Maßnahmen zur Behandlung allergischer Nebenreaktionen vertraut sein. Das praktische Vorgehen entspricht dem bei Nebenwirkungen nach Durchführung von Pricktests.

Literatur

1. Oehling A (1963) Berufsallergie im Holzgewerbe. Allergie und Asthma 9:312–322
2. Oehling A, Gronemeyer W (1961) Occupational allergic urticaria due to contact. Int. Congress Series No. 42, Abstract No. 143 of 4th Int Congr Allergology, New York
3. Gronemeyer W, Debelic M (1967) Der sogenannte Reibtest, seine Anwendung und klinische Bedeutung (zugleich ein Beitrag zur Frage der perkutanen Resorption großmolekularer Antigene). Dermatologica 134:208–218
4. Gronemeyer W, Fuchs E, Bandilla K (1968) „Reibtest" und RAST. Z Hautkr 54:205–212
5. Fuchs E, Gronemeyer W (1990) Hautproben, Reibtest. In: Fuchs E, Schulz K-H (eds) Manuale allergologicum IV. Dustri, Deisenhofen 3:15
6. Steurich F (1992) Wie gefährlich ist der Reibtest? Allergologie 15:442–443

KAPITEL 3 Epikutantest

TH. FUCHS und C. GUTGESELL

Der Epikutantest (Synonym: Läppchentest, Patchtest) ist ein diagnostisches Hilfsmittel zur Klärung einer Kontaktallergie vom Ekzemtyp. Es werden hierbei als Kontaktallergene bekannte Substanzen in standardisierter Weise auf die Haut aufgetragen, um Spättypsensibilisierungen bei einem Patienten zu ermitteln. Ein Epikutantest erscheint in seiner Durchführung einfach. Er ist aber nur dann sinnvoll, wenn durch ein sorgfältiges Anamnesegespräch eine korrekte Indikationsstellung erfolgt und wenn die erhobenen Befunde sorgfältig interpretiert werden.

Ziel und Stellenwert

Hauptziel des Epikutantests ist es, eine Kontaktallergie vom Spättyp zu ermitteln. Damit ist der Epikutantest ein heute nicht mehr wegzudenkendes Hilfsmittel bei der Diagnostik des allergischen Kontaktekzems, der allergischen Kontaktstomatitis und des photoallergischen Ekzems. In zweiter Linie kann ein Epikutantest auch eingesetzt werden, um eine Kontakturtikaria oder ein Arzneiexanthem zu diagnostizieren. Der Epikutantest ist ein auf einen kleinen Hautbezirk beschränkter Provokationstest: Hierzu werden verdächtige Substanzen in standardisierter Weise auf gesunder, unbehandelter Haut appliziert. Diese verursachen im Testareal ekzematöse, im Falle einer Kontakturtikaria urtikarielle Reaktionen, die bei der Ablesung erfaßt und dann interpretiert werden müssen.

Zum Epikutantest gehören unabdingbar die sorgfältige allergologische Anamnese *vor* und die kritische Bewertung der Befunde *nach* der Testung. Nur durch eine exakte Anamnese ist es möglich, aus der Vielzahl möglicher Kontaktsubstanzen diejenigen sinnvoll auszuwählen, die im Epikutantest überprüft werden sollen. Eine unkritische Auswahl von Testsubstanzen, z.B. in jedem Fall einer Hautkrankheit Überprüfung von Standardsubstanzen in einer Standardreihe, ist abzulehnen. Die kritische Bewertung der Befunde bedeutet unter anderem, daß positive Testreaktionen als allergisch oder irritativ eingeordnet und in bezug zur Exposition des Patienten und zu seiner Erkrankung gesetzt werden. Wird der Epikutantest korrekt durchgeführt und interpretiert, ist er ein unverzichtbares diagnostisches Hilfsmittel. Die scheinbare Einfachheit des Tests schafft aber Probleme: Oftmals verkommt der Epikutantest zur Übertragung von Testreaktionen in Allergiepässe. Seinem eigentlichen Ziel, nämlich die Ursache einer Ekzemerkrankung zu finden, wird der Test so nicht gerecht. Dies führt dazu, daß Patienten mehrere Allergiepässe vorlegen, deren Inhalt sich nur teilweise deckt. Die Patienten suchen wiederholt Dermatologen oder Allergologen auf, weil sich an ihrer klinischen Symptomatik nichts geändert hat und weil sie durch die Vielzahl vorangegangener Testungen verunsichert wurden. Möglicherweise wurden keine klinisch relevanten Befunde erhoben. Häufiger aber ist, daß diese nicht ausreichend interpretiert oder dem Patienten verständlich gemacht wurden.

Üblicherweise ist der Epikutantest ein diagnostischer Test. Darüber hinaus wird der Epikutantest als prädiktiver Test verwendet, d.h. er dient der Ermittlung des Sensibilisierungspotentials einer Substanz (siehe unten).

Indikationen und Kontraindikationen

Die Indikation zum Epikutantest besteht nicht nur dann, wenn man ein primär kontaktallergisches Geschehen annimmt, sondern auch, wenn ätiologisch nicht geklärte Ekzemerkrankungen vorliegen oder wenn in der Folge einer meist chronischen Dermatose komplizierend ein allergisches Kontaktekzem hinzukommt, beispielsweise bei Ulcus cruris, bei Psoriasis provocata (besonders bei provozierter Psoriasis der Hände), bei Infektionserkrankungen der Haut (z. B. rezidivierendem Herpes labialis) oder bei anderen Ekzemerkrankungen (atopisches, nummuläres, seborrhoisches Ekzem). Darüber hinaus kann ein allergisches Kontaktekzem klinisch eine andere Dermatose vermuten lassen: So kann eine Kontaktallergie durch Azoverbindungen (z. B. in photographischen Entwicklern) eine lichenoide Dermatitis an den Händen hervorrufen. Gummichemikalien können ekzematöse Veränderungen verursachen, die klinisch auch an eine Tinea denken lassen. In diesen Fällen ist die Epikutantestung zur Klärung wichtiger Differentialdiagnosen indiziert.

Neben dem allergischen und photoallergischen Kontaktekzem gibt es weitere Indikationen für den Epikutantest: Die Kontakturtikaria (z. B. durch Naturgummilatex), das hämatogene, generalisierte Kontaktekzem sowie bestimmte Arzneiexantheme einschließlich fixer Arzneiexantheme. Diese letzteren Indikationen sind jedoch wegen der hierbei deutlich geringeren Aussagekraft des Epikutantests von geringerer praktischer Relevanz.

Ein Epikutantest kann im Einzelfall vor Berufsbeginn indiziert sein, besonders dann, wenn ein Patient dies explizit wünscht.

Kontraindikationen für die Durchführung eines Epikutantests sind:
- Eine nicht abgeheilte Ekzemerkrankung: Die Testung sollte frühestens zwei Wochen nach Abklingen ekzematöser Veränderungen begonnen werden, da sonst die Gefahr falsch positiver Reaktionen bis hin zum „angry back" mit vielen unspezifischen Reaktionen besteht. Auch kann eine gerade abgeklungene Ekzemerkrankung wieder exazerbieren.
- Eine Vorbehandlung des Testareals mit topischen Kortikosteroiden oder die Gabe immunmodulierender systemisch eingesetzter Medikamente (z. B. Ciclosporin oder Azathioprin). Systemische Kortikosteroide stellen bis zu 20 mg/d Prednisolonäquivalent keine Kontraindikation dar.
- Eine Vorbehandlung mit UV-Strahlen, insbesondere UV-B. Eine Epikutantestung sollte frühestens 4 Wochen nach UV-Exposition durchgeführt werden. Dies gilt sowohl für therapeutische UV-Bestrahlungen als auch für berufliche (z. B. Bauberufe) oder freizeitbedingte UV-Exposition (z. B. Urlaub, Solarium).
- Eine Testung mit primär toxischen Substanzen. Ein Epikutantest mit Stoffen, die bekanntermaßen toxische, aber keine sensibilisierenden Eigenschaften haben (z. B. starke Säuren und Basen) ist obsolet; das gleiche gilt für Gifte mit der Möglichkeit der perkutanen Resorption (z. B. unbekannte Substanzen aus chemischen Laboratorien).
- Eine relative Kontraindikation sind Schwangerschaft und Stillzeit. Zwar ist bei korrekter Durchführung des Epikutantests weder für die Mutter noch für das Kind ein schädlicher Einfluß wahrscheinlich. Jedoch ist der Test besonders aus psychologischen Gründen auf die Zeit nach der Entbindung bzw. nach dem Abstillen zu verschieben.
- Eine weitere relative Kontraindikation ist dann gegeben, wenn vor kurzem schon ein Epikutantest erfolgt ist. Als Grenze ist etwa ein Jahr anzusehen. In solchen Fällen ist das Testprotokoll anzufordern und dann ggf. anamnesebezogen eine erneute Testung mit sinnvollen Ergänzungen vorzunehmen. Einen korrekt durchgeführten Epikutantest kurzfristig zu wiederholen ist besonders deshalb nicht indiziert, da iatrogene Sensibilisierungen möglich sind. Dies ist besonders im Zusammenhang mit Gutachten zu beachten.
- Weitere praktische Beispiele für Kontraindikationen sind in Tabelle 1 angeführt.

Praktische Durchführung

Vorbereitung. Vor einem Epikutantest muß der Patient über Ziel, Ablauf und Risiken der Testung informiert werden. Zu den möglichen unerwünschten Wirkungen eines Epikutantests zählen stark ausgeprägte Testreaktionen bis hin zum „Angry-back-Syndrom" (falsch positive Reaktionen auf viele oder alle getesteten Substanzen), das Wiederaufleben der Ekzemerkrankung, die den Anlaß zur Testung gegeben hat, und schließlich die Induktion einer epidermalen Sensibilisierung durch die Testung, besonders durch wiederholte Teste. Diese Aufklärung des Patienten wird mündlich und schriftlich durchgeführt. Das Einverständnis des Patienten zur Testung ist schriftlich zu bestätigen. Dieses Vorgehen hat sich bewährt, um Überraschungen (z. B. im Falle einer Ekzemverschlimmerung während der Testung) zu vermeiden. Dem Pa-

Tabelle 1. Sätze von Patienten, die beispielhaft zeigen sollen, wann ein Epikutantest im allgemeinen **nicht** indiziert ist

- Ich möchte mich einmal gründlich durchchecken lassen.
- Ich möchte wissen, ob mein Haarausfall und meine Kopfschmerzen durch Allergien hervorgerufen werden.
- Ich habe eine Pollenallergie. Aus Angst vor weiteren Allergien soll ich mich einmal testen lassen.
- Bei mir wurde mit Bioresonanz eine Allergie auf Amalgam festgestellt. Die Krankenkasse zahlt die Zahnsanierung mit Goldinlays nur, wenn Sie eine Amalgamallergie bestätigen.
- Wegen Zungenbrennens wurden bereits mehrere Allergietests auf Zahnprothesenmaterialien durchgeführt. Diese verliefen alle negativ. Allerdings wurden die Tests am Rücken durchgeführt. Deswegen möchte ich, daß die Testung jetzt am Ort des Geschehens, also im Mund, erfolgt.

tienten sind der Testablauf und sich hieraus ergebende Verhaltensmaßnahmen zu erläutern. Hierbei muß deutlich werden, daß dem Patienten am ersten Testtag die Testpflaster aufgeklebt werden, die dann zwei Tage verbleiben. Büstenhalter oder Korsagen sollten während dieser Zeit nicht getragen werden, um durch Druck modifizierte Reaktionen auszuschließen. Danach muß der Patient zu mindestens zwei weiteren Ablesungen erscheinen; hierfür werden am besten sofort Termine mit Datum und Uhrzeit vergeben. Die Testpflaster sollten sich durch Baden, Duschen, Sport oder Schwitzen nicht vorzeitig lösen. Hierauf ist der Patient explizit hinzuweisen. Sinnvoll ist es, die mündlichen Erläuterungen durch ein Informationsblatt zu ergänzen.

Berichtet der Patient über eine Pflasterunverträglichkeit, ist er vor dem eigentlichen Test gegenüber verschiedenen Fixierpflastern zu exponieren, um eine hautverträgliche Alternative zu ermitteln. Hierbei werden etwa 1 cm × 1 cm große Pflaster auf den Rücken geklebt und dort einen Tag belassen; danach wird auf etwaige Unverträglichkeitsreaktionen überprüft.

Technischer Ablauf. Der Epikutantest ist unter standardisierten Bedingungen durchzuführen. Dies bedeutet, daß die anamnestisch verdächtigen Stoffe in einem anerkannten Vehikel und einer geeigneten Konzentration aufgetragen werden. Testort ist der Rücken. In Ausnahmefällen kann an anderen Stellen getestet werden, z. B. an der Unterarminnen- oder der Oberarmaußenseite.

Als Hilfsmittel benötigt man ein Trägersystem mit Kunststoff- oder Aluminiumkammern, in welche die Allergene gefüllt werden. Ein solches System sind beispielsweise die Finn Chambers on Scanpor® (Vertrieb unter dem Handelsnamen Epitest® durch die Firma Hermal, Reinbek) mit Aluminiumkammern („Finn Chamber"). Die Kammern sind auf dem Scanpor-Pflaster fixiert und können nach Applikation der Allergene auf den Testort geklebt werden. Trägersysteme mit Kunststoffkammern werden unter dem Namen Haye's Testpflaster S der Firma HAL, Düsseldorf, sowie Epicheck, Firma Innovall, Düsseldorf, vertrieben. Die eigentlichen Testpflaster werden, um die Fixierung zu optimieren, im allgemeinen mit einem weiteren Pflaster, z. B. Fixomull, befestigt.

Daneben gibt es dreischichtige Trägersysteme, die zunächst aus einem die Testsubstanz absorbierenden Leinenläppchen (daher Läppchentest), Vlies (Curatest, Lohmann, Neuwied) oder Baumwoll-Lint (Leukotest, Beiersdorf, Hamburg) bestehen. Die Absorptionsschicht wird von einer Isolierschicht abgeschlossen, die meist aus Kunststoff besteht. Durch ein Fixierpflaster wird das Testsystem befestigt.

Einfacher in der Anwendung, aber auch kostenintensiver ist eine Modifikation des Epikutantests unter dem Namen True-Test (Pharmacia & Upjohn, Freiburg). Hierbei sind die Testsubstanzen bereits in die Absorptionsschicht des Testpflasters eingearbeitet. Vorteilhaft ist, daß das Allergen nicht nur in standardisierter Konzentration, sondern auch in konstanter Menge verwendet wird. Nachteilig ist bislang neben dem höheren Preis die geringe Zahl der verfügbaren Testsubstanzen.

Die Allergenexposition beträgt 2 Tage; dies entspricht den Empfehlungen der International Contact Dermatitis Research Group (ICDRG) und der Deutschen Kontaktallergiegruppe (DKG). Die klinische Erfahrung zeigt aber, daß bereits eine Expositionsdauer von 24 Stunden im allgemeinen ausreichend ist und die Sensitivität der Methode gegenüber der 48-Stunden-Exposition nicht signifikant leidet. Diese Beobachtung ist durch eine bislang nicht publizierte

Studie der DKG untermauert worden. Sehr viele irritative bzw. fraglich positive Reaktionen lassen sich so vermeiden.

Testort ist im allgemeinen der Rücken. Wenn mit potentiell irritativen Substanzen getestet wird, so können die Testpflaster an der Oberarmaußenseite appliziert werden. Der Patient kann bei stärkeren Reaktionen die Pflaster so selbst leicht entfernen. Die Rückenhaut darf vor Aufbringen der Testpflaster nicht mit Externa, insbesondere nicht mit Kortikosteroiden, behandelt worden sein. Topische Kortikosteroide sollen eine Woche lang abgesetzt sein. Eine Reinigung des Testareals mit Alkohol o. ä. kurz vor dem Test ist wegen des potentiell irritativen Effektes nicht sinnvoll.

Ablesung und Beurteilung der Testreaktionen.

Nach einer Applikationszeit von einem oder zwei Tagen werden die Testpflaster entfernt. Die Ablesung erfolgt wegen möglicher passagerer Erytheme erst 30 Minuten nach Abnahme der Pflaster. Die Markierung der Testfelder führt man am besten mit kommerziell erhältlichen Stiften durch (z. B. Codman chirurgischer Markierungsstift). Nachteilig ist, daß u. U. hierdurch die Kleidung verfärbt wird. Pflaster zur Markierung sind ungünstig, da sie erfahrungsgemäß schlecht halten.

Die Testreaktionen müssen im Interesse der Vergleichbarkeit standardisiert protokolliert werden, zweckmäßigerweise nach den Empfehlungen der DKG. In den Abbildungen 1 bis 13 sind Beispiele für allergische und irritative Reaktionen und deren Bewertung gegeben (?, +, ++, +++ und IR). Die Ablesung ist eine ärztliche Aufgabe, weil selbst die als optimal angesehenen Testkonzentrationen bei einer erhöhten Hautempfindlichkeit (z. B. bei Atopikern oder bei zu kurz abgeheiltem Ekzem) zu unspezifischen, d.h. irritativen Reaktionen führen können. Unterscheidungskriterien finden sich in der Tabelle 2.

Nach einer ersten Ablesung ist mindestens eine weitere notwendig, und zwar 3 Tage nach der Applikation der Allergene; noch besser ist es, nach 4–8 Tagen weitere Ablesungen vorzunehmen. Der Grund für diese in der Praxis oft vernachlässigten späten Untersuchungen liegt darin, daß manche Allergene (z. B. Aminoglykoside) erst 5–7 Tage nach Testbeginn zu Reaktionen führen. Darüber hinaus verschaffen die Spätablesungen einen besseren Eindruck über die Reaktionsdynamik, was bei der Unterscheidung zwischen allergischen und irritativen Reaktionen hilfreich ist. Auf keinen Fall reicht eine 24- oder 48-Stunden-Ablesung aus.

Tabelle 2. Unterscheidungskriterien für allergische und irritative Reaktionen

Reaktionstyp	Allergisch	Irritativ
Morphe	Helles Erythem, Papel, Vesikel, Infiltration	Bräunliches Erythem, Seifeneffekt, Blase, Pustel, Nekrose
Begrenzung	Eher unscharf	Scharf
Dynamik	„Crescendo-Typ": Langsame Entwicklung	„Decrescendo-Typ": Schnell rückläufig nach Abnahme der Pflaster
Persistenz	Lang	Kurz

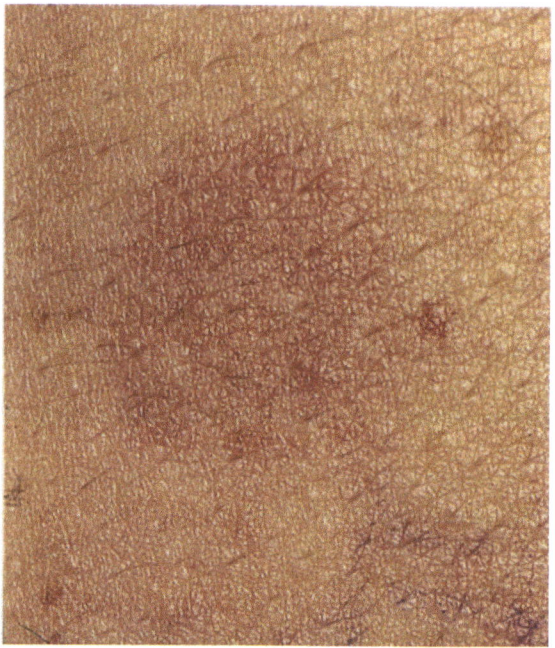

Abb. 1. Zweifelhafte Reaktion: Schwaches, fleckförmiges Erythem. Ablesung nach Empfehlungen der DKG: ?

Epikutantestung mit kommerziell angebotenen Testreihen

In einem ausführlichen Anamnesegespräch wird die Allergenexposition des Patienten eruiert. Auch der klinische Befund (Lokalisation, zeitlicher Verlauf des Ekzems) können Aufschlüsse über das auslösende Allergen liefern. Für die

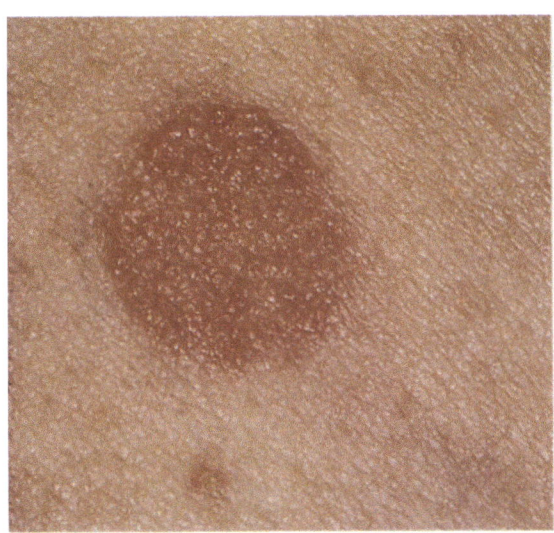

Abb. 2. Positive Reaktion: Erythem, Infiltration, einzelne Papulovesikel. Ablesung nach Empfehlungen der DKG: +

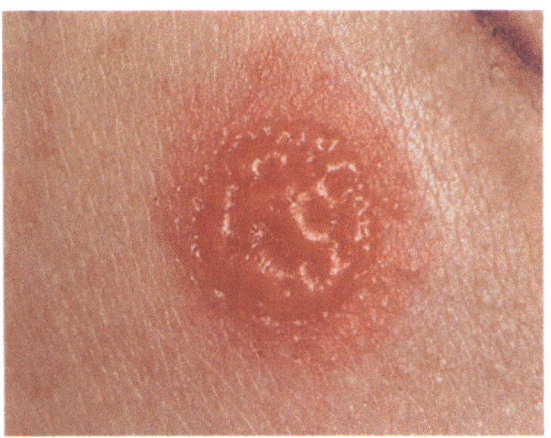

Abb. 5. Sehr stark positive Reaktion: Erythem, Infiltration, dichtstehende, konfluierende Bläschen. Ablesung nach Empfehlungen der DKG: +++

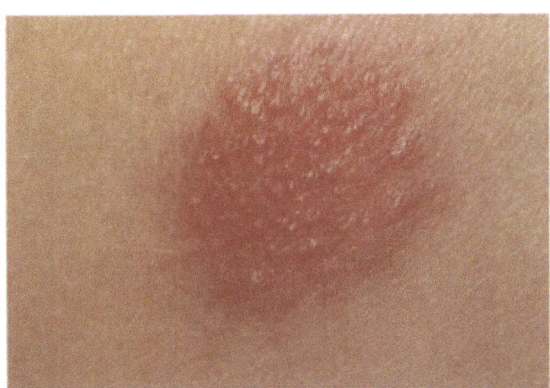

Abb. 3. Positive Reaktion: Erythem, deutliche Infiltration mit dicht stehenden Bläschen. Ablesung nach Empfehlungen der DKG: ++

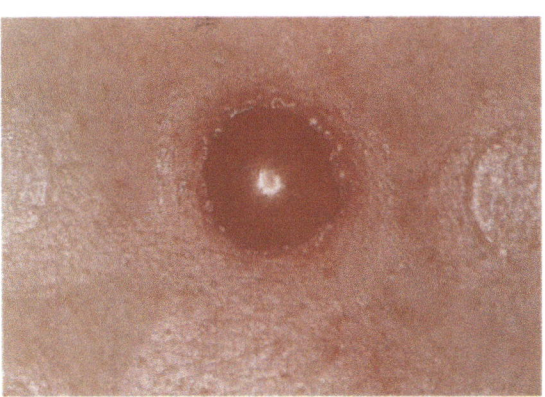

Abb. 6. Sehr stark positive Reaktion: Erythem, Infiltration, Blasenbildung. Ablesung nach Empfehlungen der DKG: +++

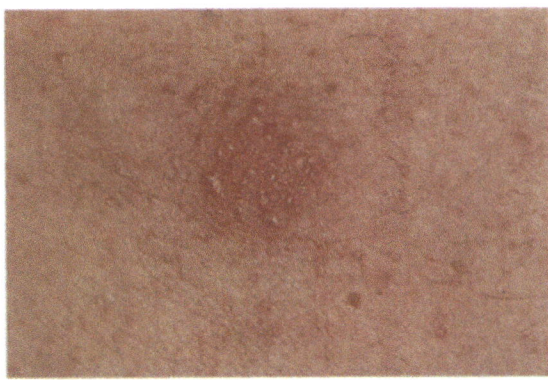

Abb. 4. Stark positive Reaktion: Erythem, Infiltration, konfluierende Bläschen und auch Pusteln. Ablesung nach Empfehlungen der DKG: +++

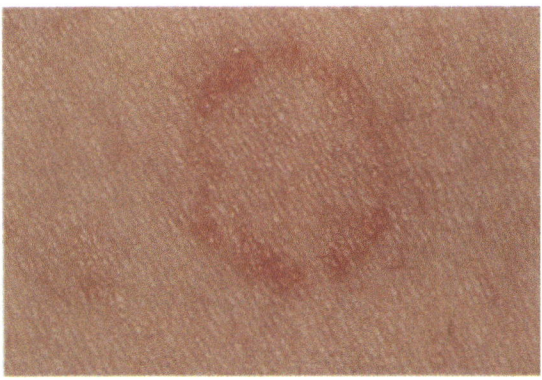

Abb. 7. Irritative Reaktion: Randbetontes Erythem durch den Druck der Finn Chamber. Keine allergische Reaktion!

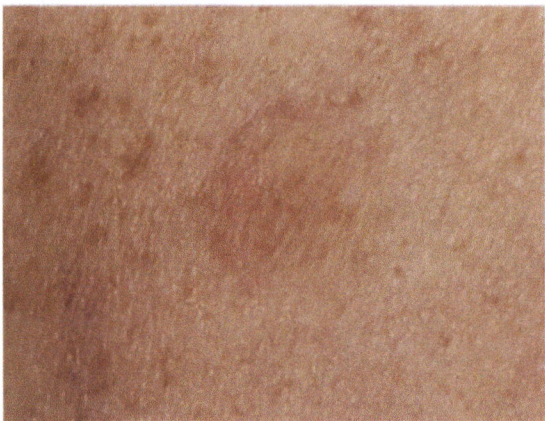

Abb. 8. Irritative Reaktion: Schwaches Erythem, zigarettenpapierartige Fältelung der Oberhaut: Seifeneffekt oder „effet du savon". Ablesung nach Empfehlungen der DKG: IR

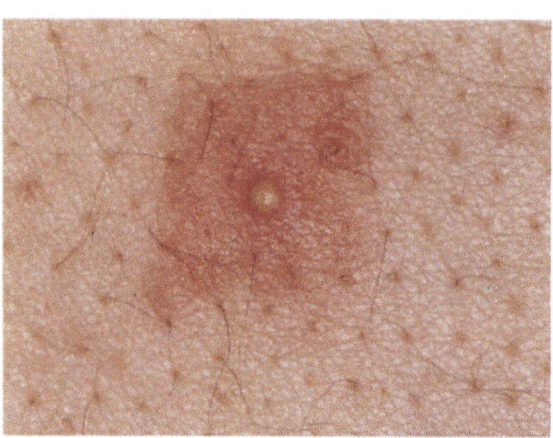

Abb. 11. Follikulitis. Gelegentlich beobachtet man unter den Okklusionsbedingungen des Epikutantests bakterielle Follikulitiden. Diese sind nicht Ausdruck einer allergischen Reaktion!

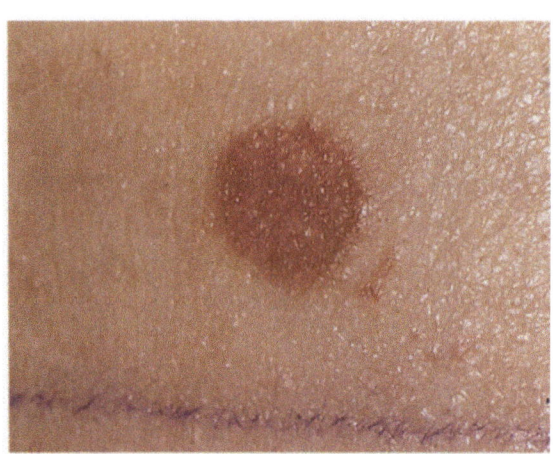

Abb. 9. Irritative Reaktion: Scharf begrenztes, braun-rotes Erythem mit Infiltration. Ablesung nach Empfehlungen der DKG: IR

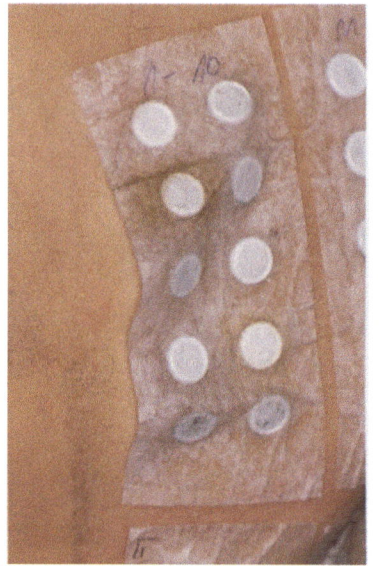

Abb. 12. Unzureichende Pflasterhaftung. Beispielsweise bei stark schwitzenden Patienten ist die Pflasterhaftung ungenügend, die Allergenexposition daher nicht gewährleistet. Diese Epikutantestung ist zu wiederholen

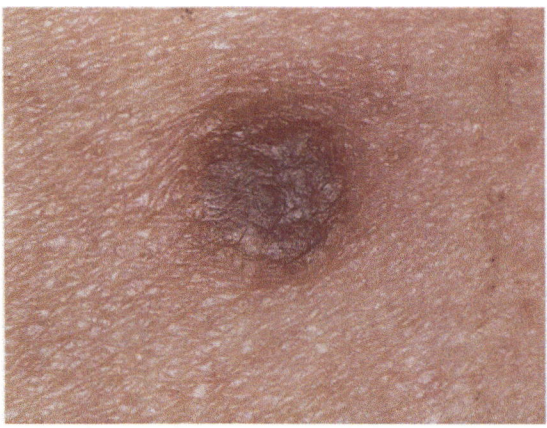

Abb. 10. Irritative Reaktion: Scharf begrenztes, braun-rotes Erythem mit Blasenbildung, hier nach unsachgemäßer Testung eines Cignolin-Präparates. Ablesung nach Empfehlungen der DKG: IR

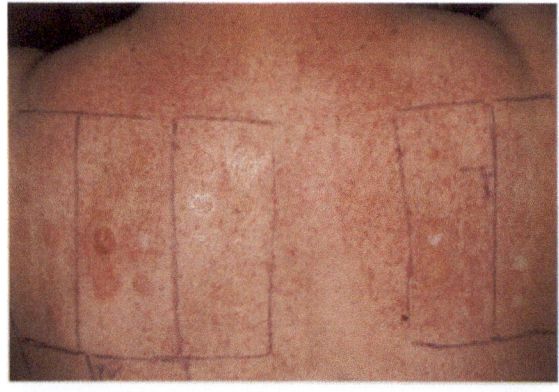

Abb. 13. Unruhiges Testfeld. Bei Personen mit sehr empfindlicher Haut kommt es allein durch die Pflasteradhäsion zu einem irritationsbedingten Erythem. Dieses kann die Ablesung erschweren bzw. unmöglich machen

Epikutantestung sind naturgemäß besonders die anamnestisch verdächtigen Substanzen zu berücksichtigen. In den allermeisten Fällen und besonders dann, wenn die Vorgeschichte unergiebig und das klinische Bild vieldeutig sind, ist ein Suchtest mit den häufig vorkommenden Kontaktallergenen der Standardreihe zu empfehlen. Dieser Ansatz wird gegebenenfalls um Testreihen mit Substanzen ergänzt, die patientenspezifische Charakteristika der Ekzemerkrankung bzw. der Allergenexposition berücksichtigen (siehe Tabellenanhang „Aktuelle DKG-Blöcke"). Bei diesen Testungen sind die als optimal angesehenen Testkonzentrationen und Vehikel bekannt. Größtenteils sind die Substanzen unkompliziert über die bekannten Firmen (HAL oder Hermal) zu beziehen. Bei diesem Vorgehen können die meisten Kontaktallergien erfaßt werden.

In diesem Zusammenhang ist interessant, daß nur ein Bruchteil der vielen hundert Substanzen, mit denen im täglichen Leben Kontakt besteht, nämlich nur 15 bis 20 Allergene, für den überwiegenden Teil (80%) der kontaktallergischen Reaktionen verantwortlich sind. Daher ist bei der Epikutantestung vorrangig die sogenannte Standardreihe mit den häufigsten Allergenen als Suchtest einzusetzen. Einige und unter anderem auch neue Kontaktallergene sind aber durch spezielle zusätzliche Testreihen nicht erfaßt, so daß ein Epikutantest mit patienteneigenen Substanzen erforderlich ist.

Testung mit patienteneigenen Substanzen

Um eine Vorstellung davon zu geben, in welcher Größenordnung die Erfolgsquote durch Testung patienteneigener Substanzen liegt, sei folgende Angabe gemacht: In einer Studie aus der Essener Hautklinik wurde bei 2460 Epikutantestungen patienteneigener Substanzen in 129 Fällen (5,2%) eine positive Reaktion gesehen, die nicht durch DKG-Blöcke erfaßt wurde. Daher ist es sinnvoll, mitgebrachte Produkte zu überprüfen. Allerdings ist das Risiko insbesondere lokaler Nebenwirkungen bei dieser Form der Diagnostik erheblich größer als bei der Testung mit kommerziell verfügbaren Substanzen. Unzureichend bekannte Substanzen können zu stark irritativen Reaktionen bis hin zu Nekrosen und Narbenbildung führen. Auch Pigmentierungsstörungen sind möglich. Außerdem steigt das Risiko einer aktiven Sensibilisierung im Vergleich zur Testung mit verfügbaren Reihen. Der Patient ist hierauf hinzuweisen.

Für den Epikutantest mit patienteneigenen Produkten gibt es Empfehlungen, jedoch keine verbindlichen Richtlinien.

Grundsätzlich gilt:
- Es sollte soviel wie möglich an Informationen über die chemische Zusammensetzung eines Stoffes und über seine Anwendungsweise beschafft werden. So ist es wichtig zu wissen, ob es sich bei einem Produkt um ein stark zu verdünnendes Konzentrat handelt oder um eine gebrauchsfertige Lösung. Entscheidend sind auch das Alter und der Zustand eines Produktes. Befindet sich z. B. Teebaumöl lange im Gebrauch („Flasche auf, Flasche zu"), so haben sich Oxidationsprodukte gebildet, die als Allergene anzusehen sind, während das frische Produkt kaum in der Lage ist, allergische Reaktionen auszulösen. Ähnliches gilt für Kühlschmiermittel. Bei Flüssigkeiten ist vor der Testung der pH-Wert zu überprüfen. Dieser sollte um 7 liegen, da sonst mit irritativen Reaktionen gerechnet werden muß.
- Substanzen, mit denen im Alltag Hautkontakt besteht oder die dazu bestimmt sind, auf die Haut aufgetragen zu werden und dort zu verbleiben, können unverdünnt getestet werden (z. B. medizinische Externa, viele Kosmetika, Textilien, Schuhmaterial, Gummihandschuhe).
- Alle anderen Produkte müssen verdünnt werden. Hierzu ist das Handbuch von de Groot nahezu unverzichtbar, in dem nicht nur die Testkonzentrationen für einzelne Chemikalien, sondern auch für chemische Gruppen und Substanzklassen angegeben werden. Auch finden sich dort Angaben über empfohlene Vehikel und über jeweilige Testbesonderheiten. Hilfsmittel für die Präparation und Verdünnung patienteneigener Substanzen müssen vorhanden sein: Diverse Vehikel (Vaselin, Azeton, Äthanol 70%, Methylethylketon, Olivenöl, Diethylphthalat), Lackmuspapier, Waage, Pipette, Spatel, scharfer Löffel, Messer, Feile, Mörser.
- Die Expositionsdauer sollte bei der Testung patienteneigener Substanzen 24 Stunden nicht überschreiten. Bei unbekannter Reaktivität und zum Ausschluß einer Soforttyp-

reaktion sollte das Material zunächst im offenen Epikutantest überprüft werden, d.h. das Produkt wird über 20 Minuten z.B. an der Unterarmbeugeseite oder Oberarmaußenseite aufgetragen. Abgelesen wird nach 20 und 60 Minuten sowie nach 24 Stunden. Ist dieser Test negativ, kann sich der übliche geschlossene Epikutantest anschließen.
- Finden sich positive Reaktionen, sind die Inhaltsstoffe beim Hersteller als Rohsubstanzen anzufordern. Diese werden auf die erforderlichen Konzentrationen verdünnt und erneut am Patienten getestet. Hierbei ist zu beachten, daß nicht die Substanzkonzentrationen, wie sie im angeschuldigten Produkt vorliegen, überprüft werden. Diese Konzentrationen reichen zum Nachweis einer Kontaktallergie im allgemeinen nicht aus.
- Bei positiven Reaktionen durch patienteneigene Substanzen ist zu klären, ob es sich um irritative oder allergische Reaktionen handelt. Hierzu sind Kontrolltests an Gesunden möglich. Diese halten wir aus ethischen Gründen für problematisch. Hilfreich bei der Unterscheidung kann die Bestimmung des Konzentrationsgradienten sein: Hierzu werden 2 oder 3 pharmakologische Verdünnungen (z.B. 1%, 0.3% und 0.03%) epikutan getestet. Bei allergischen Reaktionen treten Hautveränderungen oft auch noch bei hohen Verdünnungen auf, was bei irritativen Reaktionen eher nicht der Fall ist. Im allgemeinen ist der Konzentrationsgradient daher bei allergischen Reaktionen flach, bei irritativen steil.

Eine weitere Unterscheidungshilfe kann der kürzlich beschriebene „Reaktionsindex" (RI) liefern:

$$RI = (a - q - i)/(a + q + i)$$

a = Anzahl allergischer Reaktionen
q = Anzahl fraglicher Reaktionen
i = Anzahl irritativer Reaktionen

Er wird aus großen Datensätzen für jede Substanz, die als Allergen bzw. Irritans bekannt ist, berechnet. Der Reaktionsindex beschreibt den Anteil allergischer Reaktionen an den Gesamtreaktionen (allergisch, fraglich, irritativ). Die positive Testreaktion einer Substanz mit hohem Reaktionsindex ist also mit einer höheren Wahrscheinlichkeit als allergisch einzustufen als bei Substanzen mit niedrigem Reaktionsindex.

Interpretation

Die bei der Ablesung protokollierten positiven und negativen Testreaktionen bedürfen einer korrekten Interpretation. Dies ist der ohne Frage schwierigste Teil der Epikutantestung; er erfordert ausreichende Erfahrung mit der Methode und zuverlässige Kenntnisse über die Allergene.

Falsch positive/falsch negative Testergebnisse.
Wie bei jeder diagnostischen Maßnahme gibt es auch beim Epikutantest die Möglichkeit falsch positiver oder falsch negativer Testergebnisse.

Eine *falsch negative* Testreaktion, d.h. also ein negatives Epikutantestergebnis trotz bestehender Kontaktallergie, kann methodenbedingte oder patientenbedingte Ursachen haben.

Methodenbedingte Ursachen:
- Die Testkonzentration ist zu gering
- Die Substanzmenge ist zu gering
- Das Allergen wird in einem Vehikel getestet, aus dem es nicht oder nur unzureichend freigesetzt wird
- Das Testpflaster haftet ungenügend
- Die Ablesezeitpunkte sind zu kurz gewählt

Patientenbedingte Ursachen:
- Der Patient steht unter einer lokalen oder systemischen Kortikosteroidtherapie (>20 mg Prednisolonäquivalent pro Tag) oder unter einer anderen Immunsuppression (z.B. Ciclosporin, Azathioprin, Mykophenolat)
- Der Patient wird mit ultravioletten Strahlen behandelt bzw. ist durch Solarium oder natürliche UV-Exposition gebräunt
- Der Patient weist zelluläre Immundefekte auf, z.B. bei AIDS

Ergeben sich Hinweise auf eine falsch negative Testreaktion, sind die genannten Punkte zu überprüfen und die Testung ist gegebenenfalls zu wiederholen. Positiv- bzw. Negativkontrollen, wie z.B. mit Histamin oder Codein sowie physiologischer Kochsalzlösung bei der Soforttypdiagnostik, gibt es beim Epikutantest noch nicht bzw. sind nicht verantwortbar einzusetzen. Zwar stehen nahezu obligate Kontaktallergene zur Verfügung (z.B. DNCB), doch ist eine aktive Sensibilisierung zu Kontrollzwecken ethisch nicht vertretbar.

Falsch positive Testreaktionen (positives Epikutantestergebnis bei fehlender Kontaktallergie) sind ebenfalls methoden- oder patientenbedingt:
- Die gewählte Testkonzentration ist zu hoch, die Testsubstanz ist in einem ungeeigneten Vehikel inkorporiert oder reagiert chemisch mit dem Trägersystem, so daß irritative Verbindungen entstehen (z.B. wäßrige Quecksilber-Verbindungen in Aluminiumkammern).
- Der Rand der Aluminiumkammern führt gelegentlich zu einem randbetonten Erythem im Testfeld, das fälschlicherweise als positive Reaktion angesehen wird. Dahinter können sich beispielsweise eine Druckurtikaria oder eine Urticaria factitia tarda verbergen.
- Bei nicht vollständig abgeheiltem Ekzem im Testfeld (am Rücken) oder in der näheren Umgebung kann es zu falsch positiven Reaktionen kommen, so auch bei Pflasterreizung oder in der Nachbarschaft stark positiver Epikutantestreaktionen. Letzteres wird bei starker Ausprägung als „Angry back" oder auch als „Excited skin syndrome" bezeichnet. In einem solchen Fall ist eine sorgfältige Nachanamnese notwendig, um die klinische Relevanz der Testbefunde abzuklären. Falsch ist es, unreflektiert einen Allergiepaß mit endlosen Allergenlisten auszustellen.

Es ist zu unterscheiden, ob ein Angry back mit falsch positiven Reaktionen vorliegt oder tatsächlich multiple Sensibilisierungen vorhanden sind, wie es beispielsweise bei Patienten mit Ulcus cruris vorkommt, die auf viele Externa allergische Reaktionen zeigen. Besteht die Indikation zur Testwiederholung, so sollte diese frühestens nach ca. sechs Wochen erfolgen. Gegebenenfalls ist dann der Abstand der Testfelder zu erhöhen (>5 cm). Bei einer Wiederholungstestung sollte darauf geachtet werden, daß zunächst nur einzelne Substanzen als Stellvertreter für bestimmte Gruppen überprüft werden sollten. Beispielsweise wäre bei multiplen Reaktionen gegenüber Thiuramen nicht erneut die ganze Reihe zu testen, sondern zunächst nur der Thiuram-Mix, um die Gefahr eines erneuten Angry back zu minimieren.

- **Relevanzbeurteilung.** Die Relevanzbeurteilung einer positiven Testreaktion ist integraler Bestandteil der Epikutantestung. „Klinisch relevant" bedeutet im eindeutigen Fall, daß sich der Patient beim Kontakt mit einer Substanz sensibilisiert hat und seither an den Kontaktstellen unter ekzematösen Hautveränderungen leidet bzw. früher litt (Beispiel: Jeansknopf-Ekzem als Ausdruck der Nickelallergie).

Die Relevanzbewertung wird von einzelnen Autoren unterschiedlich gesehen und leider ist die Epikutan-Testrealität nicht immer eindeutig. Meist wissen die Patienten beispielsweise nicht, ob sie mit einem bestimmten Allergen Kontakt gehabt haben. Bei Nickel besteht zwar die Möglichkeit, mit einem Nickelnachweistest (Dimethylglyoximtest, Fa. Innovall oder Fa. HAL) Metalle zu überprüfen. Dies kann bei der Relevanzbeurteilung hilfreich sein; ein solcher Allergennachweistest ist aber für die meisten Substanzen nicht verfügbar. Der Arzt muß einen Zusammenhang zwischen der Erkrankung des Patienten, der Allergenexposition und dem Testbefund herstellen. Bloßes Vermuten von Allergenkontakten reicht im allgemeinen nicht aus und hat möglicherweise Fehlempfehlungen zur Folge. Der Arzt muß daher umfangreiche Kenntnisse über die getesteten Substanzen und deren Vorkommen haben und mit entsprechendem Informationsmaterial ausgerüstet sein. Bei berufsdermatologischen Fragestellungen sind die Sicherheitsdatenblätter leider wenig hilfreich. Oft ist der Arzt auf eine Zusammenarbeit mit den Herstellerfirmen oder mit dem technischen Aufsichtsdienst der Berufsgenossenschaften angewiesen.

Bei der Ablesung selbst ist zunächst einmal bei den häufig auftretenden schwach ausgeprägten Reaktionen zu klären, ob es sich um irritative oder allergische Phänomene handelt. Die Morphe der Testreaktion läßt ebenso wie eine histologische Untersuchung eine Unterscheidung im allgemeinen nicht zu (siehe auch oben: Ablesung der Testreaktionen). Hier werden zeitliche Reaktionsmuster (Crescendo/Decrescendo) und die toxikologischen bzw. allergologischen Eigenschaften einer Substanz und der Hautzustand des Patienten während der Testung in die Beurteilung einfließen müssen. Keinesfalls kann man davon ausgehen, daß kommerziell angebotene Testsubstanzen keine irritativen Effekte haben. Bei hohem Sensibilisierungsgrad kann die übliche Testkonzentration zu hoch sein. Quarternäre Ammoniumbasen (z.B. Benzalkoniumchlorid, Cetalkoniumchlorid) führen nicht selten in den kommerziell angebotenen Konzentrationen zu irritativen Phänomenen, d.h. diese Stoffe haben einen relativ niedrigen Reaktionsindex. Im Zweifelsfall muß ein Anwendungstest (Repeated open application test, ROAT) mit der betreffenden Substanz durchgeführt werden, z.B. mit Wollwachsalkoholen. Beim ROAT wird das fragliche Allergen auf einem markierten Areal am Unterarm (Größe ca. 2 cm²) über 1 Woche täglich zweimal aufgetragen. Die Konzentration entspricht der üblichen Anwendungskonzentration der Substanz, d.h. bei Salbengrundlagen also der Konzentration, die auch in der Fertigsalbe üblicherweise vorliegt. Kommt es hierbei zu keinen klinischen Symptomen, muß man von einer falsch positiven Reaktion im Epikutantest ausgehen.

Schwierig kann die Relevanzbeurteilung aber nicht nur bei schwach ausgeprägten Reaktionen sein. Nicht immer sind eindeutige und als allergisch bewertete Testreaktionen (++ oder +++) für das aktuelle Beschwerdebild bedeutsam. Hierfür gibt es verschiedene Ursachen:

Bei einer „Kreuzallergie" hat der Patient keinen Kontakt zu der im Epikutantest positiven Substanz, sondern zu einer anderen, chemisch verwandten Substanz gehabt. Beispiele sind Kreuzreaktionen von Neomycin, Framycetin und Kanamycin oder von para-ständig substituierten aromatischen Aminoverbindungen (p-Phenylendiamin, Azofarbstoffe und p-Aminobenzoesäureester als Lokalanästhetika, z.B. Benzocain).

Eine parenterale Verabreichung von Allergenen (z.B. Thiomersal als Konservierungsmittel in Impfstoffen) kann zu einer epidermalen Sensibilisierung führen. Sie verursacht dem Patienten häufig auch bei erneuten Impfungen keine Beschwerden. Im Epikutantest zeigt sich eine deutlich positive Reaktion, die erst dann klinisch relevant wird, wenn z.B. thiomersalhaltige Augentropfen zu einem Lidekzem führen, d.h. direkter Hautkontakt besteht.

Epikutantestreaktionen, die erstmalig etwa 10 Tage nach Testbeginn oder noch später auftreten, können auf eine aktive Sensibilisierung hinweisen, ausgelöst durch die Testung. Begünstigt werden iatrogene Sensibilisierungen durch zu häufiges Testen in kurzen Abständen (Motto: „Das Allergen muß doch zu finden sein!"). Auch hierbei handelt es sich im allgemeinen nicht um klinisch relevante Reaktionen, da sie ein früheres Ekzemleiden meist nicht erklären. Zukünftige Kontakte mit einer solchen Substanz müssen dennoch unterbleiben. Insofern sind solche Befunde durchaus relevant. Wichtig ist,

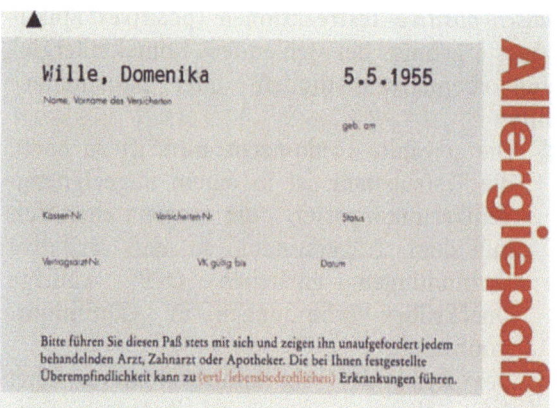

Abb. 14. Allergiepaß der DKG: Patienten-Stammdaten

den Patienten im Aufklärungsgespräch über die Möglichkeit einer aktiven Sensibilisierung zu informieren, d.h. auch über die Möglichkeit von späten Reaktionen. Diese können unter Umständen erst vier Wochen nach Testbeginn auftreten. In solchen Fällen ist die Testmarkierung längst nicht mehr zu erkennen und durch eine erneute Epikutantestung muß die verursachende Substanz ermittelt werden.

In einen Allergiepaß sollten ausschließlich relevante bzw. solche Allergene eingetragen werden, die zukünftig mit großer Wahrscheinlichkeit Probleme verursachen werden. Der Allergiepaß der DKG hat den Vorteil, daß die anamnestische Relevanz positiver Testreaktionen einfach vermerkt werden kann (Abb. 14 und 15).

Nicht eindeutig positive bzw. fragliche Reaktionen (z.B. beim Angry back) sollten dem Patienten (schriftlich) mitgeteilt und zu einem späteren Zeitpunkt erneut gezielt überprüft werden. Erst dann sind sie im eindeutig positiven Fall in einen Allergiepaß zu übernehmen. Jede nur schwach sichtbare Rötung in einen Paß zu überführen, möglicherweise auch aus forensischen Gründen, hilft weder dem Patienten noch seinen Ärzten. Hier sind klare Abgrenzungen nötig, um eine sachgerechte Behandlung durchführen zu können.

Besondere Formen der Epikutantestung

Atopie-Patchtest. Eine besondere Form des Epikutantests, der Atopie-Patchtest, ist für Patienten mit atopischem Ekzem beschrieben worden. Grundlage ist die klinische Erfahrung, daß bei einem Teil dieser Patienten Ekzemschübe durch Aeroallergene ausgelöst werden können. Um diese Beobachtung modellhaft zu untersuchen, werden IgE-induzierende Aeroallergene mit Hilfe der beschriebenen Trägersysteme auf die Haut über 24 Stunden appliziert. Die Ablesung erfolgt zu den üblichen Zeitpunkten. Die optimale Testkonzentration für den Atopie-Patchtest liegt im allgemeinen höher als die einer Pricktestlösung, und zwar im allgemeinen über 5000 PNU/g (Proteineinheit). Das Besondere am Atopie-Patchtest liegt darin, daß mit höhermolekularen Verbindungen (Peptiden, Protein) getestet wird, während üblicherweise bei der Indikation „allergisches Kontaktekzem" niedermolekulare Haptene überprüft werden. Die Standardisierung des Atopie-Patchtest ist noch nicht vollständig abgeschlossen; zum gegenwärtigen Zeitpunkt gibt es in Deutschland noch keine kommerziellen Anbieter.

■ **Photopatch-Test.** Zur Diagnostik photoallergischer und manchmal auch phototoxischer Reaktionen eignet sich der Photopatch-Test. Er ist in Kapitel I.4. dargestellt.

■ **Epikutantest bei Kontakturtikaria.** Die Kontakturtikaria kann zum einen Ausdruck einer Soforttypsensibilisierung und somit dann zumeist durch spezifische IgE-Antikörper vermittelt sein. Zum anderen kann sie eine nicht-immunologische Ursache haben und führt dann bei Substanzkontakt Antikörper-unabhängig zu einer urtikariellen Reaktion an Haut oder Schleimhaut (beispielsweise irritative Kontakturtikaria durch Nikotinsäureester in Rheumasalben).

Großmolekulare Proteine können eine allergische Kontakturtikaria auslösen, aber auch Substanzen mit niedrigem Molekulargewicht, die dann als (Pro-)Haptene wirken, z.B. Duft- oder Aromastoffe. Ein in der Praxis wichtiges Beispiel für Proteine mit großem Molekulargewicht ist die Naturgummilatex-Kontakturtikaria, die durch Gummihandschuhe in den letzten Jahren vor allem bei medizinischem Personal gehäuft vorkommt. Eine weitere berufsdermatologisch wichtige Kontakturtikaria betrifft Landwirte, die sich bei der Geburtshilfe durch den Kontakt mit Vaginalschleim gegen Rinderproteine sensibilisiert haben. Der geschlossene Epikutantest hat bei der Diagnostik der Kontakturtikaria keine Bedeutung, er kann sogar zu systemischen Reaktionen führen. Meist wird der offene Epikutantest eingesetzt, wenn eine hochgradige Sensibilisierung angenommen wird: Hierbei wird das ver-

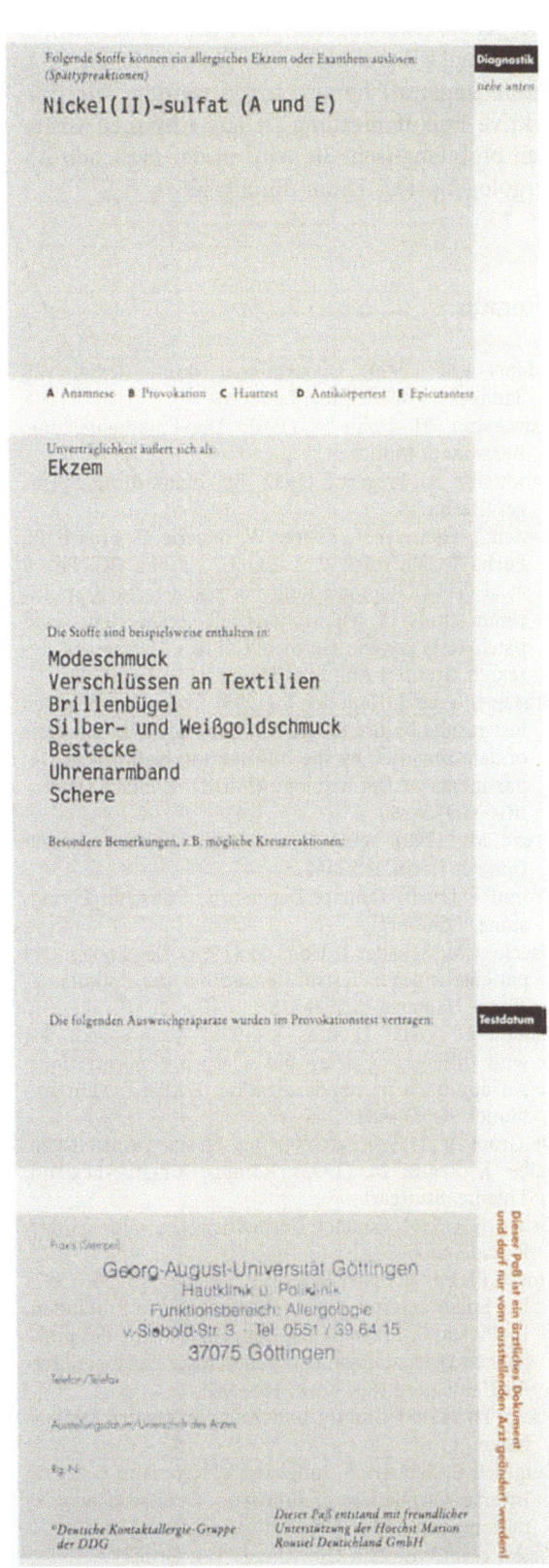

Abb. 15. Allergiepaß der DKG: Als Beispiel ist eine Nickelallergie angeführt

mutete Allergen 20 bis 30 Minuten auf die Haut z. B. des Unterarms aufgebracht. Eine positive Testreaktion zeigt sich als erythematös-urtikarielle Veränderung, die nach kurzer Zeit (im allgemeinen innerhalb von Minuten) wieder abklingt. Variante dieses Verfahrens ist der Reibtest. Hierbei wird die Haut nach Ausschluß einer Urticaria factitia mit dem Allergen etwa zehnmal kräftig eingerieben. Eine positive Reaktion ist durch das Auftreten von Quaddeln gekennzeichnet. Eine mögliche, wenn auch seltene Komplikation beim Reibtest kann eine systemische anaphylaktische Reaktionen sein, auf die der Patient im Aufklärungsgespräch hinzuweisen ist.

Weitere diagnostische Hilfsmittel bei einer Kontakturtikaria sind Prick- und Scratchtest und in Einzelfällen der Intrakutantest (Kapitel I.2.).

Epikutantest bei Arzneimittelallergie.
Bei Verdacht auf ein allergisches Arzneiexanthem (z. B. makulo-papulös oder Erythema-exsudativum-multiforme-artig) kann ein Epikutantest nach Abheilung der Hauterkrankung durchgeführt werden, wobei aber dieser Test nicht die Sensitivität des Epikutantests in der Diagnostik des allergischen Kontaktekzems erreicht. Anwendung findet dieses Verfahren zum Beispiel bei allergischen Arzneimittelreaktionen durch Aminopenicilline, Antiepileptika (Carbamazepin, Hydantoine), Heparine oder Procain. Möglichst sollten alle Inhaltsstoffe des angeschuldigten Medikaments (also neben Wirkstoffen auch Farb- und Konservierungsstoffe, Antioxidantien etc.) überprüft werden. Testort ist üblicherweise der Rücken. Ausnahme ist das fixe Arzneiexanthem, bei dem nach Abheilung intrafokal getestet werden kann. Als Kontrolle ist aber auch hier eine Testung in nicht-läsionaler Haut erforderlich. Bei dieser Form des Epikutantests besteht grundsätzlich die Möglichkeit anaphylaktischer Reaktionen. Daher ist vorab mittels Reib- bzw. Pricktest eine Soforttypsensibilisierung auszuschließen.

Prädiktiver Epikutantest.
Das Sensibilisierungspotential einer neu entwickelten Substanz kann mit dem prädiktiven Epikutantest überprüft werden. Hierzu wird an gesunden Kontrollpersonen versucht, mit dem Stoff zunächst eine Sensibilisierung an der Rückenhaut zu erzeugen. Nach einem längeren zeitlichen Intervall wird die Substanz erneut an einer anderen Stelle epikutan getestet. Das Resultat kann Aufschluß geben über die Sensibilisierungsfähigkeit des Stoffes, wobei hierzu auch Ergebnisse von Tierversuchen (Maximierungstest) herangezogen werden. Die prädiktive Epikutantestung ist aus ethischen Gründen problematisch. Sie wird in der täglichen Allergologenpraxis kaum durchgeführt.

Literatur

Adams RM (1990) Occupational skin disease. WB Saunders, Philadelphia, London

Bandmann HJ, Dohn W (1967) Die Epikutantestung. Bergmann, München

Bandmann HJ, Fregert S (1982) Epikutantestung. Springer, Berlin

Brasch J, Henseler T, Aberer W, Bäuerle G, Frosch PJ, Fuchs T, Fünfstück V, Kaiser G, Lischka GG, Pilz B et al (1994) Reproducibility of patch tests. A multicenter study of synchronous left versus right-sided patch tests by the German Contact Dermatitis Research Group. J Am Acad Dermatol 31:584–591

Brasch J, Geier J, Henseler T (1995) Evaluation of patch test results by use of the reaction index. An analysis of data recorded by the Information Network of Departments of Dermatology (IVDK). Contact Dermatitis 33:375–380

Bruze M (1990) What is a relevant contact allergy? Contact Derm 23:224–225

Cronin E (1980) Contact Dermatitis. Churchill Livingstone, Edinburgh

Daecke CM, Schaller J, Goos M (1994) Der Stellenwert patienteneigener Testsubstanzen bei der Epikutantestung. Hautarzt 45:292–298

Darsow U, Vieluf D, Ring J (1995) Atopy patch test with different vehicles and allergen concentrations: An approach to standardization. J Allergy Clin Immunol 95:677–684

De Groot AC (1994) Patch testing. Elsevier, Amsterdam

Falbe J, Regitz M (1992) Römpps Chemie-Lexikon, Thieme, Stuttgart

Fisher A (1986) Contact Dermatitis. Lea and Febiger, Philadelphia

Frosch PJ, Pilz B, Peiler D, Dreier B, Rabenhorst S (1997) Die Epikutantestung mit patienteneigenen Produkten. In: Plewig G, Przybilla B (Hrsg) Fortschritte der praktischen Dermatologie und Venerologie. Springer, Berlin Heidelberg New York, 166–181

Fuchs Th (1995) Gummi und Allergie. Dustri, Deisenhofen

Gutgesell C, Seubert A, Junghans V, Neumann C (1999) Inverse correlation of domestic Dermatophagoides pteronyssinus (Der p 1) antigen exposure and patch test reactivity. Clin Exp Allergy (im Druck)

Hannuksela M, Salo H (1986) The repeated open application test (ROAT). Contact Derm 14:211–227

Hausen BM (1988) Allergiepflanzen, Pflanzenallergene. Ecomed, Landsberg

Jackson EM (1998) Prognostic patch testing: The other kind of patch test. Am J Contact Dermat 9:237–239

Kleinhans D (1985) Kontakt-Urticaria. Dermatosen 33:198–205

Marzulli FN, Maibach HJ (1986) Predictive patch testing in humans for contact allergy. In: Fisher A. Contact Dermatitis. Lea and Febiger, Philadelphia, 30

Mitchell JC (1975) Angry back syndrome. Eczema creates eczema. Contact Derm 1:193

Pasche-Koo F, Hauser C (1992) How to better understand the angry back syndrome. Dermatologica 184:237–240

Rünger TM, Lehmann P, Neumann NJ, Matthies C, Schauder S, Ortel B, Munzberger C, Hölzle E (1995) Empfehlungen einer Photopatch-Test-Standardserie durch die deutschsprachige Gruppe „Photopatch-Test". Hautarzt 46:240–243

Rycroft RJG, Menné T, Frosch PJ, Benezra C (1992) Textbook of contact dermatitis, Springer, Berlin

Schulz KH, Fuchs Th (1993) Der Epikutantest. Manuale allergologicum IV, 4, Dustri, Deisenhofen, 1–39

Uter WJ, Geier J, Schnuch A (1996) Good clinical practice in patch testing: Readings beyond day 2 are necessary: A confirmatory analysis. Am J Contact Dermat 7:231–237

Tabellenanhang: Aktuelle DKG-Blöcke mit Angabe der Testsubstanzen, der Testkonzentrationen und der Vehikel

Vas., Vaselinum album; Aqu., Wasser

DKG Standardreihe

1	Kaliumdichromat	0,5% Vas.
2	p-Phenylendiamin (Freie Base)	1,0% Vas.
3	Thiuram-Mix	1,0% Vas.
4	Neomycinsulfat	20,0% Vas.
5	Kobaltchlorid	1,0% Vas.
6	Benzocain	5,0% Vas.
7	Nickelsulfat	5,0% Vas.
8	Kolophonium	20,0% Vas.
9	N-Isopropyl-N'-phenyl-p-phenylendiamin (IPPD)	0,1% Vas.
10	Wollwachsalkohole	30,0% Vas.
11	Mercapto-Mix ohne MBT (nur CBS, MBTS, MOR)	1,0% Vas.
12	Epoxidharz	1,0% Vas.
13	Perubalsam	25,0% Vas.
14	p-tert.-Butylphenol-Formaldehydharz	1,0% Vas.
15	Formaldehyd	1,0% Aqu.
16	Duftstoff-Mix	8,0% Vas.
17	Quecksilber-(II)-amid-chlorid	1,0% Vas.
18	Terpentin	10,0% Vas.
19	(Chlor)-Methylisothiazolinon (CMI/MI)	100 ppm Aqu.
20	Paraben-Mix	16,0% Vas.
21	Cetylstearylalkohol	20,0% Vas.
22	Vaselinum album	pur
23	Thiomersal	0,1% Vas.
24	Zink-diethyldithiocarbamat	1,0% Vas.
25	Dibromdicyanbutan + 2-Phenoxyethanol	1,0% Vas.
26	Kompositen-Mix	6,0% Vas.

DKG Friseurstoffe

1	Ammoniumthioglykolat	1,0% Vas.
2	p-Toluylendiamin (freie Base)	1,0% Vas.
3	3-Aminophenol	1,0% Vas.
4	p-Aminophenol (CI 76550)	1,0% Vas.
5	Hydrochinon	1,0% Vas.
6	Pyrogallol	1,0% Vas.
7	Glycerylmonothioglykolat	1,0% Vas.
8	Cocamidopropylbetain	1,0% Aqu.
9	Ammoniumpersulfat	2,5% Vas.

DKG Arzneistoffe

1	Bufexamac	5,0% Vas.
2	Bacitracin	20,0% Vas.
3	Polymyxin-B-Sulfat	3,0% Vas.
4	Gentamicinsulfat	20,0% Vas.
5	Chloramphenicol	5,0% Vas.
6	Arnikablüten-Extrakt	0,5% Vas.
7	Propolis	10,0% Vas.
8	Resorcin	1,0% Vas.
9	Tetracain-HCl (Amethocain)	1,0% Vas.
10	Cinchocain-HCl (Cincain)	5,0% Vas.
11	Sulfanilamid	5,0% Vas.
12	Dexpanthenol	5,0% Vas.
13	Oxytetracyclin	3,0% Vas.
14	Ethylendiamin-di-HCl	1,0% Vas.
15	Framycetinsulfat	10,0% Vas.
16	Clotrimazol	5,0% Vas.
17	Clioquinol	5,0% Vas.
18	Polidocanol	3,0% Vas.

DKG Augenexterna/-kosmetika

1	Atropinsulfat	1,0% Aqu.
2	Natriumdisulfit	1,0% Vas.
3	Gentamicinsulfat	20,0% Vas.
4	Phenylephrin-HCl	10,0% Aqu.
5	Benzalkoniumchlorid	0,1% Vas.
6	Kanamycinsulfat	10,0% Vas.
7	Chloramphenicol	5,0% Vas.
8	Polymyxin-B-Sulfat	3,0% Vas.
9	Erythromycin (freie Base)	1,0% Vas.
10	Pilocarpin-HCl	1,0% Aqu.
11	Thiomersal	0,1% Vas.
12	Edetinsäure-Dinatriumsalz	1,0% Vas.
13	Cetalkoniumchlorid	0,1% Vas.
14	Chlorhexidindigluconat	0,5% Aqu.
15	Phenylquecksilberacetat	0,05% Vas.

DKG Desinfektionsmittel

1	Polyvidon-Iod	10,0% Aqu.
2	Glutaraldyhd	0,3% Vas.
3	Glyoxal-Trimer (Dihydrat)	1,0% Vas.

DKG Lokalanästhetika

1	Cinchocain-HCl (Cincain)	5,0% Vas.
2	Tetracain-HCl (Amethocain)	1,0% Vas.
3	Lidocain-HCl	15,0% Vas.

DKG Riechstoffe

1	Benzylsalicylat	1,0% Vas.
2	Nelkenöl	2,0% Vas.
3	Orangenöl	2,0% Vas.
4	Vanillin	10,0% Vas.
5	Zimtalkohol	1,0% Vas.
6	Zimtaldehyd	1,0% Vas.
7	Eugenol	1,0% Vas.
8	alpha-Amylzimtaldehyd	1,0% Vas.
9	Hydroxycitronellal	1,0% Vas.
10	Geraniol	1,0% Vas.
11	Isoeugenol	1,0% Vas.
12	Eichenmoos absolut	1,0% Vas.
13	Benzaldehyd	5,0% Vas.
14	Benzylcinnamat	5,0% Vas.
15	Zedernholzöl	10,0% Vas.
16	Eukalyptusöl	2,0% Vas.
17	Lorbeerblätteröl	2,0% Vas.
18	Lemongrasöl	2,0% Vas.
19	Zitronenöl	2,0% Vas.
20	Pomeranzenblütenöl	2,0% Vas.
21	Pfefferminzöl	2,0% Vas.
22	Salicylaldehyd	2,0% Vas.

DKG Gummireihe

1	Tetramethylthiuramdisulfid	0,25% Vas.
2	Tetramethylthiurammonosulfid	0,25% Vas.
3	Tetraethylthiuramdisulfid (Disulfiram)	0,25% Vas.
4	Dipentamethylenthiuramdisulfid	0,25% Vas.
5	N-Cyclohexyl-2-benzothiazylsulfenamid	1,0% Vas.
6	Dibenzothiazyldisulfid (MBTS)	1,0% Vas.
7	Morpholinylmercaptobenzothiazol	0,5% Vas.
8	Mercaptobenzothiazol	2,0% Vas.
9	N-Isopropyl-N'-phenyl-p-phenylendiamin (IPPD)	0,1% Vas.
10	Phenyl-beta-naphthylamin (PBN)	1,0% Vas.
11	N,N'-Diphenyl-p-phenylendiamin (DPPD)	0,25% Vas.
12	Zink-diethyldithiocarbamat	1,0% Vas.
13	Zink-dibutyldithiocarbamat	1,0% Vas.
14	1,3-Diphenylguanidin (DPG)	1,0% Vas.
15	Diphenylthioharnstoff	1,0% Vas.
16	Dibutylthioharnstoff	1,0% Vas.
17	Monobenzon	1,0% Vas.
18	4,4'-Dihydroxydiphenyl	0,1% Vas.
19	Methenamin (Hexamethylentetramin)	1,0% Vas.
20	Ethylendiamin-di-HCl	1,0% Vas.
21	Cyclohexylthiophthalimid	1,0% Vas.

DKG Antiseptika / Industriechemikalien

1	1,3,5-Tris(2-hydroxyethyl)-h.h.triazin	1,0% Vas.
2	2-Hydroxymethyl-2-nitro-1,3-propandiol	1,0% Vas.
3	2-Brom-2-nitropropan-1,3-diol (Bronopol)	0,5% Vas.
4	Chloracetamid	0,2% Vas.
5	1,2-Benzisothiazolin-3-on, Natriumsalz	0,1% Vas.
6	Octylisothiazolinon	0,025% Vas.
7	Bioban P 1487	1,0% Vas.
8	Bioban CS 1135	1,0% Vas.
9	Bioban CS 1246	1,0% Vas.
10	Chlorxylenol	1,0% Vas.
11	Methylen-bis(methyloxazolidin)	1,0% Vas.
12	Benzylhemiformal	1,0% Vas.
13	Dibromdicyanbutan	0,3% Vas.

DKG Lederindustrie

1	p-Aminoazobenzol (CI 11000)	1,0% Vas.
2	Chlorcresol	1,0% Vas.
3	Glutaraldehyd	0,3% Vas.
4	Acid Yellow 36 (CI 13065)	1,0% Vas.
5	Mercaptobenzothiazol	2,0% Vas.
6	1,3-Diphenylguanidin (DPG)	1,0% Vas.
7	Octylisothiazolinon	0,025% Vas.
8	Bismarckbraun	0,5% Vas.

DKG Holzverarbeitende Berufe

1	Pyrogallol	1,0% Vas.
2	Resorcin	1,0% Vas.
3	p-tert.-Butylphenol	1,0% Vas.
4	Eichenmoos absolut	1,0% Vas.
5	Usninsäure	0,1% Vas.

DKG Metallverarbeitung

1	Abietinsäure	10,0% Vas.
2	Triethanolamin (TEA) (Trolamin)	2,5% Vas.
3	p-Aminoazobenzol (CI 11000)	1,0% Vas.
4	p-tert.-Butylcatechin	1,0% Vas.
5	Monoethanolamin (MEA)	2,0% Vas.
6	Diethanolamin (DEA)	2,0% Vas.
7	Dipenten (d,l-Limonen)	2,0% Vas.
8	Kokosnußdiethanolamid	0,5% Vas.

DKG Pflanzen / Hölzer

1	Dipenten (d,l-Limonen)	2,0% Vas.
2	Sesquiterpenlacton-Mix	0,1% Vas.
3	Usninsäure	0,1% Vas.
4	Arnikablüten-Extrakt	0,5% Vas.
5	Primin	100 ppmVas.

DKG Zahnprothesenmaterialien

1	Triethylenglycol-dimethacrylat (TEGDMA)	2,0% Vas.
2	Hydrochinon	1,0% Vas.
3	N,N-Dimethyl-p-toluidin	2,0% Vas.
4	Methylmethacrylat	2,0% Vas.
5	Butandioldimethacrylat	2,0% Vas.
6	2-Hydroxyethylmethacrylat (HEMA)	1,0% Vas.
7	Kupfer-(II)-sulfat, 5*H_2O	1,0% Aqu.
8	Diurethandimethacrylat	2,0% Vas.
9	Benzoylperoxid	1,0% Vas.
10	Ethylenglycol-dimethacrylat	2,0% Vas.

DKG V.a. Amalgamunverträglichkeit

1	Amalgam (mit Zink)	5,0% Vas.
2	Natriumthiosulfatoaurat	0,25% Vas.
3	Palladiumchlorid	1,0% Vas.
4	Zinn-II-chlorid	0,5% Vas.

DKG Analblock

1	Bufexamac	5,0% Vas.
2	Cinchocain-HCl (Cincain)	5,0% Vas.
3	Hexylresorcin	0,25% Vas.
4	Lidocain-HCl	15,0% Vas.
5	Propolis	10,0% Vas.
6	Clioquinol	5,0% Vas.
7	Eichenmoos absolut	1,0% Vas.
8	Chloramphenicol	5,0% Vas.
9	Clotrimazol	5,0% Vas.
10	Kamillenblüten-Extrakt	2,5% Vas.
11	Gentamicinsulfat	20,0% Vas.

DKG Kortikosteroide

1	Amcinonid	0,1% Vas.
2	Hydrocortison	1,0% Vas.
3	Triamcinolon-acetonid	0,1% Vas.
4	Clobetasol-17-propionat	0,25% Vas.
5	Hydrocortison-17-butyrat	0,1% Vas.
6	Betamethason-17-valerat	0,12% Vas.

DKG Textilfarbenreihe

1	Dispers Blau 1	1,0% Vas.
2	Dispers Blau 3 (CI 61505)	1,0% Vas.
3	Dispers Orange 3 (CI 11005)	1,0% Vas.
4	Dispers Gelb 3 (CI 11855)	1,0% Vas.
5	Naphthol AS (CI 37505)	1,0% Vas.
6	Dispers Rot 1 (CI 11110)	1,0% Vas.
7	Dispers Rot 17 (CI 11210)	1,0% Vas.
8	Dispersions-Mix Blau 124/106	1,0% Vas.

DKG Externa / Grundlagen

1	Propylenglycol	20,0% Aqu.
2	Polyethylenglycolsalbe	pur
3	Triethanolamin (TEA) (Trolamin)	2,5% Vas.
4	tert.-Butylhydrochinon	1,0% Vas.
5	Benzalkoniumchlorid	0,1% Vas.
6	Chloracetamid	0,2% Vas.
7	Phenylquecksilberacetat	0,05% Vas.
8	Diazolidinylharnstoff (Germall II)	2,0% Vas.
9	2-Brom-2-nitropropan-1,3-diol (Bronopol)	0,5% Vas.
10	Amerchol L-101	50,0% Vas.
11	Cocamidopropylbetain	1,0% Aqu.
12	Kokosnußdiethanolamid	0,5% Vas.
13	Octylgallat	0,3% Vas.
14	Quaternium 15	1,0% Vas.
15	Imidazolidinylharnstoff (Germall 115)	2,0% Vas.
16	DMDM-Hydantoin	2,0% Aqu.
17	Sorbinsäure	2,0% Vas.
18	Triclosan	2,0% Vas.
19	Chlorhexidindigluconat	0,5% Aqu.
20	Benzylalkohol	1,0% Vas.
21	Natriumbenzoat	5,0% Vas.

DKG Aromatische p-Aminoverbindungen

1	p-Aminobenzoesäure (PABA)	10,0% Vas.
2	p-Aminophenol (CI 76550)	1,0% Vas.
3	p-Toluylendiamin (freie Base)	1,0% Vas.
4	Sulfanilamid	5,0% Vas.
5	Dispers Orange 3 (CI 11005)	1,0% Vas.
6	p-Aminoazobenzol (CI 11000)	1,0% Vas.
7	4,4'-Diaminodiphenylmethan	0,5% Vas.

DKG Metalle

1	Kupfer-(II)-sulfat, 5*H$_2$O	1,0% Aqu.
2	Natriumthiosulfatoaurat	0,25% Vas.
3	Ammoniumtetrachlor-platinat	0,25% Vas.
4	Palladiumchlorid	1,0% Vas.

DKG Kunstharze / Kleber

1	Phenol-Formaldehydharz (Novolak)	5,0% Vas.
2	Methylmethacrylat	2,0% Vas
3	BIS-GMA	2,0% Vas.
4	Triethylenglycol-dimethacrylat (TEGDMA)	2,0% Vas.
5	2-Hydroxyethylmethacrylat (HEMA)	1,0% Vas.
6	Ethylenglycol-dimethacrylat	2,0% Vas.
7	Diphenylmethan-4,4'-diisocyanat	1,0% Vas.
8	Toluylendiisocyanat	1,0% Vas.
9	Hydroxypropylmethacrylat	2,0% Vas.
10	Diethylentriamin	0,5% Vas.
11	Benzoylperoxid	1,0% Vas.
12	4,4'-Diaminodiphenylmethan	0,5% Vas.
13	Isophorondiamin (IPD)	0,5% Vas.
14	Phenol-Formaldehydharz (Resol)	5,0% Vas.
15	Hydroxyethylacrylat	0,1% Vas.
16	Cresylglycidylether	0,25% Vas.

DKG Bau-Hauptgewerbe

1	4,4'-Diaminodiphenylmethan	0,5% Vas.
2	Diethylentriamin	0,5% Vas.
3	Triethylentetramin	0,5% Vas.
4	Ethylendiamin-di-HCl	1,0% Vas.
5	Isophorondiamin (IPD)	0,5% Vas.
6	Diethanolamin (DEA)	2,0% Vas.
7	Triethanolamin (TEA) (Trolamin)	2,5% Vas.
8	Benzoylperoxid	1,0% Vas.
9	Diphenylmethan-4,4'-diisocyanat	1,0% Vas.
10	Toluylendiisocyanat	1,0% Vas.
11	Phenol-Formaldehydharz (Novolak)	5,0% Vas.
12	Phenol-Formaldehydharz (Resol)	5,0% Vas.
13	Melamin-Formaldehydharz	7,0% Vas.
14	Harnstoff-Formaldehydharz	10,0% Vas.
15	Methylmethacrylat	2,0% Vas.
16	1,2-Benzisothiazolin-3-on, Natriumsalz	0,1% Vas.
17	Chloracetamid	0,2% Vas.
18	2-Brom-2-nitropropan-1,3-diol (Bronopol)	0,5% Vas.
19	Diazolidinylharnstoff (Germall II)	2,0% Vas.
20	1,3-Diphenylguanidin (DPG)	1,0% Vas.
21	Diphenylthioharnstoff	1,0% Vas.
22	Dibutylthioharnstoff	1,0% Vas.

KAPITEL 4 Belichteter Epikutantest

E. HÖLZLE

Die belichtete Epikutantestung (Photopatch-Test) dient der Feststellung einer Photosensibilisierung durch photoallergisch wirksame Substanzen.

Ziel und Stellenwert

Ziel einer belichteten Epikutantestung ist die Erkennung einer photoallergischen Sensibilisierung des Patienten mit der Identifizierung des auslösenden Photosensibilisators (Photoallergen). Erfaßt werden können sowohl topisch applizierte wie auch systemisch verabfolgte Photosensibilisatoren.

Zur Identifizierung von Photokontaktallergenen ist der belichtete Epikutantest in Spezifität und Sensitivität einer herkömmlichen Epikutantestung vergleichbar. Auch die differentialdiagnostischen Probleme in der Bewertung einer Testreaktion sind analog einer Epikutantestung. Im belichteten Test treten neben den gesuchten photoallergischen auch nicht-relevante phototoxische Reaktionen auf. Sie entsprechen toxisch-irritativen Reaktionen im konventionellen Epikutantest. Obwohl es sich bei phototoxischen Reaktionen um obligat ablaufende photochemische Prozesse handelt, ist die individuelle Reaktionsbereitschaft sehr unterschiedlich. Die klinische Relevanz phototoxischer Testreaktionen fehlt meist, kann aber nur bei Kenntnis des klinischen Krankheitsbildes und der Anamnese richtig eingeschätzt werden.

Schwierig ist die Testung von systemisch verabfolgten photoallergisch wirksamen Photosensibilisatoren. Häufig finden sich falsch negative Ergebnisse im belichteten Epikutantest. Die systemische Photo-Provokationstestung gilt als der Gold-Standard zur Diagnostik systemischer photoallergischer oder phototoxischer Reaktionen.

Grundlagen

Geschichte. Mit der Einführung der Sulfonamide als Chemotherapeutika wurden erstmals photoallergische Reaktionen beobachtet [1, 2]. Wenig später fanden Phenothiazine als Auslöser lichtvermittelter Hautreaktionen Interesse. Zur Untersuchung solcher Patienten wurde von Schulz und Mitarbeitern 1956 [23] und wenig später von Epstein und Rowe [3] das Verfahren der belichteten Epikutan-Testung erstmals beschrieben.

Obwohl der Photopatch-Test als Verfahren zur Erkennung photokontaktallergisierender Substanzen etabliert ist, war seine Durchführung bis Anfang der 80er Jahre nicht standardisiert. Erste Ansätze zur Standardisierung wurden von der Scandinavian Photodermatitis Research Group [12, 25] vorgestellt. Diesem Beispiel folgend formierte sich 1984 in Deutschland, Österreich und der Schweiz die „Deutschsprachige Arbeitsgemeinschaft Photopatch-Test" (DAPT) [15]. In dieser Arbeitsgemeinschaft wurde ein standardisiertes Protokoll zur Durchführung des Photopatch-Tests erarbeitet. Die nachfolgend beschriebene Vorgehensweise entspricht diesen Empfehlungen [7, 8, 10].

Pathomechanismen. Die photokontaktallergische Reaktion entspricht einer allergischen Kontaktdermatitis, wobei jedoch die klinisch beobachtete Verteilung sowohl den Kontaktstellen mit dem auslösenden Photoallergen wie auch der Lichtexposition entspricht. Systemische Photosensibilisatoren induzieren ein klinisches Ausbreitungsmuster, welches ausschließlich der UV-Exposition entspricht.

Bei einer photoallergischen wie auch einer phototoxischen Reaktion fungiert der Photosensibilisator als Chromophor. Die durch das Molekül absorbierte UV-Energie, fast immer im UV-A-Bereich, bewirkt einen energetisch angeregten

Zustand, dem das primäre Photoprodukt entspricht. Dieses Photoprodukt kann durch Konjugation mit körpereigenen Proteinen zu einem Allergen werden. Das angeregte Molekül kann aber auch in direkten phototoxischen Reaktionen mit biologischen Substraten Schäden an der DNS, an Proteinen oder Zellmembranen verursachen. Auch können indirekt durch Photooxidation Sauerstoffradikale entstehen, die ihrerseits vorwiegend Membranschäden hervorrufen.

Die photoallergische Kontaktdermatitis ist wie eine allergische Kontaktdermatitis eine T-Zell-vermittelte immunologische Reaktion vom Spät-Typ, die als Typ-IV-Reaktion nach Coombs und Gell klassifiziert wird. Gelangen die Antigene durch topische Applikation über die Epidermis in den Organismus, so erfolgt die Allergenpräsentation und -prozessierung durch die Langerhans-Zellen der Epidermis. Sensibilisierungs- wie auch Effektorphase erfordern die Mitwirkung von T-Zell-Rezeptor, MHC-Klasse-II-Antigenen und Adhäsionsmolekülen.

Bestrahlungsgeräte. Die Bestrahlung erfolgt mit UV-A, wobei das gesamte Spektrum (320 bis 400 nm) zur Verfügung stehen sollte. Diese Bedingungen erfüllen einerseits Fluoreszenz-Strahler (Philips TL 09) oder Solar-Simulatoren in Verbindung mit geeigneten Kantenfiltern (WG 345, Schott, Mainz). In der täglichen Praxis erweisen sich Fluoreszenz-Strahler als zuverlässig und leicht handhabbar.

Indikationen und Kontraindikationen

Die belichtete Epikutantestung sollte immer dann erfolgen, wenn der Verdacht auf das Vorliegen einer phototoxischen oder photoallergischen Reaktion besteht. Auch der Verdacht auf Erkrankungen aus der Gruppe der chronischen aktinischen Dermatitis stellt eine Indikation dar. Lichterkrankungen anderer Genese, wie polymorphe Lichtdermatose, Hydroa vacciniformia, Lichturtikaria oder Porphyrien werden aufgrund der spezifischen Kriterien dieser Krankheitsbilder diagnostiziert und bedeuten an sich keine Indikation zum Photopatch-Test. Die belichtete Epikutantestung dient hier lediglich besonderen wissenschaftlichen Fragestellungen.

Liegen jedoch unklare, lichtabhängige Hautreaktionen vor, die keiner bekannten genuinen Lichtdermatose zugeordnet werden können, so sollte ebenfalls ein Photopatch-Test erfolgen. Dies gilt in besonderem Maße bei Patienten mit einem Ekzem in lichtexponierten Hautarealen oder mit einer verstärkten Sonnenbrandreaktion. Diese Hautveränderungen legen den Verdacht auf eine photoallergische oder phototoxische Reaktion nahe und es sollte nach sorgfältiger Anamnese, die systemisch verabfolgte Medikamente und alle Externa einschließen muß, versucht werden, den Photosensibilisator im Photopatch-Test zu identifizieren. Bei einer solchen engen Indikationsstellung für den Photopatch-Test werden unnötige Expositionen vermieden und in einem hohen Maße relevante positive Testergebnisse gewonnen.

Der Photopatch-Test gilt als Standardverfahren für die Erfassung von Photokontaktallergenen. Sind systemische Medikamente im Verdacht, eine photoallergische Reaktion zu verursachen, so wird, im Falle negativer Testergebnisse, neben der belichteten Epikutantestung die systemische Photo-Provokationstestung notwendig.

Grundsätzlich werden die üblichen Voraussetzungen für eine Epikutantestung beachtet. Die Testungen erfordern eine klinisch gesunde Haut als Testareal; lokale Gaben von Kortikosteroiden sowie starke UV-Exposition sind in einem Zeitraum bis zu drei Wochen vor der Testung zu vermeiden. Systemisch verabreichte Kortikosteroide und Antihistaminika sind eine Woche vor Testung abzusetzen. Ebenso sollte zwei bis drei Wochen vor den Testungen keine ausgedehnte Entzündungsreaktion der Haut bestehen. Dies gilt sowohl für die zur Diagnostik anstehende fragliche photoallergische Reaktion als auch für andere möglicherweise koexistierende entzündliche Dermatosen.

Praktische Durchführung

Applikation der Testsubstanzen. Die Applikation der Testsubstanzen erfolgt am Rücken mittels kleiner Aluminiumkammern (Finn-Chambers on Scanpor, Hermal, Reinbek bei Hamburg). Das Auftragen der Substanzen erfolgt doppelt in getrennten Testblocks, so daß auch eine unbelichtete Dunkelkontrolle zum Ausschluß einer nicht-lichtvermittelten Kontaktsensibilisierung vorliegt. Die Applikationsdauer beträgt 24 Stunden. Optional kann der unbelichte-

Tabelle 1. Durchführung des Photopatch-Tests

Testort	Rücken
Applikation der Substanzen	24 h, kleine Finn-Chambers (Scanpor)
Bestrahlungsgerät	Fluoreszenzstrahler (Philips TL 09 N; 320–400 nm) Alternativ: Solar-Simulator mit Kantenfilter
UV-Dosis	10 J/cm² UV-A Gegebenenfalls <MED-UV-A
Ablesung	Vor, sowie sofort, 24, 48, 72 h nach Bestrahlung
Kontrolle	Unbestrahlter Patch-Test

te Block von Testsubstanzen auch 48 Stunden lang appliziert bleiben. Das Vorgehen bei der Photopatch-Testung ist in Tabelle 1 zusammengefaßt.

Bestrahlung und Dosimetrie. Die Bestrahlung erfolgt mit Breitband-UV-A (320–400 nm) (vorzugsweise mit Fluoreszenzstrahlern TL 09 N, Philips, Hamburg) mit einer Dosis von 10 J/cm². Zur exakten Dosimetrie findet ein auf die Strahlenquelle abgestimmtes und kalibriertes Meßgerät (Waldmann-UV-Meter, Waldmann, Villingen-Schwenningen) Verwendung. Bei abnormer Lichtempfindlichkeit gegenüber UV-A, wie bei Patienten mit chronischer aktinischer Dermatitis [26], bei denen bereits die UV-A-Bestrahlung alleine eine ekzematöse Reaktion auslöst, erfolgt die Bestrahlung des Photopatch-Tests mit einer UV-A-Dosis, die unterhalb der Erythemschwelle des betreffenden Patienten liegt. Eine vorbereitende Bestimmung der minimalen Erythemdosis für UV-A (MED-UV-A) ist in solchen Fällen unerläßlich.

Im internationalen Vergleich mit anderen Arbeitsgruppen ist die verwendete UV-A-Dosis von 10 J/cm² relativ hoch; meist werden 5 J/cm² appliziert. Derzeit laufende Studien der DAPT sollen diese noch offene Frage beantworten. Eine Belichtung mit 10 J/cm² provoziert relativ zahlreiche und für den Patienten oft nicht relevante phototoxische Reaktionen. Andererseits kann die niedrige Dosis von 5 J/cm², trotz einer klinisch vorhandenen photoallergischen Sensibilisierung, zu falsch negativen Testergebnissen führen.

Testsubstanzen. In Tabelle 2 sind die derzeit von der DAPT vorgeschlagenen Standardphotoallergene aufgelistet. Ergänzend stehen Tribromsalan, Chlorpromazinhydrochlorid, Thioharnstoff und Olaquindox als weitere Testsubstanzen bei besonderer Fragestellung zur Verfügung. Daneben müssen weitere Medikamente oder Externa, welche vom Patienten angewandt wurden und als Photosensibilisatoren in Betracht kommen, mitgetestet werden.

Von 1985 bis 1990 wurden über 3000 Testreaktionen von mehr als 2000 Patienten durch die DAPT ausgewertet [8]. Einige Substanzen wurden danach aus dem Testblock eliminiert, da sie entweder keine oder offenbar nicht relevanten phototoxischen Reaktionen auslösten. Diese Substanzen umfaßten Duftstoff-Mix, 6-Methylcoumarin, Furosemid, Zyklamat, Saccharin, Holzteer, Tolbutamid und Thioharnstoff. Tiaprofensäure zeigte ein hohes Sensibilisierungspotential durch die Testung und wurde aus diesem Grunde aus dem Standardblock entfernt. Als Ersatz wurden alle wesentlichen UV-Filtersubstanzen des europäischen Marktes dem Testblock zugefügt. Filtersubstanzen in Sonnenschutzmitteln werden in zunehmendem Maße als Photokontaktallergene erkannt und sind mittlerweile neben Duft- und Konservierungsstoffen zu den häufigsten Kontaktphotoallergenen geworden [5, 22].

Ablesung. Ablesungen erfolgen unmittelbar vor und nach der Bestrahlung sowie an aufein-

Tabelle 2. Standard-Photoallergene*

Tetrachlorsalicylanilid	0,1%
5-Brom-4'-chlorsalicylanilid	1%
Hexachlorophen	1%
Bithionol	1%
Sulfanilamid	5%
Promethazinhydrochlorid	0,1%
Chinidinsulfat	1%
Ambrette Moschus	5%
Duftstoff-Mix	8%
4-Aminobenzoesäure	10%
2-Ethyl-4-dimethyl-aminobenzoat	10%
1-(4-Isopropylphenyl)-3-phenyl-1,3-propandion	10%
4-tert-Butyl-4'-methoxy-dibenzoylmethan	10%
Isoamyl-4-methoxycinnamat	10%
2-Ethylhexyl-4-methoxycinnamat	10%
3-(4-Methylbenzyliden)-campher	10%
2-Phenyl-5-benzimidazolsulfonsäure	10%
Oxybenzon	10%
Sulisobenzon	10%

* Alle Substanzen in Vaselin

anderfolgenden Tagen bis 72 Stunden nach der UV-A-Exposition. Die Ablesung der unbestrahlten Kontroll-Patchtests folgt diesem Schema. Die Bewertung der Testreaktionen ist abweichend von den Richtlinien der Beurteilung einer Epikutantestung. Ein Erythem im belichteten Testareal wird bereits als eine relevante Reaktion (+) festgehalten. Die Bewertungskriterien sind in Tabelle 3 dargelegt.

Das Bewertungssystem erfaßt rein morphologische Kriterien und keine Intensitätsmerkmale. Die fortlaufende Beurteilung über einen Zeitraum von 72 Stunden nach der Bestrahlung erlaubt die Erkennung von Reaktionsmustern, die zum Teil typisch für verschiedene Substanzen sind und die Differenzierung zwischen phototoxischen und photoallergischen Reaktionen erleichtern [19].

Treten in den unbelichteten Kontrollfeldern Reaktionen auf, welche ein einfach positives Erythem (+) in der Sofortablesung oder nach 24 Stunden überschreiten, so wird eine Kontaktreaktion diagnostiziert und die Reaktion im belichteten Areal nicht als Photoreaktion gewertet (Abb. 1). Die Arbeitsgemeinschaft Photopatch-Test hat sich bislang auf dieses Vorgehen festgelegt. Das gleichzeitige Vorkommen von Kontakt- und Photokontaktsensibilisierung wird ebenso wie die Photoaugmentation einer Kontaktreaktion nicht anerkannt. Als Ausnahme gilt lediglich eine einfach positive Erythemreaktion (+) bis 24 Stunden, die im unbestrahlten Kontrollfeld eine irritative Reaktion andeutet. Parallel dazu auftretende Reaktionen im belichteten Testfeld gelten dann als Photoreaktionen.

Diese möglicherweise biologisch nicht gerechtfertigte Vereinfachung der Beurteilung von Testreaktionen dient der besseren statistischen Auswertbarkeit der zahlreichen Daten, die im Rahmen der umfangreichen multizentrischen Studie gewonnen wurden. Weitere Untersuchungen müssen zeigen, inwieweit die Koexistenz von Kontaktsensibilisierung und Photosensibilisierung oder die Verstärkung einer Kontaktreaktion durch eine phototoxische oder photoall-

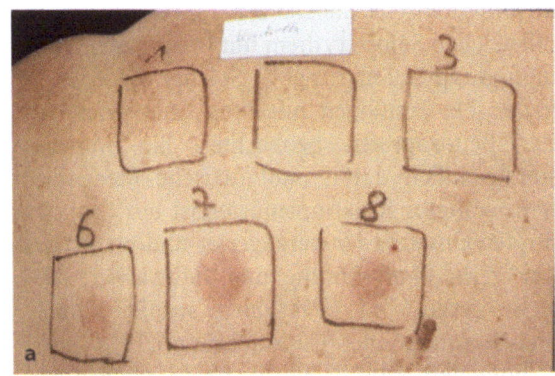

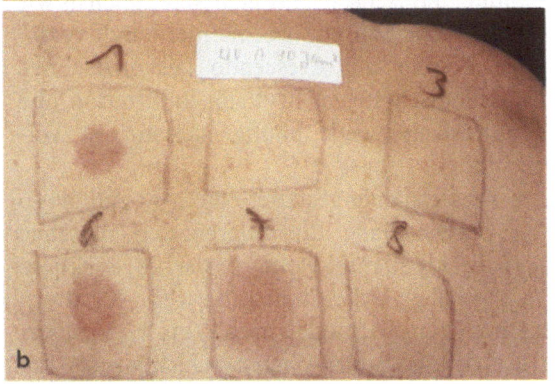

Abb. 1. Photopatch-Test 48 Stunden nach Bestrahlung mit 10 J/cm^2 UV-A (**b**). Im unbestrahlten Kontroll-Patchtest (**a**) zeigen mehrere positive Reaktionen (Feld 6, 7, 8) Kontaktreaktionen an. Lediglich die Reaktion im Testfeld 1 (Tetrachlorsalizylanilid) im bestrahlten Areal (**b**) beweist eine Photoreaktion, da die unbelichtete Kontrolle im entsprechenden Feld (**a**) negativ bleibt. Die gefundenen Kontaktreaktionen sind durch Hexachlorophen (Feld 6), Bithionol (Feld 7) und Triclosan (Feld 8) ausgelöst

ergische Reaktion eine klinisch relevante Rolle zu spielen vermögen.

Abgrenzung zwischen phototoxischen und photoallergischen Testreaktionen.

Analog zur Differenzierung toxisch-irritativer und kontaktallergischer Reaktionen einer Epikutantestung ist in der Bewertung der Photopatch-Testreaktionen die Abgrenzung zwischen phototoxischen und photoallergischen Reaktionen häufig ein Problem. Aus morphologischen Kriterien und zeitlichem Verlauf können Reaktionsmuster rekonstruiert werden, die zur Unterscheidung zwischen phototoxischen und photoallergischen Reaktionen beitragen [19].

Phototoxische Reaktionen sind meist durch ein Maximum der Reaktionsstärke in der Frühphase mit nachfolgendem Decrescendo innerhalb von 24 bis 72 Stunden gekennzeichnet. Typisch sind Rötung und Infiltration, die sich bis zur Blasenbildung steigern können. Einige obli-

Tabelle 3. Bewertungskriterien des Photopatch-Tests

+	Erythem
++	Erythem und Infiltrat
+++	Erythem, Infiltrat, Papulovesikeln
++++	Erosion, Bullae

gat phototoxische Substanzen führen zu einem urtikariellen Soforterythem mit brennender Mißempfindung („Smarting"). Solche Reaktionen werden bei Testungen mit Teer, Chlorpromazin oder Benoxaprofen beobachtet. Ein weiteres wahrscheinlich durch phototoxische Mechanismen bedingtes Reaktionsmuster ist ein nach 24 Stunden einsetzender, verzögerter und plateauartiger Verlauf mit Rötung und Infiltration. Beispiele hierzu sind Reaktionen auf Phenothiazine, Carprofen oder Tiaprofensäure [19].

Photoallergische Reaktionen sind, ebenso wie eine kontaktallergische Dermatitis, durch verzögerten Beginn mit Crescendo gekennzeichnet. Morphologisch stehen Erythem, Infiltration und Papulovesikeln sowie häufig Juckreiz im Vordergrund.

In Zweifelsfällen gestattet eine histopathologische Untersuchung die Abgrenzung zwischen photoallergischer und phototoxischer Reaktion. Die photoallergische Dermatitis weist bereits zu einem frühen Zeitpunkt, nach 4 bis 12 Stunden, in den mittleren und oberen Schichten des Koriums ein perivaskulär orientiertes, lymphozytäres Infiltrat und häufig Eosinophilie [13] auf. Nach 24 Stunden finden sich Exozytose und Spongiose in wechselnder Ausprägung. Phototoxische Reaktionen sind demgegenüber durch epidermale Nekrose mit einzelnen dyskeratotischen Zellen, sogenannten Spiegeleizellen („Sunburn cells"), charakterisiert. Weiterhin bestehen Vakuolisierung der Basalzellen und zum Teil blasige Abhebung der Epidermis. Im Korium findet sich ein spärliches bis mäßig ausgeprägtes Rundzellinfiltrat, gelegentlich mit einigen neutrophilen Granulozyten.

In der Auswertung von über 3000 Testreaktionen durch die Arbeitsgemeinschaft Photopatch-Test [8] fanden sich 40% phototoxische, 30% kontaktallergische und nur 8% photoallergische Reaktionen. 22% waren nicht klassifizierbar. Dies dokumentiert die Wichtigkeit einer möglichst exakten Differenzierung der Reaktionen und der Relevanzbetrachtung der Ergebnisse. Die klinisch wichtigsten Kontaktphotoallergene sowie systemischen Photoallergene und systemisch phototoxisch wirkende Substanzen sind in Tabelle 4 aufgeführt.

Tabelle 4. Klinisch wichtige Photosensibilisatoren

Photo-Kontaktallergene
- UV-Filtersubstanzen
- Duftstoffe (Ambrette Moschus, 6-Methylcoumarin)
- Konservierungsstoffe (halogenierte Salizylanilide, Bithionol, Hexachlorophen)

Systemische Photoallergene
- Phenothiazine
- Nicht-steroidale Antirheumatika
- Chinidin
- Hydrochlorothiazid

Systemische phototoxische Substanzen
- Amiodaron
- Tetrazykline
- Phenothiazine
- Nicht-steroidale Antirheumatika
- Chinolone
- Furosemid

Interpretation

Neben der Abgrenzung zwischen phototoxischen und photoallergischen Testreaktionen kann die Beurteilung der klinischen Relevanz einer Testreaktion Probleme bereiten. Es muß daher immer die Testreaktion mit der Anamnese des Patienten in Einklang gebracht werden. Nicht relevante Reaktionen werden so erkannt und der Patient wird vor einer Überbewertung der Testergebnisse bewahrt.

Nicht selten werden eindeutig als photoallergisch identifizierte Reaktionen gefunden, obwohl die Anamnese des Patienten für die betreffende Substanz keinerlei Relevanz ergibt. Ein Beispiel hierfür ist die relativ häufige Beobachtung, daß Patienten mit einer Kontaktsensibilisierung gegen Thiomersal positive photoallergische Reaktionen auf Piroxicam aufweisen [17, 24]. In diesem Fall konnte gezeigt werden, daß Photoprodukte, die bei der Belichtung des Piroxicams entstehen, eine Kreuzreaktion mit Thiomersal aufweisen [14, 18]. Beiden Molekülen gemeinsam ist eine Thiosalicylat-Gruppe. Es wird vermutet, daß es sich bei dem Photospaltprodukt von Piroxicam um ein Hapten handelt, welches dann durch Bindung an ein Carrier-Protein zum Vollantigen wird [11]. Möglicherweise sind weitere, noch unbekannte Kreuzreaktionen für falsch positive Photopatch-Testergebnisse auf andere Testsubstanzen verantwortlich.

Augenscheinlich falsch negative Testergebnisse, die insbesondere auf systemische Medikamente vorkommen, erfordern modifizierte Testverfahren. Fehlt die Penetration der Testsubstanz durch die Hornschichtbarriere, so kann die Substanz nach Klebestreifenabriß der Hornschicht appliziert werden oder es erfolgen ein belichteter Scratch- oder Pricktest [20, 21]. Bildet ein Metabolit den eigentlichen Photosensibilisator, so ist nur eine systemische Photoprovokation [4, 6, 9, 16] geeignet, den Sensibilisator zu identifizieren.

Literatur

1. Burckhardt W (1941) Untersuchungen über die Photoaktivität einiger Sulfanilamide. Dermatologica 83:63-68
2. Epstein S (1939) Photoallergy and primary photosensitivity to sulfanilamide. J Invest Dermatol 2:43-51
3. Epstein S, Rowe RJ (1957) Photoallergy and photo-cross-sensitivity to phenergan. J Invest Dermatol 29:319-326
4. Ferguson J, Johnson BE (1993) Clinical and laboratory studies of the photosensitizing potential of norfloxacin, a 4-quinolone broad-spectrum antibiotic. Br J Dermatol 128:185-195
5. Fotiades J, Soter NA, Lim HW (1995) Results of evaluation of 203 patients for photosensitivity in a 7.3-year period. J Am Acad Dermatol 33:597-602
6. Galosi A, Przybilla B, Ring J, Dorn M (1984) Systemische Photoprovokation mit Surgam. Allergologie 7:143-144
7. Hölzle E und die Mitglieder der Deutschsprachigen Arbeitsgemeinschaft Photopatch-Test (1991) Photopatch-Test: Ergebnisse der multizentrischen Studie. Akt Dermatol 17:117-123
8. Hölzle E, Neumann N, Hausen B, Przybilla B, Schauder S, Hönigsmann H, Bircher A, Plewig G (1991) Photopatch testing: The 5-year experience of the German, Austrian and Swiss photopatch test group. J Am Acad Dermatol 25:59-68
9. Hölzle E, Plewig G, Lehmann P (1986) Photodermatoses - diagnostic procedures and their interpretation. Photodermatol 4:109-114
10. Hölzle E, Rowold J, Peper S, Plewig G (1989) Die belichtete Epikutantestung. Allergologie 12:13-20
11. Ikezawa Z, Kitamuro K, Osawa J, Hariya T (1992) Photosensitivity to piroxicam is induced by sensitization to thiomersal and thiosalicylate. J Invest Dermatol 98: 918-922
12. Jansen CT, Wennersten G, Tystedt I, Thune P, Brodthagen H (1982) The Scandinavian standard photopatch test procedure. Contact Dermatitis 8:155-158
13. Jung EG, Hardmeier T (1967) Zur Histologie der photoallergischen Testreaktion. Dermatologica 135: 243-252
14. Kitamuro K, Osawa J et al (1991) Cross-reactivity between sensitivity to thiomersal and photosensitivity to piroxicam in guinea pigs. Contact Dermatitis 25:30-34
15. Lehmann P (1990) Die Deutschsprachige Arbeitsgemeinschaft Photopatch-Test (DAPT). Hautarzt 41:295-297
16. Lehmann P, Hölzle E, von Kries R, Plewig G (1986) Lichtdiagnostische Verfahren bei Patienten mit Lichtdermatosen. Zbl Hautkr 152:667-682
17. Ljunggren B (1989) The piroxicam enigma. Photodermatology 6:151-154
18. Miranda MA, Vargas F, Serrano G (1991) Photodegradation of piroxicam under aerobic conditions. The photochemical keys of the piroxicam enigma? J Photoderm Photobiol B 8:199-202
19. Neumann N, Hölzle E, Lehmann P, Benedikter S, Tapernoux B, Plewig G (1994) Pattern analysis of photopatch test reactions. Photodermatol Photoimmunol Photomed 10:65-73
20. Przybilla B (1987) Phototestungen bei Lichtdermatosen. Hautarzt 38:23s-28s
21. Schauder S (1990) Der modifizierte intradermale Test im Vergleich zu anderen Verfahren zum Nachweis von phototoxischen und photoallergischen Arzneireaktionen. Z Hautkr 65:247-255
22. Schmidt T, Abeck D, Ring J (1998) Photoallergic contact dermatitis due to combined UVB-(4-Methylbenzylidene Camphor/Octyl Methoxy-cinnamate) and UVA-(Benzophenone-3/Butyl-Methoxydibenzoylmethane) absorber. Dermatology 196: 354-357
23. Schulz KH, Wiskemann K, Wolf K (1956) Klinische und experimentelle Untersuchungen über die photodynamische Wirksamkeit von Phenothiazinderivaten, insbesondere Megaphen. Arch klin exp Dermatol 202:285-298
24. Serrano G, Bonillo J, Aliga A et al (1990) Piroxicam-induced photosensitivity and contact sensitivity to thiosalicylic acid. J Am Acad Dermatol 23:479-483
25. Thune A, Jansen C, Wennersten G, Rystedt I, Brodthagen H, McFadden N (1988) The Scandinavian multicenter photopatch test study 1980-1985: Final report. Photodermatology 5:261-269
26. Wilkinson DS (1962) Patch test reactions to certain halogenated salicylanilides. Br J Dermatol 74:302-306

KAPITEL 5 Serologische In-vitro-Allergiediagnostik

C. P. Bauer, R. Franz und A. Grübl

Wichtige Meilensteine für das Verständnis und somit die Diagnostik allergischer Reaktionen waren die Beschreibung und Einteilung von Überempfindlichkeitsreaktionen in 4 Typen nach Coombs und Gell im Jahre 1963 und die Entdeckung des Immunglobulin E durch Ishizaka im Jahre 1967. Die Erkenntnis, daß die Typ-I-Reaktion nach Coombs und Gell als Soforttyp einer Überempfindlichkeit auf einer IgE-vermittelten Reaktion des Immunsystems bei Kontakt zu einem entsprechenden Antigen beruht, ist die Grundlage fast aller gängigen In-vitro-Allergiediagnoseverfahren.

Die Bestimmung der Mediatoren einer allergischen Reaktion trägt nicht nur zum besseren Verständnis bei, sondern gewinnt auch in der Diagnostik immer mehr an Bedeutung. Jedoch stellt die Messung des Immunglobulin E (IgE) im Serum neben dem Haut-Pricktest immer noch das am meisten angewandte Routineverfahren dar.

Als Nachweismethode für Antigene und Antikörper im allgemeinen und für das IgE im speziellen haben sich radioimmunologische und enzymimmunologische Testverfahren bewährt, wobei der Enzyme-Linked Immuno-Sorbent Assay (ELISA) mehr und mehr in den Vordergrund tritt. Dabei wird die zu untersuchende Serumprobe mit einem an eine feste Phase gebundenen Allergen (Papierscheibe, Zelluloseschwämmchen, Mikrotiterplatte u.a.) in Kontakt gebracht und spezifische, gegen das Allergen gerichtete Antikörper können mit dem Allergen an der festen Phase (Immunosorbent) einen Komplex bilden. Nach Abtrennung der nicht gebundenen Antikörper (Waschvorgang) können durch entsprechende Markierung (Radioaktivität, Enzymaktivität oder Fluoreszenz) die spezifischen Antikörper quantitativ gemessen werden.

Trotz allen technischen Fortschritts auf dem Gebiet der In-vitro-Diagnostik muß aber betont werden, daß der alleinige direkte oder indirekte Nachweis von spezifischen, gegen ein Allergen gerichteten Antikörpern in der Probe eines Patienten noch keine allergologische Diagnose darstellt. An erster Stelle der Allergiediagnostik steht nach wie vor die Anamnese, und in der Routine wird sich daran der Hauttest anschließen. Falls mit dieser Kombination keine eindeutige Klärung zu erzielen ist oder falls Hautteste nicht durchführbar sind, besteht dann im nächsten Schritt eine Indikation für die In-vitro-Diagnostik.

Bei der In-vitro-Diagnostik in der Allergologie muß zwischen Testverfahren zum Allergie-Screening und zur spezifischen Allergiediagnostik unterschieden werden. Bei der Vielfalt der heutigen Angebote auf dem Sektor der In-vitro-Diagnostik haben sich einige Verfahren als Standard-Methoden bewährt.

Allergie-Screening

Ein über die Altersnorm erhöhter Gesamt-IgE-Spiegel kann den Verdacht auf eine allergische Genese bereits bestehender Symptome verstärken. Die Höhe des Gesamt-IgE ist altersabhängig. Es steigt beim Nichtallergiker von kaum meßbaren Werten im Säuglingsalter (<0,5 kU/l) kontinuierlich an und erreicht im frühen Schulalter seinen Maximalwert (ca. 330 kU/l), um dann wieder bis zum Erwachsenenalter (<100 kU/l) abzufallen. Das Gesamt-IgE ist jedoch nicht allergiespezifisch, so daß bei der Interpretation berücksichtigt werden muß, daß Erkrankungen wie z.B. Parasitosen, T-Zell-Immundefekte, bestimmte Nephritiden, Lebererkrankungen und Neoplasien mit erhöhten Gesamt-IgE-Spiegeln einhergehen können. Ebenso können aber auch Gesamt-IgE-Spiegel, die im altersentsprechenden Normbereich liegen, eine allergische Erkrankung nicht ausschließen. Vor allem bei Insektengiftallergie oder isolierten Hausstaubmilbensensibilisierungen können normale Gesamt-IgE-Werte auftreten.

Für einen Suchtest, der entscheiden soll, ob eine allergische Erkrankung vorliegt oder nicht, hat die Gesamt-IgE-Bestimmung nur eine eingeschränkte Aussagekraft. Erhöhte Gesamt-IgE-Werte sind primär als Zeichen einer allergischen Disposition bzw. Erkrankung zu werten, sofern die oben genannten anderen Ursachen für eine Gesamt-IgE-Erhöhung ausgeschlossen sind.

Eine besondere Bedeutung hat die Bestimmung des Gesamt-IgE in der Neonatalperiode. Neugeborene mit erhöhten Gesamt-IgE-Spiegeln haben ein signifikant höheres Risiko an einer Allergie zu erkranken. Als Grenzwert werden hier Werte zwischen 0,5–0,9 kU/l angesehen. Kinder mit IgE-Spiegeln über diesen Werten sind als Risikokinder anzusehen.

Besonders wichtig für die Bestimmung des IgE aus der Nabelschnur ist die korrekte Abnahme, um eine Kontamination mit mütterlichem Blut und sich daraus ergebende falsch erhöhte Werte zu vermeiden. Als Kontrollparameter für die korrekte Abnahme von Nabelschnurblut kann man das Gesamt-IgA im Nabelschnurserum mitbestimmen, das bei einer Kontamination dem mütterlichen IgA im Serum entsprechen würde.

Bei der Interpretation der Nabelschnur-IgE-Werte muß auch berücksichtigt werden, daß erhöhte Befunde zwar für ein höheres Atopierisiko sprechen (hohe Sensitivität), normale Werte eine Bereitschaft für eine spätere allergische Erkrankung jedoch nicht ausschließen (geringe Spezifität). Nach den Ergebnissen von Croner und Kjellmann ist davon auszugehen, daß nur ca. 26% der jugendlichen Atopiker bei Geburt bereits erhöhte Gesamt-IgE-Werte aufweisen. Die Zahl der Neugeborenen, die ein erhöhtes Risiko für eine spätere allergische Erkrankung haben, ist aber deutlich höher. So stellen die Kinder mit erhöhten Nabelschnur-IgE-Werten eine Untergruppe in der Population der Atopierisikokinder dar.

Die Mehrzahl der Atopierisikokinder dagegen wird über die Familienanamnese erfaßt, wobei die Kinder, deren Eltern beide dieselbe Atopiemanifestation (z.B. atopische Dermatitis) haben, das höchste Risiko (80%) tragen ebenfalls zu erkranken.

Da somit durch ein Nabelschnur-IgE-Screening nur ein kleiner Teil der späteren Atopiker erfaßt werden könnte, ist ein Massenscreening von Neugeborenen auf Nabelschnur-IgE-Werte nicht gerechtfertigt. Dagegen sollten alle Eltern auf die Zusammenhänge von Atopie und Familienanamnese hingewiesen und dementsprechend beraten werden. Nabelschnur-IgE-Untersuchungen haben vor allem ihren Stellenwert bei der Durchführung von Studien über Allergieprävention, um hier das Atopierisiko besser erfassen und definieren zu können.

Da durch die Bestimmung des Gesamt-IgE nur eine bedingte Aussage über eine mögliche Allergie in der Vorfelddiagnostik möglich ist, wurden speziell für diese Fragestellung Multiallergensuchteste entwickelt. Für Inhalationsallergien steht heute der sog. SX1 (früher Phadiatop) zur Verfügung. Das Verfahren beruht auf der Bindung spezifischer IgE-Antikörper wie beim RAST. Bei diesem Test sind die wichtigsten inhalativen Allergene (Pollen, Hausstaubmilben, Tierepithelien und Schimmelpilze) an eine feste Phase (z.B. Papierscheibe, Zelluloseschwämmchen) gebunden. Falls eine Sensibilisierung des Patienten gegen eines der Allergene besteht, kommt es zu einer spezifischen Bindung der IgE-Antikörper des Patienten und somit zu einem positiven Ergebnis. Das positive Ergebnis besagt, daß eine Sensibilisierung im inhalativen Bereich besteht und eine weitere Abklärung durch Einzeltestungen erforderlich ist. Für diese Untersuchungen werden nur geringe Mengen an Serum (z.B. 50 µl) benötigt, so daß auch kapilläre Blutabnahmen möglich sind. IgE-Antikörper sind sehr stabil, deshalb kann die Probe für diese Bestimmung ebenso wie die des Gesamt-IgE oder der RAST-Untersuchung auch an ein Einsendelabor verschickt werden.

Die Zuverlässigkeit dieses Suchtestes ist außerordentlich hoch, da die Sensitivität 95% und die Spezifität 92% für Inhalationsallergene betragen. Betont werden muß jedoch, daß mit diesem Test nur Inhalationsallergene gesucht werden können und der SX1 kein genereller Suchtest für eine allergische Erkrankung ist. Entsprechend diesem Multiallergen-Suchtest im inhalativen Bereich können auch Nahrungsmittelsensibilisierungen durch entsprechende Multitestverfahren erfaßt werden.

Spezifische serologische Einzelallergendiagnostik

Falls durch einen der Suchteste der Verdacht auf eine Allergie bzw. bereits anamnestisch ein eindeutiger Hinweis auf eine Allergie besteht, kann eine weitere Abklärung durch die Bestimmung der spezifischen IgE-Antikörper im Einzeltestverfahren erfolgen. Das Prinzip der Untersuchung beruht auf der Bindung von spezifischen IgE-Antikörpern (Abb. 1). Das Ergebnis wird beim herkömmlichen klassischen RAST (Radio-Allergo-Sorbent-Test) in Klassen angegeben. Die Klasse 0 bedeutet, daß spezifische IgE-Antikörper nicht nachweisbar sind. Die Klassen 1 bis 4 entsprechen ansteigenden Antikörperkonzentrationen. Ein direkter klinischer Bezug zu den sog. RAST-Klassen besteht nicht. Dies bedeutet, daß Patienten mit spezifischen Antikörpern der RAST-Klasse 4 auch klinisch asymptomatisch sein können. Solche RAST-Verfahren werden von verschiedenen Herstellern modifiziert angeboten.

Eine Weiterentwicklung des RAST-Verfahrens stellt das CAP-System dar. Ist beim RAST-Verfahren die feste Phase der Allergenkopplung eine Papierscheibe, so ist beim CAP-System (Capacity System) die feste Phase ein Zelluloseschwämmchen.

An dieses Zelluloseschwämmchen können höhere Proteinmengen an Allergenen gebunden werden als an eine Papierscheibe, somit stehen mehr Antigenbindungsstellen zur Verfügung. Als Folge der höheren Proteinkonzentration auf dem Zelluloseschwämmchen kann die Meßskala nach oben hin erweitert werden. Statt der bisher 4 Bewertungsklassen kann das Ergebnis in 6 Klassen sowie auch in der direkt gemessenen Antikörperkonzentration (kU/l) angegeben werden. Neben der Erweiterung der Meßskala im oberen Bereich werden beim CAP-System aufgrund der höheren Bindungsmöglichkeiten auch die Ergebnisse im niedrigeren IgE-Bereich zuverlässiger.

Neben diesen Standardmethoden der IgE-Messung werden von der Industrie weitere Entwicklungen zur IgE-Bestimmung angeboten wie z.B. der CLA-Test (Chemolumineszenz-Assay). Hier wird die IgE-Bestimmung mit einer fixen Kombination von Allergenen durchgeführt. Eine Einzelbestimmung ist nicht möglich. Die Ergebnisse des CLA-Testes ergaben im Vergleich zum RAST für die klassischen Allergene (Pollen, Hausstaubmilben und Tierepithelien) vergleichbare Werte. Ein Nachteil des CLA-Systems besteht jedoch darin, daß immer die Gesamtkombination getestet werden muß. Allergene außerhalb dieses fixen Spektrums können nicht erfaßt werden und auch Einzelallergentests sind nicht möglich.

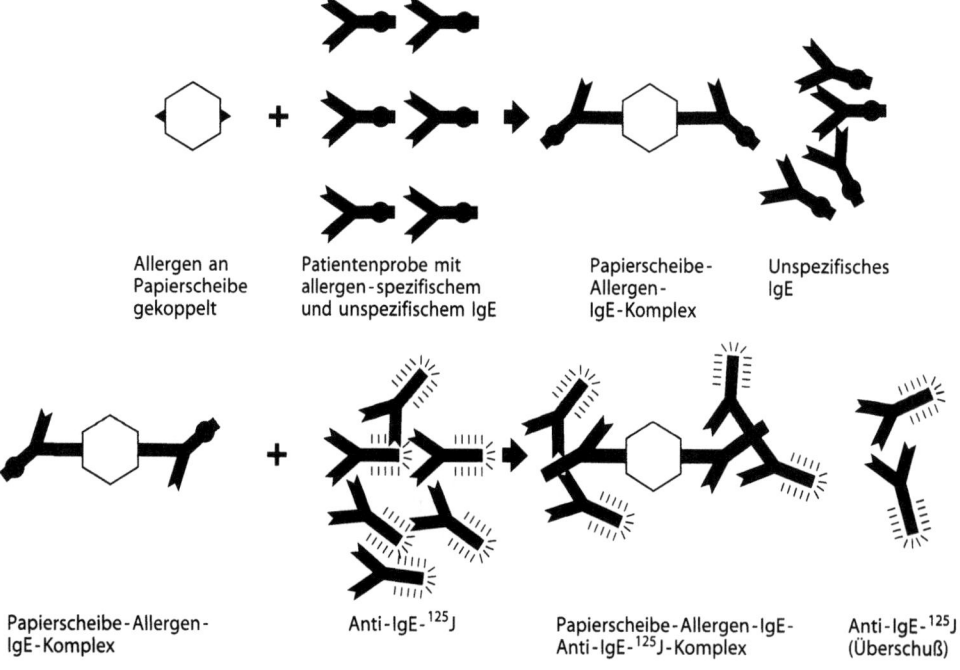

Abb. 1. PHADEBAS RAST-Testprinzip

Auch mit einer fixen Allergenkombination arbeitet der Visagnosttest. Hier sind auf einem Plastikstreifen (Dipstick) 9 mit Allergenen beschichtete Teststreifen und eine Negativkontrolle befestigt. Auch dieser Test arbeitet nach dem ELISA-Verfahren. Die Einteilung der positiven Tests erfolgt subjektiv in die Gruppen sehr schwach (=einfach positiv) bis hochgradig (=vierfach positiv) durch Vergleich mit einer beiliegenden Farbskala. Diese Art der Ergebnisermittlung hat eine geringere Sensitivität.

RAST-Inhibition (Abb. 2)

Die Indikation für diesen Test ist die Frage, ob eine IgE-Bindung im RAST spezifisch oder unspezifisch ist. Es werden verschiedene Verdünnungen des zu testenden Allergens mit einer Serumprobe inkubiert, deren Antikörperkonzentration bekannt ist. Nach dieser Vorinkubation wird eine 2. Inkubation mit einem an eine feste Phase gebundenen Allergen durchgeführt. Entsprechend der Bindung der spezifischen Antikörper in der 1. Phase erhält man eine reduzierte Bindung in der 2. Inkubation an der festen Phase und somit eine RAST-Inhibition. Durch eine kontinuierliche Inhibition läßt sich somit eine spezifische Bindung nachweisen.

CIE (Crossed Immuno-Electrophoresis) und CRIE (Crossed Radio-Immuno-Electrophoresis) (Abb. 3 und 4)

Dieser Test wird vorwiegend zur Charakterisierung von Allergenextrakten verwendet. Durch eine zweidimensionale Elektrophorese werden die Allergene in einzelne Fraktionen aufgetrennt und durch Färbung können die Präzipitationslinien sichtbar gemacht werden. Bei der CRIE wird anschließend noch eine Inkubation mit Patientenserum durchgeführt und durch radioaktive oder enzymatische Markierung die spezifische Bindung sichtbar gemacht.

Immunoblot (Abb. 5)

Auch mit diesem Verfahren können Allergenfraktionen größenmäßig erfaßt und sichtbar gemacht sowie spezifische IgE-Antikörper im Patientenserum nachgewiesen werden. Hierzu werden die zu untersuchenden Antigene/Allergene in einem SDS-Gel aufgetrennt und anschließend auf Nitrocellulose übertragen. Danach erfolgt eine Inkubation mit dem zu untersuchenden Serum. Da die möglichen allergenen Proteine elektrophoretisch entsprechend ihrer Molekülgröße aufgetrennt sind, kann es bei entsprechender Konzentration von spezifischen Antikörpern zu Bindungen in unterschiedlichen Molekülgrößenbereichen kommen und somit zur Identifizierung eines möglichen allergenen Proteinanteils.

Mediatorenbestimmung in der Allergiediagnostik

Neben der auf direktem Antikörpernachweis basierenden Form der In-vitro-Diagnostik, die den Vorteil bietet, daß die Proben versandt werden und die Messungen im Serum erfolgen kön-

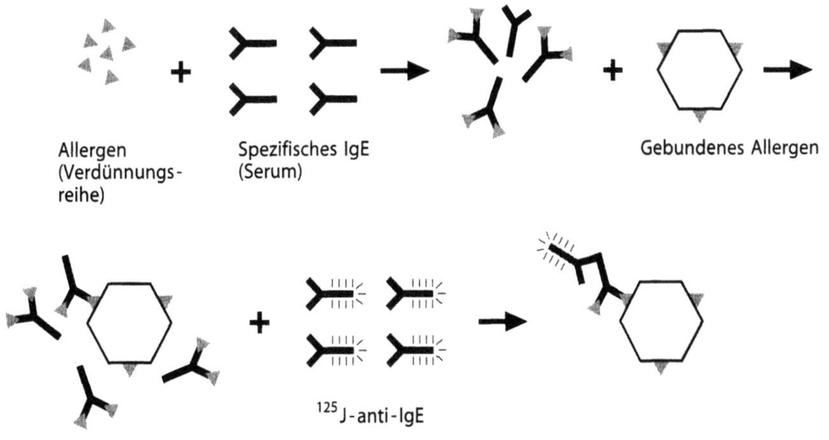

Abb. 2. RAST-Inhibition

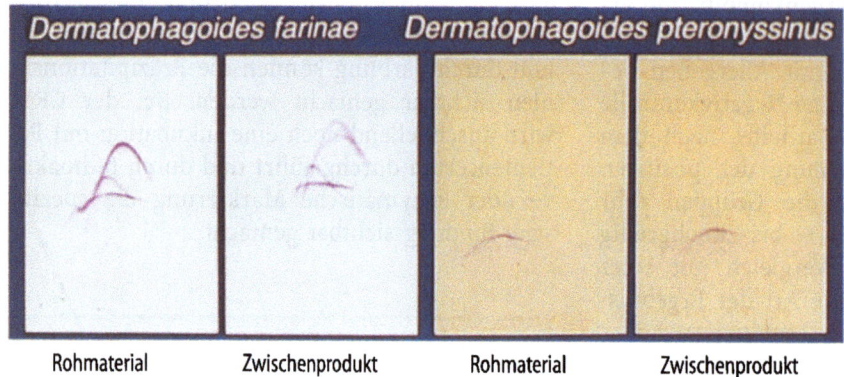

Abb. 3. CIE mit Material von Hausstaubmilben

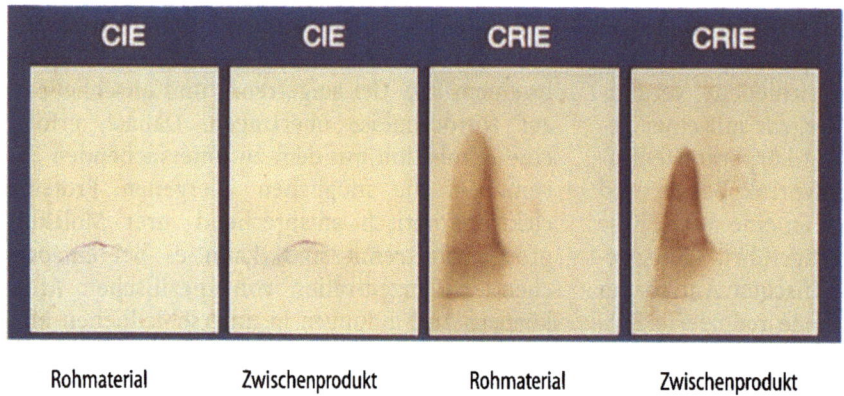

Abb. 4. CIE und CRIE mit Material von Dermatophagoides pteronyssinus

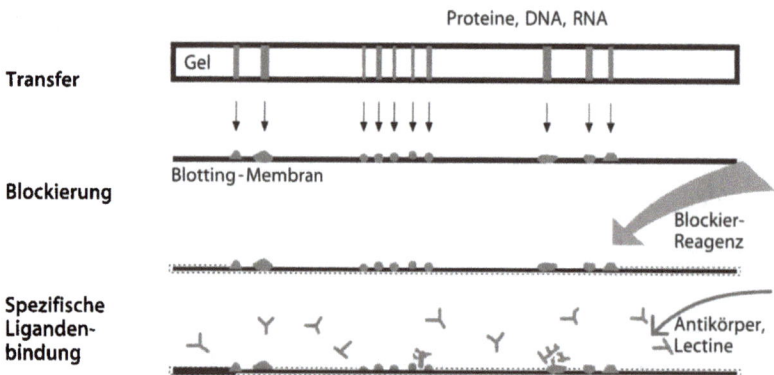

Abb. 5. Die wichtigsten Schritte des Immunoblot

nen, gewinnt die Bestimmung von Mediatoren der allergischen Reaktion zunehmend an Bedeutung.

Da der isolierte Nachweis des Vorhandenseins von spezifischen IgE-Antikörpern noch keinen Rückschluß auf eine klinische Relevanz zuläßt, versucht man durch die Bestimmung der an der allergischen Reaktion beteiligten Mediatoren der klinischen Wirklichkeit in vitro etwas näher zu kommen.

Ein „Standardverfahren" ist die Erfassung der allergeninduzierten Histaminfreisetzung aus basophilen Zellen. Primär wurde diese Untersuchung mit Zellsuspensionen durchgeführt. Die Bestimmung im Vollblut hat in neuester Zeit an Bedeutung gewonnen. Beide Methoden sind jedoch besonderen klinischen Fragestellungen vorbehalten und haben z. B. bei der Abklärung von Insektengiftallergien eine gewisse Bedeutung erlangt. In ähnlicher Weise kann die allergeninduzierte Leukotrienfreisetzung aus peripheren Blutzellen diagnostisch eingesetzt werden (CAST-ELISA; DPC Biermann, Bad Nauheim).

Zusammenfassend kann gesagt werden, daß alle Angebote der spezifischen IgE-Antikörperbindung, die auf der Basis des klassischen RAST-Verfahrens arbeiten, bei den Standardallergenen (Pollen, Milben, Tierepithelien) zuverlässige Ergebnisse zeigen und daß durch das CAP-System neben labortechnischen Vorteilen heute zuverlässigere Ergebnisse bei niedrigen und hohen IgE-Konzentrationen zu erwarten sind. Entscheidend für die Zuverlässigkeit der Ergebnisse bei der IgE-Bestimmung sind vor allem aber die Qualität der verwendeten Allergene und die Dokumentation der standardisierten Kopplung der Allergene an eine feste Phase. Problematisch wird dies im Nahrungsmittelbereich, bei Arzneimitteltestungen und Insektengiftallergien.

So kann es aufgrund einer minderen Allergenqualität immer wieder zu falsch positiven oder auch falsch negativen Resultaten und somit zu Fehldiagnosen kommen. Besonders bei Nahrungsmitteltestungen muß auch immer die Möglichkeit von unspezifischen IgE-Bindungen in Betracht gezogen werden.

Eine kritische Einschätzung der Ergebnisse der In-vitro-Diagnostik in der Allergologie muß stets erfolgen, wobei vor allem das klinische Bild der Erkrankung nie aus den Augen verloren werden darf. Eine genaue Anamnese und gegebenenfalls Provokationstests sind deshalb unabdingbar, um eine klinisch relevante Allergie diagnostizieren zu können.

Literatur

1. Bauer C, Schlemmer P, Mayer S (1988) Clinical allergy in children compared with RAST and a new allergy test system for specific IgE determination. New Engl Reg Allergy Proceed 9(4):426
2. Bauer CP (1992) Comparative study on IgE-binding reactivity of cow's milk- and soya/collagen-based hydrolysate. In: Koletzko B, Okken A, Rey J, Salle B, van Biervliet JP (eds) Recent Advances in Infant Feeding. Thieme, Stuttgart
3. Bergmann RL, Bergmann KE, Forster Z et al. (1994) Atopische Erkrankungen im Kindesalter. Allergo J 3:437–441
4. Croner S, Kjellmann N-JM (1990) Development of atopic disease in relation to family history and cord blood IgE levels – eleven years follow-up in 1654 children. Ped Allergy Immunol 1:14–20
5. Eriksson LE (1990) Allergy screening with Phadiatop and CAP Phadiatop in combination with a questionnaire in adults with asthma and rhinitis. Allergy 45:285–292
6. Kersten W, von Wahl PG (1993) Vergleich des In-vitro-Tests CAP-RAST mit ACTI-TIP. Allergo J 2(Suppl 3):141–143
7. Kövary PM (1993) Positionierung des CAP-Systems gegenüber anderen Meßmethoden. Allergo J 2(Suppl 3):149–151
8. Rasp G (1992) Visagnost – ein Streifentest zur In-vitro-Allergiediagnostik im Vergleich mit Magic Lite and CAP-FEIA. Laryngo-Rhino-Otol 71:187–189
9. Wahn U, Seger R, Wahn V (1999) Pädiatrische Allergologie und Immunologie. Urban & Fischer, München
10. Weichmann M, Bauer CP (1993) Vergleich von CAP-System, Allergopharma-ELISA-Test und Visagnost. Allergo J 2(Suppl 3):143–148

Kapitel 6 Qualitätssicherung von Allergenextrakten

W.-M. Becker

In der Auseinandersetzung mit der Umwelt wacht das Immunsystem über die Integrität des Organismus. Insofern setzt sich unser Immunsystem ständig mit der Umwelt auseinander. Dies ist als dynamischer Prozeß zu verstehen. Allergien lassen sich als überschießende, von der Norm abweichende Reaktionen des Immunsystems auf die Umwelt auffassen, wobei die vom Immunsystem gesteuerte Abwehrkaskade den Organismus selbst schädigt. Eine derartige allergische Reaktionsweise wird bei etwa 26% der Bevölkerung beobachtet [13].

Hinsichtlich der Allergenquellen kann man eine individuelle Bandbreite bezüglich der Sensibilisierung gegen Allergeneinzelkomponenten im Rahmen einer übergeordneten Gesetzmäßigkeit feststellen. Daher ist es nicht verwunderlich, aber dennoch bemerkenswert, daß eine Vielzahl von Allergenquellen bei der Diagnostik von Allergien in Betracht gezogen werden müssen. So werden für die In-vitro-Diagnostik der Typ-I-Allergie ca. 250 Allergenextrakte von kommerzieller Seite ständig vorrätig gehalten; auf Anfrage sind etwa weitere 250 Extrakte zugänglich. Für die Untersuchung der Typ-III-Allergie sind etwa 20 Antigene verfügbar, und für die In-vivo-Testung der Typ-IV-Allergie, bei der vor allem auch Chemikalien eine Rolle spielen, stehen ca. 300 Allergene oder reaktive Haptene zur Verfügung. Hierbei ist der Bogen bezüglich der Testinhaltsstoffe weit gespannt: Auf der einen Seite die hochreine Chemikalie, auf der anderen Seite die natürliche Allergenquelle mit einer Vielzahl von unbekannten, nicht quantifizierten Einzelkomponenten, darunter auch Allergenen.

Am Beispiel der Chemikalie als Allergen seien einige Aspekte der Anforderungen an die Qualitätssicherung erläutert. An erster Stelle steht die Produktkonstanz über die Zeit. Dies bedeutet einen konstanten, definierten Gehalt der Chemikalie in dem Präparat in bestimmten Fehlergrenzen. Weiterhin nötig ist ein festgelegter Syntheseweg, da dieser die mit der Synthese determinierten zwangsläufigen Verunreinigungen vorgibt, die in biologischen Systemen, seien sie in noch so geringen Mengen vorhanden, durchaus einer Rolle spielen können. Neue Chargen würden an einem Vergleichspräparat (Hausstandard) überprüft. Auf diese Weise könnte Produktkonstanz über die Zeit erreicht werden. Aber wie sieht es mit der Vergleichbarkeit des Produktes gegenüber der strukturell identischen Chemikalie aus, die von der Konkurrenzfirma, zum Beispiel aus patentrechtlichen Gründen, über einen anderen Syntheseweg, also auch mit anderen Verunreinigungen hergestellt werden muß? Hier stehen wir inmitten der Standardisierungsproblematik: Welche Präparate sollten aufgrund welcher Kriterien zum Standard erhoben werden?

Komplexer gestaltet sich die Frage bei den biologischen Allergenquellen. Zunächst ist der Allergiker der Gesamtheit der Umweltstoffe ausgeliefert. Prinzipiell bedeutet daher jede Separierung, eine zwangsläufige Vorgehensweise der Analytik und der Diagnostik, erst einmal einen Verlust dieses Gesamtzusammenhanges. Sinnvoll ist die Trennung der komplexen Allergenquellen in biologisch einheitliche Allergenquellen, zum Beispiel die Allergenquelle Pollen in Graspollenarten wie etwa Lieschgraspollen, Honiggraspollen, Ryegraspollen usw. Dies entspricht auch der Gebrauchsdefinition von Allergenen in der täglichen ärztlichen Praxis. Für die In-vitro- und In-vivo-Diagnostik der Typ-I- und Typ-III-Allergie sind Extrakte der Allergenquellen, die unter physiologischen Bedingungen gewonnen wurden, das adäquate Korrelat.

Wichtig für die Diagnostik und auch die Therapie ist, daß die eingesetzten Extrakte repräsentativ sind, d.h. daß diese Extrakte alle wichtigen Allergene, wie sie natürlicherweise auf den Allergiker einwirken, enthalten müssen. Dies betrifft die richtige Wahl der Allergenquelle: So gibt es einen Disput darüber, ob der

Hausstaubmilbenextrakt von D. pteronyssinus besser aus Milbenkulturen (Milben + Kulturmedium) oder aus Milbenkörpern herzustellen sei [2,9]. Der Milbenkulturextrakt enthält vor allem das Hauptallergen der Milbe, Der p1, das im Milbenkot vorkommt, während der Milbenganzkörperextrakt u.a. Der p10 enthält, das Homologien zum Tropomyosin aufweist und möglicherweise als Aeroallergen mit der Garnelenallergie assoziiert ist [11].

Nicht nur die richtige Allergenquelle, sondern auch die richtigen Extraktionsbedingungen sind in die Betrachtungen miteinzubeziehen. So konnte Lehrer [8] zeigen, daß die Extraktion von Maismehl mit einem alkoholischen Puffer im Vergleich zum wäßrigen Puffer zusätzliche IgE-reaktive Proteinkomponenten mobilisiert. Elektrophoretische Auftrennungen von Allergenextrakten zeigen, daß diese aus einer Vielzahl von Komponenten bestehen. Es liegt auf der Hand, daß im Sinne einer Produktkonstanz eine Vielzahl von Methoden eingesetzt werden muß, um die gleichbleibende Zusammensetzung des Extraktes aus diesen Komponenten feststellen zu können. Welche Komponenten in einem Extrakt enthalten sein müssen und mit welchen Methoden dies überprüft werden muß, definiert das Problem der Standardisierung.

Aus der Sicht der Patienten ist anzustreben, daß jede Erfahrung, die bei jeder Einzelerkrankung gewonnen wird, für die Diagnostik und Therapie der nachfolgend Erkrankten nutzbringend eingebracht werden kann. Voraussetzung hierfür ist die Vergleichbarkeit der Diagnostik und der Therapie. Dies ist ein wichtiges Argument, eine internationale Standardisierung der Extrakte, aber auch der diagnostischen Vorgehensweise zu fordern.

Entwicklung der Qualitätssicherung von Allergenextrakten

Seit etwa dem Jahre 1923 versuchen die Allergenextrakthersteller das Problem der Qualitätssicherung und der Standardisierung zu lösen. Ein erster Schritt in diese Richtung war die Angabe des Ansatzverhältnisses bei der Extraktion. So bedeutete die Angabe 1:100 W/V bei einem Lieschgraspollenextrakt, daß der Extrakt das Resultat einer Extraktion von 1 g Pollen mit 100 ml Extraktionsflüssigkeit ist. Eine derartige Angabe ist natürlich völlig unzureichend, da die Extraktionsausbeute an Antigen von der Beschaffenheit des Rohmaterials abhängig ist. Darüber hinaus wird die qualitative wie quantitative Zusammensetzung der Inhaltsstoffe als wichtiges Vergleichskriterium ignoriert.

Die Noon-Einheit ist definiert als die Menge wasserlöslicher Antigene, die aus 1 µg Pollen extrahierbar ist.

Eine Weiterentwicklung war dann die Deklaration der Allergenextrakte in PNU-Einheiten (1 PNU entspricht etwa 0,06 µg Protein), d.h. eine Standardisierung in Protein-Stickstoffeinheiten, wobei der Stickstoff nach der Methode von Kjeldahl gemessen wurde. Führt man sich vor Augen, daß ein Allergenextrakt aus einer Vielzahl von Komponenten besteht, wobei der Gehalt an Allergenkomponenten und irrelevanten Begleitproteinen im Rohstoff variieren kann, dann wird die Fragwürdigkeit dieser Standardisierungsmethode deutlich. Gerechterweise muß darauf hingewiesen werden, daß Methoden im Kontext ihrer Zeit verstanden werden müssen; insofern konnte die Mikro-Kjeldahl-Methode als Verbesserung angesehen werden. Sie trifft nur nicht den Kern des Problems.

Dieser liegt in der Bestimmung der biologischen Aktivität von Extrakten bzw. der Einzelkomponenten. Eine Methode, die biologische Aktivität eines Extraktes zu messen, stützt sich auf die Messung von Hautreaktivitäten, die durch Pricktestlösungen von Allergenextrakten und durch einen Histamindihydrochlorid-Standard als Bezugslösung hervorgerufen werden. Es wurden die HEP-Einheiten, d.h. Histamin-Äquivalent-Einheiten, definiert. Hierbei erzeugt ein Allergenextrakt mit einer HEP-Einheit eine Pricktest-Quaddel, wie sie durch eine Histamindihydrochloridlösung von 1 mg/ml erzeugt wird. Es ist selbstverständlich, daß den Bestimmungen von HEP-Einheiten Versuchsserien an einer Vielzahl von Patienten zugrunde liegen. Der Einsatz von Histamindihydrochlorid als Positivkontrolle wird von einigen Wissenschaftlern nicht als optimal angesehen. Sie bevorzugen Codeinphosphat oder Compound 48/80 als Mastzell-degranulierende Positivkontrolle [4, 12]. Mit Codeinphosphat wurde in Frankreich der Index of Reactivity (IR) kreiert. Hier wird das Verhältnis aus Haut-Pricktest-Quaddel des zu testenden Extraktes zu der Codeinphosphat-Quaddel mal hundert gesetzt. Dabei wird der Referenz-Extrakt des Hauses an 30 entsprechenden Allergikern getestet. Die Skin Activity Reference Unit (SARAH) ist das Gewicht eines internationalen Referenzextraktes, das in 1 ml der Coca-Glycerinlösung gelöst eine ebenso starke Hautreaktion ergibt wie 10 mg/ml Histamindihydrochloridlösung. In den USA wird die Allergy Unit (AU) über intradermale Hautteste definiert. Hierbei wird der Allergenextrakt mit Hilfe einer Verdünnungsreihe titriert und die Konzentration ermittelt, die bei hochreagiblen Patienten ein Erythem von 50 mm Durchmesser ergibt. Diese Teste zielen vor allem auf den Vergleich der biologischen Aktivität von Allergenextrakten. Leider korrelieren die genannten biologischen Einheiten nicht miteinander (Tabelle 1).

Eine In-vivo-Standardisierungsmethode im humanen System unterliegt starken Einschränkungen, die sich aus ethischen Vorbehalten ableiten. Eine Substituierung derartiger In-vivo-Testmethoden durch praktikable Labormethoden ist daher das Ziel, an dem weltweit gearbeitet wird. Aus der Sicht der Extrakthersteller war ein erstes Teilziel, in Allergenextrakten Allergeneinzelkomponenten zu identifizieren und deren Gehalt zumindest semiquantitativ zu erfassen. Da Allergene der Typ-I-Allergie über IgE-Reaktivitäten definiert werden, galt es, Trennmethoden für die Extraktkomponenten mit immunologischen Nachweismethoden zu kombinieren. Den genannten Vorgaben entsprach die Entwicklung der gekreuzten Immunelektrophorese (CIE) mit der Variante der gekreuzten Radioimmunelektrophorese (CRIE). Bei dieser Methode werden die Allergenextrakte in der ersten Dimension nach der Methode der Serumelektrophorese grob aufgetrennt. Die im Gel getrennten Komponenten läßt man dann in der zweiten Dimension elektrophoretisch in ein antikörperhaltiges Gel einwandern, wobei die Antikörper gegen den zu untersuchenden Extrakt gerichtet sind. Mit Hilfe dieses Antiserums werden die Antigene des Extrakts in charakteristischen Präzipitationsbögen fixiert und sind nach Trocknen des Gels immunologischen Nachweismethoden zugänglich. Nach Überschichten der getrockneten Gele mit Patientenserum können dann IgE-Bindungen mit einem radioaktiv markierten (J-125) Antikörper in der Autoradiographie nachgewiesen werden. Aufbauend auf unterschiedlichen Expositionszeiten des Röntgenfilms eignet sich dieses System auch zur semiquantitativen Bestimmung von Allergenkomponenten und Abschätzung des Gehaltes an Allergeneinzelkomponenten-spezifischen IgE-Antikörpern. Die Etablierung und Verfeinerung dieses Nachweissystems brachte einen Standardisierungsschub, erwies sich jedoch später als Hemmschuh bei der Einführung von monoklonalen Antikörpern und Immunoblottechniken als Standardisierungsmethoden.

Ein zweites Teilziel der Extraktstandardisierung hob darauf ab, einen Test zu etablieren, in dem neue Extraktchargen mit einem internen, in der biologischen Aktivität charakterisierten Standard verglichen werden können. Ein derartiger Test ist der RAST-Inhibitionstest (Abb. 1). Bei diesem Testsystem wird die Hemmung der IgE-Bindung eines Patientenpoolserums an RAST-Scheiben durch den zu vergleichenden Extrakt gemessen. Die allergene Potenz eines Extraktes wird dadurch ermittelt, daß die Allergenextraktkonzentrationen, die nötig sind, um 50% der Bindung zu hemmen, miteinander verglichen werden. Hierüber kann die biologische Aktivität einer neuen Charge abgeschätzt und gegebenenfalls durch Verdünnung oder Konzentrierung auf den Standard eingestellt werden. Das Problem dieser Vorgehensweise liegt darin, daß Gesamtextrakte miteinander verglichen werden. Hierbei könnten Allergeneinzelkomponenten in unterschiedlichen Konzentrationen in den Extrakten vorliegen. Zur Absicherung gegen derartige Fehleinschätzungen wird verlangt, daß die Hemmkurven der jeweiligen verschiedenen Extraktkonzentrationen parallel verlaufen.

Tabelle 1. Historische und aktuelle Einheiten zur Standardisierung von Allergenextrakten

Einheit	Bedeutung
W/V	Gewicht pro Volumen-Einheit; z. B. 1 Gramm allergenes Ausgangsmaterial in Gramm (g) in 100 ml Extraktionsflüssigkeit in Millilitern (ml)
Noon	Die Menge wasserlöslichen Proteins, die sich aus 1 µg Pollen extrahieren läßt; 1 g Pollen enthält demnach 1 000 000 Noon-Einheiten
PNU	1 PNU entspricht 0,01 µg durch Wolframatphosphorsäure präzipitierbarem Stickstoff, entsprechend 0,06 µg Protein
HEP	1 HEP (Abkürzung für „Histamine equivalent in prick testing") entspricht der Allergenkonzentration, die Hautreaktionen (Quaddel) von der Größe der Histaminkontrolle (Histamindihydrochlorid) mit 1mg/ml auslöst. In der Praxis wird auf eine 10fach höhere Histaminkonzentration bezogen (HEP-10-Wert)
BU	1000 BU/ml entspricht 1 HEP

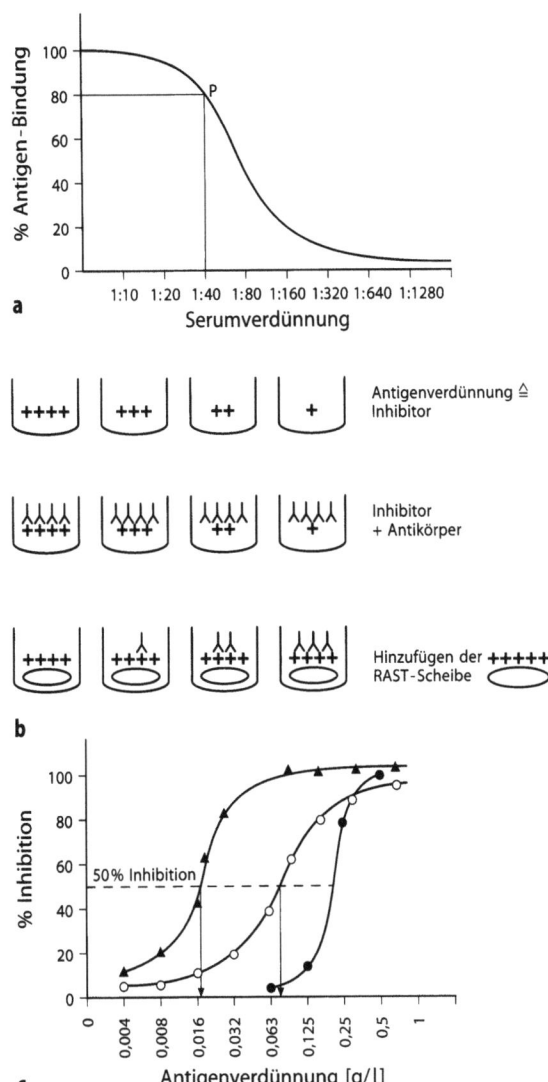

Abb. 1. RAST-Inhibitionstest; **a** Ermittlung der optimalen Arbeitsverdünnung des Testserums mit Hilfe einer Verdünnungsreihe. Die Serumverdünnung muß so gewählt werden, daß das Antigen im Überschuß vorliegt. Die Serumverdünnung, die 80% Antigenbindung vorweist, zeigt die stärksten Effekte bei Inhibitionsversuchen. **b** Durchführung des Inhibitionsansatzes. **c** Darstellung der Inhibitionskurven; nur parallele Kurvenverläufe dürfen ausgewertet werden (gleiche Allergenkomponentenzusammensetzung). Die ●-●-Kurve hat eine andere Allergenzusammensetzung und ist daher für die Auswertung ungeeignet. Die Inhibitionswirkung wird auf der Basis der eingesetzten Extraktkonzentration, die benötigt wird um eine 50%ige Inhibition zu bewirken, ermittelt. Im Beispiel ist der Extrakt, der die -▲-▲-Kurve ergibt, 4fach stärker in seiner Potenz als der Extrakt, der zur -○-○-Inhibitionskurve führt

In-vitro-Methoden zur Qualitätssicherung von Allergenextrakten

Die nachfolgende Methodenübersicht gilt für Extrakte, die bei der Diagnostik der Typ-I- oder Typ-III-Allergie eingesetzt werden. Bei den „Allergenen" der Kontaktdermatitis handelt es sich überwiegend um reaktive Haptene, die mit Proteinen der Haut reagieren. Es handelt sich um eine Vielzahl der unterschiedlichsten chemischen Verbindungen, deren Abhandlung nicht Gegenstand dieses Kapitels ist. Soweit Kontaktallergene pflanzlichen Ursprungs sind, sei auf das Lexikon der Kontaktallergene von Hausen verwiesen [6].

Isoelektrofokussierung (IEF); IEF/Immunoprinttechnik.

Bei der IEF werden die Proteine vorzugsweise in Agarose- oder Polyacrylamidgelen nach ihren isoelektrischen Punkten, die für Proteine Stoffkonstanten darstellen, elektrophoretisch getrennt [3]. Die Trennung wird dadurch erzielt, daß die Proteine in einem pH-Gradienten in einem elektrischen Feld bis zum Punkt der Ladungsneutralität, dem isoelektrischen Punkt, wandern und dort immobilisiert sind. Die Proteinbanden werden in den Gelen nach Fixierung mit Trichloressigsäure mit Coomassie-Blue oder über eine Silberfärbung sichtbar gemacht. Hervorzuheben ist, daß die IEF eine Trennmethode ist, bei der die Proben kaum denaturiert werden.

Beim Vergleich von Allergenextrakten mit dem Ziel des Nachweises hoher Identität der Proben ist Übereinstimmung der Trennmuster eine notwendige, aber keinesfalls hinreichende Bedingung. Da Allergene (Antigene) immunologisch definiert sind, muß der Nachweis auch serologisch erfolgen. Hieraus folgt die Notwendigkeit, die IEF mit immunologischen Nachweisverfahren zu koppeln. Die Methode der Wahl ist hierbei die Immunoblottechnik. Bei dieser Technik wird z. B. auf das Agarose-Gel eine Nitrozellulosemembran gelegt und die Trennung über eine Saug-Druckkombination auf die Nitrozellulosemembran übertragen und fixiert. Nach Blockierung noch aktiver Bindungsstellen auf der Nitrocellulose mit dem Detergens Tween 20 können dann immunologische Nachweisverfahren durchgeführt werden. Hierbei hat es sich gezeigt, daß bei nahezu identischem Trennmuster auf Proteinebene die IgE-reaktiven Komponenten qualitativ wie quantitativ durchaus unterschiedliche Muster aufweisen können. IEF/Immunoblotuntersuchungen sind wegen der nicht denaturierenden Trenn- und Nachweistechnik zu bevorzugen, haben sich in der Praxis aber nicht bewährt, da die Blots wegen der zahlreichen Isoallergene, die sich in einer Vielzahl von Banden darstellen, eine Zuordnung von Allergengruppen kaum zulassen.

Natriumdodecylsulfat-Polyacrylamidgel-Elektrophorese (SDS-PAGE)/Westernblottechnik.

Ziel der SDS-PAGE ist die Auftrennung der Proteine nach Molekulargewichten. Um vergleichbare Bedingungen zu schaffen, werden die Proben durch Erhitzen bei 95 °C in Gegenwart des Detergens SDS mit dem Ziel denaturiert, Einflüsse von Tertiär- und Sekundärstruktur weitestgehend zurückzudrängen, so daß die Primärstruktur zur Bezugsgröße wird. Zugleich lagern sich an die Proteine negativ geladene SDS-Moleküle an, welche die individuelle Ladung der jeweiligen Proteineinzelkomponenten überlagern und kaschieren. Darüber hinaus werden dem Probenpuffer häufig S-H-Reagenzien wie Mercaptoethanol (CH_3-CH_2-S-H) zugesetzt, um strukturbildende kovalente intramolekulare Schwefel-Schwefel-Bindungen (-S-S-) zu Schwefelwasserstoff-Bindungen (-SH) reduktiv aufzubrechen.

Zur Auftrennung der so vorbehandelten Proteine wird die Tatsache genutzt, daß sich die elektrophoretische Wanderungsgeschwindigkeit von Proteinen in Gelen bei vorgegebener Porenstruktur etwa umgekehrt proportional zum Logarithmus des Molekulargewichts der Einzelkomponenten verhält. Durch eine geeignete Kombination von Elektrolyten und pH-Wert in Probenpuffer, Sammel- und Trenngel wird eine enorme Trennschärfe dieser Elektrophoreseart erzielt. Dies gilt insbesondere für Proteine, während Glykoproteine bisweilen hinsichtlich des scheinbaren Molekulargewichts ein abnormes Verhalten aufweisen und sich eher in verschwommen Banden darstellen.

Auch hier gilt, wie bei der IEF, daß Übereinstimmung der Lage von Banden eine notwendige, aber keine hinreichende Bedingung ist, um Identität von Inhaltsstoffen in verschiedenen Chargen nachzuweisen. Immunoblot-Untersuchungen (Westernblot-Untersuchungen) mit Patienten-IgE oder mit monoklonalen Antikörpern sollten in jedem Falle bei der Qualitätskontrolle von Allergenextrakten eingesetzt werden (Abb. 2). Hierbei ist allerdings zu beachten, daß IgE-Reaktivitäten gegen denaturierte Allergene getestet werden und dadurch nur sequentielle (kontinuierliche) Epitope erfaßt werden. Dies ist ausreichend, um die meisten Allergene nachzuweisen, da kontinuierliche Epitope als Teil eines diskontinuierlichen Epitops reaktiv sein können. Zudem wird diskutiert, daß es auf der Nitrocellulose unter den Bedingungen des Westernblots zur teilweisen Renaturierung der Allergene kommen kann. Sind allerdings die Haupt-IgE-Reaktivitäten gegen Konformationsepitope gerichtet, so kann es beispielsweise beim Hauptallergen der Milbe, Der p 1, unter reduzierenden Bedingungen vorkommen, daß es im Westernblot nicht nachzuweisen ist.

CIE/CRIE.

Die Methode der CRIE wurde bereits auf S. 54 beschrieben. Schwachpunkte dieser Methode sind die polyklonalen Antiseren, die sich schlecht standardisieren lassen, bei Chargenunterschieden zu unterschiedlichen Chromatogrammen führen und möglicherweise wichtige Epitope auf den Allergenen blockieren können.

Chromatographie.

Die Methode der High Performance Liquid Chromatography (HPLC) ist ursprünglich für die Auftrennung und Analytik nicht flüchtiger organischer Verbindungen mit niedrigem Molekulargewicht entwickelt worden. Für die Auftrennung komplexer Proteingemische unterschiedlichen Molekulargewichtes stellt die HPLC-Technik keine universelle Analysenmethode zur Qualitätskontrolle von Allergenen oder Allergenextrakten dar. Es ist aber denkbar, daß spezielle Probleme, einmal methodisch gelöst, sich mit Hilfe der HPLC in hervorragender Weise bewältigen lassen.

Einsatz von Antikörpern in der Qualitätskontrolle

Antikörper haben sich in der Proteinanalytik zum qualitativen wie quantitativen Nachweis von Einzelkomponenten vor allem in Gemischen wegen ihrer hohen Spezifität und Sensitivität in den Testsystemen außerordentlich bewährt. Vergleichbare Ergebnisse wären mit physikalisch/chemischen Mitteln, wenn überhaupt, nur mit erheblichem Arbeitsaufwand und Geräteeinsatz zu erzielen. Ein Hauptproblem beim Einsatz von Antikörpern liegt in der Gewinnung der Antiseren beziehungsweise der Antikörper mit der gewünschten Spezifität. Man unterscheidet poly-

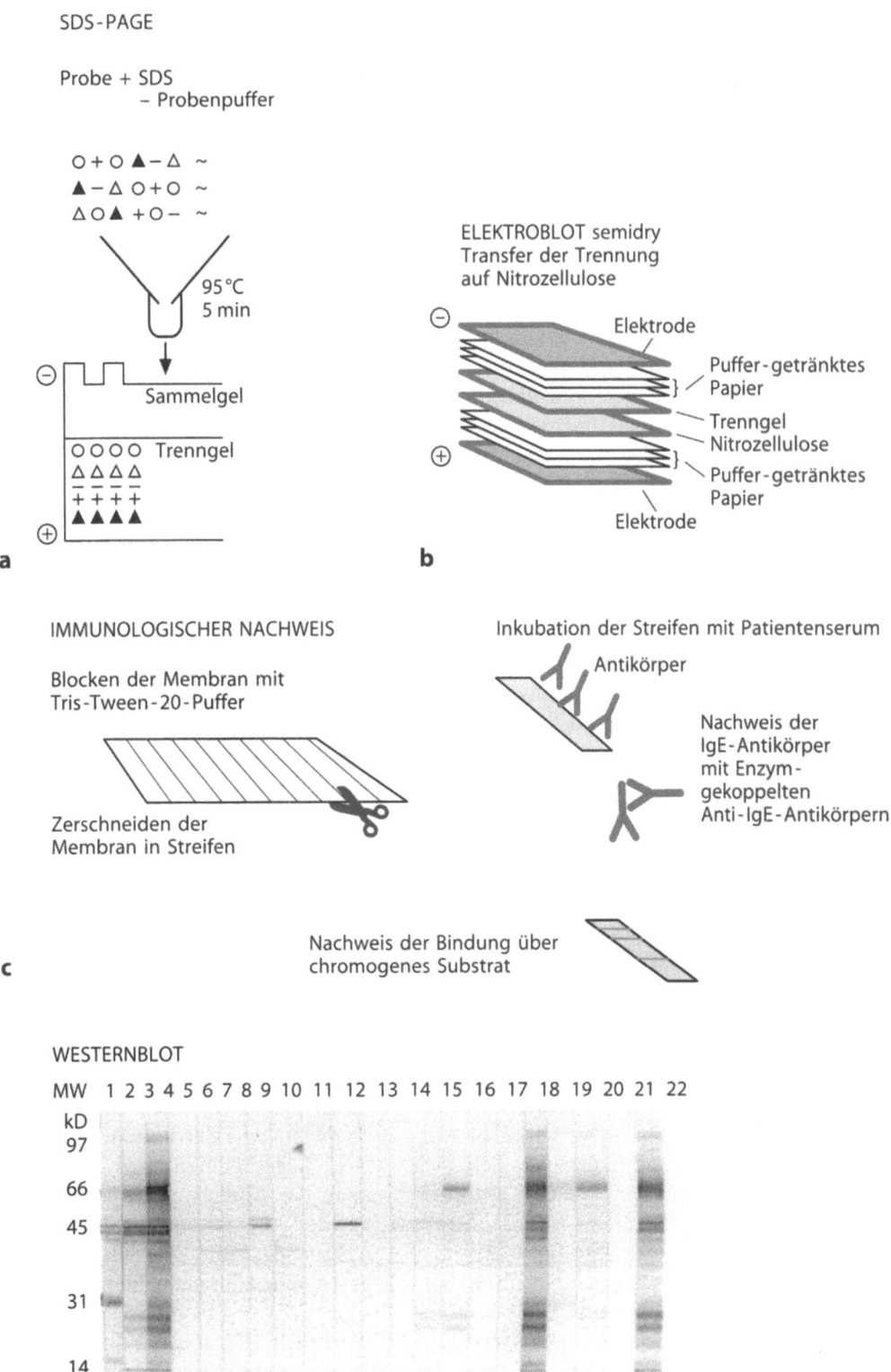

Abb. 2. Westernblot: **a** Auftrennung der Extraktkomponenten mit Hilfe der SDS-Polyacrylamid-Gelelektrophorese nach Molekulargewichten. **b** Elektrophoretische Übertragung der Trennung auf Nitrocellulose. **c** Immunologischer Nachweis der IgE-Reaktivität von Patientenseren gegen Komponenten eines Allergenextraktes. **d** Darstellung der IgE-Reaktivitäten von 22 Patientenseren, die gegen Erdnußextrakt gerichtet sind.

spezifische Antiseren, monospezifische Antiseren und monoklonale Antikörper, die a priori monospezifisch sind.

Antiseren. Polyspezifische Antiseren sind uns bei der CIE/CRIE-Technik bereits begegnet, wo sie im Testsystem die Funktion der Fixierung der Antigene durch Präzipitation übernommen haben. Die Antiseren werden durch Immunisierung geeigneter Versuchstiere, vorzugsweise Kaninchen, mit dem Allergengesamtextrakt gewonnen. Es ist klar, daß wegen der Individualität der Versuchstiere die Immunantwort unterschiedlich ausfällt. Prinzipiell sind daher derartige Seren für Standardisierungszwecke, auch wenn sich diesen Nachteilen z. B. durch Bildung von Poolseren entgegenwirken läßt, ungeeignet. Die Herstellung monospezifischer Antiseren setzt reines Immunisierungsmaterial voraus, um spezifische Antikörper zu induzieren, und geeignetes Material, um Spezifitäten gegen üblicherweise in den Präparationen vorkommende Verunreinigungen herauszuabsorbieren. Derartige Antiseren werden bisweilen als Fangantikörper im ELISA eingesetzt. Es liegt auf der Hand, daß bei derartigen Testsystemen die Produktkonstanz nur mit hohem Aufwand aufrechtzuerhalten ist. Anders verhält es sich mit monoklonalen Antikörpern.

Monoklonale Antikörper. Antikörper werden in den B-Lymphozyten synthetisiert. Gelingt es, einzelne B-Lymphozyten durch Teilung zu vermehren (zu klonen), so befindet sich im Überstand solcher Zellkulturen nur eine Sorte von Antikörpern (monoklonale Antikörper), die nur eine Spezifität besitzen, also monospezifisch sind. Dieses Konzept ist in der Hybridomatechnik von Köhler und Milstein verwirklicht worden [7]. Monoklonale Antikörper lassen sich theoretisch in unbegrenzten Mengen produzieren und sind daher für die Qualitätskontrolle und Standardisierung bestens geeignet [2].

Allerdings müssen sie hinsichtlich ihrer Spezifität sorgfältig getestet werden. Bekanntlich erkennen Antikörper nicht ein gesamtes Molekül, sondern nur Abschnitte des Moleküls, die Determinanten oder Epitope genannt werden. Ein Antikörper ist spezifisch für ein Molekül, wenn das erkannte Epitop für dieses Molekül spezifisch ist. Natürlicherweise kommen Allergene häufig in Form von Isoallergenen vor, also Allergenen mit nahezu gleichem Molekulargewicht, die sich in der Primärstruktur nur durch einzelne Aminosäureaustausche unterscheiden. Physikochemisch gesehen handelt es sich hierbei um unterscheidbare Entitäten, die sich jedoch immunologisch in erster Näherung gleich verhalten. Derartige Allergene werden häufig auch in phylogenetisch verwandten Pflanzen gefunden. Der Übersichtlichkeit halber werden diese Allergene in Gruppen zusammengefaßt. Ein gruppenspezifischer monoklonaler Antikörper müßte dann ein gruppenspezifisches Epitop erkennen, das allgemein (common) bei allen Varianten vorkommt. Mit Hilfe rekombinanter Allergene, rekombinant hergestellter Fragmente und synthetisierter überlappender Peptide wird es möglich sein, die Spezifität monoklonaler Antikörper auf Epitopebene aufzuklären und für die Belange der Qualitätskontrolle von Allergenextrakten optimal einzusetzen. Insbesondere wird es möglich sein, den Gehalt der wichtigsten Allergene in den Extrakten anzugeben. Allerdings ist das Problem der biologischen Aktivität mit derartigen Testen nicht gelöst. Weiterhin könnte mit monoklonalen Antikörpern das Vorkommen von verfälschenden Allergenen, z.B Birkenpollenallergene in Gräserpollenextrakten, quantifiziert bzw. ausgeschlossen werden.

Anforderungen an Allergenprodukte in der Verantwortung der Hersteller

Nachfolgende Anforderungen gelten insbesondere für Allergenprodukte, die für die In-vivo-Diagnostik und Therapie eingesetzt werden; sie folgen den Empfehlungen der EU für Produzenten dieser Produkte [10]. Neben allgemeinen Angaben wie Name der Präparation und des Herstellers, Lagerbedingungen, Lagerfähigkeit, Nennung der Allergenquelle, wissenschaftlicher Name des Allergens usw. sind für den Anwender insbesondere die speziellen Anforderungen für bestimmte Allergenquellen wichtig.

Pollen. Hier müssen die Sammelmethode und die Art der Verunreinigung, die mikroskopisch festgestellt wird, angegeben werden. Die Verunreinigung durch andere Pollen muß unter 1% liegen, wobei die Verunreinigung durch eine Pollensorte unter 0,5% liegen muß. Die Verunreinigung durch Sporen muß ebenfalls unter 1% liegen, während andere Verunreinigungen, insbesondere pflanzliche Materialien, 10% nicht übersteigen dürfen.

■ *Schimmelpilze.* Hier sind vor allem die Kultivierungsmethode und die Zusammensetzung des Mediums sowie die Verunreinigung des Rohmaterials durch Medienbestandteile anzugeben. Weiterhin sind die Schimmelpilze morphologisch zu beschreiben. Großer Wert wird auf die Abwesenheit von Mycotoxinen und anderen akut toxischen oder mutagenen Substanzen gelegt.

■ *Milben.* Bei Milbenextrakten ist die Kultivierungsmethode zu beschreiben. Werden im Kulturmedium Substrate humanen Ursprungs verwendet, sollte die Übertragung infektiöser Krankheiten ausgeschlossen sein. Jedwede Allergenität des Kulturmediums ist so niedrig wie möglich zu halten; deswegen sollte die Verwendung von tierischem Material im Medium vermieden werden.

■ *Tierallergene.* Allergene sollten nur von gesunden Tieren gewonnen werden, die nicht mit Antiparasitenmitteln oder mit Medikamenten behandelt worden sind. Material von toten Tieren sollte innerhalb von wenigen Stunden post mortem gesammelt werden.

■ *Insektengift.* Die Gifte sollten frei von Kontaminationen möglichst rein gesammelt werden, z. B. Wespengift aus dem Giftsack.

Generell gilt, daß sich der Produktionsweg einer Allergenzubereitung von der Herkunft bis zum fertigen Präparat in allen seinen Aspekten lückenlos rückverfolgen lassen muß.

Qualitätssicherung der Allergenextrakte durch den Anwender

Der Einfluß des Anwenders auf die Qualitätssicherung der Allergenextrakte ist gering. Er beschränkt sich im wesentlichen auf die strikte Beachtung des Beipackzettels. Wichtige Punkte sind hierbei die vorschriftsmäßige Rekonstituierung von Lyophilisaten, die Lagerung der Präparate und die Beachtung des Verfallsdatums.

■ **Mischen von Extrakten.** Unabhängig von der Frage, ob es erfolgversprechend ist, polysensibilisierte Patienten zu hyposensibilisieren, ist es nicht korrekt, Extrakte von verschiedenen Allergenen zu mischen, da sie chemisch miteinander reagieren können. So ist der Hausstaubmilbenextrakt reich an Allergenen, die Enzyme darstellen, u. a. auch Proteasen. Es liegt auf der Hand, daß z. B. Gräserpollenallergene versetzt mit Milbenextrakt sehr schnell abgebaut werden [5].

■ **Testen mit nativem Material.** Die allergologische Diagnostik steht bisweilen vor dem Problem, wegen fehlender oder unzureichender Testlösungen, z. B. im Bereich der Nahrungsmittelallergene, diese selbst herstellen zu müssen oder in Frage kommende Auslöser von Allergien in Form von Proben, die vom Patienten mitgebracht worden sind, selbst zu extrahieren und zu testen. Nach Abschätzung und Sicherstellung der physiologischen Unbedenklichkeit sind als Maßnahme der Qualitätskontrolle Negativkontrollen, also die Testung der Extrakte an Nichtallergikern, mitzuführen, da Irritantien, z. B. Histamin, in der Testlösung zu falsch positiven Resultaten führen könnten. Es versteht sich von selbst, daß zunächst durch vorsichtige Titration der Schwellenwert für die Auslösung der Reaktion beim Patienten herausgefunden werden muß. Erst bei positiven Reaktionen beim Patienten wird man Kontrollpersonen in die Untersuchungen einbeziehen. Die ethische Zumutbarkeit für die Kontrollpersonen ist sorgfältig zu überprüfen.

Literatur

1. Baer H (1988) Problems in the standardization of allergenic extracts in the U.S. In: Kurth R (ed), Regulatory control and standardization of allergenic extracts. Gustav Fischer, Stuttgart, pp 9–13
2. Becker W-M, Schlaak M (1989): Monoklonale Antikörper in der Allergieforschung. Immun Infekt 17:1953
3. Becker W-M (1989) Reactivities of immunoglobulin E and immunoglobulin G subclasses identified by isoelectric focusing-immunoprint in allergic patients. Electrophoresis 10:633–640
4. Bousquet J, Guérin B, Michel FB (1990) Units of allergen extracts. In: Kurth R (ed) Regulatory control and standardization of allergenic extracts. Gustav Fischer, Stuttgart, pp 106–116
5. Esch RE (1990) Role of proteases on the stability of allergenic extracts. In: Kurth R (ed) Regulatory control and standardization of allergenic extracts. Gustav Fischer, Stuttgart, pp 171–179
6. Hausen BM (1998) Allergiepflanzen, Pflanzenallergene. Handbuch und Atlas der allergieinduzierenden Wild- und Kulturpflanzen. ecomed, Landsberg
7. Köhler G, Milstein C (1975) Continuous cultures of fused cells secreting antibody of predefined specificity. Nature 256:495–497

8. Lehrer S, Reese G (1997) Natural allergenextracts: Is there a future in allergy diagnosis and therapy? In: Kurth R (ed) Regulatory control and standardization of allergenic extracts. Gustav Fischer, Stuttgart, pp 73-78
9. Platts-Mills T (1988) Discussion. In: Kurth R (ed) Regulatory control and standardization of allergenic extracts. Gustav Fischer, Stuttgart, p 141
10. The European Agency for the Evaluation of Medical products; Human Medicines Evaluation Unit - CPMP Biotech Working Party (1996) Note for guidance on allergen products
11. Thomas W et al (1997) Recombinant house dust mite allergens. In: Kurth R (ed) Regulatory control and standardization of allergenic extracts. Gustav Fischer, Stuttgart, pp 87-94
12. Turkeltaub PC (1994) Use of skin testing for evaluation of potency, composition, and stability of allergenic products. In: Kurth R (ed) Regulatory control and standardization of allergenic extracts. Gustav Fischer, Stuttgart, pp 79-87
13. Wilhelm D, Burow G, Görg S, Klouche M, Kirchner H (1995) Allergy prevalence among blood donors in Northern Germany. Allergo J 4:272-278

Kapitel 7 Zelluläre Funktionstests
W. J. Pichler

Bei zellulären, immunologischen Funktionstesten handelt es sich um Testverfahren, die entweder Verteilung, Größe, Morphologie oder Aktivitätsgrad von immunkompetenten Zellen ex vivo analysieren oder zelluläre Funktionsanalysen nach In-vitro-Kultur beinhalten. Die analysierten Zellen werden häufig aus dem peripheren Blut gewonnen, können aber auch aus Bronchiallavage, Gelenkerguß, Lymphknotenpunktionen etc. stammen. Neben den verschiedenen Lymphozyten werden vor allem auch Monozyten/Makrophagen, dendritische Zellen, eosinophile, neutrophile und basophile Granulozyten untersucht.

Ziel und Stellenwert

Ex-vivo-Teste. Ziel dieser Teste ist es, anhand einer zellulären Analyse Rückschlüsse auf die *Intensität und Art* der *aktuell* in vivo ablaufenden Immunreaktion zu gewinnen. Der Stellenwert einer derartigen Analyse ist in der medizinischen Diagnostik traditionell hoch, man denke an das Differentialblutbild oder die CD4-T-Zell-Zählung bei HIV-bedingtem Immundefekt [1]. Andererseits ist die zelluläre Funktionsdiagnostik mittels kombinierter Immunfluoreszenz, welche den entscheidenden Fortschritt gegenüber der herkömmlichen morphologisch/histochemischen Beurteilung brachte, erst am Beginn und häufig noch auf klinische Forschungsfragen begrenzt. Die rasante Entwicklung einer sehr breiten Palette monoklonaler Antikörper gegen bestimmte Zellstrukturen sowie der vermehrte Einsatz von Zytofluorographen wird jedoch die Bedeutung entsprechender Meßmethoden in Zukunft sicherlich erhöhen.

Ein offensichtlicher *Nachteil* sind die Abhängigkeit von frischem Material (das zu untersuchende Material sollte meistens innerhalb von 24 h im Labor sein) und die geringe Automatisierung zellulärer Teste. Die Zytofluorographie ist zudem ein „heikles" Verfahren, welches durch verschiedene Faktoren leicht beeinflußbar ist (siehe unten), so daß eine ständige Qualitätskontrolle nötig wird, welche das Verfahren weiter verteuert. Zudem muß man sich bewußt sein, daß das periphere Blut, aus dem ja die meisten Proben stammen, nicht immer das Geschehen im Gewebe widerspiegelt.

Einfacher und auch bereits weiter verbreitet sind Messungen im Serum nachweisbarer Mediatoren aktivierter Zellen, wie z. B. von IL2-Rezeptoren etc. Die entsprechenden Untersuchungen werden andernorts dargestellt (Kapitel I.8.).

In-vitro-Teste. Häufiges Ziel dieser meist recht aufwendigen Verfahren ist der Nachweis einer Allergen-/Antigen-spezifischen zellulären Immunreaktion, analog zur Bestimmung spezifischer Antikörper. Außerdem erlaubt die In-vitro-Kultivierung eine genaue Charakterisierung der Art der Immunantwort, was angesichts der Bedeutung des TH1/TH2-Systems für die Art der Immunantwort von zunehmender Bedeutung ist [2].

Da die Aktivierung in vitro erfolgt, sind die T-Zell-bezogenen Teste besser *nach Ablauf* der akuten Erkrankung durchzuführen, da die bereits in vivo aktivierten T-Zellen meist nicht mehr auf einen zusätzlichen Stimulus in vitro reagieren können. Außerdem können während der akuten Erkrankung die spezifischen Zellen ins Gewebe emigriert sein, weshalb sie im Blut kaum vertreten sind. Die T-Zell-Reaktivität ist sicherlich für 1–2 Jahre nachweisbar, bei stärkerer Immunisierung auch für länger (>10 Jahre).

Bei den zellulären In-vitro-Tests handelt es sich meist um Verfahren, welche ein bestimmtes Antigen als Triggerfaktor für eine Reaktion wählen, woraufhin auf die Spezifität, Art und Stärke der Reaktion geschlossen werden kann. *Hauptvorteile* sind die Ungefährlichkeit des In-vitro-Testes und die Möglichkeit verschiedene Funktionen zu testen; *Hauptnachteil* ist, wie bei anderen immunologischen Testverfahren, daß nur auf eine Sensibilisierung geschlossen werden kann, möglicherweise ohne klinische Relevanz, da die Sensibilisierung nicht notwendigerweise zu einer mit Krankheitssymptomen einhergehenden Reaktion führen muß. Außerdem sind diese Tests zum Teil sehr aufwendig, benötigen eine spezielle Laborausrüstung und sind abhängig von einer raschen Verarbeitung des zugesandten Materials.

Grundlagen

Zelldifferenzierung mittels Antikörpern.

Zellen weisen eine große Batterie von unterschiedlichen Molekülen auf, die auf der Membran lokalisiert sind und der Differenzierung, als Rezeptoren (z. B. für Zytokine), der Zellkommunikation und Migration (Integrine, Selektine), der Signalgebung (vor allem Immunglobulin-ähnliche Strukturen wie z. B. CD3, CD4 oder CD8) dienen [3]. Es gibt über 160 gut charakterisierte Membranmoleküle, die im „Cluster of Differentiation" (CD) - Schema eingeteilt sind. Gegen alle diese CD-Moleküle gibt es monoklonale Antikörper, die es erlauben, die verschiedenen Moleküle auf Zellen mittels Immunfluoreszenz bzw. in Gewebeschnitten zu identifizieren. Somit kann auf die Verteilung, die Differenzierung und den Aktivierungsgrad verschiedener Zellen geschlossen werden, was mit rein morphologischen Methoden nicht möglich war.

Klassisches Beispiel für den Einsatz dieser CD-Antikörper ist die Unterscheidung von B- und T-Zellen aufgrund des Adhäsionsmoleküls CD2 (Erythrozytenrezeptor), welches nur auf T-Zellen vorhanden ist, und so als „T-Zell-Marker" verwendet wurde. Eigentlich ist es der Rezeptor für das Integrin LFA-3.

Wenngleich diese Reagenzien die diagnostischen Möglichkeiten enorm erweitern könnten, ist, faktisch gesehen, ihre Bedeutung im klinischen Alltag nach wie vor gering; bis auf bestimmte Fragestellungen bei Typisierungen von Leukämien und der Bestimmung von CD4+-T-Zellen bei HIV-bedingter Immundefizienz [1] hat bisher keiner dieser Parameter Eingang in die Routinediagnostik gefunden.

In der *klinischen Forschung* werden diese Reagentien allerdings intensiv genutzt. Zellen des Immunsystems benötigen eine Aktivierung, um funktionell aktiv zu werden. Diese Aktivierung geht mit Veränderungen der Zelle einher, zum Beispiel der Aufregulierung von Rezeptoren für Zytokine (z. B. IL2-Rezeptor, IL2R) oder der zelleigenen Synthese von Zytokinen, welche ruhende Zellen nicht aufweisen [4]. Andere Zellen erfahren nach Aktivierung eine Veränderung der Zelldichte (z. B. aktivierte Eosinophile sind „hypodens"). Das recht genaue Verständnis der Zellaktivierung und die Verfügbarkeit von monoklonalen Antikörpern gegen eine große Anzahl dieser Rezeptoren und Zytokine erlaubt eine präzise Zellidentifikation im peripheren Blut mit Hilfe der Zytofluorographie sowohl bezüglich Anzahl wie auch Aktivierung.

Die potentiellen Möglichkeiten dieser Technik sind sehr groß (Abb. 1), und eine detaillierte Aufzählung sprengt den Rahmen dieses Kapitels. Ich möchte mich deshalb nur auf zwei Beispiele beschränken, die neuere Erkenntnisse bei allergischen Erkrankungen brachten:

Aktivierte T-Zellen exprimieren zunächst den IL2-Rezeptor, bei wiederholter Antigenexposition auch HLA-DR, CD80 und andere Adhäsionsmoleküle [4]. Je nach Art des stimulierenden Antigens kommt es eher zur selektiven Aktivierung von CD4+-T-Zellen, was z. B. mittels erhöhter simultaner Expression von CD4- und IL2R (a-Kette) erfaßt werden kann. Bei viralen Infektionen wie auch bei Stimulationen durch kleinmolekulare Substanzen (z. B. Medikamente) sind auch oder vor allem CD8+-T-Zellen stimuliert. Die stimulierte Zellpopulation ist häufig auch expandiert, so daß das CD4/CD8-Verhältnis verschoben sein kann. Eine derartige Analyse läßt somit Rückschlüsse auf die Art des Antigens zu.

Die Probenaufbereitung ist relativ einfach, da die Färbung mit unterschiedlich markierten Antikörpern, z. B. Phycoerythrin (PE)-markierter anti-IL2R-Antikörper und FITC-markierter Anti-CD4-Antikörper, im EDTA-Vollblut erfolgen kann. Die Lyse der Erythrozyten und die nötigen Waschvorgänge sind bei Coulter- oder Becton-Dickinson-Geräten unterschiedlich. Die Auswertung am Zytofluorographen erscheint einfach, hat jedoch ihre Tücken: Es bedarf Erfahrung, das relativ komplizierte Gerät einzustellen und es fortlaufend mit standardisierten „beads" zu eichen, da das Ergebnis einer Untersuchung stark abhängig ist von der Einstellung (z. B. inwieweit eine schwache Fluoreszenz noch als positiv verwertet werden soll). Insofern ist auch die Fluoreszenz-Markierung der Antikörper eine wichtige Variable. Fortlaufende Eigenkontrolle und Beteiligungen an Ringversuchen sind somit essentiell für eine korrekte Datenauswertung [5].

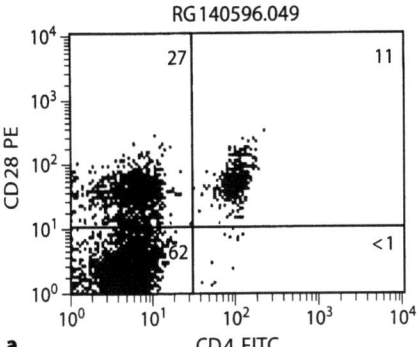

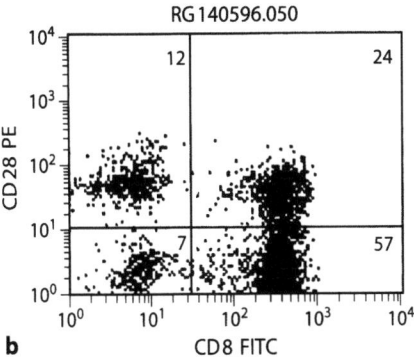

Abb. 1. Beispiel zweier Doppelfluoreszenz-Bestimmungen: Die peripheren Blut-Lymphozyten wurden mit α-CD3-PerCP, α-CD8-FITC (bzw. α-CD4-FITC) und α-CD28-PE gefärbt. Anti-CD3 diente der Identifikation und Fokussierung auf CD3+-T-Zellen; in der weiteren Analyse wurden nur CD3+-T-Zellen berücksichtigt. Die Doppelfluoreszenz wurde mittels α-CD8-FITC bzw. α-CD28-PE erfaßt. Die in den verschiedenen Quadranten angegebene Zahl gibt die Verteilung der einzel-reaktiven oder der doppelt-positiven Zellen wieder (24 bzw. 11%).
Die Färbung ergab, daß in den peripheren T-Zellen dieses Individuums ein Teil der CD8+-T-Zellen und quasi alle CD4+-T-Zellen das Adhäsionsmolekül CD28 (wichtig um das zweite Signal der T-Zell-Aktivierung zu vermitteln) aufweisen.

Differenzierte T-Zellen können nach Stimulation ein unterschiedliches Zytokinmuster freisetzen [2]. Sogenannte TH1-T-Zellen sezernieren IFNγ, IL2, TNFα und stimulieren dadurch präferentiell die Monozyten/Makrophagen bzw. die *zelluläre* Immunität. Eine derartige Immunantwort ist somit bei intrazellulären Parasiten (z.B. M. tuberculosis) essentiell. Die *humorale* Immunantwort wird durch diese Zytokine nur teilweise unterstützt. Bei extrazellulären Erregern spielt eine effektive Antikörperabwehr die Hauptrolle, welche vor allem durch die von TH2-Zellen stammenden Zytokine IL4, IL5, IL6 stimuliert wird. Bei IgE-vermittelten allergischen Reaktionen dominiert in der Regel die TH2-Immunantwort. Als Vorstufe dieser Differenzierung werden TH0-T-Zellen eingestuft, die sowohl TH1- wie auch TH2-Zytokine freisetzen.

Eine Typisierung dieser Subpopulationen mittels monoklonaler Antikörper ist schwierig. Die Gruppe um S. Romagnani fand, daß TH2-Zellen das CD30-Antigen aufweisen und auch sezernieren, während TH1-Zellen das Antigen LAG3 exprimieren [3]. Aber selbst bei schweren Atopikern mit hohen IgE-Werten waren nur <1% der zirkulierenden T-Zellen CD30-positiv.

Angesichts der klinischen Bedeutung der TH1/TH2-Subklassifikation wurden auch andere Methoden erprobt: Eine logische Unterscheidung würde auf der Messung der Zytokine beruhen. In der Tat wird z.B. durch die unspezifische aber sehr starke Stimulation mit PMA-Ionomycin soviel IFNγ pro Zelle produziert, daß ein Nachweis mit Anti-Zytokin-Antikörpern auf Einzel-Zell-Ebene möglich ist [6]. Die zu untersuchenden Zellen werden über Dichtezentrifugation isoliert, gewaschen und mit PMA-Ionomycin für 4 h stimuliert. Um das Ausschleusen der Zytokine aus der Zelle zu hindern und somit die Sensitivität des Testes zu erhöhen, können die Zellen auch mit einer den Golgi-Apparat blockierenden Substanz (Monensin, 1mM) inkubiert werden. Die Zellmembran wird mit Saponin permeabilisiert und die neusynthetisierten Zytokine werden mittels monoklonaler Antikörper, z.B. Biotin-anti-IFNγ, woran FITC-Streptavidin bindet, nachgewiesen. Da IFNγ in relativ hoher Konzentration gebildet wird, ist sein Nachweis relativ einfach. Hingegen ist die Menge der anderen Zytokine niedriger und kann limitierend sein, so daß weitere Amplifikationsschritte nötig sein könnten. Die gleichzeitige Messung eines zellcharakteristischen Oberflächenmoleküls erfolgt mit einem unterschiedlich markierten Antikörper (z.B. PE-anti-CD4). Diese simultane Bestimmung von Zellmarkern und Zytokinen ist z.Z. noch großteils für Forschungsfragen reserviert, könnte aber bald Eingang in die Klinik finden.

Lymphozytentransformationstest (LTT).
Nach Kontakt mit einem Antigen vermehren sich die spezifischen Zellen und sind daraufhin in höherer Frequenz im peripheren Blut nachweisbar. Darauf beruht die Immunität nach Infektionen oder Impfungen. Isoliert man mononukleäre Zellen des Blutes (oder anderer Organe) und stimuliert die gewonnenen Zellen (großteils T-Zellen) in vitro mit dem Antigen, kann es zu einer gut meßbaren Vermehrung und Transformation der antigenspezifischen T-Zellen kom-

men. Diese Vermehrung ist meist erst nach 5–7 Tagen offensichtlich und kann durch 3H-Thymidin-Aufnahme in die T-Zellen oder zytofluorometrisch [7–9] gemessen werden.

Diese Testmethodik ist aufwendig, da sie auf Zellisolationen, steriler Zellkultur in CO_2-belüfteten Kulturschränken und relativ aufwendigen Meßapparaten (z. B. Scintillationszähler oder ähnliches) beruht. Sie ist störanfällig, da das Kulturmedium (ergänzt mit 10–20% AB-Serum oder autologem Plasma), die Anzahl und Zusammensetzung der isolierten Zellen und viele andere Faktoren das Ergebnis beeinflussen können. Das Ergebnis wird erst nach 6–7 Tagen bekannt. Aktuelle Kortikosteroidbehandlung (>15 mg/d) kann suppressiv auf die Zellproliferation wirken. Zudem ist der Test gerade im akuten Stadium weniger sensitiv, da die zu stimulierenden Zellen schon aktiviert und somit refraktär für eine weitere Stimulation sind.

Andererseits ist diese Technik sehr variabel, da fast jedes Antigen, soweit in löslicher Form vorhanden, getestet werden kann. Dies benötigt allerdings auch Kontrollkulturen, mit Zellen von nicht sensibilisierten Individuen, die das Antigen nicht gesehen hatten oder es problemlos tolerierten.

Der LTT wird in großem Ausmaß in der klinischen Forschung eingesetzt, da damit allergen- bzw. antigenspezifische T-Zellen kultiviert werden können. Für die Routinediagnostik hat der LTT mit antigenen Proteinen wenig Bedeutung, da ja nur eine Sensibilisierung erfaßt werden kann ohne Hinweis auf die Art der Reaktion, denn er ist sowohl bei IgE- wie IgG- oder T-Zell-vermittelten Reaktionen positiv.

Weit verbreitet ist der LTT bei der Diagnose arzneimittelbedingter Allergien: Kultiviert man periphere mononukleäre Zellen eines Patienten mit Medikamentenallergie mit dem relevanten Medikament (meist in Reinform vom Hersteller zu beziehen; drei nicht toxische Konzentrationen, meist 1, 10 und 100 µg/ml), kann es zur Vermehrung Medikamenten-spezifischer T-Zellen kommen [7]. Bei Personen, die das Medikament gut vertragen haben oder nicht exponiert waren, kommt es nicht zu einer Stimulation/Proliferation, da zu wenig spezifische T-Zellen vorhanden sind. Somit können im LTT die *Diagnose einer T-Zell-Sensibilisierung bestätigt und das relevante Medikament identifiziert werden.* Dies ist besonders wichtig bei der häufig erfolgenden „Multi-drug-therapy", da damit das schuldige von vielen möglichen Medikamenten identifiziert werden kann und die Fortsetzung der übrigen Therapie möglich wird.

Die Sensitivität und Spezifität des LTT wurde unlängst untersucht, wobei die meisten Patienten eine β-Lactam-Antibiotika-Allergie aufwiesen [10]. Die Sensitivität des LTT war 78%, während die Spezifität 85% betrug (Tabelle 1).

Tabelle 1. Häufigkeit eines positiven LTT auf Medikamente in 4 Patientengruppen mit unterschiedlicher Wahrscheinlichkeit einer Medikamentenallergie

Wahrscheinlichkeit	Anzahl Patientenuntersuchungen	Anzahl positiver LTT (%)
Kategorie >90%	100	78 (78%)*
Kategorie 50–90%	450	215 (48%)*
Kategorie 10–50%	271	90 (33%)*
Kategorie <10%	102	15 (15%)

Patienten wurden aufgrund der Anamnese, des Verlaufes, der Erfahrung mit dem Medikament und basierend auf Provokationstests als sehr wahrscheinlich (>90%), möglich (50–90%), weniger wahrscheinlich (10–50%) oder sehr unwahrscheinlich (<10%, z. B. Provokation negativ) eingeteilt (für Details siehe [10]).
Die Inzidenz positiver LTT korrelierte sehr gut zu dieser Einteilung (welche ohne Berücksichtigung des LTT vorgenommen worden war). Der LTT hatte eine Sensitivität von 78%; immerhin war er aber auch in 15% der untersuchten Fälle falsch positiv.
* Signifikanter Unterschied von p<0,001 zur Gruppe <10% (χ^2-Test)

Basophilendegranulationstest und zellulärer Antigen-Stimulations-Test (CAST).
Die Bildung von IgE gegen Umweltallergene ist bedeutend häufiger als die klinische Symptomatik einer Allergie. Insofern wurde seit langem nach Testen gesucht, die eine Differenzierung zwischen Sensibilisierung und allergischer Reaktion besser reflektieren als Hauttest oder serologische Bestimmung des IgE. Hoffnungen wurden ursprünglich auf den Basophilendegranulationstest, später auch auf den CAST gesetzt. Beide Teste können allerdings *nicht* zwischen Sensibilisierung und Allergie unterscheiden. Dennoch kann ihr Einsatz bei gewissen Fragestellungen sinnvoll sein, wobei der CAST dem herkömmlichen Basophilendegranulationstest mit Histaminmessung überlegen ist.

Aus EDTA-Blut (ca. 8 ml) werden die Leukozyten einschließlich der basophilen Leukozyten über eine Dextransedimentation bei 1 g für 90 min, gefolgt von einer Zentrifugation bei 130 g/15 min angereichert. Beim *Basophilendegranulationstest* wird versucht, eine Histaminfreisetzung aus den Basophilen zu bewirken, indem

Proben der Zellen mit verschiedenen Allergenen inkubiert werden (Abb. 2). Weisen die Basophilen spezifisches IgE für das Allergen auf, erfolgt eine Degranulation. Früher wurde die Degranulation meist morphologisch/histochemisch bestimmt, was sich als sehr mühsam und störanfällig erwies, da seltenst genügend Basophile gezählt werden konnten. Heutzutage wird der Basophilendegranulationstest mit der Messung des freigesetzten Histamins verbunden [11]. Histamin wird mittels RIA (Innotech, Marseille, Frankreich) oder chemisch (Fluoreszenz) quantitativ gemessen. Inkubation mit Anti-IgE, Anti-Fc-IgE-Rezeptor-Antikörpern oder anderen Basophilen-degranulierenden Substanzen dient als positive Kontrolle, während die Inkubation mit dem allergenfreien Medium die Negativkontrolle darstellt. Da die Messung des Histamins mittels RIA sowie die Gewinnung der Basophilen-angereicherten Zellfraktion aufwendig und teuer sind, wird dieser Test kaum noch durchgeführt. Vor allem ist der Informationsgewinn im Vergleich zum Aufwand gering, da eigentlich eine gute Korrelation zum Serum-IgE besteht.

Eine Renaissance hat der Basophilendegranulationstest in letzter Zeit in der modifizierten Form des *CAST* (Bühlmann, Allschwil, Schweiz) erlebt [12]. Die Messung von Leukotrienen statt Histamin ist zwar weniger zellspezifisch; die Neusynthese von Leukotrienen benötigt mehr Signale als die Histaminfreisetzung und ist auch mit der allergenbedingten Entzündungsreaktion assoziiert. Diese höhere Reizschwelle ist theoretisch wünschenswert, da man ja damit möglicherweise nicht nur die Sensibilisierung, sondern auch die Zellreaktion miterfaßt. Außerdem liegen interessante Hinweise vor, daß Patienten mit Azetylsalizylsäure-Überempfindlichkeit in diesem Test verstärkt auf das Stimulans C5a reagieren [13]. Auch sind die Testreagenzien besser standardisiert.

Nach der Dextransedimentation werden die Leukozyten mit IL3 vorinkubiert. Durch dieses „Priming" synthetisieren sie verstärkt Sulfidoleukotriene (LTC4, LTD4), welche mittels ELISA im Überstand nach der Zellstimulation mit Allergen oder anderen Stimuli (z.B. C5a) gemessen werden [14]. Als Positivkontrolle dient ein Anti-Fc-IgE-α-Ketten-Antikörper. Der Test ist nicht in der Lage, zwischen Sensibilisierung und Allergie zu unterscheiden, da auch Sensibilisierte ohne klinische Symptomatik auf Allergenzugabe in vitro reagieren. Die Korrelation zum allergenspezifischen IgE ist in der Tat auch sehr gut. Andererseits wird in diesem Test sicherlich auch die zelluläre Reaktionsbereitschaft, ein schwer einschätzbarer Faktor, miterfaßt.

Indikationen und Kontraindikationen

Die oben besprochenen Teste sind Teste an der Grenze zwischen klinischer Forschung und Routine. Sie sollten nicht leichtfertig geordert werden: Sie sind meist technisch kompliziert, deshalb teuer; es bedarf Erfahrung zur korrekten Interpretation und für die Ansammlung ent-

Stimulans:

① IL-3; "Priming" der Basophilen
② Allergene: Proteine oder Medikamente
③ Unspezifische Stimulatoren, z.B. C5a
④ Medium-Kontrolle
⑤ α FcεRI (Positiv-Kontrolle)

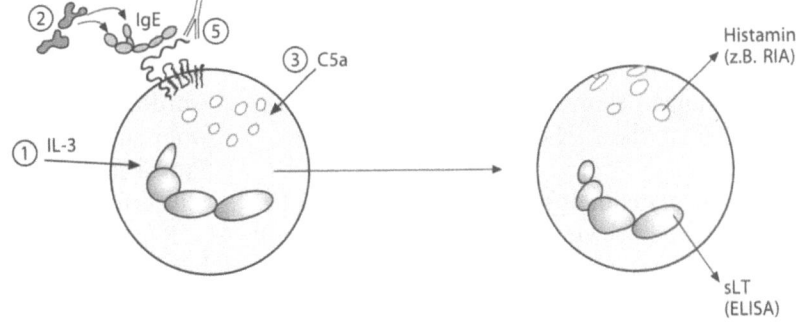

Abb. 2. Schematische Darstellung der Basophilendegranulation mit folgender Mediatormessung. Die gewonnenen Leukozyten werden mit IL3 inkubiert (für CAST) und mit verschiedenen Substanzen stimuliert. Die freigesetzte Menge an Sulfidoleukotrienen wird mittels ELISA gemessen. Für die Histaminmessung im Basophilendegranulationstest ist kein „Priming" mit IL3 nötig.

sprechender Kontrollgruppen; zudem ist ihr Stellenwert in der Routinediagnostik wenig gesichert. Nur spezialisierte Zentren führen diese Teste bisher durch, und diese Konzentration auf einige Zentren scheint auch weiterhin sinnvoll zu sein.

Doppelfluoreszenzanalysen am Zytofluorographen.

Der Nachweis der Anzahl aktivierter T-Zellen kann mit der Schwere der allergischen Reaktion korrelieren (z.B. Asthma bronchiale). Bei unbekannten Erkrankungen kann die Messung der aktivierten T-Zellsubpopulationen Hinweise auf den ablaufenden immunologischen Prozeß geben.

Ein Monitoring der T-Zell-Aktivierung in zweimonatlichen Abständen wäre beim medikamentös bedingten Hypersensitivitätssyndrom indiziert, da diese schwere allergische Reaktion bekanntermaßen ein Mononukleose-ähnliches Blutbild (mit zusätzlicher Eosinophilie) aufweisen kann, welches für Monate nach Absetzen des Medikamentes persistieren kann [15]. Während dieser aktivierten Phase vertragen die Patienten häufig auch andere Medikamente/Xenobiotika nicht. Erst nach Abschwächung der Aktivierung, welche an der erhöhten Expression von HLA-DR auf CD4+- und/oder CD8+-T-Zellen erkennbar ist, werden andere Medikamente wieder toleriert.

Ausgehend von jüngsten Ergebnissen der klinischen Forschung bahnen sich folgende Indikationen für eine TH1-/TH2-Messung an: Da die spezifische Immuntherapie über ein verändertes Zytokinprofil der Allergen-stimulierten Zellen wirken soll [16], könnte ein Monitoring des TH1-/TH2-Phänotyps im Verlaufe der Immuntherapie einen objektiven (!) Parameter für die Wirksamkeit der Immuntherapie bieten.

Bei vielen anderen Erkrankungen ist die Rolle einer dominanten TH1- oder TH2-Immunantwort noch unklar. Da auch bei Autoimmunerkrankungen ein TH1- oder TH2-Antagonismus therapeutisch auswertbar erscheint (meist mit noch experimentellen Zytokintherapien), wäre ein entsprechendes Monitoring auch bei diesen Erkrankungen sinnvoll, da es ja das therapeutische Ziel ist, das TH1-/TH2-Profil zu ändern.

Lymphozytentransformationstest (LTT).

Es bestehen große Schwierigkeiten in der Diagnostik arzneimittelbedingter allergischer oder autoimmunogener Nebenwirkungen [17]. Insofern werden von verschiedenen Gruppen Anstrengungen unternommen, die Pathophysiologie der Medikamenten-allergischen Reaktion besser zu verstehen und neuere Testsysteme zu entwickeln [18–20].

Die Diagnostik Medikamenten-allergischer Reaktionen beruht auf verschiedenen Pfeilern, allen voran der Anamnese, der Erfahrung mit dem Medikament, Hauttesten und gelegentlich serologischen Testen [17]. Die In-vitro-Diagnostik mittels LTT ist aus oben erwähnten Gründen nicht weit verbreitet und nimmt praktisch gesehen trotz ihrer Wertigkeit eine eher untergeordnete Rolle ein.

Falls allerdings die Möglichkeit besteht, den LTT in einem erfahrenen Zentrum durchzuführen, kann der Einsatz des LTT zielführend sein und diagnostisch weiterhelfen. Eigene Erfahrungen mit >5000 durchgeführten LTT zeigen, daß der Nachweis einer Sensibilisierung umso häufiger ist, je genauer das Krankheitsbild definiert wurde und je präziser nach der Sensibilisierung gegenüber einem *bestimmten* Medikament gefragt wurde. Unspezifische Beschwerden vermutlich allergischer Genese sind keine Indikation. Andererseits ergab die Durchführung des LTT bei konkretem Verdacht auf eine Arzneimittelreaktion auch bei seltenen Krankheitsbildern relativ häufig schlüssige Hinweise auf ein Medikament (z.B. Verdacht auf Entwicklung einer interstitiellen Lungenerkrankung bei Therapie mit ACE-Hemmer etc.).

Der LTT erfaßt die T-Zell-Sensibilisierung gegenüber Medikamenten, unabhängig von der Art der Immunantwort. Sowohl CD4- wie CD8-Stimulationen werden erfaßt, ebenso wie eine präferentielle TH1- oder TH2-Antwort. Insofern kann der LTT auch bei IgE-vermittelten Reaktionen, Exanthemata, Stevens-Johnson-Syndrom, Hypersensitivitätssyndromen und anderen Erkrankungen unbekannter Pathogenese (z.B. Erythema exsudativum multiforme) positiv sein, während er bei pseudo-allergischen Reaktionen in der Regel negativ bleibt.

Ein positives Resultat bestätigt eine Sensibilisierung, gibt aber keinen Hinweis auf die Art der Immunreaktion. Falsch positive Resultate wurden in ca. 15% gefunden. Die meisten sind wohl auf die Tatsache zurückzuführen, daß eine Provokationstestung selbst bei eindeutig Sensibilisierten nicht immer Symptome hervorruft.

Ein negatives Resultat kann viele Gründe haben. Neben ungenügenden In-vitro-Kulturbedingungen kann auch ein fehlender Metabolismus des Medikamentes möglich sein, da Monozyten im peripheren Blut nicht alle Cytochrom-P450-Enzyme aufweisen. Im Vergleich zu den möglichen Hauttests schneidet der LTT geringfügig besser ab bezüglich Sensitivität, die Spezifität ist gleich.

■ **Basophilendegranulationstest und CAST.** Der Basophilendegranulationstest mit Messung von Histamin hat sich im klinischen Alltag nicht durchgesetzt, da der Aufwand unproportional hoch im Vergleich zum Informationsgewinn ist. Wenige Zentren setzen ihn nach wie vor für bestimmte Fragestellungen ein, v.a. zur Kontrolle der Immuntherapie mit Hymenopterengift.

Der Stellenwert der Diagnostik mittels CAST ist noch nicht definitiv gesichert. Bei diskrepanten Resultaten zwischen Hauttestung und Anamnese und bei fehlender Möglichkeit von Hauttesten könnte sein Einsatz hilfreich sein; am sinnvollsten erscheint zur Zeit die Anwendung bei fraglicher Pseudo-Allergie, da ein entsprechender Test ja noch fehlt. Allerdings müssen die vorliegenden Befunde einer erhöhten C5a-Reaktivität in dieser Patientengruppe [13] noch bestätigt werden.

Praktische Durchführung

■ **Doppelfluoreszenzanalyse.** Da mit geringen Zellmengen relativ viele Untersuchungen gemacht werden können, reicht in der Regel ein 4 ml EDTA-Röhrchen für alle Untersuchungen. Die Lagerung sollte bei Raumtemperatur erfolgen und die Probenaufbereitung sollte innerhalb von 24 h beginnen. Die Färbungen erfolgen nach standardisierten Verfahren, meist mit 10 µl PE- bzw. FITC-markierten Antikörpern zu 50–100 µl Blut. Nach der Färbung werden die Erythrozyten durch spezielle Puffer (erhältlich von den Herstellern der Zytofluorographie-Geräte) lysiert und die Zellen mit Fixierlösung (meist Formaldehyd enthaltend) fixiert, so daß die Messungen und die Auswertung auch zu einem späteren Zeitpunkt erfolgen können. Die meisten Geräte besitzen eine Computer-unterstützte Auswertung (z.B. Lysis-Software), so daß spätere Anpassungen der Meßparameter möglich sind.

■ **Basophilendegranulationstest und CAST.** EDTA-Blut, mindestens 8 ml. Es handelt sich um einen Test mit relativ störanfälligen Zellen, so daß eine rasche Aufarbeitung der Zellen (<4 h) wichtig ist. Lagerung bei Raumtemperatur bis Testdurchführung. Nach Stimulation der Zellen kann der 2. Schritt, die Histamin- bzw. Leukotrienmessung, auch mit tiefgefrorenem Zellkulturüberstand, gelagert bei –20°C, erfolgen.

■ **Lymphozytentransformationstest.** Es wird *heparinisiertes* Blut benötigt, die Menge richtet sich nach Anzahl getesteter Substanzen und Durchführung des Testes in Makro- oder Mikrokulturen. Bei Makrokulturen (ca. $1–2\times10^6$ Zellen/Ansatz) werden 30–60 ml Blut benötigt; bei Mikrokulturen reichen 10–20 ml. Das Blut sollte innerhalb von 24–30 Stunden verarbeitet werden.

Literatur

1. Fauci AAS, Pantaleo G, Stanley S, Weissmann D (1996) Immunpathogenic mechanism of HIV infection. Ann Int Med 124:654-663
2. Romagnani S (1994) Lymphokine production by human T cells in disease states. Ann Rev Immunol 12:227-258
3. Pichler WJ, Peter HH, Hänsch MG (1996) Prinzipien des Immunsystems. In: Peter HH, Pichler WJ (Hrsg.) Klinische Immunologie. Urban & Schwarzenberg, München, p 3-54
4. Krensky AM, Weiss A, Crabtree G, Davis MM, Parham P (1990) T-lymphocyte-antigen interactions in transplant rejection. NEJM 322:510-517
5. Owens MA, Loken MR (1995) Flow Cytometry: Principles for clinical laboratory practice. Wiley-Liss, New York
6. Jung Th, Schaer U, Heusser Ch, Neumann Ch, Rieger Ch (1993) Detection of intracellular cytokines by flow cytometry. J Immunol Meth 159:197-207
7. Pichler WJ (1993) Der Lymphozytentransformationstest in der Diagnostik von unerwünschten Arzneimittelreaktionen. Zeitschr Hautkr 68:789-794
8. Koponen M, Pichler WJ, de Weck AL (1986) T cell reactivity to penicillin. Phenotypic analysis of in vitro activated cell subsets. J Allergy Clin Immunol 78:645-652
9. Mauri-Hellweg D, Bettens F, Mauri D, Brander C, Hunziker T, Pichler WJ (1995) Activation of drug specific CD4+ and CD8+ T cells in individuals allergic to sulfonamides, phenytoin and carbamazepin. J Immunol 155:462-472
10. Nyfeler B, Pichler WJ (1997) The lymphocyte transformation test for the diagnosis of drug allergy: Sensitivity and specificity. Clin Exp Allergy 27:175-181
11. Okuda Y, Hattori H, Takashima T, Miyatake A, Ymatodani A, Tsuyugushi I et al (1990) Basophil histamine release by platelet-activating factor in aspirin sensitive subjects with asthma. J Allergy Clin Immunol 86:548-553

12. de Weck AL (1993) Cellular allergen stimulation test (CAST): A new dimension in allergy diagnosis. ACI News 1/5:9–14
13. Czech W, Schöpf E, Kapp A (1995) Release of sulfidoleukotrienes in vitro: Its relevance in the diagnosis of pseudoallergy to acetylsalicylic acid. Inflamm Res 44:291–295
14. Kurimoto Y, de Weck AL, Dahinden C (1991) The effect of interleukin 3 upon IgE-dependent and IgE-independent basophil degranulation and leukotriene generation. Eur J Immunol 21:361–368
15. de Vriess AS, Philippe J, van Renterghem DM et al (1995) Carbamazepine hypersensitivity syndrome: Report of 4 cases and review of the literature. Medicine (Baltimore) 74:144–151
16. Jutel M, Pichler WJ, Skribic D, Urwyler A, Dahinden C, Müller U (1995) Ultrarush bee venom immunotherapy results in decrease of IL4 and IL5 secretion and increase of IFNγ in specific allergen stimulated cultures. J Immunol 154:4187–4194
17. Pichler WJ (1993) Diagnostische Möglichkeiten bei Medikamentenallergien. Schweiz Med Wschr 123:1183–1192
18. Brander C, Mauri-Hellweg D, Rolli HP, Goldman M, Pichler WJ (1995) Heterogeneous T cell responses to β-lactam modified self structures in penicillin allergic individuals. J Immunol 155:2670–2678
19. Merk H, Niederau D, Fritzsche R (1993) Mikrosomen-abhängiger Nachweis von Arzneimittelsensibilisierungen im Lymphozytentransformationstest. In: Merk H (Hrsg.) Allergische und pseudoallergische Arzneimittelreaktionen. Blackwell Wissenschaft, Berlin, S 131–138
20. Martin S, Weltzien HU (1994) T cell recognition of haptens, a molecular view. Int Arch Allergy Immunol 104:10–16

Kapitel 8 Ex-vivo-Parameter von Überempfindlichkeitsreaktionen

T. WERFEL und A. KAPP

Ex-vivo-Parameter dienen der Objektivierung und Quantifizierung von Überempfindlichkeitsreaktionen. In der Regel handelt es sich bei diesen Parametern um Produkte von Effektorzellen, die im Rahmen von Überempfindlichkeitsreaktionen aktiviert werden. In der praktischen allergologischen Diagnostik haben diese Parameter, zum Teil aufgrund des technischen oder finanziellen Aufwandes, zum Teil aber auch aufgrund der noch limitierten klinischen Erfahrungen einen begrenzten Stellenwert.

Eosinophiles kationisches Protein (ECP)

Biologische Grundlagen. Eine große pathophysiologische Bedeutung kommt den hochtoxischen Proteinmediatoren der Eosinophilen zu, die in den Granula der Zellen gespeichert sind: Major Basic Protein (MBP), Eosinophil Peroxidase (EPO), Eosinophil Cationic Protein (ECP), Eosinophil-derived Neurotoxin oder Eosinophil Protein X (abgekürzt als EDN oder EPX) [Czech 1992, Dvorak 1990].

Ablagerungen dieser Proteine als Zeichen der vorangegangenen Eosinophilen-Aktivierung findet man bei Patienten mit Asthma bronchiale allergicum in enger Nachbarschaft zum geschädigten Lungenepithel [Bousquet 1990] sowie in der ekzematösen Haut von Patienten mit atopischer Dermatitis [Fehr 1991]. Gut untersucht sind insbesondere die Biochemie und Funktion des ECP [Venge 1991]. Dieses Protein ist ein einkettiges hochbasisches Protein (pH≥11). Drei Formen dieses Proteins, bedingt durch unterschiedliche Glykosilierung, mit Molekulargewichten von 18,5 bis 22 kD wurden identifiziert. ECP ist ein zytotoxisches Agens, das bei der Abtötung von Parasiten beteiligt ist. Im Rahmen der allergischen Entzündung ist dieses Protein allerdings auch in der Lage, Epithelzellen zu zerstören und eine Freisetzung von Histamin aus Mastzellen zu induzieren [Leifermann 1991].

Wie bei akuten bakteriellen Infektionen gezeigt, resultiert die Aktivierung von eosinophilen Granulozyten vorzugsweise in der Mobilisierung von ECP und nicht in der von EPO [Karawajczyk 1995]. Die gleichwertige Bestimmung beider Proteine könnte zu neuen Erkenntnissen über die Effektorfunktionen eosinophiler Granulozyten bei verschiedenen Krankheiten führen. Auch neutrophile Granulozyten sind an allergischen Reaktionen beteiligt. Das Enzym Myeloperoxidase, welches nach Stimulation von neutrophilen Granulozyten freigesetzt wird, wurde daher ebenfalls als Parameter zum Monitoren von allergischen Reaktionen untersucht, erwies sich jedoch im Gegensatz zu Eosinophilen-Parametern aufgrund der großen Variation in den gemessenen Konzentrationen als ungeeignet [Kristjansson 1994 und 1996b]. Bei allergischen Erkrankungen liegen hinreichende Erfahrungen insbesondere mit Bestimmungen des ECP vor.

Praktische und klinische Aspekte. Das generelle Problem bei der Bestimmung von ECP ist die Standardisierung der Serumgewinnung, da das Molekül erst im Rahmen des Gerinnungsvorganges aus den eosinophilen Granulozyten in vitro freigesetzt wird. Es handelt sich somit nicht um eine Bestimmung des in vivo vorhandenen ECP im Serum, sondern um einen zellulären Test, der den Grad der Eosinophilen-Präaktivierung erfaßt. In Anwesenheit von divalenten Kationen ist die Menge von sezerniertem ECP abhängig von der Inkubationszeit und -temperatur vor der Zentrifugation der Blutprobe. Auch können die Materialien, zu denen das Blut direkten Kontakt hat, die Meßwerte beeinflussen [Reimert 1993].

Aufgrund eigener Erfahrungen hat sich folgendes Vorgehen bewährt: 10 ml Blut werden in einer Serum-Monovette 60 Minuten bei Raumtemperatur und dann 30 Minuten bei 4°C inkubiert. Die Monovette wird danach 10 Minuten mit 850×g bei 4°C zentrifugiert. Das Serum wird aspiriert und eingefroren. Alternativ kann das Serum in SST-Vacutainer (Becton und Dickinson) aufgenommen werden. Nach 60 Minuten bei Raumtemperatur erfolgt dann die Zentrifugation zur Serumgewinnung für 10 Minuten bei 1300 g. Nach dieser Prozedur wird das Serum in der Regel bei –20° C eingefroren.

Bei einem Vergleich von Proben, die nach der zweiten Methode vorbehandelt und entweder eingefroren oder 24 Stunden bei Raumtemperatur gelagert wurden, erwies sich ECP als hinreichend stabil [Wantke 1994]. Ein Postversand von entsprechend vorbehandelten Proben scheint also möglich.

Die Bestimmung des ECP erfolgt derzeit im CAP-System (ECP-FEIA; Pharmacia, Freiburg) oder mittels ALAStat (DPC Biermann, Bad Nauheim).

Erhöhte Konzentrationen dieses Proteins wurden im Serum und in anderen Körperflüssigkeiten (bronchoalveoläre Lavage, Sputum, Nasensekret etc.) von Patienten mit Erkrankungen des atopischen Formenkreises nachgewiesen [Tsuda 1992]. Massiv erhöhte Serumkonzentrationen fand man insbesondere bei Patienten mit atopischer Dermatitis [Jakob 1990, Kapp 1991, 1993, Kroegel 1993, Tsuda 1992]. Ebenfalls wurde insbesondere in der akuten Phase von respiratorischen Allergien ECP erhöht gefunden [Rak 1988, Venge 1983].

Vergleichbare Befunde für Kinder und Erwachsene wurden bei atopischer Dermatitis erhoben, wobei die Serumkonzentration eine Altersabhängigkeit aufwies. Es besteht eine signifikante Korrelation zwischen den Serumwerten von ECP und der Zahl der Eosinophilen des peripheren Blutes. Es erscheint somit wahrscheinlich, daß erhöhte ECP-Spiegel den Aktivierungszustand der Eosinophilen reflektieren [Kapp 1991, 1993, Kroegel 1993]. Möglicherweise ist bei der atopischen Dermatitis die Ursache der Eosinophilen-Aktivierung in der Haut der Patienten zu finden, da mittels immunhistochemischer Techniken häufig aktivierte Eosinophile und freigesetzte Granula in Nachbarschaft zu degranulierten Eosinophilen in Hautläsionen der Patienten nachzuweisen sind. Im Gegensatz zu den Befunden bei atopischer Dermatitis waren ECP-Serumspiegel bei Patienten mit mäßig ausgeprägter perennialer Rhinitis allergica, bei der eine Eosinophilen-Aktivierung wahrscheinlich nur in der Nasenschleimhaut stattfindet [Klimek 1996], nicht erhöht. ECP ist somit kein genereller Marker für atopische Erkrankungen.

Die Serumwerte dieses Proteins weisen aber einen Zusammenhang mit dem Schweregrad der atopischen Dermatitis auf [Czech 1992, Kapp 1991, Tsuda 1992]. So konnte gezeigt werden, daß die Konzentration von ECP im Serum der Patienten signifikant mit der Krankheitsaktivität der atopischen Dermatitis, die mittels eines etablierten Punkteschemas objektiviert wurde, korrelierte [Czech 1992]. Im Gegensatz hierzu fand sich keine signifikante Korrelation mit anderen Immunparametern wie dem Serum-IgE oder dem löslichen Interleukin-2-Rezeptor. Die erfolgreiche Therapie der Patienten, gemessen als Abnahme eines Punktescores, war begleitet von einem signifikanten Abfall der Serum-ECP-Werte [Czech 1992, Krutmann 1992]. Dieser Zusammenhang mit dem therapeutischen Erfolg konnte für verschiedene therapeutische Modalitäten nachgewiesen werden nämlich für topische und systemische Kortikosteroidtherapie, UVA/B-Bestrahlung [Czech 1992] sowie für die hochdosierte UVA-1-Therapie [Krutmann 1992]. Da die Objektivierung von klinischen Reaktionen auf Provokationsfaktoren bei atopischer Dermatitis häufig nicht einfach ist [Werfel 1998], kommt diesem Parameter eine große Bedeutung zumindest in klinischen Studien über diese Hauterkrankung zu. So wurde die Bestimmung von ECP aufgrund der Korrelation zwischen Krankheitsaktivität und ECP-Spiegeln zur Objektivierung des Ausmaßes der atopischen Entzündung nach Allergenprovokation mit Nahrungsmitteln verwendet [Niggemann 1994].

Ein neuerer Ansatz zur Objektivierung einer klinischen Reaktion nach Allergenprovokation könnte in der Bestimmung von ECP im Stuhl bestehen [Bischoff 1997], welches über einen längeren Zeitraum (24 Stunden oder länger) nach Provokation erhöht ist [Kosa 1996]. Dieser Ansatz hätte den Vorteil, daß man einerseits bei Kindern wiederholte Blutentnahmen einsparen könnte und andererseits eventuell eine geringere Störanfälligkeit über die „Trägheit" des Anstiegs des Parameters gewährleistet ist. Allerdings reichen die publizierten Daten noch nicht aus, um eine Einschätzung der Sensitivität und Spezifität dieses Parameters für die praktische allergologische Diagnostik zu geben.

ECP in Sputum könnte ein geeigneter Marker für das Ausmaß der entzündlichen Reaktion bei Kindern mit allergischem Asthma bronchiale sein [Sorva 1997], wobei die Temperaturabhängigkeit von ECP in Sputum bei Lagerung des Materials kritisch ist [Grebski 1998].

Eosinophiles Protein X (EPX)

Biologische Grundlagen. Eosinophiles Protein X hat ähnliche neurotoxische Eigenschaften wie ECP, aber keine epithelschädigenden zytotoxischen Eigenschaften. Im Gegensatz zum ECP konnte EPX im Urin von Normalpersonen nachgewiesen werden [Reimert 1993]. Bei Hypereosinophilie ist die Konzentration von EPX im Urin deutlich erhöht [Cottin 1998]. Mit der Bestimmung dieses Parameters im Urin können zum Monitoren von allergischen Reaktionen somit eventuell Blutentnahmen eingespart werden, was für die Untersuchung von Kindern von Bedeutung sein kann.

Praktische und klinische Aspekte. Der Urin sollte rasch bei -20 °C eingefroren werden. Es steht ein spezifischer kompetitiver RIA zur Bestimmung von EPX zur Verfügung (Pharmacia, Freiburg).

Kürzlich konnte bei Kindern gezeigt werden, daß EPX-Werte im Urin wie auch ECP-Werte im Serum bei aktivem allergischem Asthma bronchiale erhöht sind und unter antiinflammatorischer Therapie absinken [Kristjansson 1996, Lugosi 1997]. Bei erwachsenen Patienten mit Asthma bronchiale wurde ebenfalls ein Anstieg des EPX im Urin bei akuten Asthmaanfällen bzw. im Status asthmaticus gemessen [Oosaki 1998]. Die EPX-Konzentrationen im Urin korrelierten gut mit denen des Leukotrien E4 (LT-E4), einem anderen Sekretionsprodukt von eosinophilen Granulozyten, sowie des Leukotrien-11-Dehydrothromboxan B2. Im Gegensatz zur Bestimmung des EPX ist die Leukotrienbestimmung derzeit jedoch noch so aufwendig, daß sie für klinische Fragestellungen kaum verwendet wird [Oosaki 1998].

Erste eigene Ergebnisse sprechen für eine Korrelation von EPX-Werten im Urin und dem Schweregrad der atopischen Dermatitis [Werfel 1997a, Breuer 1999].

Tryptase

Biologische Grundlagen. Tryptase wird gleichzeitig mit Histamin von Mastzellen sezerniert. Das Enzym diffundiert jedoch langsamer, wahrscheinlich aufgrund einer Bindung in einem makromolekularen Protease-Proteoglykan-Komplex, in die Umgebung. Daher ist der Tryptase-Spiegel nach Allergenprovokation frühestens nach 15 Minuten erhöht. Erst nach 1-2 Stunden senkt sich der Spiegel dann wieder mit einer Halbwertszeit von 1,5-2,5 Stunden.

Praktische und klinische Aspekte. Zur Bestimmung von Tryptase stehen RIA und ELISA verschiedener Hersteller (z. B. Pharmacia, Freiburg) zur Verfügung. Während die älteren Teste ausschließlich Beta-Tryptase gemessen haben, mißt der neue Fluoreszenzimmunoassay [Schwartz 1994] zusätzlich auch die Alpha-Tryptase, die als Hauptform bereits in niedriger Konzentration im Blut sowohl von gesunden Personen als auch - oft erhöht - bei Personen mit Mastozytose zu messen ist [Schwartz 1995]. Der theoretische Vorteil der Tryptasebestimmung im Vergleich zur Histaminbestimmung liegt in der verzögerten Kinetik sowohl des Anstiegs als auch Abfalls der Konzentrationen im Blut: Während Histamin in der ersten Viertelstunde nach Auslösung der Symptomatik bestimmt werden muß, können die Tryptase-Spiegel zwischen 15 Minuten und 4 Stunden nach Allergenprovokation erhöht gemessen werden.

Tryptase-Spiegel sind verläßlich erhöht bei anaphylaktischen Reaktionen: So war die Konzentration der Plasmatryptase bei 84% der Patienten zwischen 2 bis 24 Stunden nach einer anaphylaktischen Reaktion auf Medikamente erhöht, während sie bei urtikariellen Reaktionen nur in 42% der Fälle erhöht gefunden wurde [Fernandez 1995]. Der Anstieg von Tryptase bei schweren anaphylaktischen Reaktionen konnte in mehreren neueren Studien bestätigt werden [Ordoqui 1997, Fischer 1998, Laroche 1998]. Bei hypotensiven Zwischenfällen in Vollnarkose ist die Bestimmung eventuell nützlich, um eine mastzellvermittelte Reaktion von anderen Kreislaufreaktionen abzugrenzen [Matsson 1991]. Die postmortale Bestimmung von Tryptase innerhalb von 24 Stunden nach Anaphylaxie ergab in 16 von 19 Fällen erhöhte Serumwerte, während die postmortale Bestimmung bei Kontrollpersonen Normalwerte ergab [Yunginger 1991]. Der

Wert der Tryptasebestimmung als diagnostischer Marker fataler anaphylaktischer Reaktionen wurde in einer aktuellen Untersuchung erneut beschrieben [Edston 1998]. Die Bestimmung ist somit als Indikator für eine tödlich abgelaufene anaphylaktische Reaktion indiziert, während der Parameter als Indikator eines tödlich verlaufenden Asthmaanfalls nicht geeignet scheint [Salkie 1998].

Als Parameter für ein Monitoring von Provokationstestungen hat sich die Tryptase-Bestimmung aufgrund der schlechten Korrelation von Serumspiegeln mit dem Ausmaß der klinischen Bilder bislang allerdings nicht durchsetzen können.

Es sei noch darauf hingewiesen, daß Patienten mit sehr schwerer Insektenstichanaphylaxie gehäuft erhöhte basale Tryptasespiegel aufweisen, die meist Folge einer bislang übersehenen Mastozytose sind. Die Bestimmung des basalen Tryptasespiegels bei Patienten mit Anaphylaxie erlaubt es damit, solche mit dem Risiko besonders schwerer Reaktionen auf Insektenstiche und vermutlich auch auf andere Auslöser zu erkennen.

Histamin

Biologische Grundlagen.
Histamin wird rasch aus sekretorischen Granula von basophilen Granulozyten und Mastzellen nach Aktivierung freigesetzt. Es diffundiert schnell aus dem Gewebe in die Zirkulation und von dort wieder ins Gewebe. Die Histaminspiegel sind maximal 5 Minuten nach Allergenprovokation erhöht und in der Regel 15 Minuten später wieder im Normbereich. Der wichtigste Metabolit, Methylhistamin, kann nach Provokation mit Mastzell- und Basophilen-Stimuli im Urin nachgewiesen werden [Keyzer 1985].

Praktische und klinische Aspekte.
Die klassische Meßmethode beruht auf der Fähigkeit von Histamin, mit Atropin vorbehandeltes Meerschweinchen-Ileum zu kontrahieren. Dieser Bioassay wurde durch einen chemischen Nachweis abgelöst, bei dem o-Phthalaldehyd mit Histamin kondensiert wird, so daß ein Produkt entsteht, das fluorometrisch nachgewiesen werden kann [Shore 1959]. Aufgrund der hohen Nachweisgrenze von 1 bis 5 µg/ml wurde die Methode mehr und mehr durch sensitivere Radioimmunoassays oder Enzym-gebundene Immunoassays abgelöst (z. B. Immunotech, Hamburg; Pharmacia, Freiburg).

Plasmahistamin wurde als Marker für die In-vivo-Histaminfreisetzung und bei Reaktionen vom Soforttyp in Plasma, Urin oder bronchialer Lavageflüssigkeit gemessen [Bhat 1975, McBride 1988, Fernandez 1995].

Aufgrund der kurzen Halbwertszeit sind Bestimmungen von Plasmahistamin jedoch störanfällig [Morgan 1983]. Eine Alternative stellt die Messung der nephrogenen Ausscheidung von Histamin und seiner Metabolite dar. Störfaktoren bei der Bestimmung von Histamin im Urin können allerdings Histamin-sezernierende Bakterien im Urogenitaltrakt sein.

Da N-Methylhistamin nicht bei bakteriellen Harnwegsinfekten entsteht, hat sich die Bestimmung dieses Histaminmetaboliten, der durch Methylierung mittels der Histaminmethyltransferase entsteht, durchgesetzt [Keyzer 1985].

Die Messung von erhöhtem Plasmahistamin bzw. Urinmethylhistamin kann auch auf eine Mastozytose hinweisen. Der mittlere Plasmahistaminspiegel ist allerdings bei den verschiedenen Formen der Mastozytose ähnlich. Insofern helfen Histaminbestimmungen nicht bei der Klassifikation dieser Erkrankung.

Der diagnostische Wert der Methylhistaminbestimmung ist zum Monitoring allergologischer Fragestellungen in der Praxis nach wie vor umstritten, so daß dieser Bestimmung derzeit eine Relevanz insbesondere für wissenschaftliche allergologische Fragestellungen zukommt.

Lösliche Membranrezeptoren

Für eine Reihe von immunologisch wichtigen Membranrezeptoren wurden in den letzten Jahren lösliche Varianten gefunden, die noch biologische Aktivitäten aufweisen. So sind u. a. für die Rezeptoren folgender Zytokine lösliche Varianten bzw. Bindungsproteine bekannt: Interleukin-(IL-)1, IL-2, IL-4, IL-6, IL-7, Tumor-Nekrose-Faktor-α und Interferon-γ. Da diesen Proteinen regulatorische Funktionen bei Immunantworten oder in Entzündungsprozessen zukommen [Werfel 1997b], liegt es nahe, die Konzentrationen in Körperflüssigkeiten mit der Aktivität allergischer Erkrankungen zu korrelieren.

Interleukin-2-Rezeptor. Die IL-2-Synthese und -Sekretion gehören zu den frühen Zeichen der T-Zellaktivierung. Aktivierte Lymphozyten sezernieren auch ein 42-kD-Fragment der α-Kette des IL-2-Rezeptors (sog. TAC-Antigen, CD25). Dieses Fragment zirkuliert im Serum und hat die Funktion eines löslichen IL-2-Rezeptors (sIL-2-Rezeptor) [Ibelgraufts 1995]. Das Protein kann mit einem Enzym-gebundenen Immunoassay quantifiziert werden (z.B. Cellfree IL-2-Testkit, T Cell Sciences, DPC Biermann, Bad Nauheim). Die Konzentrationen des löslichen Rezeptors variieren bis um das 100fache in unterschiedlichen pathologischen Situationen wie z.B. bei Kollagenosen, Infektionen, Leukämien oder Transplantatabstoßung.

Bei Patienten mit atopischer Dermatitis steht eine verminderte Produktion von IL-2 durch mononukleäre Zellen im direkten Gegensatz zu einer signifikanten Erhöhung der Serumkonzentration des sIL-2-Rezeptors [Colver 1989, Kapp 1987]. Darüber hinaus zeigten sIL-2-Rezeptor-Spiegel bei Patienten mit atopischer Dermatitis eine signifikante Korrelation mit den IgE-Spiegeln, dem Befall der Körperoberfläche und der Schwere des Hautbefalls [Kapp 1988].

Es besteht keine Korrelation zwischen sIL-2-Rezeptor-Spiegeln im Blut und der In-vitro-Proliferation von Lymphozyten des peripheren Blutes bei Patienten mit atopischer Dermatitis [Kapp 1987]. Da die Höhe des sIL-2-Rezeptor-Spiegels im Serum, im Gegensatz zum ECP-Spiegel, zwar mit dem Ausmaß der atopischen Dermatitis unter Kortikosteroidtherapie, nicht jedoch mit dem Ausmaß der Hautveränderungen unter anderen Behandlungsformen korreliert [Karawajczyk 1995], scheint die Kortikosteroidtherapie einen direkten Einfluß auf diesen Ex-vivo-Parameter zu haben. Erhöhte sIL-2-Rezeptor-Spiegel wurden auch bei Kindern unter 10 Jahren mit Asthma bronchiale gefunden. Die Konzentrationen korrelierten dabei mit dem Schweregrad [Hoeger 1994].

Interzelluläres Adhäsionsmolekül-1 (ICAM-1). Neben sIL-2-Rezeptoren korreliert auch der Serumspiegel des löslichen interzellulären Adhäsionsmoleküls 1 (sICAM-1) bei Patienten mit allergischem Asthma bronchiale oder atopischer Dermatitis mit der Krankheitsaktivität. Dabei sind die sICAM-1-Plasmaspiegel beim Asthmaanfall im Vergleich zu stabilen Phasen erhöht [Hashimoto 1993]. Bei der atopischen Dermatitis waren die sICAM-1-Spiegel bei stationärer Aufnahme der Patienten signifikant höher als bei Entlassung mit gebessertem Hautbefund [Wüthrich 1992].

CD14-Antigen. Das CD14-Antigen ist ein Glykolipid-verankertes Glykoprotein, das als hochaffiner Lipopolysaccharid-Rezeptor auf myeloischen Zellen exprimiert wird. Das lösliche CD14-Antigen wurde in höheren Konzentrationen bei verschiedenen entzündlichen Erkrankungen im Serum (z.B. bei Sepsis oder Kollagenosen) oder in der Bronchiallavage (z.B. bei Sarkoidose) beschrieben. Die Bestimmung erfolgt mittels Immunoassay (z.B. IBL, Gesellschaft für Immunochemie und Biologie, Hamburg). In einer Untersuchung wurde ein signifikanter Unterschied zwischen sCD14-Spiegeln bei stationärer Aufnahme und Entlassung von Patienten mit atopischer Dermatitis beobachtet, was auf eine Monozytenaktivierung bei der atopischen Dermatitis hinweist [Wüthrich 1992]. Es wurde gefolgert, daß der sCD14-Spiegel ein zusätzlicher Aktivitätsparameter für diese Erkrankung ist.

Niedrig-affiner IgE-Rezeptor (CD23). Der lösliche niedrig-affine Rezeptor für IgE (sCD23) kann einen Marker für die B-Zellaktivierung darstellen. So wurden erhöhte sCD23-Serumspiegel vor allem bei Lupus erythematodes, bei B-Zell-Leukämien oder bei chronischer Autoimmunhepatitis beschrieben.

Bei der atopischen Dermatitis wurden erhöhte sCD23-Spiegel beschrieben, die mit hohen oder mittleren IgE-Spiegeln korrelierten [Bujanowski-Weber 1990]. Allerdings bestand keine Korrelation zwischen sCD23-Serumspiegeln und der klinischen Aktivität der atopischen Dermatitis [Kägi 1992], so daß dieser Marker bislang nicht als Ex-vivo-Parameter zur Dokumentation der Schwere der atopischen Dermatitis geeignet scheint. Im Gegensatz hierzu wurde eine Korrelation zwischen Schwere des Asthma bronchiale von Kindern älter als 10 Jahren und sCD23-Serumspiegeln beschrieben [Hoeger 1994].

Endotheliales Leukozyten-Adhäsionsmolekül, E-Selektin (ELAM-1). ELAM-1 wird auf Endothelzellen konstitutionell in geringer Dichte und nach der Aktivierung in hoher Dichte exprimiert. Die Liganden von E-Selektin sind Kohlenhydratmoleküle (Sialyl-Lewis-X auf Granulozyten und Monozyten, Cutaneous Lymphocyte

Antigen auf Lymphozyten). Die Expression von E-Selektin korreliert gut mit der Endothelzellaktivierung und kann in Endothelien und Hautorgankulturen durch inflammatorische Zytokine wie Interleukin-1, Tumor-Nekrose-Faktor α, aber auch durch Haptene wie $NiSO_4$ oder $CoCl_2$ oder durch bakterielle Endotoxine angeregt werden. Das Molekül wurde bei verschiedenen entzündlichen Hauterkrankungen wie der atopischen Dermatitis oder der Psoriasis, bei der sogenannten „Late phase reaction" nach intradermaler Allergeninjektion und in der frühen Phase der Kontaktdermatitis verstärkt auf dermalen Endothelien nachgewiesen. Kürzlich wurde auch eine lösliche Form des E-Selektins (sELAM-1) beschrieben, die von Zytokin-aktivierten Endothelzellen in den Kulturüberstand abgegeben wird und u.a. Chemotaxis bei Granulozyten induziert.

sELAM-1 kann im Serum mit einem ELISA (DPC Biermann, Bad Nauheim) bestimmt werden.

Bei der Untersuchung von Patienten mit atopischer Dermatitis oder Psoriasis konnte gezeigt werden, daß sELAM-1 bei beiden Krankheiten erhöht ist [Czech 1996]. Die Spiegel korrelierten bei der atopischen Dermatitis, nicht jedoch bei der Psoriasis mit der klinischen Schwere. Die erfolgreiche Behandlung von Patienten mit atopischer Dermatitis führte zur Reduktion von sELAM-1. Allerdings war die Korrelation zwischen sELAM-1 und klinischem Score in dieser Studie [Czech 1996] nicht so hoch wie zwischen ECP und dem Score, während in einer neueren Studie sELAM-1 besser mit dem Schweregrad der atopischen Dermatitis korrelierte als ECP [Wolkerstorfer 1998]. In einer weiteren Untersuchung wurde gezeigt, daß die sELAM-1-Werte bei der atopischen Dermatitis signifikant höher sind als bei der Urtikaria [Morita 1995]. Aufgrund der interessanten funktionellen Bezüge scheint die Untersuchung der sELAM-1-Spiegel in weiteren Studien lohnenswert.

Schlußfolgerung und Ausblick

Die hier dargestellten Parameter werden derzeit vor allem in wissenschaftlichen allergologischen Untersuchungen bestimmt, insbesondere um auf Aktivierungsmechanismen verschiedener Zellen rückschließen zu können.

Für die klinische allergologische Diagnostik liegen zum gegenwärtigen Zeitpunkt unseres Erachtens nur für die Bestimmung von ECP und Mastzelltryptase ausreichende Erfahrungen vor, um diese Parameter gezielt zur Objektivierung von Überempfindlichkeitsreaktionen bzw. zur Erkennung einer Mastozytose einzusetzen. Mit einer raschen Weiterentwicklung von Bestimmungsmethoden und der Identifizierung noch sensitiverer Ex-vivo-Parameter ist angesichts der intensiven Erforschung der Mechanismen der Immunregulation zu rechnen.

Literatur

Ahlstedt S, Simony-Lafontaine J, Godard P, Michel F-B (1990) Eosinophil inflammation in asthma. N Engl J Med 323:1033–1039

Bhat KN, Arroyave CM, Marney SR, Stevenson DD, Tan EM (1976) Plasma histamine changes during provoked bronchospasm in asthmatic patients. J Allergy Clin Immunol 58:647–656

Bischoff SC, Grabowsky J, Manns MP (1997) Quantification of inflammatory mediators in stool samples of patients with inflammatory bowel disorders and controls. Dig Dis Sci 42:394–403

Bousquet J, Chanez P, Lacoste JY, Barneon G, Ghavanian N, Enander I, Venge P, Ahlstedt S, Simony-Lafontaine J, Godard P, Michel FB (1990) Eosinophilic inflammation in asthma. N Engl J Med 323:1033–1039

Breuer K, Wittmann M, Bösche B, Kapp A, Werfel T: Severe atopic dermatitis is associated with sensitization to staphylococcal enterotoxin B (SEB). Allergy (im Druck)

Bujanowski-Weber J, Knöller I, Pfeil T, Luther H, Altemeyer P, König W (1990) Correlation of sCD23 release and immunglobulin (E, A, G, M) synthesis by peripheral blood lymphocytes of atopic patients. Int Arch Allergy Appl Immunol 92:113–118

Colver GB, Symons JA, Duff GW (1989) Soluble interleukin 2 receptor in atopic eczema. Br Med J 298:1426–1428

Cottin V, Deviller P, Tardy F, Cordier JF (1998) Urinary eosinophil-derived neurotoxin/protein X: A simple method for assessing eosinophil degranulation in vivo. J Allergy Clin Immunol 101:116–123

Czech W, Krutmann J, Schöpf E, Kapp A (1992) Serum eosinophil cationic protein (ECP) is a sensitive measure for disease activity in atopic dermatitis. Br J Dermatol 126:351–355

Czech W, Schöpf E, Kapp A (1996) Soluble E-selectin in sera of patients with atopic dermatitis and psoriasis - correlation with disease activity. Br J Dermatol 134:17–21

Dvorak AM, Ackermann SJ, Weller PF (1990) Subcellular morphology and biochemistry of eosinophils. In: Harris JR (ed) Blood cell chemistry, megakaryocytes, platelets, macrophages and eosinophils, vol 2. Plenum, New York London, pp 237–344

Edston E, van Hage-Hamsten M (1998) Beta-Tryptase measurements post-mortem in anaphylactic deaths and in controls. Forensic Sci Int 11/93(2–3):135–142

Fehr J (1991) Der eosinophile Granulozyt: Unterwegs zur Erkenntnis seiner funktionellen Bedeutung. Hautarzt 42:541–544

Fernandez J, Blanca M, Morenco F, Garcia J, Segurado E, del Cano A, Aguilar F (1995) Role of tryptase, eosinophil cationic protein and histamine in immediate allergic reactions to drugs. Int Arch Allergy Immunol 107:160–162

Fisher MM, Baldo BA (1998) Mast cell tryptase in anaesthetic anaphylactoid reactions. Br J Anaesth 80:26–29

Grebski E, Graf C, Hinz G, Wüthrich B, Medici TC (1998) Eosinophil cationic protein in sputum is dependent on temperature and time. Eur Respir J 11:734–737

Hashimoto S, Imai K, Kobayashi T (1993) Elevated levels of soluble ICAM-1 in sera from patients with bronchial asthma. Allergy 48:370–372

Hoeger PH, Niggemann B, Ganschow R, Dammann C, Haeuser G (1994) Serum levels of sCD23 and sCD25 in children with asthma and in healthy controls. Allergy 49:217–221

Ibelgraufts H (1995) Interleukin-2. In: Dictionary of cytokines. VCH, Weinheim, pp 381–389

Jakob T, Hermann K, Ring J (1990) Eosinophil cationic protein in atopic eczema. Arch Dermatol Res 283:5–6

Kägi MK, Joller-Jemelka H, Wüthrich B (1992) Correlations of eosinophils, eosinophil cationic protein and soluble interleukin-2-receptor with the clinical activity of atopic dermatitis. Dermatology 185:88–92

Kapp A (1993) The role of eosinophils in the pathogenesis of atopic dermatitis – eosinophil granule proteins as markers of disease activity. Allergy 48:1–5

Kapp A, Czech W, Krutmann J, Schöpf E (1991) Eosinophil cationic protein (ECP) in sera of patients with atopic dermatitis. J Am Acad Dermatol 24:555–558

Kapp A, Gilitzer R, Kirchner H, Schöpf E (1987) Production of interferon and lymphoproliferative responses in whole blood cultures derived from patients with atopic dermatitis. Arch Dermatol Res 279:55–58

Kapp A, Kirnbauer R, Luger TA, Schöpf E (1987) Altered production of immuno-modulating cytokines in patients with atopic dermatitis. Acta Dermatol Venereol (Stockh) 144:97–99

Kapp A, Piskorski A, Schöpf E (1988) Elevated levels of interleukin-2 receptor in sera of patients with atopic dermatitis and psoriasis. Br J Dermatol 119:707–710

Karawajczyk M, Pauksen K, Peterson CGB, Eklund E, Venge P (1995) The differential release of eosinophil granule proteins. Studies on patients with acute bacterial and viral infections. Clin Exp Allergy 25:713–719

Keyzer JJ, Breukelman H, Wolthers BG, Richardson FJ, De Monchy JGR (1985) Measurement of N-methyl histamine in plasma and urine as a parameter for histamine release during anaphylactoid reactions. Agents Actions 16:74–76

Klimek L, Rasp G (1996) Zellaktivierungsparameter bei Rhinitis und Rhinosinusitis. Rhinologie 75:665–670

Kosa L, Kereki E, Borzsonyl L (1996) Copro-eosinophil cationic protein (ECP) in food allergy. Allergy 51:964–966

Kristjansson S, Shimizu T, Strannegard IL, Wennergren G (1994) Eosinophil cationic protein, myeloperoxidase and tryptase in children with asthma and atopic dermatitis. Pediatr Allergy Immunol 5:223–229

Kristjansson S, Strannegard IL, Strannegard Ö, Peterson C, Enander I, Wennergren G (1996) Urinary eosinophil protein X (EPX) in children with atopic asthma. A useful marker of antiinflammatory treatment. J Allergy Clin Immunol 97:1179–1187

Kristjansson S, Strannegard IL, Wennergren G (1996b) Inflammatory markers in childhood asthma. Ann Med 28:395–399

Kroegel C, Kapp A (1993) Effektormechanismen und pathogenetische Funktionen des eosinophilen Granulozyten. Die gelben Hefte 33:101–117

Krutmann J, Czech W, Diepgen T, Niedner R, Kapp A, Schöpf E (1992) Highdose UVA1-therapy in the treatment of patients with atopic dermatitis. J Am Acad Dermatol 26:225–230

Laroche D, Aimone-Gastin I, Dubois F, Huet H, Gerard P, Vergnaud MC, Mouton-Faivre C, Gueant JL, Laxenaire MC, Bricard H (1998) Mechanisms of severe, immediate reactions to iodinated contrast material. Radiology 209:183–190

Leifermann KM (1991) A current perspective on the role of eosinophils in dermatologic diseases. J Am Acad Dermatol 24:1101–1112

Lugosi E, Halmerbauer G, Frischer T, Koller DY (1997) Urinary eosinophil protein X in relation to disease activity in childhood asthma. Allergy 52:584–588

Matsson P, Enander I, Andersson AS (1991) Evaluation of mast cell activation (tryptase) in patients suffering from drug induced hypotensive reactions. Agents Actions 33:218

McBride P, Bradley D, Kaliner M (1988) Evaluation of a radioimmunoassay for histamine measurement in biological fluids. J Allergy Clin Immunol 82:638–646

Morgan DJR, Moodiev J, Philip MJ, Davies RJ (1983) Plasma histamine in asthmatic and control subjects following exercise: Influence of circulating basophils and different assay techniques. Thorax 38:771–777

Morita H, Kitano Y, Kawasaki N (1995) Elevation of serum-soluble E-selectin in atopic dermatitis. J Derm Sci 10:145–150

Niggemann B, Beyer K, Wahn U (1994) The role of eosinophils and eosinophil cationic protein in monitoring oral challenge tests in children with food-sensitive atopic dermatitis. J Allergy Clin Immunol 94:963–971

Oosaki R, Mizushima Y, Kawasaki A, Mita H, Akiyama K, Kobayashi M (1998) Correlation among urinary eosinophil protein X, leukotriene E4, and 11-dehydrothromboxane B2 in patients with spontaneous asthmatic attack. Clin Exp Allergy 28:1138–1144

Ordoqui E, Zubeldia JM, Aranzabal A, Rubio M, Herrero T, Tornero P, Rodriguez VM, Prieto A, Baeza ML (1997) Serum tryptase levels in adverse drug reactions. Allergy 52:1102–1105

Rak S, Löwhagen O, Venge P (1988) The effect of immunotherapy on bronchial hyperresponsiveness and eosinophil cationic protein in pollen-allergic patients. J Allergy Clin Immunol 82:470–488

Reimert CM, Ouma JH, Mwanje MT, Magak P, Kaergaard Poulsen L, Jyding Vennervald B, Christensen NØ, Kharazmi A, Bendtzen K (1993) Indirect assessment of eosinophiluria in urinary schistosomiasis using eosinophil cationic protein (ECP) and eosinophil protein X (EPX). Acta Tropica 54:1–12

Reimert CM, Poulsen LK, Bindslev-Jensen C, Kharazmi A, Bendtzen K (1993) Measurement of eosinophil cationic protein (ECP) and eosinophil protein X/eosinophil derived neurotoxin (EPX/EDN). J Immunol Methods 166:183–190

Salkie ML, Mitchell I, Revers CW, Karkhanis A, Butt J, Tough S, Green FH (1998) Postmortem serum levels of tryptase and total and specific IgE in fatal asthma. Allergy Asthma Proc 19:131–133

Schwartz LB, Bradford TR, Rouse C, Irani AM, Rasp G, Van der Zwan JK, Van der LindenPW (1994) Development of a new, more sensitive immunoassay for human tryptase: Use in systemic anaphylaxis. J Clin Immunol 14:190–204

Schwartz LB, Sakai K, Bradford TR, Ren S, Zweiman B, Worobec AS, Metcalfe DD (1995) The alpha form of human tryptase is the predominant type present in blood at baseline in normal subjects and is elevated in those with systemic mastocytosis. J Clin Invest 96:2702–2710

Shore PA, Burkhalter A, Cohn VH (1959) A method for the fluorimetric assay of histamine in tissue. J Pharmacol Exp Ther 127:182

Sorva R, Metso T, Turpeinen M, Juntunen-Backman K, Bjorksten F, Haahtela T (1997) Eosinophil cationic protein in induced sputum as a marker of inflammation in asthmatic children. Pediatr Allergy Immunol 8:45–50

Tsuda S, Kato K, Miyasato M, Sami Y (1992) Eosinophil involvement in atopic dermatitis as reflected by elevated serum levels of eosinophil cationic protein. J Dermatol 19:208–213

Venge P, Dahl R, Fredens K (1983) Eosinophil cationic proteins (ECP and EPX) in health and disease. In: Yoshida T, Torisen M (eds) Immunobiology of the eosinophil. Elsevier Biomedical, New York, pp 163–169

Venge P, Hakansson L (1991) Current understanding of the role of the eosinophil granulocyte in asthma. Clin Exp Allergy 21 (Suppl 3):31–37

Wantke F, Demmer CM, Götz M, Jarisch R (1994) Changes in serum ECP levels after storage at room temperature. Allergy 49:483–484

Werfel T (1997a) Marker der allergischen Entzündung in Sekreten und im Serum. Allergologie 20:481–483

Werfel T, Kapp A (1997b) Zytokine als Mediatoren allergischer Organreaktionen. Allergologie 20:546–550

Werfel T, Kapp A (1998) Environmental and other major provocation factors in atopic dermatitis. Allergy 53:731–739

Wolkerstorfer A, Laan MP, Savelkoul HF, Neijens HJ, Mulder PG, Oudesluys-Murphy AM, Sukhai RN, Oranje AP (1998) Soluble E-selectin, other markers of inflammation and disease severity in children with atopic dermatitis. Br J Dermatol 138:431–435

Wüthrich B, Joller-Jemelka H, Kägi MK (1992) Soluble CD14 but not interleukin-6 is a new marker for clinical activity in atopic dermatitis. Arch Dermatol Res 284:339–342

Wüthrich B, Joller-Jemelka H, Kägi MK (1995) Levels of soluble ICAM-1 in atopic dermatitis. Allergy 50:88–89

Yungiger JW, Nelson DR, Squillace DL (1991) Laboratory investigation of deaths due to anaphylaxis. J Forensic Sci 36:857

KAPITEL 9 Direkter Aero-Allergennachweis

A. WEBER, S. LAU und U. WAHN

Allergische Erkrankungen wie Asthma oder atopisches Ekzem haben, insbesondere in den Industrieländern, in den letzten Jahrzehnten deutlich zugenommen. So stieg innerhalb von 15 Jahren bei zwölfjährigen Kindern in Süd-Wales die Prävalenz von Asthma um den Faktor 2 auf 9% und von atopischem Ekzem um den Faktor 3 auf 16% an [1]. Epidemiologische Studien konnten eine starke Korrelation zwischen der Zunahme von Sensibilisierungen und allergischen Erkrankungen einerseits und der Exposition gegenüber Innenraumallergenen (Hausstaubmilbe, Katze, Hund, Küchenschabe, Schimmelpilze) andererseits zeigen. Nicht zuletzt ist diese Entwicklung durch Änderungen des Lebensstils mitverursacht. Heutzutage verbringen die meisten Menschen bis zu 90% ihrer Zeit in geschlossenen Räumen; moderne, gut isolierte Häuser mit geringer Luftwechselrate begünstigen eine Akkumulation von Innenraumallergenen [2].

Weltweit ist die Exposition gegenüber Allergenen der Hausstaubmilben von größter Bedeutung für die Entwicklung von Sensibilisierung und allergischen Erkrankungen. Bedingt durch geographische Unterschiede und unterschiedliche Lebensstile können regional andere Innenraumallergene als die Hausstaubmilbe von größerer Bedeutung sein, z.B. in Schweden die Allergene der Katze und in den USA die Allergene der Küchenschabe Blattella germanica. Zunehmende Bedeutung gewinnt die berufliche Exposition gegenüber Aeroallergen von Laborratten [3], Labormäusen [4], Mehlstäuben [5, 6] oder Naturlatex [7].

Um die Höhe der Exposition gegenüber Innenraumallergenen zu bestimmen, kommen weltweit verschiedene Meßverfahren zur Anwendung. Die verschiedenen Meßmethoden werden am Beispiel der im deutschsprachigen Raum wichtigsten Innenraumallergene – den Allergenen der Hausstaubmilben – dargestellt.

Hausstaubmilben

Die in Mitteleuropa am weitesten verbreiteten Hausstaubmilben sind Dermatophagoides pteronyssinus und D. farinae. Diese 170–500 µm großen, grauweiß gefärbten, fast durchsichtigen Tiere leben als Kommensalen im Staub von Matratzen, Kissen, Bettzeug, gepolsterten Möbeln, Teppichen, Bodenritzen etc. [8–10]. Optimale Lebensbedingungen herrschen für D. pteronyssinus bei einer Temperatur von 25°C (für D. farinae bei 30°C) und bei einer relativen Luftfeuchtigkeit von 80% [11]. Limitiert wird das Wachstum der Milben hauptsächlich durch zu niedrige Luftfeuchtigkeit [8, 12].

Die wichtigsten Hausstaubmilbenallergene von D. pteronyssinus und D. farinae sind die Gruppe-1- (Der p 1 und Der f 1) und Gruppe-2-Allergene (Der p 2 und Der f 2). Gruppe-1-Allergene sind hauptsächlich in den Faeces der Hausstaubmilben vorkommende, wasserlösliche, hitzelabile Glykoproteine [13, 14]. Ihre nahe Verwandtschaft zu Cysteinproteasen weist auf die Funktion als Verdauungsenzyme hin [15, 16]. Das Molekulargewicht der Gruppe-1-Allergene liegt je nach Nachweismethode zwischen 24 und 27 kD [12, 17–19]. Gruppe-2-Allergene sind hauptsächlich den Milbenkörpern entstammende wasserlösliche, hitzestabile Glykoproteine, wahrscheinlich aus der Gruppe der Lysozyme. Ihr Molekulargewicht liegt zwischen 14 und 19 kD [19–22]. Diese beiden Allergengruppen repräsentieren bis zu 20% des Proteinanteils eines typischen Hausstaubmilbenextraktes [12, 17]. Dabei entstammen in einer einen Monat alten Milben-Kultur mehr als 95% des Antigens Der p 1 den Faeces [13].

Allergien gegen Hausstaubmilben sind häufige Erkrankungen in den Industrieländern, die vor allem Kinder betreffen. So zeigen in gemäßigten Klimazonen bereits 13% der Kinder [23] und 10% der Erwachsenen [13] einen positiven Hauttest auf Milbenextrakte. Im feuchten Klima Englands sind bis zu 20% [24, 25], im feucht-warmen Klima Neuseelands bis zu 30% der Kinder betroffen [26]. Zwischen 60% und 75% der an Asthma erkrankten Personen und bis zu 80% der erkrankten Kinder weisen eine Sensibilisierung gegenüber Hausstaubmilben auf [27–30].

Es werden Methoden zur Identifikation und zur Quantifizierung von Hausstaubmilben und deren Allergenen unterschieden. Bei der quantitativen Bestimmung ist das Augenmerk besonders auf die Spezifität und die Empfindlichkeit eines Tests zu richten, d.h. inwieweit möglichst nur ein bestimmtes Allergen in möglichst geringen Mengen nachgewiesen wird.

Verschiedene Methoden zur Messung der allergenen Belastung durch Hausstaubmilben kommen derzeit weltweit zur Anwendung. Der Guaninnachweis und die Milbenzählung ermöglichen die quantitative Messung aller Milbenarten, wobei letztere zusätzlich eine Identifikation der einzelnen Milben erlaubt. Mit RIA-Inhibition, RAST-Inhibition und Immunoassay können Milbenallergene quantitativ nachgewiesen werden, wobei der Immunoassay eine Identifikation der Allergene nur bei Verwendung monoklonaler Antikörper ermöglicht. Beim Vergleich verschiedener Meßergebnisse der Allergenbelastung ist neben der Nachweismethode auch auf die Art der Staubgewinnung und auf die Bezugsbasis der erhaltenen Allergenwerte zu achten.

Tierallergene

Haustiere wie Katzen, Hunde, Meerschweinchen, Kaninchen oder Hamster können in ca. 25–30% der Haushalte in Europa und den USA gefunden werden. Besonders beliebt sind Haustiere bei Familien mit Kindern. In Schweden beispielsweise halten ca. 50% der Schulkinder Hunde oder Katzen zu Hause. In den Familien, in denen ein Asthmatiker mit Tierallergie lebt, sind in immerhin 25% Hunde oder Katzen im Haushalt anzutreffen.

Das für Allergiker wichtigste Tierallergen stammt von der Katze und heißt Fel d 1. Es kann im Speichel, auf der Haut und im Fell gefunden werden (aus Speichel- oder Talgdrüsen), aber auch im Urin und in der Tränenflüssigkeit [31]. Das Hauptallergen des Haushundes, Can f 1, das vorwiegend aus dem Fell bzw. Hautschuppen extrahiert wurde [32], ist von etwas geringerer Bedeutung, jedoch werden Sensibilisierungen recht häufig bei Atopikern beobachtet [33]. In der Literatur wird über Kreuzreaktivität zwischen Katzen- und Hundeallergenen berichtet, was aber nur bei einer kleinen Untergruppe von Patienten klinisch relevant ist. Bei asthmatischen Kindern finden wir in ca. 50–60% einen positiven Pricktest auf Hunde- bzw. Katzenallergene [34].

Die Verteilung von Tierallergenen in Wohnungen ist ähnlich wie bei der Hausstaubmilbe: Matratzen, Teppiche und Polstermöbel sind als Reservoirs zu betrachten. Auch an Kleidungsstücken können die Allergene in andere Räumlichkeiten getragen werden. So erklärt sich, warum in öffentlichen Gebäuden, wie beispielsweise Kindergärten und Schulen, und in Haushalten, in denen keine Tiere gehalten werden, hohe Tierallergenkonzentrationen gefunden werden können.

Die Quantifizierung der Tierallergene erfolgt seit längerem standardisiert mit Hilfe von Immunoassays (RIA, ELISA) unter Verwendung monoklonaler Antikörper. Hinsichtlich der Vergleichbarkeit der Ergebnisse gilt das oben Gesagte.

Staubgewinnung

Die meisten Arbeitsgruppen messen die Allergenbelastung im sedimentierten Hausstaub und nutzen herkömmliche Staubsauger zur Materialgewinnung [35]. Während zu Studienzwecken der Staub häufig durch denselben Untersucher mit demselben Staubsauger gewonnen wird, hat sich in der Routinediagnostik das Saugen durch den Patienten mit dem patienteneigenen Staubsauger als kostensparende Methode für die Allergengewinnung bei guter Reproduzierbarkeit bewährt [36]. Für das Auffangen des Staubes sind herkömmliche Staubsaugerbeutel und spezielle „Mikropore-Filter" gleichermaßen geeignet [37].

Unterschiedlich gehandhabt wird bei den immunologischen Meßmethoden die Aufbereitung des Staubes in gesiebter oder ungesiebter Form. Der Variationskoeffizient ist bei der Verwendung von Feinstaub (5–16%) geringer als bei Verwendung von Grobstaub (11–33%). Allerdings ist der Allergennachweis in der gesiebten Staubprobe geringer und beträgt 85–97% des Allergengehaltes der ungesiebten Staubprobe [38].

Von einigen Autoren wird die Allergenmessung in der Wohnungsluft als wesentlich besserer Indikator für die Allergenexposition bezeichnet [29]. Leider gelangen die Allergene der Hausstaubmilben nur während aktiver, schlecht zu standardisierender Tätigkeiten, wie z. B. beim Staubsaugen oder Bettenmachen, in meßbaren Konzentrationen in die Luft. Fünfzehn Minuten nach Beendigung der Staubaufwirbelung ist ein Großteil der Gruppe-1- und -2-Allergene wieder zu Boden gesunken [39–41]. Auch ist die Staubgewinnung aus der Wohnungsluft weitaus aufwendiger als die Gewinnung von sedimentiertem Staub mittels Staubsauger. Daher erscheint die Allergenmessung in der Wohnungsluft als Routinemethode zur Bestimmung der Allergenexposition nicht geeignet [42]. Auch herrscht noch Uneinigkeit über die Korrelation zwischen Luft- und Bodenprobenmessungen [29, 43, 44].

Im Gegensatz zu Hausstaubmilbenallergenen, die an größere Staubpartikel (>10 µm Durchmesser) gebunden sind und daher schnell sedimentieren, sind Tierallergene an kleinere Partikel (<5 µm) gebunden und schweben sehr lange in der Luft, auch bei geringerer Luftbewegung [45]. Daher kann es im Einzelfall sinnvoll sein, zur Quantifizierung der Innenraumbelastung für die Tierallergenbestimmung Luftproben anstelle von Feststaub zu sammeln. Meist sind hier Geräte notwendig, die eine hohe Ansaugleistung aufweisen, um auch genügend Staubmaterial zur Allergenanalyse zu gewinnen.

Die Sammlung von Schwebstaubproben kann unter Ruhebedingungen zur Gewinnung von kleineren Staubpartikeln, beispielsweise zum Nachweis von Tierallergenen in der Raumluft, oder unter standardisierten Bedingungen der Staubaufwirbelung (Betten machen, Kissen aufschütteln, Teppich klopfen, etc.) zur Erfassung größerer Staubpartikel, z. B. zum Nachweis von Milbenallergenen, erfolgen. Wichtig sind jeweils der verwendete Gerätetyp, die Meßdauer, das Ansaugvolumen der Gerätepumpe pro Zeiteinheit sowie die verwendete Puffermenge zum Lösen des Staubes aus dem Filtermaterial.

Zur Messung der individuellen Allergenexposition eignen sich am besten die kleinen und leise arbeitenden „Personal sampler", die den Probanden direkt um den Hals gehängt werden können [46, 47]. Aufgrund des niedrigen Ansaugvolumens von 2–4 l/min und einer Sammelperiode von bis zu 8 Stunden [48] werden nur geringe Staubmengen gesammelt, so daß zum Allergennachweis Methoden mit einer hohen Sensitivität notwendig sind. „Area sampler" und „High volume sampler" haben meist eine Flow-Rate von 10 bis 30 l/min, selten bis 10000 l/min und die Sammelzeiten variieren zwischen 30 min und 5 Tagen [48]. Nachteilig ist, daß diese Geräte aufgrund der leistungsstarken Pumpen und der lauten Strömungsgeräusche zu erheblichen Luftbewegungen und Lärmbelästigungen (ca. 50–70 Dezibel) führen können.

Die Schwebstaubpartikel können unselektiert auf Glasfiber-Filtern oder Polytetrafluoroethylen-Filtern aufgefangen werden oder sortiert auf der Basis ihres aerodynamischen Durchmessers in sogenannten Kaskaden-Impaktoren. Die angesaugte Luft wird über mehrere Prallplatten geleitet, so daß sich größere Staubpartikel auf den oberen, kleinere Staubpartikel auf den unteren Prallplatten abscheiden. Dies erlaubt eine differenzierte Allergenanalyse des nach der Partikelgröße sortierten Schwebstaubs. Diese Ergebnisse lassen sich auf den menschlichen Respirationstrakt übertragen, da größere Schwebstaubpartikel bereits im Tracheobronchialbereich sedimentieren, während kleine Schwebstaubpartikel in den Bereich der terminalen Bronchien und Alveolen vordringen und dort eine stärkere immunologische Reaktion hervorrufen können. Beispielsweise wird der Großteil des Katzenallergens Fel d 1 an größere Staubpartikel gebunden [45], jedoch bindet ein signifikanter Anteil an kleine Schwebstaubpartikel von einem Durchmesser von <2,5 µm; dies könnte der Grund für die rasche Sensibilisierung gegen Katzenallergene sein [45, 49]. Leider liegt die Allergenmenge im je Prallplatte impaktierten Staub oft unterhalb der Nachweisgrenze von Immunoassays.

Nachweismethoden der Allergenbelastung

Milbenzählung. Zur qualitativen und quantitativen Bestimmung von Milben wird häufig das Flotationsverfahren verwendet. Hierzu werden 0,5 g Feinstaub mit 2 ml Extran und 50 ml der Flotationslösung, bestehend aus gesättigter Natriumchloridlösung und Glycerin, zwei Minuten lang mit einem Magnetrührer vermischt. Die Milben schwimmen in der Flüssigkeit obenauf, werden unter einem Mikroskop gezählt und zur weiteren taxonometrischen Bestimmung der Lösung entnommen [50]. Als lebend zum Zeitpunkt der Staubsammlung sind unbeschädigte, pralle Tiere definiert. Zum Zeitpunkt der Staubsammlung tote Tiere weisen Beschädigungen auf und erscheinen flacher und dunkler [51]. Die Empfindlichkeit der Milbenzählung hängt vom Probenvolumen [52] und die Spezifität von den zoologischen Kenntnissen des Untersuchers ab.

Aussagen über die Verteilung der Milben auf der zu untersuchenden Fläche können mit dem Mobilitätstest und dem Wärmefluchtverfahren gewonnen werden. Im Mobilitätstest werden die Milben mittels einer auf der Oberseite eines Textilgegenstandes befestigten Klebefolie fixiert und anschließend gezählt. Beim Wärmefluchtverfahren werden zusätzlich durch Erwärmung der Textilunterseite die Mobilität und Fortbewegung der Milben gesteigert, so daß pro Zeiteinheit mehr Milben auf der Klebefolie fixiert werden [53].

Guanin-Nachweis.
Das Purinderivat Guanin ist als stickstoffhaltiges Abbauprodukt in den Exkrementen von Milben, Spinnentieren, Vögeln u. a. enthalten [54, 55]. Guanin kann mit quantitativen Meßmethoden und mit dem semiquantitativen „Acarextest" nachgewiesen werden.

Für den „Acarextest" wird ein Löffel einer Staubprobe mit einem alkalischen Lösungsmittel versetzt. Ein in die Lösung getauchter Teststreifen weist unter Bildung eines ziegelroten Azofarbstoffes Guanin nach [54, 56]. Mit Hilfe einer Farbskala wird der Guaningehalt semiquantitativ in vier Stufen eingeteilt: Nicht nachweisbar, schwach positiv (0,06% Guanin), positiv (0,25% Guanin) und stark positiv (1% Guanin und mehr) [56]. Ungenauigkeiten der Meßmethode können bedingt sein durch die nur volumetrische Dosierung der Staubproben [54], die optisch nicht immer eindeutig zu beurteilenden Farbausschläge und die zusätzliche Erfassung der nicht durch Hausstaubmilben verursachten Guaninbelastung. Die Korrelation zwischen dem „Acarextest" und anderen Nachweismethoden kann bei nicht nachweisbarer und sehr hoher Guaninbelastung allgemein als gut bezeichnet werden [55, 57–59]. Nicht selten kommt es jedoch zu falsch negativen oder falsch positiven Werten [60, 61]. So hatten 18% bis 56% der im „Acarextest" als negativ eingestuften Proben signifikante Allergenbelastungen im Immunoassay [62, 63]. Als schwach positiv eingestufte Proben wiesen teilweise sehr hohe Allergenbelastungen auf [58, 62, 63]. Die Vorteile des „Acarextestes" liegen in den geringen Kosten und der leichten und schnellen Durchführbarkeit auch durch ungeschulte Personen. Aufgrund seiner geringen analytischen Empfindlichkeit kann dieser Test zwar einen Überblick über die Milbenbelastung eines Haushaltes geben [55, 64], für das Monitoring von Allergenbelastungen, beispielsweise im Rahmen von Reduktionsmaßnahmen, ist er jedoch nicht geeignet.

Bei der aufwendigeren quantitativen Guaninmessung läßt sich der Guaningehalt genauer bestimmen. Allerdings konnten Hallas et al. nachweisen, daß neben Guanin auch Xanthin gemessen wird, das von Milben, aber auch von Pflanzen und aus anderen irrelevanten Quellen stammt. Sie zeigten, daß in Milbenkulturen mit einem Gehalt von über 10 µg Gruppe-1-Allergene/g Staub nur 40%, von unter 10 µg Gruppe-1-Allergene/g Staub nur 17% des gemessenen „Guanins" durch die korrespondierenden Gruppe-1-Allergene erklärt werden konnten. Da das gemessene Guanin nicht nur auf die Produktion durch die Hausstaubmilbe zurückzuführen ist und Xanthin mitgemessen wird, erscheint daher auch die quantitative Guaninmessung klinisch von limitiertem Wert [65].

RAST-Inhibition.
Ein bekanntes Referenz-Allergenextrakt wird an eine solide Phase, beispielsweise Papier, Mikrotiterplatten oder magnetische Partikel, gebunden und mit gepoolten humanen Serum-IgE-Antikörpern inkubiert. An die entstehenden Antigen-Antikörper-Komplexe wird enzymgekoppeltes oder radioaktiv markiertes Anti-IgE gebunden. Das zu untersuchende Allergengemisch wird nach seiner Zugabe einen Teil der IgE-Antikörper binden. Der Prozentsatz der dadurch vermindert an die feste Phase gebundenen Antigen-Antikörper-Komplexe ist das Maß für die Inhibition und die Menge des Allergens (Abb. 1) [66].

Die RAST-Inhibition ist zur Analyse und zum qualitativen und semiquantitativen Vergleich komplexer Allergenextrakte gut einsetzbar [67]. Von Vorteil ist, daß nur klinisch relevante antigene Determinanten gemessen werden [42]. Nachteilig ist, daß neben einer geringen Empfindlichkeit auch die Reproduzierbarkeit und Standardisierbarkeit durch Schwankungen der Spezifität und Quantität der IgE-Antikörper, die aus gepoolten Seren allergischer Patienten gewonnen werden, eingeschränkt sind [42, 68]. Auch können die IgE-Antikörper durch andere

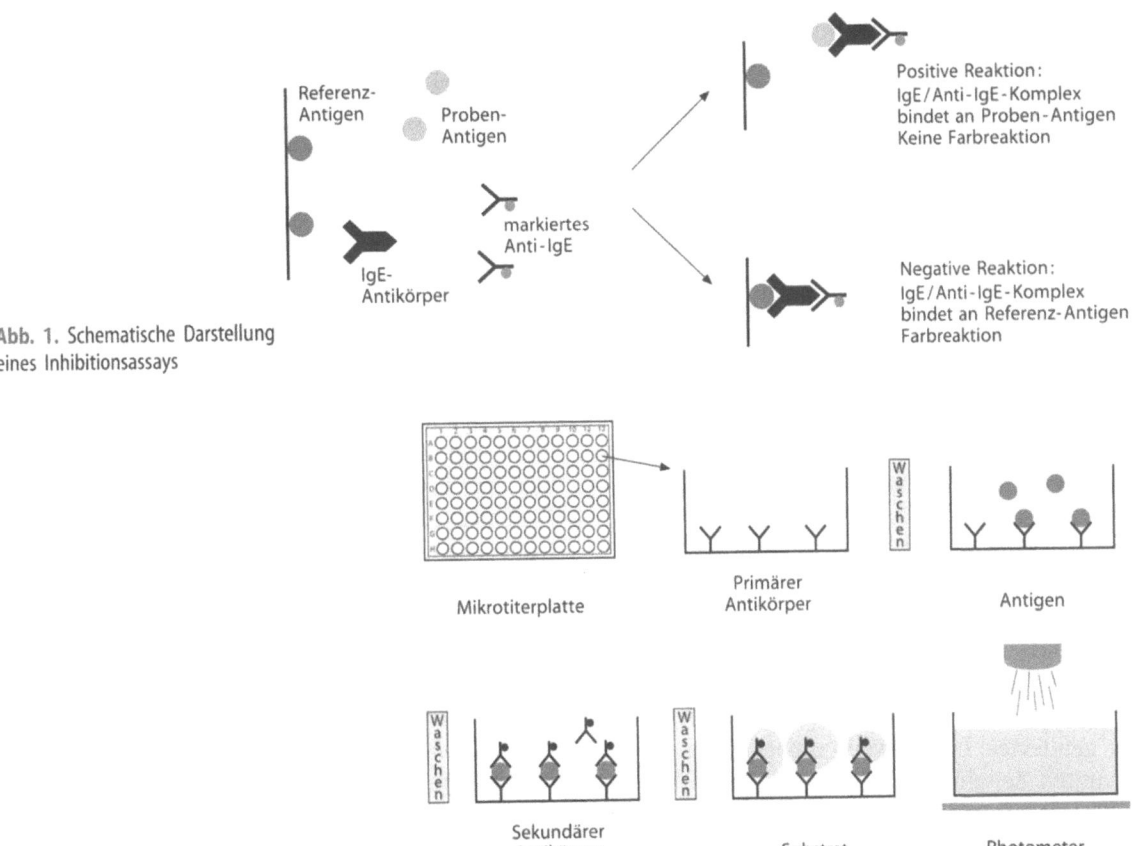

Abb. 1. Schematische Darstellung eines Inhibitionsassays

Abb. 2. ELISA

Allergene, beispielsweise Extrakte aus tierischen Hautschuppen, inhibiert werden [67].

RIA-Inhibition. Das zu untersuchende Allergengemisch wird mit humanen Serum-IgG- oder -IgE-Antikörpern inkubiert, radiomarkiertes Standardallergen und Anti-IgG- bzw. Anti-IgE-Antikörper werden zugegeben. Nach Auswaschen des nicht gebundenen radioaktiven Allergens werden die entstandenen Antigen-Antikörper-Komplexe im Gammacounter gemessen (Abb. 1). Problematisch sind auch hier die nicht standardisierten humanen Serum-Antikörper [40–66]. Die Korrelation mit der Milbenzählung ist gut [69].

Immunoassay (ELISA, RIA). Der Enzyme-Linked Immuno-Sorbent Assay weist spezifische Antigene nach. Ein Antikörper wird an einen Feststoff, beispielsweise an eine Mikrotiterplatte, gekoppelt. Das zu untersuchende Antigen bindet an den gekoppelten ersten Antikörper. An diesen Antigen-Antikörperkomplex lagert sich ein enzymgekoppelter zweiter Antikörper an. Das Enzym, meist eine Peroxidase, wandelt sein Substrat spezifisch um, die entsprechende Farbreaktion wird photometrisch gemessen (Abb. 2). Der zweite Antikörper kann statt enzymgekoppelt auch radioaktiv markiert werden (RIA). Der Vorteil der niedrigeren Nachweisgrenze bei der Verwendung radioaktiv markierter Antikörper ist mit dem Nachteil der schwer entsorgbaren radioaktiven Abfälle, den höheren Sicherheitsvorkehrungen beim Arbeiten mit radioaktiven Materialien und den längeren Inkubationszeiten [70] verbunden.

Der ELISA hat eine gute Empfindlichkeit und Spezifität [38, 70, 71]. Die Ergebnisse sind, besonders bei Verwendung von monoklonalen Antikörpern, auch über lange Zeiträume gut reproduzierbar [42, 71]. Er erfaßt nicht nur Milbenkörper, sondern auch spezifisch den Allergengehalt ihrer Exkretions- bzw. Sekretionsprodukte. Gut ausgebildetes Laborpersonal kann ohne zoologische Vorkenntnisse viele Proben schnell und konstant reproduzierbar bestimmen [42, 68, 72]. Zu niedrige Allergenwerte können in Staubproben gemessen werden, die größtenteils

Minor-Allergene enthalten, welche von den monoklonalen Antikörpern nicht erfaßt werden. Die Korrelation beim quantitativen Nachweis von Antigenen ist bei der Verwendung von monoklonalen Antikörpern zwischen RIA und ELISA hoch [70, 71]. Die Allergenmessung mittels Immunoassay korreliert gut mit der Milbenzählung [38, 43, 68, 69, 73, 74], der RIA-Inhibition [68, 70, 73] und der RAST-Inhibition [68, 73] und bedingt mit der Guaninbestimmung (siehe oben).

Der semiquantitative Streifentest „Dustscreen" (Immunodot) ist hinsichtlich der Sensitivität und Spezifität bei der Bestimmung von Fel d 1, Der p 1, Der f 1, Gruppe-2-Milbenallergenen und Bla g 2 validiert und korreliert sehr gut mit den etablierten ELISA-Tests (r = 0,9) [75]. Vorteilhaft ist die schnelle Durchführbarkeit.

Bezugsbasis der bestimmten Allergenmenge. Die gemessene Allergenmenge kann auf die Menge des gesammelten Staubes oder auf die Größe der gesaugten Fläche bzw. die Kubikmeterzahl der gefilterten Luft, jeweils innerhalb einer bestimmten Zeiteinheit, bezogen werden. Die meisten Arbeitsgruppen benutzen als Bezugsbasis die Menge des gesammelten Staubes, wobei die absolute Staubmenge nicht berücksichtigt wird. Diese relative Darstellung hat den Vorteil, daß sich Fehler und Unterschiede in der Staubsammlung nur wenig auf die Reproduzierbarkeit der Ergebnisse auswirken. Nachteilig ist, daß bei Reduktion der absoluten Allergenmenge und bei gleichzeitiger Reduktion der absoluten Staubmenge die Allergenmenge pro Gramm Staub in der gleichen Größenordnung bleibt. Der Rückgang der Allergenbelastung wird vom Untersucher nicht bemerkt. Aus diesem Grund wird von einigen Arbeitsgruppen die gemessene Allergenmenge auf die Größe der gesaugten Fläche bzw. auf die Menge der gefilterten Luft bezogen. Bei dieser Methode wird ein Rückgang der Allergenbelastung eher erkannt. Dieses Vorgehen ist allerdings viel anfälliger gegenüber Fehlern bei der Staubsammlung und unterschiedlicher Saugleistung der verwendeten Staubsauger bzw. Air Sampler; auch der Vergleich zwischen den Ergebnissen verschiedener Laboratorien ist schwierig [35, 76].

Schwellenwerte der Milbenbelastung

Von einigen Autoren wurde eine Einteilung der Höhe der Milbenallergenexposition in vier Risikoklassen vorgeschlagen (Tabelle 1). So kann aus der individuellen Allergenexposition eines Patienten das Risiko der Entwicklung einer Sensibilisierung gegen dieses Allergen oder bei vorhandener Sensibilisierung das Risiko für die Entwicklung einer akuten klinischen Symptomatik abgeschätzt werden. Auch kann die Messung einer hohen Innenraumallergenbelastung in der häuslichen Umgebung des Patienten das Verständnis über die Rolle von Allergenen in der Asthma-Pathogenese verbessern und somit zu einer höheren Compliance bei Eliminationsmaßnahmen führen [77].

Allerdings kann bei atopisch prädisponierten Patienten auch eine niedrige Allergenbelastung zu einer allergischen Sensibilisierung führen. Zudem wurde bei wiederholter Staubsammlung und Allergenmessung im ELISA eine Schwankung der Der-p-1-Konzentration um den Faktor 3 ermittelt [78]. Ursache dafür können neben Schwankungen in der Staubsammlung und -aufbereitung auch die jahreszeitlichen Schwankungen von Hausstaubmilbenallergenen sein. Eine einmalig gemessene Allergenexposition kann daher nur einen Anhalt für die Höhe der allergenen Belastung geben. Ebenso sind die oben genannten Schwellenwerte eher eine Orientie-

Tabelle 1. Schwellenwerte der Milben- und Allergenbelastung

Der p 1 /g Staub	Milben /g Staub	Guanin/Acarextest	Klinische Bedeutung
Bis 0,4 µg		0%	Geringe Allergenbelastung
0,4 bis 2 µg	Bis 100 Milben	0,06%	Signifikante Allergenbelastung
2 bis 10 µg	100 bis 500 Milben	0,25%	Hohe Allergenbelastung, Risikofaktor für die Entwicklung von spezifischen IgE-Antikörpern, bronchialer Hyperreaktivität und Asthma-Symptomen
Über 10 µg	Über 500 Milben	Über 1,0%	Sehr hohe Allergenbelastung, Risikofaktor für akute Asthmaattacken und Auftreten von Symptomen bei Milbenallergikern

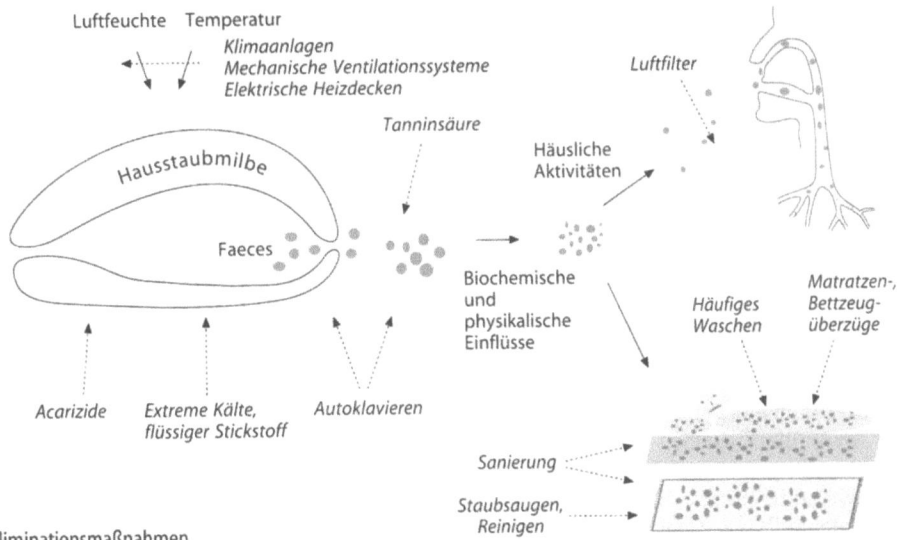

Abb. 3. Hausstaubmilben-Eliminationsmaßnahmen

rungshilfe für die Einstufung der Allergenexposition als strikte Grenzwerte.

Schlußfolgerung

Die Exposition gegenüber Innenraumallergenen spielt bei der Entwicklung von Sensibilisierung und allergischen Erkrankungen eine bedeutende Rolle. Moderne Labormethoden, insbesondere Immunoassays unter Verwendung monoklonaler Antikörper, erlauben eine exakte Quantifizierung dieser Allergene. Bei vorhandener Sensibilisierung gegen die Allergene der Hausstaubmilben und hoher Allergenexposition sollten adäquate Eliminationsmaßnahmen eingeleitet werden. Auch sollte, insbesondere bei Kindern mit atopischer Familienbelastung, die ein hohes Risiko bezüglich der Entwicklung allergischer Erkrankungen haben, frühzeitig die Exposition gegenüber Innenraumallergenen gemessen werden und bei hoher Exposition die prophylaktische Implementierung von Innenraumallergen-Eliminationsmaßnahmen als primäre Präventionsmaßnahme im Säuglings- oder Kleinkindalter erwogen werden (Abb. 3). Ebensowichtig ist die Kontrolle von Aeroallergenen im beruflichen Umfeld, beispielsweise die Reduktion der aerogenen Belastung mit Naturlatexallergenen durch die Verwendung ungepuderter Handschuhe oder in Extremsituationen durch das Tragen von Helmen mit HEPA-Filtern [79–81]. Die Beziehung zwischen Aeroallergenexposition und spezifischer Sensibilisierung scheint offenkundig zu sein, hingegen bleiben hinsichtlich der Beziehung von Allergenexposition und Asthmainzidenz die Ergebnisse verschiedener Longitudinalstudien abzuwarten.

Literatur

1. Burr ML, Butland BH, Kings S, Vaughan-Williams E (1989) Changes in asthma prevalence: Two surveys 15 years apart. Arch Dis Child 64:452–1456
2. Platts-Mills TAE, Sporik RB, Wheatley LM, Heymann PW (1995) Is there a dose-response relationship between exposure to indoor allergens and symptoms of asthma? J Allergy Clin Immunol 96:435–440
3. Gordon S, Tee R, Nieuwenhuijsen M, Lowson D, Harris J, Newman-Taylor A (1994) Measurement of airborne rat urinary allergen in an epidemiologic study. Clin Exp Allergy 24:1070–1077
4. Hollander A, van Run P, Spithoven J, Heederik D, Doekes G (1997) Exposure of laboratory animal workers to airborne rat and mouse urinary allergens. Clin Exp Allergy 27:617–626
5. Sandiford C, Nieuwenhuijsen M, Tee R, Newman-Taylor A (1994) Measurement of airborne proteins involved in baker's asthma. Clin Exp Allergy 24:450–456
6. Houba R, van Run P, Heederik D, Doekes G (1996) Wheat antigen exposure assessment for epidemiological studies in bakeries using personal sampling and inhibition ELISA. Clin Exp Allergy 26:154–160
7. Swanson M, Bubak M, Hunt L, Yunginger J, Warner M, Reed C (1994) Quantification of occupational latex aeroallergens in a medical center. J Allergy Clin Immunol 94:445–451

8. Arlian LG (1978) Mites and house dust allergy. J Asthma Res 13:165–172
9. Miller JD, Miller A (1992) Effect of powdered sodium chloride (mite-a-salt) on dust mites in carpets. J Allergy Clin Immunol 89:317
10. Mumcuoglu Y, Rufli T (1981) Pyroglyphidae/Hausstaubmilben. Schweiz Rundschau Med (Praxis) 70:1039–1049
11. van Bronswijk JE, Sinha RN (1971) Pyroglyphid mites (Acari) and house dust allergy. J Allergy 47:31–51
12. Lind P (1985) Purification and partial characterization of two major allergens from the house dust mite Dermatophagoides pteronyssinus. J Allergy Clin Immunol 76:753–761
13. Tovey ER, Chapman MD, Platts-Mills TA (1981) Mite faeces are a major source of house dust allergy. Nature 289:592–593
14. Platts-Mills TA, Chapman MD (1987) Dust mites: Immunology, allergic disease, and environmental control. J Allergy Clin Immunol 80:755–775
15. Chua KY, Stewart GA, Thomas WR, Simpson RJ, Dilworth RJ, Plozza TM, Turner KJ (1988) Sequence analysis of cDNA coding for a major house dust mite allergen, Der p I. J Exp Med 167:175–182
16. Dilworth RJ, Chua KY, Thomas WR (1991) Sequence analysis of cDNA coding for a major house dust mite allergen, Der f I. Clin Exp Allergy 21:25–32
17. Chapman MD, Platts-Mills TAE (1980) Purification and characterization of the major allergen from Dermatophagoides pteronyssinus – antigen pI. J Immunol 125:587–592
18. Stewart GA (1982) Isolation and characterization of the allergen Dpt 12 from Dermatophagoides pteronyssinus by chromatofocusing. Int Arch Allergy Appl Immun 69:224–230
19. Yasueda H, Mita H, Yui Y, Shida T (1986) Isolation and characterization of two allergens from Dermatophagoides farinae. Int Arch Allergy Appl Immun 81:214–223
20. Ford SA, Tovey ER, Baldo BA (1989) Spectrum of low molecular weight house dust mite (Dermatophagoides pteronyssinus) allergens with emphasis on Der p II. Clin Exp Allergy 20:27–31
21. Heymann PW, Chapman MD, Aalberse RC, Fox JW, Platts-Mills TA (1989) Antigenic and structural analysis of group II allergens (Der f II and Der p II) from house dust mites (Dermatophagoides ssp.). J Allergy Clin Immunol 83:1055–1067
22. Lind P (1986) Demonstration of close physicochemical similarity and partial immunochemical identity between the major allergen, Dp42, of the house dust mite D. pteronyssinus and corresponding antigens of D. farinae (Df6) and D. microceras (Dm6). Int Arch Allergy Appl Immun 79:60–65
23. Hader S, Kühr J, Urbanek R (1990) Sensibilisierung auf 10 wichtige Aeroallergene bei Schulkindern. Monatsschr Kinderheilkd 138:66–71
24. Astarita C, Harris RI, de Fusco R, Franzese A, Biscardi D, Mazzacca FR, Altucci P (1988) An epidemiological study of atopy in children. Clin Allergy 18:341–350
25. Rowntree S, Cogswell JJ, Platts-Mills TA, Mitchell EB (1985) Development of IgE and IgG antibodies to food and inhalant allergens in children at risk of allergic disease. Arch Dis Child 60:727–735
26. Sears MR, Herbison GP, Holdaway MD, Hewitt CJ, Flannery EM, Silva PA (1989) The relative risks of sensitivity to grass pollen, house dust mite and cat dander in the development of childhood asthma. Clin Exp Allergy 19:419–424
27. Korsgaard J (1983) Mite asthma and residency. Am Rev Respir Dis 128:231–235
28. Ito K (1987) Hausstaubmilbenallergie – ein weltweites Problem. In: de Weck AL, Pressekonferenz 1.–2. September 1987, Bad Kreuznach, Sonderdruck
29. Price JA, Pollock I, Little SA, Longbottom JL, Warner JO (1990) Measurement of airborne mite antigen in homes of asthmatic children. Lancet 336:895–897
30. Warner JA, Little SA, Pollock I, Longbottom JL, Warner JO (1990) The influence of exposure to house dust mite, cat, pollen and fungal allergens in the home on primary sensitization in asthma. Pediatr Allergy Immunol 1:79–86
31. Anderson M, Baer H, Ohman J (1985) A comparative study of the allergens of cat urine, serum, saliva and pelt. J Allergy Clin Immunol 76:563–569
32. Spitzauer S, Rumpold H, Ebner C, Schweiger C, Valenta R, Gabl F, Anrather J, Breitenbach M, Scheiner O, Kraft D (1991) Allergen profiles of dog hair and dander, body fluids and tissues as defined by immunoblotting. Int Arch Allergy Appl Immunol 94:346–348
33. Murray A, Ferguson M, Morrison B (1983) The frequency and severity of cat allergy vs. dog allergy in atopic children. J Allergy Clin Immunol 72:145–149
34. Platts-Mills TA, Sporik R, Ingramm J, Honsinger R (1995) Dog and cat allergens and asthma among school children in Los Alamos, New Mexico, USA: Altitude 7200 feet. Int Arch Allergy Immunol 107:301–303
35. Shattock AG, Neary M, Joyce P, Mitchell EB (1993) A novel device for accurately collecting dust samples and estimating mite allergen. Allergy Suppl 48:107
36. Mosbech H, Lind P (1986) Collection of house dust for analysis of mite allergens. Allergy 41:373–378
37. Twiggs JT, Gray RL, DeJongh S, Marx JJ (1991) Dermatophagoides farinae allergen levels from two different sources within the same home: Evaluation of two different collection techniques. Ann Allergy 66:431–435
38. Lind P (1986) Enzyme-linked immunosorbent assay for determination of major excrement allergens of house dust mite species D. pteronyssinus, D. farinae, D. microceras. Allergy 41:442–451
39. Blay de F, Heymann PW, Chapman MD, Platts-Mills TA (1991) Airborne dust mite allergens: Comparison of group II allergens with group I mite allergen and cat allergen Fel d I. J Allergy Clin Immunol 88:919–926
40. Platts-Mills TA, Heymann PW, Longbottom JL, Wilkins SR (1986b) Airborne allergens associated

with asthma: Particle sizes carrying dust mite and rat allergens measured with a cascade impactor. J Allergy Clin Immunol 77:850–857
41. Sporik R, Chapman M, Platts-Mills TA (1990) Airborne mite antigen. Lancet 336:1507–1508
42. Platts-Mills TA, de Weck AL (1989) Dust mite allergens and asthma – a worldwide problem. J Allergy Clin Immunol 83:416–427
43. Tovey ER, Chapman MD, Wells CW, Platts-Mills TA (1981) The distribution of dust mite allergen in the houses of patients with asthma. Am Rev Respir Dis 124:630–635
44. Twiggs JT, Gray RL, Marx JJ (1988) House dust mite (Dermatophagoides farinae) allergen levels in three different sources from homes of patients with allergy to house dust mite. Clin Rev Allergy 6:35–43
45. Wood R, Laheri A, Eggleston P (1993) The aerodynamic characteristics of cat allergen. Clin Exp Allergy 23:733–739
46. Colloff M, Ayres J, Carswell F, Howarth P, Merrett T, Mitchell E, Walshaw M, Warner J, Woodcock A (1992) The control of allergens of dust mite and domestic pets: A position paper. Clin Exp Allergy 22:1–28
47. Sakagushi M, Inouye S, Sasaki R, Hashimoto M, Kobayashi C, Yasueda H (1996) Measurement of airborne mite allergen exposure in individual subjects. J Allergy Clin Immunol 97:1040–1044
48. de Blay F, L'Huissier N, Kopferschmitt M, Ott M, Vernot A, Pauli G (1995) Airborne allergens. XVI European congress of allergy and clinical immunology, Madrid, Spain, June 1995:239–246
49. Luczynska C, Li Y, Chapman M, Platts-Mills TA (1990) Airborne concentration and particle size distribution of allergen derived from domestic cats (felis domesticus). Am Rev Respir Dis 141:361–367
50. van Bronswijk JE (1973) Dermatophagoides pteronyssinus (Trouessart, 1897) in mattress and floor dust in a temperate climate. J Med Ent 10:63–70
51. Arlain LG, Bernstein IL, Gallagher JS (1982) The prevalence of house dust mites, Dermatophagoides spp, and associated environmental conditions in Ohio. J Allergy Clin Immunol 69:527–532
52. Lind P (1985) House dust mites – indoor ecological factors. Allergy 40:34–36
53. Bischoff E, Fischer A, Wetter G (1986) Untersuchungen zur Ökologie der Hausstaubmilben. Allergologie 9:45–54
54. Bischoff E, Schirmacher W (1984) Farbnachweis für allergenhaltigen Hausstaub, 1. Mitteilung. Allergologie 7:446–449
55. van Bronswijk JE (1986) Guanine as a hygienic index for allergologically relevant mite infestations in mattress dust. Exp Appl Acarology 2:231–238
56. Bischoff E, Schirmacher W (1985) Farbnachweis für allergenhaltigen Hausstaub, 2. Mitteilung. Allergologie 8:36–38
57. van Bronswijk JE, Bischoff E, Schirmacher W, Berrens L, Schober G (1986) A rapid house-dust allergen test: Preliminary results. J Med Entomol 23:217–218
58. Lau S, Rusche A, Weber A, Werthmann I, Büttner-Götz P, Wahn U (1990) Nachweis von Hausstaubmilbenallergenen – ELISA und Guaninbestimmung im Vergleich. Allergologie 13:12–15
59. Pauli G, Hoyet C, Tenabene A, le Mao J, Thierry R, Bessot JC (1988) Guanine and mite allergenicity in house dust. Clin Allergy 18:383–392
60. Ransom JH, Leonard J, Wasserstein RL (1991) Acarex test correlates with monoclonal antibody test for dust mites. J Allergy Clin Immunol 87:886–888
61. Vervloet D, Fayon JP, Haddi E, Nguyen A, Soler M, Charpin D, Penaud A, Charpin J (1989) Guanine test and Ag P1 eq in house dust samples. J Allergy Clin Immunol 83:293
62. van der Brempt X, Haddi E, Michael-Nguyen A, Fayon JP, Soler M, Charpin D, Vervloet D (1991) Comparison of the ACAREX test with monoclonal antibodies for the quantification of mite allergens. J Allergy Clin Immunol 87:130–132
63. Quoix E, le Mao J, Hoyet C, Pauli G (1993) Prediction of mite allergen levels by guanine measurements in house-dust samples. Allergy 48:306–309
64. Kniest FM, Bischoff E, van Bronswijk JE (1991) Discrepancies between allergen- and mite-content of dust samples (and its consequence for avoidance). J Allergy Clin Immunol 87:320
65. Hallas TE, Yi X, Schou C (1993) Does guanine concentration in house-dust samples reflect house-dust mite exposure? Allergy 48:303–305
66. Björkstén F, Haahtela T, Hannuksela M (1980) Assay of allergen preparations using direct RAST titration and skin tests. Allergy 35:233–243
67. Chapman MD (1988) Allergen specific monoclonal antibodies: New tools for the management of allergic disease. Allergy 43:7–14
68. Aalberse RC, van Leeuwen J, van der Zee JS (1988) RAST und ELISA zur Untersuchung des Hausstaubs individueller Wohnungen. Allergologie 11:212–215
69. Platts-Mills TA, Heymann PW, Chapman MD, Hayden ML, Wilkins SR (1986) Cross-reacting and species-specific determinants on a major allergen from Dermatophagoides pteronyssinus and D. farinae: Development of a radioimmunoassay for antigen pI equivalent in house dust and dust mite extracts. J Allergy Clin Immunol 78:398–407
70. Luczynska CM, Arruda LK, Platts-Mills T, Miller JD, Lopez M, Chapman MD (1989) A two-site monoclonal antibody ELISA for the quantification of the major Dermatophagoides ssp. allergens, Der p I and Der f I. J Immunol Methods 118:227–235
71. Yasueda H, Saito A, Yanagihara Y, Akiyama K, Takaoka M (1996) Species-specific measurement of the second group of Dermatophagoides mite allergens, Der p 2 and Der f 2, using a monoclonal antibody-based ELISA. Clin Exp Allergy 26:171–177
72. Lind P, Korsgaard J, Löwenstein H (1979) Detection and quantitation of Dermatophagoides antigens in house dust by immunochemical techniques. Allergy 34:319–326
73. Chapman MD, Heymann P, Wilkins SR, Brown MJ, Platts-Mills TA (1987) Monoclonal immunoassays

for major dust mite (Dermatophagoides) allergens, *Der p* I and *Der f* I, and quantitative analysis of the allergen content of mite and house dust extracts. J Allergy Clin Immunol 80:184–194
74. Platts-Mills TA, Heymann PW, Chapman MD, Smith TF, Wilkins S (1985) Mites of the genus Dermatophagoides in dust from the houses of asthmatic and other allergic patients in North America: Development of a radioimmunoassay for allergen produced by D. farinae and/or D. pteronyssinus. Int Arch Appl Immunol 77:163–165
75. Lau S, Schulz G, Sommerfeld C, Wahn U (1999) Comparison of quantitative ELISA and semiquantitative "Dustscreen"-immunodot for determination of Der p 1 and Der f 1 in solid dust samples. J Allergy Clin Immunol 103:S 23
76. Neary M, Shattock AG, Mitchell EB (1993) Dust mite exposure – is it µg/g dust or µg/m^3. Allergy Suppl 48:108
77. Chapman MD, Heymann PW, Sporik RB, Platts-Mills TAE (1995) Monitoring allergen exposure in asthma: New treatment strategies. Allergy (Suppl 25):29–33
78. Marks GB, Tovey ER, Peat JK, Salome CM, Woolcock AJ (1995) Variability and repeatability of house dust mite allergen measurement: Implications for study design and interpretation. Clin Exp Allergy 25:1190–1197
79. Tarlo SM, Sussman G, Contala A, Swanson MC (1994) Control of airborne latex by use of powder-free gloves. J Allergy Clin Immunol 93:985–989
80. Allmers H, Brehler R, Chen Z, Raulf-Heimsoth M, Fels H, Baur X (1998) Reduction of latex aeroallergens and latex-specific IgE antibodies in sensitized workers after removal of powdered natural rubber latex gloves in a hospital. J Allergy Clin Immunol 102:841–846
81. Laoprasert N, Swanson MC, Jones RT, Schroeder DR, Yunginger JW (1998) Inhalation challenge testing of latex-sensitive health care workers and the effectiveness of laminar flow HEPA-filtered helmets in reducing rhinoconjunctival and asthmatic reactions. J Allergy Clin Immunol 102:998–1004

KAPITEL 10 Orale Provokation

B. Przybilla und Franziska Rueff

Ziel dieses Testverfahrens ist es, Überempfindlichkeitsreaktionen auf oral zugeführte Nahrungsmittel- oder Arzneimittelinhaltsstoffe zu sichern; daneben kann auch versucht werden, die Verträglichkeit von Nahrungsmitteln oder Arzneistoffen zu belegen. Ergeben sich aufgrund von Anamnese, Hauttests und/oder In-vitro-Tests Hinweise auf eine Nahrungsmittel- oder Arzneimittelüberempfindlichkeit, so ist der orale Provokationstest häufig die einzige Möglichkeit, die klinische Relevanz vermuteter Auslöser von Krankheitserscheinungen zu sichern. Nur eine sichere Diagnose ermöglicht sinnvolle therapeutische Maßnahmen (Karenz, Pharmakotherapie, gegebenenfalls Toleranzinduktion). Dies rechtfertigt den manchmal erheblichen Aufwand oraler Provokationen.

Grundlagen

Unverträglichkeitsreaktionen

Unverträglichkeitsreaktionen sind Krankheitserscheinungen, die durch innerliche oder äußerliche Zufuhr von Substanzen ausgelöst werden. Die Pathomechanismen solcher Reaktionen sind vielfältig. *Toxische Substanzeffekte* treten dosisabhängig obligat auf. *Überempfindlichkeit* ist die individuelle Reaktionslage besonders disponierter Personen. Es lassen sich 3 Formen der Überempfindlichkeit unterscheiden [15]:
- *Intoleranz:* Die charakteristischen Symptome einer pharmakologischen (toxischen) Wirkung treten bereits bei niedrigen Dosen auf, die üblicherweise problemlos toleriert werden; ein immunologischer (allergischer) Pathomechanismus ist nicht nachweisbar.
- *Idiosynkrasie:* Das Krankheitsbild geht nicht mit den Symptomen der pharmakologischen Substanzwirkung einher; ein immunologischer (allergischer) Pathomechanismus ist nicht nachweisbar.
- *Allergie:* Der Überempfindlichkeitsreaktion liegt ein immunologischer (allergischer) Pathomechanismus zugrunde.

Nicht-immunologisch ausgelöste Unverträglichkeitsreaktionen, deren Symptome denjenigen typischer allergischer Reaktionen entsprechen, werden auch als *„Pseudo-Allergie"* bezeichnet. Insbesondere bei Nahrungsmittel- oder Arzneimittelunverträglichkeit ist ein pseudo-allergischer Mechanismus häufig.

Als Ursachen von Intoleranz oder Idiosynkrasie werden vielfältige Pathomechanismen angenommen, so beispielsweise direkte Mediatorfreisetzung, direkte Komplementaktivierung, Beeinflussung des Eicosanoidstoffwechsels oder Enzymdefekte mit der Folge eines veränderten Substanzmetabolismus. Diese pathogenetischen Vorstellungen können das Auftreten von Reaktionen im individuellen Falle allerdings bislang häufig nicht ausreichend erklären. Ist der Pathomechanismus einer Reaktion aber unbekannt, so ist die Möglichkeit einer letztlich doch allergischen Auslösung zu berücksichtigen.

Diagnostisches Vorgehen

Grundlage der allergologischen Diagnostik sind Anamnese, Hauttests, In-vitro-Tests und Provokationstests. Grundsätzlich sollte sich die individuelle allergologische Diagnose auf die Ergebnisse möglichst aller dieser Methoden stützen. Keineswegs immer ist dies jedoch möglich, da in Abhängigkeit vom Krankheitsbild nicht immer alle Verfahren verfügbar sind (z. B. praktisch anwendbare In-vitro-Tests bei Kontaktallergie vom Ekzemtyp) oder angewandt werden können (z. B. Hauttests bei generalisierten Exanthemen, Provokationstests bei nicht sicher beherrschbaren Krankheitsbildern). Wird auf die Anwendung möglicher Methoden verzichtet, so muß dies begründet sein.

Um die klinische Relevanz eines Auslösers für ein Beschwerdebild zu sichern, sind zumeist Provokationstests erforderlich. So führen bei nicht-immunologischen Überempfindlichkeitsreaktionen nur Provokationstests über die Anamnese hinaus, da geeignete Haut- oder In-vitro-Tests hier nicht verfügbar sind. Wie bereits ausgeführt, sollte aber in der individuellen Diagnostik vermutlich nicht-immunologischer Reaktionen auf den Hauttest nicht verzichtet werden. Auch typische „Pseudo-Allergene" (z.B. Azetylsalizylsäure, Sulfite) können gelegentlich auf einen immunologischen Reaktionsmechanismus hinweisende und diagnostisch relevante Hauttestreaktionen auslösen. Weiterhin kann in seltenen Fällen bei hochgradig empfindlichen Patienten bereits der Hauttest systemische Symptome - *auch ohne örtliche Reaktion!* - provozieren. Andererseits sind auch bei allergischen Erkrankungen Provokationstests zur sicheren Diagnose oft erforderlich, da Hauttests und In-vitro-Tests nicht nur falsch negative, sondern insbesondere sehr häufig irrelevant positive Ergebnisse erbringen.

Bei Provokationstests wird die Auslösesituation einer Überempfindlichkeitsreaktion möglichst genau „nachgestellt". Durch gezielte Exposition des Patienten gegenüber dem Auslöser sollen Krankheitssymptome provoziert werden, die nach Möglichkeit eindeutig objektivierbar und gegebenenfalls meßtechnisch erfaßbar sind. Im allgemeinen wird der Provokationstest mit zunächst niedrigen, bei Ausbleiben einer Reaktion mit zunehmend höheren Expositionsdosen vorgenommen, um schwerere Reaktionen zu vermeiden. Ein gewisses Risiko schwererer, gelegentlich bedrohlicher Reaktionen besteht allerdings bei jeglichem Kontakt eines Patienten mit Auslösern von Überempfindlichkeitsreaktionen. Auch bei langsamer Dosissteigerung können höhere Dosen zu schweren Reaktionen führen. Wesentliche Voraussetzungen eines Provokationstests sind daher sorgfältige Indikationsstellung und umsichtige Durchführung durch Ärzte, die mit den Krankheitsbildern von Überempfindlichkeitsreaktionen und möglichen Testmethoden gut vertraut sind.

Die Bedeutung der *sicheren* Diagnose einer Überempfindlichkeit für die Lebensführung des Patienten kann nicht hoch genug eingeschätzt werden. Dies rechtfertigt den manchmal erheblichen Aufwand von Provokationstests. Nur sicher erkannte Auslöser können konsequent eliminiert werden, bei befürchteter, nicht zu meidender Exposition können prophylaktische Pharmakotherapie oder gegebenenfalls Hyposensibilisierung gezielt eingesetzt werden. Bei Arzneiüberempfindlichkeit wird es möglich, „Ausweichpräparate" auszuwählen. Insbesondere die recht häufige Elimination von Nahrungsmitteln „auf Verdacht" aufgrund anamnestischer Angaben oder der Ergebnisse von Hauttests oder von Bestimmungen spezifischer Serum-IgE-Antikörper ist unbegründet und kann möglicherweise sogar die Entwicklung einer Überempfindlichkeit fördern: So traten nach Meidung an und für sich vertragener Nahrungsmittel, auf die sich aber Hauttestreaktionen oder spezifische Serum-IgE-Antikörper fanden, bei erneutem Genuß nach einiger Zeit teilweise schwere Reaktionen auf [11].

Bereits die begründete Meidung sicher nicht vertragener Substanzen beeinträchtigt die Lebensführung des Patienten. Unbegründete, sinnlose Diäten verbieten häufig zahlreiche Nahrungsmittel, sie können zu ausgeprägten, manchmal bedrohlichen somatischen, psychischen und sozialen Fehlentwicklungen führen. Besonders schwerwiegend ist dies bei Kindern, die ohne eigene Entscheidungsmöglichkeit solchen Eliminationsexperimenten durch die Sorgeberechtigten unterworfen werden. Die unbegründete Meidung von Arzneistoffen kann zu erheblichen Leiden des Patienten, manchmal zu schweren Gesundheitsschäden oder zum Tode führen.

Ein *oraler Provokationstest* wird vorgenommen, wenn die orale Aufnahme einer Substanz als Ursache einer Überempfindlichkeitsreaktion anzunehmen ist. Bei Reaktionen auf Arzneimittel oder Nahrungsmittel ist der orale Provokationstest daher oft der entscheidende diagnostische Schritt. Hinsichtlich der Gesamtdiagnostik bei Arznei- oder Nahrungsmittelüberempfindlichkeit sei auf die Kapitel II.5 und II.6 in diesem Buch sowie auf zwei Positionspapiere verwiesen [3, 5]. Der diagnostische Wert des oralen Provokationstestes kann nicht hoch genug angesetzt werden. So war es bei Patienten mit anaphylaktoiden Reaktionen auf Analgetika möglich, eine Überempfindlichkeit gegenüber bestimmten Substanzen in 60% nachzuweisen, während dies mittels Hauttests nur in etwa 10% gelang [12]. Bei Patienten mit schwerem atopischen Ekzem konnten bei mehr als 50% bestimmte Nahrungsmittel durch orale Provokationstests als krankheitsauslösend, andere als verträglich identifiziert werden; dies war ohne Provokationstests nicht möglich [18].

Indikationen

Nachweis von Unverträglichkeit

Durch oral gegebene Arzneimittel- oder Nahrungsmittelinhaltsstoffe werden gezielt Symptome provoziert. So kann der Zusammenhang zwischen einem oralen Auslöser und einer Unverträglichkeitsreaktion belegt werden. Im allgemeinen werden auf diese Weise individuelle Unverträglichkeitsreaktionen, also Überempfindlichkeitsreaktionen diagnostiziert. Hier ist der orale Provokationstest der beweisende diagnostische Schritt, der nach Anamnese, Hauttests und gegebenenfalls In-vitro-Untersuchungen durchzuführen ist.

Erfolgte die reaktionsauslösende Exposition nicht oral (beispielsweise Applikation von Arzneistoffen parenteral oder rektal), so kann ein oraler Provokationstest mit dem vermuteten Auslöser ebenfalls versucht werden. Kommt es hierbei zu keiner Reaktion, so ist das Ergebnis diagnostisch nicht weiterführend; der Test muß u. U. mit der eigentlichen Anwendungsform wiederholt werden (Kapitel I.17.).

Orale Provokationstests können in der Diagnostik jeglichen klinischen Bildes eingesetzt werden, sofern die Kontraindikationen (siehe unten) beachtet werden. Neben gezielter Überprüfung anamnestisch verdächtiger Auslöser werden auch systematische Tests mit Reihen häufiger zu Reaktionen führender Substanzen vorgenommen. Dies ist vor allem dann weiterführend, wenn der Zusammenhang zwischen Auslöser und Krankheitsbild vom Patienten im allgemeinen nicht oder nicht korrekt wahrgenommen wird, so z. B. bei chronischer Urtikaria oder atopischem Ekzem. Wichtige Indikationen des oralen Provokationstests sind im folgenden angeführt.

Überempfindlichkeitsreaktionen vom Soforttyp. Überempfindlichkeitsreaktionen vom Soforttyp können ausschließlich mit Hauterscheinungen (Urtikaria, Angioödem, generalisierter Pruritus) einhergehen, zusätzlich oder auch ausschließlich respiratorische, kardiovaskuläre oder gastrointestinale Symptome verursachen und letztlich zum Vollbild des anaphylaktoiden/anaphylaktischen Schocks führen. Tests werden mit anamnestisch verdächtigen Auslösern sowie gegebenenfalls mit Standardreihen (Tabellen 1–3) durchgeführt. Die Aufdeckung des Auslösers hängt ganz wesentlich von der Qualität der Anamnese und manchmal auch von der Möglichkeit der Beschaffung der tatsächlich zum Reaktionszeitpunkt zugeführten Arzneimittel oder Nahrungsmittel ab. Besonders bei Überempfindlichkeitsreaktionen vom Soforttyp kann es nötig werden, die Gesamtsituation, in der

Tabelle 1. Oraler Provokationstest mit Nahrungsmittelgruppen*

- Kuhmilch und Kuhmilchprodukte
- Gemüse, Obst, Kohlenhydrate
- Fleisch (außer Geflügel)
- Hühnerei und Geflügel
- Fisch

* Je Tag eine Nahrungsmittelgruppe; bei Reaktion weitere Tests mit einzelnen Nahrungsmitteln

Tabelle 2. Oraler Provokationstest mit niedermolekularen Nahrungsmittelinhaltsstoffen* **

Konservierungsstoffe		
Natriumbenzoat		50/250/500 mg
Kaliumdisulfit		10/50/100/300 mg
Sorbinsäure		500 mg
Natriumnitrit		10/20 mg
Natriumsalicylat		500/1000 mg
Natriumpropionat		500/1000 mg
PHB-Ester		500 mg
Farbstoffe		
Tartrazin		10/50 mg
Farbenmischung I [8]		
Chinolingelb	E 104	5 mg
Gelborange S	E 110	5 mg
Azorubin	E 122	5 mg
Amaranth	E 123	5 mg
Cochenillerot	E 124	5 mg
Farbenmischung II [8]		
Erythrosin	E 127	5 mg
Patentblau	E 131	5 mg
Indigotin	E 132	5 mg
Brillantschwarz	E 151	5 mg
Pigmentbraun	E 172	5 mg
Biogenes Amin		
Tyramin		50/100 mg
(*Nicht* testen bei Behandlung mit MAO-Hemmern!)		
Süßstoff		
Aspartam		250 mg

* Teilweise auch in Arzneizubereitungen enthalten
** Bei asthmoider Symptomatik oder bedrohlicher Reaktion ist die Initialdosis niedriger zu wählen

Tabelle 3. Oraler Provokationstest bei anaphylaktoiden Reaktionen auf Analgetika*

Standardreihe	
Paracetamol	50/250/500 mg/(1000 mg)
Azetylsalizylsäure	50/250/500/1000 mg
Ibuprofen	60/300/600 mg
Tramadol	5/25/50 mg
Diclofenac	5/25/50/100 mg
Ergänzende Substanzen	
Propyphenazon	5/50/250/500 mg
Metamizol	50/250/500 mg
Phenazon	50/250/500 mg
Salizylamid	25/125/250 mg
Indometacin	5/25/50 mg
Piroxicam	2/10/20 mg

* Bei asthmoider Symptomatik oder bedrohlicher Reaktion ist die Initialdosis niedriger zu wählen

Tabelle 4. Oraler Provokationstest mit Kontaktallergenen

Nickel	1,1/5,6 mg (Test mit Nickelsulfat)
Perubalsam	0,5/0,5 g
Chrom	2,5 mg (Test mit Kaliumdichromat)
Kobalt	1,0 mg (Test mit Kobaltchlorid)
Propylenglykol	5 ml (2–15 ml)

eine Reaktion aufgetreten ist, besonders sorgfältig „nachzustellen" (z. B. Kombination der Zufuhr von Nahrungsmittel und alkoholischem Getränk, körperliche Anstrengung vor oder nach Nahrungszufuhr). Der orale Provokationstest erlaubt es, auch seltene Auslöser zu identifizieren [13, 14] oder bei negativem Ausfall von Hauttests oder In-vitro-Tests eine Überempfindlichkeit zu belegen [7].

Allergische Kontaktdermatitis/allergisches Kontaktekzem. Die systemische Zufuhr von Kontaktallergenen kann bei Sensibilisierten zu Krankheitserscheinungen führen, insbesondere dyshidrosiforme Reaktionen oder „Aufflammreaktionen" früherer Ekzemherde werden beobachtet. Wurde eine Kontaktallergie gegenüber einer oral zuführbaren Substanz nachgewiesen, so sind bei therapieresistentem dyshidrosiformen Handekzem orale Provokationstests mit diesem Kontaktallergen angezeigt. Auch bei fehlender epikutaner Testreaktion führt eine orale Provokation manchmal zu einer Ekzemprovokation; als Auslöser relevant sind hier insbesondere Nickel und Perubalsam. Häufiger als systemische Auslöser von Ekzemreaktionen [21] untersuchte Kontaktallergene sind in Tabelle 4 angeführt. Bei Patienten, die bislang ohne dyshidrosiforme Krankheitserscheinungen geblieben sind, sollte auf eine systemische Provokation mit Kontaktallergenen eher verzichtet werden, um nicht einen ersten Schub zu provozieren, der dann möglicherweise chronisch von Rezidiven gefolgt wird. Bei oraler Provokation mit typischen Auslösern allergischer Reaktionen vom Ekzemtyp (Spättyp) kann es sehr selten auch zu anaphylaktoiden Symptomen kommen.

Atopisches Ekzem. Die Mehrzahl der Patienten mit atopischem Ekzem wird unter konsequenter, ein- bis zweiwöchiger äußerlicher Kortikosteroidbehandlung, die ausschleichend abgesetzt und durch „hautpflegende" Maßnahmen ersetzt wird, langfristig vollständig oder weitgehend erscheinungsfrei. Bei Patienten, die auf diese Therapie nicht ansprechen und chronisch oder rezidivierend ausgeprägte Hauterscheinungen aufweisen, muß nach Provokationsfaktoren der Erkrankung gesucht werden (Kapitel II.4.). Als solche kommen auch Nahrungsmittel in Betracht [18]. Es werden orale Provokationstests mit vermuteten Auslösern sowie mit Standardreihen von Nahrungsmitteln und niedermolekularen Nahrungsmittelinhaltsstoffen [10] vorgenommen (Tabellen 1 und 2). Es gelingt so, bei mehr als 50% dieser Patienten Nahrungsmittel als Provokationsfaktoren zu identifizieren (Abb. 1). Zwar sind diese im allgemeinen nicht die ausschließliche Ursache der Erkrankung, ihre Meidung ist aber vielfach von Bedeutung für den Krankheitsverlauf. Tests mit dem Ziele einer Ekzemprovokation führen bei Patienten mit atopischem Ekzem häufiger zu anaphylaktoiden Symptomen an unterschiedlichen Organsystemen, so daß eine besonders sorgfältige Überwachung nötig ist.

Chronische Urtikaria. Bei chronischer, d.h. mehr als sechs Wochen rezidivierender oder persistierender Urtikaria, deren Ätiologie durch sonstige diagnostische Maßnahmen (Kapitel II.15.) oder gezielte orale Provokation mit verdächtigen Auslösern nicht geklärt werden konnte, kommt Provokationstests mit Standardreihen von Nahrungsmittelgruppen und niedermolekularen Nahrungsmittelinhaltsstoffen sowie zusätzlich Azetylsalizylsäure (Tabellen 1–3) eine gewisse Bedeutung zu [6, 8]. Die Häufigkeit von Reaktionen auf solche Substanzen ist unterschiedlich und eher gering, am ehesten löst Azetylsalizylsäure Quaddeln aus. Diese Azetylsalizylsäure-Überempfindlichkeit ist allerdings meist nur ein assoziiertes Phänomen, nicht aber Ursache der chronischen Urtikaria; sie kann jedoch mit einer Überempfindlichkeit gegen Nahrungsmitteladditiva verknüpft sein. In jedem Falle sind bei Nachweis einer Azetylsalizylsäure-Überempfindlichkeit weitere Tests zur Identifizierung verträglicher Analgetika nötig (siehe unten).

Andere Arzneimittel- und Nahrungsmittel-Überempfindlichkeitsreaktionen. Nicht nur bei Soforttypreaktionen, sondern auch bei anderen Reaktionsformen ermöglichen orale Provokationstests die Identifizierung des Auslösers. Insbesondere dienen sie der Klärung der Auslöser von Arzneiexanthemen [2], fixen Arzneireaktionen [2, 9], photoinduzierten Reaktionen [4], hämorrhagisch-pigmentären Dermatosen [1], Vasculitis allergica ([22]; Abb. 2) oder Asthma [19]. Auch bei perennialer Rhinokonjunktivitis oder Prurigo simplex subacuta können sie manchmal diagnostisch weiterhelfen. Die Tests werden gezielt mit vermuteten Auslösern vorgenommen, Tests mit Standardreihen sind manchmal ebenfalls sinnvoll (Tabellen 1–3). Umsichtige Planung des Testablaufs und sorgfältige Beachtung

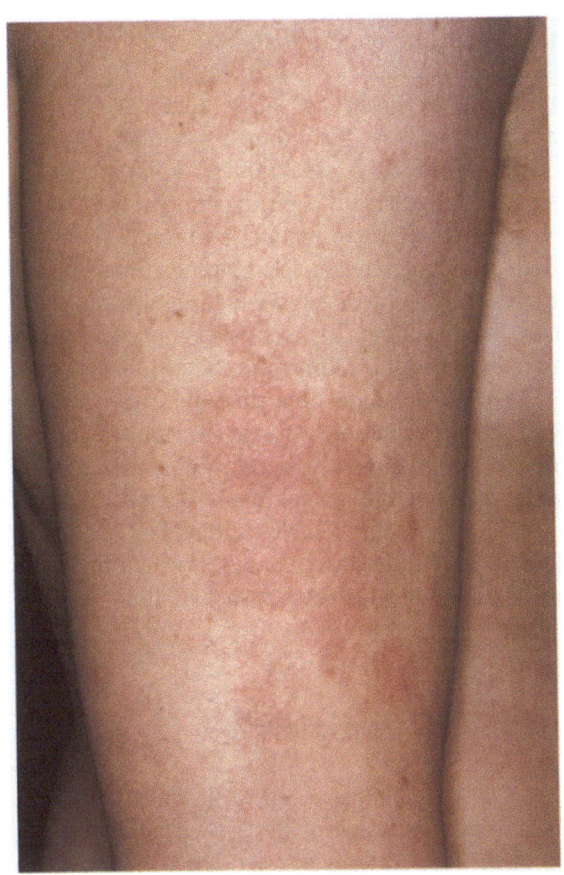

Abb. 1. „Aufflammen" eines atopischen Ekzems nach oraler Provokation mit 1 g Natriumpropionat

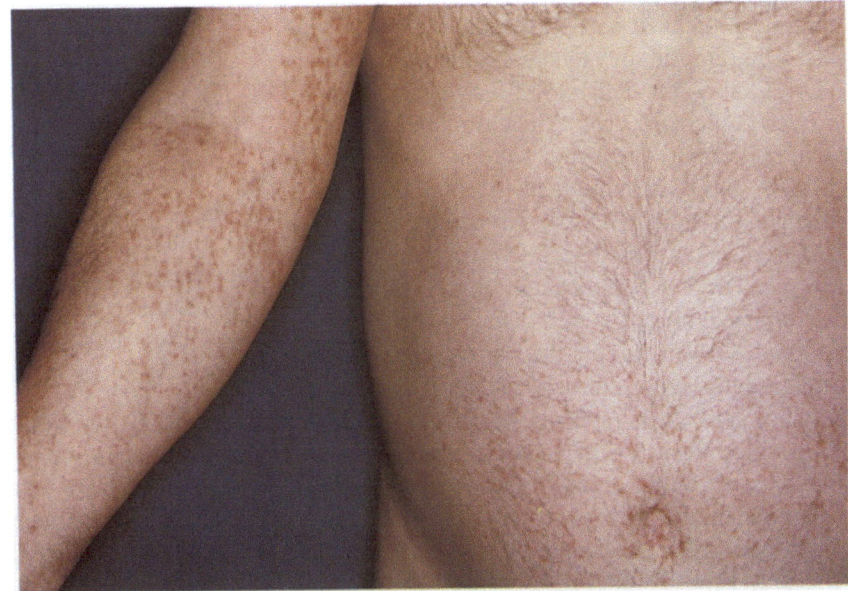

Abb. 2. Vasculitis allergica vom hämorrhagischen Typ nach Provokation mit 50 mg Natriumdisulfit; als Auslöser war in der Anamnese Biergenuß angegeben worden

von Kontraindikationen sind bei diesen Krankheitsbildern besonders wichtig.

Auch bei Verdacht auf ausschließlich mit gastrointestinalen Symptomen einhergehende Überempfindlichkeitsreaktionen können orale Provokationstests mit Nahrungsmitteln bzw. Nahrungsmittelinhaltsstoffen weiterführend sein. Da die hierbei auftretenden Symptome zumeist subjektiv und nicht selten vieldeutig imponieren, sind eine besonders kritische Wertung der Ergebnisse und geeignete Kontrolltests (z. B. Provokation über Magensonde; doppelblinde, Plazebo-kontrollierte Provokation; reverse Plazeboprovokation) nötig. Entsprechendes gilt, wenn Verhaltensauffälligkeiten oder subjektive Mißempfindungen (z. B. Kopf- oder Gliederschmerzen, Unruhe, Schwindelgefühl) durch orale Provokationstests auf bestimmte Auslöser zurückgeführt werden sollen.

Nachweis von Verträglichkeit

Der Nachweis der Verträglichkeit einer Substanz durch orale Provokationstests ist problematisch, da auch Tests mit nicht verträglichen Substanzen „falsch" zu keiner Reaktion führen können. Dennoch sind in bestimmten Situationen Provokationstests zum Nachweis von Verträglichkeit sinnvoll. Sie müssen im Gesamtzusammenhang aller Einzelumstände interpretiert und hinsichtlich ihres begrenzten Aussagewertes dem Patienten erläutert werden. Dabei ist auch zu berücksichtigen, daß sich gegenüber einer tatsächlich vertragenen Substanz im weiteren Verlauf eine Überempfindlichkeit entwickeln kann.

Bei Überempfindlichkeitsreaktionen auf Arzneistoffe kann mit dem oralen Provokationstest die Verträglichkeit von Ersatzstoffen („Ausweichpräparate") überprüft werden. Es ist zu beachten, daß die Verträglichkeit unter Umständen nicht für höhere als die tatsächlich gegebenen Dosen einer Substanz bestehen muß. Auch kann von der Verträglichkeit eines chemisch oder pharmakologisch mit dem Auslöser verwandten „Ausweichpräparates" nur ausgegangen werden, wenn diese zeitnah zu einer Reaktion auf den eigentlichen Auslöser belegt wurde; das Fehlen einer Reaktion auf den Ersatzstoff kann nämlich auch durch einen - gegebenenfalls nur vorübergehenden - Verlust der Überempfindlichkeit bedingt sein. Aus diesem Grunde ist die Sicherung einer Reaktion auf den Auslöser im allgemeinen Voraussetzung der Identifizierung von Ersatzsubstanzen.

Bei Patienten, die sich mit exzentrischen, auf unsichere Befunde oder ausschließliche Selbstbeobachtung gründenden Eliminationsdiäten vorstellen, gelingt es manchmal, die Verträglichkeit wichtiger Nahrungsmittel durch Provokationstests zu belegen. Auch bei diesen Patienten ist die Diagnostik in ihrer Gesamtheit durchzuführen, da tatsächliche Überempfindlichkeitsreaktionen auf einzelne Nahrungsmittel sonst nicht auszuschließen sind.

Wurde eine Nahrungsmittelüberempfindlichkeit zu einem früheren Zeitpunkt diagnostisch gesichert, so kann nach längerer Karenz Toleranz eintreten. Dies kann durch orale Provokationstests überprüft werden. Dabei ist zu beachten, daß bei Verträglichkeit in solchen Provokationstests die Substanz über längere Zeit regelmäßig zugeführt werden sollte, um das Wiederauftreten einer Überempfindlichkeit zu erkennen; bei schwereren Reaktionen in der Anamnese wird dies stationär in der Klinik erfolgen.

Kontraindikationen

Vor oralen Provokationstests ist unter Berücksichtigung der individuellen Situation des Patienten eine sorgfältige Abwägung des Nutzens gegen mögliche Risiken vorzunehmen, wobei auch die Konsequenzen einer Unterlassung des Tests Berücksichtigung finden müssen. Ein Provokationstest darf nicht vorgenommen werden, wenn bei korrekter Durchführung die zu erwartende Reaktion den Patienten unverhältnismäßig beeinträchtigen oder gar gefährden könnte. Dabei ist auch die Möglichkeit einer Verstärkung der klinischen Reagibilität („Boosterung") durch den Test in Betracht zu ziehen (siehe auch unten). Insbesondere bei Tests mit Arzneistoffen ist weiter die Möglichkeit einer De-novo-Sensibilisierung, vor allem bei häufiger zu allergischen Reaktionen führenden Substanzen, nicht völlig außer acht zu lassen.

Als wesentliche Kontraindikationen seien im einzelnen genannt:

- Die Möglichkeit der Auslösung nicht sicher therapeutisch beherrschbarer Überempfindlichkeitsreaktionen, wie beispielsweise Agranulozytose, thrombozytopenische Purpura,

toxische epidermale Nekrolyse oder Status asthmaticus
- Ein erhöhtes Risiko des individuellen Patienten aufgrund akuter Erkrankungen (auch grippaler Infekte!), chronischer Erkrankungen oder Medikamenten-Anwendung (Kontraindikationen bei Überempfindlichkeitsreaktionen vom Soforttyp sind so beispielsweise schwere kardiovaskuläre Erkrankungen, schweres oder nicht ausreichend therapiertes Asthma bronchiale sowie die Anwendung von Betablockern oder ACE-Hemmern; ein erhöhtes Risiko schwerer Reaktionen besteht bei Mastozytose)
- Gravidität
- Fehlende Compliance oder unzureichendes Verständnis für das Vorgehen auf seiten des Patienten, so z. B. bei jungen Kindern, fehlender sprachlicher Verständigungsmöglichkeit oder mangelnder intellektueller Einsicht

Diese Kontraindikationen gelten insbesondere für Tests mit vermuteten Auslösern sowie mit Substanzen, auf die „Kreuzreaktionen" aufgrund chemischer Strukturverwandtschaft oder pharmakologischer Wirkung möglich sind. Trotz Kontraindikationen kann manchmal auf Provokationstests zumindest zum Beweis der Verträglichkeit (z. B. zur Identifizierung von geeigneten Ersatzstoffen für wichtige Pharmaka) nicht verzichtet werden. Eine ungeklärte Situation ist für den Patienten häufig wesentlich gefährlicher als ein sorgfältig durchgeführter Provokationstest. Letztlich entscheidend ist die sorgfältige Analyse der individuellen Situation.

Praktische Durchführung

Voraussetzungen

Vor Planung und Durchführung von Provokationstests müssen die Ergebnisse aller sonstigen möglichen allergologischen Untersuchungen, d. h. von Anamnese, Hauttests sowie verfügbarer In-vitro-Tests vorliegen. Hauttests sollten auch mit typischen „Pseudo-Allergenen" erfolgen, da in Einzelfällen auch auf diese Hauttestreaktionen beobachtet werden (Abb. 3). Weiter ist sorgfältig zu überprüfen, ob Kontraindikationen bestehen. Der Patient sollte frei von wesentlichen Erscheinungen des zu provozierenden Krankheitsbildes sein, da sonst eine Refraktärphase ge-

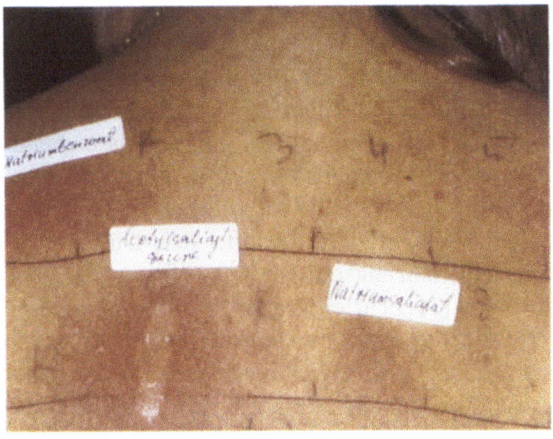

Abb. 3. Soforttypreaktionen im Hautpricktest auf Azetylsalizylsäure, Natriumsalizylat und Natriumbenzoat bei einer Patientin mit anaphylaktoiden Reaktionen nach Provokation mit diesen Substanzen

genüber dem Auslöser bestehen bzw. eine Reaktion auf die Provokation nicht sicher erfaßt werden kann. Das Erreichen völliger Erscheinungsfreiheit ist bei chronischen Erkrankungen jedoch nicht immer möglich und angesichts der beabsichtigten provozierten Verschlechterung ungerechtfertigt aufwendig. Auch besteht der Eindruck, daß Symptome bei Restaktivität der Erkrankung leichter als nach längerfristiger Abheilung auslösbar sind. Die Diagnostik zur Identifizierung des Auslösers einer akuten Reaktion sollte möglichst rasch, nicht jedoch weniger als zwei Wochen nach dem Ereignis erfolgen.

Der Patient wird über Ziele, Erfolgsaussichten, Vorgehen und mögliche Risiken des Provokationstests eingehend aufgeklärt. Die Einverständniserklärung erfolgt schriftlich, dabei ist auch das Aufklärungsgespräch zu dokumentieren. Dies ist nicht nur aus rechtlichen Gründen, sondern auch für den Ablauf des Tests wichtig. Denn nur ein gut informierter Patient gewährleistet die erforderliche aktive Mitwirkung.

Alle Pharmaka, welche die zu provozierende Reaktion unterdrücken können, sind vor der Provokation ausreichend lange abzusetzen. Kann auf eine solche medikamentöse Therapie nicht verzichtet werden (z. B. bei Asthma), so sind deren Effekte bei Bewertung der Testreaktionen mitzuberücksichtigen. Von einer topischen Behandlung eines Asthmas wird keine Unterdrückung von provozierbaren Symptomen an anderen Organen erwartet. Da Auslöser von Überempfindlichkeitsreaktionen bei fortgesetzter Zufuhr einen Refraktärzustand induzieren können, müssen vor Testbeginn alle Testsubstanzen für mindestens sieben Tage eliminiert werden, um falsch negative Reaktionsausfälle zu vermeiden. Es ist allerdings unbekannt, ob ein Intervall von einer Woche immer ausreichend ist. Vor Provokationstests sind gegebenenfalls standardisierte Eliminationsdiäten, die beispielsweise „allergenfrei" („Kartoffel-Reis-Diät") oder frei von Nahrungsmittelzusatzstoffen sind, einzuhalten [16]. Für eingreifende Eliminationsdiäten wird der Patient zweckmäßigerweise stationär in die Klinik aufgenommen, da die korrekte Durchführung häufig nur so zu gewährleisten ist. Die Möglichkeit der Unverträglichkeit von Komponenten solcher Eliminationsdiäten ist zu berücksichtigen, gegebenenfalls sind aufgrund von Anamnese, Hauttest- oder In-vitro-Testergebnissen Modifikationen erforderlich.

Orale Provokationstests sollten vollstationär erfolgen, da nur so ein korrekter Ablauf gewährleistet ist und ausgelöste Reaktionen zuverlässig erfaßt, bewertet sowie adäquat behandelt werden können. In der Klinik ist es auch möglich, die Einwirkung möglicher konkurrierender Auslöser weitgehend zu vermeiden, so beispielsweise bei Patienten mit atopischem Ekzem während Tests mit Nahrungsmitteln psychische Belastungen oder Einwirkungen von Aeroallergenen. Bei Provokationstests können auch unerwartete, gegebenenfalls bedrohliche Reaktionen auftreten: So kann die orale Gabe eines Kontaktallergens anstelle einer Dermatitis auch einmal anaphylaktoide Symptome induzieren, eine asthmatische Reaktion kann unerwartet nicht sofort, sondern erst nach mehreren Stunden auftreten. Auf die häufigere Entwicklung von anaphylaktoiden Symptomen im Rahmen oraler Provokationstests bei atopischem Ekzem wurde bereits hingewiesen.

Testmaterial

An erster Stelle steht der Test mit anamnestisch oder aufgrund von Haut- oder In-vitro-Testergebnissen als Auslöser verdächtigen Nahrungsmitteln oder Arzneimitteln bzw. deren Einzelinhaltsstoffen. Weiter haben sich für bestimmte Fragestellungen Standardtestreihen (Tabellen 1–4) bewährt, die allerdings nur eine Auswahl möglicher Auslöser einer Substanzgruppe enthalten können. Bei jedem einzelnen Patienten ist unter Berücksichtigung des klinischen Bildes zu überprüfen, ob eine Standardtestreihe unmodifiziert angewandt werden kann (z. B. Reduktion der Initialdosis bei Asthma oder schweren anaphylaktoiden Reaktionen in der Anamnese). Bei Tests mit anamnestisch verdächtigem Material ist auch nach Auslösung einer Reaktion stets mit allen weiteren in Frage kommenden Substanzen weiter zu provozieren, da Überempfindlichkeit gegenüber mehr als einem Auslöser nicht ungewöhnlich ist.

Getestet werden kann mit einzelnen Substanzen (z. B. Konservierungs-, Farb-, Arzneistoffen) oder gebräuchlichen Zubereitungen (z. B. einzelnen Nahrungsmitteln, kompletten Mahlzeiten, Arzneizubereitungen). Im letzteren Falle ist auf die Identität von Testmaterial und verdächtigem Material zu achten (z. B. identische Charge); in manchen Situationen ist die Sicherung einer solchen Identität unmöglich, so beispielsweise bei Provokation mit Restaurant-Mahlzeiten.

Um die bei Provokationstests häufig erforderliche ansteigende Dosierung zu ermöglichen, muß das Testmaterial geeignet fraktioniert werden. Hierzu wird das Ausgangsmaterial gegebenenfalls durch Mahlen, Zermörsern oder Pürieren zerkleinert. Es ist darauf zu achten, daß aufbereitetes Material homogen ist und wegen der Möglichkeit des rascheren Abbaus möglichst unverzüglich zur Anwendung kommt. Die Verfallsdaten von Testsubstanzen sind zu beachten.

Bei geringem Volumen des Testmaterials ist für Blindtests eine Zufuhr in Kapseln am geeignetsten. Ansonsten kann die Verblindung durch Einbringen des Testmaterials in Säfte oder Breie erfolgen, denen gegebenenfalls zur Überdeckung des Eigengeschmacks der Testsubstanz ein starker Aromastoff (z. B. Caelo Bananenaroma, Caesar und Lorentz, Hilden) beigefügt ist. Die Verträglichkeit von Materialträgern oder Aromastoffen ist durch Kontrolltests zu sichern.

Ablauf

Der Testablauf wird unter Berücksichtigung des zu provozierenden Krankheitsbildes und des Gesundheitszustandes des Patienten individuell festgelegt. Bei Provokation mit Arzneistoffen sind deren pharmakologische Effekte zu berücksichtigen. Wird angenommen, daß Reaktionen durch eine Kombination von Auslösern verursacht werden, so ist dies zu berücksichtigen, so beispielsweise bei photoinduzierten Reaktionen durch Substanzzufuhr mit zusätzlicher Bestrahlung oder bei anstrengungsinduzierter, Nahrungsmittel-abhängiger Anaphylaxie durch Substanzzufuhr und vorgängige oder nachfolgende körperliche Belastung. Kommt es zu einer Reaktion, so ist vor weiteren Tests eine Rückbildung der ausgelösten Symptome für mindestens drei Tage sowie das Abklingen der Wirkungen einer symptomatischen Therapie erforderlich. Da die Dauer möglicher Refraktärphasen unbekannt ist, kann das angegebene Intervall von drei Tagen zur letzten Reaktion auch einmal zu kurz sein – hier ist die Gesamtsituation zu berücksichtigen.

Vor Beginn der Tests wird die Reihenfolge der Zufuhr der Testsubstanzen geplant und schriftlich niedergelegt. Die verdächtigsten Materialien sollten so getestet werden, daß nach Reaktionen erforderliche Testpausen die Testdauer möglichst wenig verlängern, indem sie beispielsweise vor dem Wochenende oder am Ende einer Testreihe appliziert werden. Bei Auftreten einer Reaktion ist zu überprüfen, ob der Testplan modifiziert werden muß. Bestehen allerdings grundsätzliche Zweifel am Bestehen einer Überempfindlichkeit, so ist es zweckmäßig, bereits initial mit dem angeschuldigten Auslöser zu testen und so die Situation zu klären. Zur Verkürzung des Ablaufs hat es sich weiter bewährt, bei Provokation mit weitgehend unverdächtigem Material mehrere Substanzen zusammen zu applizieren.

Während der Gesamtdauer von Expositionstests ist zuverlässige ärztliche Betreuung des Patienten erforderlich. Sinnvoll ist es, die Tests mit liegendem intravenösen Zugang vorzunehmen, bei Provokation von Soforttyp-Reaktionen bzw. bedeutsamem Risiko des Auftretens solcher Symptome (z. B. bei atopischem Ekzem) ist dies unumgänglich. Bei Patienten mit Asthma sind regelmäßige Kontrollen der Lungenfunktion zumindest mittels Messung des Peakflow angezeigt. Bei sehr schweren Überempfindlichkeitsreaktionen vom Soforttyp in der Anamnese ist die Testdurchführung in intensivmedizinischer Notfallbereitschaft zu empfehlen. Immer ist mit unerwarteten Reaktionen zu rechnen; insbesondere psychovegetative oder vasovagale Reaktionen sind nicht selten, aber auch beispielsweise Asthma durch Nahrungsmittelprovokation bei atopischem Ekzem oder eine anaphylaktoide Reaktion bei Nickelprovokation können auftreten. Nach der letzten Testdosis ist ein Sicherheitsintervall einzuhalten, dessen Länge von der Art der erwarteten Reaktion abhängt und mindestens bis zum Morgen des Folgetages reichen sollte. In manchen Fällen, so insbesondere bei fortgesetzter Substanzzufuhr im Anschluß an den eigentlichen Provokationstest, kann der Beobachtungszeitraum Tage bis Wochen betragen.

Meist wird das Testmaterial in ansteigender Dosis zugeführt, um das Risiko schwerer Reaktionen zu reduzieren. Bewährt haben sich 10%, 50% und 100% der als reaktionsauslösend erachteten Einzeldosis. Ist beispielsweise bei Patienten mit Asthma oder mit sehr schweren Reaktionen besondere Vorsicht angezeigt, so ist mit niedrigeren Dosen (1% oder weniger) zu beginnen. Auch 1%, 3%, 10%, 30% und 100% der vermutlich reaktionsauslösenden Dosis sind gebräuchlich [3]. Eine ansteigende Dosierung ist bei Tests mit Standardreihen nicht immer vorgesehen. Stets ist zu überprüfen, ob die im Rahmen von Standardreihen applizierten Dosen in einer individuellen Krankheitssituation geeignet sind. Lösen niedrigere Testdosen keine Reaktion aus, so können manchmal höhere Dosen doch zu sehr schweren Symptomen führen; bei anaphylaktoiden Reaktionen kann das Bestehen einer Mastozytose hierfür ein Risikofaktor sein [20].

Das zeitliche Intervall zwischen den einzelnen Gaben der Testsubstanzen ist in Abhängigkeit von klinischem Bild und vermutetem Pathomechanismus festzusetzen. Bei Soforttyp-Reaktionen oder atopischem Ekzem hat sich ein Intervall von zwei Stunden bewährt, bei anderen Reaktionen sind zumeist sechs Stunden ausreichend; manchmal sind auch längere Intervalle erforderlich, so beispielsweise ein bis zwei Tage bei schweren, verzögert einsetzenden Arzneireaktionen. Nicht immer sind die pathogenetischen Vorstellungen von bestimmten Krankheitsbildern in Übereinstimmung mit der Kinetik ihrer Entwicklung: So lösen Nahrungsmittel bei atopischem Ekzem oder Nickelprovokation bei Dyshidrosis häufig innerhalb von ein bis zwei Stunden Symptome aus, bei fixen Arzneireaktionen kann es innerhalb von 15–20 Minuten bereits zu einer urtikariellen Schwellung kommen. Ist die Zuordnung einer Reaktion zu einem Auslöser nicht sicher möglich (beispielsweise Ekzemreaktion nach Zufuhr von zwei Testsubstanzen innerhalb von 24 Stunden), so müssen die Tests mit ausreichendem Intervall zwischen den Testsubstanzen wiederholt werden. Testwiederholung ist weiter unumgänglich, wenn Symptome durch konkurrierende Einflüsse provoziert worden sein könnten (beispielsweise Provokation eines atopischen Ekzems durch aerogen übertragene Naturlatexallergene im Verlauf einer Nahrungsmittelprovokation).

Wird angenommen, daß erst wiederholte oder längerfristige Zufuhr einer Substanz Krankheitserscheinungen auslöst, so wird die 100%-Dosis über einige Tage appliziert. Dieses Vorgehen ist auch dann angezeigt, wenn die Verträglichkeit eines „Ausweichpräparates" oder einer früher zu Überempfindlichkeitsreaktionen führenden Substanz belegt werden soll; hier sollte die Beobachtungszeit mindestens 14 Tage betragen.

Unter Berücksichtigung der individuellen Krankheitssituation muß entschieden werden, ob die Tests offen, einfachblind oder doppelblind durchgeführt werden. Kommt es zu keiner Reaktion, so sind offene Tests grundsätzlich ausreichend. Unseres Erachtens sind bei eindeutig zuzuordnenden und objektivierbaren Symptomen (beispielsweise anaphylaktische Reaktion durch Zufuhr von Sesamkörnern innerhalb von 20 Minuten) Blindtests nicht erforderlich. Ansonsten sind einfachblinde, plazebokontrollierte Tests in der klinischen Diagnostik meist ausreichend. Doppelblinde, plazebokontrollierte Tests können erforderlich werden, wenn ausschließlich subjektive oder schwer interpretierbare Symptome auftreten; solche Tests sind weiterhin bei manchen wissenschaftlichen Fragestellungen angezeigt. Der doppelblinde, plazebokontrollierte Test gilt als „Goldstandard" der Diagnostik. Bei wechselhaft und schubweise verlaufenden Erkrankungen, so beispielsweise bei chronischer Urtikaria oder atopischem Ekzem, ist aber auch eine im Zusammenhang mit einem doppelblinden, plazebokontrollierten Test aufgetretene Reaktion nicht ohne weiteres auf die Provokation zu beziehen, sondern kann letztlich auch dem „natürlichen" Krankheitsverlauf zuzuordnen sein. Weiter besteht bei doppelblinden Tests die Neigung zur „Über"-Behandlung auftretender Reaktionen, was den Testablauf erheblich verzögern kann. Letztendlich garantiert nur eine kenntnisreiche, sehr kritische, alle Faktoren im Gesamtzusammenhang wertende Beurteilung von Reaktionen die Zuverlässigkeit der Diagnostik sowohl bei einfachblinden als auch bei doppelblinden Tests. Bei Zweifeln am Zusammenhang zwischen einer oralen Provokation und dem Auftreten einer Reaktion ist der Test in jedem Falle zu wiederholen – gegebenenfalls auch mehrfach.

Kommt es bei Provokation mit Material, das nicht verkapselt oder anderweitig verblindet werden kann, zu unklaren Reaktionen, so kann manchmal die Zufuhr über eine Magensonde weiterhelfen. Auch hier ist es erforderlich, den Geschmack des eingebrachten Materials mit einem Aromastoff zu verblinden. Bei der intragastralen Provokation unter endoskopischer Kontrolle [17] wird ein „epimuköser" Test mittels Gastroskop vorgenommen; diese Methode wird nur in besonderen Situationen der klinischen Diagnostik zur Anwendung kommen.

Testreaktionen

Kommt es zu einer Reaktion, so sind zeitlicher Verlauf und Symptome sorgfältig zu dokumentieren. Soweit irgend möglich sollten objektive Parameter erfaßt werden, so sicher erkennbare Haut- oder Schleimhauterscheinungen, Änderungen von Atemwegsparametern oder Puls- und Blutdruckwerten. Allerdings sind subjektive Symptome ebenfalls bedeutsam und müssen sorgfältig festgehalten werden; ihre Wertigkeit ist unter Berücksichtigung des gesamten Testverlaufes und der Persönlichkeitsstruktur des Patienten diagnostisch heranzuziehen. Objektive Parameter einer Reaktion können auch Blutbildänderungen (z. B. Thrombozytenabfall, Eosinophilie) oder Hinweise auf eine Zellaktivierung in der peripheren Zirkulation (z. B. Anstieg des eosinophilen kationischen Proteins oder der Mastzelltryptase) oder im Urin (z. B. erhöhte Methylhistamin-Ausscheidung) sein. Weiter ist nicht nur das Auftreten einer Reaktion sicher festzustellen, sondern auch zu überprüfen, ob die Symptome mit dem Provokationstest tatsächlich in Zusammenhang stehen oder möglicherweise durch einen konkurrierenden Auslöser oder eine spontane Änderung der Krankheitsaktivität bedingt sind.

Durch Provokation ausgelöste Reaktionen sind möglichst unverzüglich geeignet zu behandeln. Lediglich bei gering ausgeprägten, auf die Haut beschränkten Symptomen einer Überempfindlichkeit vom Soforttyp kann gegebenenfalls die spontane Rückbildung abgewartet werden. Insbesondere bei der Provokation von Arzneiexanthem, fixer Arzneireaktion, Vasculitis allergica oder Dyshidrosis sollte nach der Feststellung eindeutiger Symptome eine rasche Therapie mit systemischer Gabe von Kortikosteroiden (z. B. 250 mg Prednisolonhydrogensuccinat, Natriumsalz i. v.; zusätzlich 1 mg/kg Körpergewicht Methylprednisolon oral) erfolgen; ob eine weite-

Tabelle 5. Reverser Plazebo-Provokationstest

Test mit	Patienten-information	Ergebnis	Weiteres Vorgehen
1. Verum	Verum	Reaktion	2.
2. Plazebo	„Verum"	Reaktion	3.
3. Verum	„Kontrolle"	Keine Reaktion Reaktion	4. Überempfindlichkeit gegen Verum gegebenenfalls gesichert
4. Verum	Verum (nach Aufklärung über 1.–3.)	Keine Reaktion	–

re systemische Kortikosteroid-Behandlung erforderlich ist, wird anhand des klinischen Bildes entschieden. Im allgemeinen kommt es zu einer raschen Rückbildung der Krankheitserscheinungen, in Einzelfällen können Symptome auch schwerer sein oder längerfristig persistieren.

Lösen Provokationstests mit Substanzgruppen oder mit zusammengesetztem Testmaterial (z. B. Arzneizubereitungen, Lebensmittelprodukte) eine Reaktion aus, so sind Tests mit den Einzelkomponenten erforderlich. Stets ist die Verträglichkeit *aller Komponenten* zu überprüfen. Führt Provokation mit Plazebo zu einer Reaktion, so hat sich zur weiteren Klärung der „reverse Plazeboprovokationstest" bewährt (Tabelle 5). Zu beachten ist, daß auch Inhaltsstoffe von „Plazebo"-Zubereitungen Überempfindlichkeitsreaktionen auslösen können (z. B. Gelatine).

Interpretation der Testergebnisse

Positiver Reaktionsausfall

Diagnostisch verwertbar sind nur eindeutige und sicher einem Auslöser zuzuordnende Reaktionen. Besteht an ihnen kein Zweifel, so ist die Überempfindlichkeit gesichert.

„Falsch" negative Reaktionsausfälle

Nicht selten kommt es bei Provokation mit einem vermuteten Auslöser, der mit hoher Wahrscheinlichkeit zu Symptomen hätte führen müssen, zu keiner Reaktion. Nicht immer ist dies zu erklären. Im Hinblick auf die Testdurchführung sollten folgende Aspekte Berücksichtigung finden:

- Ein dauerhafter oder vorübergehender Verlust der Überempfindlichkeit kann eingetreten sein. Dies ist vor allem bei größerem zeitlichen Abstand zur letzten Überempfindlichkeitsreaktion zu erwägen. Da die erneute Exposition durch den Provokationstest zu einer „Boosterung" und damit möglicherweise auch zum Wiederauftreten klinischer Reagibilität führen könnte, ist in einer solchen Situation die Wiederholung des Tests nach einigen Wochen, gegebenenfalls auch mehrfach, angezeigt. Bei längerem Intervall zur letzten Reaktion ist daher die Indikation zum Provokationstest besonders sorgfältig zu prüfen. Wegen der Möglichkeit einer Verstärkung der Reaktionslage durch die Reexposition führen wir Provokationstests mit verdächtigen Arzneistoffen bei Patienten mit mehr als einem Jahr zurückliegenden Reaktionen im allgemeinen nicht durch; ausgenommen hiervon sind Situationen, in denen die Notwendigkeit der Identifizierung von häufiger pseudo-allergisch „kreuzreagierenden" Ausweichpräparaten besteht, so v. a. bei Reaktionen auf peripher wirksame Analgetika oder nichtsteroidale Antiphlogistika.
- Konkurrierende Auslöser einer Überempfindlichkeitsreaktion werden nicht selten übersehen, da manche Patienten von der Bedeutung einer bestimmten Substanz als Ursache ihrer Beschwerden so überzeugt sind, daß sie andere Möglichkeiten völlig außer acht lassen. Es ist daher nötig, die Gesamtsituation zum Reaktionszeitpunkt zu erfassen, so beispielsweise über die orale Zufuhr von Nahrungs- oder Arzneimitteln hinaus alle anderen wichtigen Parameter zu kennen (z. B. allgemeiner Gesundheitszustand, gastrointestinaler Füllungszustand, körperliche Anstrengung, topische Anwendungen, aerogene Expositionen). Weiter sind Kombinationen von Auslösern als Ursache von Überempfindlichkeitsreaktionen in Betracht zu ziehen. Auch eine sorgfältig erfaßte Anamnese muß häufig mehrfach gezielt ergänzt werden!
- Die orale Provokationsdosis kann zu niedrig sein – dies gilt auch für Tests mit Standardreihen! Auch Einflüsse auf die Resorption, so insbesondere bei Verkapselung des Testmaterials, sind zu erwägen. Bei Fehlen einer Reaktion trotz eindeutiger Anamnese ist die Testdosis soweit als möglich zu erhöhen.

Tabelle 6. Eintrag in den Allergiepaß bei Analgetika-Idiosynkrasie

- Die Verabreichung folgender Substanzen kann zu akuten anaphylaktoiden, lebensbedrohlichen Reaktionen führen: Azetylsalizylsäure[1, 3], Diclofenac[1, 3].
- Gleichartige Reaktionen auf andere Substanzen der Gruppe der peripheren Analgetika oder nichtsteroidalen Antiphlogistika sind möglich.
- Reaktionslos vertragen beim oralen Provokationstest wurden (in Klammern die jeweils vertragene Höchstdosis): Ibuprofen (600 mg), Paracetamol (500 mg), Tramadol (50 mg) und Piroxicam (20 mg). Bei Bedarf sind diese Ausweichpräparate zu empfehlen, wobei ihre dauerhafte Verträglichkeit allerdings nicht gewährleistet werden kann.

Diagnose aufgrund: [1] Anamnese
[2] Hauttestreaktion/Nachweis spezifischer IgE-Antikörper
[3] Provokationstest

- Wird mit ansteigenden Provokationsdosen getestet, so kann nicht ausgeschlossen werden, daß es hierdurch zur Induktion einer Toleranz kommt. Gegebenenfalls ist der Testablauf geeignet zu modifizieren. Weiter kann eine vorgängige Reaktion zu einer Refraktärphase mit folgend „falsch" negativem Reaktionsausfall führen.
- Bei Tests mit verkapseltem Material oder mittels Magensonde fehlt der Kontakt des oberen Speiseweges mit dem vermuteten Auslöser, was das Auftreten mancher Reaktionen verhindern könnte. Auch einer gleichzeitigen inhalativen Exposition bei oraler Substanzzufuhr, so beispielsweise manchmal bedeutsam bei Tests mit Sulfiten, kann Bedeutung zukommen.

Zusammenfassende Bewertung

Nur eindeutig gesicherte Reaktionen sind diagnostisch verwertbar. Nicht gerechtfertigte Karenzempfehlungen können wesentliche Konsequenzen haben. So erschwert eine Meidung von Nahrungsmitteln die Lebensführung beträchtlich. Nicht selten werden fälschlich umfangreiche Eliminationsdiäten empfohlen, die zu schwerer Beeinträchtigung des Eßverhaltens und der sozialen Situation des Patienten führen und Störungen der psychischen und physischen Gesundheit zur Folge haben können; hiervon besonders betroffen sind Kinder, denen sinnlose Diäten aufgezwungen werden. Eine nicht gerechtfertigte Meidung von Arzneistoffen kann unzureichende oder qualitativ minderwertige Therapien zur Folge haben.

Umgekehrt ist auch die Möglichkeit „falsch" negativer Testausfälle in Betracht zu ziehen, dies insbesondere bei Provokationstests mit Arzneimitteln, die eine Identifizierung von „Ausweichpräparaten" zum Ziele haben. Bei Fehlen einer Reaktion im Provokationstest auf eine früher nicht vertragene Substanz können andere, nun ebenfalls zu keinen Symptomen führende Arzneistoffe nicht ohne weiteres als Ausweichpräparate angesehen werden. Wie bereits ausgeführt, sind hier eine längerfristige Exposition oder wiederholte Tests angezeigt.

Sind Reaktionsausfälle nicht eindeutig, so ist dies klar zum Ausdruck zu bringen. Die abschließende Bewertung muß neben den Ergebnissen aller Tests insbesondere die Anamnese berücksichtigen. Bei kritischer Wertung aller Befunde können meist eine Diagnose gestellt und dem Patienten konkrete, weiterführende Informationen gegeben werden. Die Gesamtbeurteilung wird in einem Allergie-Paß niedergelegt, wobei die medizinischen Konsequenzen eindeutig anzugeben sind (Beispiel: Tabelle 6).

Literatur

1. Abeck D, Gross GE, Kuwert C, Steinkraus V, Mensing H, Ring J (1992) Acetaminophen-induced progressive pigmentary purpura (Schamberg's disease). J Amer Acad Dermatol 27:123-124
2. Alanko K, Stubb S, Kauppinen K (1989) Cutaneous drug reactions: Clinical types and causative agents. A five-year survey of in-patients (1981-1985). Acta Derm Venereol (Stockh) 69:223-226
3. Arbeitsgruppe „Arzneimittelunverträglichkeiten" der Deutschen Gesellschaft für Allergie- und Immunitätsforschung (1991) Empfehlungen für die Aufklärung von Überempfindlichkeitsreaktionen auf Arzneimittel. Allergologie 14:58-60
4. Bergner T, Przybilla B (1992) Photosensitization caused by ibuprofen. J Amer Acad Dermatol 26:114-116
5. Bruijnzeel-Koomen C, Ortolani C, Aas K, Bindslev-Jensen C, Björkstén B, Moneret-Vautrin D, Wüthrich B (1995) Position paper: Adverse reactions to food. Allergy 50:623-635

6. Doeglas HMG (1975) Reactions to aspirin and food additives in patients with chronic urticaria, including the physical urticarias. Brit J Dermatol 93:135–144
7. Eberlein-König B, Ruëff F, Przybilla B (1995) Generalized urticaria caused by sesame seeds with negative prick test results and without demonstrable specific IgE antibodies. J Allergy Clin Immunol 96:560–561
8. Illig, L (1982) Pseudo-allergische (anaphylaktoide) Reaktionen der Haut auf Lebensmittelfarbstoffe. Allergologie 5:193–198
9. Kanwar AJ, Bharija SC, Singh M, Belhaj MS (1988) Ninety-eight fixed drug eruptions with provocation tests. Dermatologica 177:274–279
10. Knetsch IR, Ruëff F, Ring J, Przybilla B (1993) Nahrungsmittel (NM) und Nahrungsmitteladditiva (NMA) als Auslöser des atopischen Ekzem (AE). Allergo J 2:13
11. Larramendi CH, Martin Esteban M, Pascual Marcos C, Fiandor A, Diaz Pena JM (1992) Possible consequences of elimination diets in asymptomatic immediate hypersensitivity to fish. Allergy 47:490–494
12. Przybilla B, Bonnländer A-R, Ring J (1986) Anaphylactoid reactions to mild analgesics. In: Ring J, Burg G (eds) New trends in allergy II. Springer, Berlin Heidelberg New York, pp 262–271
13. Przybilla B, Ring J (1983) Anaphylaxis to ethanol and sensitisation to acetic acid. Lancet I:483
14. Przybilla B, Ring J, Burg G (1983) Anaphylaxie nach Kaffeegenuß, chronische Urtikaria und Analgetika-Idiosynkrasie. Hautarzt 34:73–76
15. Ring J (1988) Angewandte Allergologie. MMW Medizin Verlag, München
16. Ring J, Braun-Falco O (1987) Allergie-Diät: Verfahren zur Diagnostik und Therapie von Nahrungsmittel-Allergien und -Pseudo-Allergien. Hautarzt 38:198–205
17. Reimann H-J, Schmidt U, Lewin J, Zellmer A, Ring J (1986) Intragastric provocation under endoscopic control. In: Ring J, Burg G (eds) New trends in allergy II. Springer, Berlin Heidelberg New York, pp 146–153
18. Sampson HA, McCaskill CC (1985) Food hypersensitivity and atopic dermatitis: Evaluation of 113 patients. J Pediatr 107:669–675
19. Tarlo SM, Broder I (1982) Tartrazine and benzoate challenge and dietary avoidance in chronic asthma. Clin Allergy 12:303–312
20. Thomas P, Jansen T, Przybilla B (1995) Schwere anaphylaktoide Reaktion auf Azetylsalizylsäure und Ibuprofen bei Mastozytose. In: Plewig G, Korting HC (Hrsg) Fortschritte der praktischen Dermatologie und Venerologie 1994. Springer, Berlin Heidelberg New York, S 386–387
21. Veien NK (1989) Systemically induced eczema in adults. Acta Derm Venereol (Stockh) Suppl 147
22. Veien NK, Krogdahl A (1991) Cutaneous vasculitis induced by food additives. Acta Derm Venereol (Stockh) 71:73–74

Kapitel 11 Nasale Funktionstests

C. Bachert

Für die Aufrechterhaltung der Funktionen der Nase – Filterung, Anwärmung und Befeuchtung der Atemluft, Schutz des Körpers vor Keimen und Schadstoffen, Wahrnehmung von Geruchsstoffen – bedient diese sich verschiedener Eigenschaften, die einzeln oder verknüpft getestet werden können. Für die praktische allergologische Diagnostik ist die Testung der Reaktion in der Nase auf Allergene der wichtigste Funktionstest, in der täglichen HNO-ärztlichen Praxis sind es die Messungen des Atemwegswiderstandes und die Olfaktometrie. Einigen Zentren sind die Durchführung weiterer Testungen, wie etwa der mukoziliaren Clearance oder der Durchblutung der Nasenschleimhaut, oder die Messung humoraler und zellulärer Komponenten des Immunsystems im Nasensekret vorbehalten.

Nasaler Provokationstest (NPT) mit Allergenen (NPT-A)

Beim NPT-A wird die Nasenschleimhaut dem vermuteten Allergen exponiert und ihre Reaktion dokumentiert, um die krankmachende Wirkung des Allergens (Aktualität) nachzuweisen. Das Ziel dieses Tests ist es, Patienten mit einer klinisch relevanten Sensibilisierung gegen inhalative Allergene von solchen Patienten zu trennen, die zwar eine Sensibilisierung, aber unter Expositionsbedingungen keine Symptomatik aufweisen. Nur im Einzelfall wird der Test auch eingesetzt, um bei fehlender Sensibilisierung eine Reaktion der Nasenschleimhaut auf ein vermutetes Agens aufzuzeigen. Hierbei handelt es sich jedoch nicht zwangsläufig um eine allergische Reaktion.

Heute wissen wir, daß etwa 30% der gegen ein Allergen sensibilisierten Patienten, bei denen also Soforttypreaktionen im Hauttest und/oder IgE-Antikörper im Serum nachweisbar sind, asymptomatisch bleiben. Wie groß der Anteil von Patienten ist, die neben ihrer Sensibilisierung auch nasale Symptome aufweisen, ohne daß diese im Zusammenhang mit der Sensibilisierung stehen, ist schwer zu schätzen. Besonders bei den perennialen Allergenen zeigt die klinische Erfahrung allerdings, daß Sensibilisierungen bei nur etwa 50–70% der symptomatischen Patienten auch tatsächlich für die Symptomatik verantwortlich zu machen sind. Erforderliche Untersuchungen zur Sensitivität und Spezifität des nasalen Provokationstests an unselektierten Probanden liegen derzeit leider noch nicht vor.

Besondere Bedeutung kommt dem NPT-A für die Indikationsstellung im Falle von lebensqualitätbeeinträchtigenden Karenzmaßnahmen oder einer Hyposensibilisierungsbehandlung sowie bei gutachterlichen Fragestellungen zu. Es kann angenommen werden, daß ein beträchtlicher Teil der Hyposensibilisierungen deshalb erfolglos bleibt, weil die nachgewiesene Sensibilisierung nicht organrelevant war und durch die Therapie somit keine Besserung der Symptomatik zu erreichen ist. Die Indikation zum nasalen Provokationstest sollte hier deutlich breiter gestellt werden, als dies derzeit der Fall ist. Die Grenzen des Tests werden allerdings häufig bei berufsbezogenen Allergenprovokationen mit oft unstandardisiertem Material und möglicher Toxizität erreicht; dies ist bei der Beurteilung insbesondere auch von arbeitsplatzbezogenen Provokationstests zu beachten.

In der Diagnostik der allergischen Rhinitis ist der NPT-A in aller Regel erst nach einer ausführlichen allergologischen Anamnese und nach den Hauttestungen bzw. In-vitro-Testungen für ausgesuchte Allergene angezeigt (Abb. 1). Der NPT-A stellt sicherlich keine Screeningmethode dar, er sollte im Gegenteil dann eingesetzt werden, wenn das Ergebnis von Relevanz für die nachfolgende Therapieempfehlung ist.

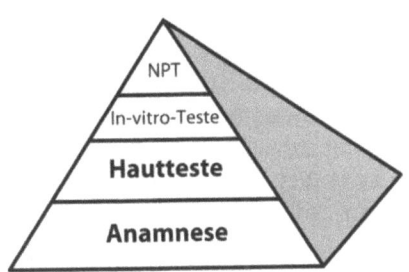

Abb. 1. Die diagnostische Pyramide

Indikationen und Kontraindikationen. Der NPT-A ist nach Anamnese, Hauttestung und evtl. In-vitro-Testung indiziert, wenn [7, 12]

- Die vorangegangenen Untersuchungstechniken keine übereinstimmenden Ergebnisse zeigten, die Klärung der Aktualität eines fraglichen Allergens aber von therapeutischer Relevanz ist
- Eine Sensibilisierung gegen inhalative Allergene nachgewiesen wurde, die Qualität der Anamnese aber keine klinischen Rückschlüsse erlaubt (dies ist praktisch immer bei perennialen Rhinitiden der Fall, bei denen neben spezifischen Faktoren auch unspezifische an der Ausprägung des Krankheitsbildes beteiligt sein können)
- Sensibilisierungen gegen mehrere saisonale Allergene vorliegen, deren zeitliche Zuordnung zu der Symptomatik aufgrund von Überschneidungen im Pollenflug nicht eindeutig gelingt
- Die Relevanz beruflicher Allergene im Falle von Umschulungen, Begutachtungen etc. nachzuweisen ist (sowohl konventioneller NPT als auch arbeitsplatzbezogener Provokationstest)
- Im Ausnahmefall resorptionsferne Manifestationen einer inhalativ ausgelösten allergischen Erkrankung überprüft werden sollen oder die Reproduktion des Krankheitsbildes bei fehlendem Antikörpernachweis angestrebt wird

Der nasale Provokationstest ist kontraindiziert bei akuten entzündlichen Erkrankungen der Nase oder der Nasennebenhöhlen sowie bei akuten allergischen Reaktionen vom Soforttyp an anderen Manifestationsorganen. Besondere Vorsicht ist geboten bei vermutetem hohen Sensibilisierungsgrad, bei Vorliegen einer Schwangerschaft, bei Kleinkindern oder wenn nur unstandardisierte Allergenextrakte mit unklarer Dosierung zur Verfügung stehen. Technische Schwierigkeiten bei der Durchführung ergeben sich beim Vorliegen einer Choanalatresie, einer Septumperforation oder von Nasenpolypen; diese Veränderungen sind vor Durchführung des NPT-A möglichst durch eine endoskopische Inspektion der Nasenhaupthöhlen auszuschließen.

Praktische Durchführung. Die im folgenden dargestellten Empfehlungen zur praktischen Durchführung des NPT-A stützen sich zum einen auf Richtlinien für die Durchführung von nasalen Provokationstests mit Allergenen bei Erkrankungen der oberen Luftwege, die 1990 von einem Arbeitskreis der Deutschen Gesellschaft für Allergie- und Immunitätsforschung erarbeitet wurden [12], auf persönliche klinische Erfahrungen und auf eine in den letzten Jahren belebte internationale Diskussion [10, 15, 20]. Eine international gültige Standardisierung des Testverfahrens konnte bislang nicht erzielt werden; die hier gegebenen Empfehlungen stellen daher den gegenwärtigen Stand der Erkenntnisse für den deutschsprachigen Raum dar. Die Ausführungen beschränken sich dabei auf den Nachweis einer allergischen Sofortphasenreaktion; eine Spätphasenreaktion kann mit klinischen Mitteln alleine nicht sicher identifiziert werden.

Unstreitig ist, daß der Patient vor der Testung etwa 30 Minuten an das Raumklima adaptiert sein sollte. Temperaturunterschiede zwischen Außenluft und Innenraumluft, Treppensteigen oder allein die psychische Alteration durch den Arztbesuch können zu Schwankungen des Nasenwiderstandes und zur nasalen Sekretion führen. Die Kontamination des Testraumes mit Allergenen muß verhindert werden, indem z. B. zur Provokation kleine Papierblättchen verwendet oder bei Gebrauch von Pumpsprays die leider oft notwendigen „Probesprühstöße" unter einem Abzug oder gegen eine Kompresse durchgeführt werden.

Schon bei der Terminvergabe für die Testung sollte der Patient nach seiner gegenwärtigen Medikation gefragt und auf notwendige Karenzfristen hingewiesen werden. Zu beachten ist, daß nicht nur Antiallergika, sondern z. B. auch trizyklische Psychopharmaka oder Anticholinergika die Reaktion des Zielorganes reduzieren können. Empfehlungen zur Arzneimittelkarenz sind in Tabelle 1 zusammengefaßt.

Als Testlösungen kommen isotone, gepufferte Lösungen mit neutralem pH-Wert und Konser-

Tabelle 1. Karenzfristen für Antiallergika vor einer nasalen Provokation (modifiziert nach [12])

Arzneimittel	Karenzfrist
Cromoglicinsäure, Nedocromil	3 Tage
Kortikosteroide, topisch	7 Tage
Kortikosteroide, oral	7 Tage
Antihistaminika, topisch	3 Tage
Antihistaminika, oral	3 Tage
Ausnahme: Astemizol	42 Tage
α-Adrenergika, topisch	1 Tag
Inhalierte Bronchospasmolytika	Keine
Trizyklische Psychopharmaka	7 Tage
Nichtsteroidale Analgetika	7 Tage

vierungsmittelzusatz zum Einsatz, die vor Applikation auf Raumtemperatur gebracht worden sind. Für die Zukunft ist anzustreben, lyophilisierte und standardisierte Allergenlösungen zur Verfügung zu haben, die vor dem Gebrauch portionsweise angesetzt werden. Auf diese Weise ließe sich auch der Zusatz von Konservierungsmitteln vermeiden, die gelegentlich unspezifische Reaktionen der Schleimhaut verursachen. Die entsprechenden Haltbarkeitsangaben der Hersteller für die Testlösungen sind streng zu beachten. Leider benutzen die verschiedenen Hersteller unterschiedliche Konzentrationsangaben (Gewichtsteile pro Volumen, biologische Einheiten etc.), die eine direkte Vergleichbarkeit verschiedener Allergenextrakte nicht zulassen. Viele dieser Testlösungen sind rein empirisch entwickelt worden, ohne daß Daten der natürlichen Exposition bzw. Äquivalenzdaten für das Testprotokoll herangezogen worden wären oder ausreichende Validierungsstudien vorlägen. Die Hersteller streben einerseits hohe Allergenkonzentrationen an, um den Effekt einer z.B. mehrstündigen natürlichen Exposition auf eine einmalige Gabe einer Allergenlösung zu reduzieren, sie sind andererseits aber auch bemüht, unerwünschte Nebenwirkungen zu reduzieren. Daraus ergibt sich für den Allergologen die Konsequenz, daß er sich eigene Erfahrungen mit den von ihm verwendeten Allergenlösungen erarbeiten muß.

Vor der Allergengabe ist eine Testung auf unspezifische Hyperreaktivität der Nasenschleimhaut mittels einer Kontrollösung durchzuführen. Diese Kontrollösung kann bei Verwendung lyophilisierter Allergene aus Kochsalz bestehen, sollte aber andernfalls die der Allergenlösung beigefügten Konservierungsstoffe in gleicher Konzentration berücksichtigen. Ist es auch nach der Allergengabe nicht zu einer nasalen Reaktion gekommen und soll die Bereitschaft des Organes an sich abschließend unter Beweis gestellt werden, so kann hierzu eine Histamindihydrochloridlösung verwendet werden. Entsprechend den Empfehlungen soll die Konzentration der wäßrig gepufferten Lösung 2 mg/ml betragen. Von der Industrie werden teilweise davon abweichende Konzentrationen angeboten, wobei diese ebenso empirisch festgelegt wurden. Untersuchungen, die einen bestimmten Grenzwert zur Beurteilung der Reaktivität der Nasenschleimhaut definieren ließen, gibt es bislang nicht [16].

Die Allergenlösung soll so auf die Nasenschleimhaut appliziert werden, daß keine unspezifische Reaktion, z.B. durch Druck, erzeugt wird. Für die tägliche Praxis eignet sich dafür der Pumpdosierspray, der eine möglichst genau definierte Allergenmenge pro Sprühstoß abgeben sollte. Alternativ kann eine allergengetränkte Papierscheibe (Disc) oder eine Allergenlösung in Tropfenform (Eppendorf-Pipette) eingebracht werden. Der Gebrauch von Wattestäbchen ist obsolet, aufwendigere Techniken wie die Erzeugung von Allergennebeln oder die Exposition von Probanden in Provokationskammern werden selten eingesetzt.

Kontrovers wird die Frage diskutiert, ob eine einzelne Allergenkonzentration zur Testung ausreicht oder ob jeweils mehrere Konzentrationen in Titrationsschritten eingesetzt werden sollen. Eigene Untersuchungen weisen eindeutig den Wert von Titrationsprovokationen nach [2]; nur so läßt sich die Reaktivität des Organes selbst erfassen, wenn z.B. der Erfolg einer Hyposensibilisierungstherapie überprüft werden soll. Für den klinischen Alltag wird in der Regel eine einzige Allergenkonzentration bevorzugt, wobei die Zielsetzung in einer qualitativen und nicht quantitativen Bewertung besteht. Die Testung mit einer einzigen Konzentration ist allerdings mit einer großen Unsicherheit verbunden (siehe unten). Für Titrationsreihen wurden Verhältnisse von 1:3 bis 1:10 oder logarithmische Steigerungen angegeben, wobei wir letztere bevorzugen; die kommerziell angebotenen Allergenlösungen befinden sich mit ihrer Konzentration in der Regel im mittleren Drittel des von uns eingesetzten Konzentrationsspektrums.

Ebenfalls kontrovers wird die Frage diskutiert, ob ein- oder beidseitig proviziert und der Atemwegswiderstand gemessen werden soll. Verfechter der einseitigen Provokation führen an,

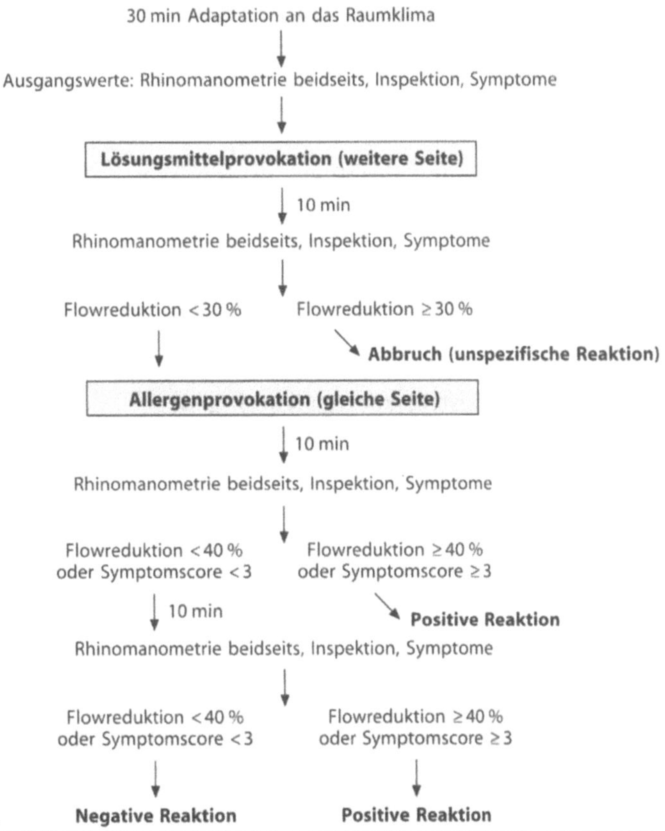

```
                    30 min Adaptation an das Raumklima
                                    ↓
         Ausgangswerte: Rhinomanometrie beidseits, Inspektion, Symptome
                                    ↓
                    ┌──────────────────────────────────┐
                    │ Lösungsmittelprovokation (weitere Seite) │
                    └──────────────────────────────────┘
                                    ↓ 10 min
                    Rhinomanometrie beidseits, Inspektion, Symptome
                                    ↓
          Flowreduktion < 30 %        Flowreduktion ≥ 30 %
                 ↓                         ↘ Abbruch (unspezifische Reaktion)
                    ┌──────────────────────────────────┐
                    │   Allergenprovokation (gleiche Seite)   │
                    └──────────────────────────────────┘
                                    ↓ 10 min
                    Rhinomanometrie beidseits, Inspektion, Symptome
                                    ↓
        Flowreduktion < 40 %          Flowreduktion ≥ 40 %
        oder Symptomscore < 3         oder Symptomscore ≥ 3
                 ↓ 10 min                  ↘ Positive Reaktion
                    Rhinomanometrie beidseits, Inspektion, Symptome
                                    ↓
        Flowreduktion < 40 %          Flowreduktion ≥ 40 %
        oder Symptomscore < 3         oder Symptomscore ≥ 3
                 ↓                         ↓
           Negative Reaktion          Positive Reaktion
```

Symptomscore				
Symptom	Punkte		Wertung (Punkte)	
		0	1	2
Sekretion	0-2	Keine	Mittel	Viel
Irritation	0-2	0-2 ×	3-5 ×	> 5 × Niesen
Fernsymptome	0-2	Keine	Gaumen-, Augenjucken	Konjunktivitis, Husten, Urtikaria, Luftnot

Abb. 2. Ablaufdiagramm des NPT-A (nach [7])

daß so die Allergenexposition reduziert und das Ergebnis meßtechnisch besser erfaßt werden könne. Befürworter der beidseitigen Provokation fürchten eine Fehlinterpretation der Meßergebnisse durch den Einfluß des Nasenzyklus, der wechselseitig innerhalb von wenigen Minuten zur Ab- und Anschwellung der Nasenschleimhäute führen kann. Dem ist allerdings entgegenzuhalten, daß in aller Regel bei einer einseitigen Provokation über reflektorische Mechanismen auch die nicht provozierte Nasenseite reagiert [21]. Wir selbst provozieren daher einseitig die offenere Seite, messen aber zu jedem Zeitpunkt auch die nicht provozierte Seite mit, um Phänomene des Nasenzyklus zu erkennen und die Provokation gegebenenfalls zu wiederholen.

Das Ablaufdiagramm des von uns verwendeten NPT-A einschließlich der Bewertungskriterien zeigt Abbildung 2. Verwendet man eine Allergentitration, so können pro Tag maximal vier Konzentrationsstufen getestet werden. Bei der Verwendung einer einzigen Allergenkonzentration sind pro Tag maximal zwei Allergene zu testen, auch wenn beide Allergene negative Reaktionen hervorrufen. Die Gefahr einer unspezifischen Stimulation bei einer ja natürlicherweise hyperreaktiven Schleimhaut wird andernfalls als zu groß erachtet. Die Testung des zweiten Allergens darf selbstverständlich nur dann erfolgen, wenn sich auf das erste getestete Allergen keine Reaktion eingestellt hat, die stärker war als die Reaktion auf Lösungsmittel. Eine weitere Testung des Patienten sollte möglichst erst nach einem Intervall von 7 Tagen erfolgen; schon hieraus ergibt sich, daß der nasale Provokationstest nicht als Screeningtest geeignet ist. Abweichende Ablaufdiagramme, wie etwa die Applikation von 9 Allergenen alle 10 Minuten oder die Provokation der beiden Nasenseiten mit unterschiedlichen Allergenen, sind äußerst fragwürdig.

Interpretation. Die Reaktion der Nasenschleimhaut auf die Allergenexposition besteht in den Symptomen Irritation (Niesreiz, Juckreiz), Sekretion (Sekretfluß) und Obstruktion (Schwellung der Schleimhäute). Es stehen eine Unzahl verschiedener Symptomscores zur Verfügung, um diese Reaktion semiquantitativ zu dokumentieren. Es besteht aber gleichzeitig international Einigkeit darüber, daß objektive Methoden den subjektiven Techniken vorzuziehen sind.

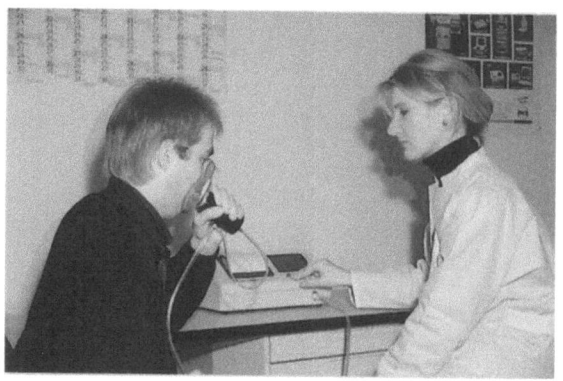

Abb. 3. Aktive anteriore Rhinomanometrie im Einsatz

Idealerweise werden sowohl die Niesattacken als auch die Sekretion und die Obstruktion objektiv erfaßt. Bei Niesreiz ist dies einfach durch Zählen der Niesattacken in einer festgelegten Zeitspanne (z. B. 10 Minuten) zu erreichen; dieser Parameter ist im übrigen einer der verläßlichsten der nasalen Sofortreaktion. Für die Messung der Sekretion wurden verschiedene Techniken vorgeschlagen: Vorbeugen des Kopfes und Auffangen des Sekrets, Wiegen des Sekrets in Papiertaschentüchern vor und nach der Provokation sowie die Messung des Sekretionsgewichtes durch für jeweils 45 Sekunden eingebrachte Papierscheibchen (Discs). Für die Messung der Atemwegsobstruktion wird heute die aktive anteriore Rhinomanometrie als die Standardmethode angesehen.

Die Symptome können entsprechend dem Vorschlag in Abbildung 2 in Punkte umgesetzt werden, wobei auch die Fernsymptome Berücksichtigung finden können. Ab einem bestimmten Grenzwert kann dann der NPT-A als positiv gewertet werden, wobei wir die Obstruktion nicht scoremäßig erfassen, sondern ausschließlich dem Meßergebnis vertrauen. Die Einschätzung der nasalen Obstruktion durch den Patienten ist unsicher. Da sich unserer Erfahrung nach auf das Lösungsmittel nur selten Sekretion und Irritation einstellen, beurteilen wir die Lösungsmittelreaktion ausschließlich anhand der Rhinomanometrie. Die Flowreduktion darf hier 30% nicht erreichen oder übersteigen.

Die klinische Reaktion zeigt nicht in jedem Falle alle genannten Symptome, sondern kann vornehmlich aus Sekretion und Irritation bestehen, während die Obstruktion im vorgegebenen Zeitraum (bis 10 bzw. 20 min) den Grenzwert nicht überschreitet. Umgekehrt können Sekretion und Irritation minimal ausfallen, während eine deutliche Verminderung des nasalen Flow eintritt. Als allergenspezifische Reaktionen werden solche gewertet, die zu einer Flowreduktion von über 40% bei 150 Pascal Differenzdruck und/oder zu einem Symptomscore von mehr als 3 Punkten führen. Im Zweifelsfall sollte man eine Wiederholung des Tests in Erwägung ziehen.

Zur Messung des nasalen Flow, der sich bei einem gegebenen Differenzdruck einfach in einen Nasenwiderstand umrechnen läßt, benutzen wir ausschließlich die aktive anteriore Rhinomanometrie (z. B. Rhinomanometer 300, Atmos, Lenzkirch). Dieses Verfahren ist inzwischen international standardisiert [8] und technisch so ausgereift, daß bei sachgemäßer Handhabung eine hohe Reproduzierbarkeit der Ergebnisse erreicht wird (Abb. 3). Schwankungen von ±5% werden toleriert. Allerdings ist während der Messung die Kontrolle der aufgezeichneten Atemkurven notwendig, um Artefakte auszuschließen. Der Einsatz der Computer-assistierten Rhinomanometrie kann dieses Meßverfahren in Zukunft weiter erleichtern und verbessern [1]. Internationale Standardisierungsbemühungen werden unter Zuhilfenahme eines geeigneten Referenzwiderstandes in Kürze für die Vergleichbarkeit der Meßgeräte im Sinne einer Qualitätssicherung sorgen [3].

Eine Reihe von weiteren technischen Verfahren zur Messung des Atemwegswiderstandes oder zur Erfassung der Geometrie der Nasenhaupthöhlen wie die akustische Rhinometrie, die Rhinostereometrie, die Nasometrie, der nasale inspiratorische Peakflow, die Oszillationsmethode, Unterbrechermethoden u. a. sind vorgeschlagen worden [11, 15, 20]. Zum gegenwärtigen Zeitpunkt ist allerdings keines dieser Verfahren ausreichend standardisiert und im klinischen Einsatz überprüft, ebenso bestehen keine ausreichenden Erfahrungen zur Bewertung der Provokationstestergebnisse.

Fehlermöglichkeiten bei der Erfassung der nasalen Reaktion durch die Rhinomanometrie bestehen zum einen in der Technik: Nasenadapter und Gesichtsmaske müssen luftdicht schließen, der Mund des Probanden muß während der Messung geschlossen sein. Fehlermöglichkeiten ergeben sich aber auch beim Vorliegen einer Septumperforation, einer Choanalatresie oder beweglicher Gewebeteile wie etwa Nasenpolypen. Zur Vermeidung von Fehlern sind die vorherige endoskopische Inspektion der Nase und ein entsprechendes Training des Untersuchers Voraussetzung.

Fehler bei der Interpretation des nasalen Provokationstests können sich aber auch daraus ergeben, daß die Begleitmedikation nicht beachtet wurde, eine zurückliegende Operation oder eine virale Erkrankung die Reaktivität der Schleimhaut verändert haben oder die klimatischen oder psychischen Konditionen der Testsituation ungünstig waren.

Von wesentlicher Bedeutung ist die Beachtung der unterschiedlichen Reaktivität der Schleimhaut eines Allergikers in Abhängigkeit von der Allergenexposition. Das Phänomen des Priming beschreibt die gesteigerte Reagibilität der Schleimhaut zum Ende der Saison, wobei diese die Saison auch mehrere Wochen überdauern kann. Umgekehrt kann die Reagibilität nach mehrwöchiger Allergenkarenz deutlich erniedrigt sein und unter Umständen höhere Allergenkonzentrationen zur Provokation erfordern. Diese durch den natürlichen Verlauf der Erkrankung bedingte Reagibilitätsschwankung ist bei der Interpretation von Provokationstestungen unbedingt zu berücksichtigen. Bei Wiederholungstestungen, z. B. zur Überprüfung einer Hyposensibilisierung, ist darauf zu achten, daß diese etwa zum gleichen Zeitpunkt (Uhrzeit, Jahreszeit) stattfinden.

Die Übertragbarkeit von Provokationstestergebnissen an der Nase auf die Lunge ist nicht ausreichend validiert. Liegen bei nachgewiesener Sensibilisierung allergische Symptome sowohl der Nase als auch der Lunge zum gleichen Zeitpunkt vor, so scheint man bei positivem Provokationstestergebnis an der Nase auf eine Provokation der Lunge verzichten zu können.

Nasaler Provokationstest mit unspezifischen Stimuli (NPT-U)

Neben Allergenen kommen weitere, unspezifische Stimuli bei der nasalen Provokation zum Einsatz, um eine nasale Hyperreaktivität oder eine Reaktion der Nasenschleimhaut über nichtallergische Mechanismen nachzuweisen.

Tests zur Prüfung der nasalen Hyperreaktivität.

In etwa dem Ablauf einer Allergenprovokation folgend, wurden eine Reihe von chemischen, biologischen und physikalischen Stimuli zur Erfassung einer Hyperreaktivität eingesetzt. Hierzu gehören nicht nur Histamin und Methacholin, sondern auch Neuropeptide, Zigarettenrauch, kalte, trockene Luft oder Änderungen der Körperlage. Für die unteren Atemwege ist die Provokation mit Methacholin und Histamin als diagnostische Methode zum Nachweis einer Hyperreaktivität etabliert. Obwohl es auch an der Nase gelang, Patientengruppen von einem Normalkollektiv zu differenzieren, fanden sich in praktisch allen Untersuchungen starke Überschneidungen zwischen den Gruppen, die eine Aussage über einen individuellen Patienten nicht zulassen. Aus diesem Grund haben sich diese Testverfahren bislang nicht in die tägliche Praxis umsetzen lassen.

Von besonderem Interesse sind weiterhin nasale Provokationen mit Stoffen aus der Arbeits- oder Umwelt, die auf irritativ-toxischen Mechanismen beruhen. Diese Expositionen haben in der Regel experimentellen Charakter, können aber auch im Einzelfall als arbeitsplatzbezogene unspezifische Provokation eingesetzt werden. Vor einer solchen Testung ist allerdings sicherzustellen, daß das Agens zu keiner den Patienten belastenden toxischen Reaktion führt. Desweiteren wäre zu fordern, daß eine Kontrollpopulation unter den gleichen Bedingungen getestet wird, um eine falsch positive Interpretation des Testergebnisses beim Patienten auszuschließen. Irritativ-toxische Pathomechanismen können zu erheblichen entzündlichen Veränderungen der Schleimhaut führen, die sich nicht unbedingt in einer Sofortreaktion mit Niesreiz, Sekretion oder Obstruktion zeigen, sondern der Untersuchung zellulärer oder biochemischer Parameter bedürfen. Bislang liegen weder nationale noch internationale Empfehlungen vor.

Die nasale Provokation mit Azetylsalizylsäure.

Als Standardverfahren zum Nachweis einer Pseudo-Allergie durch Azetylsalizylsäure gilt die orale Provokation als Ein- oder Zwei-Tagesschema mit einer steigenden Dosierung von 30–650 mg. Da hierbei schwere bronchiale und auch anaphylaktoide Reaktionen beobachtet werden konnten und gleichzeitig kein geeignetes In-vitro-Testverfahren zur Verfügung steht, wurden alternative Provokationsverfahren gesucht. Für die Nase wurde eine Provokation mit 0,5 mg bzw. 2 mg Lysin-Azetylsalizylsäure vorgeschlagen, wobei der Ablauf der Provokation in etwa dem der Allergenprovokation entspricht. Das Agens wird mittels Eppendorf-Pipette auf die untere Muschel aufgebracht, der Meßzeitraum nach jeder Provokation auf bis zu 30 Minuten erweitert [19]. Dieses Testverfahren soll eine ausreichend hohe Spezifität und Sensitivität bei pseudo-allergischer Rhinitis aufweisen und sich zudem durch das Fehlen der oben genannten Komplikationen auszeichnen; eine weitere Validierung dieses Testes ist anzustreben.

Exfoliativzytologie

Entzündungs- bzw. Zellwanderungsphänomene, die sich in der Nasenschleimhaut abspielen, lassen sich größtenteils auch an der Schleimhautoberfläche verfolgen [4, 13]. Darüber hinaus ist es möglich, sich ein Bild über den Zustand der epithelialen Barriere zu verschaffen, wobei Veränderungen der zilientragenden Zellen oder Becher-Zellen unspezifischer Natur sind. Eine umfassende Darstellung der Möglichkeiten der zytologischen Untersuchung der Nasenschleimhaut wurde kürzlich von Heppt, Bachert und Deitmer herausgegeben [14].

Folgende Techniken stehen für die Gewinnung eines zytologischen Präparates von der Nasenschleimhaut zur Verfügung: Das Schneuzpräparat, die Lavage, die Verwendung einer Kürette, einer zytologischen Bürste oder eines Wattetupfers sowie Imprint-Verfahren mittels beschichteter Folien. Je nach verwendetem Verfahren variiert der Anteil der epithelialen bzw. granulozytären Zellfraktionen erheblich, so daß es sinnvoll ist, mit einem der Verfahren Erfahrungen zu sammeln. Insbesondere die Bürstentechnik bietet sich an, mittels einer Zytozentrifuge eine Konzentration der Zellen zu erreichen und mehrere Ausstriche anzufertigen, um unterschiedliche Färbetechniken anwenden zu können. Das Fixierungsverfahren kann je nach angestrebter Haltbarkeit gewählt werden, die Interpretation setzt besondere Kenntnisse des Untersuchers zur Morphologie der gewonnenen Zellen voraus.

Für die konventionelle Zytologie bieten sich Färbungen nach Pappenheim, Mai-Grünwald oder eine einfache Toluidinblaufärbung bzw. Hämatoxylin-Eosinfärbung an. In der Regel werden repräsentative Gesichtsfelder ausgewählt, um den prozentualen Anteil verschiedener Zellpopulationen festzustellen und eine Aussage zum Zustand des Epithels zu treffen. Insbesondere der Anteil eosinophiler Granulozyten kann nach einer Allergenprovokation unter natürlichen Expositionsbedingungen, aber auch bei Vorliegen einer Polyposis nasi oder einer Azetylsalizylsäureüberempfindlichkeit deutlich erhöht sein; durch vorherige Vergleichsuntersuchungen an Kontrollprobanden sind die Normwerte der gewählten Ausstrichtechnik zuvor zu erarbeiten. Schwieriger auszumachen ist eine Erhöhung der Mastzellen bzw. der basophilen Granulozyten bei Patienten mit allergischer Rhinitis unter natürlichen oder experimentellen Expositionsbedingungen. Eine Erweiterung der diagnostischen Aussage erfährt die Exfoliativzytologie durch den Einsatz immunhistochemischer Techniken, die z.B. die Identifikation IgE-positiver Zellen, aktivierter eosinophiler Granulozyten oder Makrophagen ermöglichen [4]. Der Nachweis IgE-positiver Zellen hat sich bislang als spezifischer Parameter zur Bestätigung einer allergischen Reaktion bewährt; allerdings ist der Einsatz immunhistochemischer Techniken speziellen Labors vorbehalten. Der Zeitpunkt der Probenentnahme ist von wesentlicher Bedeutung, da spezifische Zellmigrationsphänomene nur kurze Zeit nach der Allergenexposition nachzuweisen sind; Ausstriche mehrere Tage bis Wochen nach der letzten Allergenexposition sind in aller Regel negativ.

Analyse des Nasensekrets

Nasensekret kann mittels Lavage, Schneuzen, Einlage einer Filterpapierscheibe (Disc) oder eines Schwämmchens bzw. durch Saugung (Microsuction) gewonnen werden. Insbesondere bei Wiederholungsuntersuchungen oder nach Allergenprovokation ist darauf zu achten, daß die Nasenhaupthöhle zunächst durch Ausspülen von

Sekretresten befreit wird; andernfalls würden z. B. ältere Histaminmengen die aufgrund des Stimulus neu freigesetzte Histaminmenge nicht erkennen lassen.

Eine einfache und auch für die Praxis empfehlenswerte Technik besteht in der Messung von Sekretionsgewichten, also der Menge von Sekret, die in kleinen Papierfilterscheiben z. B. nach einer Allergenprovokation aufgefangen wird [21]. Die Filterscheibchen werden vor und nach Einlage in den vorderen Nasenabschnitt gewogen; konstante Zeitintervalle der Einlage und eine Präzisionswaage im Milligrammbereich sind Voraussetzung für reproduzierbare Ergebnisse.

Im Nasensekret können neben den Immunglobulinen verschiedene Marker entzündlicher bzw. allergischer Reaktionen wie eosinophiles kationisches Protein (ECP), Tryptase, Myeloperoxydase, Histamin, verschiedene Zytokine oder lösliche Adhäsionsmoleküle mittels ELISA oder RIA nachgewiesen werden [5, 6, 17, 18]. Bislang haben diese Verfahren allerdings nur wissenschaftlichen Wert. Ebenso können, wie im Serum, auch im Nasensekret spezifische IgE-Antikörper nachgewiesen werden. Die Aussagekraft einer solchen Bestimmung liegt allerdings nicht über der des Nachweises im Serum, so daß der zusätzliche technische Aufwand nur in Ausnahmefällen gerechtfertigt ist. Zudem besteht die Schwierigkeit, die methodisch bedingten Verdünnungseffekte z. B. durch Messung weiterer Marker wie Harnstoff, Lactoferrin, Albumin oder des Interleukin-1-Rezeptorantagonisten einzuberechnen. Hier bietet die Disc-Technik den Vorteil, unverdünntes Sekret zur Verfügung zu stellen, dessen Menge durch Wiegen zu erfassen ist. Möglicherweise kann in Zukunft die Messung von ECP zur Verlaufs- bzw. Erfolgskontrolle einer antiallergischen Therapie oder einer Hyposensibilisierung eingesetzt werden.

Untersuchungsmethoden des mukoziliaren Systems

Der mukoziliare Transport, der sich physiologischerweise mit einer Geschwindigkeit von 4–13 mm pro Minute vom Nasenvorhof in den Nasenrachen bewegt, kann durch eine allergische Rhinitis, aber auch durch eine virale Erkrankung, eine Sinusitis oder eine Polyposis nasi gestört sein. Die exakte Erfassung des Ausmaßes der Störung bleibt nuklearmedizinischen Methoden vorbehalten, die vitalzytologische Beurteilung, die elektronenmikroskopische Untersuchung oder Viskositätsmessungen können zwischen Störungen der Flimmerzellen bzw. Veränderungen der Sekretzusammensetzung differenzieren. Für den klinischen Einsatz hat sich der Saccharintest bewährt, der einfach durchzuführen ist [9]. Pulverförmiges Saccharin wird in den Apotheken, z. B. zur Herstellung von Hustensaft, verwendet und kann dort leicht bezogen werden; Lebensmittelfarbstoffe eignen sich als Zusatz zur Kenntlichmachung. Das Saccharin wird 1–2 cm dorsal des Vestibulum nasi auf den Nasenboden aufgebracht, die Färbung erlaubt die visuelle (endoskopische) Kontrolle des Transports nach hinten. Nach 5–20 Minuten erreichen die ersten Partikel den Rachenraum, wo sie durch den süßen Geschmack wahrgenommen werden können; Zeiten von mehr als 30 Minuten sind als pathologisch zu erachten. Bei negativem Test kann die Geschmacksempfindung durch Auftragen des Saccharins auf die Zunge überprüft werden. Trotz der Subjektivität des Verfahrens wurde eine ausreichend große Reproduzierbarkeit gefunden.

Messungen der Schleimhautdurchblutung

Die Erfassung der Änderung der Durchblutung der Nasenschleimhaut z. B. infolge einer Entzündung oder einer allergischen Reaktion wäre für das Monitoring von Interesse. Wasserstoff- und Xenon-Auswaschmethoden haben jedoch aufgrund ihres technischen Aufwandes bzw. der Verwendung radioaktiver Stoffe sowie mangelnder Reproduzierbarkeit keine weite Verbreitung gefunden. Die Laser-Doppler-Velocimetrie, die im Gegensatz zu den erstgenannten Verfahren lediglich die oberflächliche Schleimhautdurchblutung mißt, ist für den Patienten weniger belastend, allerdings ist eine Fixierung der Meßsonde über Stative oder Kopfhalterungen erforderlich. Die kommerziell erhältlichen Geräte beruhen auf der Messung der Reflexionen strömender Erythrozyten. Die Methode bleibt bislang wissenschaftlichen Fragestellungen vorbehalten.

Riechprüfungen

Neben anderen Erkrankungen kann auch die allergische Rhinitis zu einer Riechstörung führen, in der Regel als sogenannte respiratorische Hyposmie. In der Praxis findet daher eine orientierende Riechprüfung statt, wobei 3–12 Geruchssubstanzen zur Identifikation der Wahrnehmungs- bzw. Unterscheidungs- und/oder Erkennungsschwelle eingesetzt werden. Als einfache Duftstoffe sind Kaffee, Kakao, Seife, Terpentin oder Benzin greifbar. Kleine Riechbestecke stehen zur Verfügung, in denen verschiedene Geruchsstoffe in Glasflaschen, Squeeze-Bottles oder mikroverkapselt auf Papier haltbar gemacht werden. Bei Verdacht auf Simulation kann zusätzlich mit Trigeminusreizstoffen geprüft werden oder die Güttich'sche Riechprüfung ausgeführt werden, wobei das gustatorische Riechen – von Simulanten als Geschmacksprüfung fehlinterpretiert – geprüft wird.

Literatur

1. Bachert C, Feldmeth B (1988) Die computerunterstützte Rhinomanometrie (CAR). HNO 36:277–281
2. Bachert C, Keilmann A (1988) Zur Sensitivität und Spezifität der intranasalen Provokation. Laryngo-Rhino-Otol 67:57–60
3. Bachert C (1990) Calibration of rhinomanometric equipment. Facial Plastic Surgery 7:257–259
4. Bachert C (1991) Angewandte Zytologie bei der Differentialdiagnose der Rhinitis. HNO 39:241–246
5. Bachert C, Hauser U, Prem B, Rudack C, Ganzer U (1995) Proinflammatory cytokines in allergic rhinitis. Eur Arch Otorhinolaryngol 25:2 S 44–S 49
6. Bachert C (1995) Die Schleimhaut der oberen Atemwege – Zur Pathophysiologie der Entzündung. Eur Arch Otorhinolaryngol, Suppl 1:155–220
7. Bachert C (1996) Klinik der Umwelterkrankungen von Nase und Nasennebenhöhlen – Wissenschaft und Praxis. Eur Arch Otorhinolaryngol, Suppl:73–153
8. Clement PAR (1984) Committee report on standardization of rhinomanometry. Rhinology 22:151–154
9. Deitmer T (1996) Moderne Funktionsdiagnostik der Nase und der Nasennebenhöhlen. Eur Arch Otorhinolaryngol, Suppl:2–71
10. Druce H, Schumacher MJ (1990) Nasal provocation challenge – Report of the committee on upper airway allergy. J Allergy Clin Immunol 86:261–264
11. Eccles R (1990) Other techniques for assessing nasal function. Facial Plastic Surgery 7:260–265
12. Gonsior E, Bachert C, Berdel D, Enzmann H, Fuchs E, Hofmann D, Keller H, Nitz U, Rudolph R, Rüdiger W, Schlenter WW (1990) Richtlinien für die Durchführung von nasalen Provokationen mit Allergenen bei Erkrankungen der oberen Luftwege. Allergologie 13:53–56
13. Hauser U, Bachert C, Frank E (1995) Hemmung des Einstroms von Entzündungszellen in die Nasenschleimhaut durch die allergen-spezifische Immuntherapie. Allergo-J 4:164–171
14. Heppt W, Bachert C, Deitmer R (1995) Nasenzytologie. 1. Aufl. Springer, Heidelberg
15. Naclerio RM, Norman PS, Fish JE (1993) In vivo methods for the study of allergy. In: Middleton E, Reed CE, Ellis EF (eds) Allergy, principles and practice. Mosby Year Book, St. Louis
16. Pipkorn U, Bisgaard H, Wihl JA (1987) Nasal provocation testing and lavage technique. In: Mygind N, Pipkorn U (eds) Allergic and vasomotor rhinitis. Munksgaard, Copenhagen
17. Rasp G, Thomas PA, Bujia J (1994) Eosinophil inflammation of the allergic mucosa in allergic and non-allergic rhinitis measured by eosinophil cationic protein levels in native nasal fluid and serum. Clin Exp Allergy 24:1151–1156
18. Röseler S, Bachert C, Wagenmann M, Holtappels G (1995) Elevated levels of cytokines in viral rhinitis. Eur Arch Otorhinolaryngol 252:S 61–S 63
19. Schapowal A, Schmitz M (1992) Provokationstests bei aspirinsensitivem Asthma und aspirinsensitiver Rhinitis. Orale, inhalative und bronchiale Provokation. Allergologie 15:158–164
20. Schumacher M, Borum P, Bachert C, Wihl JA (1992) Fireside Conference: Nasal provocation test. Rhinology, Suppl 14:242–246
21. Wagenmann M, Baroody FM, Desrosiers M (1996) Unilateral nasal allergen challenge leads to bilateral release of prostaglandin D2. Clin Exp Allergy 26:371–378

KAPITEL 12 Der konjunktivale Allergentest

K.-CH. BERGMANN und H. MÜSKEN

Der konjunktivale Allergentest (KAT) wurde von Charles Blackley bereits um 1870 zum Nachweis einer Pollenallergie benutzt [1] und Noon beschrieb 1911 seinen Einsatz zur Kontrolle einer Hyposensibilisierung [2]. Der Test verlor mit der Vervollkommnung der Hauttestmethoden in den 30er Jahren dieses Jahrhunderts seine Bedeutung, erfuhr aber eine Renaissance in den letzten Jahren und wird wegen seiner Einfachheit und Nebenwirkungsfreiheit heute sowohl in der praktischen Allergologie als auch in der Medikamentenprüfung und allergologischen Forschung wieder geschätzt.

Der KAT ist ein diagnostisches Verfahren, um durch die konjunktivale Applikation einer geringen Allergendosis eine auf den Testort begrenzte allergische Reaktion vom Soforttyp auszulösen [3]. Er wurde auch zur Beobachtung einer allergenspezifischen Spätreaktion eingesetzt.

Indikationen

Der KAT dient dem Nachweis einer allergenspezifischen Hyperreagibilität der Augenbindehaut. Es gelten folgende Indikationen:
- Als Bestätigungstest der klinischen Aktualität eines bestimmten Allergens in der konjunktivalen Schleimhaut, d.h. zum Nachweis einer allergischen Konjunktivitis.
- Als Bestätigung der klinischen Aktualität eines Allergens in der Nasenschleimhaut von Patienten, bei denen eine nasale Allergenprovokation kontraindiziert oder nicht durchführbar ist. Der KAT kann also auch genutzt werden, um eine allergische Rhinitis zu sichern. Dabei gilt allerdings, daß ein negativer KAT eine allergische Rhinitis nicht ausschließt.
- Der KAT kann als Bestätigung der klinischen Aktualität eines Allergens in der Bronchialschleimhaut von Patienten dienen, bei denen eine bronchiale Provokation kontraindiziert oder nicht durchführbar ist. Diese Indikation des KAT wird speziell in der Pädiatrie empfohlen [4]. Die Autoren empfehlen einen positiven KAT als Nachweis einer vorliegenden allergenspezifischen konjunktivalen Hyperreagibilität anzusehen, der von einer nasalen und bronchialen Hyperreagibilität begleitet wird. Insofern kann ein positiver KAT den Verdacht auf ein allergisches Asthma bestätigen. Umgekehrt gilt, daß ein negativer KAT nicht als Ausschlußkriterium eines allergischen Asthma benutzt werden kann. Diese Indikation des KAT bedarf weiterer systematischer Untersuchungen.
- Der KAT kann als Modell einer IgE-vermittelten allergischen Entzündungsreaktion mit der Möglichkeit einer direkten lokalen Beobachtung und einer relativ leichten Gewinnbarkeit von Tränenflüssigkeit und Zellmaterial angesehen werden. Er hat deshalb seine Indikation in der allergologischen Grundlagenforschung sowie in der Medikamentenprüfung.

Kontraindikationen

Es gibt nur wenige relative Kontraindikationen, zu denen die folgenden Situationen gehören:
- Akute und chronische Konjunktivitiden führen zu Unsicherheiten bei der Feststellung eintretender Symptome und damit in der Beurteilbarkeit des Tests
- Säuglings- und Kleinkindalter, da hier kaum bewertbare Angaben von den Untersuchten zu erhalten sind

Als absolute Kontraindikationen gelten folgende Situationen:
- Infektiöse Konjunktivitiden

- Die Benutzung von Allergenen, die in allergenwirksamer Testkonzentration bereits zu irritativ toxischen Reaktionen führen können

Praktische Durchführung des KAT

Wie bei allen Provokationen soll der zu untersuchende Patient oder Proband über den Sinn, den Ablauf und mögliche eintretende Reaktionen in angemessener und ausreichender Weise informiert werden. In der Praxis kann es sehr sinnvoll sein, dem Patienten während der Warteperiode ein Informationsblatt auszuhändigen, in dem der Test in einfachen, verständlichen Worten beschrieben ist. Er kann dann vor dem Beginn des Tests gefragt werden, ob er die auf dem Informationsblatt erhaltenen Informationen verstanden hat oder noch weitere Fragen auftraten.

Im Gespräch bzw. aus den vorhandenen Unterlagen heraus muß geklärt werden, ob in den vorausgegangenen Tagen Medikamente beim Patienten zum Einsatz kamen, die in unterschiedlicher Stärke und für verschiedene Zeiträume nach ihrer Einnahme die mögliche Testreaktion im KAT beeinflussen. So blockieren orale Antihistaminika den Juckreiz und die Augenrötung nach der Allergenapplikation, während abschwellende Mittel nur die Rötung unterdrücken. Auch topisch angewendete Antihistaminika unterdrücken selbstverständlich für bestimmte Zeiträume Juckreiz und Augenrötung und müssen daher lange genug vor der Testung abgesetzt werden.

Eine Übersicht über wichtige Medikamentengruppen und die notwendige Karenzperiode vor dem KAT wird in Tabelle 1 gegeben.

Die praktische Durchführung beginnt beim KAT am sitzenden Patienten mit einer Inspektion beider Augen zur Feststellung reizfreier Konjunktiven. Krankhafte Veränderungen der Augenbindehaut dürfen nicht bestehen.

Mit einer Tropfpipette wird ein Tropfen von bis zu 50 µl des Lösungsmittels in den unteren Konjunktivalsack eines der beiden Augen gegeben. Nach 10 Minuten werden beide Augen inspiziert und das Testergebnis mit Lösungsmittel wird in das Protokoll eingetragen.

Bei negativer Reaktion im Leertest wird in gleicher Weise in das andere Auge ein Tropfen des Allergenextraktes gegeben. Die Beurteilung der Testreaktion soll nach 15 Minuten erfolgen. Wurde die Testung mit einem verdünnten Allergenextrakt begonnen, das zu einem negativen Ergebnis führte, wird die Testung mit der Applikation der nächst höheren Konzentration am gleichen Auge fortgesetzt.

Als negative Kontrollösung werden in der Regel physiologische Kochsalzlösungen mit 0,03%igem humanen Serumalbumin bzw. das Extrakt-Lösungsmittel benutzt. Kontrollösungen müssen glyzerinfrei sein, um unspezifisch irritative Effekte auszuschließen.

Für den KAT werden Allergenextrakte benutzt, die in Form von Provokationslösungen von kommerziellen Extraktherstellern angeboten werden. Die Haltbarkeit der Allergenextrakte und besonders ihrer Verdünnungen sind begrenzt und die Anweisungen des jeweiligen Herstellers strikt zu beachten.

Die Konzentration der anzuwendenden Allergenextrakte richtet sich prinzipiell nach der Stärke der vorliegenden Sensibilisierung, die im Hauttest oder RAST festgestellt wurde. In der Regel können Verdünnungen von 1/10 der kommerziell angebotenen Provokationstestlösungen angewendet werden, im Zweifelsfall ist immer mit einer stärkeren Verdünnung zu beginnen und bei negativem Testausfall die nächst höhere Konzentration zu benutzen. Die Allergenextrakte sollen glyzerinfrei sein.

Tabelle 1. Pharmaka mit hemmendem Einfluß auf Sofortreaktionen im konjunktivalen Allergentest

Substanz	Anwendung	Notwendiges Intervall
Antihistaminika		
– Kurz wirkende (z. B. Fexofenadin, Promethazin)	Oral	3–5 Tage
– Mittellang wirkende (z. B. Loratadin, Cetirizin)	Oral	5–10 Tage
– Länger wirkende (z. B. Astemizol)	Oral	4 Wochen
Ketotifen	Oral	5 Tage
Kortikosteroide		
≤ 10 mg	Oral	–
> 10 mg	Oral	–*
Psychopharmaka mit Antihistamineffekt	Oral	5 Tage

* Reduzierung der Reaktionsstärke nicht auszuschließen

Das Spektrum der im KAT zu testenden Allergene orientiert sich am jeweiligen Einzelfall. Am häufigsten benutzt werden Extrakte ubiquitärer Inhalationsallergene, z.B. aus Hausstaub- oder Vorratsmilben, Pollen, Tierhaaren und seltener aus Schimmelpilzen. Bei gutachterlichen Fragestellungen können arbeitsplatzspezifische Allergene wie Mehle oder Holzstaubextrakte angewendet werden. Geeignet ist der KAT auch zur Prüfung vermuteter Entzündungsreaktionen auf lokal anzuwendende Augentropfen verschiedensten Inhalts, sofern Prick- und Epikutantests mit geeigneten Testzubereitungen zu keinen verwertbaren Ergebnissen führten.

An einem Untersuchungstag können nur bis zu zwei verschiedene Allergenextrakte getestet werden, wobei vom gleichen Allergen ansteigende Konzentrationen geprüft werden können. Ein zweites Allergen wird nur dann geprüft, wenn mit dem ersten Allergen keine Reaktion eintrat, die stärker als die Lösungsmittelreaktion war. Nach einer positiven Reaktion kann ein nächster KAT an demselben Auge frühestens nach 72 Stunden erfolgen.

Zur Beurteilung der Testreaktion nach 15 Minuten werden in der Praxis überwiegend subjektiv empfundene Symptome wie Juckreiz, Tränenfluß, Schwellung der Konjunktiva (Chemosis), Rötung der Augenbindehäute und Augenlidschwellungen herangezogen. Sie können in einer Skala über fünf Beurteilungen von negativ bis hochgradig positiv anhand der einfach feststellbaren Parameter eingeschätzt werden (Tabelle 2, [3]) oder in einem Symptomenkatalog anspruchsvoller nach Punkten graduiert werden, wie es von Abelson 1990 [5] vorgeschlagen wurde (Tabelle 3). Die Einstufung nach Punkten erlaubt eine bessere statistische Auswertung eingetretener Reaktionen, wie es insbesondere für wissenschaftliche Fragestellungen und in der Durchführung kontrollierter Medikamentenstudien notwendig ist [6].

Augenrötung, Chemosis und Tränenfluß können durch Fotos oder durch Videoaufnahmen mit digitaler Auswertung [7] objektiviert werden. Insbesondere die Berechnung der Röte der Konjunktiven durch eine digitale Analyse erwies sich als eine sensitive Methode zur Erfassung der allergischen konjunktivalen Reaktion und ist der subjektiven Einschätzung sicher überlegen, wird aber durch die notwendige Technik wissenschaftlichen Fragestellungen vorbehalten bleiben.

Die Tränenflüssigkeit kann mittels Pipetten, Augenschwämmen oder Filterpapierstreifen gesammelt und quantifiziert werden. Dabei muß

Tabelle 2. Beurteilung konjunktivaler Provokationstests (nach [3])

Beurteilung	Symbol	Parameter
Negativ	∅	Keine Reaktion
Fraglich positiv	(+)	Rötung der Konjunktiva, wechselnd starkes Fremdkörpergefühl, Jucken
Positiv	+	Zusätzlich umschriebene Injektion der Conjunctiva bulbi, Tränenfluß
Stark positiv	++	Ausgeprägte Injektion der Conjunctiva bulbi mit Rötung der Konjunktiva des Lids, starker Juckreiz
Hochgradig positiv	+++	Zusätzliches Ödem der Bulbusbindehaut (Chemosis), starke Lichtscheu, Blepharospasmus

Tabelle 3. Punktescore zur Beurteilung konjunktivaler Provokationstests (nach [5])

1. Rötung der Konjunktiva, Augenlidschwellung
0 = Keine
1 = Leicht (gering)
2 = Mittel
3 = Schwer

2. Chemosis
0 = Keine
1 = Leicht (erkennbar mit Spaltlampe)
2 = Mittel (sichtbar mit dem Auge, geschwollene Konjunktiva, besonders an der Randfläche)
3 = Schwer (aufgeblähte Konjunktiva)

3. Tränenfluß
0 = Keiner
1 = Leicht (Gefühl feuchter Augen)
2 = Mittel (mit gelegentlichem Nasenlaufen)
3 = Schwer (Tränen laufen über die Wangen)

4. Juckreiz (Einstufung durch Patient oder Proband)
0 = Keiner
1 = Leicht (Kitzelgefühl)
2 = Mittel (anhaltend wahrnehmbar ohne Verlangen zum Reiben)
3 = Schwer (anhaltend, Reibverlangen)
4 = Sehbehinderung (ständiges Reiben)

Testbeurteilung:
Negativ = 0–3 Punkte
Fraglich positiv = 4 Punkte
Positiv ≥ 5 Punkte

beachtet werden, daß die Tränen auch durch den nasolakrimalen Gang ablaufen können. In den Tränen können Entzündungsmediatoren, Immunglobuline und andere biologische Makromoleküle bestimmt werden. Ebenso können zelluläre Bestandteile der Tränen, von Bürstenmaterial oder aus Biopsien der Konjunktiva zur Evaluierung der Testreaktionen herangezogen werden.

Die menschliche Konjunktiva enthält viele Mastzellen. Etwa 95% dieser Zellen enthalten Tryptase und Chymase. Die Allergenstimulation führt zu einem Anstieg der Konzentration von Histamin, Prostaglandin D2, Kininen, Albumin und TAME-Esteraseaktivität in der Tränenflüssigkeit gegenüber Kontrollen.

Die Frühreaktion kann von einer Spätreaktion gefolgt werden, die durch einen Anstieg der Zahl von Eosinophilen und anderen Zellen im konjunktivalen Bürstenmaterial Stunden nach der Provokation charakterisiert ist [8]. Allerdings zeigte ein ähnlicher Anstieg der Eosinophilenzahl nach sechs Stunden bei Kontrollen, daß der Zelleinstrom möglicherweise auch durch die der Technik eigenen Irritation hervorgerufen wird. Die Stärke der Spätreaktion scheint von einer höheren Allergendosis abhängig zu sein.

Anders als beim nasalen Provokationstest scheinen die Reaktionen der Augen unabhängig voneinander zu sein. Damit kann ein Auge als Kontrolle für das andere dienen, insbesondere auch bei der Wirkungsprüfung einer topischen Medikamentenapplikation in einem Auge im Vergleich zum anderen Auge.

Nach der Feststellung einer positiven Sofortreaktion wird empfohlen, das Auge mit physiologischer Kochsalzlösung auszuspülen und vasokonstriktive Tropfen oder ein schnell wirkendes Antihistaminikum lokal zu applizieren. Rötung und Juckreiz können damit schnell gebessert werden.

Interpretation der Testergebnisse

Grundsätzlich zeigt ein positiver KAT mit einem Allergenextrakt das Vorliegen einer klinisch aktuellen Sensibilisierung der Bindehaut im Sinne einer allergischen Konjunktivitis an. Ist der Kontrolltest mit dem Extraktlösungsmittel negativ, dann zeigt ein positives Ergebnis nach einem Allergen praktisch immer ein „richtig positives Ergebnis" an, die Sensitivität des Tests ist damit hoch. „Falsch positive Ergebnisse" gelten als selten. Wiederholungstestungen nach 72 Stunden bestätigten in 87% die positive Reaktion in der Erstuntersuchung. Ebenso konnte gezeigt werden, daß die provokative Allergendosis, die zu einem positiven KAT führt, in beiden Augen gleich hoch ist, wenn am gleichen Tag getestet wird [9].

Die Feststellung einer provokativen Dosis mit ansteigenden Testkonzentrationen kann in Medikamentenstudien bei Benutzung eines Stufensystems in der Beurteilung der Reaktion sensitiv Veränderungen durch benutzte Medikamente im Vergleich zum Placebo nachweisen [6].

Patienten, die anamnestisch nur eine rhinitische Symptomatik als Sofortreaktion nach Allergenexposition angeben, reagieren im KAT oft positiv. Bei Patienten mit allergischem Asthma ohne Rhinokonjunktivitis können im KAT ebenfalls positive Reaktionen erzielt werden, allerdings müssen bei ihnen höhere Allergendosen zur Anwendung gebracht werden als bei Patienten mit allergischer Rhinitis [4].

In Analogie zum nasalen und bronchialen Provokationstest kann angenommen werden, daß die Reaktionsstärke auf eine bestimmte Allergendosis auch vom Schweregrad der unspezifischen konjunktivalen Hyperreagibilität abhängt. Eine solche unspezifische Hyperreagibilität der Augenbindehaut wurde bei Patienten mit allergischer Rhinokonjunktivitis durch Milben oder Pollen sowohl durch Provokationen mit Histamin als auch mit einer hyperosmolaren Glukoselösung demonstriert [10].

Nebenwirkungen

Der KAT ist bei korrekter Vorbereitung und Durchführung ein besonders risikoarmes Provokationsverfahren. Nebenwirkungen können aber selten in Form übersteigerter Lokalreaktionen am getesteten Auge auftreten, deshalb sollten schnell wirkende und lokal zu applizierende Antihistaminika bereitstehen und dann zügig eingesetzt werden.

Systemische Reaktionen durch eine Allergenabsorption sind sehr selten [5], trotzdem muß an die Möglichkeit einer anaphylaktischen Reaktion grundsätzlich gedacht werden. Als Vorsichtsmaßnahme können vor der Allergenapplikation durch einen leichten Druck auf die mediale Augenecke der Tränenfluß zur Nase und damit die systemische Allergenabsorption reduziert werden [11]. Jeder Arzt, der einen KAT anordnet und durchführt, muß deshalb grundsätzlich mit den therapeutischen Maßnahmen zur Behandlung allergischer Nebenreaktionen vertraut sein.

Literatur

1. Blackley CH (1873) Experimental researches on the causes and nature of catarrhus aestivus. Baillière, Tindall and Cox, London
2. Noon L (1911) Prophylactic inoculation against hay fever. Lancet I:1572
3. Bergmann K-Ch, Müsken H (1993) Durchführung und Bewertung des konjunktivalen Allergentests. Allergo J 3:274-276
4. Ciprandi G, Tosca MA, Fasce L, Canonica GW (1994) Allergen-specific conjunctival challenge in children with allergic asthma: A clinical tool. Allergy 49:489-491
5. Abelson MB, Chambers WA, Smith LM (1990) Conjunctival allergen challenge. A clinical approach to studying allergic conjunctivitis. Arch Ophthalmol 108:84-88
6. Bousquet J, Chanal I, Czarlewski W, Michel FB (1995) Evaluation of a composite scoring system in conjunctival challenge with allergen: Reproducibility and evolution during loratadine treatment. Allergy 50:841-843
7. Horak F, Berger U, Menapace R, Schuster N (1996) Quantification of conjunctival vascular reaction by digital imaging. J Allergy Clin Immunol 98:495-500
8. Bonini S, Vecchione A et al (1988) Inflammatory changes in conjunctival scrapings after allergen provocation in humans. J Allergy Clin Immunol 82:462-469
9. Aichane A, Campbell AM, Chanal I et al (1993) Precision of conjunctival provocation tests in right and left eyes. J Allergy Clin Immunol 92:49-55
10. Ciprandi G, Buscaglia S, Pesce G et al (1994) Effects of conjunctival hyperosmolar challenge in allergic subjects and normal controls. Int Arch Allergy Immunol 104:92-96
11. Anderson DF, McGill JI, Roche WR (1996) Improving the safety of conjunctival provocation tests. J Allergy Clin Immunol 98:1000

Kapitel 13 Bronchiale Provokation
R. Merget und G. Schultze-Werninghaus

Bei den bronchialen Provokationstests kann unterschieden werden zwischen „unspezifischen" bronchialen Provokationstests, welche die Reaktivität des Bronchialsystems auf unspezifische Stimuli messen, und „spezifischen" Provokationstests, meist mit Allergenen oder anderen, möglicherweise für die Erkrankung kausalen Substanzen. Die Grenzen zwischen beiden Testformen sind fließend, insbesondere bei niedermolekularen Substanzen ist es häufig nicht möglich, irritative und immunologische Effekte zu differenzieren. Für einen immunologischen (spezifischen) Mechanismus sprechen neben dem durch anderweitige Methoden erbrachten Sensibilisierungsnachweis insbesondere

- Eine Latenzzeit zwischen Expositionsbeginn und Auftreten von Symptomen
- Geringe Substanzkonzentrationen für die Symptomauslösung, die bei geeigneten Kontrollen nicht zu Symptomen führen
- Eine im Zeit-Wirkungsverlauf typische Sofortreaktion bzw. eine bronchiale verzögerte oder duale Reaktion
- Begleitende kutane oder systemische Reaktionen wie Urtikaria oder Quincke-Ödem

Die nachfolgenden Ausführungen beziehen sich auf bronchiale Provokationstests bei Erwachsenen. Die Tests werden überwiegend beim Asthmatiker durchgeführt, die Provokationstestung im Rahmen der Diagnostik der exogen-allergischen Alveolitis wird an anderer Stelle behandelt (Kapitel II.10.).

Unspezifische Provokationstests

Es wird je nach Art des Stimulus unterschieden zwischen Provokationstests mit physikalischen Stimuli wie Kaltluft, körperlicher Belastung (Sterck 1993; Souharda 1995) oder nichtisotonischen Lösungen (Sterck 1993; Anderson 1995) und Tests mit pharmakologischen Substanzen. Erstere imitieren natürliche Bedingungen und werden aufgrund ihrer geringen Invasivität v. a. bei der Untersuchung von Kindern, in der Arbeitsmedizin oder im Rahmen epidemiologischer Studien eingesetzt. Sie korrelieren mäßig mit den Tests, die pharmakologische Stimuli verwenden (Aquilina 1983; O'Byrne 1982; Heaton 1984). In der klinischen Praxis haben sich aufgrund der besseren Quantifizierbarkeit Tests durchgesetzt, die pharmakologische Stimuli verwenden. Eine Übersicht über experimentelle Substanzen wurde publiziert (Sterck 1993).

Indikationen und Kontraindikationen. Asthma ist neben der variablen Atemwegsobstruktion und der Entzündung der Atemwege durch die bronchiale Hyperreaktivität definiert. Deshalb sollte u. E. bei der Definition der Hyperreaktivität ein Schwellenwert gewählt werden, der sensitiv (etwa 80–90%) ist. Dies bedeutet, daß Personen mit variablen Atembeschwerden auch tatsächlich ein pathologisches Testergebnis aufweisen sollten. Bei Schwellenkonzentrationen, bei denen dies der Fall ist, sind die Spezifität und der positive prädiktive Wert des Tests gering (etwa 40%; Cockcroft 1992), so daß sich grundsätzlich Hyperreaktivitätstests besser zum Ausschluß als zum Beweis von Asthma eignen. Allerdings gibt es auch Kasuistiken, bei denen zum Zeitpunkt variabler Atemwegsobstruktionen keine bronchiale Hyperreaktivität nachgewiesen wurde (Giffon 1987; Stanescu 1982). Insbesondere beim Berufsasthma scheint eine bronchiale Hyperreaktivität nicht immer nachweisbar (Banks 1986; Hargreave 1984; Merget 1996; Vogelmeier 1991). Neben dieser klinisch relevanten Problematik hat der Hyperreaktivitätstest seinen Platz bei wissenschaftlichen Fragestellungen, insbesondere bei der Erfassung des Effektes von Interventionen wie Pharmakotherapie, Allergenkarenz oder Hyposensibilisierung. Für die praktische Therapieentscheidung im Einzelfall sollte das Ergebnis des Hyperreaktivitätstests nicht benutzt werden (International Consensus Report 1992).

Die Häufigkeit bronchial „hyperreaktiver" Personen schwankt – vermutlich überwiegend aufgrund unterschiedlicher Testmodalitäten – in den publizierten epidemiologischen Studien etwa zwischen 5% und 10%, z. T. wurden noch höhere Zahlen gefunden. Es wurde postuliert, daß der Grad der bronchialen Hyperreaktivität ein prognostischer Faktor bei asthmatischen Kindern (Gerritsen 1989), bei asthmatischen Erwachsenen (Van Schayck 1991), bei Erwachsenen mit Atemwegsbeschwerden (Muller 1994), bei Patienten mit COPD (Postma 1986) und bei einem unselektionierten Kollektiv (Rijcken 1988) sei. Sollte sich dies bestätigen (was für den einzelnen Patienten höchst fraglich ist) und eine therapeutische Intervention in der Frühphase der Erkrankung erfolgreich sein, dann wäre eine neue Indikation für Hyperreaktivitätstests gefunden.

Laut der Europäischen Gesellschaft (Sterck 1993) bestehen folgende *absolute Kontraindikationen*:
- FEV_1 <1,2 l
- Myokardinfarkt in den letzten drei Monaten
- Zerebraler Infarkt in den letzten drei Monaten
- Bekannte arterielle Aneurysmen
- Fehlendes Verständnis für den Test

Relative Kontraindikationen sind:
- Spirometrieasthma (deshalb sollte zumindest bei anamnestisch deutlichem Asthma ein Plazebotest vorgeschaltet werden)
- Deutliche Atemwegsobstruktion
- Atemwegsinfekt in den letzten zwei Wochen
- Asthmaexazerbationen
- Schwere Hypertonie
- Schwangerschaft
- Epilepsie unter Medikation

Auch wenn die Datenlage für diese Empfehlungen schmal ist, sollte man sich an diese Empfehlungen halten.

Einflußfaktoren. Seit langem ist bekannt, daß Virusinfekte die bronchiale Hyperreaktivität verstärken können (Empey 1976). Auch nach saisonaler Allergenbelastung bei Pollenallergikern (Britton 1988; Sotomayor 1984) oder nach bronchialer Allergenprovokation kann die un-

Tabelle 1. Modifikation inhalativer Provokationstests durch Pharmaka

Substanz	Empfohlenes Intervall zum Test
Hyperreaktivität abschwächend	
Kurzwirkende β-Sympathomimetika	12 h
Langwirkende inhalative β-Sympathomimetika	24 h
Parasympatholytika	12 h
Theophyllin	48 h
Antihistaminika	7 d*
Cromoglicinsäure/Nedocromil-Natrium	24 h
Kortikosteroide	14 d**
Hyperreaktivität verstärkend	
β-Rezeptoren-Blocker	12 h
Parasympathomimetika	12 h

* Bei Astemizol bedeutend länger
** Eine relevante Unterdrückung der bronchialen Antwort auf unspezifische und spezifische Stimuli durch Kortikosteroide ist belegt, wenn auch die allergische Sofortreaktion nur gering unterdrückt wird.

spezifische Hyperreaktivität gesteigert sein, insbesondere nach Auftreten einer Spätreaktion (Cartier 1982). Schließlich können Pharmaka die Testreaktion modifizieren. Im Idealfall ist der Patient ohne Medikation. In den meisten Fällen ist ein vorheriges Absetzen der Medikation bei behandelten Patienten möglich (Tabelle 1). Man sollte bei der Interpretation dieser Angaben berücksichtigen, daß die darin enthaltenen Informationen in vielen Fällen nicht auf in Studien gewonnenen Daten beruhen, sondern eine Abschätzung aufgrund der pharmakokinetischen Eigenschaften der Substanzen darstellen. Meist ist es ratsam, eine Kortikosteroidmedikation fortzuführen, um keine Verschlimmerung der Erkrankung zu riskieren. Eine zum Zeitpunkt des Tests durchgeführte Medikation sollte dokumentiert werden.

Grundsätzlich ist anerkannt, daß der Test intraindividuell in kurzen Zeiträumen gut reproduzierbar ist (Juniper 1984; Ryan 1981). Über die Langzeitproduzierbarkeit liegen wenige Daten vor (Löwhagen 1983; Redline 1989; Rijcken 1993), vermutlich wird die Variabilität der bronchialen Reaktivität überschätzt, da ein Teil der Variabilität durch technische Unzulänglichkeiten vorgetäuscht wird.

Isokapnische Hyperventilation. Neben der Stimulation durch pharmakologische Substanzen ist die Stimulation mit physikalischen Stimuli wie kalter und/oder trockener Luft insbesondere in epidemiologischen Untersuchungen oder bei Kindern gebräuchlich. Es bedarf allerdings noch des Beweises, daß diese Methoden durch die Anwendung „natürlicher" Stimuli weniger unerwünschte Wirkungen haben. Man unterscheidet die isokapnische Hyperventilation mittels Luft bei „Raumtemperatur" und mittels Kaltluft. Beide Methoden sind aufwendig und spielen deshalb eher eine untergeordnete Rolle. Die mittels isokapnischer Hyperventilation ermittelte bronchiale Hyperreaktivität korreliert mäßig mit dem Grad der mit pharmakologischen Stimuli ermittelten bronchialen Hyperreaktivität (O'Byrne 1982; Heaton 1984).

Die Generierung der Kaltluft von -12 bis $-15\,°C$ (wobei auch eine Temperatur von $4\,°C$ auszureichen scheint) erfolgt meist durch Leitung von komprimierter Luft durch eine Kühlschlange. Alternativ und mit vergleichbaren Ergebnissen kann auch trockene, nicht gekühlte Luft verwendet werden. Der Patient atmet die kalte/trockene Luft über ein Hans-Rudolph-Ventil, wobei CO_2 in der Exspirationsluft mittels eines Kapnographen kontinuierlich gemessen wird, um durch CO_2-Zugabe zur Inspirationsluft die Person isokapnisch zu halten.

Nach Messung des Ausgangswertes atmet der Patient mit steigenden Atemminutenvolumina, beginnend mit $7,5\,l\times min^{-1}$ mit Steigerung in Verdoppelungsschritten bis $60\,l\times min^{-1}$ und dann bis zum maximalen Minutenvolumen über jeweils 3 Minuten. Die inspirierten Volumina und Atemfrequenzen werden dem Patienten vorgegeben (0,75 l mit 10 Atemzügen/Minute; 1,5 l bei 10 Atemzügen/Minute etc.). Nach jeder Inhalationsstufe atmet der Patient Raumluft. Der Effekt (meist FEV_1) wird jeweils 30 und 90 Sekunden sowie 3 und 5 Minuten nach jeder Ventilationsstufe gemessen (Sterck 1993).

Das Ergebnis wird bei Messung des FEV_1 als $PV'_{E.10}$ oder $PV'_{E.20}$, d.h. als Minutenvolumen, das einen Abfall der Einsekundenkapazität um 10% bzw. 20% induziert, angegeben. Eine alternative Angabe ist die Berechnung des respiratorischen Wärmeaustausches (Chandler-Deal 1980). Letzteres ist aufwendiger und für praktische Belange unseres Erachtens nicht erforderlich.

Körperliche Belastung. Das belastungsinduzierte (Exercise-induced) Asthma (EIA), das in der Regel 7 bis 15 Minuten nach körperlicher Belastung ein Maximum hat, ist in seiner Pathogenese immer noch nicht exakt geklärt. EIA kann verhindert werden durch Atmung warmer, wasserdampfgesättigter Luft (Chen 1977). Der bronchiale Wasserverlust ist wichtiger als der Wärmeverlust, so daß möglicherweise eine transiente bronchiale Hyperosmolarität für die Reaktion verantwortlich ist (Anderson 1984; Eggleston 1987). EIA wird bei Erwachsenen und Kindern gleichermaßen beobachtet. Belastungstests sind wenig sensitiv, aber hoch spezifisch für Asthma (Eliasson 1992). Damit besteht für Belastungstests (hohe Spezifität, geringe Sensitivität) ein anderes Indikationsspektrum als für Tests, die sich physikalischer Stimuli bedienen (geringe Spezifität, hohe Sensitivität). Belastungstests zum Nachweis eines Asthma bronchiale spielen nur eine geringe Rolle, da die Lungenfunktion in Verbindung mit anamnestischen Angaben variabler Atemnot bereits eine hohe Spezifität aufweist.

Die Belastung kann durch einfaches schnelles Laufen erfolgen, ist aber besser standardisiert am Fahrradergometer oder am Laufband über 6 bis 8 Minuten durchzuführen. Die Ventilation und die Herzfrequenz sollten erfaßt, bei Personen über 40 Jahren ein Elektrokardiogramm während und 5 Minuten nach Belastung kontinuierlich geschrieben werden. Die Belastung ist mit Nasenklemme durchzuführen. Die inspirierte Luft muß möglichst trocken sein, d.h. die relative Luftfeuchtigkeit sollte bei 20 bis $25\,°C$ weniger als 50% betragen. Die Belastungshöhe ist so zu wählen, daß 40% bis 60% der maximalen willkürlichen Ventilation (abschätzbar durch die Formel: Einsekundenkapazität in % des Sollwertes $\times 35$) in den letzten 4 Belastungsminuten erreicht werden. Alternativ kann die Belastungshöhe anhand der Pulsfrequenz abgeschätzt werden, die bei etwa 80% der maximalen Pulsfrequenz liegen sollte (Souharda 1995). Bei Belastung mittels Laufband ist in der Regel eine Geschwindigkeit von 5 bis 9 km/h bei einer Steigung von 10% ausreichend. Der Effekt wird meist mittels Bestimmung der Einsekundenkapazität erfaßt, wobei die Messung des Atemwegswiderstandes vermutlich sensitiver ist. Bei Messung der Einsekundenkapazität ist mindestens ein Abfall von 10% zu fordern (wobei zu Kontrollzeiten keine hohe Variabilität nachweisbar sein darf). Messungen sollten 1, 3, 5, 7, 10 und 15 Minuten nach Belastung erfolgen (Sterck 1993). Das Ergebnis wird als prozentualer Abfall der Einsekundenkapazität bezogen auf den Basiswert vor Belastung angegeben.

Tests mit pharmakologischen Substanzen.

Grundsätzlich handelt es sich bei Hyperreaktivitätstests mit pharmakologischen Substanzen zwar um wenig risikoreiche Tests, dennoch können in seltenen Fällen bedrohliche Reaktionen auftreten. Deshalb ist der Patient vor dem Test aufzuklären und das Einverständnis ist schriftlich niederzulegen; dies gilt nicht nur für unspezifische Provokationstests. Das Personal muß mit dem Test und mit dem Erkennen und der Erstversorgung von Asthmaanfällen vertraut sein. Ein Arzt muß erreichbar, aber bei Verwendung standardisierter Protokolle nicht anwesend sein. Der Patient darf bei Auftreten einer Reaktion den Testort erst nach dokumentierter Besserung verlassen.

Hyperreaktivitätstests mit pharmakologischen Substanzen werden meist mit Carbachol, Histamin, Methacholin oder Acetylcholin durchgeführt. Letzteres sollte aufgrund seiner stärkeren tussigenen Wirkung verlassen werden. Histamin wird weltweit am häufigsten verwendet, während in Deutschland Carbachol und Methacholin viel gebraucht werden. Man kann davon ausgehen, daß Carbachol, Methacholin und Histamin in etwa äquipotent sind (Hargreave 1981; Schlegel 1995). Methacholin weist in höherer Dosierung weniger Nebenwirkungen als Histamin auf und ist unserer Ansicht nach am geeignetsten. Die Substanzen sind bisher in Deutschland nicht als Inhalationslösungen zugelassen. Methacholin und Histamin sind als chemische Substanzen im Handel erhältlich, bei Anwendung am Menschen trägt der Arzt die volle Verantwortung. Die Lösungen sind bei 4 °C mindestens drei Monate haltbar (Sterck 1993).

Ein Eindosistest ist aus verschiedenen Gründen abzulehnen. Der wichtigste Grund ist, daß bei ausreichender Sensitivität der Tests eine Gefährdung stark hyperreaktiver Personen nicht auszuschließen ist. Es sollten die eingeatmeten Dosen am besten in vier bis sechs Stufen gesteigert werden. Grundsätzlich ist es gleichgültig, ob eine Steigerung der Konzentration bei sonst gleicher Applikation oder bei identischer Konzentration eine Steigerung der Atemzüge oder der Zeit der Inhalation durchgeführt werden (Cockcroft 1982). Meist werden verschiedene Konzentrationen verwendet. International üblich und wenig belastend sind Konzentrationssteigerungen in Verdoppelungsschritten, ein Nachteil

Tabelle 2. Beschreibung der Methodik bronchialer Provokationstests. Dokumentation (v.a. für wissenschaftliche und gutachterliche Zwecke) bei Abweichen von publizierten Methoden

- Art des Stimulus
- Applizierte Dosis/Konzentration und Angabe der gewählten Steigerungsstufen
- Verneblertyp
- Beschreibung der Applikationsform (Ruheatmung, tiefe Atemzüge, bei Dosimetern freigesetztes Aerosolvolumen)
- Meßparameter (z. B. FEV_1)
- Laboreigene Beurteilung, möglichst mit Angabe einer Provokationsdosis/-konzentration (z. B. $PC_{20}FEV_1$)
- Dokumentation der Medikation

besteht in der längeren Dauer des Tests. Grundsätzlich sollte der Hyperreaktivitätstest mit einer „standardisierten" Methodik durchgeführt werden. Die Praxis lehrt, daß der Wunsch einer Vereinheitlichung der Testmethodik nicht realistisch ist. Dennoch wird empfohlen, publizierte und validierte Tests zu verwenden. Bei Abweichen von einem publizierten Protokoll, z.B. bei Wahl eines anderen Verneblers, sollte dies v.a. bei wissenschaftlichen oder gutachterlichen Fragestellungen dokumentiert werden (Tabelle 2). Bei der Frage, welcher Test denn nun für die tägliche Praxis empfohlen werden kann, möchten wir auf die Methodik von Jörres et al. hinweisen, deren verkürztes Dosimeter-Protokoll umsetzbar ist und unseres Erachtens einen tragbaren Kompromiß zwischen Sicherheit und Praktikabilität darstellt (Jörres 1997). Alternativ kann die Reservoir-Methode eingesetzt werden, die allerdings unseres Erachtens nicht ausreichend validiert und wenig sensitiv ist.

Bei den Verneblern sind drei wesentliche Prinzipien zu unterscheiden:
- *Konventionelle Düsen- oder Ultraschallvernebler:* Hier kann aus der gesamten kommerziell verfügbaren Palette gewählt werden. Es sollte lediglich darauf geachtet werden, daß die Vernebler Teilchen mit einem mittleren aerodynamischen Massendurchmesser zwischen 1 und 4 µm erzeugen. Dies ist bei fast allen modernen Verneblern der Fall. International anerkannt sind die Untersuchungsprotokolle von Cockcroft 1977 sowie Yan 1983. Als Atmungstypen sind Spontanatmung oder tiefe Atemzüge möglich. Spontanatmung sollte über zwei Minuten durchgeführt werden. Bei tiefen Atemzügen

sollten diese als inspiratorisches Vitalkapazitätsmanöver durchgeführt werden, da dies die beste Reproduzierbarkeit ergibt. Ein Problem stellt die Wahl des Verneblers dar, denn fast alle validierten Methoden wurden mit Verneblern durchgeführt, die heute nicht mehr kommerziell erhältlich sind und auch in der Handhabung nicht mehr dem Stand der Technik entsprechen.

- *Dosimeter:* Dosimeter sind Systeme, die pro Atemzug eine bestimmte Aerosolmenge freisetzen. Ihre Anwendung ist mit einer besseren Reproduzierbarkeit verbunden als eine vom Patienten handaktivierte Verneblung oder eine Dauerverneblung mittels Düsen- oder Ultraschallverneblung. Ein international anerkanntes Verfahren ist das von Chai 1975, allerdings ist der darin verwendete Vernebler unseres Wissens nicht mehr kommerziell erhältlich. Kommerziell in Deutschland erhältliche Dosimeter sind Provojet (Ganshorn Medizin Electronic, Münnerstadt), APS (Jaeger, Würzburg) oder ProAir (ZAN, Waldfenster).

- *Reservoirmethode:* Die Methode bedient sich eines Beutels, in den hinein das Aerosol mittels eines Verneblers vorher eingebracht wurde. Ein wesentlicher Vorteil des Systems ist die einfache Bestimmung der applizierten Dosis. Ein nicht zu vernachlässigender Nachteil ist, daß die Methode international nicht bekannt ist (Pari-Medanz, Starnberg, Provokationstest II). Die Arbeitsgruppe „Bronchiale Provokationstests" der Deutschen Gesellschaft für Pneumologie hat kürzlich eine in Deutschland weit verbreitete Methode detailliert beschrieben (Arbeitskreis „Bronchiale Provokationstests" 1998). Ein ähnliches Protokoll wurde als arbeitsmedizinische Vorsorgeuntersuchung publiziert (Hauptverband der gewerblichen Berufsgenossenschaften 1994).

International üblich ist die Messung der resultierenden Atemwegsobstruktion mittels Spirometrie. Der geeignetste Parameter ist die Einsekundenkapazität (FEV_1). Für deren Messung gibt es europäische und US-amerikanische Richtlinien (Quanjer 1993; American Thoracic Society 1995). Bei Provokationstests sollten zu Beginn und nach Testende drei Messungen erfolgen, die maximal 5% oder 200 ml vom Bestwert abweichen dürfen. Bei fehlendem Effekt kann man sich bei den Zwischenmessungen mit einer Messung begnügen. Abbildung 1 zeigt Dosis-Wirkungskurven bei Normalpersonen, leichtem und mittelgradigem Asthma. Dabei ist zu beachten, daß die Kurven hinsichtlich der Verschiebung auf der x-Achse, der Steigung und des maximalen Abfalls differieren.

Weitgehend mitarbeitsunabhängig ist die bodyplethysmographische Messung des Atemwegswiderstandes. Für Provokationstests ist es sinnvoll, den spezifischen Atemwegswiderstand (sRaw) zu benutzen, der das Produkt aus Atemwegswiderstand und dem aktuellen Lungenvolumen darstellt. Das Verwenden des sRaw (oder dessen Reziprokwert, die spezifische Atemwegsleitfähigkeit (sGaw)) ist sinnvoll, weil der Atemwegswiderstand vom Lungenvolumen abhängt, also eine etwaige vom Patienten vorgenommene Verschiebung der Atemmittellage durch die Bildung des Produktes aus beiden Größen korrigiert wird.

Es können dann die Konzentrationen oder Dosen des Stimulus, die zu einem Abfall des FEV_1 oder des sGaw führen, berechnet werden (sog. Provokationskonzentration oder -dosis, PC oder PD). Die Bestimmung von $PC/PD_{20}FEV_1$ oder $PC/PD_{40}sGaw$ erfolgt durch grafische oder besser rechnerische Interpolation aus den beiden letzten Punkten der (semilogarithmischen) meist kumulativen Dosis-Wirkungskurve (Abb. 2). Es hat sich als ausreichend erwiesen, diese Schwellendosen/-konzentrationen anzugeben, die zusätzliche Angabe des maximalen Effektes oder eine Beschreibung der Steigung der Dosis-/Konzentrations-Wirkungskurve ist für klinische Belange nicht erforderlich (Cockcroft 1983). Allerdings wird bei Verwenden der bodyplethysmographischen Messung häufig als zusätzliches Abbruch- bzw. Positivkriterium noch ein mindest zu erreichender Effekt festgelegt,

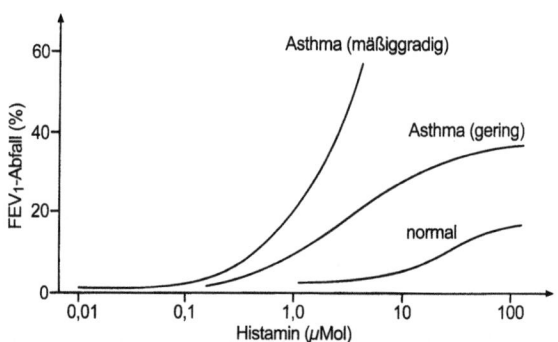

Abb. 1. Schematische Darstellung der Dosis-Wirkungskurve bei Normalpersonen und Asthma unterschiedlichen Schweregrades

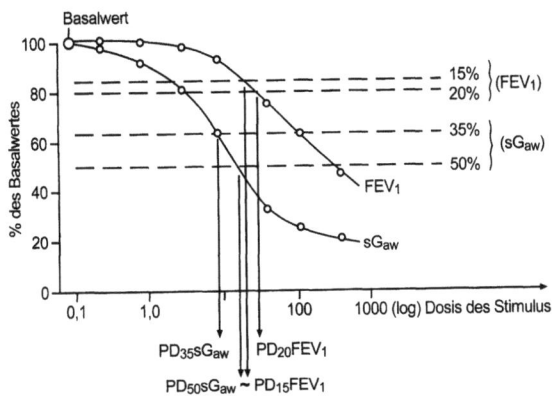

Abb. 2. Dosis-Wirkungskurve eines inhalativen Provokationstests. Die Parameter FEV_1 und sGaw sind in % des Ausgangswertes auf der y-Achse aufgetragen. Auf der x-Achse findet sich die (kumulative) Dosis des Stimulus. Es wurden jeweils zwei Provokationsdosen pro Parameter bestimmt

meist ein Anstieg des sRaw auf über 2,0 kPa×s (Gonsior 1976). Dadurch wird der Test spezifischer, d.h. man findet eher die Patienten heraus, die tatsächlich Asthma haben. Es wird empfohlen, die Symptome bei Testende zu dokumentieren.

Für epidemiologische Studien wurden verschiedene Methoden entwickelt, um auch für Probanden einen Wert der Hyperreaktivität zu erhalten, die keine oder nur eine geringe Reaktion nach Inhalation des Stimulus aufweisen. Weit verbreitet ist die Methode von O'Connor, bei der die Steigung der Geraden zwischen Ausgangswert und letzter Inhalation der semilogarithmischen Dosis-/Konzentrationskurve als Hyperreaktivitätsmaß berücksichtigt wird (O'Connor 1987).

Spezifische bronchiale Provokationstests

Spezifische Provokationstests sind hinsichtlich der möglichen Reaktionstypen, aber auch hinsichtlich des Untersuchungsprotokolls und des Gefährdungspotentials wesentlich komplexere Untersuchungen als unspezifische Provokationstests. Bei hochmolekularen Proteinallergenen wird in der Regel eine wäßrige Allergenlösung direkt über ein Mundstück oder eine Gesichtsmaske mittels Verneblers appliziert, während bei der Diagnose eines Berufsasthma bei Exposition gegenüber wasserunlöslichen Substanzen andere Inhalationsverfahren zur Anwendung kommen. Aus diesem Grunde werden im folgenden beide Allergen-Provokationen getrennt behandelt. Gemeinsam ist allen spezifischen bronchialen Provokationstests, daß, im Gegensatz zu Tests mit unspezifischen Stimuli, Reanimationsmaterialien, unseres Erachtens einschließlich eines Defibrillators, in unmittelbarer Nähe vorhanden sein müssen. Ein in Reanimationsmaßnahmen geschulter Arzt muß anwesend sein. Der Patient muß nach internationalen Richtlinien sieben Stunden nach Provokation überwacht werden und Lungenfunktionsmessungen (Spirometrie oder Peak-Expiratory-Flow-Messungen) sollten für 24 Stunden durchgeführt werden (Sterck 1993). Aus diesen Gründen sind ambulant durchgeführte Allergenprovokationen bzw. Provokationen in der Praxis problematisch.

Indikationen und Kontraindikationen. Es gibt keine allgemein akzeptierte Lehrmeinung zu den Indikationen für Allergenprovokationen, allerdings hat sich im Verlauf der letzten Jahre eine weitgehende Abkehr von Allergenprovokationen abgezeichnet. Ausnahme bilden wissenschaftliche Fragestellungen sowie Provokationen bei Berufsasthma. Die europäischen Richtlinien sehen als einzige klinische Indikation „Ausnahmefälle mit geplanter Hyposensibilisierung". Die Abkehr von bronchialen Provokationstests ist im wesentlichen darin begründet, daß eine enge Assoziation zwischen Sensibilisierungsgrad (Hauttest), unspezifischer bronchialer Reaktivität und spezifischer Reaktivität beschrieben wurde, somit die bronchiale Reaktion nach Kenntnis der beiden erstgenannten Parameter so genau vorhersagbar ist, daß sich der (potentiell gefährliche) Allergenprovokationstest erübrige (Cockcroft 1987). Es sei darauf hingewiesen, daß die Daten zu dieser Frage unseres Erachtens wenig konsistent sind, möglicherweise weil die meist älteren Studien zu diesem Thema methodisch unzureichend sind. Kürzlich konnte mit isolierten Majorallergenen der Hausstaubmilbe Dermatophagoides pteronyssinus gezeigt werden, daß der Grad der spezifischen Reaktion ganz wesentlich mit dem Grad der unspezifischen Reaktivität assoziiert ist (Van der Veen 1998), andere Arbeiten mit konventionellen Allergenextrakten fanden diese Assoziation nicht. Einstweilen möchten wir unverändert daran festhalten, daß bei Widersprüchen zwischen Anamnese und Sensibilisierung ein Provokationstest zu erwägen ist. Andererseits halten wir bei passender Kombination etwa von saisonalen asthmatischen Beschwerden und Gräserpollensensibilisierung einen bronchialen Provokationstest nicht für erforderlich. Auch ist zu bedenken, daß für viele Allergene keine standardisierten Extrakte vorliegen, somit falsch positive Reaktionen möglich sind. In seltenen Fällen kann es erforderlich werden, bei Verdacht auf inhalativ ausgelöste nichtbronchiale Manifestationen einen Provokationstest durchzuführen, da ansonsten ein kausaler Zusammenhang spekulativ bliebe. Wir bezweifeln den Sinn multipler bronchialer Provokationstests, um bei polysensibilisierten Personen durch quantitativen Vergleich die relevanten Allergene zu detektieren. Hier sollte (ggf. neben dem Sensibilisierungsgrad) die Anamnese wegweisend sein. Es besteht offensichtlich eine moderate Assoziation von asthmatischen Beschwerden mit dem Ergebnis des Allergenprovokationstests (Crimi 1993), hieraus ergibt sich u. E. jedoch keine neue Indikation für Allergenprovokationstests, da der Schweregrad der Erkrankung mit anderen Mitteln (Anamnese, Lungenfunktion) einfacher abzuschätzen ist.

Die Kontraindikationen sind identisch für unspezifische und spezifische Provokationstests, jedoch sollte man sich der Tatsache bewußt sein, daß die Verteilungsstörungen (und damit die Hypoxie) bei Allergenprovokation wesentlich ausgeprägter sind als bei unspezifischer Provokation. Der arterielle Sauerstoffpartialdruck fällt unter Allergenprovokation oft bis auf Werte unter 60 Torr ab (Schultze-Werninghaus 1985).

■ **Einflußfaktoren.** Wenngleich weit weniger untersucht als bei unspezifischen Provokationstests, kann angenommen werden, daß hier keine wesentlichen Unterschiede zwischen beiden Tests bestehen. Von praktischer Bedeutung ist die Medikation, Tabelle 1 ist auch für die Allergenprovokation anzuwenden.

■ **Allergenapplikation (einschließlich Allergenstandardisierung).** Wie beim unspezifischen bronchialen Provokationstest ist die Forderung einer weitgehenden Standardisierung in der Praxis schwer realisierbar. Am ehesten ist dies noch für Allergenextrakte möglich. Die Allergenstandardisierung wird an anderer Stelle behandelt. Gerade für bronchiale Provokationstests sollten möglichst Extrakte Verwendung finden, die mit WHO-Standardextrakten verglichen wurden (Melillo 1991). Ein weiteres Problem ist die Stabilität der Allergene. Zu bevorzugen sind lyophilisierte oder gefriergetrocknete mikronisierte Extrakte, die rekonstituiert werden. Alternativ können hohe Extraktkonzentrationen bei 4°C gelagert werden, die Verdünnungen sollten am Tag des Tests erfolgen. Der Zusatz weiterer stabilisierender Zusätze ist nicht zu empfehlen. Die kostengünstigere Provokation mit Pricktestextrakten ist aufgrund des darin enthaltenen Glycerol-Anteils ohne entsprechenden Kontroll-Test obsolet, falsch positive Testreaktionen sind möglich; allerdings liegen unseres Wissens keine Studien hierüber vor.

Bezüglich der Allergenapplikation gelten die für die unspezifische Provokation genannten Möglichkeiten, d. h. die Verwendung konventioneller Düsenvernebler oder Dosimeter. Eine weitere Möglichkeit ist die Applikation von mikronisiertem Allergenextrakt mittels eines atemgesteuerten einfachen Inhalators wie bei der Inhalation von z. B. Cromoglicinsäure (Melillo 1989). Diese Applikationsform hat sich allerdings nicht durchgesetzt.

Das Allergen sollte in Verdopplungsschritten verdünnt werden, größere Dosisintervalle sind mit einem höheren Risiko verbunden und erfordern die besondere Erfahrung des Untersuchers. Die Anfangskonzentration kann durch Bestimmung der Endpunktkonzentration, d. h. der geringsten Konzentration, die im Prick-Hauttest eine Quaddel von 2 mm erzeugt, abgeschätzt werden. Die Anfangskonzentration sollte aus Sicherheitsgründen (bei Verwendung von Verdoppelungsschritten) zwei Verdünnungsstufen niedriger liegen. Durch Berücksichtigung der unspezifischen bronchialen Reaktivität kann die Konzentration, die für eine positive Reaktion erforderlich ist, möglicherweise etwas genauer abgeschätzt werden. Eine Formel wurde von Cockcroft und Mitarbeitern vorgeschlagen (Cockcroft 1987):

$$^{10}\log(PC_{20}\text{Allergen}) = 0{,}68 \times {}^{10}\log(PC_{20}\text{Histamin} \times \text{Endpunktkonzentration}).$$

Die Abschätzung einer maximalen Konzentration ist nicht möglich, da die Extrakte und die Methodik in den publizierten Studien zu unterschiedlich sind. Grundsätzlich ist eine hohe Sensitivität bei gleichzeitig hoher Spezifität anzustreben. Auch hier ist die „Erfahrung" des Untersuchers in besonderem Maße angesprochen. Die Forderung von laborinternen Provokationstests bei Kontrollen zur Detektion von Konzentrationen, die falsch positive Reaktionen auslösen, erscheint plausibel aber nicht realistisch. Deshalb kann als Anhaltspunkt für die höchste Konzentration für inhalative bronchiale Provokationstests die 1:8-Verdünnung der kommerziellen Lösungen empfohlen werden, dies entspricht etwa 1250 BU×ml^{-1} oder 1,25 HEP (Sterck 1993). Wie auch bei den unspezifischen Tests ist die applizierte Dosis entscheidend, so daß neben der konsekutiven Gabe verschiedener Konzentrationen auch verschiedene Dosen einer Konzentration verabreicht werden können (Frolund 1992).

Die Allergeninhalation sollte in einem geschlossenen System erfolgen, um die Sensibilisierung anderer zu verhindern. Der Abstand der Inhalationsschritte sollte 10 Minuten nicht unterschreiten. Da die Reaktion noch bis zu 20 Minuten fortschreiten kann, sollte bei dem geringsten Anzeichen von Symptomen die Allergeninhalation gestoppt werden (in einem Vorschlag einer Arbeitsgemeinschaft der Deutschen Gesellschaft für Pneumologie wird deshalb ein Abstand von 20 Minuten empfohlen). Sollte die Reaktion gerade eben nicht positiv sein, so sollte beim nächsten Inhalationsschritt nicht die volle Dosis gegeben werden. Besondere Vorsicht ist immer dann angebracht, wenn der Patient die Sofortreaktion unterdrückende Pharmaka erhalten hat, man muß dann bei hohen Allergendosen mit schweren Spätreaktionen rechnen. Man sollte in diesem Fall (sofern überhaupt provoziert wird) nicht den üblichen Effekt (z.B. Abfall des FEV$_1$ um 20%) bei der Sofortreaktion anstreben.

■ **Messung des Effekts.** Eine Allergenprovokation kann ohne Plazeboprovokation nicht bewertet werden. Nach den europäischen Empfehlungen sollte nach Testende in der ersten Stunde alle 10 Minuten gemessen werden, dann nach 90 Minuten, 2 Stunden und anschließend stündlich bis zu 7 Stunden (Sterck 1993). Bezüglich der gemessenen Parameter gibt es keine Unterschiede zu den unspezifischen Tests. Das Testergebnis sollte als (kumulative) Provokationsdosis oder -konzentration, möglichst einschließlich der Zeitwirkungskurve und der Symptome während der Beobachtungsphase, dokumentiert werden.

■ **Besonderheiten spezifischer bronchialer Provokationstests bei Berufsasthma.** Grundsätzlich können spezifische bronchiale Provokationstests bei Verdacht auf Berufsasthma im Labor oder am Arbeitsplatz durchgeführt werden. Die bessere Objektivierbarkeit des Ergebnisses spricht für das Labor, andererseits ist am Arbeitsplatz auch tatsächlich das kausale Agens vorhanden. Für manche Substanzen ist eine Provokation im Labor schwer simulierbar, man denke nur an Asthma im Schweinestall. Man wird in jedem Einzelfall prüfen müssen, wo die Provokation durchgeführt wird.

Neben Anamnese, Sensibilisierungsnachweis (soweit verfügbar) und dem Nachweis arbeitsabhängiger Variabilität der Lungenfunktion (meist repetitive Peak-Expiratory-Flow-Messungen) stellt der spezifische bronchiale Provokationstest eine wichtige Säule der Diagnostik des Berufsasthma dar, manche bezeichnen ihn gar als den „Goldstandard". Gleichwohl wurden auch bei standardisierter Methodik falsch positive oder falsch negative Provokationstests beschrieben (Vogelmeier 1991). U.E. weniger geeignet sind Lungenfunktionsuntersuchungen vor und nach einer Arbeitsschicht (weil zu wenig sensitiv) und unspezifische bronchiale Provokationstests vor und nach Exposition (weil die Daten zur Sensitivität und Spezifität nicht ausreichen).

Bei den wasserlöslichen hochmolekularen Berufsallergenen ist u.E. bei
■ nachgewiesener Exposition
■ arbeitsbezogenen Beschwerden
■ eindeutigem Sensibilisierungsnachweis
■ nachgewiesenem Asthma oder bronchialer Hyperreaktivität

ein bronchialer Provokationstest meist entbehrlich. Allerdings ist diese Ansicht nicht unumstritten. Insbesondere in USA und Kanada gilt der bronchiale Provokationstest weiterhin als „Goldstandard" bei der Diagnostik des Berufsasthmas: „In our opinion, a history of exposure to an agent that has previously been shown to cause occupational asthma or a history of work-related increases in asthma symptoms, the presence of specific antibodies, or the presence of asthma or bronchial hyperresponsiveness is insufficient alone or combined, to make the diagnosis of occupational asthma likely or very likely" (Cartier 1999). Die Methodik ist identisch mit Tests, bei denen Umweltallergene appliziert werden. Bei staubförmigen Substanzen wie Mehl, Holz- oder Enzymstaub kann auch eine quantitative Staubinhalation mittels eines Expositionssystems (Cloutier 1989), einer Kammer mit Messung der Staubkonzentration (De Luca 1988) oder mittels einfacher Staubinhalation aus Kapseln (Merget 1996) erfolgen.

Problematisch sind bronchiale Provokationstests mit niedermolekularen Substanzen, von denen nur wenige wasserlöslich sind und sich auch immunologisch wie hochmolekulare Allergene verhalten, z. B. Platinsalze (Merget 1991). Nur für wenige Substanzen wurden quantitative Inhalationssysteme konzipiert, z. B. für Isocyanate (Vandenplas 1992). In vielen Fällen wird man auf sogenannte arbeitsbezogene inhalative Provokationstests angewiesen sein. Wenn immer möglich, sollte die Substanzkonzentration gemessen werden. Die Exposition sollte so realistisch wie möglich sein und möglichst die maximale Arbeitsplatzkonzentration nicht wesentlich überschreiten, um toxische oder irritative Reaktionen zu verhindern (Cartier 1989). Über die Dauer der Exposition existieren keine Daten. Wir exponieren meist für eine Stunde.

Obwohl Asthma durch die bronchiale Hyperreaktivität definiert ist, wurden gerade beim Berufsasthma Personen mit variabler Atemwegsobstruktion ohne bronchiale Hyperreaktivität beobachtet (Banks 1986; Hargreave 1984). Auch scheint die quantitative Assoziation zwischen Hauttest und unspezifischer bronchialer Reaktivität einerseits und spezifischer Reaktivität andererseits nicht oder in geringerem Maße gegeben (Merget 1996).

Isolierte Spätreaktionen scheinen bei Provokationstests mit niedermolekularen Substanzen häufiger vorzukommen. Auch atypische Reaktionsmuster wurden beschrieben (Cartier 1993). Hieraus ergibt sich eine besondere Notwendigkeit eines Plazebotages sowie der sorgfältigen Dokumentation und Interpretation der Zeitwirkungskurve über mindestens 7 bis 8 Stunden.

Zusammenfassung

Hauptindikationen sowohl für unspezifische als auch spezifische bronchiale Provokationstests sind wissenschaftliche Fragestellungen. Klinische Indikationen für unspezifische bronchiale Provokationstests sind insbesondere der Ausschluß eines Asthma (hohe Sensitivität des Tests). Die Tests können bei Befolgung etablierter Methodik und unter Beachtung der Kontraindikationen sowie der Verfügbarkeit eines inhalativen β-Mimetikums und Sauerstoff ambulant auch ohne Beisein eines Arztes (dieser sollte aber erreichbar sein) durchgeführt werden. Eine eventuelle Medikation, die Einfluß auf das Testergebnis haben könnte, ist zu dokumentieren. Bezüglich der Methodik bieten sich im wesentlichen drei Inhalationsverfahren, nämlich konventionelle Düsenvernebler, Dosimeter und die Reservoirmethode an. Als Stimulus eignet sich u. E. Methacholin am besten. Dieses sollte idealerweise in Verdoppelungsschritten inhaliert werden. Eindosistests sind ungeeignet bzw. gefährlich. Das Ergebnis sollte als Provokationsdosis oder -konzentration angegeben werden und eine Ergebnisbeurteilung des Labors enthalten.

Klinische Indikation für spezifische bronchiale Provokationstests ist im wesentlichen der Widerspruch zwischen Anamnese und Hauttest. Auch bei nicht standardisierten Extrakten und geringer Hautreaktion kann die inhalative Provokation weiterführen. Die strengste Indikation stellt die Diagnostik des Berufsasthma dar. Spezifische bronchiale Provokationstests gehen mit einer wesentlich höheren Gefährdung des Patienten einher, so daß diese Tests eine Nachbeobachtung von – so die europäischen Empfehlungen – 7 Stunden erfordern. Auch ist die unmittelbare Anwesenheit eines Arztes erforderlich, für Reanimationsmaßnahmen erforderliches Material (unseres Erachtens einschließlich Defibrillator) und ein in der Reanimation erfahrener Arzt müssen verfügbar sein. Es sollten, soweit existent, standardisierte Allergenextrakte verwendet werden. Die Inhalationsprotokolle und die Darstellung des Ergebnisses sind ähnlich wie bei den unspezifischen Tests, die Dokumentation von Symptomen bei Testende ist beim Allergenprovokationstest besonders wichtig. Eine eventuelle Spätreaktion ist durch geeignete Messungen festzuhalten, dies gilt v. a. nach Provokationstests mit niedermolekularen Substanzen bei Verdacht auf Berufsasthma. Hier sind isolierte Spätreaktionen häufiger zu erwarten.

Literatur

American Thoracic Society (1995) Standardization of Spirometry. Am J Crit Care Med 152:1107–1136

Anderson SD (1984) Is there a unifying hypothesis for exercise-induced asthma? J Allergy Clin Immunol 73:660–665

Anderson SD, Smith CM, Rodwell LT, du Toit JI (1995) The use of nonisotonic aerosols for evaluating bronchial hyperresponsiveness. In: Spector SL (Hrsg) Provocation testing in clinical practise. Marcel Dekker, New York

Aquilina AT (1983) Comparison of airway reactivity induced by histamine, methacholine, and isocapnic hyperventilation in normal and asthmatic subjects. Thorax 38:766–770

Arbeitskreis „Bronchiale Provokationstests" (1998) Leitlinien für die Durchführung bronchialer Provokationstests mit pharmakologischen Substanzen. Pneumologie 52:214–220

Banks DE, Barkman HW, Butcher BT, Hammad YY, Rando RJ, Glindmeyer HW, Jones RN, Weill H (1986) Absence of hyperresponsiveness to methacholine in a worker with methylene diphenyl diisocyanate (MDI)-induced asthma. Chest 89:389–393

Britton J, Chinn S, Burney P, Papacosta AO, Tattersfield A (1988) Seasonal variation in bronchial reactivity in a community population. J Allergy Clin Immunol 82:134–139

Cartier A, Thompson NC, Frith PA, Roberts R, Hargreave FE (1982) Allergen-induced increase in bronchial responsiveness to histamine: Relationship to the late asthmatic response and change in airway caliber. J Allergy Clin Immunol 70:170–177

Cartier A, Bernstein IL, Burge PS, Cohn JR, Fabbri LM, Hargreave FE, Malo JI, McKay RT, Salvaggio JE (1989) Guidelines for bronchoprovocation for occupational asthma. Report of the subcommittee on bronchoprovocation for occupational asthma. J Allergy Clin Immunol 84:823–829

Cartier A, Malo JL (1999) Occupational challenge tests. In: Asthma in the workplace. Bernstein et al (eds), 2nd edition. Marcel Dekker, New York

Chai H, Farr RS, Froehlich LA, Mathison DA, McLean JA, Rosenthal RR, Sheffer AL, Spector SL, Townley RG (1975) Standardization of bronchial inhalation challenge procedures. J Allergy Clin Immunol 56:323–327

Chandler-Deal E Jr, McFadden ER Jr, Ingram RH Jr, Breslin FJ, Jaegar JJ (1980) Airways responsiveness to cold air and hyperventilation in normal subjects and in those with hay fever and asthma. Am Rev Respir Dis 121:621–628

Chen WY, Horton DJ (1977) Heat and water loss from the airways and exercise induced asthma. Respiration 34:305–313

Cloutier Y, Lagier F, Lemieux R (1989) New methodology for specific inhalation challenges with occupational agents in powder form. Eur Respir J 2:769–777

Cockcroft DW, Killian DN, Mellon JJA, Hargreave FE (1977) Bronchial reactivity to inhaled histamine: A method and clinical survey. Clin Allergy 7:235–243

Cockcroft DW, Berscheid BA (1982) Standardization of inhalation provocation tests: Dose vs concentration of histamine. Chest 82:672–675

Cockcroft DW, Berscheid BA (1983) Slope of the dose-response curve: Usefulness in assessing bronchial responses to inhaled histamine. Thorax 38:55–61

Cockcroft DW, Murdock KY, Kirby J, Hargreave FE (1987) Prediction of airway responsiveness to allergen from skin sensitivity to allergen and airway responsiveness to histamine. Am Rev Respir Dis 135:264–267

Cockcroft DW, Murdock KY, Berscheid BA, Gore BP (1992) Sensitivity and specificity of histamine PC_{20} determination in a random selection of young college students. J Allergy Clin Immunol 89:23–30

Crimi E, Balbo A, Voltolini S, Troise C, Brusasco V, Negrini AC (1993) Is the allergen-inhalation challenge predictive of the severity of seasonal asthmatic exacerbations? Allergy 48:202–206

De Luca S, Caire N, Cloutier Y, Cartier A, Ghezzo H, Malo JL (1988) Acute exposure to sawdust does not alter airway calibre and responsiveness to histamine in asthmatic subjects. Eur Respir J 1:540–546

Eggleston PA, Kagey-Sobotka A, Lichtenstein LM (1987) A comparison of the osmotic activation of basophils and human lung mast cells. Am Rev Respir Dis 135:1043–1048

Eliasson AH, Philipps YY, Rajagopal KR, Howard RS (1992) Sensitivity and specificity of bronchial provocation testing. An evaluation of four techniques in exercise-induced bronchospasm. Chest 102:347–355

Empey DW, Laitinen LA, Jacobs L, Gold WM, Nadel JA (1976) Mechanism of bronchial hyperreactivity in normal subjects after upper respiratory tract infection. Am Rev Respir Dis 113:131–139

Frolund L, Madsen F, Scharling B, Heinig JH, Gerner Svendsen U (1992) Bronchial allergen challenge: Dose versus concentration. Clin Exp Allergy 22:219–225

Gerritsen J, Koeter GH, Postma DS, Schouten JP, Knol K (1989) Prognosis of asthma from childhood to adulthood. Am Rev Respir Dis 140:1325–1330

Giffon E, Orehek J, Vervloet D, Arnaud A, Charpin J (1987) Asthma without airway hyperresponsiveness to carbachol. Eur J Respir Dis 70:229–233

Gonsior E, Krüger M, Meier-Sydow J (1976) Die Durchführung inhalativer Antigen-Provokationsproben mit Hilfe der Ganzkörperplethysmographie. Acta Allerg 31:283–296

Hargreave FE, Ryan G, Thomson NC, O'Byrne PM, Latimer K, Juniper EF, Dolovich J (1981) Bronchial responsiveness to histamine or methacholine in asthma: Measurement and clinical significance. J Allergy Clin Immunol 68:347–355

Hargreave FE, Ramsdale EH, Pugsley SO (1984) Occupational asthma without bronchial hyperresponsiveness. Am Rev Respir Dis 130:513–515

Hauptverband der gewerblichen Berufsgenossenschaften, Ausschuss Arbeitsmedizin, ad-hoc Arbeitsgruppe „Lungenfunktion" (1994) Leitfaden für die Lungenfunktionsprüfung bei arbeitsmedizinischen Vorsorgeuntersuchungen nach Berufsgenossenschaftlichen Grundsätzen. Arbeitsmed Sozialmed Umweltmed 29:75–80

Heaton RW, Henderson AF, Costello JF (1984) Cold air as a bronchial provocation technique. Reproducibility and comparison with histamine and methacholine inhalation. Chest 86:810–814

International consensus report on diagnosis and treatment of asthma (1992) Eur Respir J 5:601–641

Jörres RA, Nowak D, Kirsten D, Grönke L, Magnussen H (1997) A short protocol for methacholine provocation testing adapted to the Rosenthal-Chai dosimeter technique. Chest 111:866–869

Juniper EF, Syty-Golda M, Hargreave FE (1984) Histamine inhalation tests: Inhalation via a face mask versus a valve box with mouthpiece. Thorax 39:556–557

Löwhagen O, Lindholm NB (1983) Short-term and long-term variation in bronchial response to histamine in asthmatic patients. Eur J Respir Dis 64:466–472

Melillo G, Aas K, Cartier A, Davies RJ, Debelic M, Dreborg S, Kerrebijn KF, Lassen A, Pinto Mendes J, Rizzo A, Rosenthal RR, Tateishi S, Corsico R (1991) Guidelines for the standardization of bronchial provocation tests with allergens. Allergy 46:321–329

Melillo G (1989) Allergen inhalation challenge with a micronized, freeze-dried extract administered as a powder-inhaler. In: Melillo G, Norman PS, Marone G (eds) Clinical immunology, vol 2. Respiratory allergy. BC Decker, Toronto

Merget R, Schultze-Werninghaus G, Bode F, Bergmann EM, Zachgo W, Meier-Sydow J (1991) Quantitative skin prick and bronchial provocation tests with platinum salt. Br J Indust Med 48:830–837

Merget R, Heger M, Bergmann EM, Schultze-Werninghaus G (1996) Quantitative inhalative Provokationstests mit Weizenmehl – Inhalation von Extrakt oder nativem Mehl mittels Spinhaler? Pneumologie 50:149

Merget R, Dierkes A, Rueckmann A, Bergmann EM, Schultze-Werninghaus G (1996) Absence of relation between degree of nonspecific and specific bronchial responsiveness in occupational asthma due to platinum salts. Eur Respir J 9:211–216

Muller BA, Leick CA, Suelzer M, Piyamahunt A, Richerson HB (1994) Prognostic value of methacholine challenge in patients with respiratory symptoms. J Allergy Clin Immunol 94:77–87

O'Byrne PM, Ryan G, Morris M, McCormack D, Jones NL, Morse JLC, Hargreave FE (1982) Asthma induced by cold air and its relation to nonspecific bronchial responsiveness to methacholine. Am Rev Respir Dis 125:281–285

O'Connor G, Sparrow D, Taylor D, Segal M, Weiss S (1987) Analysis of dose response curves to methacholine. An approach suitable for population studies. Am Rev Respir Dis 136:1412–1417

Postma DS, de Vries K, Koeter GH, Sluiter HJ (1986) Independent influence of reversibility of airflow obstruction and nonspecific hyperreactivity on the long term course of lung function in chronic airflow obstruction. Am Rev Respir Dis 134:276–280

Quanjer PH, Tammeling GJ, Cotes JE, Pedersen OF, Peslin R, Yernault JC (1993) Lung volumes and forced ventilatory flows. Report Working Party Standardisation of Lung Function Tests. Eur Respir J 6 (Suppl 16):5–40

Redline S, Tager IB, Speizer FE, Rosner B, Weiss ST (1989) Longitudinal variability in airway responsiveness in a population-based sample of children and young adults. Am Rev Respir Dis 148:172–178

Rijcken B, Schouten JP, Weiss ST, Speizer FE, Van der Lende R (1988) The relationship between airway responsiveness to histamine and pulmonary function level in a random population sample. Am Rev Respir Dis 137:826–832

Rijcken B, Schouten JP, Weiss ST, Rosner B, De Vries K, Van der Lende R (1993) Long-term variability of bronchial responsiveness to histamine in a random population sample of adults. Am Rev Respir Dis 148:944–949

Ryan G, Dolovich MB, Roberts RS, Frith PA, Juniper EF, Hargreave FE, Newhouse MT (1981) Standardization of inhalation provocation tests: Two techniques of aerosol generation and inhalation compared. Am Rev Respir Dis 123:195–199

Schlegel J, Fischer B, Ferlinz R (1995) Untersuchungen zur Äquipotenz von Methacholin und Carbachol im unspezifischen inhalativen Provokationstest. Pneumologie 49:535–538

Schultze-Werninghaus G (1985) Inhalative Provokationsproben mit Pharmaka und Allergenen – Techniken und Nutzen. Atemw Lungenkrkh 11:550–558

Sotomayor H, Badier M, Vervloet D, Orehek J (1984) Seasonal increase of carbachol airway responsiveness in patients allergic to grass pollen. Am Rev Respir Dis 130:56–58

Souharda JF, Souharda M (1995) Provocative challenge by exercise or hyperventilation. In: Spector SL (ed) Provocation testing in clinical practise. Marcel Dekker, New York

Stanescu DC, Frans A (1982) Bronchial asthma without increased airway reactivity. Eur J Respir Dis 63:5–12

Sterck PJ, Fabbri LM, Quanjer PH, Cockcroft DW, O'Byrne PM, Anderson SD, Juniper EF, Malo JL (1993) Airway responsiveness. Standardized challenge testing with pharmacological, physical and sensitizing stimuli in adults. Report Working Party Standardization of Lung Function Tests. Eur Respir J 6 (Suppl):53–83

Vandenplas O, Malo JL, Cartier A, Perreault G, Cloutier Y (1992) Closed-circuit methodology for inhalation challenge tests with isocyanates. Am Rev Respir Dis 154:582–587

Van Schayck CP, Dompeling E, Van Herwaarden CL, Wever AM, Van Weel C (1991) Interacting effects of atopy and bronchial hyperresponsiveness on the annual decline in lung function and the exacerbation rate in asthma. Am Rev Respir Dis 144:1297–1301

Vogelmeier C, Baur X, Fruhmann G (1991) Isocyanate-induced asthma: Results of inhalation tests with TDI, MDI and methacholine. Int Arch Occup Environ Health 63:9–13

Yan K, Salome C, Woolcock AJ (1983) Rapid method for measurement of bronchial responsiveness. Thorax 38:55–61

Kapitel 14 Besonderheiten der Lungenfunktionsprüfung im Kindesalter

W. Dorsch

Lungenfunktionsprüfungen asthmakranker Kinder bezwecken zweierlei:
- Die Diagnose Asthma bronchiale muß gesichert und von anderen Lungenerkrankungen abgegrenzt werden (Tabelle 1)
- Der Therapieerfolg muß überwacht und dokumentiert werden

Bedauerlicherweise werden obstruktive Atemwegserkrankungen im klinischen Alltag oft nicht erkannt, sondern fallen erst im Rahmen von Querschnittsuntersuchungen auf.

Dementsprechend gelten als Indikationen zur Lungenfunktionsprüfung:
- Bekannte obstruktive Lungenerkrankungen
- Chronischer Husten
- Unmotiviertes Hüsteln bei bekannter inhalativer Allergie
- Husten bei körperlicher Anstrengung
- Leistungseinschränkung bei körperlicher Aktivität
- Gesteigerte Infektanfälligkeit mit pulmonaler Symptomatik
- Anfallsartiger Husten
- Bekannte Schadstoffbelastung (beispielsweise Passivrauchen)

Weitere, für den Allergologen meist weniger relevante Indikationen sind neuromuskuläre Erkrankungen, onkologische Erkrankungen, zystische Fibrose und andere Systemerkrankungen mit pulmonaler Beteiligung sowie der Verdacht auf extrathorakale Atembehinderungen.

Regelmäßige Lungenfunktionsuntersuchungen sind zur Therapieüberwachung asthmakranker Kinder unverzichtbar. Die sogenannte „latente Obstruktion" (fehlende klinische Symptomatik bei lungenfunktionsmäßig eindeutig bronchialer Obstruktion) stellt eine besondere Gefährdung asthmakranker Kinder dar. Da sie keine subjektiven Beschwerden empfinden, wird von ihnen und ihren Eltern oft die Notwendigkeit einer Dauertherapie nicht eingesehen.

Je nach klinischer Situation werden verschiedene Methoden zur Lungenfunktionsprüfung bei Kindern benutzt.

Ganzkörperplethysmographie

Die Ganzkörperplethysmographie vergleicht atmungsabhängige Druckschwankungen innerhalb des Plethysmographen mit dem pneumotachographisch ermittelten Atemfluß. Während des Verschlußmanövers läßt sich aus dem Vergleich der Druckschwankungen am Mundstück und der Kammer das intrathorakale Gasvolumen einschätzen. Tabelle 2 zeigt die relevanten Parameter.

Die Ganzkörperplethysmographie stellt die sensitivste Lungenfunktionsmethode dar. Mit ihrer Hilfe kann anhand des erhöhten thorakalen Gasvolumens auch eine Lungenüberblähung als Folge eines chronischen Krankheitsprozesses sensitiv erfaßt werden. So ist zu fordern, daß Asthmakranke regelmäßig ganzkörperplethysmographisch untersucht werden.

Im Gegensatz zu anderen Methoden erfordert die Ganzkörperplethysmographie keinerlei Mitarbeit, so daß oft schon 3jährige Kinder sich dieser Messung unterziehen können, vorausgesetzt das Kind kann mit Hilfe seiner Eltern und des Untersuchers eine durchaus verständliche Schwellenangst überwinden (Abb. 1). Oft hilft hier auch das Beispiel erfahrener Mitpatienten.

Bei der Untersuchung von kleinen Kindern empfiehlt es sich, sie zunächst mit den Einzelkomponenten des Gerätes außerhalb der geschlossenen Kammer vertraut zu machen. Harte Kunststoffmundstücke zum Daraufbeißen werden in der Regel besser toleriert als große Gummimundstücke. Die Angst vor der Nasenklemme kann durch wiederholtes Verschließen der Nase mit der Hand abgebaut werden. So-

Tabelle 1. Differentialdiagnose des Asthma bronchiale im Kindesalter

Anatomische Veränderungen im Bereich der Bronchien
Bronchialanomalien
– Verzweigungsanomalien
– Knorpelhypoplasien, -anomalien (lokal/diffus)
– Tracheo-bronchoösophageale Fisteln
– Bronchialwandzysten
Bronchialkompression
– Gefäßanomalien
– Herzfehler (angeboren/erworben)
– Intrathorakale Tumoren, Lymphknotenvergrößerungen
Chronische entzündliche Bronchialerkrankungen
– Chronische hypertrophische Bronchitis
– Mukoviszidose
– Alpha-1-Antitrypsin-Mangel
Akute entzündliche Bronchialerkrankungen
– Bronchiolitis
– Bronchitis circumscripta
– Bronchitis fibrinosa plastica
– Fremdkörperaspiration

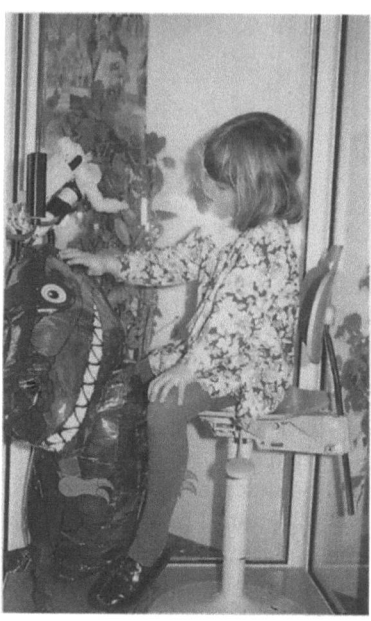

Abb. 1. Spielerischer Umgang mit der Ganzkörperplethysmographie

Tabelle 2. Bei Ganzkörperplethysmographie und Spirometrie relevante Lungenfunktionsparameter

VC	Vitalkapazität
IC	Inspiratorische Kapazität
VT	Atemzugvolumen
IRV	Inspiratorisches Reservevolumen
ERV	Exspiratorisches Reservevolumen
FVC	Forcierte Vitalkapazität
PEF	Maximaler exspiratorischer Fluß
MEF_{75}	Maximaler exspiratorischer Fluß bei 75% der VC
MEF_{50}	Maximaler exspiratorischer Fluß bei 50% der VC
MEF_{25}	Maximaler exspiratorischer Fluß bei 25% der VC
RAW	Atemwegwiderstand
sRAW	Spezifischer Atemwegwiderstand
ITGV	Intrathorakales Gasvolumen
TLC	Totale Lungenkapazität
RV	Residualvolumen
RV%TLC	Residualvolumen in % der Lungenkapazität
ITGV%TLC	Intrathorakales Gasvolumen in % der Lungenkapazität

bald die Kinder in der geschlossenen Kammer sitzen, muß ein kontinuierlicher Blickkontakt zur Vertrauensperson aufrechterhalten sein.

Während der Untersuchung sollen die Kinder möglichst aufrecht sitzen, der Untersucher muß darauf achten, daß nach einer längeren Einschwingphase eine ruhige Atemmittellage einkehrt. Während des Verschlußdruckmanövers blasen viele Kinder gerne ihre Backen auf, statt die gewünschten Atembewegungen zu vollführen. Diesen Fehler kann man dadurch minimieren, daß man die Kinder bittet, mit beiden Händen die Backen zusammenzudrücken. Es ist sinnvoll, bei diesem Manöver synchron das Atemzugvolumen zu registrieren und nur die Messung zu berücksichtigen, die am Ende eines normalen Atemzuges (beginnende Inspiration) begonnen wurde (Abb. 2).

Zur Interpretation der erhobenen Befunde werden nicht nur Zahlenwerte, sondern auch eine Formanalyse herangezogen (Abb. 3): Das Auseinanderweichen von inspiratorischem und exspiratorischem Teil der Atemschleife weist auf Verteilungsstörungen hin, ebenso die typische keulenförmige Ausbuchtung des exspiratorischen Teils der Atemschleife.

Spirometrie

In der Spirometrie werden dynamische und statische Lungenfunktionsparameter registriert: Dynamische Veränderungen werden am besten in einem Fluß-Volumen-Diagramm erfaßt. Es wird aufgezeichnet, welches Volumen mit welcher Geschwindigkeit (Atemfluß) während einer forcierten Atmung bewegt wird (Abb. 4).

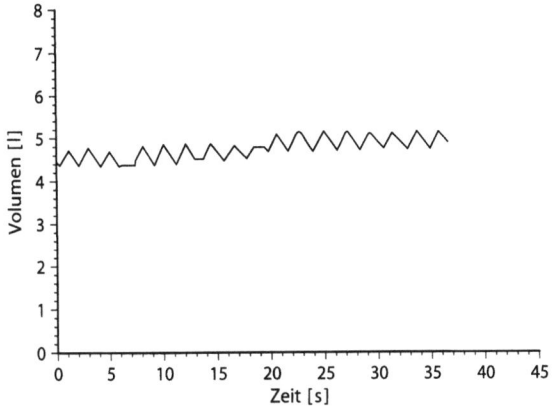

Abb. 2. Messung des thorakalen Gasvolumens am Beginn einer normalen, d.h. aus der Atem-Mittellage heraus beginnenden Inspiration; Monitoring durch fortlaufende Spirometrie

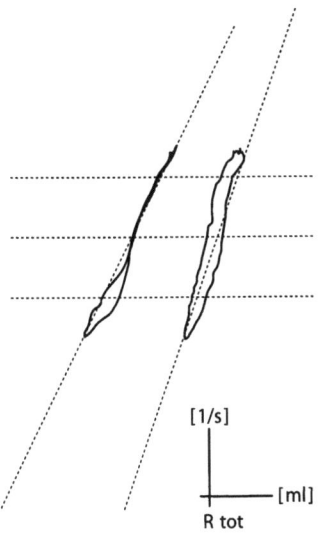

Abb. 3. Formanalyse der Atemschleife in der Ganzkörperplethysmographie, typische Keulenform und Auseinanderweichen des inspiratorischen und des exspiratorischen Teils bei Verteilungsstörungen

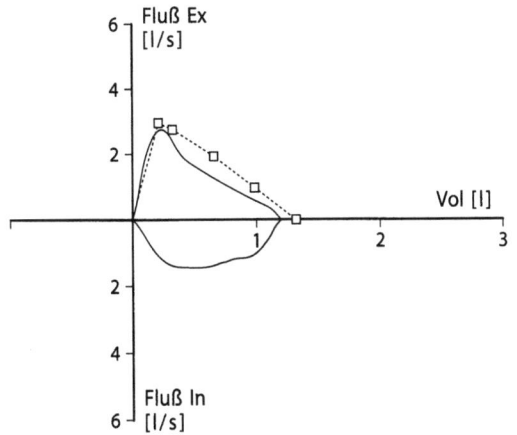

Abb. 4. Fluß-Volumendiagramm

Das Fluß-Volumen-Diagramm ermöglicht eine quantitative Einschätzung von obstruktiven (und restriktiven) Ventilationsstörungen, erfaßt allerdings den Grad der Lungenüberblähung nur indirekt. Als relevant gelten die in Tabelle 2 aufgeführten Parameter.

Die nötige aktive Mitarbeit können oft erst Kinder ab dem Alter von fünf bis sechs Jahren leisten. Die einfache Handhabung mit doch guter Aussagekraft prädestiniert Fluß-Volumen-Messungen zur Intervallkontrolle asthmakranker Kinder. Tragbare Kleingeräte eignen sich wahrscheinlich auch zum Heimmonitoring. Vorsicht ist geboten bei labilen Zuständen, da forcierte Atemmanöver (ähnlich wie Lachen oder Husten) Asthmaanfälle auslösen können (sogenanntes Spirometrieasthma).

Zur Motivation der Kinder empfehlen sich – ähnlich wie in der Ganzkörperplethysmographie – Trockenübungen wie das Wegblasen von Wattebäuschen auf einem Tisch oder ähnliches (Animationsprogramm auf dem Bildschirm eines PC?). Die Untersuchung soll im Stehen oder aufrechten Sitzen durchgeführt werden, aus der Atemmittellage heraus soll zunächst tief ausgeatmet, dann maximal eingeatmet und mit voller Kraft ausgeatmet werden. Bewertet werden die jeweils besten Ergebnisse (sogenannte Umhüllungskurve).

Eine ungenügende Mitarbeit erkennt man vor allem an unterschiedlichen Werten für in- und exspiratorische Vitalkapazität, einem vergleichsweise ungenügenden Peak-Flow-Anstieg sowie einer vorzeitig abknickenden Exspirationskurve. Der Parameter MEF 25% VK (maximaler exspiratorischer Atemfluß bei 25% der Vitalkapazität, dies entspricht in etwa 50% der totalen Lungenkapazität) scheint am wenigsten von der aktiven Mitarbeit der Kinder abhängig zu sein. Eine überwiegend periphere, d.h. in den kleinen Atemwegen lokalisierte Obstruktion spiegelt sich vor allem in einer Minderung dieser Flußraten wider.

Die Einsekundenkapazität (FEV_1) ist v.a. bei kleinen Kindern ein wenig verläßlicher Parameter, da viele kleine Kinder trotz bestehender Obstruktion ein der Vitalkapazität entsprechendes Volumen innerhalb einer Sekunde ausatmen können. Die Halbsekundenkapazität ($FEV_{1/2}$) ist verläßlicher.

Die Registrierung statischer Lungenfunktionsparameter (Verdacht auf restriktive Ventilationsstörung) erfolgt in betont ruhiger Atmung, um Störungen durch obstruktive Ventilationsstörun-

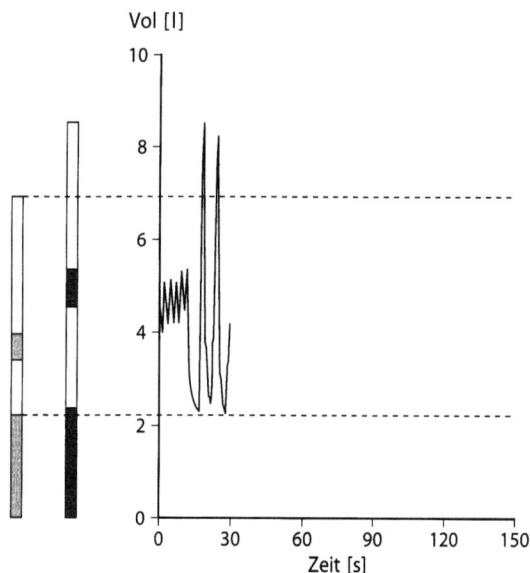

Abb. 5. Spirometrie zur Erfassung statischer Lungenfunktionsparameter

gen zu vermeiden. Sinnvoll ist eine Aufzeichnung gegen die Zeit (klassische Spirometrie, Abb. 5).

Peak-Flow-Messungen

Zur Registrierung des maximalen Atemflusses bei Ausatmung (Peak Expiratory Flow) befinden sich eine Reihe von Geräten unterschiedlichster Qualität auf dem Markt. Vor einem unkritischen Gebrauch ist zu warnen: Viele Kinder erreichen durch das plötzliche Ausatmen ihres Totraumvolumens normale bis hochnormale Peak-Flow-Werte trotz massiver obstruktiver Ventilationsstörung. Peak-Flow-Messungen ersetzen deshalb in keinem Falle eine ausführliche Lungenfunktionsprüfung. Auch zur Verlaufsbeobachtung sind sie nur bedingt geeignet. Kinder, die mittels Peak-Flow-Meßgeräten „trainiert" werden, müssen daran erinnert werden, daß bereits ein zehnprozentiges Abweichen von der eigenen Bestnorm eine bedeutsame Veränderung der eigenen Lungenfunktion bedeuten kann.

Sonstige Methoden

Mittels der *Helium-Verdünnungsmethode* kann die funktionelle Residualkapazität (FRK) ermittelt werden, dieser Betrag entspricht dem thorakalen Gasvolumen. Bei Kindern mit schweren obstruktiven Lungenerkrankungen ist die FRK (Verdünnungsmethode) häufig kleiner als das intrathorakale Gasvolumen (Ganzkörperplethysmographie). Dies deutet darauf hin, daß größere Areale einer überblähten Lunge von der Ventilation ausgeschlossen sind. „Trapped-Gas"-Werte von mehr als 30% werden als hochgefährlich angesehen.

Oszillations- und *Unterbrechermethode* werden ebenfalls zur Ermittlung des Atemwegwiderstandes eingesetzt. Sie sind weit weniger sensitiv als die Ganzkörperplethysmographie. Der durch diese Methoden ermittelte Atemwegwiderstand ist nicht identisch mit dem ganzkörperplethysmographisch ermittelten Atemwegwiderstand.

Bronchiale Provokationstestung

Der bronchiale Provokationstest gehört zu den Routinemaßnahmen auch der pädiatrischen Allergologie und ist indiziert, wenn Anamnese, Hauttest und Bestimmung der spezifischen IgE-Antikörper im Serum nicht ausreichen, um die Diagnose eines allergischen Asthma zu stellen und das verantwortliche Allergen zu identifizieren, wenn aus einer Vielzahl von Allergenen die wichtigsten ausgewählt werden müssen oder wenn der Erfolg einer Hyposensibilisierung überprüft werden soll.

Bei Kindern wird der bronchiale Provokationstest in gleicher Weise wie bei Erwachsenen durchgeführt. Zur Standardisierung der inhalierten Allergen-Menge eignet sich beispielsweise der Pari-Provotest (Reservoir-Methode).

Unter den Lungenfunktionsmethoden ist die Ganzkörperplethysmographie vorzuziehen. Spirometrische Verfahren sind von der Mitarbeit abhängig und können – wie bereits erwähnt – wegen des sog. Spirometrieasthma falsche Resultate liefern.

Die Unterbrechermethode und die Oszillations-Messung sind als Hilfsmethoden anzusehen.

Als positiv wird ein Test gewertet, wenn der Atemwegwiderstand den Normalbereich verläßt und um mehr als 100% gegenüber den Werten nach Lösungsmittelinhalation ansteigt. Für die Unterbrechermethode wird bei Kindern unter 165 cm ein Anstieg um 100% gefordert, bei größeren Kindern um 50%, in der Oszillationsmethode um 50%; für die Sekundenkapazität FEV_1 (ein unsicherer Parameter!) gilt ein Abfall um 20% als signifikant.

Messung der bronchialen Hyperreagibilität

Eine radikale Behandlung des Asthma zielt nicht nur auf die Normalisierung der Lungenfunktion, sondern die Beseitigung der bronchialen Hyperreagibilität. Hierfür stehen die inhalative Provokation mit Histamin oder Methacholin bzw. die Kaltluft- oder die Laufbelastung zur Verfügung.

Histamin oder Methacholin führt man in langsam steigender Menge zu (1 ml mit folgenden Konzentrationen: 0,03, 0,06, 0,12, 0,25, 0,5, 1,0, 2,0, 4,0 bis 8,0 mg/ml, z.B. mittels Pari-Provotest); die Reaktion wird entweder ganzkörperplethysmographisch oder spirometrisch erfaßt.

Kaltluftprovokation: Die Kinder inhalieren kontinuierlich kalte trockene Luft; durch die Zufuhr von etwa 5% CO_2, die am besten mittels einer CO_2-Analyse der Ausatemluft überwacht wird, erreicht man eine eukapnische Kaltlufthyperventilation. Die relativ aufwendige Technik erlaubt eine klare Trennung zwischen bronchial normoreaktiven und hyperreaktiven Kindern.

Laufbelastung: Die Kinder laufen 6–8 Minuten auf einem Laufband mit 10–15% Steigung, die Herzfrequenz soll auf 170–180/min steigen.

Broncholysetest

Falls eine obstruktive Einschränkung der Lungenfunktion registriert wird, empfiehlt es sich, die Reversibilität dieser Funktionsstörung durch die Inhalation eines Betamimetikums zu überprüfen. Die Untersuchung wird frühestens 10 Minuten nach der Inhalation wiederholt. Am besten geeignet ist auch hier die Ganzkörperplethysmographie.

Literatur

Dorsch W (1990) Asthma bronchiale: Allergie und Entzündung – Grundlagen einer rationalen Asthmatherapie. Monatsschr Kinderheilkd 138:578–583

Ferguson AC (1988) Persisting airway obstruction in asymptomatic children with asthma and normal peak expiratory flow rates. J Allergy Clin Immunol 82:19–22

Lewis CE, Rachelefsky G, Lewis MA et al (1984) A randomized trial of asthma care training for kids. Pediatrics 74:478–486

National Heart, Lung and Blood Institute (1992) Internationaler Konsensus-Bericht zur Diagnose und Behandlung des Asthma bronchiale; National Heart, Lung and Blood Institute, Bethesda Maryland, Publikation No 92-3091; deutsche Fassung z.B. in Pneumologie 47:245–288 (1993)

Warner JO et al (1989) Management of asthma: a consensus statement. Arch Dis Childh 64:1065–1079

Warner JO et al (1992) Asthma: A follow-up statement from an international pediatric asthma consensus group. Arch Dis Childh 67:240–248

Wettengel R, Berdel D, Hofmann D et al (1998) Empfehlungen zur Asthamtherapie bei Kindern und Erwachsenen. Pneumologie 52:591–601

KAPITEL 15 Diagnostik der physikalischen Urtikaria

A. MECHLIN und E. PAUL

Der Begriff „physikalische Urtikaria", der 1924 von Duke geprägt wurde, faßt die Formen der Urtikaria zusammen, die durch mechanische oder thermische Reize bzw. durch elektromagnetische Wellen ausgelöst werden. Epidemiologische Untersuchungen haben gezeigt, daß annähernd die Hälfte aller Nesselsucht-Erkrankungen zu dieser Gruppe gerechnet werden müssen (Paul et al. 1987). Somit stellen die physikalischen Urtikarien den größten Teil der Urtikaria-Formen dar, für die eine auslösende Ursache gefunden werden kann. Nicht nur allein wegen ihrer Häufigkeit, sondern auch aufgrund der u. U. jahrelangen Erkrankungsdauer und der schweren Krankheitsverläufe mit teilweise lebensbedrohlicher Symptomatik ist dieser Typ der Urtikaria von großer klinischer Bedeutung und darf nicht bagatellisiert werden. Aus diesem Grund sollte man besonderen Wert auf die Diagnostik der physikalischen Urtikaria legen.

Ziel der physikalischen Testung bei Urtikaria muß sein, objektivierbare und reproduzierbare Ergebnisse zu erzielen. Voraussetzung hierfür ist die ausführliche und gezielte Anamnese, aus der, je nach Urtikaria-Typ, folgende Aussagen hervorgehen müssen:
- Hautveränderungen, die im Zusammenhang mit unmittelbarer Einwirkung eines physikalischen Reizes stehen
- Auftreten nur während körperlicher Aktivität (nicht im Schlaf!)
- Triggerreiz ist dem Patienten meist bekannt

Ein exakter Versuchsaufbau und eine eindeutige Dokumentation der erhaltenen Ergebnisse sind ebenfalls erforderlich.

Die Testprinzipien richten sich nach den drei Grundtypen der physikalischen Urtikaria, die durch mechanische oder thermische Reize sowie durch elektromagnetische Wellen provoziert werden können.

Mechanogen ausgelöste Urtikaria-Formen

Urticaria factitia (urtikarieller Dermographismus) (Abb. 1)

Die Urticaria factitia ist mit großem Abstand die häufigste Form der physikalischen Urtikaria (Paul et al. 1987). Kirby et al. (1971) gehen davon aus, daß bei 1,5 bis 5% der Bevölkerung ein urtikarieller Dermographismus, wenn auch nur zum Teil in schwacher Ausprägung, nachgewiesen werden kann. Urticaria factitia wird für 9% bis 13% aller Nesselsucht-Erkrankungen verantwortlich gemacht (Champion et al. 1985). Frauen erkranken doppelt so häufig wie Männer (Doeglas 1975).

Die Erscheinungen werden wie folgt ausgelöst:
- Prinzip: Milde Scherkräfte, z.B. Kratzen oder Reiben
- Testdauer: Wenige Sekunden
- Ablesung: Nach 2-5 Minuten
- Methode: Streichender, tangentialer Druck
- Teststelle: Rücken oder Oberschenkel
- Erscheinungsdauer: Wenige Minuten bis zu 3 Stunden

Eine wichtige Sonderform ist die *transiente Urticaria factitia*. Hierbei besteht zwar das gleiche klinische Bild wie bei der „idiopathischen" Urticaria factitia, jedoch ist diese Form zeitlich begrenzt. Meist persistiert sie nur für die Dauer einer bestimmten Medikamentenanwendung, wie z.B. von Azetylsalizylsäure, Penicillin oder Lidocain (Chin et Fellner 1980). Sie wurde jedoch auch im Rahmen parasitärer Erkrankungen (Skabies, Schistosomiasis) beobachtet (Mathews et Pan 1970). Auch eine Koinzidenz mit neuropsychischen Störungen (Marcussen 1950) und hormonellen Schwankungen, Schwangerschaft, Menopause oder Stoffwechselerkrankungen (Thompson 1968) wurde gehäuft gefunden.

Eine weitere Sonderform dieses Typs ist die *Urticaria factitia tarda*, die durch die gleichen

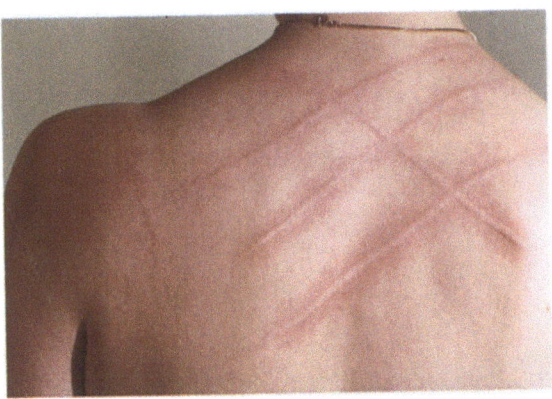

Abb. 1. Urticaria factitia: Strichförmige Urticae, Reflexerythem und Juckreiz, wenige Minuten nach Bestreichen der Haut mit einem stumpfen Gegenstand in Schreibschriftstärke

Reize ausgelöst wird und zunächst das gleiche klinische Bild zeigt, jedoch dann in eine düsterrote, strichförmige Schwellung (ohne Reflexerythem) mit oder ohne freies Intervall übergeht. Die strichförmigen Urticae können tagelang sichtbar bleiben (Paul 1991b).

Ist die Auslösung der Urticaria factitia von der Temperatur abhängig, liegt eine echte *Summations-Urtikaria* vor. Im Falle der Summations-Urtikaria führen dermographische Reize nur in der Kälte (bei gekühlter Haut) zu strichförmigen Quaddeln, weshalb diese Form oft saisonal bedingt nur im Winter auftritt (Illig et Kunick 1969).

Druck-Urtikaria

Die Druck-Urtikaria ist für 2% aller chronischen Nesselsucht-Erkrankungen verantwortlich (Champion 1985). In 65 bis 80% der Fälle sind Männer betroffen, die auffällig häufig in Berufen arbeiten, die schwere körperliche Arbeit erfordern (Sussman et al. 1982).

Bei nahezu der Hälfte der Patienten treten systemische Reaktionen wie Nausea, Kopfschmerzen, Dyspnoe oder Müdigkeit auf. Überdurchschnittlich häufig treten bei den oft depressiv verstimmten Erkrankten auch zusätzlich noch andere Urtikaria-Formen auf (Illig et Kunick 1969).

Die Hautveränderungen werden wie folgt ausgelöst:
- Prinzip: Längerer, kräftiger Druck Nachvollziehen der natürlichen Druckexposition
- Testdauer: 10–30 Minuten

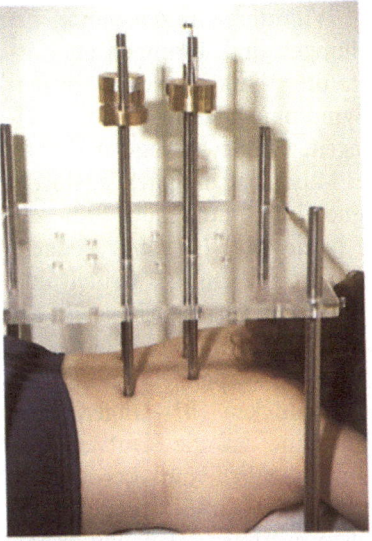

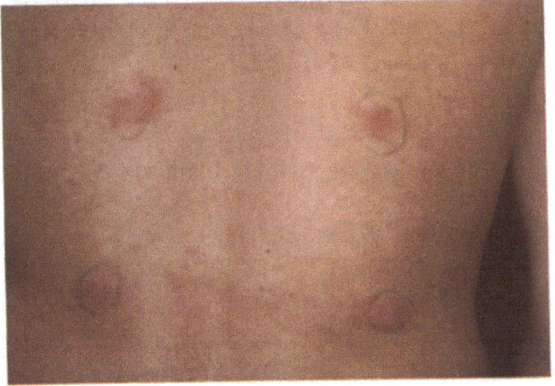

Abb. 2. a Testung der Druck-Urtikaria mit dem Stab-Druck-Test. Mit Gewichten beschwerte Stäbe werden senkrecht auf die Haut aufgesetzt und in einer Halterung aus Plexiglas fixiert. Durch unterschiedliche Gewichte und unterschiedliche Expositionszeiten lassen sich abgestufte Druckreize ausüben. **b** Reaktion der Haut eines Patienten mit Druck-Urtikaria ca. 4 bis 6 Stunden nach dem Druckreiz. Abgestufte Reizantworten in Form von dermalen Schwellungen und Rötungen, relativ scharf auf die Expositionsstellen begrenzt

- Ablesung nach 2, 4 und 8 Stunden: Tiefe, tastbare Schwellungen mit Apfelsinenschalenphänomen der Haut und diskreter Rötung
- Methode: Stab-Druck-Test mit austauschbaren Gewichten von 450 g und 900 g (Abb. 2) oder Gürteltest (mindestens 15 cm breit, mit 10 kg beschwert)
- Teststelle: Rücken, Oberschenkel
- Erscheinungsdauer: 8–24 Stunden

Das Krankheitsbild wird durch Schwellungen an druckexponierten Körperstellen charakterisiert. Es bestehen sowohl Juckreiz als auch brennender Schmerz.

Eine Sonderform der Druck-Urtikaria ist das sehr seltene sog. *Vibratory Angioedema*, bei dem es zu Schwellungen und Rötungen an Körperstellen kommt, die Vibrationsreizen ausgesetzt waren. Die Symptome lassen sich durch Vibration und Massagen, z. B. Bewegung der Lippen beim Spielen eines Musikinstrumentes, auslösen.

Differentialdiagnostisch muß auch an die *Druck-provozierte (endogene) Urtikaria* gedacht werden. Diese Form ist ein häufiges Begleitphänomen bei der (nicht-physikalischen) sog. endogenen Urtikaria. Typisch hierfür ist eine Betonung der Quaddeln an Körperstellen, die dem Druck von Kleidungsstücken (BH-Träger, Gürtel) ausgesetzt sind, ohne daß die Hautveränderungen jedoch ausschließlich und regelmäßig wie in einem Experiment an den druckexponierten Körperstellen auftreten. Daneben treten jedoch auch Urticae in nicht druckexponierten Arealen auf (Illig et al. 1980).

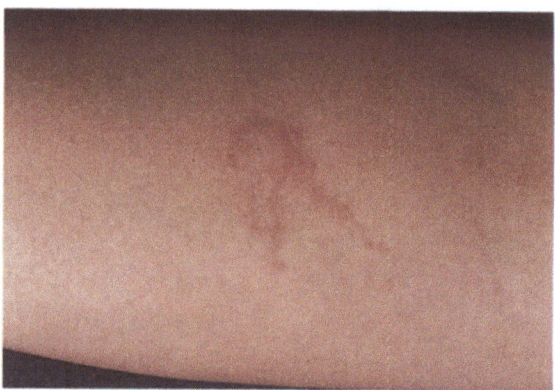

Abb. 3. Positiver Doryl-Test (Carbachol-Test) in der Haut eines Patienten mit cholinergischer Urtikaria. Nach Injektion von ca. 0,1 ml einer Doryl-Lösung (1:4000) treten lymphogene Ausläufer mit kleinen follikulären „Fernquaddeln" auf

Thermogen ausgelöste Urtikaria-Formen

Generalisierte Wärme-Urtikaria
(Cholinerge Urtikaria)

Die zweithäufigste Form der physikalischen Urtikaria macht ca. 5% aller Urtikaria-Erkrankungen (Warin et Champion 1974) und etwa 22% der Erkrankungen an physikalischer Urtikaria aus (Paul et Greilich 1991). Sie ist bei 0,2 bis 0,7% der Bevölkerung nachweisbar (Moore-Robinson et Warin 1968, Mayou et al. 1986), wobei Greaves et al. (1974) davon ausgehen, daß bei bis 15% aller Menschen zumindest eine leichte Form zu finden ist. Besonders die langen Krankheitsverläufe (oft 15 bis 35 Jahre) und die hohe Anzahl an systemischen Reaktionen wie Übelkeit, Erbrechen, abdominale Krämpfe, und periorbitale Schwellungen stehen im Vordergrund (Henz et al. 1996).

Die Applikation von lokaler Wärme ist aufgrund der Notwendigkeit zur Erwärmung des gesamten Körpers bei der Testung ineffektiv. Möglicherweise ist die Krankheit neurovegetativ ausgelöst und steht in gewisser Beziehung zur Innervation der Schweißdrüsen (Illig et al. 1980). Der Schweiß scheint jedoch nicht der entscheidende Trigger zu sein.

Die Auslösung der Hautveränderungen erfolgt so:
- Prinzip: Aktive Erwärmung: Körperliche Anstrengung; passive Erwärmung: Sauna, Bad
- Testdauer: 20–90 Minuten, bis zum Schweißausbruch
- Ablesung: Sofort bis nach wenigen Minuten
- Methode: Aktiv: Joggen, Treppensteigen, Ergometer
  Passiv: Bad mit 34 °C, pro Minute 1 °C steigern
- Manifestationsort: Ganzer Körper (vorwiegend Oberkörper)
- Erscheinungsdauer: 2–10 Minuten

Diese Form der Urtikaria kann auch nach psychischer Erregung (Aufregung, Streß, Fieber) auftreten, was typischerweise in der Anamnese angegeben wird.

Eine Auslösung im Hauttest kann auch durch eine intrakutane Injektion von Carbachol (Doryl 1:4000) provoziert werden (Commens et Greaves 1978). Dabei bilden sich lymphogene Ausläufer der Injektionsquaddel mit Satelliten-Quaddeln, was ein sicheres Zeichen der cholinergen Urtikaria ist (Abb. 3).

Eine äußerst seltene Variante der cholinergen Urtikaria ist das *„Persisting Cholinergic Erythema"*, bei dem rote Maculae als Quaddel-Äquivalente vorwiegend am oberen Rumpf und den Armen auftreten (Murphy et al. 1983).

Eine Sonderform dieses Urtikaria-Typs ist die *Anstrengungs-Urtikaria*, die nur nach körperlicher Betätigung, jedoch nicht bei passiver Erwärmung, wie beim Baden oder Saunabesuch, auftritt. Da es nach stärkerer körperlicher Anstrengung zu Kollapszuständen kommen kann, ist bei der Testung Vorsicht geboten. Anamnestische Angaben, daß dieses Krankheitsbild nur gelegentlich auftritt, können ein Hinweis auf eine weitere Variante dieser Urtikaria-Form sein. Die *Nahrungsmittel-induzierte Anstrengungs-Urtikaria* zeigt nur dann klinische Symptome, wenn vor der körperlichen Betätigung bestimmte Speisen eingenommen wurden. Auch hier kann es bei der Testung zu Zwischenfällen mit Entwicklung von Schockfragmenten kommen (Vigier et al. 1995).

Lokalisierte Wärme-Urtikaria
(Wärme-Kontakt-Urtikaria)

Diese ebenfalls von Duke (1924) erstmals beschriebene und sehr seltene Form der physikalischen Urtikaria tritt gehäuft bei jüngeren Frauen auf. Bei Temperaturen im Bereich zwischen 38 bis 56 °C findet man nur an der Kontaktstelle mit der Wärme scharf begrenzte Urticae. Typische anamnestische Angaben sind Berichte über Schwellungen der Finger nach Spülen im heißen Wasser oder nach Kontakt mit heißen Gegenständen, wie z.B. Wärmflaschen oder Töpfen. Neben urtikariellen Effloreszenzen der Haut kann es auch nach Verzehr von heißen Speisen zu Schwellungen der Zunge kommen (Illig et Paul 1974, Paul 1991a).

Auch bei diesem Krankheitsbild besteht die Möglichkeit systemischer Reaktionen wie Schwindel, Übelkeit oder - bei ausgedehnter Exposition - Diarrhoe, die bis zu Kollapszuständen führen können (Schach et Kleinhans 1986).

Die Hautveränderungen werden wie folgt ausgelöst:
- Prinzip: Lokale Wärmeapplikation
- Testdauer: 10-30 Sekunden, max. 5 Minuten (je nach Temperatur)
- Ablesung: Nach 2-5 Minuten, sobald Juckreiz auftritt
- Methode: Auf 40-47 °C erwärmte Gegenstände mit glatter Oberfläche, z.B. Metallzylinder
- Teststelle: Unterarm, Rücken
- Erscheinungsdauer: 10 Minuten bis 2 Stunden

Generalisierte Kälte-Urtikaria
(Kaltluft-Kaltwasser-Urtikaria)

Diese Form der physikalischen Urtikaria, die häufig in Koexistenz mit anderen Nesselsucht-Erkrankungen auftritt, findet man meist bei jungen Erwachsenen, wobei Frauen doppelt so häufig wie Männer betroffen sind. Bei der seltenen familiären Form kann jedoch die Krankheit schon in der Kindheit oder sogar kurz nach der Geburt auftreten und lebenslang bestehen bleiben (Ormerod et Reid 1993, Möller et al. 1996). Es sind eine Soforttyp-Variante und eine Variante vom verzögerten Typ bekannt. Im Mittel ist bei der nicht familiären Form mit einer Erkrankungsdauer von ca. 4 bis 5 Jahren zu rechnen, wobei auch Verläufe von über 30 Jahren bekannt sind (Czarnetzki 1986).

Hautveränderungen werden folgendermaßen ausgelöst:
- Prinzip: Allgemeine Kälteexposition
- Testdauer: 30 Minuten bis 2 Stunden, je nach Temperatur, bis zum Gefühl des Frierens
- Ablesung: Nach 20-30 Minuten, sobald Juckreiz auftritt
- Methode: Kaltluftexposition, auch kühles Bad (cave: Kollaps-Gefahr)
- Teststelle: Ganzer Körper, vor allem Stamm, proximale Extremitäten
- Erscheinungsdauer: Meist nur Minuten, selten mehrere Stunden

Das Krankheitsbild ist gekennzeichnet durch kleinfleckige Urticae mit ausgedehnten Reflexerythemen, die in schweren Fällen auch konfluieren. Typischerweise geben die Patienten vor dem Auftreten erster Hautveränderungen, die durch aktive oder passive Erwärmung „wegwärmbar" sind, ein ausgeprägtes Gefühl des Frierens an (Paul 1991a).

Lokalisierte Kälte-Urtikaria
(Kälte-Kontakt-Urtikaria)

Im Gegensatz zur generalisierten Form treten bei diesem Typ Urticae nur an Körperstellen auf, die in Kontakt mit einem kalten Medium gekommen sind. Auch hier können verschiedene Varianten, die entweder sofort oder verzögert, auch familiär gehäuft auftreten, unterschieden werden.

Die Auslösung von Krankheitserscheinungen erfolgt so:
- Prinzip: Lokale Kälteapplikation
- Testdauer: 5-10 Minuten (je nach Temperatur und Empfindlichkeit)
- Ablesung: Nach 2-5 Minuten
- Methode: Gekühlte Gegenstände, z.B. Eiswürfel in Glas o.ä.; Handbad bei ca. 10 °C Wassertemperatur (Abb. 4)

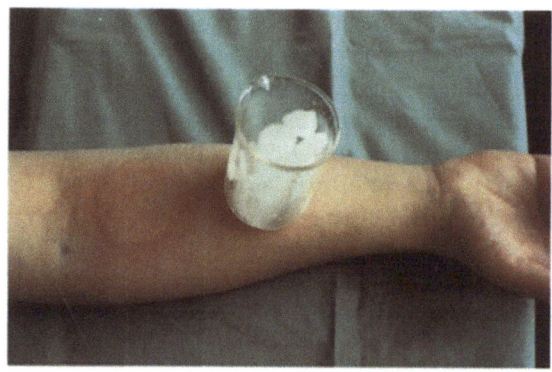

Abb. 4. Testvorgang bei lokalisierter Urtikaria, hier Kälte-Urtikaria (Kälte-Kontakt-Urtikaria). Ein mit Eis gefüllter Glaszylinder (oder Kupferzylinder o.ä.) wird – je nach Empfindlichkeit des Patienten – wenige Sekunden bis ca. 10 Minuten auf die Haut aufgesetzt. Die Urtikaria entsteht, scharf auf das Testareal begrenzt, nach wenigen Minuten, begleitet von Reflexerythem und Juckreiz. Bei zu langer Exposition kann es zu Kältehemmung der Urtikaria kommen und die Reaktion kann ausbleiben; deshalb abgestufte Expositionszeiten wählen!
Gleicher Testansatz bei lokalisierter Wärme-Urtikaria, jedoch sind hier Temperaturreize zwischen 40 und 47 °C (Schmerzschwelle) zu wählen

- Teststelle: Hände, Unterarm
- Erscheinungsdauer: 15 Minuten bis 1 Stunde

Ähnlich wie bei der Wärme-Urtikaria kann es bei dieser Form ebenfalls zu Schwellungen der Mund- und Larynx-Schleimhaut kommen, die lebensbedrohliche Zustände hervorrufen können. In seltenen Fällen tritt die Kälte-Urtikaria mit Kryoglobulinämie, Kryofibrinogenämie oder bei Kälte-Hämolysinen auf (Schach et Kleinhans 1986). Auch wurden transiente Formen im Rahmen von Virusinfektionen (z.B. infektiöse Mononukleose), nach Medikamenten-Einnahme (z.B. Penicillin) oder bei Serumkrankheit beobachtet (Costanzi et al. 1969, Illig 1973).

Beide Formen der Kälte-Urtikaria können zu Kollapszuständen beim Baden im kalten Wasser führen, weshalb auch hier Vorsicht bei Testungen oder Provokationen notwendig ist.

Bei sehr starken lokalen Kältereizen kann es auch nach stundenlangem freien Intervall zur sog. *Kälte-Panniculitis* kommen, wobei Rötung und Schwellung der betroffenen Hautareale und brennende Schmerzen auftreten. Die *Kälte-Panniculitis* ist charakterisiert durch eine massive Infiltration der Subcutis mit eosinophilen Leukozyten; es handelt sich um keine Urtikaria, das Krankheitsbild kann aber differentialdiagnostisch eine erhebliche Bedeutung haben (Beacham et al 1980).

Adrenerge Urtikaria

Diese seltene Urtikaria-Form wird durch emotionalen Streß ausgelöst (Shelley et Shelley, 1985). Es entstehen rote Urticae, die von einem weißen, anämischen Hof umgeben sind. Durch eine intradermale Injektion von Noradrenalin (10 ng in 0,02 ml 0,9% NaCl-Lösung) lassen sich diese Hautveränderungen auslösen. Eine Behandlung mit einem geeigneten Beta-Rezeptorblocker (z.B. Propranolol oder Atenolol) verhindert das Auftreten weiterer Urticae (Kleinhans et Finkbeiner 1994).

Wasser-Urtikaria
(Aquagene Urtikaria)

1964 beschrieben Shelley und Rawnlay erstmals diese seltene Form der physikalischen Urtikaria, die bevorzugt bei jungen Frauen auftritt. Prädisponierende Faktoren sind nicht bekannt. Die Annahme, diese Erkrankung könnte durch psychische Einflüsse ausgelöst werden, konnte nicht bestätigt werden (Chalamidas et Charles 1971).

Die Erscheinungen werden wie folgt ausgelöst:
- Prinzip: Lokale Wasserapplikation
- Testdauer: 30–40 Minuten
- Ablesung: Nach wenigen Minuten
- Methode: Nasse Kompressen (Handtuch mit Wärmflasche etc.) oder Vollbad mit einer Temperatur von 35–36 °C
- Teststelle: Rücken, Oberbauch bzw. ganzer Körper
- Erscheinungsdauer: 1 Stunde (Maximum meist nach 30 Minuten)

Die Krankheitssymptome werden durch einen ausgeprägten Juckreiz und ein deutliches Reflexerythem bestimmt, wobei die follikulär gebundenen Urticae im Hintergrund stehen. Als quaddelfreie Variante wird der sog. *Aquagene Pruritus* angesehen, bei dem es nach Wasserkontakt zu bloßem Juckreiz kommt (Parker et al. 1992). Die Häufung interner Erkrankungen des blutbildenden und lymphatischen Systems, die im Zusammenhang mit dieser Form beobachtet wurde, macht eine allgemeine Untersuchung dieser Patienten notwendig (Lenz 1990).

Für die Wasser-Urtikaria wird eine chemische Ursache angenommen, weshalb sie eigentlich nicht zu den thermogenen Urtikarien zählt,

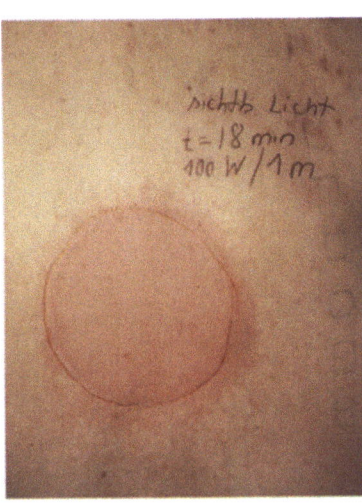

Abb. 5. Ergebnis einer Testung mit sichtbarem Licht mittels Diaprojektor bei einem Patienten mit Licht-Urtikaria. Auch hier treten die Hautveränderungen bereits wenige Minuten nach der Exposition auf, sind flüchtig und haben sich bereits wieder innerhalb von 30 Minuten zurückgebildet (wichtiges differentialdiagnostisches Kriterium gegenüber anderen Lichtdermatosen).

wenn auch Wärme eine gewisse Trigger-Funktion haben dürfte. Deshalb wurde sie an dieser Stelle erwähnt (Lenz 1990).

Durch elektromagnetische Wellen ausgelöste Urtikaria

Licht-Urtikaria

Die seltene, von Ive et al. erst 1965 beschriebene Licht-Urtikaria ist meist idiopathisch und bevorzugt das weibliche Geschlecht. In wenigen Fällen wurde eine Assoziation mit erythropoetischer Porphyrie oder der Porphyria cutanea tarda (Ive et al. 1965) sowie mit systemischem Lupus erythematodes (Hölzle 1996) gefunden. Die Auslösung urtikarieller Symptome ist abhängig von der Wellenlänge des Lichtes, mit dem der Patient bestrahlt wird. Hierbei sind sowohl UVB (280–320 nm), UVA (320–400 nm) als auch das sichtbare Licht mit einem Spektrum von 400 bis 760 nm in Erwägung zu ziehen (Lehmann 1994).

Das Testvorgehen ist wie folgt:
- Prinzip: Provokation durch Strahlung unterschiedlicher Wellenlänge
- Testdauer: Variabel (meist nur wenige Sekunden bis Minuten notwendig)
- Testdosis: Lichttreppe, z.B. 1–10 (20) J/cm^2 UVA oder 1–40 mJ/cm^2 UVB; entsprechend mit sichtbarem Licht
- Ablesung: Nach 30 Sekunden bis 3 Minuten (selten nach 20 Minuten erforderlich)
- Methode: Sonnenlicht mit und ohne Glas, Monochromator, Fluoreszenzstrahler ±3 mm Glas, Diaprojektor
- Teststelle: Ca. 1–3 cm^2 Hautareal, z.B. am Rücken
- Erscheinungsdauer: 15 Minuten bis 1 Stunde (selten länger)

Alle anderen durch Licht ausgelösten Hauterscheinungen, die papulös auch über die Nacht oder länger persistieren, sind von der Licht-Urtikaria abzutrennen. Differentialdiagnostisch kommen hierbei besonders das phototoxische oder photoallergische Kontaktekzem sowie die polymorphe Lichtdermatose in Betracht (Lehmann 1993).

Eine sehr seltene Form der durch Strahlen ausgelösten Urtikaria ist die Röntgenurtikaria. Sie äußert sich durch urtikarielle Effloreszenzen in Hautbezirken, die aus therapeutischen Gründen mit Röntgenstrahlen behandelt werden. Sie treten innerhalb kürzester Zeit auf. Durch passive Übertragung konnte gezeigt werden, daß es sich um eine IgE-abhängige Immunreaktion (Typ-I-Reaktion) handelt (Weber und Braun-Falco 1956).

Algorithmen für die Diagnostik der physikalischen Urtikaria

Als Wegweiser zur richtigen Diagnostik bieten sich Stufenpläne an, die schrittweise durch eine Hierarchie der Grundfragen zu einer sicheren Diagnose führen. Wird die Urtikaria durch physikalische Stimuli ausgelöst, empfehlen sich die folgenden Vorgehensweisen (siehe auch E. Paul, Klinik und Diagnostik der Urtikaria-Erkrankungen, 1991), die in den Abschnitten 1 bis 4 dargestellt sind.

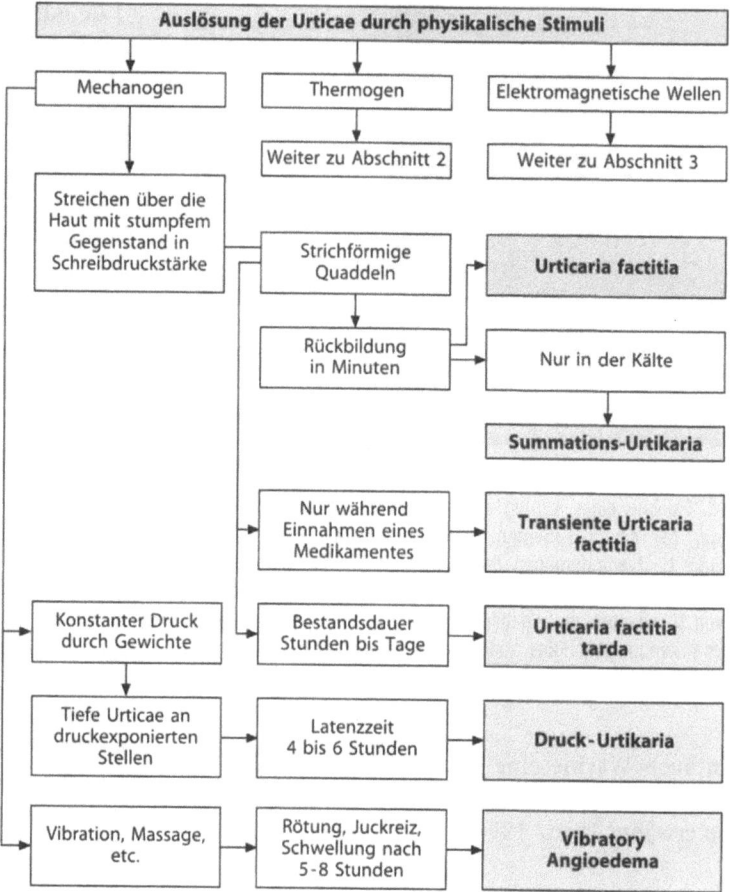

Abschnitt 1

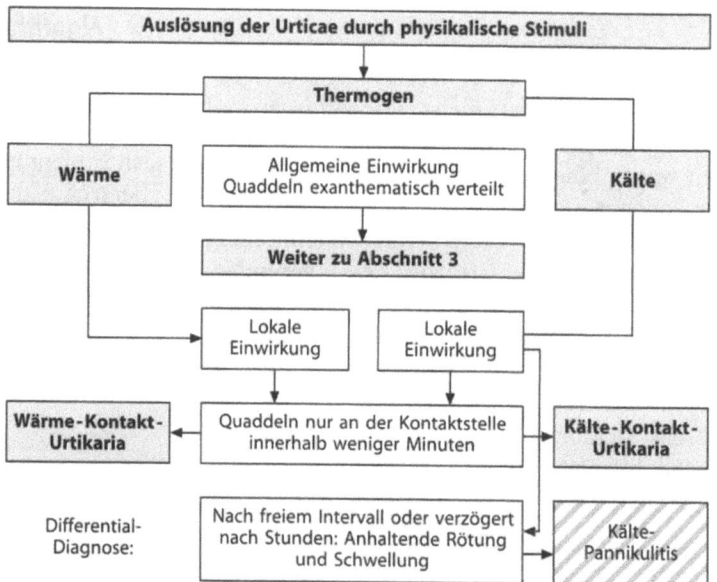

Abschnitt 2

15 Diagnostik der physikalischen Urtikaria   137

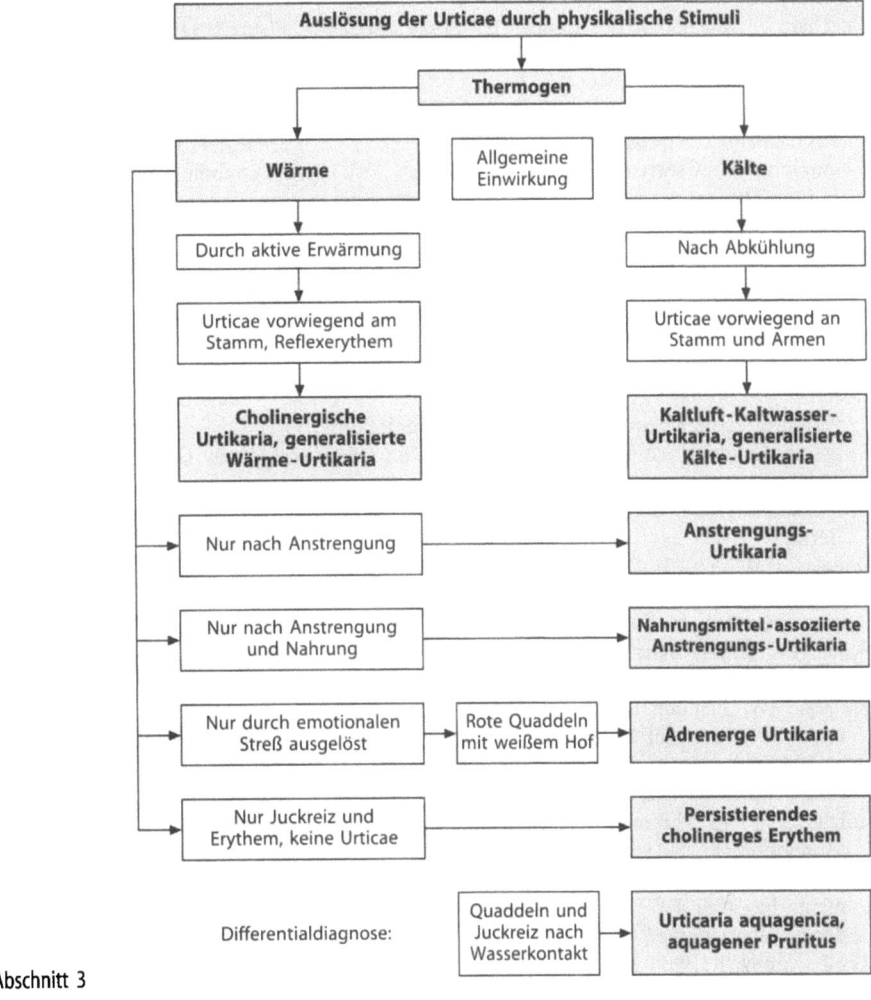

Abschnitt 3

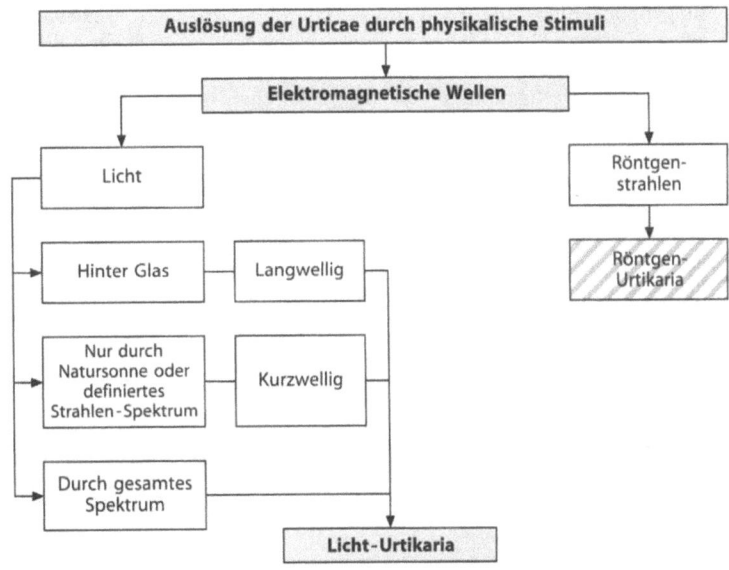

Abschnitt 4

Literatur

Beacham M, Buchanan GS, Cooper HP (1980) Equestrian cold panniculitis. Arch Dermatol 116:1025–1027

Chalamidas SL, Charles R (1971) Aquagenic urticaria. Arch Dermatol 104:541–546

Champion RH, Greaves MW, Kobza Black A, Pye J (1985) The urticarias. Churchill Livingstone, Edinburgh

Chin TM, Fellner MJ (1980) Allergic hypersensitivity to lidocaine hydrochloride. Int J Dermatol 19:147–148

Commens CA, Greaves MW (1978) Tests to establish the diagnosis in cholinergic urticaria. Br J Dermatol 98:47–51

Costanzi JJ, Coltman CA Jr, Donaldson VH (1969) Activation of complement by a monoclonal cryoglobulin associated with cold urticaria. J Lab Clin Med 74:902–910

Czarnetzki B (1986) Urticaria. 1. Aufl. Springer Verlag, Berlin

Doeglas HMG (1975) Chronic urticaria. Clinical and pathogenetic studies on 141 patients. Dykstra Niemeyer, Groningen

Duke WW (1924) Urticaria caused specifically by the action of physical agents. JAMA 83:3–9

Greaves MW, Sneddon IB, Smith AK (1974) Heat urticaria. Br J Dermatol 90:289–292

Henz BM, Zuberbier T, Grabbe J (1996) Urticaria: Klinik, Diagnostik, Therapie. 2. Aufl. Springer, Berlin

Hölzle E (1996) Photodermatosen. Akt Dermatol 22 (Sonderheft 1):15–19

Illig L (1973) Physical urticaria. Its diagnosis and treatment. In: Mali JWH (Hrsg), Current problems in dermatology. Karger, Basel

Illig L, Kunick J (1969) Klinik und Diagnostik der physikalischen Urtikaria. Hautarzt 20:167–178

Illig L, Paul E (1974) Klinisch-experimentelle Beobachtungen bei idiopathischer Wärme- und Kälte-Urtikaria. Hautarzt 27:52–63

Illig L, Paul E, Brück K, Schwennicke HP (1980) Experimental investigations of the trigger mechanism of the generalized type of heat and cold urticaria by means of a climate chamber. Acta Dermatovener 60:373–380

Ive H, Lloyd J, Magnus H (1965) Action spectra in idiopathic solar urticaria. A study of 17 cases with a monochromator. Br J Dermatol 77:229–243

Kirby JD, Matthews CNA, James J, Duncan EHL (1971) The incidence and other aspects of factitious wealing (dermographism). Br J Dermatol 85:331–335

Kleinhans D, Finkbeiner H (1994) Adrenerge Urtikaria. Z Hautkr 69:334–336

Lehmann P (1993) Photodiagnostische Testverfahren. In: Macher E, Kolde G, Bröcker EB (Hrsg). Jahrbuch der Dermatol. Biermann, Zürich, S 82–100

Lehmann P (1994) Photodiagnostische Testverfahren. Akt Dermatol 20:41–46

Lenz U (1990) Aquagener Pruritus. Hautarzt 41:341

Marcussen PV (1950) Dermographic prurigo: Syndrome with constitutional, psychic and mechanical etiology. Acta Dermatovener 30:95–113

Mathews KP, Pan PM (1970) Postexercise hyperhistaminemia, dermographia and wheezing. Ann Int Med 72:241–249

Mayou S, Black AK, Eady RAJ (1986) Cholinergic dermographism. Br J Dermatol 115:371–377

Möller A, Henning M, Zuberbier T, Czarnetzki-Henz MB (1996) Epidemiologie und Klinik der Kälteurtikaria. Hautarzt 47:510–514

Moore-Robinson M, Warin RP (1968) Some clinical aspects of cholinergic urticaria. Br J Dermatol 80:794–799

Murphy GM, Kobza Black A, Greaves MW (1983) Persisting cholinergic erythema: A variant of cholinergic urticaria. Br J Dermatol 109:343–348

Ormerod AD, Reid TM (1993) Familial cold urticaria. Arch Dermatol 129:343–346

Parker RK, Crowe MJ, Guin JD (1992) Aquagenic urticaria. Cutis 50:283–284

Paul E (1991a) Klinik und Diagnostik der Urticaria-Erkrankungen. Dermatologie im Bild, Cassella Riedel Archiv

Paul E (1991b) Ungewöhnliche Urtikaria-Formen. Allergologie 14:149–153

Paul E, Greilich KD (1991) Zur Epidemiologie der Urtikariaerkrankungen. Hautarzt 42:366–375

Paul E, Greilich KD, Dominante G (1987) Epidemiology of urticaria. Monogr Allergy 2:87–115

Schach A, Kleinhans D (1986) Wärme-Kontakt-Urtikaria und Kälte-Kontakt-Urtikaria. Z Hautkr 61:1077–1080

Shelley WB, Rawnsley HM (1964) Aquagenic urticaria. Contact sensitivity reaction to water. JAMA 189:895–898

Shelley WB, Shelley ED (1985) Adrenergic urticaria: A new form of stress-induced hives. Lancet 2:1031–1033

Sussman GL, Harvey RP, Schocket AL (1982) Delayed pressure urticaria. J Allergy Clin Immunol 70:337–342

Thompson JS (1968) Urticaria and angioedema. Ann Int Med 69:361–380

Vigier R v, Sheffel AL, Pichler WJ (1995) Anstrengungsinduzierte Urtikaria und Anaphylaxie. Dtsch Med Wochenschr 120:1381–1386

Warin RP, Champion RH (1974) Urticaria. Saunders, London

Weber G, Braun-Falco O (1956) Zum Entstehungsmechanismus urtikarieller Röntgenreaktionen. Derm Wochenschr 134:892–895

KAPITEL 16 Photoprovokationstests

B. PRZYBILLA und BERNADETTE EBERLEIN-KÖNIG

Beim Photoprovokationstest wird die Haut nicht ionisierender elektromagnetischer Strahlung, im folgenden auch als „Licht" bezeichnet, unter Bedingungen ausgesetzt, die in Abhängigkeit von der Fragestellung zu wählen sind. Ziel ist die Diagnose einer von der Norm abweichenden Reagibilität, also einer Lichtreaktion, die aufgrund von Schwellendosis, Morphologie, Entwicklung im Zeitverlauf oder Auslösebedingungen pathologisch ist.

Hinweise auf eine Photodermatose geben zumeist die anamnestischen Angaben des Patienten und das klinische Bild. Auf dieser Grundlage kann die Diagnose von häufigeren toxisch ausgelösten, obligat auftretenden Lichtreaktionen (z.B. Dermatitis solaris oder phototoxische Onycholyse durch Tetrazyklinanwendung) oft bereits unmittelbar gestellt werden. Bei individuellen Überempfindlichkeitsreaktionen sind jedoch Photoprovokationstests erforderlich [3, 12, 16], da nur für wenige und eher seltenere Photodermatosen (z.B. Porphyrien, Xeroderma pigmentosum) zuverlässige In-vitro-Parameter verfügbar sind.

Biologische Aspekte

Die Einwirkung von nicht ionisierender elektromagnetischer Strahlung (Tabelle 1) der Sonne oder aus künstlichen Quellen führt zu vielfältigen Effekten, insbesondere Folgereaktionen an Haut, Auge und Immunsystem sind gut bekannt. Die Wirkungen werden ausgelöst durch die Absorption elektromagnetischer Strahlung im Körpergewebe. Die zu einer photobiologischen Reaktion führenden Wellenlängenbereiche bezeichnet man als Aktionsspektrum. Sonnenstrahlung auf der Erdoberfläche enthält UVB mit Wellenlängen >290 nm, UVA, sichtbares Licht und Infrarot. Intensität und spektrale Strahlungsflußverteilung variieren in Abhängigkeit von zahlreichen Faktoren (z.B. geographische Breite, Jahreszeit, Tageszeit, Höhe über dem Meeresspiegel, Witterungsbedingungen) [4].

Lichteinwirkung kann eine Vielzahl von Hauterkrankungen auslösen oder aggravieren [6]. Unter allergologischen Aspekten von Bedeutung sind Erkrankungen, denen pathogenetisch eine Photosensibilisierung zugrunde liegt: Hier führen Substanzen, die äußerlich auf die Haut aufgebracht oder innerlich appliziert werden, zu einer gesteigerten Strahlungsempfindlichkeit. Ihr kann ein toxischer oder allergischer Mechanismus (Phototoxizität oder Photoallergie) zugrunde liegen, man spricht dann von phototoxischen oder photoallergischen Reaktionen.

Als exogene Photosensibilisatoren sind vor allem Pflanzeninhaltsstoffe (vorwiegend phototoxisch), Duftstoffe (vorwiegend photoallergisierend), Lichtfiltersubstanzen (vorwiegend photoallergisierend) oder Arzneistoffe (phototoxisch oder photoallergisierend) von klinischer Relevanz. Typische klinische Bilder sind Photokontaktdermatitis, Photokontaktekzem und persistierende Lichtreaktion, daneben werden unter anderem auch urtikarielle Sofortreaktionen, ausschließliche Pigmentstörungen, Purpura, Onycholyse oder Lichen-ruber-artige Bilder beobachtet. Die grundsätzliche klinische Unterscheidung von phototoxischen Reaktionen (sonnenbrandähnlich scharf auf den Expositi-

Tabelle 1. Elektromagnetisches Spektrum

Gamma-Strahlen	0,0001–0,1 nm
Röntgen-Strahlen	0,01–10 nm
Vakuum-UV	10–200 nm
UVC	200–280 nm
UVB	280–320 nm
UVA	320–400 nm
Sichtbares Licht	400–800 nm
Infrarot	800 nm–0,1 mm
Radiowellen	0,1 mm–10^6 m

onsbereich begrenzt, eher hohe Strahlungsdosis zur Auslösung erforderlich, Decrescendo-Verlauf) und photoallergischen Reaktionen (unscharfe Begrenzung, gegebenenfalls Streureaktion, Auslösung bereits durch niedrige Strahlungsdosen, Crescendo-Verlauf) ist häufig, aber nicht immer möglich.

Infolge von metabolischen Störungen endogen gebildete phototoxische Produkte des Porphyrinstoffwechsels liegen den Hautkrankheitserscheinungen bestimmter Porphyrien zugrunde. Vermutlich ebenfalls auf einer Photosensibilisierung durch bisher nicht erkannte Substanzen beruhen die sehr häufige polymorphe Lichtdermatose sowie die seltenen Krankheitsbilder der Lichturtikaria oder der Hydroa vacciniformia. Differentialdiagnosen der durch Substanz-abhängige Photosensibilisierung ausgelösten Lichtreaktionen sind photounabhängige Kontaktdermatitis, photoaggravierte oder photoprovozierte, eigentlich Strahlungs-unabhängige Dermatosen (z.B. atopisches Ekzem, Lupus erythematodes, Erythema exsudativum multiforme, Morbus Darier), gesteigerte Strahlungsempfindlichkeit bei angeborenen Erkrankungen (z.B. Phenylketonurie, Xeroderma pigmentosum, Albinismus, Bloom-Syndrom) sowie gegebenenfalls auch die „normale" Dermatitis solaris.

Bestrahlungsgeräte

Lichtdermatosen werden zumeist durch natürliche Sonnenstrahlung ausgelöst. Für Phototests am geeignetsten sind daher Strahlungsquellen, die den Eigenschaften des natürlichen Sonnenlichtes möglichst nahekommen. Dieser Vorstellung entsprechen am ehesten spezielle Xenon- oder Quecksilber-Lampen, die „Solar simulating radiation" abgeben. Sie sind jedoch wegen der nicht ganz einfachen Handhabung und der erheblichen Kosten zumeist nur an größeren Zentren verfügbar.

Für die klinische Diagnostik bewährt haben sich polychromatische Strahlungsquellen, die vorwiegend UVB-reiche oder UVA-reiche Strahlung emittieren. Zur Auslösung von Reaktionen mit Aktionsspektrum im Bereich des sichtbaren Lichtes kann ein Diaprojektor mit geeignetem Filter (z.B. Schott WG 420) benutzt werden. Die Auslösung von Hautreaktionen durch Wärmestrahlung läßt sich mittels einer Infrarot-Strahlenquelle erfassen.

Polychromatische Lampen verschiedenen Typs emittieren im allgemeinen Strahlung unterschiedlicher Wellenlängenbereiche. Durch das Einbringen von Filtern in den Strahlengang kann die spektrale Strahlungsflußverteilung, insbesondere durch „Abschneiden" kürzer- oder längerwelliger Strahlungsanteile durch Lang- oder Kurzpaßfilter, verändert werden. Strahler, die in einem bestimmten Wellenlängenbereich (z.B. UVA) emittieren, können sich dennoch erheblich in ihrer spektralen Strahlungsflußverteilung unterscheiden. Dies kann für den Ausfall von Phototests sehr bedeutsam sein. Praktisch wichtig ist vor allem eine Emission von UVB durch UVA-reiche Strahler. Da UVB um das 100- bis 1000fache erythemwirksamer ist als UVA, können Tests mit Einstrahlung höherer UVA-Dosen mit solchen Geräten wegen der sich dann entwickelnden Dermatitis solaris nur eingeschränkt vorgenommen werden. Dies gilt beispielsweise für Strahler, wie sie üblicherweise zur Photochemotherapie (PUVA) benutzt werden. Da die spektrale Strahlungsflußverteilung für das Auftreten oder Ausbleiben einer Phototestreaktion von entscheidender Bedeutung ist, muß sie für das verwendete Gerät bekannt sein. Die entsprechenden Daten sind für jeden Lampentyp vom Hersteller oder Anbieter anzufordern.

Mit monochromatischen Strahlenquellen sind differenzierte Tests im Hinblick auf das Aktionsspektrum von Photodermatosen möglich. Dabei können schmale Wellenlängenbereiche ($\lambda \pm 5$ nm) sowie auch variabel ausgewählte breitere Spektralbereiche verwendet werden. Durch einen flexiblen Lichtleiter erweitern sich die Einsatzmöglichkeiten dieser Geräte. Monochromatoren werden aufgrund der erheblichen Kosten meist nur in größeren Zentren verwendet. Begrenzungen der Einsatzmöglichkeiten ergeben sich aus kleinen Bestrahlungsfeldern sowie aus der jenseits des UVB-Bereiches zur Auslösung biologischer Reaktionen am Menschen manchmal unzureichenden Strahlungsleistung.

Dosimetrie

Das Auftreten einer photobiologischen Reaktion ist von der eingestrahlten Dosis abhängig; Effekte der Intensität können bei den hier zu besprechenden Untersuchungen weitgehend vernachlässigt werden. Dosis ist die Strahlungsenergie (Ws=J) pro Flächeneinheit, zumeist angegeben in J/m² oder mJ/cm². Sie errechnet sich aus der Strahlungsintensität (Angabe z. B. in mW/cm²) durch Multiplikation mit der Bestrahlungszeit. Im Laufe der Nutzungsdauer nimmt die Intensität von Strahlenquellen ab. Es empfiehlt sich, die Intensität von Bestrahlungsgeräten regelmäßig (etwa jeden Monat) auszumessen und zu dokumentieren. Diese Messungen werden erst einige Minuten nach dem Anschalten des Strahlers vorgenommen, wenn eine gegebenenfalls durch wiederholte Messungen festzustellende konstante Strahlungsintensität erzielt ist. Besonders genaue Ergebnisse erhält man, wenn die in einem längeren Zeitraum eingestrahlte Dosis gemessen und hieraus die durchschnittliche Intensität bestimmt wird.

Für die Dosimetrie bei Phototests sind Meßinstrumente, die integriert UVB- oder UVA-Strahlung erfassen, im allgemeinen ausreichend. Bei manchen Bestrahlungsgeräten kann über ein eingebautes Meßgerät die gewünschte Dosis unmittelbar gewählt werden. Zu berücksichtigen ist, daß die gemessene Intensität bzw. Dosis von der spektralen Empfindlichkeit des Empfängers abhängt. Dies bedeutet, daß Strahlung, die im weniger empfindlichen Wellenlängenbereich eines Gerätes gemessen wird, zu gering in den Gesamtmeßwert eingeht. Beim Wechsel oder Ersatz von Strahlern ist dies zu beachten. Zweckmäßig ist es, bei neuen Lampen zunächst die biologische Wirkung (z. B. durch Bestimmung der minimalen Erythem-Dosis, siehe unten) zu überprüfen und diese mit den apparativ erhaltenen Meßwerten zu korrelieren. Die Erstellung von monochromatisch aufgenommenen Lampenspektren durch den Anwender selbst wird in der praktischen Photodiagnostik wegen des hohen Aufwandes kaum in Betracht kommen.

Allgemeine Gesichtspunkte der Testdurchführung

Vor Phototests ist der Patient über geplantes Vorgehen, Ziel und Nutzen der Untersuchungen sowie mögliche Nebenwirkungen im persönlichen Gespräch aufzuklären. Dieses Gespräch muß dokumentiert werden. Es ist angezeigt, das Einverständnis zu den Untersuchungen schriftlich erklären zu lassen.

Bei allen Phototests sind Modalitäten und Ablauf sorgfältig zu dokumentieren. Individuelle, vom „Routine"-Verfahren abweichende Besonderheiten (z. B. Wahl eines „untypischen" Testortes, Anwendung potentiell reaktionsverstärkender oder -abschwächender Medikamente) sind zu berücksichtigen. Werden Tests von technischem Personal ausgeführt, so ist eine sorgfältige Anleitung und Überwachung notwendig.

Weder Patient noch medizinisches Personal dürfen unnötig direkter oder indirekter Strahlung ausgesetzt werden. Zu schützen sind Haut und Augen. Grundlegend sind ein geeigneter Geräteaufbau unter Verwendung von Schirmen sowie Schutzbrillen und das Abdecken nicht zu bestrahlender Hautbereiche des Patienten; darüber hinaus kann beim Bedienungspersonal Schutzkleidung (insbesondere Handschuhe!) erforderlich sein. Die tatsächliche Schutzwirkung des eingesetzten Materials ist zu beachten und gegebenenfalls zu überprüfen. Beispielsweise penetriert die Strahlung dünnere textile Stoffe in erheblichem Ausmaß. Insbesondere bei der Begrenzung von Testfeldern an der Haut des Patienten ist dies zu beachten, neben mehreren Lagen dickerer Stoffe kommen auch Bleigummi oder Metallfolien als Abdeckung in Betracht.

Die Strahlung sollte möglichst senkrecht auf die Hautoberfläche treffen. Bei dickerem Abdeckmaterial oder wegen unzureichender Fixierung sich von der Unterlage hochwölbendem Abdeckmaterial und schrägem Einfallswinkel der Strahlung kann es insbesondere bei kleineren Testfeldern durch Schatten an den Kanten zu einer Verfälschung der Testergebnisse kommen.

Der Patient muß stabil gelagert sein, gegebenenfalls auch für längere Bestrahlungszeiten. Am besten gewährleistet ist dies in liegender Position mit Stabilisierung durch Sandkissen und Schienen. Werden Ganzkörperphototherapie-Stehkabinen hilfsweise für Phototests verwendet, so ist wegen der Unmöglichkeit stabiler Lagerung auch das erhöhte Risiko einer mangelhaften Abdeckung zu bedenken. Bei längeren Bestrahlungszeiten können Überwärmung und dadurch ausgelöstes Schwitzen für den Patienten unerträglich werden; thermische Effekte können auch mit den Testresultaten interferieren.

Die Testfelder werden in jedem Fall 20 Minuten sowie einen Tag (24 ± 2 h) nach Bestrahlung abgelesen, weitere Ablesungen (z. B. nach 8 Stunden oder nach 3, 7 und 21 Tagen) können in Abhängigkeit vom Testziel erforderlich werden. Die Kinetik der Entwicklung eines Erythems oder anderer Photoreaktionen ist unterschiedlich und hängt von der spektralen Strahlungsflußverteilung der verwendeten Lampe sowie gegebenenfalls vom Krankheitsbild ab. Beispielsweise führt UVA zu einer innerhalb einiger Minuten auftretenden und nach wenigen Stunden wieder verschwundenen Sofortpigmentierung, der Intensitätsgipfel des UVB-Erythems ist nach etwa 24 Stunden erreicht, das UVA-Erythem verläuft zweiphasig mit Gipfeln nach 6–12 und 72 Stunden. Photoprovozierte Dermatosen (z. B. persistierende Lichtreaktion, Lupus erythematodes) können viele Tage bis zur vollständigen Entwicklung benötigen und dann längerfristig persistieren. Entzündliche Reaktionen der normalen Haut auf Bestrahlung sind im allgemeinen spätestens nach 7–10 Tagen klinisch abgeheilt, manche pathologischen Reaktionen und insbesondere Pigmentierungen können allerdings langfristig bestehen bleiben (Pigmentierungen manchmal über Jahre!).

Lichttreppe

Testablauf und Bewertung

Bei der Erstellung einer Lichttreppe werden ansteigende Strahlungsdosen in umschriebenen Hautarealen eingestrahlt. Bestimmt wird mit dieser Untersuchung vorwiegend die minimale Erythemdosis (MED), ein grundlegender photobiologischer Parameter [20]. Testort ist gewöhnlich nicht lichtexponierte Haut, insbesondere die Glutealregion oder der Rücken. Die Schwellenreaktion wird nicht einheitlich definiert. Während ursprünglich die durch die niedrigste Strahlendosis ausgelöste, *scharf begrenzte* Hautrötung herangezogen wurde, wird von manchen nun auch jegliches Erythem als Schwellenreaktion bewertet. Eine verbindliche Festlegung für das einzelne Labor ist wichtig. Dabei ist auch für eine möglichst weitgehende Standardisierung der Ablesebedingungen (Beleuchtung, Raumtemperatur, Körperhaltung) zu sorgen. Über die visuelle Ablesung hinaus kann die Hautreaktion auf die Lichttreppe auch mittels Laser-Doppler-Flowmetrie oder mit einem Remissions-Farbmeßgerät erfaßt werden.

Das einzelne Testfeld sollte mindestens ein bis zwei Quadratzentimeter messen. Zur Abdeckung kann beispielsweise eine Maske aus Bleigummi mit runden Löchern verwendet werden. Die Bestrahlungsdosen werden in einer geometrischen Reihe (jeweils vorhergehende Dosis $\times \sqrt{2}$; typische Zahlenreihe: 10–14–20–28–40–56...) oder linear gesteigert [12, 16]. Das erstgenannte Vorgehen wird mit der nicht linearen Progression der biologischen Reaktion auf UV begründet. Das nach Erreichen der jeweils gewünschten Dosis erforderliche Abdecken des bestrahlten Areals kann von Hand (insbesondere bei kurzen Bestrahlungszeiten nicht unproblematisch!) oder über ein Steuergerät automatisiert erfolgen.

Die Bestimmung der MED im UVB-Bereich mißt bei nicht lichtüberempfindlichen Individuen die „Sonnenbrand"-Schwelle; sie wird üblicherweise nach 24±2 Stunden abgelesen. Der Wert ist im wesentlichen von der spektralen Strahlungsflußverteilung der verwendeten Lampe abhängig, die maximale Erythemwirksamkeit liegt knapp unterhalb von 300 nm [13]. Ein Bezug der MED zu der auf Sonnenbrand- und Pigmentierungsanamnese beruhenden Hauttypen-Einteilung nach Fitzpatrick besteht nur begrenzt. Neben der Bestimmung der „Sonnenbrand"-Schwelle mit UVB-reicher Strahlung kann die minimale Erythemdosis auch mit Lampen anderer spektraler Zusammensetzung, so insbesondere mit UVA-reicher Strahlung, oder im Zusammenwirken einer phototoxischen Substanz mit UV-Strahlung erfolgen (minimale Phototoxizitätsdosis, MPD). Auch kann der Endpunkt „Erythem" durch andere Parameter wie Pigmentierung oder Quaddelbildung bei Lichturtikaria ersetzt werden. Die im Vergleich zur „Sonnenbrand"-Reaktion andersartige Kinetik dieser Reaktionen ist bei der Ablesung zu beachten.

Normalwerte für die MED sind methodenabhängig und nicht ohne weiteres untereinander vergleichbar. Als auffällig niedrig kann eine MED von <20 mJ/cm^2 bei Bestrahlung mit einer UVB-reichen Lampe bzw. von <30–40 J/cm^2 bei Bestrahlung mit einer UVB-freien UVA-Quelle gelten. Eine verminderte MED wird bei manchen Photodermatosen beobachtet, wobei dieser Befund oft nicht obligat und somit diagnostisch nicht wegweisend ist [6]. Eine eindeutig pathologische Erniedrigung der MED findet sich vor allem bei persistierender Lichtreaktion (chronische aktinische Dermatitis) nahezu immer im UVA- und UVB-Bereich, teilweise auch im *UVC* oder sichtbaren Anteil des Spektrums. Weiterhin führt die örtliche oder systemische Anwendung von Photosensibilisatoren (z. B. 8-Methoxypsoralen zur Photochemotherapie, photosensibilisierende Arzneistoffe) zu einer Erniedri-

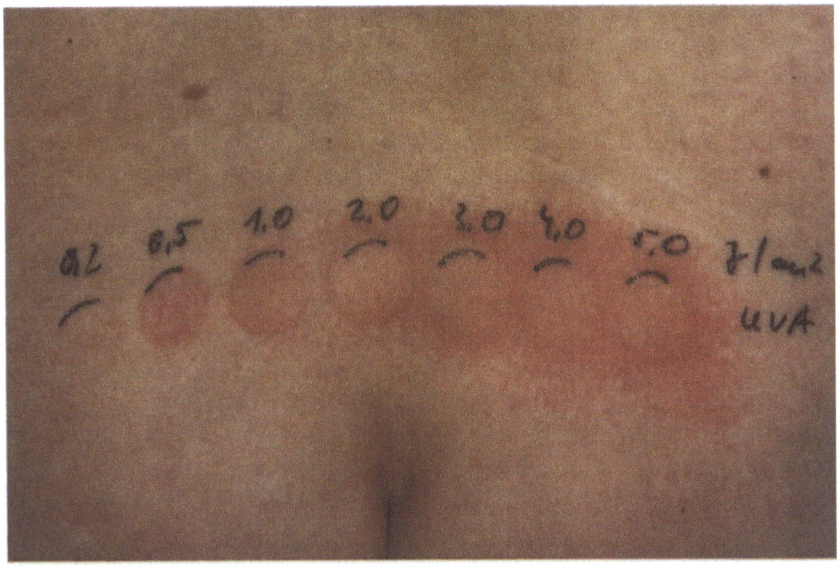

Abb. 1. Dosisabhängige Provokation einer Lichturtikaria durch UVA-reiche Strahlung

gung der MED im Bereich des jeweiligen Aktionsspektrums. Die Kenntnis der individuellen MED mit einem bestimmten Bestrahlungsgerät ist erforderlich, um die individuelle Initialdosis einer Phototherapie festzusetzen und um Überdosierungen bei größerflächigen diagnostischen Bestrahlungen (siehe unten) zu vermeiden.

Morphologisch oder hinsichtlich des Verlaufs von der „Sonnenbrand"-Reaktion abweichende Reaktionen können bei der Diagnose von Photodermatosen unmittelbar weiterhelfen: Durch Bestimmung der MED können als Sofortreaktion die Quaddeln einer Lichturtikaria provoziert werden oder es kann zu brennenden oder stechenden Empfindungen bei erythropoetischer Protoporphyrie oder auch anderen phototoxischen Reaktionen kommen. Ein sich verzögernd entwickelndes und gegebenenfalls längerfristig bestehendes Ekzem in den bestrahlten Arealen ist typisch für eine persistierende Lichtreaktion, vor allem wenn gleichzeitig eine erniedrigte MED gefunden wurde. Auch die Provokation eines Lupus erythematodes ist möglich, insbesondere durch UVB-reiche Strahlung [12]. Bei auffälligen Befunden ist eine Biopsie, gegebenenfalls mit Untersuchung der direkten Immunfluoreszenz, anzuraten.

Indikationen

Orientierender Test. Die Bestimmung der MED für UVB-reiche und zweckmäßigerweise auch für UVA-reiche Strahlung sollte orientierend bei allen Patienten mit Lichtunverträglichkeitsreaktionen erfolgen. Sind im Laufe der weiteren Diagnostik Bestrahlungen größerer Hautareale (z.B. großflächiger Photoprovokationstest, Photopatch-Test) vorgesehen, so wird auch eine Lichttreppe mit den dabei verwendeten Strahlern angelegt. Dies kann unterbleiben, wenn eine ausgeprägte Lichtempfindlichkeit mit schwerwiegenden Reaktionen nicht zu erwarten ist (z.B. Provokation der polymorphen Lichtdermatose).

Lichturtikaria. Das Anlegen der Lichttreppe führt zu einer nach 10 bis 20 Minuten abzulesenden Sofortreaktion mit Quaddelbildung (Abb. 1). Aktionsspektrum und Schwellendosen sollten im Hinblick auf protektive Maßnahmen erfaßt werden, soweit möglich mittels eines Monochromators. Durch Vorbestrahlung mit anderen als den auslösenden Spektralbereichen kann Lichturtikaria manchmal inhibiert werden, auch dies ist gegebenenfalls zu überprüfen [9].

Systemische Photosensibilisierung. Zur Identifizierung nach innerlicher Zufuhr wirksamer, photoallergener oder phototoxischer Substanzen wird die Lichtempfindlichkeit während Zeiten mit und ohne Zufuhr des individuell verdächtigen Photosensibilisators überprüft. Auslöser sind zumeist Arzneistoffe, manchmal auch Nahrungsmittelinhaltsstoffe. Stellt sich der Patient unter Anwendung einer verdächtigen Substanz vor, so erfolgt die MED-Bestimmung zweckmäßigerweise sofort. Nach Absetzen der verdächtigen Substanz wird die Testung wiederholt, wobei die Ausscheidungskinetik und auch eine mögliche Substanzanreicherung in der Haut beachtet werden müssen. Anschließend wird der vermutete Auslöser wieder angesetzt und die Untersuchung nach ausreichend langer Substanzzufuhr nochmals wiederholt. Die zu berücksichtigenden Zeiträume können lang sein, beispielsweise führte Amiodaron erst nach Monaten zu einer UV-Überempfindlichkeit [18]. Durch den Vergleich der Schwellendosen zur Auslösung der Hautreaktion während dieser drei Testphasen kann eine photosensibilisierende Substanzwirkung erfaßt werden, Morphologie und Kinetik der Hautveränderungen können auf einen photoallergischen oder phototoxischen Pathomechanismus hindeuten. Um Hinweise auf das Aktionsspektrum zu erhalten, sind Bestrahlungen zumindest mit UVB- und UVA-reicher Strahlung empfehlenswert. Der typische Verlauf der MED für UVA-reiche Strahlung bei einer Patientin mit Photosensibilisierung durch Ibuprofen ist in Abbildung 2 wiedergegeben [1]. Schwerere Reaktionen können auftreten, wenn die Dosen zu hoch gewählt wurden. Bei systemischen Photoprovokationstests ist sorgfältig darauf zu achten, daß eine bedeutsame Strahlungsexposition des Patienten außerhalb des Testvorgangs bis zur sicheren Eliminierung des Photosensibilisators unterbleibt.

Der systemische Photoprovokationstest ist auch über die individuelle Diagnostik von pathologischen Photoreaktionen hinaus als Screening-Untersuchung zur Aufdeckung phototoxischer Eigenschaften von Arzneistoffen geeignet [5]. Zur Diagnostik einer Photosensibilisie-

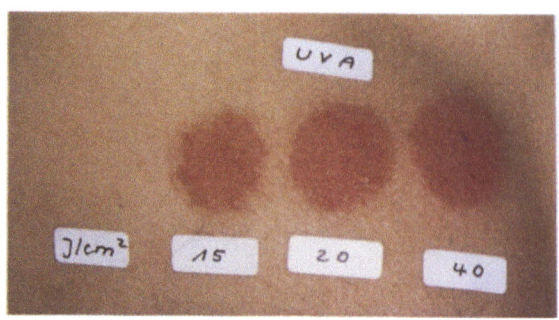

Abb. 3. Seit vier Wochen persistierende Infiltrate an den Testorten einer Lichttreppe bei einem Patienten mit persistierender Lichtreaktion

rung durch topisch aufgebrachte Substanzen findet der Photopatch-Test Anwendung (Kapitel I.4.).

■ **Persistierende Lichtreaktion.** Typisch ist eine erniedrigte MED im UVB- sowie zumeist auch im UVA-Bereich, manchmal auch in weiteren Spektralbereichen. In den Testarealen können sich ekzematöse Reaktionen entwickeln, die über längere Zeit persistieren (Abb. 3). Diese Befunde müssen im Gesamtzusammenhang gewertet werden, da sie zwar typisch, aber nicht spezifisch für die persistierende Lichtreaktion sind. Die Bestimmung der Reaktionsschwelle erlaubt auch eine Verlaufskontrolle.

Großflächige Photoprovokation

Testablauf und Bewertung

Bei Tests mittels Lichttreppen werden üblicherweise kleine Areale nicht lichtexponierter Haut einmal bestrahlt. Eine wichtige andere Vorgehensweise ist die Exposition größerer Hautareale, wobei die Testung dann oft in anderen anatomischen Lokalisationen (insbesondere in Bereichen, die von Lichtüberempfindlichkeitsreaktionen betroffen waren) sowie mit wiederholten Bestrahlungen erfolgt. Die Testfeldgröße sollte nicht unter 5×5 cm sein. Hierdurch werden die natürlichen Auslösebedingungen von Photodermatosen in der Laborsituation besser nachgeahmt, manche Reaktionen sind nur so zu provozieren. Durch Anwendung von Strahlung unterschiedlicher Spektralbereiche können Hinweise zum Aktionsspektrum gewonnen werden. „Überlappende" Testfelder erlauben die Unter-

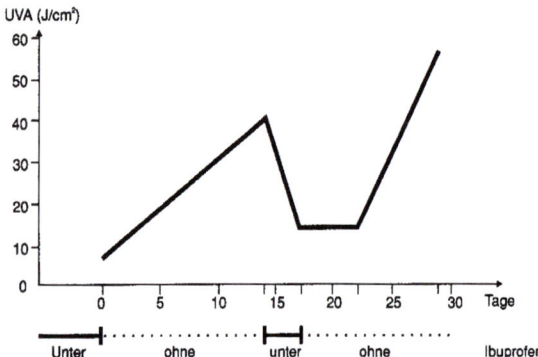

Abb. 2. Gesteigerte Empfindlichkeit gegenüber UVA-reicher Strahlung unter oraler Zufuhr von 3×600 mg Ibuprofen/Tag; die Empfindlichkeit gegenüber UVB-reicher Strahlung blieb im Verlauf unverändert

suchung kombinierter Effekte; dabei ist zu beachten, daß die Reihenfolge der Bestrahlung (z.B. UVA vor UVB gegenüber UVB vor UVA) den Testausgang beeinflussen kann [17]. Kommt es zu pathologischen Photoreaktionen, so sollte zur Vermeidung von Fehlinterpretationen stets eine histologische, gegebenenfalls auch immunfluoreszenzoptische Untersuchung einer Gewebeprobe erfolgen.

Indikationen

Grundsätzlich sind großflächige Photoprovokationstests immer dann angezeigt, wenn die strahlungsbedingte Auslösung einer Unverträglichkeitsreaktion angenommen wird und diese anderweitig nicht zu sichern ist.

Polymorphe Lichtdermatose. Die Testung erfolgt an einer früher betroffenen Körperstelle (bevorzugt Oberarmstreckseite), die möglichst wenig pigmentiert ist. Für den Testerfolg wesentlich ist eine gegebenenfalls an bis zu drei aufeinanderfolgenden Tagen wiederholte Bestrahlung [10]. Die Ablesung erfolgt jeweils einen Tag nach Exposition. Die Befunde zum Aktionsspektrum der polymorphen Lichtdermatose differieren, insbesondere UVA, aber auch UVB oder sogar sichtbares Licht wurden als auslösend gefunden. In der Praxis bewährt haben sich Bestrahlungen mit Einzeldosen von 60–100 J/cm^2 UVA einer UVB-freien Lampe; weiter sollte mit polychromatischem UVB (1,0–1,5 MED oder fixe Dosen von 100–150 mJ/cm^2) ebenfalls dreimal provoziert werden. Zusätzlich „überlappende" Applikationen dieser Strahlenqualitäten sind zu empfehlen, sie können mit dem Phänomen der Photoaugmentation oder Photoinhibition einhergehen [17]. Mit diesem Vorgehen gelingt es bei etwa der Hälfte der Patienten, Hautveränderungen (Abb. 4) einer polymorphen Lichtdermatose auszulösen [2, 10].

Hydroa vacciniformia. Bei dem sehr seltenen Krankheitsbild der Hydroa vacciniformia gelang eine Provokation von Hautveränderungen durch dreimalige Bestrahlung mit UVA-Dosen von 30–75 J/cm^2 an Unterarm und Rücken [7]. Unbekannt ist, ob eine solche Provokation bei diesem Krankheitsbild immer möglich ist.

Andere Photodermatosen. Größerflächige Provokationen zur Diagnose von Lichturtikaria

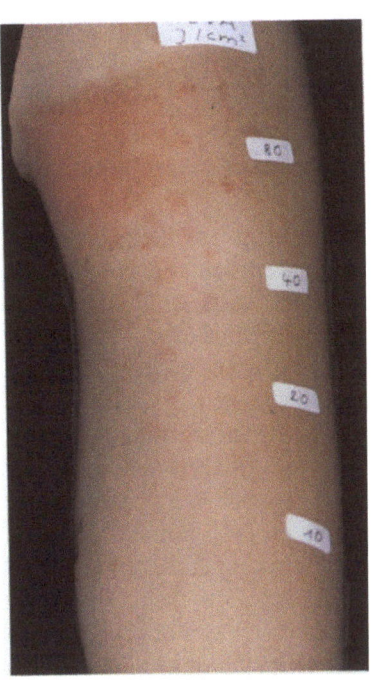

Abb. 4. Dosisabhängige Provokation einer polymorphen Lichtdermatose nach dreimaliger Bestrahlung mit jeweils 10 bis 80 J/cm^2 UVA

oder anderen phototoxischen oder photoallergischen Sensibilisierungen einschließlich der persistierenden Lichtreaktion können in manchen, anders nicht sicher einzuordnenden Fällen erforderlich sein. Sie können auch für Untersuchungen des Pathomechanismus dieser Erkrankungen herangezogen werden.

Photoprovozierbare Dermatosen. Auch bei lichtbeeinflußbaren Dermatosen (z.B. Lupus erythematodes, Erythema exsudativum multiforme, Pemphigus erythematosus) können manchmal klinische Erscheinungen durch Bestrahlungen provoziert werden [12, 16]. Bei Lupus erythematodes hat sich ein Vorgehen, wie es für die polymorphe Lichtdermatose dargestellt wurde, bewährt [12]. Hautveränderungen zeigen sich hier häufig allerdings erst nach ein bis zwei Wochen. Das mögliche Risiko der Provokation eines Schubes der Erkrankung durch derartige Tests ist zu berücksichtigen. Auch zur Diagnose des photoprovozierten atopischen Ekzems eignen sich Photoprovokationstests ähnlich wie bei polymorpher Lichtdermatose.

Belichteter Epikutantest (Photopatch-Test). Beim belichteten Epikutantest erfolgt eine Photoprovokation nach topischer Applikation von Photosensibilisatoren. Das Verfahren ist in Kapitel I.4. dargestellt.

Nebenwirkungen und Kontraindikationen

Eine im allgemeinen nicht vermeidbare Folge von Phototests ist die Entwicklung von Hyperpigmentierungen, die vor allem in üblicherweise nicht lichtexponierten Hautarealen langfristig (Monate bis Jahre) bestehen bleiben können. Auf diese mögliche kosmetische Beeinträchtigung ist der Patient ausdrücklich hinzuweisen.

Bei Einstrahlung unverhältnismäßig hoher Dosen und/oder überraschend ausgeprägter Reagibilität des Patienten [14] können sich ausgeprägte Entzündungsreaktionen bis hin zu Blasenbildung oder Nekrose entwickeln, die unter Umständen mit Narbenbildung abheilen. Durch sorgfältige Wahl der Bestrahlungsmodalitäten in Abhängigkeit vom klinischen Bild und gegebenenfalls unverzügliche antiinflammatorische Behandlung sind solche ungünstigen Entwicklungen zumeist zu vermeiden. Insbesondere bei persistierender Lichtreaktion und Lupus erythematodes können provozierte entzündliche Hautveränderungen langfristig persistieren und bedürfen dann entsprechender Therapie.

Schwerwiegend sind „überschießende" Reaktionen vor allem dann, wenn sie größere Körperareale betreffen. Teilkörper-Provokationstests sollten daher nur nach sorgfältigen Voruntersuchungen, die eine Einschätzung der Verträglichkeit erlauben, erfolgen. Großflächige akzidentelle Expositionen sind im allgemeinen auf unzureichende Abdeckung während eines Tests oder akzidentelle Exposition gegenüber natürlicher Strahlung bei systemischen Photoprovokationstests zurückzuführen. Tests mit systemischer Zufuhr von Photosensibilisatoren dürfen daher nur erfolgen, wenn geeignete Schutzmaßnahmen vom Patienten konsequent eingehalten werden können (gegebenenfalls Klinikaufenthalt in abgedunkeltem Zimmer). Bei Lichturtikaria kann größerflächige Bestrahlung zu allgemeinen Reaktionen bis hin zum anaphylaktoiden Schock führen. Auf das mögliche Risiko der Exazerbation eines Lupus erythematodes durch Photoprovokationstests wurde bereits hingewiesen.

Wertung von Photoprovokationstests

Die Auslösung photoprovozierter Reaktionen an der Haut ist von einer Vielzahl von Faktoren abhängig. Hinsichtlich der Strahlung selbst sind vor allem die spektrale Strahlungsflußverteilung der Lichtquelle sowie die applizierte Dosis von Bedeutung. Weiterhin werden manche pathologischen Photoreaktionen durch außerhalb des Aktionsspektrums liegende Strahlung inhibiert. Auch ist unter bestimmten Bedingungen die Auslösung photoinduzierter Hautreaktionen nicht ausschließlich von der eingestrahlten Dosis, sondern auch von der Bestrahlungsstärke abhängig [11]. Weitere Einflußgrößen sind Umgebungsbedingungen, wie z. B. Temperatur, Luftfeuchtigkeit oder Wind [4, 8], und Testvariable wie Einfallswinkel der Strahlung, anatomische Lokalisation und Größe des Testareals, Hautpigmentierung oder Jahreszeit [10, 15, 19]. Bei vermutlich durch bisher nicht identifizierte Photosensibilisatoren ausgelösten Lichtdermatosen (z. B. polymorphe Lichtdermatose, Lichturtikaria) ist weiter daran zu denken, daß Änderungen in der Reagibilität auf Unterschiede in der Exposition gegenüber dem unbekannten Photosensibilisator zurückzuführen sein könnten. Aus all diesem ergibt sich, daß eine Reproduktion von Lichtdermatosen unter Testbedingungen nicht immer gelingt. Dies darf dann nicht zu dem Schluß führen, daß eine Lichtdermatose nicht vorliegt. Hier muß sich die Diagnostik vielmehr abwartend auf die Beobachtung der Entwicklung des Krankheitsbildes unter natürlichen Bedingungen stützen, die Phototests müssen gegebenenfalls wiederholt werden.

Literatur

1. Bergner T, Przybilla B (1992) Photosensitization caused by ibuprofen. J Am Acad Dermatol 26:114–116
2. Bergner T, Przybilla B, Heppeler M (1993) Polymorphe Lichtdermatose. Klinische Daten und Testbefunde. Hautarzt 44:215–220
3. British Photodermatology Group (1992) Diagnostic phototesting in the United Kingdom. Br J Dermatol 127:297–299
4. Diffey BL, Larkö O (1984) Clinical climatology. Photodermatology 1:30–37
5. Diffey BL, Daymond TJ, Fairgreaves H (1983) Phototoxic reactions to piroxicam, naproxen and tiaprofenic acid. Br J Rheumatol 22:239–242
6. Frain-Bell W (1985) Cutaneous photobiology. Oxford University Press, Oxford New York Tokyo

7. Galosi A, Plewig G, Ring J, Meurer M, Schmöckel C, Schurig V, Dorn M (1985) Experimentelle Auslösung von Hauterscheinungen bei Hydroa vacciniformia. Hautarzt 36:566–572
8. Gollhausen R, Przybilla B, Galosi A, Köhler K, Ring J (1987) Environmental influences on UVB erythema. Photodermatology 4:148–153
9. Hasei K, Ichihashi M (1982) Solar urticaria. Determinations of action and inhibition spectra. Arch Dermatol 118:346–350
10. Hölzle E, Plewig G, Hofmann C, Roser-Maaß E (1982) Polymorphous light eruption. Experimental reproduction of skin lesions. J Am Acad Dermatol 7:111–125
11. Kagetsu N, Gange RW, Parrish JA (1985) UVA-induced erythema, pigmentation, and skin surface temperature changes are irradiance dependent. J Invest Dermatol 85:445–447
12. Lehmann P (1997) Photodiagnostische Testverfahren. In: Krutmann J, Hönigsmann H (Hrsg) Handbuch der dermatologischen Phototherapie und Photodiagnostik. Springer, Berlin, S 313–324
13. Leun JC van der, Weelden H van (1986) UVB phototherapy: Principles, radiation, sources, regimens. Curr Probl Dermatol 15:39–51
14. Ljunggren B (1990) Severe phototoxic burn following celery ingestion. Arch Dermatol 126:1334–1336
15. Olson RL, Sayre RM, Everett MA (1966) Effect of anatomic location and time on ultraviolet erythema. Arch Dermatol 93:211–215
16. Przybilla B (1987) Phototestungen bei Lichtdermatosen. Hautarzt 38:S23–S28
17. Przybilla B, Bergner T (1992) Diagnostik von lichtallergischen Exanthemen im erscheinungsfreien Intervall. Hautarzt 43:100–101
18. Rappersberger K, Hönigsmann H, Ortel B, Tanew A, Konrad K, Wolff K (1989) Photosensitivity and hyperpigmentation in amiodarone-treated patients: Incidence, time course, and recovery. J Invest Dermatol 93:201–209
19. Sayre RM, Desrochers DL, Wilson CJ, Marlowe E (1981) Skin type, minimal erythema dose (MED), and sunlight acclimatization. J Am Acad Dermatol 5:439–443
20. Wucherpfennig V (1931) Biologie und praktische Verwendbarkeit der Erythemschwelle des UV. Strahlentherapie 40:201–243

Kapitel 17 Besondere Provokationstests mit Arzneistoffen

Franziska Ruëff, G. Kick und B. Przybilla

Indikation und Zufuhrwege

Ziel von Provokationstests ist die Identifizierung des ursächlichen Auslösers einer Überempfindlichkeitsreaktion; mit Einschränkungen kann auch der Nachweis der Verträglichkeit einer Substanz geführt werden.

Provokationstests können sowohl bei allergischen Reaktionen als auch bei Idiosynkrasie oder Intoleranz („Pseudo-Allergie") eingesetzt werden. Die Art der Zufuhr einer Testsubstanz erfolgt entsprechend der Exposition bei der klinischen Unverträglichkeitsreaktion. So werden z.B. oral aufgenommene Nahrungsmittel auch oral getestet, bei aerogen ausgelösten Beschwerden an Atemwegen oder Augenbindehäuten erfolgt die Provokation inhalativ oder durch konjunktivalen Allergenkontakt.

Insbesondere Arzneistoffe werden auch über andere Wege zugeführt, so beispielsweise intravenös, subkutan, intramuskulär, intraartikulär, peridural, rektal, vaginal oder intravesikal; zahlreiche weitere Zufuhrwege sind möglich. Auf die Anwendung an der Haut soll hier nicht eingegangen werden (Kapitel I.3.). Werden Arzneistoffe sowohl oral als auch andersartig verabreicht, wird bei Anamnese einer systemischen Überempfindlichkeit nach nicht oraler Zufuhr zunächst meist doch ein oraler Provokationstest versucht. Kann hierdurch bei klinischem Verdacht auf eine Überempfindlichkeit eine Reaktion nicht ausgelöst oder kann der Arzneistoff nicht oral verabreicht werden, so ist die Provokation über den reaktionsauslösenden Zufuhrweg anzustreben. Auch bei Tests zur Identifizierung eines verträglichen Präparates kann es erforderlich sein, trotz Verträglichkeit der Substanz bei oraler Zufuhr zusätzlich die Verträglichkeit einer andersartigen Zufuhr zu belegen.

Im Vergleich zu oralen Provokationstests ist bei andersartiger Zufuhr mit einem schnelleren systemischen Anfluten des Arzneistoffes zu rechnen, so kann der „First-pass"-Effekt fehlen. Ein liegender intravenöser Zugang und die Möglichkeit der unverzüglichen Notfallversorgung sind daher nötig. Auch bei rektalen Provokationstests ist mit einer anderen Dosis-Reaktions-Beziehung zu rechnen als bei oraler Testung, da die Rektummukosa in der Lage ist, auch große Moleküle rasch zu resorbieren. In Abhängigkeit von der jeweiligen Expositionsart sind gegebenenfalls weitere Besonderheiten zu berücksichtigen.

Besonders bei intravenöser Testung ist die rasche systemische Wirkung des Arzneistoffes zu beachten; die Verabreichung erfolgt als Injektion in das Infusionssystem bei kleinen, als längere Infusion bei größeren Dosen. Die Verwendung eines Mehrwegehahns und das gleichzeitige Anbringen eines wirkstofffreien Volumenersatzmittels am Infusionssystem ist bei intravenöser Provokation angeraten, um im Falle einer rasch eintretenden systemischen Reaktion unnötigen Zeitverlust durch Wechseln des Infusionssystems zu vermeiden. Allerdings kann gerade die intravenöse Provokation den Vorteil einer besseren Steuerbarkeit haben: Die Herstellung von Verdünnungsstufen ist einfach und bei Auftreten von Reaktionen kann die weitere Allergenzufuhr durch Beendigung der Injektion beziehungsweise Infusion sofort unterbrochen werden. Dies ist ein Vorteil gegenüber der oralen Zufuhr einer Substanz, die bei Beginn der Reaktion möglicherweise noch nicht vollständig resorbiert ist und dann noch weiter aufgenommen wird.

Bei der Entscheidung, einen Arzneistoff auf dem gleichen Wege wie bei der ursprünglichen Unverträglichkeitsreaktion zuzuführen, muß auch das Risiko der Art der Exposition für sich genommen berücksichtigt werden. So ist beispielsweise eine intraartikuläre oder epidurale Provokation unter anderem im Hinblick auf das Infektionsrisiko im allgemeinen unverhältnismäßig, zumal meist auch eine anderweitige parenterale Zufuhrmöglichkeit besteht.

Die allgemeinen Prinzipien von Provokationstests, wie sie im Kapitel über orale Provokationstests (Kapitel I.10.) dargelegt werden, sind zu beachten. Besonderes Augenmerk zu schenken ist alternativen Auslösern einer bei nicht oraler Exposition aufgetretenen Überempfindlichkeitsreaktion, z. B. Naturlatex oder Desinfektionsmitteln.

Kontraindikationen

Die Kontraindikationen entsprechen denjenigen des oralen Provokationstests. Zusätzlich müssen die besonderen Umstände berücksichtigt werden, die auch üblicherweise bei der therapeutischen Anwendung der jeweiligen Arzneistoffe zu beachten sind: Beispielsweise dürfen bei Vorliegen einer wesentlichen Gerinnungsstörung oder einer Entzündung im Bereich der Injektionsstelle intramuskuläre Injektionen nicht verabreicht werden.

Testsubstanzen

Im allgemeinen werden die Tests mit handelsüblichen Arzneizubereitungen begonnen, da die Aufbereitung von Einzelstoffen, insbesondere zur parenteralen Gabe, sehr aufwendig ist. Kommt es dabei zu einer Reaktion auf eine Zubereitung mit mehreren Inhaltsstoffen, so sollte durch weitere Tests der eigentliche Auslöser identifiziert werden. Sofern keine geeigneten (beispielsweise sterilen) Testzubereitungen zur Verfügung stehen, kann hilfsweise wie folgt vorgegangen werden: Auf ein Präparat mit den Stoffen A und B ist es nach parenteraler Zufuhr zu einer Reaktion gekommen, wobei eine Unverträglichkeit des Wirkstoffes A bereits nachgewiesen ist. Die Verträglichkeit des Hilfsstoffes B, der nicht ohne weiteres zur parenteralen Anwendung verfügbar ist, wird nun durch Tests mit einem anderen Präparat, das B und irgendeinen Wirkstoff X enthält, überprüft ("Subtraktionstest"). Die Verträglichkeit von X und B läßt dann auf die Verträglichkeit von B schließen; zu beachten ist aber die Möglichkeit einer Überempfindlichkeit gegenüber B nur in Verbindung mit bestimmten anderen Stoffen.

Häufigere Provokationstests

Im folgenden sollen einige häufiger erforderliche besondere Provokationstests besprochen werden. Dabei gehen in die Empfehlungen zum praktischen Vorgehen eigene klinische Erfahrungen ein. Weiter wurden die Ergebnisse verschiedener Arbeitsgruppen mitberücksichtigt, die klinische Erfahrungen mit meist eher kleinen Patientengruppen beziehungsweise an einzelnen Patienten veröffentlicht haben. Zu Tests mit manchen Arzneistoffen beziehungsweise für einige Zufuhrwege existieren allerdings, wenn überhaupt, allenfalls Einzelfallberichte, die vorsichtig interpretiert werden müssen und nicht ohne weiteres als Handlungsanweisung für das Vorgehen am Patienten verstanden werden dürfen. Bei kritischer Durchsicht der Daten zu nicht oralen Provokationstests ist festzustellen, daß die Kenntnislage insgesamt unzureichend ist und standardisierte Testverfahren bislang fast nicht verfügbar sind.

Lokalanästhetika

Unverträglichkeitsreaktionen auf Lokalanästhetika manifestieren sich meist mit den Symptomen einer Soforttypreaktion, wobei Hautsymptome selten auftreten und der Pathomechanismus sehr oft unklar bleibt (pharmakologische Wirkung bei rascher systemischer Aufnahme? Intoleranz? Idiosynkrasie? Psychovegetative Reaktion? Allergie?).

Vor Durchführung von Provokationstests werden Anamnese, In-vitro-Tests (v. a. Naturlatex-spezifische IgE-Antikörper im Serum), Hautpricktests mit anderen potentiellen Auslösern (z. B. Naturlatex) sowie Hautprick- und Intradermaltests mit einem Lokalanästhetika-Standardblock (Tabelle 1) und gegebenenfalls zusätzlichen Präparaten durchgeführt. Weiter erfolgen gegebenenfalls Epikutantests. Hauttests mit Lokalanästhetika sind bis auf die Auslösung von Spättypreaktionen kaum jemals weiterführend [2, 5, 6], nur selten kommt es zu offensichtlich allergischen Soforttypreaktionen [10].

Provokationstests mit dem im Zusammenhang mit einer Überempfindlichkeitsreaktion angewandten Lokalanästhetikum nehmen wir im allgemeinen nur dann vor, wenn das klinische Bild einer klassischen (pseudo-)allergischen Reaktion vom Soforttyp entsprach, d. h.

Tabelle 1. Standardreihe von Lokalanästhetika für Prick-[1] und Intradermaltests[2]

Handelspräparat	Darreichungsform	Inhaltsstoffe
Novocain 1%	Stechflasche	Procain, Chlorobutanol
Ultracain 1%	Ampulle	Articain
Carbostesin 0,5%	Ampulle	Bupivacain
Xylocain 1%	Stechflasche	Lidocain, Methylhydroxybenzoat
Meaverin 1%	Ampulle	Mepivacain
Xylonest 1%	Ampulle	Prilocain
Anamnestisch verdächtiges Präparat		

[1] Unverdünnt
[2] 1:10 mit physiologischer Kochsalzlösung verdünnt; bei sehr schweren Reaktionen mit Konzentrationen um ein bis zwei Zehnerpotenzen niedriger beginnen

Ablesung nach 20 min, zur Erfassung späterer Reaktionen nach 6–8 Stunden und gegebenenfalls nach 1 bis 3 Tagen (oder später)

Tabelle 2. Subkutaner Provokationstest mit Lokalanästhetikum [22]

Physiologische Kochsalzlösung	0,1 ml*
Physiologische Kochsalzlösung	0,3 ml*
Physiologische Kochsalzlösung	0,6 ml*
Handelsübliches Lokalanästhetikum	0,1 ml*
Handelsübliches Lokalanästhetikum	0,3 ml*
Handelsübliches Lokalanästhetikum	0,6 ml*
Handelsübliches Lokalanästhetikum	1,0 ml*
Handelsübliches Lokalanästhetikum	2,0 ml

mit entsprechenden Hautveränderungen einherging. Auch wenn ein anderer Auslöser der Überempfindlichkeitsreaktion bereits gesichert wurde, führen wir zum Ausschluß einer Unverträglichkeitsreaktion einen Provokationstest mit dem verwendeten Lokalanästhetikum durch. Bei Spättypreaktionen ist der Provokationstest mit dem Auslöser nahezu immer entbehrlich, da dieser zumeist durch den Prick-, Intradermal- (Spätreaktionen!) und/oder Epikutantest erkannt werden kann.

Der Ablauf der subkutanen Provokation ist in Tabelle 2 dargestellt; die Injektionen erfolgen üblicherweise an der Streckseite des Oberarms. Es kann nach diesem Schema bei Bedarf bis zur zugelassenen Höchstdosis weiter getestet werden. Die erforderliche Beobachtungszeit vor Applikation der jeweils nächsthöheren Dosis richtet sich nach der Anamnese und beträgt mindestens 15 Minuten.

Besteht der Verdacht auf eine psychovegetative Reaktion, so führen wir einen reversen Plazebo-Provokationstest durch. Das Vorgehen ist im Kapitel über den oralen Provokationstest beschrieben (Kapitel I.10.). Es gibt allerdings einzelne Patienten, die wiederholt und trotz Aufklärung auf Plazebo und „Ausweichpräparate" psychovegetative Reaktionen entwickeln. Hier kann gegebenenfalls die Verträglichkeit der Testapplikation – und auch eines anschließend durchzuführenden medizinischen Eingriffes – durch Gabe eines Tranquilizers (z. B. Lorazepam) vor der Injektion erreicht werden.

Es ist ratsam, die Provokationstests bei liegendem intravenösen Zugang durchzuführen. An einem Tag sollte nur eine Zubereitung getestet werden. Provokationstests mit Ausweichpräparaten führen wir meist ambulant durch: Sofern es sich dabei nicht um den anamnestisch verdächtigen Auslöser handelt, beginnen wir die Ausweichtests mit Mepivacain (Handelspräparat: Meaverin 3%), dann werden auch Articain (Handelspräparat: Ultracain D-S) oder Prilocain (Handelspräparat: Xylonest 1%) getestet. Ansonsten kann ein strukturell vom vermuteten Auslöser möglichst unterschiedlicher Wirkstoff gewählt werden. Für die Anwendung bei zahnärztlicher Behandlung ist die Testung von Lokalanästhetika mit Zusatz von Vasokonstriktoren und Konservierungsstoffen angezeigt. Bei sehr schweren anaphylaktoiden oder unklaren Reaktionen in der Vorgeschichte sollte auch die subkutane Testung eines anamnestisch unverdächtigen Ausweichpräparates in intensivmedizinischer Notfallbereitschaft vorgenommen werden.

Selten treten Überempfindlichkeitsreaktionen auf injizierte Lokalanästhetika auf, die sich als Kontaktekzem oder persistierende Schwellung im Bereich der Injektionsstelle manifestieren und offensichtlich durch eine zelluläre Immunreaktion (kontaktallergische Reaktion vom Spättyp) ausgelöst werden. Über die Hauttests hinaus sollte zur Identifizierung eines Ausweichpräparates auch hier ein subkutaner Provokationstest erfolgen, wobei nach reaktionslos vertragenem Intradermaltest und Epikutantest eine Einmalapplikation von 2–4 ml des Handelspräparates mit Spätablesung nach 2 Tagen erfolgt; auf mögliche spätere Reaktionen ist zu achten.

Heparine

■ Heparin-induzierte Thrombopenie.

Heparine können über unterschiedliche Pathomechanismen zu Unverträglichkeitsreaktionen führen. Bei der Heparin-induzierten Thrombozytopenie (HIT) unterscheidet man eine meist benigne verlaufende Frühform (Typ I), die offensichtlich durch die pharmakologische Wirkung von Heparin verursacht ist, und eine durch spezifische Antikörper (überwiegend vom IgG-Typ) gegen Heparin/Plättchenfaktor-4-Komplexe induzierte HIT (Typ II). Dabei stellt die HIT Typ II die schwerwiegendste immunologisch vermittelte Komplikation der Heparingabe dar. Die Häufigkeit der HIT Typ II liegt bei 0,5 bis 5% bei der Gabe von unfraktionierten Heparinen [7] und ist niedriger bei Verabreichung von niedermolekularen Heparinen [25]. Das Risiko ist weiter abhängig vom jeweiligen Patientengut: Patienten mit unfallchirurgischen Eingriffen stellen offensichtlich eine besondere Risikogruppe dar [7], bei Patienten mit internistischen Erkrankungen liegt die Häufigkeit dagegen unter 1% [25].

Die HIT Typ II manifestiert sich innerhalb von fünf Tagen bis drei Wochen nach Therapiebeginn. Es kommt zu einem Thrombozytenabfall unter 50% des Ausgangswertes. Klinische Symptome sind vor allem Thrombosen, die mit Hautnekrosen und thrombembolischen Komplikationen verbunden sein können [8].

Bei der HIT Typ II ist ein Provokationstest mit dem verdächtigen Auslöser kontraindiziert. Die Diagnose erfolgt anhand von klinischem Bild, des Nachweises eines Thrombozytenabfalls und des Nachweises von spezifischen IgG-Antikörpern gegen Heparin/Plättchenfaktor-4-Komplexe; letzterer gelingt allerdings meist nur wenige Wochen nach der Exposition. Während der Akutphase muß aufgrund des Risikos weiterer Gefäßverschlüsse unmittelbar mit einer alternativen Antikoagulation begonnen werden [20]. Als Ausweichpräparate sind in Deutschland derzeit Danaparoid (Orgaran) und Lepirudin (Refludan) zur parenteralen Antikoagulation bei Patienten mit HIT Typ II zugelassen. Das niedermolekulare Glykosaminoglykan Danaparoid wird offensichtlich von der Mehrzahl der Patienten vertragen [18]. Bei weniger als 10% besteht jedoch eine Kreuzreaktivität der Antikörper auch gegen Danaparoid [20]. Gegen das rekombinant hergestellte Polypeptid Lepirudin ist aufgrund der Strukturunterschiede eine Kreuzreaktivität nicht möglich.

Wegen der langen Halbwertszeit von Danaparoid und den bislang geringen Erfahrungen mit Lepirudin bei extrakorporalem Kreislauf kann bei elektiven herzchirurgischen Eingriffen auch bei Vorgeschichte einer HIT Typ II die Gabe von Heparin erwogen werden, spezifische Antikörper gegen Heparin/Plättchenfaktor-4 dürfen dann nicht mehr nachweisbar sein. Prä- und postoperativ verbietet sich dann aber der Einsatz von Heparin. Bei länger zurückliegender Reaktion wurde eine kurzfristige intravenöse Gabe von Heparin gut vertragen [13].

■ Reaktionen vom Spättyp.

Die häufigste Form einer Überempfindlichkeit gegen Heparin ist die Spättypreaktion, der pathogenetisch wohl eine Typ-IV-Allergie zugrundeliegt [11, 26]. Die starke Proteinbindung der Heparinmoleküle gilt als wichtiger Faktor für die Sensibilisierung. An welche Proteine Heparin bindet, ist nicht bekannt, auch sind die relevanten Epitope des Heparinmoleküls bislang nicht identifiziert. Weibliches Geschlecht, Diabetes mellitus und Adipositas sollen Risikofaktoren für die Entwicklung einer Spättypallergie gegen Heparin sein [16]. Nach einer Sensibilisierungsphase von sechs Tagen bis drei Wochen entwickeln sich an den Injektionsstellen infiltrierte Erytheme, selten Arzneiexantheme [23].

Der Nachweis des Auslösers von Spättypreaktionen an der Haut gelingt manchmal bereits durch Prick-, Intradermal- oder Epikutantest. Vor allem bei der Durchführung von Intrakutan- oder Epikutantests ist die Gefahr der iatrogenen Sensibilisierung in Betracht zu ziehen, so daß über Tests mit einem vermuteten Auslöser hinaus unseres Erachtens hier nur nach Abwägen von Nutzen und Risiko gezielt die Reaktion auf andere Substanzen überprüft werden sollte. Für Pricktests verwenden wir eine Standardreihe (Tabelle 3) an gängigen nieder- und hochmolekularen Heparinen sowie Heparinoiden. Die Ablesung erfolgt derzeit nach 20 Minuten und zwei Tagen. Zu beachten ist, daß bei einigen Patienten die Reaktionen erst später auftreten; gegebenenfalls sollte sich der Patient dann zur Ablesung nochmals vorstellen.

Führen Hauttests zu keiner Diagnose, so werden mit dem vermuteten Auslöser subkutane Provokationstests am Unterbauch vorgenom-

Tabelle 3. Reihe von Heparinen und Heparinoiden für Pricktests [1]

Handelspräparat	Wirkstoff
Hochmolekulare Heparine	
Heparin-Natrium Braun 5000	Heparin-Natrium, 10 000 IE/ml
Liquemin N 7500	Heparin-Natrium, 15 000 IE/ml
Calciparin 5000	Heparin-Calcium, 25 000 IE/ml
Niedermolekulare Heparine	
Clexane 40 mg	Enoxaparin-Natrium, 10 000 IE/ml*
Fragmin P	Dalteparin-Natrium, 12 500 IE/ml*
Fraxiparin 0,6	Nadroparin-Calcium, 9 500 IE/ml*
Heparinoide	
Orgaran	Danaparoid-Natrium, 1250 IE/ml*
Pentosanpolysulfate	
Fibrezym	Natriumpentosansulfat, 100 mg/ml
Anamnestisch verdächtiges Präparat	

Ablesung nach 20 min, nach 2 Tagen und gegebenenfalls auch später

[1] Unverdünnt; für Intradermaltests (siehe Text) 1:10 mit physiologischer Kochsalzlösung verdünnt

* Anti-Faktor-Xa-Einheiten

men. Die Tests können zumeist ambulant durchgeführt werden, eine unverzügliche medizinische Versorgung bei Auftreten einer Reaktion muß aber sichergestellt sein. Übliche Dosierungen sind bei örtlichen Überempfindlichkeitsreaktionen 50 oder 100% einer therapeutischen Dosis. Bei schweren Reaktionen sind niedriger beginnende, dann ansteigende Dosen zu wählen (z. B. 1/10/50/100% einer üblichen Einmaldosis). Das Intervall zwischen den Injektionen beträgt dann im allgemeinen einen Tag. Dieses Vorgehen ist auch für die Identifizierung von Ausweichpräparaten geeignet. Bei Vorgeschichte eines generalisierten Arzneiexanthems sollte eine fraktionierte subkutane Provokationstestung unter stationärer Beobachtung erfolgen.

Zur Identifizierung eines Ausweichpräparates kann versucht werden, bei einer Unverträglichkeit gegen ein hochmolekulares Heparin (12000 bis 15000 kDa) auf eine niedermolekulare Verbindung auszuweichen (4000 bis 6000 kDa). Allerdings sind Kreuzreaktionen zwischen verschiedenen Heparinen häufig [23]. Weiter kommt als Ausweichpräparat Danaparoid (Orgaran) in Betracht [12], wobei aber auch zwischen Heparinen und Danaparoid Kreuzreaktionen möglich sind [4]. Lepirudin (Refludan) ist bislang nur zur Behandlung von Patienten mit HIT Typ II und Desirudin (Revasc) zur Prophylaxe bei Patienten nach Versorgung mit Hüft- oder Knieendoprothesen zugelassen. Daher stellt die Anwendung von Lepirudin oder Desirudin bei Spättypreaktionen meist einen Heilversuch dar.

Beobachtungen an einzelnen Patienten haben gezeigt, daß auch bei nachgewiesener Spättyp-Überempfindlichkeit gegen subkutan verabreichtes Heparin die intravenöse Gabe vertragen wurde [4, 12, 14]. Allerdings gilt dies nicht für alle Patienten [12].

Reaktionen vom Soforttyp. Sehr selten wurden allergische Reaktionen vom Soforttyp beschrieben [19]. Von Bircher wurde eine Soforttypreaktion gegen Lepirudin berichtet, bei der spezifische IgG-Antikörper als reaktionsauslösend vermutet wurden [3].

Führen Prick- und gegebenenfalls auch Intradermaltests mit dem verdächtigen Auslöser zu keiner Diagnose, so werden mit dem vermuteten Auslöser fraktionierte Provokationstests über den ursprünglichen Zufuhrweg mit ausreichender Nachbeobachtungszeit unter stationärer Beobachtung vorgenommen. Übliche Dosissteigerungen sind (1), 10, 50 und 100% einer therapeutischen Dosis. Wird die Tagesdosis mit diesem Testprotokoll überschritten, so muß gegebenenfalls über zwei Tage (Tag 1: 10, 30, 60%; Tag 2: 100%) provoziert werden. Dieses Vorgehen ist auch für die Identifizierung von Ausweichpräparaten geeignet.

Impfstoffe

Neben dem Immunogen selbst können Impfstoffe Verunreinigungen aus Nährböden, Antibiotika, Konservierungsstoffe, Stabilisatoren und andere Hilfsstoffe enthalten. Einige dieser Inhaltsstoffe können Überempfindlichkeitsreaktionen auslösen. Die Diagnostik richtet sich nach der Art der aufgetretenen Reaktion und hat alle Inhaltsstoffe des Impfstoffes zu berücksichtigen.

Für die Hauttests ist nach Möglichkeit auf Standardsubstanzen für Prick-, Intradermal- oder Epikutantests zurückzugreifen. Die Immunogene selbst stehen nicht als Standardtestsubstanzen zur Verfügung und werden trotz oft dringlicher Indikation von den Herstellern nicht zur Verfügung gestellt. Die Interpretation von Hauttestergebnissen mit Impfstoffen ist durch mögliche unspezifische Testreaktionen auf das häufig enthaltene Aluminiumhydroxid erschwert. Bei Verdacht auf eine Soforttyp-Reaktion wird eine Untersuchung auf spezifische Serum-IgE-Antikörper gegen potentielle Soforttypallergene in Impfstoffen (z.B. Hühnerei, Gelatine) vorgenommen. Eine serologische Bestimmung des Impftiters ist bei Verdacht auf eine Hyperimmunitätsreaktion („Überimpfung") beziehungsweise zur Überprüfung der Impfindikation angezeigt.

Ein Provokationstest mit Impfstoffpräparaten zur Auslösung einer klinischen Reaktion ist aufgrund der biologischen Wirkungen von Impfstoffen nicht zu empfehlen. Besteht bereits ein ausreichender Impfschutz, so kann ein Provokationstest als unnötige Auffrischimpfung serumkrankheitsartige Symptome beziehungsweise generalisierte Exantheme auslösen [21]. Insbesondere bei Tetanus-Auffrischimpfungen wird nicht selten (v.a. bei 20- bis 30-Jährigen) ein überhöhter Spiegel an Tetanusantikörpern gefunden [17]; bei erneuter Impfung können dann durch „Überimpfung" Fieber, Schwellung und Schmerzen am Injektionsort, aber auch generalisierte Reaktionen auftreten.

Eine systemische Verabreichung von Impfstoffen sollte also nur dann erfolgen, wenn eine Impfindikation besteht. Bei Verdacht auf eine Unverträglichkeitsreaktion durch Inhaltsstoffe des Impfstoffes werden zunächst die obengenannten Tests durchgeführt; dabei ist auch die Impfindikation zu überprüfen. Ist eine Überempfindlichkeit gegen einen Inhaltsstoff des Impfstoffes bekannt, so sollte möglichst Karenz eingehalten werden. Stehen Ausweichpräparate aber nicht zur Verfügung, muß eine Risikoabwägung zwischen unterlassener Impfung und der Gefahr einer Reaktion durch die Impfung erfolgen.

Indizierte Impfungen werden im allgemeinen durchzuführen sein. Bei bekannter oder vermuteter Überempfindlichkeit gegen einen Impfstoffbestandteil ist eine fraktionierte Impfung unter stationärer Beobachtung zu empfehlen. Besteht beispielsweise eine Allergie vom Soforttyp gegen Hühnereiweiß und ist eine Impfung mit einem das Allergen enthaltenden Impfstoff indiziert, so konnte diese trotz Hühnereiallergie mit einem potentiell allergenhaltigen Mumps-/Masern-/Röteln-Impfstoff dann in üblicher Weise mit guter Verträglichkeit durchgeführt werden, wenn ein Prick- und Intrakutantest mit dem Impfstoff unauffällig waren [24]. Bei sechs hühnereiallergischen Kindern mit Hauttestreaktionen vom Soforttyp auf den Impfstoff kam es bei fraktionierter Impfung nicht zu einer allergischen Soforttypreaktion [9]. Uns hat sich ein Dosierungsschema bewährt, bei dem unter stationärer Beobachtung zunächst 10%, dann 30% und zuletzt 60% des Impfstoffes mit einem Zeitabstand von zwei Stunden verabreicht werden. Bei schweren Reaktionen und in Abhängigkeit vom Reaktionstyp sind gegebenenfalls die initialen Dosen niedriger oder die Injektionsabstände länger zu wählen. Als zusätzliche Vorsichtsmaßnahmen sind eine Prämedikation mit H1- und H2-Blockern sowie ein intravenöser Zugang zu empfehlen. Erfolgt die Zufuhr des Impfstoffes nicht in üblicher Einmaldosis, so sollte sicherheitshalber nach einigen Wochen der Impftiter überprüft werden. Nach unserer Erfahrung steigt dieser auch bei fraktionierter Impfung therapeutisch ausreichend an.

Ein nur geringes Risiko örtlicher oder systemischer Impfreaktionen besteht offensichtlich durch eine Kontaktsensibilisierung vom Spättyp gegen Thiomersal [1, 15]. Eine Minimierung des Risikos kann durch regelrechte intramuskuläre Applikation des Impfstoffes erfolgen: Um das Einbringen des Kontaktallergens in die Haut möglichst zu vermeiden, soll nach Aspiration des Impfstoffes aus der Ampulle vor der Injektion die Kanüle gewechselt werden.

Bewertung

Die Beurteilung der Ergebnisse dieser Tests entspricht derjeniger oraler Provokationstests (Kapitel I.10.). Die Möglichkeit „falsch negativer" oder „falsch positiver" Tests ist zu berücksichtigen, die Wertung muß in Hinblick auf die individuelle Gesamtsituation vorgenommen werden. Das Ergebnis ist im Allergiepaß festzuhalten. Dort ist auch die Applikationsart der Testsubstanzen, insbesondere auch vertragener Ausweichpräparate (einschließlich der Dosis), zu dokumentieren. Besteht bei Überempfindlichkeit die Möglichkeit einer Toleranzinduktion, so sollte bei Reaktion auf medizinisch bedeutsame Substanzen darauf hingewiesen werden.

Literatur

1. Aberer W (1991) Vaccination despite thimerosal sensitivity. Contact Dermatitis 24:6-10
2. Arnaud A, Philip-Joet F, Vervloet D, Charpin D (1987) Local anesthetic administration in patients supposed allergic. J Allergy Clin Immunol 79:239
3. Bircher AJ (1993) Allergische Reaktionen vom Spättyp auf Heparine. Allergologie 16:268-274
4. Boehncke W-H, Weber L, Gall H (1996) Tolerance to intravenous administration of heparin and heparinoid in a patient with delayed type hypersensitivity to heparins and heparinoids. Contact Dermatitis 35:73-75
5. Chandler MJ, Grammer LC, Patterson R (1987) Provocative challenge with local anesthetics in patients with a prior history of reaction. J Allergy Clin Immunol 79:883-886
6. Gall H, Kaufmann R, Kalveram CM (1996) Adverse reaction to local anesthetics: Analysis of 197 cases. J Allergy Clin Immunol 97:933-937
7. Ganzer D, Gutezeit A, Mayer G, Greinacher A, Eichler P (1997) Thromboembolie-Prophylaxe als Auslöser thromboembolischer Komplikationen: Eine Untersuchung zur Inzidenz der Heparin-induzierten Thrombozytopenie (HIT) Typ II. Z Orthop 135:543-549
8. Greinacher A, Mueller-Eckhardt C (1991) Diagnostik der Heparin-assoziierten Thrombozytopenie. Deutsch Med Wschr: 1479-1482
9. Herman JJ, Radin R, Schneiderman R (1983) Allergic reactions to measles (rubeola) vaccine in patients hypersensitive to egg protein. J Pediatr 102:196-199
10. Kennedy KS, Cave RH (1986) Anaphylactic reaction to lidocaine. Arch Otolaryngol Head Neck Surg 112:671-673
11. Klein GF, Kofler H, Wolf H, Fritsch PO (1989) Eczema-like, erythematous, infiltrated plaques: A common side effect of subcutaneous heparin therapy. J Am Acad Dermatol 21: 703-707
12. Koch P, Schäfer H, Bahmer FA (1991) Allergische Hautreaktionen gegen Standard- und niedermolekulare Heparine. Gute Verträglichkeit von Heparin-Analogen. Z Hautkr 66:428-435
13. Matthies B, Bürger T, Koch B, Böck M (1999) Heparin-induzierte Thrombozytopenie Typ II: Re-Exposition mit Heparin. Deutsch Med Wschr 124: 1267-1270
14. Méndez J, Sanchís ME, de la Fuente R, Stolle R, Vega JM, Martínez C, Armentia A, Sánchez P, Fernández A (1998) Delayed-type hypersensitivity to subcutaneous enoxaparin. Allergy 53:999-1003
15. Möller H (1994) All these positive tests to thimerosal. Contact Dermatitis 31:209-213
16. Moreau A, Dompmartin A, Esnault P, Michel M, Leroy D (1996) Delayed hypersensitivity at the injection sites of a low molecular-weight heparin. Contact Dermatitis 34:31-34
17. Müller HE, Müller M, Schieck W (1988) Tetanus-Schutzimpfungen - Indikation und Kontraindikation. DMW 113:1326-1328
18. Newman PM, Swanson RL, Chong BH (1998) Heparin-induced thrombocytopenia: IgG binding to PF4-heparin complexes in the fluid phase and cross-reactivity with low molecular weight heparin and heparinoid. Thromb Haemost 80:292-297
19. Odeh M, Oliven A (1992) Urticaria and angioedema induced by low-molecular-weight heparin. Lancet 340:972-973
20. Ranze O, Greinacher A (1999) Aktuelle Behandlungskonzepte bei Heparin-induzierter Thrombozytopenie. Deutsch Med Wschr 124:865-873
21. Schröder JP, Kuhlmann WD (1992) Avoidance of hyperergic reactions after booster tetanus toxoid vaccination. Lancet 340:379
22. Ring J (1988) Angewandte Allergologie. MMV Medizin Verlag, München
23. Trautmann A, Hamm K, Bröcker E-B, Klein CE (1997) Spättyp-Allergie gegen Heparin. Zschr Haut-Geschlechtskr 72:447-450
24. Trotter AC, Stone BD, Laszlo DJ, Georgitis JW (1994) Measles, mumps, rubella vaccine administration in egg-sensitive children: Systemic reactions during vaccine desensitization. Ann Allergy 72:25-28
25. Warkentin TE, Levine MN, Hirsh J, Horsewood P, Roberts RS, Gent M, Kelton JG (1995) Heparin-induced thrombocytopenia in patients treated with low molecular-weight heparin or unfractionated heparin. New Engl J Med 332:1330-1335
26. Zimmermann RJ Harenberg J, Weber E, De Vries JX, Jarass W, Schmidt W (1984) Behandlung bei Heparin-induzierter kutaner Reaktion mit einem niedermolekularen Heparin-Analog. Deutsch Med Wschr 109:1326-1328

Kapitel 18 Der Stichprovokationstest

Franziska Ruëff und B. Przybilla

Der Provokationstest dient in der Allergologie der Ermittlung der klinischen Reaktionslage bei vermuteter Überempfindlichkeit. Bei IgE-vermittelter, zu systemischen anaphylaktischen Reaktionen führender Bienen- oder Wespengiftallergie ist eine Allergenzufuhr in Form subkutaner Gabe von Hymenopterengift zur Provokation nicht geeignet [8]. Ein Expositionstest bei Hymenopterengiftallergie muß daher als Stichprovokationstest, d.h. mit voller Allergendosis, mit einem lebenden Insekt durchgeführt werden. Damit unterscheidet sich dieser Expositionstest grundsätzlich von anderen Provokationstests, bei denen eine Allergenzufuhr mit allmählicher Dosissteigerung die Regel ist.

Bei Hymenopterengiftallergie führen neuerliche Stiche nur bei einem Teil der Patienten erneut zu Reaktionen: So traten bei unbehandelten Patienten mit der Anamnese einer systemischen anaphylaktischen Stichreaktion nur in 9,4% [14] bis 61,1% [10] bei weiteren akzidentellen Stichen („Feldstichen") wiederum solche Reaktionen auf. Daher wäre eine Identifizierung derjenigen Patienten wünschenswert, die tatsächlich eine Hyposensibilisierung benötigen. Von verschiedenen Autoren wurde auch gefordert, die Indikation zur Hyposensibilisierung erst dann zu stellen, wenn bei einer Stichprovokation eine erneute systemische anaphylaktische Reaktion aufgetreten ist [2, 9, 18, 21].

Der prognostische Aussagewert einer Stichprovokation ohne systemische Reaktion ist allerdings gering und birgt zusätzlich die Gefahr eines Booster-Effekts: 21% der Patienten, die bei einer ersten Wespenstichprovokation nicht reagiert hatten, entwickelten bei einer Wiederholung des Expositionstests systemische anaphylaktische Reaktionen, die teilweise schwer waren [6]. Bei einer ähnlichen Untersuchung an Bienengift-allergischen Kindern traten ebenfalls zum Teil schwere systemische Reaktionen erst bei einer zweiten Stichprovokation auf [4]. Daher ist der Stichprovokationstest als diagnostisches Mittel im Hinblick auf die Indikationsstellung zur Insektengift-Hyposensibilisierung nicht geeignet.

Die Stichprovokation hat jedoch ausschlaggebende Bedeutung bei der Überprüfung der therapeutischen Wirksamkeit einer Hyposensibilisierung mit Hymenopterengift [16]. Dabei ist der Aussagewert der Stichprovokation demjenigen eines akzidentellen Stiches („Feldstich") deutlich überlegen: Eine exakte Identifizierung des Insekts ist bei akzidentellen Stichen meist nicht möglich, durch rasches Entfernen des Stachels mit Beendigung des Stichvorganges erfolgt möglicherweise nur eine geringe Allergenexposition und eine Objektivierung der Symptome unterbleibt. Es wurde gezeigt, daß im Vergleich zu einer ohne Reaktion vertragenen Stichprovokation ein vertragener „Feldstich" von wesentlich schlechterem Aussagewert hinsichtlich der Reaktion auf weitere Stiche ist [12].

Indikation

Bislang sind diagnostische Kriterien, die das Eintreten der klinischen Schutzwirkung durch die Hymenopterengift-Hyposensibilisierung sicher belegen, nicht verfügbar. Zwar verändern sich im Verlauf der Hyposensibilisierung immunologische Parameter; daraus ist ein Rückschluß auf die Reaktion des Patienten beim nächsten Stich allerdings nicht möglich. Die Stichprovokation ermöglicht es, noch ungeschützte, d.h. weiterhin systemisch reagierende Patienten zu identifizieren und sie einer wirksamen Behandlung zuzuführen. Lediglich eine schlecht vertragene Hyposensibilisierung mit schwereren oder wiederholten systemischen anaphylaktischen Reaktionen spricht für sich alleine bereits für einen unzureichenden Therapieeffekt. Bei solchen Patienten wird daher zunächst keine Stichprovokation vorgenommen, sondern erst einmal so vorgegangen wie bei nicht vertragener Stichprovokation. Bei erhöhtem Expositionsrisiko, so beispielsweise bei Imkern, sollte vor Wiedereintreten der exponierten Situation eine Stichprovokation vertragen worden sein.

Der Erfolg der Hymenopterengift-Hyposensibilisierung ist dosisabhängig: Besteht bei der üblichen Erhaltungsdosis von 100 µg Insektengift alle vier Wochen kein Schutz vor systemischen Reaktionen, so kann dieser bei den meisten Patienten durch eine Erhöhung der Erhaltungsdosis erreicht werden [3].

Kontraindikationen

Die Stichprovokation ist kontraindiziert, wenn von ihr keine weiterführende diagnostische Aussage zu erwarten ist oder wenn sie den Patienten unverhältnismäßig gefährdet. Wesentliche Kontraindikationen der Stichprovokation sind im besonderen:
- Wiederholte oder schwere systemische Reaktionen auf die Hyposensibilisierungs-Erhaltungsdosis
- Systemische Reaktion auf einen unter Erhaltungstherapie erfolgten akzidentellen Stich durch das ursächliche Insekt
- Anwendung von Beta-Blockern (auch Augentropfen) oder ACE-Hemmern
- Behandlung mit potentiellen Modulatoren der klinischen Reaktion (z. B. Antihistaminika, Immunsuppressiva)
- Unzureichend eingestelltes Asthma bronchiale
- Begleiterkrankungen, die zu einem erhöhten Stichrisiko führen bzw. im Falle des Auftretens systemischer Reaktionen die Behandlung der Reaktion erschweren können (so auch akute entzündliche oder andere Erkrankungen).

Zeitpunkt der Stichprovokation

In einigen Studien wurde die Stichprovokation bereits unmittelbar nach der Schnellhyposensibilisierung vorgenommen [4, 8, 22], üblicherweise wird sie nach Erreichen der Erhaltungstherapie durchgeführt [1, 7, 11, 15, 19]. Es ist zu empfehlen, die Stichprovokation möglichst für das erste (bis zweite) Behandlungsjahr zu planen: Falls weiter eine systemische Stichreaktion auftritt, könnte sich die Gesamtbehandlungsdauer sonst beträchtlich verlängern, da sie erst ab dem Zeitpunkt des Einsetzens einer wirksamen Behandlung zu berechnen ist. Weiter läßt sich ein Booster-Effekt durch einen neuerlichen Hymenopterenstich nicht ausschließen, so daß die Behandlung noch mindestens sechs Monate nach Stichprovokation fortgesetzt werden sollte. Entsprechend ist auf routinemäßige Stichprovokationen zur Überprüfung der Reaktionslage nach Beendigung der Hyposensibilisierung zu verzichten.

Praktische Durchführung

Da die Stichprovokation erfolgt, um diejenigen Patienten zu ermitteln, die trotz Hyposensibilisierung weiterhin systemisch reagieren, ist das wesentliche Risiko das Auftreten systemischer anaphylaktischer Reaktionen, die grundsätzlich potentiell lebensbedrohlich sind. Die Stichprovokation erfolgt jedoch unter ärztlicher Aufsicht am vorbereiteten Patienten mit der Möglichkeit sofortiger Therapie, daher ist auch bei systemischer Reaktion das Risiko geringer als bei einem „Feldstich". Der Patient bzw. dessen Sorgeberechtigte sind ausführlich über Durchführung, Risiken, diagnostischen Nutzen und therapeutische Konsequenzen der Stichprovokation aufzuklären; dies ist zu dokumentieren. Eine schriftliche Einverständniserklärung ist zu empfehlen.

Für die Stichprovokation werden Insekten derjenigen Spezies verwendet, mit deren Gift hyposensibilisiert wird. Bienen können direkt am Bienenstock eingefangen werden; damit man von einem reifen Giftapparat ausgehen darf, muß es sich um Flugbienen handeln. Wespen können an Orten gefangen werden, an denen sie üblicherweise nach Nahrung suchen, z. B. in Bäckereien oder Obsthandlungen. Bei Fangen und Transport ist möglichst behutsam vorzugehen, da die Insekten bei Gefahr Gift verspritzen können und es dadurch zu einer Reduktion der Giftdosis kommen kann. Die Insekten können kühl und dunkel einige Tage lebend aufbewahrt werden.

Der Test wird am nüchternen Patienten bei liegendem intravenösem Zugang vorgenommen. Es ist darauf zu achten, daß gegebenenfalls rasch erforderliche medizinische Maßnahmen nicht behindert werden (z. B. durch Kleidung,

Zahnprothesen, Schmuck). Die für die Behandlung anaphylaktischer Reaktionen notwendige Ausrüstung muß verfügbar und vorbereitet sein. Da anaphylaktische Reaktionen meist rasch nach Stich auftreten, ist eine Überwachung durch einen intensivmedizinisch erfahrenen Arzt vor allem in der ersten Stunde erforderlich. Darüber hinaus ist auch weiter eine ausreichende Nachbeobachtung nötig, da verzögert auftretende Reaktionen möglich sind. Es müssen dabei die für eine Notfallbehandlung erforderlichen Arznei- und Hilfsmittel verfügbar sein. In jeder Phase ist entsprechend geschultes Personal erforderlich.

Der Stich erfolgt vorzugsweise an der Streckseite des Oberarms. Das Insekt wird in Stichposition fixiert (z.B. unter einem feinmaschigen Netz) und gegebenenfalls durch mechanische Irritation zum Stechen veranlaßt. Der Stichvorgang sollte über mindestens eine Minute erfolgen, sofern es nicht bereits vorher zu einer systemischen Reaktion kommt. Nach einer Minute werden das Insekt bzw. der Stachel entfernt. Die Abgabe von Gift durch den Stich ist durch das Auftreten einer Quaddel und Rötung an der Stichstelle zu objektivieren. Ist nach 20 min keine örtliche Reaktion sichtbar, so muß, sofern keine systemische Stichreaktion aufgetreten ist, der Stich wiederholt werden. Haben sich innerhalb von 60 min nach Provokation keine systemischen Symptome entwickelt, so kann der Patient aus der intensiven Überwachung entlassen und anderweitig geeignet nachbeobachtet werden; am sichersten ist eine Beobachtung bis zum Folgetag unter stationären Bedingungen.

Tritt eine systemische Reaktion auf, so sind das Insekt bzw. der Stachel sofort zu entfernen und die Symptome nach den Grundsätzen der Notfalltherapie zu behandeln [13, 17]. Von einer bloßen Beobachtung der Reaktion zur Erfassung des Schweregrades ist abzuraten: Therapeutische Konsequenzen in Hinblick auf die Hyposensibilisierung ergeben sich aus jeder systemischen Stichreaktion.

Alle Maßnahmen, Symptome und therapeutischen Interventionen sind genau zu dokumentieren. Erst nach vollständigem Abklingen systemischer Reaktionen (*Cave:* Wiederauftreten systemischer Symptome einige Stunden nach dem akuten Ereignis!) kann der Patient entlassen werden.

Therapeutische Konsequenzen

Ist es zu einer systemischen Reaktion bei der Stichprovokation gekommen, so ist nach Abklingen der klinischen Reaktion und vollständiger Erholung des Patienten nach einigen Tagen eine Erhöhung der Behandlungsdosis auf 200 µg Insektengift alle vier Wochen (gegebenenfalls auch höher) vorzunehmen. Dies gilt auch, wenn es nach einem „Feldstich" zum Auftreten systemischer Reaktionen gekommen war. Die Überprüfung der Wirksamkeit der Dosissteigerung erfolgt wiederum durch eine Stichprovokation. Besteht eine dauerhafte Kontraindikation für eine Stichprovokation, so muß in einer Einzelfallentscheidung erwogen werden, wie bei nicht vertragener Stichprovokation die Hyposensibilisierungsdosis zu erhöhen.

Im Falle einer vertragenen Stichprovokation wird die Behandlung entsprechend dem Therapieplan fortgeführt. Die vertragene Stichprovokation hat einen recht hohen Aussagewert hinsichtlich der Verträglichkeit weiterer Stiche sowohl für die Dauer der Hyposensibilisierung wie auch für den Zeitraum danach [12, 20]. Auf das weitere Mitführen eines Notfallsets kann jedoch nicht verzichtet werden.

Literatur

1. Bäurle G, Schwarz W (1983) Hymenopterengift-Allergie. Dtsch Med Wochenschr 108:1351–1355
2. Blaauw PJ, Smithuis LOMJ (1985) The evaluation of the common diagnostic methods of hypersensitivity for bee and yellow jacket venom by means of an in-hospital sting. J Allergy Clin Immunol 75:556–562
3. Bousquet J, Ménardo JL, Velasquez G, Michel FB (1988) Systemic reactions during maintenance immunotherapy with honey bee venom. Ann Allergy 61:63–68
4. Forck G, Schalke B, Kalveram KJ, Kalveram C, Eising E (1991) Die Bedeutung unterschiedlicher Therapieschemata bei der Hyposensibilisierungsbehandlung von Insektengiftallergikern im Hinblick auf das Verhalten des spezifischen IgE und IgG bei 170 Hyposensibilisierungen. Berichtsband RAST 3:50–60
5. Forster J, Hauck P, Urbanek R (1991) Sequential bee sting challenge (SBSC) before hyposensitization therapy (HST) in children with bee venom allergy (BVA). J Allergy Clin Immunol 87:238
6. Franken HH, Dubois AEJ, Minkema HJ, Van der Heide S, De Monchy JGR (1994) Lack of reproducibility of a single negative sting challenge re-

sponse in the assessment of anaphylactic risk in patients with suspected yellow jacket hypersensitivity. J Allergy Clin Immunol 93:431–436

7. Golden DBK, Kagey-Sobotka A, Valentine MD, Lichtenstein LM (1981) Dose-dependence of Hymenoptera venom immunotherapy. J Allergy Clin Immunol 67:370–374
8. Hunt KJ, Valentine MD, Sobotka AK, Benton AW, Amodio FJ, Lichtenstein MD (1978) A controlled trial of immunotherapy in insect hypersensitivity. N Engl J Med 299:157–161
9. Kampelmacher MJ, Van der Zwan JC (1987) Provocation test with a living insect as a diagnostic tool in systemic reactions to bee and wasp venom: A prospective study with emphasis on the clinical aspects. Clinical Allergy 17:317–327
10. Lantner R, Reisman RE (1989) Clinical and immunological features and subsequent course of patients with severe insect sting anaphylaxis. J Allergy Clin Immunol 84:900–906
11. Müller U, Helbling A, Bischof M (1989) Predictive value of venom specific IgE, IgG and IgG subclass antibodies in patients on immunotherapy with honey bee venom. Allergy 44:412–418
12. Müller U, Berchtold E, Helbling A (1991) Honey bee venom allergy: Results of a sting challenge 1 year after stopping successful immunotherapy in 86 patients. J Allergy Clin Immunol 87:702–709
13. Müller U, Mosbech H, Blaauw P, Dreborg S, Malling HJ, Przybilla B, Urbanek R, Pastorello E, Blanca M, Bousquet J, Jarisch R, Youlten L (1991) Emergency treatment of allergic reactions to Hymenoptera stings. Clin Experimental Allergy 21:281–288
14. Peppe BC, Lockey RF, Madden EE, Baird I, Turkeltaub P (1983) Hymenoptera venom study (HVS), treatment results. J Allergy Clin Immunol 71:120 (abstract)
15. Przybilla B, Ring J, Grießhammer B, Braun-Falco 0 (1987) Schnellhyposensibilisierung mit Hymenopterengiften. Verträglichkeit und Therapieerfolg. Dtsch Med Wochenschr 112:416–424
16. Ruëff F, Przybilla B, Müller U, Mosbech H (1996) The sting challenge test in Hymenoptera venom allergy. Allergy 51:216–225
17. Tryba M, Ahnefeld FW, Barth J, Dick W, Doenicke A, Fuchs T, Gervais H, Laubenthal H, Löllgen H, Lorenz W, Mehrkens HH, Meuret GH, Möllmann H, Piepenbrock S, Przybilla B, Ring J, Schmutzler W, Schultze-Werninghaus G, Schüttler J, Schuster HP, Sefrin P, Zander J, Zenz M (1994) Akuttherapie anaphylaktoider Reaktionen. Anästhesist 43:211–222
18. Urbanek F, Forster F, Kühn W (1982) Insektenstichallergie – gelöste und ungelöste Probleme. Dtsch med Wochenschr 107:506–509
19. Urbanek R, Forster J, Kuhn W, Ziupa J (1985) Discontinuation of bee venom immunotherapy in children and adolescents. J Pediatr 107:367–371
20. Urbanek R, Kemeny DM, Richards D (1986) Subclass of IgG anti-bee venom antibody produced during bee venom immunotherapy and its relationship to long-term protection from bee stings and following termination of venom immunotherapy. Clin Allergy 16:317–322
21. Van der Linden PWG, Hack CE, Poortman J, Vivie-Kipp YC, Struyvenberg A, Van der Zwan JK (1992) Insect-sting challenge in 138 patients: Relation between clinical severity of anaphylaxis and mast cell activation. J Allergy Clin Immunol 90:110–108
22. Yunginger JW, Paull ER, Jones RT, Santrach PJ (1979) Rush venom immunotherapy program for honeybee sting sensitivity. J Allergy Clin Immunol 63:340–347

KAPITEL 19 Personelle und technische Voraussetzungen der allergologischen Diagnostik

H. GALL

Räumlichkeiten

Die Allergiediagnostik sollte nach Möglichkeit in mindestens zwei Räumen durchgeführt werden, die jedoch durch eine Zwischentür miteinander verbunden sind. In dem einen Raum sollten die Diagnostik für Spättypallergien und in dem anderen Raum die Diagnostik und Therapie der Soforttypallergien erfolgen. Für die serologische Diagnostik ist ein eigenes Labor erforderlich.

Epikutantestraum. Der Epikutantestraum sollte mit einem großen Arbeitstisch (die Maße richten sich nach den Räumlichkeiten) ausgestattet sein, auf dem die Schreibarbeiten sowie das Herrichten der Testpflaster erfolgen. Zur übersichtlichen Aufbewahrung der Testprotokolle werden die Sortierfächer 5227 von Leitz verwendet, zur Archivierung der Testprotokolle in Leitz-Ordnern Hängeschränke benutzt. Werden die Testergebnisse mittels EDV erfaßt, so ist ein Personalcomputer mit Drucker erforderlich. Das Computerprogramm ALLDAT (Allergologische Datenverarbeitung), entwickelt von der Dermatologischen Universitätsklinik Erlangen, eignet sich gut zur EDV-Erfassung und Auswertung allergologischer Daten [1]. Fahrbare Unterschränke dienen zur Aufbewahrung von Epikutan-Testsubstanzen (z. B. Testreihen von Hermal, Reinbek bei Hamburg) und Testpflaster (z. B. Finn Chambers on Scanpor, Vertrieb Hermal, Reinbek bei Hamburg) (Kapitel I.3.). Die Hermal-Epikutan-Testreihen basieren auf den Forschungsergebnissen und den Empfehlungen der Deutschen Kontaktallergie-Gruppe (DKG). In Tabelle 1 sind die erhältlichen Epikutantest-Testreihen aufgelistet, ergänzt um einige Berufsblöcke. Bei der Verdünnung von patienteneigenem Material arbeitet man mit Eppendorf-Pipetten, die entweder ein definiertes oder in einem bestimmten Bereich verstellbares Volumen aufweisen. Vorbereitete Blöcke mit Testsubstanzen können bis zum Gebrauch in einem Gefrierschrank (z. B. Liebherr, Ochsenhausen bei Biberach) bei –20 °C aufbewahrt werden. Bei der Ablesung der Testreaktion ist in Innenräumen eine schwenkbare Wand-/Deckenleuchte (z. B. Hanaulux von Heraeus, Hanau) hilfreich.

Prick- und Intrakutantestraum. In diesem Raum werden die Diagnostik (Testungen) und

Tabelle 1. Epikutantestblöcke

Standardreihe
- Arzneistoffe: Analblock, Antibiotika und Antimykotika, Augentherapeutika, Kortikosteroide, Lokalanästhetika, Unterschenkeltherapeutika
- Bürostoffe
- Desinfektionsmittel
- Duftstoffe
- Friseurstoffe
- Gummichemikalien
- Haushalt
- Holzverarbeitung
- Hölzer und Pflanzen
- Konservierungsstoffe (industriell, medizinisch)
- Kunststoffe (Lack-, Plastik-, Klebstoffe)
- Lederverarbeitung
- Lichtschutzsubstanzen (UV-Filter)
- Malerblock
- Metalle (Endoprothesenmetalle, zahnärztliche Metalle)
- Metallverarbeitung/Technische Öle
- Pestizide
- Photographische Chemikalien
- Quecksilberreihe
- Salbengrundlagen
- Textilverarbeitung
- Textilfarbstoffe (organische Farbstoffe)
- Zahnblock
- Zahnprothesenstoffe
- Photoallergene (Photo-Patchtest)

Tabelle 2. Naturlatexfreie Materialien

Untersuchungshandschuhe
- Glovex neoderm, Beiersdorf, Hamburg
- Vinyl-Handschuh, Dahlhausen, Köln

Infusionssysteme
- Intrafix Air P, Braun Medical, Melsungen
- Infusionsgerät P87 plus, Ohmeda, Erlangen

Infusionen
- Tutofusin OP, Kabi Pharmacia, Erlangen
- G5 Glucoselösung, Baxter, Unterschleißheim

Venenverweilkanülen
- Venflon 2, Ohmeda, Erlangen
- Vasofix Braunüle, Braun Medical, Melsungen

Pflaster
- Leukosilk, Leukoderm, Leukopor, Leukoflex aus Hansamed-Sortiment, Beiersdorf, Hamburg
- Omniflex, Hartmann, Heidenheim

EKG-Kleber
- „Red dot", Ag/AgCl, 3M-Health Care, St. Paul, USA

Blutdruckmanschette
- Manuell: Dura Cuf mit Silikonschlauch, Johnson & Johnson, Norderstedt
- Maschinell: Latexfreie Manschette, HP, Böblingen

AMBU-Beutel aus Silikon
- Resutator 2000-Familie mit Beutelvolumen von 0,3 l, 0,7 l, 1,7 l, Dräger, Lübeck

Beatmungshilfen
- Güdeltubus, Rüsch, Waiblingen
- Endotrachealtuben, Rüsch, Waiblingen

Tabelle 3. Hersteller kommerzieller Allergen-Extrakte

ALK-Scherax Arzneimittel, Hamburg
Allergopharma Joachim Ganzer, Reinbek
Bencard-Allergie-Dienst, München
Hal Allergie, Düsseldorf

Tabelle 4. Testkasten mit Soforttypallergenen

Inhalationsallergene
Pollen (Gräser/Getreide, Bäume, Kräuter, Blumen)
Schimmelpilze
Milben und Käfer
Stäube und Epithelien
Holzspäne und Pflanzenteile
Stoffe und Fasern

Lebensmittel
Getreidekörner
Ei, Milcheiweiß, Käse
Fleisch, Fische, Schalentiere
Gemüse, Früchte
Nüsse, Samen
Gewürze, Genußmittel, Hefen, Enzyme

Insekten
Bienen-, Wespengift

Umweltallergene
Formaldehyd
Naturlatex

Medikamente
Analgetika und Antiphlogistika
Penicilline, andere Antibiotika
Heparine
Jod und Kontrastmittel
Lokalanästhetika
Psychopharmaka
Vitamine

Therapie (Hyposensibilisierung) von Soforttypallergien durchgeführt. Da viele der Testpatienten eine Naturlatexallergie aufweisen [2], sollten in diesem Testraum nur *latexfreie Produkte* verwendet werden (Tabelle 2). Der Raum sollte mit einem Arbeitstisch zur Protokollierung, Unterschrank zur Aufbewahrung der Testprotokolle und Hängeschränken zur Archivierung der Testprotokolle in Leitz-Ordnern ausgestattet sein. Die Testpatienten sollten bequem in einem Sessel sitzen und den Arm ruhig auf der Lehne auflegen können. Der Sessel sollte mit einer Kippvorrichtung versehen sein (z.B. Nemectron, Karlsruhe), so daß der Patient bei Bedarf in die Schocklage gebracht werden kann. Ein großer Kühlschrank (z.B. Liebherr, Ochsenhausen bei Biberach) dient zur Aufbewahrung der kommerziellen Testsubstanzen für Prick- und Intrakutantests verschiedener Hersteller (Tabelle 3) sowie der Hyposensibilisierungslösungen der Patienten. Die Zusammensetzung des Testkastens mit den Soforttypallergenen ist in Tabelle 4 aufgeführt. Während die Testlösungen für die Inhalations-, Nahrungsmittel- und Insektengiftallergene von den Herstellern serienmäßig hergestellt werden, müssen die Umwelt- und Medikamentenallergene speziell angefertigt werden (z.B. a.m.b. Maser, Herne). Die Hauttestungen mit Nahrungsmitteln werden am besten mit Nativmaterial durchgeführt [3], deshalb sollten frisches Obst und Gemüse immer im Kühlschrank vorrätig sein. Ein Arzneimittelschrank ist notwendig für die Aufbewahrung von Medikamenten zur Testung mit Medikamentengrundsubstanzen, Hilfsstoffen oder Originalpräparaten. Praktisch ist ein fahrbarer Beistelltisch, auf dem das Testzubehör (Testsubstanzen sowie Nadeln, Lanzetten, Spritzen und Kanülen für Prick-, Scratch- und Intrakutantestungen) griffbereit liegt.

Tabelle 5. Inhalt der Schockapotheke

Notfallmedikamente
- Adrenalin (Suprarenin-Injektionslösung 1:1000)
- Dopamin (Dopamin Fresenius 50 mg/5 ml)
- Noradrenalin (Arterenol-Injektionslösung 1 ml und 25 ml)
- Hydroxyethylstärke 200/0,5 (HAES steril 3%, 6%, 10%)
- Elektrolytlösungen (Ringer-Lactat-Lösung)
- Dimetinden (Fenistil-Injektionslösung Brechampullen i.v.)
- Cimetidin (Tagamet, 4 ml, 10 ml Lösung)
- Kortikosteroide (Solu-Decortin H 25/50/100/250 Trockensubstanz und Lösungsmittel)
- Theophyllin (Euphylong 200/500 Injektionslösung i.v.)

Sonstiges
- Abschnürbinden, Stauschlauch
- Einmalspritzen
- Kanülen
- Infusionsbestecke
- Braunülen
- Blutdruckmeßgerät
- Stethoskop
- Intubationsbesteck
- Sauerstoff

Da bei der Testung und insbesondere bei der Hyposensibilisierung allergische Nebenwirkungen bis hin zum Schock auftreten können [5], müssen die Notfallmedikamente bereit liegen. Die Auswahl der Medikamente richtet sich nach den Therapieempfehlungen zur Akuttherapie anaphylaktoider Reaktionen [6]. Die empfohlenen Notfallmedikamente und das Zubehör sind am besten in einer tragbaren Schockapotheke (z.B. im Ulmer Koffer Standard, Weinmann, Hamburg) untergebracht (Tabelle 5). Zusätzlich ist ein EKG-Gerät (z.B. Siemens, Erlangen) erforderlich. Für schnelle Hilfe sollte die Telefonnummer des Rettungsdienstes sichtbar über dem Apparat angebracht sein.

Zur allergologischen Diagnostik gehören auch die Provokationstestungen an den Erfolgsorganen, d.h. an der Nasen- bzw. Bronchialschleimhaut. Mit dem Flowscreen von Jäger, Würzburg, können sowohl die Rhinomanometrie als auch die Lungenfunktionsdiagnostik ausgeführt werden. Nach Allergenapplikation werden mit der Rhinomanometrie der nasale Provokationstest und mit der Lungenfunktionsprüfung in Verbindung mit dem APS (Asthma-Provokations-System) der bronchiale Provokationstest durchgeführt.

Labor. Bei der serologischen In-vitro-Diagnostik der Soforttypallergien kommt es insbesondere auf den Nachweis spezifischer IgE-Antikörper an. Dafür stehen verschiedene Verfahren zur Verfügung (Kapitel I.5.). Für die Kopplung der Allergene werden Papier (RAST), Zelluloseschwämmchen (CAP), Baumwollfäden (CLA), Polystyrolkugeln (ALASTAT) oder Eisenspäne (Magic-lite) verwendet. Der IgE-Antikörpernachweis erfolgt entweder radioimmunologisch (RAST) oder enzymimmunologisch (EAST, CAP-FEIA, Phadenzym-Test), wobei heute zunehmend die enzymimmunologischen Methoden eingesetzt werden. Dabei stellt das Pharmacia-CAP-System, Freiburg, eine neue Generation der serologischen Allergiediagnostik dar [4]. Dieses Testsystem besteht aus dem Pharmacia Assay Management System Phamas (PC als Eingabe- und Auswertungsgerät) mit einem Drukker, dem Positioning Guide 96 für den Testansatz, dem Assay Washer 96 für das Auswaschen und dem Fluoro Count 96 (halb- oder vollautomatisch) als Photometer. Für dieses Testsystem ist ein eigenes Labor mit einer Arbeitsfläche von ca. 3 m×1 m erforderlich. Für das CAP-System steht eine breite Palette von Einzel- und Mischallergenen zur Verfügung. Das Allergenspektrum deckt sich weitgehend mit den Allergenen für die Prick- und Intrakutantestungen; bei den SAS-Allergenen („Special Allergen Service") finden sich zusätzlich seltene Allergene, vor allem Nahrungsmittel.

Personal

In der allergologischen Diagnostik sollten mindestens ein Arzt und eine Hilfskraft tätig sein. Die Hilfskraft (z.B. Arzthelferin) führt die Dokumentation und kann Testungen unter Aufsicht des Arztes durchführen. Die Beurteilung der Testreaktionen sowie die Injektionen bei der Hyposensibilisierung sind jedoch ausschließlich ärztliche Aufgaben. Arzt und Hilfskraft sollten ein eingespieltes Team sein bei der allergologischen Diagnostik und insbesondere bei der Behandlung von Notfällen. Es empfiehlt sich, einmal jährlich die kardiopulmonale Reanimation an einem Phantom zu üben. Für die serologische Diagnostik ist eine erfahrene medizinisch-technische Laborassistentin erforderlich (Kapitel I.5.).

Literatur

1. Diepgen TL, Stüben O (1989) EDV-Erfassung und Auswertung allergologischer Daten unter Berücksichtigung epidemiologischer und berufsdermatologischer Aspekte. Dermatosen 37:163–167
2. Gall H, Sterry W (1992) Soforttyp-Allergien auf Naturlatex. Dtsch Med Wschr 117:1401–1405
3. Gall H, Sterry W (1994) Nahrungsmittelallergie: Klinik, Diagnostik und Therapie aus dermatologischer Sicht. Dtsch Med Wschr 119:773–777
4. Kövary P (1993) Positionierung des CAP Systems gegenüber anderen Meßmethoden. Allergo J 2 (Suppl 3):149–151
5. Ming S, Tanner E, Lynn J, Friday G (1993) Nonfatal systemic allergic reactions induced by skin testing and immunotherapy. Ann All 71:557–562
6. Tryba M et al (1994) Akuttherapie anaphylaktoider Reaktionen: Ergebnisse einer interdisziplinären Konsensuskonferenz. Anaesthesist 43:211–222

Teil II
Klinische Diagnostik

KAPITEL 1 Asthma bronchiale

G. SCHULTZE-WERNINGHAUS und R. MERGET

Das Asthma bronchiale ist eine chronisch entzündliche, generalisierte Erkrankung der Atemwege. Die Symptomatik wird durch zwei charakteristische Merkmale gekennzeichnet: 1. anfallsweise Atemnot und 2. Atemwegshyperreaktivität gegen Reize unterschiedlicher Art. Die neueste internationale Definition [20] lautet: Asthma ist eine chronisch entzündliche Atemwegserkrankung, an der zahlreiche Zellen beteiligt sind, wie Mastzellen, Eosinophile, T-Lymphozyten, Neutrophile und Epithelzellen; bei suszeptiblen Individuen führt diese Entzündung zu anfallsweisen Phasen mit giemender Atmung, Atemnot, Engegefühl und Husten, insbesondere nachts und in den frühen Morgenstunden; diese Episoden sind üblicherweise verbunden mit generalisierter, jedoch variabler Atemwegsobstruktion, die oft reversibel ist, entweder spontan oder infolge Therapie; die Atemwegsentzündung verursacht außerdem eine gesteigerte Atemwegsreagibilität gegen eine Anzahl verschiedener Reize.

Asthma und Allergie

Ätiologie und Pathogenese des Asthma bronchiale sind uneinheitlich. Keineswegs alle Patienten mit Asthma bronchiale sind allergisch. Daher ist das Asthma bronchiale als Syndrom aufzufassen, nicht als ätiologisch definiertes Krankheitsbild.

Das Risiko, an Asthma zu erkranken, nimmt mit der Höhe des Gesamt-IgE zu [10]. Die frühkindliche inhalative Allergenbelastung (Milbe, Katze) ist mit der Prävalenz von Sensibilisierungen gegen Inhalationsallergene eng verknüpft [54]. Wahrscheinlich determiniert die Allergenbelastung (Milbe) im frühen Kindesalter auch das Risiko, an Asthma zu erkranken [25].

Dennoch zeigt sowohl im Kindes- als auch im Erwachsenenalter nur ein Teil der Erkrankten Soforttypsensibilisierungen (Abb. 1, [39]). Das allergische Asthma bronchiale beruht überwiegend auf Sensibilisierungen gegen Aeroallergene. Die relative Bedeutung der Allergene variiert erheblich in Abhängigkeit von den Expositionsbedingungen [18]. Führende Allergene stammen in Mitteleuropa von Hausstaubmilben, Katzen, Hasel-, Birken- und Gräserpollen.

In allen Altersstufen sind neben allergischen Ursachen auch andere ätiologische Faktoren anzunehmen. Hierzu gehören in erster Linie infektiöse Agentien (Viren, Chlamydien, Bakterien), deren Stellenwert Gegenstand der Forschung ist.

Das sogenannte intrinsische, nicht allergische Asthma ist bisher ätiologisch nicht aufgeklärt. Nicht allergische Faktoren scheinen das chronische Asthma des Erwachsenen wesentlich zu bestimmen, auch wenn Soforttypsensibilisierungen nachweisbar sind. Daher ist die Zuordnung allergisch oder nicht allergisch im Einzelfall oft nur schwer möglich.

Epidemiologie

Prävalenz

Die epidemiologische Forschung hat in den vergangenen Jahren international standardisiert erhobene Zahlen über die Prävalenz des Asthma bronchiale im Kindes- und Erwachsenenalter vorgelegt. Hervorzuheben sind insbesondere ISAAC (International Study of Asthma and Allergies in Childhood [5, 6]) bei Kindern bis zum 14. Lebensjahr und der European Community Respiratory Health Survey [9] bei Erwachsenen.

Durch vergleichende Untersuchungen ist eine weltweite Zunahme der Prävalenz nachgewiesen worden (Tabelle 1), deren Ursache bisher ebensowenig geklärt ist wie die erheblichen regionalen und internationalen Prävalenzunterschiede. Bei Kindern liegt die Prävalenz nach diesen Stu-

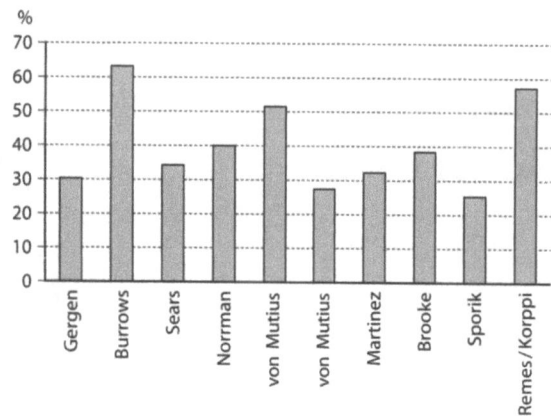

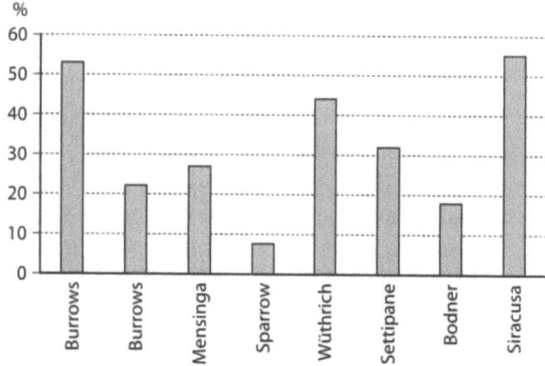

Abb. 1. Prozentualer Anteil der auf eine Atopie zurückzuführenden Asthmafälle [nach 39, siehe dort auch angegebene Literatur]. Atopiedefinition: mindestens ein positiver Hautpricktest. *Obere Bildhälfte:* Kinder. *Untere Bildhälfte:* Erwachsene

dien zwischen 2% und 8%, bei Erwachsenen zwischen 3% und 36%. Zahlreiche Befunde legen jedoch nahe, daß die Zunahme auf Änderungen der Lebensweise bzw. der Umgebung beruht. Dies ist besonders deutlich belegt worden durch die Vergleichsuntersuchungen zwischen Ost- und Westdeutschland nach der Wiedervereinigung, die eine geringere Asthmaprävalenz in der ehemaligen DDR zeigten, trotz genetisch homogener Bevölkerung, jedoch unterschiedlichen Lebensbedingungen über 40 Jahre.

Mortalität

Deutschland gehört bei Berücksichtigung aller Altersgruppen, mit 1992 fast 10 Asthmatoten auf 100 000 Einwohner, weltweit zu den Ländern mit der höchsten Asthmamortalität. Schwierig ist die Erfassung der Todesfälle bei Asthma bronchiale; die verfügbaren Zahlen des Statistischen Bundesamtes beruhen auf den Totenscheinangaben. Hiernach ist die Mortalität in allen Altersgruppen seit der Mitte der 80er Jahre rückläufig. Als verhältnismäßig verläßlich werden Angaben in der Altersgruppe <35 Jahre betrachtet. In dieser Gruppe sterben derzeit ca. 100 Menschen pro Jahr bundesweit an Asthma, während es vor 15 Jahren noch ca. 150 Menschen waren [49].

Sozioökonomie

Die Krankheit Asthma bronchiale belastet die Volkswirtschaft erheblich. 1992 betrugen die direkten und indirekten Kosten ca. 5,13 Milliarden DM. Damit ergeben sich durchschnittliche Kosten pro Asthmatiker von 1280 DM pro Jahr bzw. 3,50 DM pro Tag. Die direkten Kosten belaufen sich auf einen Anteil von ca. 61% bzw. 2,14 DM pro Tag (Tabelle 2 [28, 35]).

Bei Erwachsenen erhöhen sich die Gesamtkosten bei schweren Krankheitsbildern im Vergleich zu leichteren Formen von ca. 3300 auf 12 000 DM, bedingt vor allem durch die hohen indirekten Kosten [35]. Ziel der Therapie muß somit aus sozioökonomischer Sicht vor allem die Reduktion des Asthmaschweregrades sein.

Arbeitsunfähigkeit. 1993 gingen etwa 2,6 Millionen Arbeitstage durch Arbeitsunfähigkeit der GKV-Pflichtmitglieder (ohne Rentner) wegen Asthma verloren. Im Durchschnitt dauerte die Arbeitsunfähigkeit ca. 20 Tage [49].

Allergisches Berufsasthma. Das Asthma bronchiale (BK-Nr. 4301) gehört zu den häufigsten Berufskrankheiten. 1996 entfielen 7,9% aller Anzeigen und 6,8% aller Neuanerkennungen auf diese Erkrankung. Es wurden insgesamt 14 037 Leistungsfälle entschädigt, pro Fall mit im Mittel ca. 15 000.– DM pro Jahr. Insgesamt wurden Leistungen von 215 Millionen DM erbracht [49].

Stationäre Behandlungen. 1995 wurden knapp 67 000 Asthmafälle behandelt. Die mittlere Verweildauer betrug 10,9 Tage. Dies bedeutet Kosten von mehr als 250 Millionen DM pro Jahr [49].

Vorzeitige Renten. 1995 wurden 3019 Asthmatiker aufgrund verminderter Erwerbsfähigkeit vorzeitig berentet, im Durchschnitt mit 51 (Männer) bzw. 54 (Frauen) Jahren [49].

Tabelle 1. Prävalenzzunahme des Asthma bronchiale in Vergleichsuntersuchungen (nach 18, 32)

Land	Population	Alter (Jahre)	Erste Untersuchung	Prävalenz %	Folge-untersuchung	Prävalenz %
Finnland	Rekruten	18–20	1966	0,3	1989	1,8
Finnland	Jugendliche	12–18	1977	1,0	1991	2,8
Deutschland	Schüler	9–11	1991	3,7	1995	4,1
Großbritannien	Kinder	8–13	1964	4,1	1994	19,6
Großbritannien	Kinder	12	1973	4,2	1988	9,1
Großbritannien	Kinder	7,5–8,5	1978	11,1	1991	12,8
Norwegen	Kinder	7–12	1981	2,0	1993	4,2
Schweden	Rekruten	18–20	1971	1,9	1992	5,6
Schweden	Kinder	7–9	1979	2,5	1991	5,7
Schweiz	Kinder	4–6	1968	1,7	1981	2,0
Schweiz	Jugendliche	15	1968	1,9	1981	2,8

Tabelle 2. Kosten von Asthma in Millionen DM 1992 (nach Nowak et al. [35])

Direkte Kosten	
Ambulante Behandlung	748
Arzneimittel	1068
Stationäre Behandlung	684
Rehabilitation	441
Krankengeld	213
Indirekte Kosten	
Arbeitsunfähigkeit	840
Erwerbsunfähigkeit	616
Vorzeitige Todesfälle	520
Summen	
Direkte Kosten	3154
Indirekte Kosten	1976
Gesamtkosten	**5130**

Ziel der Asthmatherapie muß somit aus sozio-ökonomischer Sicht insbesondere die Vermeidung vorzeitiger Renten und stationärer Behandlungen sein, durch geeignete Prävention und Beachtung der Empfehlungen des Asthmamanagements.

Klinik

Nach jüngsten Empfehlungen wird das Asthma in 4 Schweregrade eingeteilt (Tabelle 3 [55]). Diese Einteilung ist therapeutisch nützlich. Tatsächlich reicht die Bandbreite der Symptomatik von den Prodromalstadien Husten oder Atembeklemmung bis zum irreversiblen Status asthmaticus. Der intra- und interindividuelle Verlauf der Erkrankung wie auch die Symptomatik variieren in erheblichem Ausmaß.

Diagnostik

Die Bedeutung einer exakten Asthmadiagnostik geht aus den Prävalenzdaten und aus der hohen sozio-ökonomischen Bedeutung des Asthma bronchiale hervor. Nur mit exakter Diagnostik, vor allem in Bezug auf die allergischen Ursachen der Erkrankung, kann eine sinnvolle, kostenorientierte Therapie bzw. Allergenkarenz erfolgen. Dieser Aspekt wird derzeit nicht hinreichend berücksichtigt. Qualitätssicherungsmaßnahmen und Konzepte einer sinnvollen Vernetzung der Leistungserbringer stecken noch in den Kinderschuhen.

Übersicht

In der Diagnostik des allergischen Asthma bronchiale sind *Krankheitsnachweis* (=Asthmadiagnose) und *Ursachenanalyse* (=Allergiediagnose) zu unterscheiden.

Der Krankheitsnachweis erfolgt durch
- Anamnese (anfallsweise Atemnot)
- Befund (giemende Atmung)
- Lungenfunktionsprüfungen (Spirometrie, Fluß-Volumen-Kurve, Bodyplethysmographie, Blutgasanalyse)
- Bronchodilatationstest mittels Beta-Sympathomimetikum

Tabelle 3. Klassifizierung der Asthmaschweregrade bei Erwachsenen (Atemwegsliga 1998 [55])

Stufe	Bezeichnung		Symptome		FEV_1 bzw. PEF
			Tag	Nacht	% Sollwert
4		Schwer	Ständig	Häufig	< 60%
3	Persistierend	Mittelgradig	Täglich	> 1mal pro Woche	> 60/< 80%
2		Leicht	< 1mal täglich	> 2mal pro Monat	≥ 80%
1	Intermittierend		≤ 2mal pro Woche	≤ 2mal pro Monat	> 80%

- Peak-Flow-Verlaufsmessungen
- Hyperreaktivitätstests
- Belastungsuntersuchungen
- In-vitro-Untersuchungen
- Broncho-alveoläre Lavage
- Induziertes Sputum
- Exhalat-Analyse (Stickstoffmonoxid, u.a.m.)
- Therapieversuch (Kortikosteroide)

Die Diagnosestellung und die Abgrenzung gegen andere Ursachen der anfallsweisen Dyspnoe können schwierig sein. Nicht immer ist die Lungenfunktion pathologisch; auch kommen – besonders bei bestimmten Formen des Berufsasthmas – Fälle ohne Hyperreaktivität vor. In schweren Fällen ist die Abgrenzung gegen die chronische obstruktive Bronchitis bzw. das Lungenemphysem ohne längeren Therapieversuch nicht immer zweifelsfrei möglich. Andererseits können Hyperreaktivitätstests positiv sein, ohne daß ein manifestes Asthma vorliegt (positiv bei ca. 15% der Bevölkerung, bei nur ca. 5% Asthma). Auch eine Eosinophilie (Sputum, Blut) bzw. ein erhöhtes eosinophiles kationisches Protein (ECP) sind nicht obligat mit einem klinischen Asthma verbunden. Beide Befunde lassen sich als mögliche Prodromi eines manifesten Asthma interpretieren.

Zur Ursachenanalyse gehören insbesondere
- Anamnese (persönliche und berufliche Umwelt, Zusammenhangsbeobachtungen, etc.)
- Hauttestung
- In-vitro-Diagnostik (Gesamt-IgE, spezifisches IgE)
- Bronchiale (nasale) Provokationstestung
- Arbeitsplatzprovokation

Als Goldstandard des Allergienachweises bei Asthma bronchiale gilt der bronchiale Provokationstest. In der Praxis wird dieser jedoch – außer in gutachterlichen Fragestellungen – wegen des Risikos einer schweren Atemwegsobstruktion nur selten durchgeführt. Ersatzweise läßt sich der Zusammenhang zwischen kutan oder in vitro (spezifisches IgE) nachgewiesener Sensibilisierung und Asthma bronchiale durch eine sorgfältig erhobene Anamnese und evtl. nasale Provokation oft belegen. Der Zusammenhangsnachweis ist nicht nur für gutachterliche Fragen von Bedeutung, sondern insbesondere für die Durchführung von Karenzmaßnahmen bzw. die Indikationsstellung zur spezifischen Immuntherapie.

Nachfolgend werden die diagnostischen Maßnahmen bei Asthma bronchiale aus allergologischer Sicht dargestellt, dem Thema dieses Werkes entsprechend.

Krankheitsnachweis (= Asthmadiagnose)

Zu unterscheiden ist die *Erstdiagnostik* von der *Verlaufsdiagnostik*, d.h. der Überwachung von Krankheitsverlauf und Therapieerfolgen. Die Basisdiagnostik beschränkt sich zunächst auf einige wenige einfache Tests. Die Anamnese ist der wichtigste diagnostische Parameter (Tabelle 4). Bei Asthma sollte eine variable Symptomatik von Pfeifen in der Brust und/oder Kurzatmigkeit ohne adäquaten Stimulus vorhanden sein. Von besonderer Bedeutung ist die Frage nach auslösenden Faktoren wie Allergenen, Irritantien, körperlicher Anstrengung oder Virusinfekten; bei Eruierung derartiger Auslöser wird die Anamnese spezifischer. Die häufigste Differentialdiagnose variabler Dyspnoe bei jungen Menschen stellt das Hyperventilationssyndrom dar, das aber nicht mit Pfeifen in der Brust verknüpft ist. Hier kann in unklaren Fällen ein unspezifischer bronchialer Provokationstest durchgeführt werden.

Nach den Empfehlungen des NIH (1997 [20]) läßt sich die *Erstdiagnostik* in folgende Stufen gliedern:
I. Diagnosesicherung durch
- Nachweis einer anfallsweisen Atemwegsobstruktion

Tabelle 4. Anamnese bei Asthma bronchiale (nach NIH 1997 [20])

Beschwerden
- Husten
- Pfeifende Atmung („Giemen")
- Kurzluftigkeit
- Thorakales Engegefühl
- Sputum

Art der Symptomatik
- Ganzjährig und/oder saisonal
- Kontinuierlich und/oder anfallsweise
- Beginn, Dauer, Häufigkeit der Anfälle (Anzahl der Tage oder Nächte, pro Woche oder pro Monat)
- Variabilität am Tage, in der Nacht; frühmorgendliches Erwachen

Verschlimmernde bzw. auslösende Faktoren
- Virusinfekte
- Allergene (Innenraum, Außenluft; siehe Tabelle 5)
- Anstrengung
- Berufliche Faktoren
- Änderungen der Umgebung (privat, beruflich)
- Irritantien (Zigarettenrauch, Gerüche, Luftverschmutzung, berufliche Faktoren)
- Emotionale Faktoren (Angst, Ärger, Frustration, Lachen, Schreien)
- Medikamente (Acetylsalicylsäure oder andere Schmerzmittel, Betablocker einschließlich Augentropfen, etc.)
- Nahrungsmittel
- Wetterbedingungen, Temperaturwechsel
- Endokrine Faktoren (Menstruation, Schwangerschaft, Schilddrüsenerkrankung)

Krankheits- und Therapieverlauf
- Alter bei Krankheitsbeginn und Diagnosestellung
- Pulmonale Risiken der ersten Lebensjahre (bronchopulmonale Dysplasie, Pneumonien, elterliches Rauchen)
- Krankheitsverlauf
- Aktuelles Krankheitsmanagement und Therapieerfolg, Therapieplan für Dauertherapie und Exazerbation
- Kortikosteroidbedarf, Häufigkeit
- Begleiterkrankungen

Familienanamnese
- Asthma, Allergien, Sinusitis, Rhinitis, Polyposis nasi (jeweils bei engen Verwandten)

Soziale Faktoren
- Wohnungsbedingungen (Alter, Ort, Heizung, Klimaanlage, Kamin, Luftbefeuchtung, Schimmelbewuchs, Einrichtung von Wohn- und Schlafräumen, insbesondere Betten, Teppiche und Möbel)
- Rauchen, Passivrauchen
- Arbeitsplatzbedingungen, Schule
- Faktoren, welche die Patientencompliance beeinträchtigen könnten, wie Suchtgewohnheiten
- Soziale Verhältnisse
- Ausbildungsgrad

Umstände der Exazerbationen
- Prodromalsymptome
- Üblicher Ablauf und Therapieerfolg

Krankheitsbedingte Belastung von Patient und Familie
- Häufigkeit ambulanter und stationärer Versorgung wegen Exazerbationen
- Lebensbedrohliche Notfälle
- Arbeitsunfähigkeitstage/Schulfehlzeiten
- Einschränkung der Belastbarkeit bei Arbeit, körperlicher Belastung und Sport
- Nächtliche Atemnotanfälle
- Einfluß auf Wachstum, Entwicklung, Verhalten, Schul- und Arbeitsfähigkeit und Lebensweise
- Bedeutung für Familienleben im Alltag und bei Unternehmungen sowie auf die Entwicklung der Familie
- Ökonomische Bedeutung

Einschätzung der Krankheitsperzeption durch Patient und Familie
- Wissen von Patient und Angehörigen über Erkrankung, Krankheitsverlauf (Chronizität) und Effektivität der Therapie
- Einschätzung des Patienten über Gebrauch und Langzeitwirkungen der Medikation
- Fähigkeit von Patient und Angehörigen, die Krankheit zu bewältigen
- Unterstützung der Angehörigen bei Exazerbationen
- Ökonomische Möglichkeiten
- Soziokulturelle Auffassungen

- Nachweis einer zumindest partiellen Reversibilität der Obstruktion
- Ausschluß anderer Diagnosen

II. Wichtigste Instrumente zur Diagnosesicherung sind
- Detaillierte Anamneseerhebung
- Physikalische Untersuchung mit Schwerpunkt auf obere Luftwege, Thorax und Haut
- Spirometrie (Obstruktionsnachweis, Reversibilität)

III. Zusätzliche Untersuchungen sind zu erwägen, um
- Die Differentialdiagnose zu erheben
- Auslösende Faktoren zu identifizieren
- Den Schweregrad der Erkrankung einzuschätzen
- Mögliche Komplikationen zu erkennen

Die *Verlaufsdiagnostik* sollte aus Aufzeichnungen des Patienten (Medikation, Peak Flow) und regelmäßigen ärztlichen Kontrollen bestehen. Geeignete Beurteilungskriterien sind
- Anamnestische Daten
  - Lebensqualitätsparameter
  - Exazerbationen
  - Therapieverlauf
  - Sonstige Beobachtungen (Therapienebenwirkungen, auslösende Faktoren etc.)
- Aktuelle Asthmasymptomatik
- Lungenfunktion

In den Empfehlungen des NIH (1997 [20]) werden Kriterien für die Überweisung zum Spezialisten angegeben:
- Lebensbedrohliche Exazerbation
- Kein ausreichendes Ansprechen auf die Therapie
- Atypisches Krankheitsbild, differentialdiagnostische Probleme
- Komplexes Krankheitsbild, z.B. Kombination mit Sinusitis, Polyposis nasi, bronchopulmonale Aspergillose, schwere Rhinitis, Larynxdysfunktion, gastroösophagealer Reflux, chronische obstruktive Lungenerkrankung (=chronisch obstruktive Bronchitis, COLD)
- Zusätzliche diagnostische Maßnahmen, wie Allergiediagnostik, Rhinoskopie, ausführliche Lungenfunktionsprüfung, Provokationstestungen, Bronchoskopie
- Zusätzliche beratende Maßnahmen bzgl. Therapiecompliance und Prävention
- Spezifische Immuntherapie

- Schweregrad Stufe 4, evtl. Stufe 3
- Orale oder hochdosierte inhalative Kortikosteroid-Dauertherapie bzw. mehr als zwei kortikosteroidpflichtige Asthmaexazerbationen in einem Jahr
- Patienten vor dem 3. Lebensjahr mit mittelschwerem und schwerem Asthma bronchiale
- Verdacht auf Berufsasthma, Verdacht auf allergisches Asthma (Aeroallergene, Nahrungsmittelallergene)
- Verdacht auf gravierende psychiatrische oder psychosoziale Problematik

Asthmaanamnese. Die Asthmadiagnose basiert wesentlich auf der Anamnese, bedingt durch die intra- und interindividuelle Variabilität der Symptome und Befunde der Erkrankung. Mit der Anamnese lassen sich erfragen
- Asthmatypische Symptome (Husten, pfeifende Atmung, thorakales Engegefühl, Anfallsluftnot)
- Stützende Befunde (positive Familienanamnese bzgl. Asthma und Allergien)
- Schweregrad des Asthma bronchiale (Häufigkeit und Schwere der Symptome, Anstrengungstoleranz, Krankenhausaufenthalte, Medikation – vgl. Tabelle 3)
- Asthmaauslösende Faktoren (Infekte, Allergene, Arbeitsplatz, Irritantien wie Tabakrauch, Kaltluft oder Parfüms)

Die Anamnese ist naturgemäß dem jeweiligen Lebensalter des Patienten bzw. den Umständen (Fremdanamnese durch Begleitpersonen?) anzupassen. Die hier angegebenen Fragen richten sich vorwiegend an den erwachsenen Patienten mit Asthma. In den Empfehlungen des NIH (1997 [20]) werden folgende Kernfragen zur Diagnosesicherung eines Asthma bronchiale (*Erstdiagnostik*) angegeben:
- Hatten Sie in den vergangenen 12 Monaten
  - anfallsweise Husten, pfeifende Atmung oder Luftnot, einmal oder mehrfach?
  - Erkältungen, die auf die Bronchien schlugen oder mehr als 10 Tage gedauert haben?
  - Husten, pfeifende Atmung oder Luftnot während einer bestimmten Jahreszeit?
  - Husten, pfeifende Atmung oder Luftnot an bestimmten Orten oder bei Exposition gegen bestimmte Dinge, wie Haustiere, Tabakrauch, Parfüm?
  - Bedarf an atemwegserweiternden Medikamenten? Wie oft? Haben diese geholfen?

- Hatten Sie in den vergangenen 4 Wochen Husten, pfeifende Atmung oder Luftnot
  - nachts/frühmorgens?
  - bei körperlichen Anstrengungen?

Für die *Verlaufsdiagnostik* werden folgende Fragen empfohlen (nach NIH 1997 [20]):
- Wie geht es? Hat sich Ihr Asthma verschlimmert oder gebessert seit Ihrem letzten Besuch?
- An wievielen Tagen hatten Sie in den vergangenen 2 Wochen
  - Husten, pfeifende Atmung, Luftnot oder Engegefühl?
  - nächtliche oder frühmorgendliche Atemnot? Hat Ihr Asthmaspray geholfen?
  - Atembeschwerden bei körperlicher Anstrengung?

Befund. Die körperliche Untersuchung ist bei leichten Asthmaformen wenig sensitiv, dies gilt auch bei zum Zeitpunkt der Untersuchung symptomatischen Patienten. Die physikalische Untersuchung sollte sich auf den Thorax, die oberen Luftwege und die Haut konzentrieren, jedoch auch grundsätzlich eine orientierende Untersuchung des gesamten Organismus einschließen.

Charakteristische Befunde bei ausgeprägtem Befund sind:
- *Inspektion:* Hyperinflation des Thorax, mit Thoraxdeformierung (thorax piriformis) insbesondere im Kindesalter, Aktivierung der Atemhilfsmuskulatur
- *Auskultation:* Während ruhiger Atmung pfeifende bzw. giemende Nebengeräusche bei normalem Vesikuläratmen, evtl. Verlängerung des Exspiriums. Häufig hört man Pfeifen aber nach forcierter Exspiration mit geöffnetem Mund. Die Auskultation ist von unterschiedlicher Spezifität für verschiedene Altersgruppen. Bei jungen Patienten ist Pfeifen hoch spezifisch, aber es gibt auch Patienten, bei denen eindeutig Pfeifen besteht, bei denen aber der Nachweis variabler Lungenfunktionseinschränkungen nicht gelingt und die meist auch paucisymptomatisch sind [30]; hier ist differentialdiagnostisch an eine Stimmbanddysfunktion zu denken. Bei sehr schwerem Asthma hört man kein Pfeifen mehr, aber ein leises Atemgeräusch („stille Lunge"). Die klinischen Zeichen der chronischen Lungenüberblähung sind beim Asthma selten, bronchitische Beschwerden bestehen häufig, sind jedoch nicht spezifisch für Asthma.

Typische Begleitbefunde sind
- Behinderte Nasenatmung, nasale Hypersekretion, Polyposis nasi
- Konjunktivitis
- Atopisches Ekzem

Das Fehlen aller genannten Befunde schließt ein Asthma bronchiale keinesfalls aus.

Lungenfunktionsprüfungen. Lungenfunktionsprüfungen gehören bei Asthma bronchiale zur Basisdiagnostik. Auf Empfehlungen zur Durchführung der Lungenfunktionsdiagnostik wird verwiesen [1, 2, 43, 52]. International wird als Standardverfahren unverändert die Spirometrie empfohlen [20], bestimmt mit einfachen Geräten, z. B. Keilbalgspirometern (z. B. Vitalograph). Diese Verfahren bestimmen das forciert ausgeatmete Volumen im zeitlichen Verlauf. Weltweit hat sich die Bestimmung von forcierter Vitalkapazität (FVC) und forcierter Einsekundenkapazität (FEV_1) mittels derartiger Spirometer als kostengünstiges Verfahren zur Beurteilung restriktiver und obstruktiver Ventilationsstörungen durchgesetzt. Bei technisch einwandfreier Durchführung der Untersuchung sind valide Resultate zu erwarten [1, 2, 20, 43]. Insbesondere durch Schulung der technischen Mitarbeiter ist ein guter Standard erreichbar. Geeignete Kurse werden von den Fachgesellschaften angeboten.

Beide „Kapazitäten" (Vital-, Einsekunden*kapazität*) sind Volumina; die Sollwerte errechnen sich aus Alter, Geschlecht und Größe. Am verbreitetsten sind in Europa die Sollwerte der Europäischen Gesellschaft für Kohle und Stahl [43]. Der „klassische" Tiffeneau-Index, auch als relative Einsekundenkapazität bezeichnet, errechnet sich nach der Formel $\frac{FEV_1}{FVC} \cdot 100$ und hat keine Dimension. Neuere Computerprogramme der Lungenfunktionsgeräte erfassen die relative Einsekundenkapazität heute als FEV_1/IVC [inspiratorische Vitalkapazität]$\cdot 100$. Der Parameter ist diejenige Lungenfunktionsgröße, die am geringsten vom Alter abhängt und nur die Obstruktion anzeigt, während die (absolute) Einsekundenkapazität sowohl bei restriktiven wie obstruktiven Ventilationsstörungen erniedrigt ist. Vorsichtig sollte man bei der Diagnose einer restriktiven Ventilationsstörung bei einer gleichzeitigen

Obstruktion sein, da es insbesondere bei höheren Obstruktionsgraden zu „trapped air" (= erhöhtes intrathorakales Gasvolumen, Überblähung) und damit zu einer sekundären „Restriktion" kommt. Es ist dann spirometrisch eine Restriktion, die formal durch die totale Lungenkapazität (TLC) definiert ist, nicht sicher zu beweisen. Die Spirometrie läßt sich einsetzen etwa ab dem 5. Lebensjahr [20].

Im Regelfall wird heute in Mitteleuropa anstelle der einfachen Spirometrie (Volumen-Zeit-Kurve) ein etwas teureres, aber wesentlich informativeres Verfahren eingesetzt, die Pneumotachographie (z.B. Flowscreen, Jaeger, Würzburg). Der Atemfluß (Volumen pro Zeit) wird pneumotachographisch bestimmt und hieraus lassen sich die ausgeatmeten Volumina integrieren. So läßt sich die Fluß-Volumen-Kurve darstellen (Abb. 2). Mit zunehmend geringerem Fluß im Verlauf der Exspiration werden die mitarbeitsabhängigen Anteile geringer. Dieser (weitgehend mitarbeitsunabhängige) Endteil des Fluß-Volumen-Diagramms beschreibt überwiegend die Obstruktion der peripheren Atemwege und ist ein guter Parameter für die Detektion einer Flußlimitierung (Obstruktion) im Bereich der kleineren Atemwege („Small airways disease").

Besonders bewährt hat sich dabei der maximale exspiratorische Fluß bei 50% der Ist-Vitalkapazität (MEF_{50}), der einerseits kaum mitarbeitsabhängig, andererseits aber gut reproduzierbar ist. Allerdings erlaubt die einmalige Bestimmung dieses Parameters keineswegs eine krankheitsspezifische diagnostische Aussage, da er durch unterschiedliche pathophysiologische Veränderungen eingeschränkt sein kann, z.B. durch ein Asthma bronchiale, ein Lungenemphysem oder eine Thoraxdeformierung. Für die Früherkennung einer Ventilationsstörung und bei Asthma bronchiale insbesondere für die Beurteilung des Langzeitverlaufes unter Therapie ist jedoch die MEF_{50} besonders geeignet.

Neben der Spirometrie hat sich - vor allem in Deutschland - die Ganzkörper-(=Body-) Plethysmographie als Standardverfahren der pneumologischen Lungenfunktionsdiagnostik etabliert (z.B. Masterlab, Jaeger, Würzburg). Obstruktionsmaß sind der Atemwegswiderstand bzw. die Resistance (R_{aw}), oder - besser, da auf das aktuelle Lungenvolumen bezogen - der Spezifische Atemwegswiderstand bzw. die Spezifische Resistance (SR_{aw}). Gleichermaßen geeignete Parameter sind die Reziprokwerte von Atemwegswiderstand bzw. Spezifischem Atemwegswiderstand, die Leitfähigkeit oder Conductance (G_{aw}) bzw. die volumenkorrigierte Spezifische Leitfähigkeit oder Conductance (SG_{aw}). Atemwegswiderstand und Atemwegsleitfähigkeit sind vom aktuellen Lungenvolumen abhängig. Daher ist die Volumenkorrektur (durch Multiplikation mit dem aktuellen intrathorakalen Gasvolumen) für den intra- und interindividuellen Vergleich sowie die Normbereichsdefinition erforderlich. Die Ganzkörperplethysmographie ist als weitgehend mitarbeitsunabhängige Methode der Spirometrie in Bezug auf die Zuverlässigkeit der Resultate überlegen, jedoch keineswegs sensitiver oder spezifischer in Bezug auf die Diagnose eines Asthma bronchiale [44].

Ein weiterer Vorteil des Verfahrens beruht auf der Durchführung bei Ruheatmung, so daß das Spirometrie-induzierte Asthma verhindert wird (= Obstruktion durch das forcierte Atemmanöver selbst). Dies spielt besonders bei wiederholten Atemmanövern eine Rolle. In dieser Hinsicht ist die Ganzkörperplethysmographie besonders bei der Beurteilung von Provokationstestungen der Spirometrie überlegen.

Bronchodilatationstests, Therapieversuch.
Wegen der Vieldeutigkeit einer Einschränkung der Obstruktionsparameter müssen zusätzliche Verfahren eingesetzt werden, um die Diagnose eines Asthma bronchiale zu sichern. Wird eine Obstruktion gemessen, kann durch die Applikation eines inhalativen Beta-Sympathomimetikums geprüft werden, ob die Obstruktion teil- oder voll reversibel ist (sog. *Bronchodilatationstest*, Abb. 3 [11, 26]). Als Kriterien einer Rever-

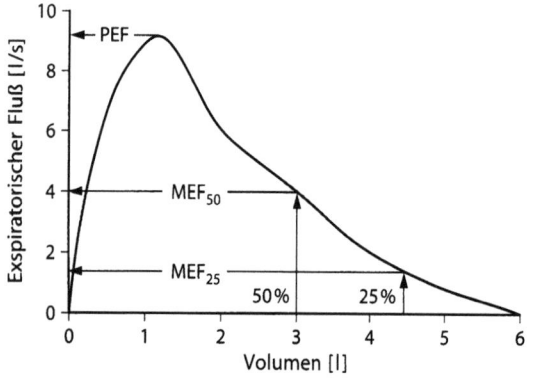

Abb. 2. Schematisierte Fluß-Volumenkurve mit der Ableitung von PEF, MEF_{50} und MEF_{25}. Die in der Graphik angegebenen Flußwerte werden in Sollwerte umgerechnet, in die Alter, Größe und Geschlecht eingehen

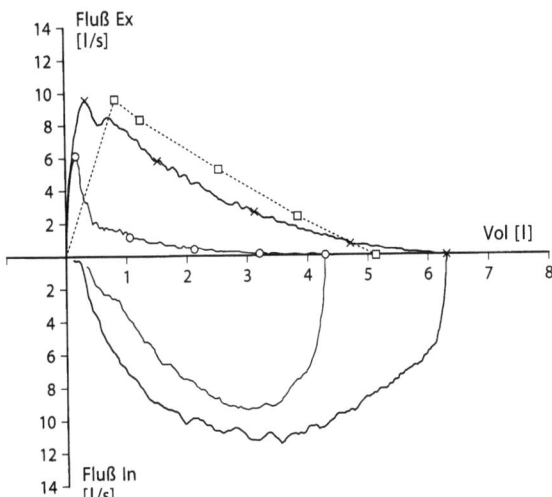

Abb. 3. Bronchodilatationstest. *Gestrichelte Linie*: Normalwerte. *Offene Kreise*: Asthmatiker vor Bronchodilatation. *Kreuze*: gleicher Patient 15 Minuten nach 200 μg Salbutamol inhalativ. Beachte die deutliche Konkavität der Kurve (Knickbildung) vor Bronchodilatation und die allenfalls diskrete Konkavität nach Bronchodilatation. MEF_{50} betrug vor Bronchodilatation 8,4% des Sollwertes, nach Bronchodilatation 53,7% des Sollwertes, MEF_{25} betrug 9,2% bzw. 36,3%. Die Obstruktion ist fast voll reversibel, der zunächst bestehende Emphysemverdacht hinfällig

sibilität werden definiert die Zunahme des FEV_1 um ≥12% oder um 200 ml [1, 20]. Da die einmalige Gabe eines Beta-Sympathomimetikums, insbesondere bei schwerem Asthma bronchiale, keineswegs zu einer Bronchodilatation führen muß, kann oft erst durch Beobachtung im Langzeitverlauf der Grad der tatsächlichen Reversibilität nachgewiesen werden. Ein „Kortisonstoß" durch zwei- bis dreiwöchige orale Prednisolongabe von initial z.B. 30 mg/d wird in schweren Fällen empfohlen [20].

Zusätzliche Lungenfunktionstests.
Die arteriellen Blutgase sind bei leichtem Asthma meistens normal, mit zunehmendem Schweregrad zeigt sich dann eine alveoläre Hyperventilation, oft bereits bei leichtem bis mittelschwerem Asthma. Erst bei schwerstem Asthma (Asthmaanfall) können sich eine alveoläre Hypoventilation und/oder Hypoxämie ausbilden.

Die Differentialdiagnose des Asthma bronchiale erfordert – insbesondere bei älteren Patienten – zusätzliche Lungenfunktionsprüfungen zum Ausschluß anderer Erkrankungen. Das Lungenemphysem läßt sich insbesondere durch Bestimmung der Diffusionskapazität erkennen (bei ausgeprägten Fällen erniedrigt); hilfreich zur Emphysemdiagnose ist auch die Bestimmung der Blutgase unter Belastung (P_aO_2-Abfall unter Belastung in fortgeschrittenen Fällen). Ein erhöhtes intrathorakales Gasvolumen oder eine Erhöhung des Residualvolumens können nur dann als Emphysemzeichen interpretiert werden, wenn die Werte unter Therapie nicht reversibel sind (ansonsten reversible Lungenüberblähung infolge Atemwegsobstruktion). Beide Parameter sollten in Bezug zu der totalen Lungenkapazität gesetzt werden, da nur so eine tatsächliche Erhöhung der Werte gesichert werden kann.

Peak-Flow-Verlaufsmessungen.
Der exspiratorische Spitzenfluß (Peak Expiratory Flow, PEF) ist der maximale Fluß, der während einer forcierten Exspiration nach maximaler Einatmung erzeugt werden kann. Die Bestimmung des PEF über 1–2 Wochen wird bei Patienten mit der Anamnese eines Asthma bronchiale, jedoch normaler Lungenfunktion empfohlen. Die Werte erreichen üblicherweise nach dem Erwachen am Morgen ihr Minimum, am Nachmittag das Maximum. Eine 20%-Differenz zwischen Morgen- und Abend-PEF ist für ein Asthma bronchiale typisch (NIH 1997). Es wurden Richtlinien zum Gebrauch der Geräte und zur Interpretation publiziert [19, 31].

Der Einsatz von PEF-Protokollen in der klinischen Diagnostik bei Asthma bronchiale ist kein geeigneter Ersatz für Lungenfunktionsprüfungen. In der Therapiekontrolle sind PEF-Protokolle jedoch unverzichtbar, die PEF-Messungen sind Bestandteil der Schweregradeinteilung des Asthma [20, 21, 55]. Der Arzt sollte sich von der Mitarbeit des Patienten persönlich überzeugen. Idealerweise sollte der Patient jeweils drei Messungen in vom Arzt vorgegebenen Abständen durchführen, am besten jeweils vor und 15 Minuten nach der morgendlichen und abendlichen Anwendung des Beta-Sympathomimetikums. Das Protokoll sollte außerdem Symptome, Medikation und Besonderheiten wie Infekte, Ortsveränderungen etc. enthalten.

Auch in der Arbeitsmedizin besitzen serielle Lungenfunktionsmessungen, bisher meist mittels einfacher Peak-Flow-Meter durchgeführt, einen hohen Stellenwert. Neuere Entwicklungen gestatten die Aufzeichnung und elektronische Speicherung des PEF und damit eine wesentlich verbesserte Kontrolle über die tatsächliche Mitarbeit des Patienten. Vorteilhaft sind in dieser Hinsicht tragbare, kleine Pneumotachographen mit Speichermöglichkeit der Resultate, da damit auch eine Interpretation der Fluß-Volumenkurve möglich ist. Es ist zu erwarten, daß sich diese Geräte für die Diagnostik des Berufsasthma durchsetzen werden, der höhere Preis spricht jedoch gegen einen breiten Einsatz bei allen Asthmatikern.

Hyperreaktivitätstests.
Bronchiale Provokationstests zum Nachweis einer bronchialen Hyperreaktivität (sogenannte unspezifische bronchiale Provokationstests) spielen in der Diagnostik, für wissenschaftliche Fragestellungen und in der Begutachtung eine wichtige Rolle [3]. Ein unspezifischer Provokationstest mit pharmakologischen Substanzen oder Belastung ist bei normaler Lungenfunktion hilfreich. Insbesondere kann ein negativer Provokationstest geeignet sein, um ein Asthma auszuschließen. Wegen ihrer Bedeutung ist diesen Verfahren ein eigener Abschnitt in diesem Werk gewidmet, auf den verwiesen wird (Kapitel I.13.).

Belastungsuntersuchungen.
Wichtigste Indikation für Belastungsuntersuchungen bei Asthma bronchiale ist die Differentialdiagnose der Belastungsdyspnoe. Nach den Empfehlungen der Deutschen Gesellschaft für Pneumologie [16] ist bei dem Verdacht auf ein Anstrengungsasthma insbesondere der Lauf über 6 Minuten in freier Umgebung sinnvoll, da neben der Belastungsart auch die Umgebungsbedingungen (Temperatur, Feuchtigkeit) für die Auslösung der Atemwegsobstruktion des Anstrengungsasthmas von Bedeutung sind. Die Belastungsuntersuchung sollte mit einer Belastung erfolgen, bei der 85% der altersentsprechenden maximalen Herzfrequenz (220-Alter in Jahren) erreicht werden. Eine Alternative ist die Belastung auf dem Laufband, ebenfalls über 6 Minuten, bei einer Geschwindigkeit von 5-10 km/h und einer Steigung von 5%.

Als Beurteilungsparameter sind die Obstruktionsmaße Atemwegswiderstand (R_{aw}), Einsekundenkapazität (FEV_1) und auch der PEF geeignet. Die Messungen sollen vor, sofort nach und bis zu 30 Minuten nach Belastung erfolgen. Das Belastungsasthma entwickelt sich im Regelfall erst nach Belastungsende (Kinder: 3-5 Minuten, Erwachsene: 5-8 Minuten).

In-vitro-Untersuchungen.
Laboruntersuchungen stehen bei der Diagnostik des Asthma im Hintergrund. Entzündungsparameter (BSG, CRP, Elektrophorese, Fibrinogen u.a.) sind hilfreich zum Nachweis einer Infektion, eine Blutesinophilie ist bei Asthma häufig anzutreffen. Der Nachweis von Eosinophilen im Sputum wird selten durchgeführt, kann aber sogar als quantitativer Entzündungsmarker benutzt werden [41]. Die Bestimmung von ECP kann als Aktivierungsmarker der Bluteosinophilen zur Basisdiagnostik und Therapiekontrolle genutzt werden.

Broncho-alveoläre Lavage (BAL).
Die BAL ist bei Asthma bronchiale überwiegend für wissenschaftliche Fragestellungen von Bedeutung. Wegen der Invasivität der Untersuchung und wegen der Gefahr der Auslösung einer Atemwegsobstruktion infolge bronchialer Hyperreaktivität sollten bronchoskopische Untersuchungen nur bei dringlicher Indikation erfolgen (Fremdkörper-, Tumorverdacht etc.). Die Resultate der BAL sind für das Asthma bronchiale nur wenig spezifisch (Eosinophilie).

Induziertes Sputum.
Das induzierte Sputum kann zur Diagnostik anstelle der BAL genutzt werden, insbesondere um Eosinophilie oder Neutrophilie zu prüfen [41]; diese Daten können hilfreich zur Therapieentscheidung sein (Kortikosteroiddosis? Antibiotika?).

Exhalat-Analyse.
Von großem wissenschaftlichen Interesse sind neuere Verfahren der nicht invasiven Entzündungsdiagnostik. Insbesondere für Stickstoffmonoxid (NO) liegen zahlreiche Daten vor, die zeigen, daß eine routinemäßige Bestimmung dieses Parameters in Zukunft von Bedeutung sein könnte [24, 27]. Noch sind die Kosten der Untersuchung limitierend für deren Einsatz. Neben NO können weitere Stoffwechselprodukte wie H_2O_2 oder Leukotriene im Exhalat bestimmt werden.

Ursachenanalyse (Allergiediagnose)

Die Assoziation von Allergie und Asthma wurde wiederholt nachgewiesen [10, 39], dabei scheint die Assoziation zwischen Gesamt-IgE und Asthma enger als zwischen Hauttestergebnissen und Asthma [10]. Auch bei gesunden Kindern wurde eine enge Beziehung zwischen bronchialer Hyperreaktivität und IgE gefunden [48]. Da andererseits gezeigt werden konnte, daß sowohl Allergenkarenz [17, 42] als auch spezifische Immuntherapie [22] die Erkrankung günstig be-

Tabelle 5. Anamnesecheckliste zur Erfassung einer Allergie bei Asthma (nach Expert Panel Report 1991 [19])

- Sind die Symptome in manchen Monaten schlimmer? Wenn ja, treten die asthmatischen Beschwerden dann mit (Heu-)Schnupfen auf?
- Treten die Symptome auf, wenn ein Haus betreten wird, in dem Haustiere gehalten werden?
- Wenn im Haus des Patienten Tiere gehalten werden, bessern sich die Symptome bei Abwesenheit für mindestens eine Woche? Bessern sich nasale, konjunktivale und thorakale Symptome? Verstärken sich die Beschwerden innerhalb 24 h nach Heimkehr?
- Jucken die Augen und werden rot nach Kontakt mit dem Haustier? Wenn das Tier den Patienten ableckt, treten dann rote, juckende Hauterhabenheiten auf?
- Treten Symptome beim Staubsaugen auf?
- Treten Symptome bei Kontakt zu Heu, in Scheunen oder Ställen auf?
- Treten Symptome in feuchten Kellern oder Ferienhütten, die lange geschlossen waren, auf?
- Treten Symptome bei gewissen beruflichen Tätigkeiten oder danach auf?
- Wenn arbeitsbezogene Symptome auftreten, bessern sie sich nach einigen Tagen Urlaub?

einflussen können, ist eine Allergiediagnostik bei jeder Asthmaerkrankung erforderlich. Auf die Empfehlungen zur Allergiediagnostik bei Atemwegserkrankungen der Deutschen Atemwegsliga wird hingewiesen [15].

Allergieanamnese. Auf umfangreiche Darstellungen der Allergieanamnese wird hingewiesen [45], ebenso auf den entsprechenden Abschnitt in diesem Werk (Kapitel I.1.). Standardfragen (Tabelle 5) für die Allergieanamnese bei Asthma sind seit langem üblich [47].

Hauttestung. Standardverfahren der kutanen Allergiediagnostik bei Atemwegsallergien ist der Pricktest. Er ist bei intakter Haut als Testverfahren den serologischen Untersuchungen vorzuziehen. Es empfiehlt sich, einen „Standardtest" zu konzipieren, der die häufigsten regionalen Allergene enthält. Der Trend geht weg von Sammelextrakten und hin zu Einzelextrakten. Ob die Zukunft rekombinant hergestellten, künstlichen Allergenen gehört, ist derzeit nicht abzusehen; erste Studien zeigen, daß eine ausreichende Sensitivität und Spezifität rekombinanter Allergene gegeben ist [38]. Vielfach wird behauptet, der Intrakutantest sei sensitiver als der Pricktest. Jüngste Daten unterstützen diese Hypothese nicht. Bei Patienten mit saisonaler Symptomatik und negativer Prickreaktion mit Gräserpollen konnte der positive Intrakutantest keine relevante Allergie detektieren [33].

Die Empfehlung, den Hauttest als Screening-Untersuchung einzusetzen, gründet sich im wesentlichen auf die Kosten und die schnelle Verfügbarkeit sowie auch die Demonstrierbarkeit des Befundes gegenüber dem Patienten. Bei Kenntnis der Extrakte sind Hauttest und In-vitro-Verfahren gleichermaßen für den Nachweis von spezifischem IgE geeignet, obwohl ein höherer diagnostischer Wert von neueren In-vitro-Tests im Vergleich zum Hauttest gezeigt wurde [37]. Neuere Daten mit gereinigten Major-Allergenen bestätigen, daß Differenzen zwischen Hauttest und IgE-Nachweis im Blut nicht nur auf methodische Unzulänglichkeiten zurückzuführen sind, sondern daß das Serum-IgE quantitativ nicht eng mit dem lokalen kutanen IgE korreliert [57].

Bei der Diagnostik des Asthma sollten in Deutschland Gräserpollen, Baumpollen (vor allem Birke), Kräuterpollen (Beifuß, Wegerich), Tiere (Hund, Katze, Meerschweinchen, Goldhamster, Pferd), Hausstaub- und evtl. Vorratsmilben und die wichtigsten Schimmelpilze (saisonal: Alternaria, Cladosporium; perennial: Penicillium, Aspergillus) im Test enthalten sein. Aufgrund der zunehmenden Häufigkeit auch in unselektionierten Kollektiven (6,4% [36]) sollte unseres Erachtens auch Naturlatex berücksichtigt werden.

Epikutantests sind bei der Diagnostik des Asthma entbehrlich, bei gewissen Berufsallergenen besteht möglicherweise ein kausaler Zusammenhang zwischen einem aerosolierten Kontaktallergen und der Atemwegserkrankung. Die Datenlage hierzu ist schlecht, deshalb ist in diesen Fällen ein bronchialer Provokationstest mit Erfassung der Spätreaktion zu fordern.

Bei Asthma durch Pharmaka (z. B. Azetylsalizylsäure [ASS]), Nahrungsmittel (z. B. Ei, Fisch und andere) oder Nahrungsmittelzusätze (z. B. Sulfite) steht zunächst die Anamnese im Vordergrund. Bei den Nahrungsmitteln gelingt ein Sensibilisierungsnachweis mittels Pricktest in vielen Fällen (akzeptable Sensitivität), jedoch sind nicht alle Nahrungsmittelextrakte stabil. Daher wird das „Prick-zu-Prick"-Testverfahren empfohlen (Hauttest mit Pricktestnadel, die unmittelbar zuvor in das betreffende Nahrungsmittel eingestochen wurde). Geeignet als Testmaterial sind auch gefroren aufbewahrte Obstextrakte bzw. -säfte. Bei der Baumpollen-assoziierten Nahrungsmittelallergie ist eine weitere Testung mit Obst nicht erforderlich, man kann sich auf die anamnestische Unverträglichkeit von Nüssen, Äpfeln, Kirschen und anderem Stein- oder Kernobst stützen.

Bei den niedermolekularen Pharmaka und Nahrungsmittelzusätzen steht kein zuverlässiges Hauttest- oder In-vitro-Verfahren zur Verfügung. Hier sollte ein oraler Provokationstest durchgeführt werden. Ist die Anamnese eindeutig, d.h. trat ein Asthmaanfall nach Applikation eines bekanntermaßen Asthma induzierenden Pharmakons auf, so erübrigt sich in der Regel eine weitere Diagnostik. Allenfalls kann eine Ausweichsubstanz unter kontrollierten Bedingungen getestet werden (z.B. Paracetamol bei ASS-Unverträglichkeit). Ausnahme ist eine geplante orale oder inhalative ASS-Desensibilisierung [51], vor der unseres Erachtens eine orale oder inhalative Provokation erfolgen sollte. Orale Provokationstests sind an anderer Stelle behandelt (Kapitel I.10.).

In-vitro-Diagnostik. Der durch Antikörperbestimmung im Blut durchgeführte Sensibilisierungsnachweis wird an anderer Stelle behandelt (Kapitel I.5.).

Bronchiale (nasale) Provokationstestung. Bronchiale und nasale Provokationstests werden an anderer Stelle abgehandelt (Kapitel I.11. und I.13.).

Berufsasthma, Arbeitsplatzprovokation. Die diagnostischen Werkzeuge beim Berufsasthma sind
- Symptome
- Lungenfunktion
- Immunologische Tests (in vivo und in vitro)
- Peak-Flow-Messungen
- Serielle Bestimmung der bronchialen Hyperreaktivität
- Spezifische bronchiale Provokationstests

Die umfangreichsten Listen von Substanzen, die Berufsasthma auslösen können, wurden von Chan-Yeung und Malo [13] bzw. van Kampen et al. [53] publiziert.

Die Anamnese ist der Schlüssel zur Diagnose eines Berufsasthma. Trockener Husten, auch nächtlicher Husten, Atemnot, Pfeifen in der Brust und Brustenge sind die häufigsten Symptome. Rhinokonjunktivitische Beschwerden und Hautveränderungen sind Hinweise für ein immunologisch bedingtes Asthma. Ein direkter Arbeitsbezug ist nicht immer vorhanden, in einigen Fällen steht die nächtliche Dyspnoe im Vordergrund. Eine Wochenend- und Urlaubsbesserung ist häufig, aber insbesondere bei länger bestehender Erkrankung nicht immer vorhanden. Die genaue Kenntnis der Arbeitsbedingungen ist insofern hilfreich, als bei Personen mit Exposition gegenüber hochpotenten Allergenen allein die Kombination arbeitsbezogener Beschwerden und Exposition gegenüber einem bekannten Berufsallergen hochgradig verdächtig auf ein Berufsasthma ist. Selbstverständlich ist auch die Detektion vorher nicht bekannter Allergene an eine detaillierte Kenntnis der Arbeitsbedingungen gebunden. Wichtig ist die Frage nach der für das Berufsasthma typischen Latenzperiode zwischen Expositionsbeginn und ersten Beschwerden. Diese Latenzperiode beträgt typischerweise einige Wochen bis zwei Jahre, aber Ausnahmen mit wesentlich längeren Latenzperioden kommen vor. Grundsätzlich sind aber nicht entdeckte, dem Patienten und Werksarzt unbekannte Berufsallergene ausgesprochene Raritäten, auf deren Existenz man nur durch eine eindeutige Anamnese stößt.

Zwar kann die Diagnose eines Asthma durch den Nachweis einer reversiblen Atemwegsobstruktion spezifisch gestellt werden, für die Diagnose eines Berufsasthma ist die Lungenfunktion aber nicht sensitiv genug; auch Messungen vor und nach der Arbeit waren ohne ausreichende Sensitivität und Spezifität [8].

Die immunologische Evaluierung erleichtert die Diagnostik, ist jedoch andererseits nicht unbedingt zur Diagnosestellung erforderlich. Ein fehlender Sensibilisierungsnachweis schließt ein Berufsasthma nicht aus. Eine Standardisierung von Tests ist beim Berufsasthma in gleicher Weise zu fordern wie bei nicht berufsbedingtem Asthma. Sensitivität, Spezifität und positiver prädiktiver Wert von Tests sollten bekannt sein, tatsächlich aber sind diese Parameter nur für wenige Allergene erarbeitet. Bei den hochmolekularen Proteinallergenen sind Hauttests – vorausgesetzt die Testkonzentrationen wurden evaluiert – ausreichend sensitiv und spezifisch. Bei den niedermolekularen Antigenen ist eine Standardisierung bei fehlenden kutanen Reaktionen bzw. chemisch-irritativen Eigenschaften schwierig. Die Diagnostik ist hier in wesentlich höherem Maße auf die Gesamtbewertung aller verfügbaren diagnostischen Werkzeuge angewiesen, im Extremfall bleibt die genaue Berufsanamnese das einzige diagnostische Kriterium. Die Diagnostik muß sich dann häufig auf die Erfassung konkurrierender Faktoren beschränken. Richtlinien zur Diagnose des Berufsasthma wurden publiziert [50].

Die Sensitivität und Spezifität von PEF-Messungen bezogen auf den Goldstandard der bronchialen Provokation liegt vermutlich bei 80–90%, von seriellen Hyperreaktivitätstests (mit Veränderung in Abhängigkeit von der Exposition) bei 60–80% [14, 40]. Eine minimale Beobachtungszeit für PEF-Messungen von zwei Wochen wird empfohlen. Ein Registrierabstand von zwei Stunden scheint die besten Resultate zu liefern [29]. Allerdings sind bei praktisch immer normalen PEF-Werten auch weniger Meßwerte zum Ausschluß eines Asthma ausreichend.

Die Veränderung der bronchialen Hyperreaktivität über längere Zeiträume wurde bei Personen mit Berufsasthma eng mit der Exposition assoziiert gefunden [12]. Für Zederasthma wurde allerdings kein Vorteil serieller Hyperreaktivitätstests gefunden [14], so daß noch zu beweisen ist, ob hierdurch tatsächlich ein wesentliches diagnostisches Werkzeug zur Verfügung steht, bzw. ob mit seriellen Hyperreaktivitätstests die Spezifität oder Sensitivität von PEF-Messungen relevant gesteigert werden kann.

Bronchiale Provokationstests, die als Goldstandard bei der Diagnostik von Berufsasthma gelten, werden an anderer Stelle ausführlich behandelt (Kapitel I.13.).

Differentialdiagnose

Die Diagnose des Asthma bronchiale bei Kindern und Erwachsenen ist ein erhebliches Problem [28, 35], insbesondere im Hinblick auf die Verschlechterung der Prognose bei verzögertem Einsatz der erforderlichen Therapie. Im frühen Kindesalter kann es schwierig sein, ein beginnendes Asthma bronchiale von anderen Ursachen eines Hustens oder einer giemenden („Wheeze") bzw. spastischen Bronchitis abzugrenzen. Zu unterscheiden sind allergische und nicht allergische Ursachen. Bei nicht allergischen Kindern, die im Rahmen von Infekten giemende Atemgeräusche zeigen, verliert sich dies im Vorschulalter. Bei allergischen Kindern persistiert hingegen dieser Befund und geht häufig in ein Asthma bronchiale über. Hilfreich für die Differentialdiagnostik sind andere atopische Erkrankungen, wie das atopische Ekzem oder eine Nahrungsmittelallergie. Die Therapie beider Asthma-Erkrankungsformen unterscheidet sich nicht.

Im Erwachsenenalter sind eine größere Anzahl von Ursachen einer Anfallsdyspnoe auszuschließen, bevor ein Asthma bronchiale mit Sicherheit angenommen werden kann (Tabelle 6). Auch bei Erwachsenen sind das allergische und das nicht allergische Asthma zu unterscheiden. Jedoch ist die Abgrenzung nicht einfach, da das Vorliegen von Sensibilisierungen (positive Hauttests, spezifisches IgE) allein noch keinesfalls belegt, daß die Erkrankung tatsächlich maßgeblich durch allergische Faktoren unterhalten wird. Oft finden sich nebeneinander Kennzeichen allergischer und nicht allergischer Pathomechanismen, wie charakteristische allergische Symptome bei entsprechender Exposition, verbunden mit den Kennzeichen der nicht allergischen Erkrankung, wie Polyposis nasi, Sinusitis und chronischer Krankheitsverlauf. Somit ist eine eindeutige Klassifizierung des Asthma bronchiale nicht immer möglich („Mixed asthma").

Dennoch seien hier einige typische Merkmale des allergischen („extrinsisch") und des nicht allergischen („intrinsisch") Asthma bronchiale tabellarisch dargestellt (Tabelle 7).

Weitere wichtige Differentialdiagnosen sind im Erwachsenenalter chronische obstruktive Lungenerkrankung und Lungenemphysem, Bronchiolitis, Bronchiektasenkrankheit, interstitielle Lungenerkrankungen, Herzerkrankungen, Lungenembolie(n), Aspiration oder psychische Dyspnoe. Eine Besonderheit stellt das Reactive Airways Dysfunction Syndrome (RADS) dar, ein nach akzidenteller Inhalation hoher Konzentrationen irritativ wirkender Substanzen auftretendes, nahezu therapieresistentes chronisches tracheobronchiales Krankheitsbild.

Eine wichtige Differentialdiagnose ist die Stimmbanddysfunktion („Vocal Cord Dysfunction", VCD). Auch bei dieser Erkrankung tritt anfallsweise, z.T. schwere Dyspnoe auf, verbunden mit lauten pfeifenden Atemgeräuschen. Die

Tabelle 6. Differentialdiagnose des Asthma bronchiale (nach NIH 1997 [20])

Kinder
- Fremdkörper
- Larynxdysfunktion
- Laryngotracheomalazie, Trachealstenose, Bronchusstenose
- Lymphknotenvergrößerung, Tumoren
- Virale Bronchiolitis, Bronchiolitis obliterans
- Mukoviszidose
- Bronchopulmonale Dysplasie
- Herzerkrankungen
- Nicht asthmatische Bronchitis
- Aspiration (gastroösophagealer Reflux, gestörter Schluckakt)

Erwachsene
- Hyperventilationssyndrom
- Chronische obstruktive Lungenerkrankung
- Herzerkrankung
- Lungenembolien
- Stimmbanddysfunktion, Larynxdysfunktion
- Mechanische Obstruktion (Tumoren)
- Pulmonale eosinophile Syndrome
- Medikamentennebenwirkungen (ACE-Hemmer-induzierter Husten, Betablocker-induzierte Obstruktion)

Anfälle können so schwer sein, daß Notfallmaßnahmen erforderlich werden. Die Erkrankung tritt vorwiegend bei jüngeren Erwachsenen auf; psychische Hintergründe werden angenommen. Die Fluß-Volumen-Kurve zeigt bei Beschwerden vor allem eine inspiratorische Flußlimitierung. Die Diagnose kann nur durch Inspektion des Larynx bei Beschwerden gesichert werden. Die Therapie erfolgt durch gesprächstherapeutische Maßnahmen, die auf eine Relaxation der Kehlkopfregion bei der Atmung hinwirken [20]. Diese Erkrankung kann auch mit einem Asthma bronchiale kombiniert auftreten. Bei jedem therapieresistenten Asthma bronchiale sollte eine Laryngo- und Bronchoskopie durchgeführt werden.

■ **Weitere diagnostische Maßnahmen.** Differentialdiagnostisch wichtige Untersuchungen, insbesondere bei unzureichendem Therapieerfolg, sind eine sorgfältige Diagnostik der oberen Luftwege sowie der Ausschluß eines gastroösophagealen Refluxes.

Eine rhinologische Diagnostik ist vielfach bei Asthma bronchiale zu fordern, da die Diagnose einer relevanten Rhinopathie, Polyposis nasi bzw. Sinusitis zusätzliche therapeutische Maßnahmen erfordert, um eine Asthmakontrolle zu erreichen. Evtl. sind eine Computertomographie oder Magnetresonanztomographie der Nasennebenhöhlen notwendig.

Bei Atemwegserkrankungen einschließlich des Asthma bronchiale wird ein gastroösophagealer Reflux als Stimulus von zahlreichen Autoren für relevant gehalten, obwohl dies bislang nicht mit Sicherheit belegt werden konnte. Es ist daher zu empfehlen, die Frage nach Refluxsymptomen in die Anamnese aufzunehmen und in Zweifelsfällen eine gastroenterologische Diagnostik vorzunehmen (Langzeit-pH-Metrie, Gastro-Ösophagoskopie).

Grundsätzlich muß durch ein Röntgenbild des Thorax, evtl. ergänzt durch eine Bronchoskopie, ein „Pseudoasthma" infolge Stenosierung der Atemwege (Fremdkörper, Tumor, Tuberkulose etc.) ausgeschlossen werden. Die bei Asthma häufig im Röntgenbild der Lungen zu sehende Peribronchitis (tram lines) ist wenig spezifisch, gleiches gilt auch für radiologische Zeichen der Lungenüberblähung.

Tabelle 7. Klinische Merkmale zur Unterscheidung von allergischem und nicht allergischem Asthma (nach Nolte 1998 [34])

	Allergisches Asthma	Nicht allergisches Asthma
Ätiologie	Atopie (IgE-Synthese gegen Fremdstoffe)	? (Autoimmunerkrankung?)
Pathogenese	Allergenkontakt	? Virusinfekte, Analgetika
Krankheitsbeginn	Vorwiegend Kindesalter	Vorwiegend Erwachsenenalter
Hauttestreaktionen	Positiv	Negativ
Eosinophilie	Vorhanden	Vorhanden, oft ausgeprägt
Polyposis nasi, Sinusitis	Selten	Häufig
Analgetika-Intoleranz	Selten	Häufig
Prognose	Günstig	Eher ungünstig

Therapie und Prävention

Therapie und Prävention sind in hohem Maße abhängig von der Qualität der Diagnostik. Diese erfordert Spezialkenntnisse, insbesondere bezüglich der allergologischen Diagnostik. Die therapeutischen Konsequenzen sind außerhalb des Blickfelds dieses Werkes. An dieser Stelle soll dennoch kurz auf wichtige Gesichtspunkte hingewiesen werden, vor allem bezüglich der spezifischen antiallergischen Maßnahmen.

Das Asthmamanagement gliedert sich in
- Präventionsmaßnahmen
- Pharmakotherapie
- Spezifische Immuntherapie
- Rehabilitations- und Schulungsmaßnahmen

Zu den *Präventionsmaßnahmen* zählen in erster Linie die häusliche, evtl. berufliche Allergenvermeidung sowie die Reduktion unspezifischer Reize (Aktiv-, Passivrauchen, Stäube, Chemikalien etc.) [55]. Diese Maßnahmen eignen sich insbesondere für die Sekundär- und Tertiärprävention. Die Beratung muß individuell erfolgen. Dies gilt insbesondere für das Kindesalter, in dem die Weichen für die zukünftige Asthmaentwicklung gestellt werden.

Forschungsbedarf besteht bezüglich der primären Prävention, d.h. der Möglichkeit einer Verringerung der Allergie- und Asthmaprävalenz, insbesondere durch Allergenvermeidung, evtl. aber auch durch Impfungen gegen Infektionskrankheiten.

Für die *Pharmakotherapie* des Asthma bronchiale liegen neuere Richtlinien vor, entsprechend der vierstufigen Schweregradeinteilung (Tabelle 3, Tabelle 8). Herauszuheben ist, daß in den Stufen 2–4 die antientzündliche Dauertherapie mit Kortikosteroiden im Vordergrund steht, wirksam unterstützt durch langwirksame inhalative Beta-Sympathomimetika oder auch Theophyllin. Alle Schweregrade der Erkrankung erhalten zusätzlich kurzwirksame Beta-Sympathomimetika bei akuter Dyspnoe. Ziel der Stufentherapie ist eine konsequente Symptomvermeidung durch antientzündlich wirksame Substanzen.

Durch konsequente medikamentöse Therapie kann die Prognose der Erkrankung verbessert werden und es lassen sich erhebliche Kosten für stationäre Behandlungen und indirekte Kostenarten einsparen. Zahlreiche Daten belegen, daß die geltenden Managementrichtlinien nicht ausreichend beachtet werden.

Die *spezifische Immuntherapie* (SIT) ist bei Asthma bronchiale die einzige Möglichkeit, kausal die Überempfindlichkeit des Organismus zu verringern, wie zahlreiche wissenschaftlich korrekt durchgeführte Studien [56] belegen. Nebenwirkungen lassen sich nicht mit Sicherheit ausschließen [7]. Durch Beachtung der Therapierichtlinien ist jedoch eine wesentliche Reduzierung insbesondere schwerwiegender Nebenwirkungen erreichbar. Daher sollten nur erfahrene Ärzte diese Therapie durchführen [4, 20]. Die Dauer der Wirkung beträgt bei Pollen mehr als 6 Jahre, bei Milben ca. 3 Jahre [46].

Bei Asthma sind die Indikationen stets nur relativ. Voraussetzung für die korrekte Indikationsstellung ist der Nachweis einer IgE-vermittelten, bei multiplen Sensibilisierungen *dominierenden* Inhalationsallergie. Anamnese, Hauttest,

Tabelle 8. Stufenplan für die Langzeittherapie des Asthma bei Erwachsenen (nach Atemwegsliga 1998 [55])

Stufe	Bedarfsmedikation	Dauermedikation
4	Kurzwirkende Beta-Sympathomimetika (Anticholinergika)	Wie Stufe 3, jedoch inhalative Kortikosteroide: Hohe Dosis plus Orale Kortikosteroide
3	"	Inhalative Kortikosteroide: Mittlere Dosis Langwirkende Beta-Sympathomimetika Theophyllin
2	"	Inhalative Kortikosteroide: Niedrige Dosis Alternativ: DNCG, Nedocromil
1	"	Keine

Anmerkung: Antileukotriene können bei den Schweregraden 2 bis 3 eingesetzt werden (als Zusatzmedikation)

evtl. RAST, und bei diagnostischen Unsicherheiten ein Provokationstest müssen die Bedeutung der allergischen Pathogenese sicherstellen. Der Anamnese kommt der wesentliche Stellenwert in der Einschätzung der Relevanz einer nachgewiesenen Sensibilisierung zu („Bestehen Beschwerden bei Exposition? Besteht Beschwerdefreiheit bzw. -armut bei Karenz?"). Bei schwerem Asthma treten unerwünschte Wirkungen durch die SIT deutlich öfter auf. In diesen Fällen ist für eine SIT keine Indikation gegeben.

Zusammenfassung

Die Diagnose eines Asthma stützt sich im wesentlichen auf Anamnese, körperliche Untersuchung und Lungenfunktion, ggf. mit Bronchodilatationstest. Auch serielle PEF-Messungen sind von hoher diagnostischer Wertigkeit. Weitere Methoden dienen in erster Linie zum Ausschluß anderer Erkrankungen. Die Allergiediagnostik sollte bei allen Asthmatikern durchgeführt werden. Orts-, Zeit- und Allergenbezug der Symptome sollten immer eruiert werden. Als Screening-Methode sollte der Hautpricktest angewendet werden. Differentialdiagnostisch sind eine Reihe von Erkrankungen abzugrenzen, insbesondere die Stimmbanddysfunktion, die chronische obstruktive Lungenerkrankung (Erwachsenenalter) bzw. die Virusinfekt-bedingte Bronchitis/Bronchiolitis im Kindesalter sowie mechanische Obstruktionen durch Fremdkörper oder Tumoren. Die Diagnose des Berufsasthma stützt sich auf arbeitsplatzbezogene Beschwerden, den Nachweis von Asthma und entweder Sensibilisierung gegenüber einem Berufsallergen, arbeitsbezogene Veränderungen der Lungenfunktion (PEF oder bronchiale Hyperreaktivität) oder einen positiven bronchialen Provokationstest. Angesichts nur mäßiger Sensitivität und Spezifität von Provokationstests beim Berufsasthma gegenüber niedermolekularen Substanzen kommt der Anamnese eine ganz besondere Bedeutung zu.

Literatur

1. American Thoracic Society (1991) Lung function testing: Selection of reference values and interpretive strategies. Am Rev Respir Dis 144:1202–1218
2. American Thoracic Society (1995) Standardization of spirometry: 1994 update. Am J Respir Crit Care Med 152:1107–1136
3. Arbeitskreis Bronchiale Provokationstests (Klein G et al) (1998) Leitlinien für die Durchführung bronchialer Provokationstests mit pharmakologischen Substanzen. Pneumologie 52:214–220
4. Ärzteverband Deutscher Allergologen (1990) Empfehlungen zur Hyposensibilisierung mit Allergenextrakten. Allergologie 13:185–188
5. Asher MI für The International Study of Asthma and Allergies in Childhood (ISAAC) Steering Committee (1998) Worldwide variation in prevalence of symptoms of asthma, allergic rhinoconjunctivitis, and atopic eczema: The International Study of Asthma and Allergies in Childhood (ISAAC). Eur Respir J 12:315–335
6. Beasley R für The International Study of Asthma and Allergies in Childhood (ISAAC) Steering Committee (1998) Worldwide variation in prevalence of symptoms of asthma, allergic rhinoconjunctivitis, and atopic eczema: ISAAC. Lancet 351:1225–1232
7. Bousquet J, Hejjaoui A, Dhivert H, Clauzel AM, Michel FB (1989) Immunotherapy with a standardized Dermatophagoides pteronyssinus extract. III. Systemic reactions during the rush protocol in patients suffering from asthma. J Allergy Clin Immunol 83:797–802
8. Burge PS (1982) Single and serial measurements of lung function in the diagnosis of occupational asthma. Eur J Respir Dis 63 (Suppl 123):47–59
9. Burney P, Chinn S, et al (1996) Variations in the prevalence of respiratory symptoms, self-reported asthma attacks and use of asthma medication in the European Community Respiratory Health Survey (ECHRS). Eur Respir J 9:687–695
10. Burrows B, Martinez FD, Halonen M, Barbee RA, Cline MG (1989) Association of asthma with serum IgE levels and skin test reactivity to allergens. New Engl J Med 320:271–277
11. Bye MR, Kerstein D, Barsh E (1992) The importance of spirometry in the assessment of childhood asthma. Am J Dis Child 146:977–978
12. Cartier A, Malo JL, Forest F, Lafrance M, Pineau L, St-Aubin JJ, Dubois JY (1984) Occupational asthma in snow crab processing workers. J Allergy Clin Immunol 74:261–269
13. Chan-Yeung M, Malo JL (1994) Aetiological agents in occupational asthma. Eur Respir J 7:346–371
14. Coté J, Kennedy S, Chan-Yeung M (1990) Sensitivity and specificity of PC_{20} and peak expiratory flow rate in cedar asthma. J Allergy Clin Immunol 85:592–598
15. Deutsche Atemwegsliga (Schultze-Werninghaus G, Hrsg) (1994) Empfehlungen zur Allergiediagnostik bei Atemwegserkrankungen in der Praxis. Pneumologie 48:300–304
16. Deutsche Gesellschaft für Pneumologie (Worth H, Breuer H-WM et al) (1998) Empfehlungen zur Durchführung und Bewertung von Belastungsuntersuchungen in der Pneumologie. Pneumologie 52:225–231
17. Dorward AJ, Colloff MJ, MacKay NS, McSharry C, Thomson NC (1988) Effect of house dust mite

avoidance measures on adult atopic asthma. Thorax 43:98–102
18. European Allergy White Paper. UCB Institute of Allergy, 1997
19. Expert panel report 1991 (1991) Guidelines for the diagnosis and management of asthma. J Allergy Clin Immunol 88:425–534
20. Expert panel report 2 (1997) Guidelines for the diagnosis and management of asthma. NIH Publication No 97-4051, Mai 1997
21. Global initiative for asthma. National Institutes of Health, Bethesda/USA, Publ Nr 95-3659, January 1995
22. Haugaard L, Dahl R, Jacobsen L (1993) A controlled dose-response study of immunotherapy with standardized, partially purified extract of house dust mite: Clinical efficacy and side effects. J Allergy Clin Immunol 91:709–722
23. International consensus report on diagnosis and treatment of asthma. Eur Respir J 1992; 5:601–641
24. Kharitonov SA, Yates D, Robbins RA, Logan-Sinclair R, Shinebourne EA, Barnes PJ (1994) Increased nitric oxide in exhaled air of asthmatic patients. Lancet 343:133–135
25. Kuehr J, Frischer T, Meinert T, Barth R, Forster J, Schraub S et al (1995) Mite allergen exposure is a risk factor for early and late onset of asthma and for persistence of asthma signs in children. J Allergy Clin Immunol 95:655–662
26. Li JT, O'Connell EJ (1996) Clinical evaluation of asthma. Ann Allergy Asthma Immunol 76:1–13
27. Magnussen H, Richter K, Jörres RA (1997) Asthma und Stickstoffmonoxid. Übersicht. Atemw Lungenkrkh 23:568–572
28. Magnussen H (1996) Asthma bronchiale. In: Konietzko N, Fabel H (Hrsg) Weißbuch Lunge. Pneumologie 50:573–624
29. Malo JL, Coté J, Cartier A, Boulet LP, L'Archêveque J, Chan-Yeung M (1993) How many times per day should peak expiratory flow rate (PEFR) be assessed when investigating occupational asthma. Am Rev Respir Dis 147:A995 (Abstract)
30. Meslier N, Charbonneau G, Racineux JL (1995) Wheezes. Eur Respir J 8:1942–1948
31. Moscato G, Godnic-Cvar J, Maestrelli P (1995) Statement on self-monitoring of peak expiratory flows in the investigation of occupational asthma. J Allergy Clin Immunol 96:295–301
32. Mutius E von, Weiland SK, Fritzsch C, Duhme H, Keil U (1998) Increasing prevalence of hay fever and atopy among children in Leipzig, East Germany. Lancet 351:862–866
33. Nelson HS, Oppenheimer J, Buchmeier A, Kordash TR, Freshwater LL (1996) An assessment of the role of intradermal skin testing in the diagnosis of clinically relevant allergy to timothy grass. J Allergy Clin Immunol 97:1193–1201
34. Nolte D (1998) Asthma. 7. Auflage. Urban & Schwarzenberg, München
35. Nowak D, Volmer T, Wettengel R (1996) Asthma bronchiale – eine Krankheitskostenanalyse. Pneumologie 50:364–371
36. Ownby DR, Ownby HE, McCullough J, Shafer AW (1996) The prevalence of anti-latex IgE antibodies in 1000 volunteer blood donors. J Allergy Clin Immunol 97:1188–1192
37. Pastorello EA, Incorvaia C, Ortolani C, Bonini S, Canonica GW, Romagnani S, Tursi A, Zanussi C (1995) Studies on the relationship between the level of specific IgE antibodies and the clinical expression of allergy: I. Definition of levels distinguishing patients with symptomatic from patients with asymptomatic allergy to common aeroallergens. J Allergy Clin Immunol 96:580–587
38. Pauli G, Oster JP, Deviller P, Heiss S, Bessot JC, Susani M, Ferreira F, Kraft D, Valenta R (1996) Skin testing with recombinant allergens rBet v 1 and birch profilin, rBet v 2: Diagnostic value for birch pollen and associated allergies. J Allergy Clin Immunol 97:1100–1109
39. Pearce N, Pekkanen J, Beasley R (1999) How much asthma is really attributable to atopy? Thorax 54:268–272
40. Perrin B, Lagier F, L'Archêveque J, Cartier A, Boulet LP, Coté J, Malo JL (1992) Occupational asthma: Validity of monitoring of peak expiratory flow rates and non-allergic bronchial responsiveness as compared to specific inhalation challenge. Eur Respir J 5:40–48
41. Pin I, Gibson PG, Kolendowicz R, Girgis-Gabardo A, Denburg J, Hargreave FE, Dolovich J (1992) Use of induced sputum cell counts to investigate airway inflammation in asthma. Thorax 47:25–29
42. Platts-Mills TAE, Mitchell EB, Nock P, Tovey ER, Moszoro H, Wilkins SR (1982) Reduction of bronchial hyperreactivity during prolonged allergen avoidance. Lancet 2:675–678
43. Quanjer PH, Tammeling GJ, Cotes JE, Pedersen OF, Peslin R, Yernault JC (1993) Lung volumes and forced ventilatory flows. Report Working Party Standardisation of Lung Function Tests. Eur Respir J 6 (Suppl 16):5–40
44. Schultze-Werninghaus G, Ebermann F, Gnosa E (1989) Correlation of nonspecific airway hyperresponsiveness with central and peripheral lung function. In: Hughes D (Hrsg) Performance indicators in chronic obstructive lung disease. SEPCR Workshop, Wiesbaden 10.–11.11.1988. Eur Resp J 2:669–670
45. Schultze-Werninghaus G (1988) Anamnese bei inhalativer Allergie. In: Fuchs E (Hrsg) Manuale allergologicum, Dustri, München-Deisenhofen, pp IV.1:1–IV.1:12
46. Schultze-Werninghaus G (1997) Die Immuntherapie (allergenspezifische Hyposensibilisierung) bei Asthma bronchiale. Atemw Lungenkrkh 23:701–707
47. Schultze-Werninghaus G (1977) Ein neuer Fragebogen zur Diagnostik allergischer Atemwegserkrankungen mit der Möglichkeit einer computergestützten Auswertung. Prax Pneumol 33:642–652
48. Sears MR, Burrows B, Flannery EM, Herbison GP, Hewitt CJ, Holdaway MD (1991) Relation between airway responsiveness and serum IgE in children

with asthma and in apparently normal children. New Engl J Med 325:1067–1071
49. Statistisches Bundesamt (1998) Gesundheitsbericht für Deutschland. Metzler, Poeschel, Stuttgart
50. Subcommittee on occupational allergy of the EAACI (1992) Guidelines for the diagnosis of occupational asthma. Clin Exp Allergy 22:103–108
51. Sweet JM, Stevenson DD, Simon RA, Mathison DA (1990) Long-term effects of aspirin desensitization – Treatment for aspirin-sensitive rhinosinusitis-asthma. J Allergy Clin Immunol 85:59–65
52. Ulmer WT, Reichel G, Nolte D, Islam MS (1984) Die Lungenfunktion. 4. Auflage. Thieme, Stuttgart
53. van Kampen V, Merget R, Baur X (1999) Atemwegssensibilisierende Arbeitsstoffe: Eine Übersicht. Arbeitsmed Sozialmed Umweltmed 34:232–247
54. Wahn U, Lau S, Bergmann R, Kulig M, Forster J, Bergmann K, Bauer C-P, Guggenmoos-Holzmann I (1997) Indoor allergen exposure is a risk factor for sensitization during the first three years of life. J Allergy Clin Immunol 99:763–769
55. Wettengel R, Berdel D, Hofmann D, Krause J, Kroegel C, Kroidl RF, Leupold W, Lindemann H, Magnussen H, Meister R, Morr H, Nolte D, Rabe K, Reinhardt D, Sauer R, Schultze-Werninghaus G, Ukena D, Worth H (1998) Empfehlungen zur Asthmatherapie bei Kindern und Erwachsenen. Pneumologie 11:591–601 *und* Medizinische Klinik 93: 639–650
56. WHO position paper (1998) Allergen immunotherapy: Therapeutic vaccines for allergic diseases. Allergy 53 (Suppl 44):1–42
57. Wittemann A, Stapel SO, Perdok GJ, Sjamsoedin DHS, Jansen HM, Aalberse RC, van der Zee JS (1996) The relationship between RAST and skin test results in patients with asthma or rhinitis: A quantitative study with purified major allergens. J Allergy Clin Immunol 97:16–25

KAPITEL 2 Kontaktekzem

C. GUTGESELL und TH. FUCHS

Krankheitsbild

Das Kontaktekzem, makro- und mikroskopisch eine nicht kontagiöse Entzündung, entsteht durch Kontakt der Haut mit bestimmten, besonders niedermolekularen Stoffen aus der Umwelt. Die Entstehungsmechanismen werden in den letzten Jahren zunehmend besser verstanden, besonders durch Untersuchungen auf molekularer Ebene. Die klinische Symptomatik ist seit langem bekannt. Erste Beschreibungen datieren bereits aus der Antike: Plinius der Jüngere beobachtete im 1. vorchristlichen Jahrhundert entzündliche Hautveränderungen bei Holzfällern nach Kontakt mit Pinienholz.

Anfang des 19. Jahrhunderts publizierte Dakin, daß eine bestimmte entzündliche Reaktion an der Haut, die sogenannte „Rhus dermatitis", nicht bei jedem Individuum auftrat. Dakin vermutete hier eine individualspezifische „Idiosynkrasie". Dies war lange vor Einführung des Allergiebegriffs durch Clemens v. Pirquet zu Beginn des 20. Jahrhunderts. Heute werden im wesentlichen irritatives und allergisches Kontaktekzem (bzw. Kontaktdermatitis) unterschieden. Das klinische Bild kann sehr ähnlich sein. Vom morphologischen Aspekt her ist eine Unterscheidung daher oft nicht möglich. Dies gilt auch für die histologische Differenzierung.

Verschiedene Faktoren bestimmen das klinische Bild: Der jeweilige Krankheitszustand, d. h. die akute oder chronische Verlaufsform des Ekzems, die Lokalisation der Erkrankung, der auslösende Kontaktstoff, die Dauer des Kontaktes, Entwicklung einer Sekundärinfektion (sog. Impetiginisierung) oder ggf. vorhandene Begleitdermatosen wie Psoriasis vulgaris.

Ein akutes Ekzem zeichnet sich im allgemeinen durch ein umschriebenes Erythem, Papeln und Vesikel aus. Die Leiteffloreszenz ist die Papulovesikel. In Einzelfällen können die Vesikel auch hämorrhagisch sein, oder es entstehen bei perakuten Verläufen auch Blasen, gelegentlich auf nicht gerötetem Grund. Histologisches Charakteristikum ist die Spongiose der Epidermis. Chronische Ekzemherde zeigen Erythem, Schuppung, Lichenifikation, Rhagadenbildung, Exkoriationen. Histologisch tritt die Spongiose in den Hintergrund und psoriasiforme Aspekte überwiegen. Klinisches Leitsymptom eines Ekzems ist der Juckreiz. Im allgemeinen kann aus der klinischen Symptomatik und Lokalisation recht gut auf die Ursache der Erkrankung geschlossen werden. Beispiele für verschiedene Kontaktekzemvarianten finden sich in den Abbildungen 1–16.

■ **Epidemiologie.** Eine Untersuchung aus den Niederlanden zeigt, daß 0,009% der Einwohner pro Jahr primär wegen eines Kontaktekzems stationär aufgenommen und behandelt wurden. Das waren ca. 6% der dermatologischen Fälle und damit weniger als 1% aller Krankenhausaufnahmen. Somit scheint das Kontaktekzem von eher geringer allgemeinmedizinischer Bedeutung zu sein; bei Subgruppen ergeben sich aber ganz andere Verhältnisse.

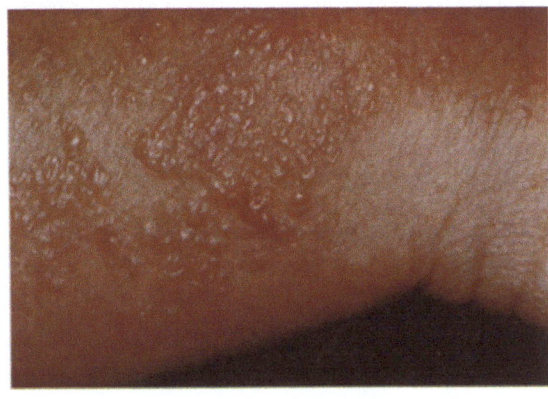

Abb. 1. Akutes allergisches Kontaktekzem durch Thiurame und Dithiocarbamate in Untersuchungshandschuhen

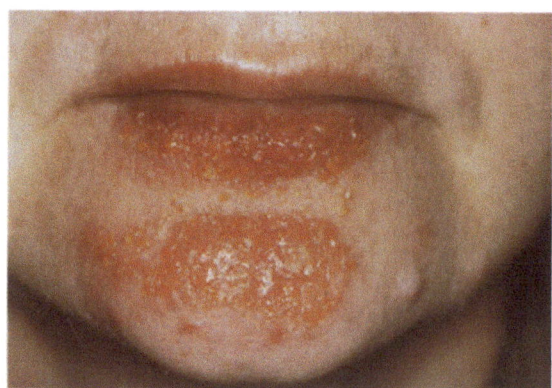

Abb. 2. Akutes allergisches Kontaktekzem durch Tromantadin

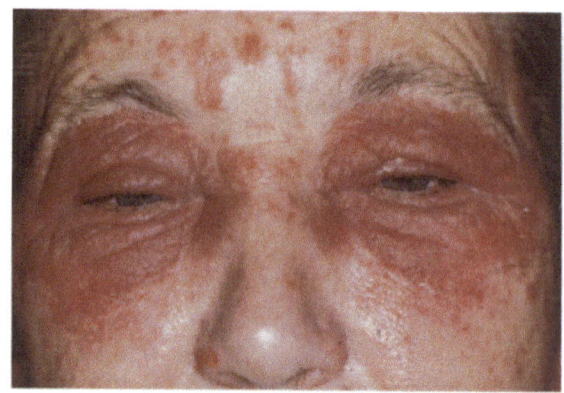

Abb. 5. Akutes allergisches Kontaktekzem mit Streuung durch neomycinhaltige Augentropfen

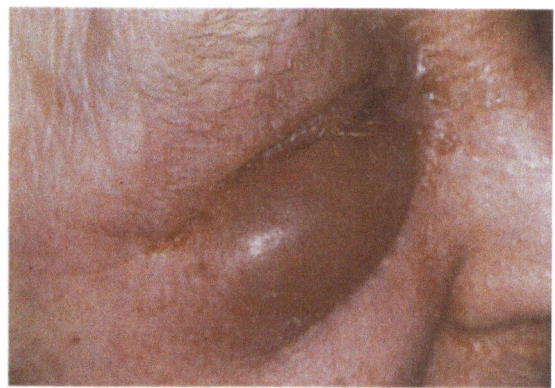

Abb. 3. Akutes allergisches Kontaktekzem mit ausgeprägtem Ödem und Blasenbildung nach Anwendung thiomersalhaltiger Augentropfen

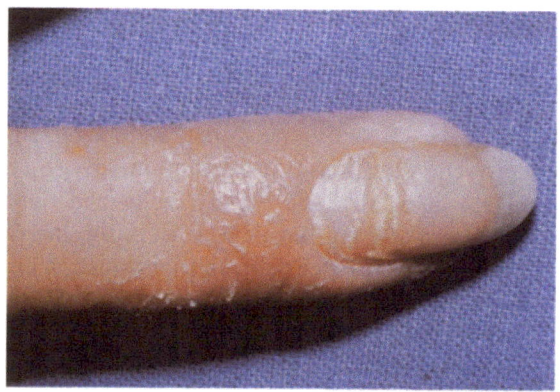

Abb. 6. Chronisches allergisches Kontaktekzem durch Glycerylmonothioglykolat bei einer Friseurin

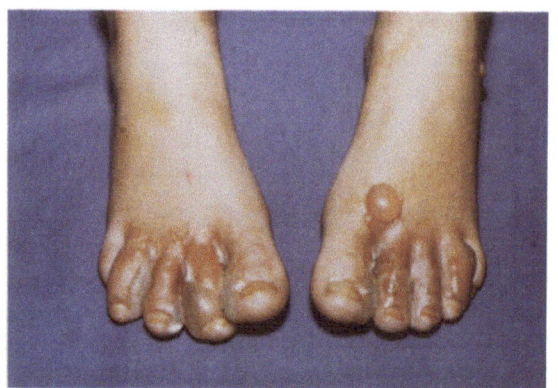

Abb. 4. Akute toxische Dermatitis mit Blasen

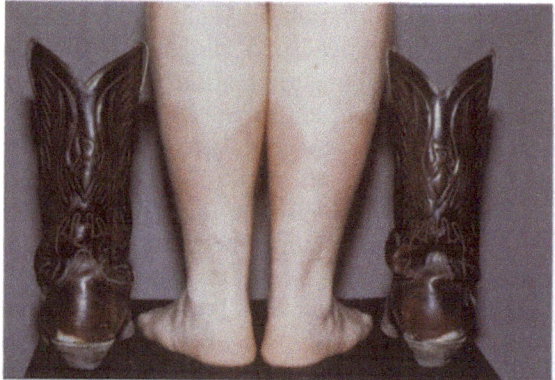

Abb. 7. Akutes allergisches Kontaktekzem durch chromgegerbtes Stiefelleder

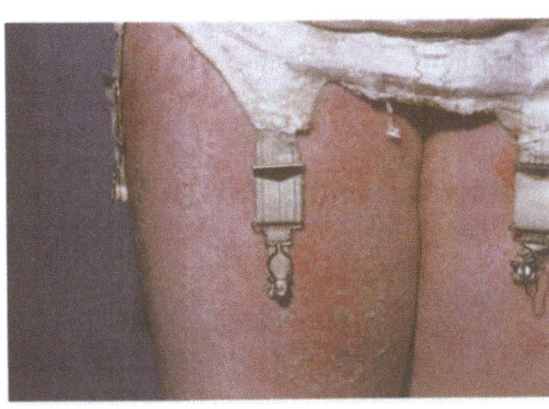

Abb. 8. Subakutes allergisches Kontaktekzem durch Nickel in Strumpfhaltern

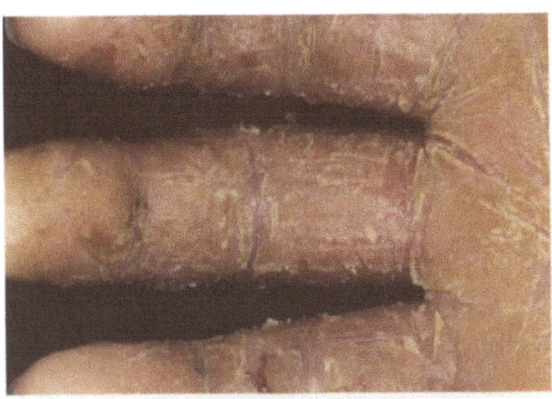

Abb. 11. Hyperkeratotisch-rhagadiforme Variante eines chronischen irritativen Handekzems

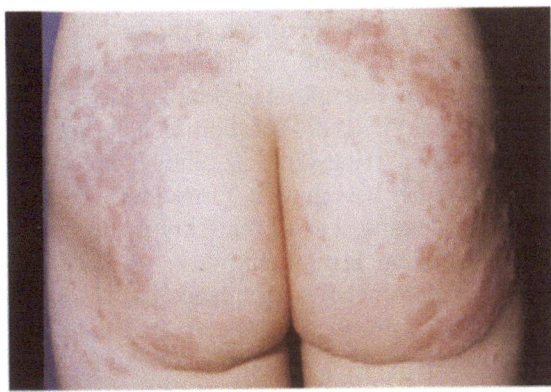

Abb. 9. Chronisches allergisches Kontaktekzem durch eine mit Formaldehyd gereinigte Toilettenbrille

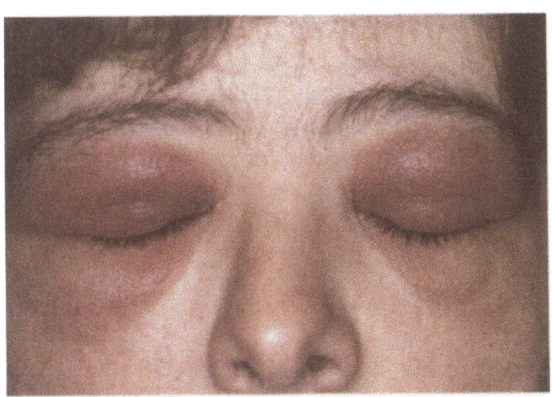

Abb. 12. Akutes allergisches Kontaktekzem durch Lidschatten bei Sensibilisierung auf Kobalt

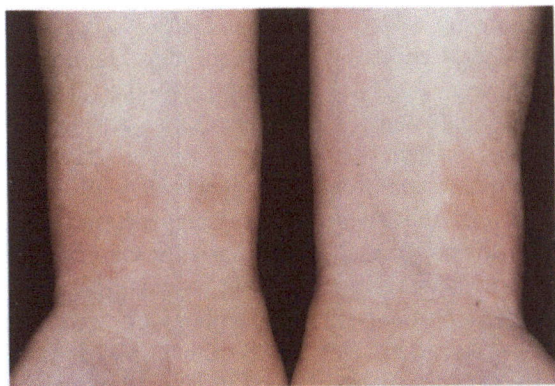

Abb. 10. Gering ausgeprägtes allergisches Kontaktekzem durch Thiurame in Gummihandschuhen. Beachte die scharfe Begrenzung nach proximal

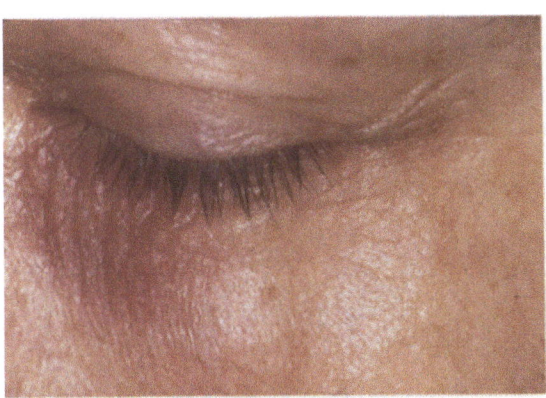

Abb. 13. Subakutes allergisches Kontaktekzem durch Wimperntusche bei Sensibilisierung auf Paraphenylendiamin

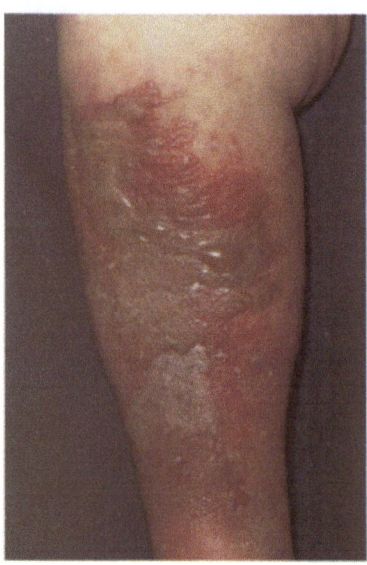

Abb. 14. Akutes allergisches Kontaktekzem bei Sensibilisierung auf Wollwachsalkohole und Neomycinsulfat. Die Sensibilisierungen sind im Rahmen einer polypragmatischen Therapie einer chronischen venösen Insuffizienz entstanden

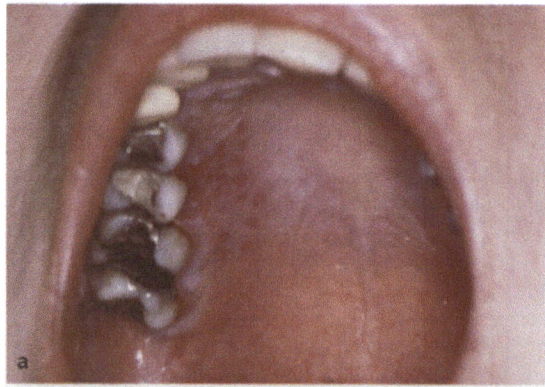

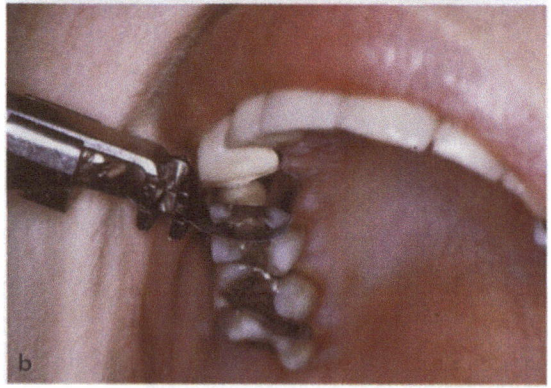

Abb. 15 a, b. Allergische Kontaktstomatitis (a) durch Nickel. Dies ist der seltene Fall einer kontaktallergischen Reaktion auf zahnmedizinisches Arbeitsmaterial (Matrize, Abb. b)

So wird geschätzt, daß über 90% der Patienten mit beruflich verursachten Hauterscheinungen an einem Kontaktekzem erkrankt sind. Im Vergleich mit allen anderen Berufskrankheiten nehmen die Hauterkrankungen, also im wesentlichen das Kontaktekzem, eine herausragende Stellung ein. Ekzemerkrankungen gehören in Deutschland zu den häufigsten Berufskrankheiten.

Es gibt nur wenige epidemiologische Untersuchungen, die aussagekräftig Inzidenz und Prävalenz des Kontaktekzems untersuchen. Die Prävalenzraten bewegen sich – je nach Studie – von etwa 1,5% bis über 10%.

Das Kontaktekzem ist keine Erkrankung, die ein bestimmtes Geschlecht bevorzugt. Je nach untersuchtem Kollektiv können Männer oder aber Frauen stärker betroffen sein. Auch das Lebensalter einer Person beeinflußt offenbar nicht das Auftreten eines Kontaktekzems. Ein wichtiger Risikofaktor ist die (oft berufliche) Exposition gegenüber irritativen bzw. allergenen Stoffen: Dies führt bei bestimmten Tätigkeiten überproportional häufig zu Ekzemerkrankungen der Hände, z.B. im Friseurhandwerk, im Bauhandwerk, in der metallverarbeitenden und in der Gummiindustrie, in der Lederverarbeitung. Neben der Exposition können auch konstitutionelle Faktoren bei der Auslösung des Handekzems bedeutsam sein, so vor allem die atopische Diathese (G. Bäurle).

Ein Handekzem kann irritativer, atopischer oder kontaktallergischer Genese sein. Nach den Ergebnissen einer Studie von Goh haben 55% der Patienten mit Handekzem ein Kontaktekzem, davon 60% irritativer und 40% kontaktallergischer Genese. Es entspricht der klinischen Erfahrung, daß das kontaktallergische Ekzem oft auf dem Boden eines chronischen irritativen Ekzems entsteht.

In einem gefährdeten Beruf wie dem Friseurhandwerk können nach einzelnen Untersuchungen nahezu sämtliche Exponierte an einem irritativen Handekzem erkranken, wenn auch milde Formen in die Definition einbezogen werden. Neuere Arbeiten zeigen, daß nach 3 Jahren erstmaliger Tätigkeit etwa die Hälfte der Auszubildenden im Friseurberuf an einem irritativen Handekzem erkrankt ist.

Pathophysiologie. Durch grundlegende Arbeiten der letzten Jahre sind wesentliche Immunpathomechanismen des allergischen Kontaktekzems bekannt geworden: Allergene durchdrin-

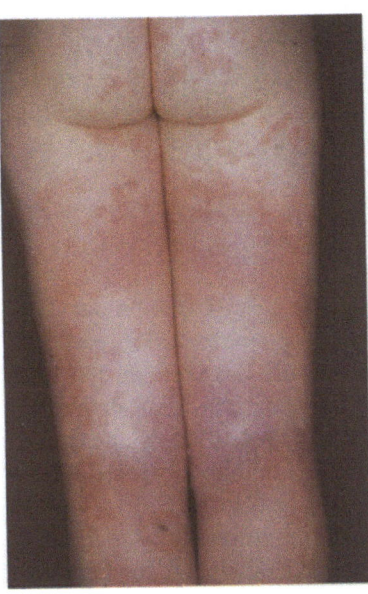

Abb. 16. Allergisches Kontaktekzem durch Bufexamac unter dem klinischen Bild eines Erythema exsudativum multiforme. Der 6-jährige Patient wurde mit diesem Präparat trotz fehlender Indikation wegen Mollusca contagiosa behandelt

gen die Haut, werden in Langerhans-Zellen prozessiert und binden an MHC-Klasse-II-Moleküle dieser Zellen. Die allergenbeladenen Langerhans-Zellen wandern zum regionären Lymphknoten in die T-Zell-reiche parakortikale Zone. Dort erkennen T-Zellen mit entsprechender Spezifität den Allergen-MHC-Klasse-II-Komplex. Es folgt eine Interleukin-2-mediierte Proliferation der T-Zellen. Diese Effektorzellen verlassen den Lymphknoten und breiten sich im Körper aus. Das Individuum ist sensibilisiert. Bei erneutem Allergenkontakt an der Haut treffen dort antigenpräsentierende Langerhans-Zellen und nun in hoher Frequenz vorkommende spezifische T-Zellen aufeinander. Folge ist die Produktion proinflammatorischer Zytokine, die weitere Entzündungszellen anlocken. So entsteht eine inflammatorische Kaskade, klinisch als Ekzem sichtbar. Das Maximum der Reaktion liegt zwischen 18 und 48 Stunden nach Allergenkontakt.

Für das irritative Ekzem sind mehrere Einflußparameter bekannt, die als endogene oder als exogene Faktoren bedeutsam werden. Exogene Faktoren sind z. B. die chemischen Eigenschaften des Irritans (chemische Struktur, pH-Wert), die Menge der auslösenden Substanz, Lokalisation des Kontaktes, physikalische Faktoren wie Temperatur, Druck, Scherkräfte, klimatische Bedingungen. Endogene Faktoren sind die individuelle Hautempfindlichkeit bzw. Widerstandskraft, unabhängig davon die Atopie sowie ethnische Faktoren: Möglicherweise gibt es eine genetisch determinierte „Überempfindlichkeit der Haut" ohne Zusammenhang mit der atopischen Disposition. Die Ursache hierfür ist nicht bekannt. Es gibt Hinweise, daß die äußerste Schicht der Epidermis, das stratum corneum, bei diesen Patienten dünner und/oder mehr permeabel für Noxen ist.

Verbreitete, direkt einwirkende Irritantien sind in Tabelle 1 aufgeführt.

Irritantien können die Haut auf verschiedene Weise schädigen. Die zellulären Zielstrukturen der Schädigung unterscheiden sich z. T. erheblich. Detergentien entfalten ihre ungünstige Wirkung beispielsweise an der Hornschicht und an Zellmembranen, außerdem beeinflussen sie den epidermalen Metabolismus sowie die DNA-Synthese, während organische Lösemittel Effekte auf Blutgefäße der Haut ausüben. Dimethylsulfoxid (DMSO) ist wiederum ein potenter Degranulator der Mastzellen. Zahlreiche Mediatoren der inflammatorischen Reaktion wurden für das irritative Kontaktekzem beschrieben. Eine detaillierte Darstellung findet sich in der weiterführenden Literatur.

Ziel der Diagnostik

Ziele der Diagnostik bei Verdacht auf ein Kontaktekzem sind
- Die Diagnose Ekzem zu bestätigen und eine Einordnung in die verschiedenen Formen vorzunehmen
- Das auslösende Agens/die auslösenden Agentien zu ermitteln
- Ggf. die Verträglichkeit alternativer Substanzen zu überprüfen

Verfügbare Methoden

Wichtigstes diagnostisches Hilfsmittel zur Klärung einer vermuteten Kontaktallergie ist die Epikutantestung, die andernorts ausführlich beschrieben wird (Kapitel I.3.).

Als diagnostische Tests für das irritative Kontaktekzem stehen mehrere Methoden zur Verfügung: Alkaliresistenztest (NaOH), Bestimmung der Resistenz gegen Ammoniumhydroxid oder DMSO, Schwellenwertbestimmung gegen ver-

Tabelle 1. Irritantien

Direkter Hautkontakt
- Wasser
- Hautreinigungs- und Desinfektionsmittel
- Detergentien
- Lösemittel
- Säuren, Laugen
- Öle
- Chemikalien wie Peroxide und Reduktionsmittel
- Organische Lösemittel
- Haarfärbemittel
- Dauerwellflüssigkeiten
- Physikalische Faktoren wie Kälte, Hitze, sehr große und sehr niedrige Luftfeuchtigkeit (Klimaanlagen)
- Stäube, Rauch
- Mechanische Faktoren wie Druck, Scherkräfte oder (Minimal-) Traumen (z. B. Manipulationen an Händen)

Aerogener Hautkontakt
- Stäube von Zement, Glaswolle oder Papier
- Sägespäne bestimmter Hölzer
- Epoxidharze

schiedene Irritantien (z. B. Natriumlaurylsulfat, Benzalkoniumchlorid, Kerosin, Crotonöl, Anthralin), Milchsäuretest, Messung des transepidermalen Wasserverlustes. Diese diagnostischen Testverfahren werden in ihrer Aussagekraft aber häufig überbewertet. Im Vergleich zum Epikutantest gibt es hier vergleichsweise wenig Daten zu Sensitivität und Spezifität der Testverfahren. Im Routinebetrieb sind sie von eher begrenztem Wert, durchaus aber von wissenschaftlichem Interesse. Teilweise ist eine standardisierte Durchführung schwierig: So sind bei der Messung des transepidermalen Wasserverlustes konstante Innenraumbedingungen erforderlich (Temperatur, relative Luftfeuchte), um vergleichbare Ergebnisse zu erzielen.

Praktisches Vorgehen

Vorgespräch und Voruntersuchung. Stellt sich ein Patient mit einem Kontaktekzem vor, so gilt es, die Diagnose anhand morphologischer Kriterien zu sichern. Differentialdiagnostisch wichtige Erkrankungen wie Ekzemerkrankungen anderer Genese (vor allem atopisches Ekzem), Tinea manuum, Psoriasis palmoplantaris, Psoriasis provocata, Rosacea, periorale Dermatitis oder Steroidakne sind auszuschließen. Eine stadiengerechte Behandlung sollte sich anschließen. Es ist wünschenswert, die allergologische Diagnostik nicht im akuten Ekzemschub durchzuführen, sondern erst etwa zwei bis drei Wochen nachdem die Hautveränderungen abgeheilt sind. Andernfalls besteht ein erhöhtes Risiko für falsch positive Testergebnisse bzw. für eine Exazerbation des Ekzems.

Im Anamnesegespräch sind folgende Punkte detailliert mit dem Patienten zu besprechen.

Allgemeine Anamnese. Der Arzt sollte darüber informiert sein, welche weiteren Erkrankungen beim Patienten bestehen. Diese könnten das klinische Bild (z. B. bei gleichzeitig bestehender atopischer Dermatitis oder Psoriasis), aber auch den zu planenden Epikutantest beeinflussen, beispielsweise durch falsch negative Testresultate bei zellulären Immundefekten. Auch können schwerwiegende Krankheiten den Tagesablauf eines Patienten so beeinträchtigen, daß eine zeitaufwendige allergologische Diagnostik terminlich nur schwer zu organisieren ist, z. B. bei Patienten mit dialysepflichtiger Niereninsuffizienz.

Medikamentenanamnese. Vor einem Epikutantest ist es wichtig zu wissen, ob lokale oder orale Steroide verwendet oder ob systemische Immunsuppressiva wie Ciclosporin, Azathioprin, Mykophenolat etc. genommen werden. Mehr als 20 mg Prednisolonäquivalent systemisch pro Tag stellen eine Kontraindikation für den Epikutantest dar, um falsch negative Ergebnisse zu vermeiden. Dies gilt nach heutigem Kenntnisstand nicht für Antihistaminika.

Für die Zukunft scheint bedeutungsvoll, daß auch lokale Immunsuppressiva wie Tacrolimus im Testfeld ausreichend lange vorher abgesetzt sein sollten.

Klinischer Verlauf der Ekzemerkrankung. Um einen Eindruck von der Krankheitsdynamik zu erhalten, sind Fragen zum Beginn der Erkrankung und zur Lokalisation wichtig: War zunächst die rechte, später auch die linke Hand betroffen? Gibt es andere Krankheitslokalisationen? Welche subjektiven Beschwerden bestehen (Brennen, Jucken, Schmerzen)? Besteht eine Arbeitsabhängigkeit mit Besserung am Wochenende, im Urlaub oder bei längerer Arbeitsunfähigkeit? Wie lange bestand wegen der Hauterkrankung Arbeitsunfähigkeit? Mit welchen Externa wurde vorbehandelt (z. B. Kosmetika, „Hausmittel", Naturheilprodukte wie Teebaumöl oder Ringelblumensalbe, aber auch Melkfett, Bufexamac, Dexpanthenol)? Hilfreich für die Erhebung der Vorgeschichte kann ein Anamnese-Auxilium sein, wie es für das Friseur- und Baugewerbe vorliegt (J. Geier et al.).

■ **Atopische Disposition.** Hier ist die Frage nach einem Heuschnupfen (Rhinoconjunctivitis allergica) bzw. einem Asthma zu stellen. Die Fragen beziehen sich sowohl auf die Eigen- als auch auf die Familienanamnese. Möglicherweise ist die Erkrankung auch durch eine gleichzeitig bestehende und differentialdiagnostisch wichtige atopische Dermatitis (Neurodermitis) kompliziert.

■ **Berufliche und außerberufliche Exposition gegenüber irritativen und sensibilisierenden Substanzen.** Eine möglichst genaue Erfassung der beruflichen Exposition ist besonders dann nötig, wenn ein Handekzem besteht. Neben den eigentlichen Berufsubstanzen sind Schutz-, Reinigungs- und Pflegemaßnahmen zu erfragen (z. B. Handschuhe, Handwaschpasten, flüssige Reinigungsmittel, Seifen, Schutz- und Pflegesalben). Der Patient wird aufgefordert, die Substanzen, mit denen er beruflich zu tun hat, mitzubringen. In Einzelfällen kann es hilfreich sein, den Arbeitsplatz des Patienten persönlich zu besichtigen.

Wichtig ist, schriftliche Informationen über die chemische Zusammensetzung der Stoffe zu erhalten, mit denen der Patient Kontakt hat. Sicherheitsdatenblätter sind hierbei oft wenig hilfreich, weil die einzelnen Komponenten eines Produktes nicht ausreichend dargestellt sind. Gegebenenfalls muß Kontakt mit dem Lieferanten oder Produzenten aufgenommen werden, um detaillierte Informationen zu erhalten. Auch der Technische Aufsichtsdienst (TAD) der Berufsgenossenschaften kann als Informationsquelle eingeschaltet werden. Der Patient sollte während der allergologischen Diagnostik alle Tätigkeiten unterlassen, die als Ursache des Ekzems in Frage kommen. Dies bedeutet, daß er unter Umständen bis zum Abschlußgespräch arbeitsunfähig ist.

Abhängig von der Lokalisation des Ekzems und den anamnestischen Angaben des Patienten können eine Vielzahl verschiedener Substanzen Ursache der Erkrankung sein (Abbildung 17): Ekzematöse Veränderungen im Gesicht können durch Kosmetika und Handpflegemittel (auch Nagellacke oder Wimpernzangen) bedingt sein, ferner, wenn auch selten, durch Aeroallergene, z. B. Duftstoffe, Kühlschmierstoffe, Epoxidharze, Blütenstäube (Pollen) oder andere allergene Pflanzen. In einem solchen Fall kann es sinnvoll

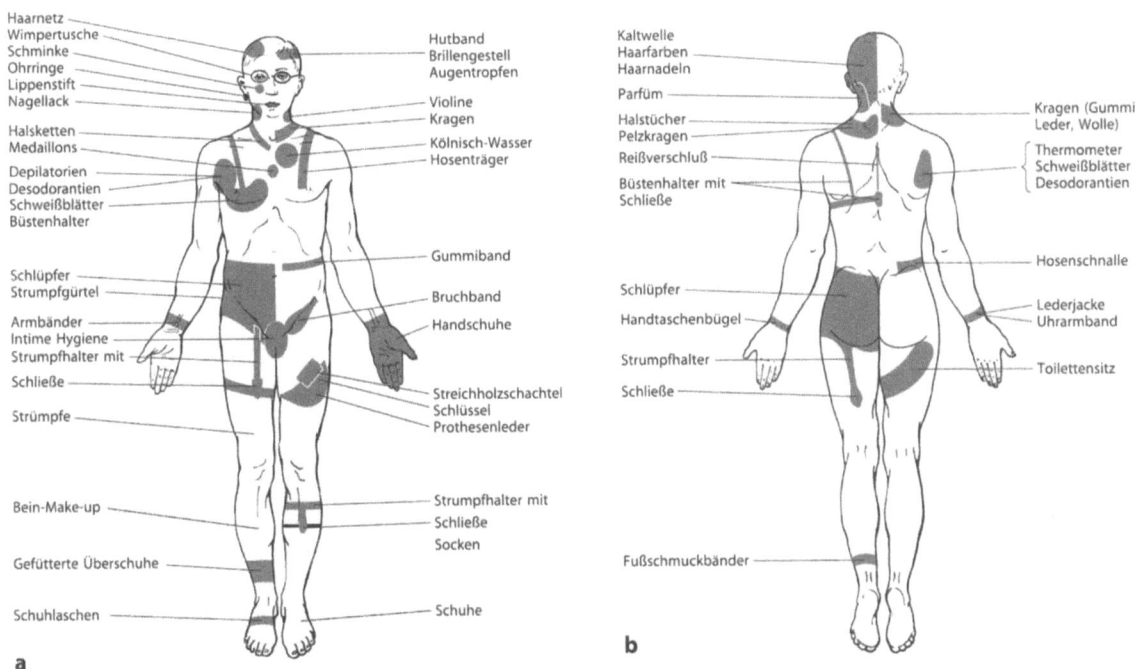

Abb. 17 a, b. Lokalisation von ekzematösen Hautveränderungen und mögliche Ursachen

sein, sich Blatt, Stengel und Blüte mitbringen zu lassen, um die Pflanze gegebenenfalls zu bestimmen. Differentialdiagnostisch ist bei Läsionen an freigetragenen Arealen an eine Photokontaktallergie zu denken und ggf. ein Photopatchtest zu veranlassen (Kapitel I.4.). Ekzematöse Veränderungen am Rumpf können Ausdruck eines hämatogenen, d. h. streuenden Kontaktekzems sein oder z. B. durch Gummi in Textilien, aber auch durch farbige oder weiße Unterwäsche hervorgerufen werden. Bei einem Fußekzem ist als Ursache an Chrom- oder Glutaraldehyd-gegerbtes Schuhleder, an Gummi in Schuhsohlen oder Stiefelschäften oder an Antimykotika zu denken. Wir fordern den Patienten im allgemeinen darüber hinaus auf, sämtliche bisher verwendeten Salben und Cremes, Körperpflegemittel, auch z. B. Teebaumöl, Propolis-haltige Zubereitungen, Melkfett oder topisch angewendete Medikamente (Kortikosteroide!) mitzubringen, auch wenn sie bisher vermeintlich vertragen wurden.

■ Voruntersuchungen, bekannte Sensibilisierungen. Viele Patienten sind bereits voruntersucht, d. h. auch schon epikutan getestet worden. Ist bereits ein Allergiepaß vorhanden, prüft man zunächst, ob der jetzige Ekzemschub nicht durch bereits bekannte Sensibilisierungen zu erklären ist (fehlende Allergenkarenz!). Sind die im Allergiepaß aufgeführten Kontaktallergene für den aktuellen Ekzemschub offensichtlich nicht verantwortlich, besteht die Indikation für eine erneute Epikutantestung. Sinnvoll ist es jedoch, die Protokolle früherer Testungen zu kennen, um Wiederholungen zu vermeiden. In kurzen Abständen mit identischen oder kreuzreagierenden Stoffen wiederholte Tests sind abzulehnen. Anzustreben kann die ergänzende Diagnostik mit bisher nicht untersuchten Substanzen sein. Es besteht jedoch keine Indikation, eine korrekt durchgeführte Untersuchung zu wiederholen, nur weil sie negativ ausgefallen ist.

Hält man sich nicht an dieses Vorgehen, so kommt es zu mehrfachen Epikutantestungen, die sämtlich mit der gleichen Fragestellung durchgeführt werden. Diese Mehrfachtestungen, die in den letzten Jahren zunehmend häufig beobachtet wurden (auch im Rahmen von BG-Verfahren), sind nicht nur unsinnig, sondern sie gefährden den Patienten, da es dadurch zu aktiven, d. h. iatrogenen Sensibilisierungen kommen kann.

Nach dem Anamnesegespräch sollte das Programm für die Epikutantestung festgelegt werden. Einzelheiten finden sich im Kapitel I.3.

Abschließende Diagnose

Nach Vorliegen des Epikutantestbefundes schließt sich dessen Beurteilung an. Diese ist, zusammen mit den anamnestischen Angaben und dem klinischen Bild, die Grundlage für die abschließende Diagnosestellung.

Bei der Ablesung des Epikutantestes ist es grundlegend wichtig, zwischen irritativen und allergischen Reaktionen zu unterscheiden. Dies setzt die Kenntnis potentiell irritativ wirkender Stoffe voraus (Kapitel I.3.).

Weiterhin ist es bedeutsam, bei positiven Reaktionen Sensibilisierungen von Allergien zu trennen. Sensibilisierungen zeigen eine „immunologische Reaktion" an, nicht jedoch bereits eine klinisch relevante Erkrankung. Der Epikutantest ist ein Modell, in dem andere, zumeist höhere Substanzkonzentrationen als bei natürlicher Exposition benutzt werden. Außerdem werden im allgemeinen ein anderer Expositionsort und andere Expositionsbedingungen (okklusives Testverfahren) als in der Lebenswirklichkeit gewählt. Unter diesen „artifiziellen" Umständen kommt es bei manchen Patienten zu positiven Reaktionen, die bei „natürlicher" Allergenexposition zu keinerlei Beschwerden führen. Bekannt hierfür sind beispielsweise Sensibilisierungen gegenüber Quecksilberverbindungen wie Quecksilber-II-amidchlorid, Phenylquecksilberacetat, Thiomersal, Amalgam. Unter den Bedingungen des Epikutantests führen sie am Testort u. U. zu (schwach) positiven Reaktionen. Dies bedeutet jedoch nicht, daß bei „natürlicher" Exposition eine allergische Erkrankung resultieren muß. Beispielsweise wird Amalgam als Zahnfüllungsmaterial von diesen Patienten im allgemeinen vertragen. Gleiches gilt für das Konservierungsmittel Thiomersal in Impfstoffen. Tabelle 2 gibt Auskunft über die klinische Bedeutung von Reaktionen auf Standardallergene.

Ergeben sich Hinweise auf falsch negative Reaktionen, d. h. der Epikutantest zeigt ein negatives Ergebnis, obwohl die Anamnese eindeutig auf ein allergisches Kontaktekzem hinweist, so ist ein anderes Vorgehen notwendig. So ist zu prüfen, ob die Testung korrekt durchgeführt wurde und/oder ob der Patient „testfähig" war:

Tabelle 2. Wichtige Expositonsmöglichkeiten gegenüber Allergenen

Allergen	Häufig relevant
Terpentin	Reinigungsmittel, Kosmetika
Chlormethylisothiazolon	Kosmetika, Haushaltsprodukte (z. B. Reinigungsmittel)
Cetylstearylalkohol	Kosmetika, medizinische Externa
Zink-diethyldithio-carbamat	Gummi
Dibromdicyanbutan	Kosmetika, Farben und Kleber
Benzocain	Medizinische Externa
Nickel(II)-sulfat	Modeschmuck, Brille, Textilverschlüsse, Uhren(armband)
Kolophonium	Pflaster, Kleber, Wachse, Papier/Pappe, Kosmetika
N-Isopropyl-N'-phenyl-p-phenylendiamin (IPPD)	Schwarzgummi
Mercapto-Mix	Gummi, technische Flüssigkeiten
Epoxidharz	Kleber, Baustoffe, Kunststoffe, Farben
Formaldehyd	Desinfektionsmittel, Konservierungsmittel
Perubalsam	Kosmetika, medizinische Externa, Farben; Hinweis auf Duftstoffallergie
Neomycinsulfat	Medizinische Externa
Thiuram-Mix	Gummi; als Konservierungsmittel in Sprays, Pestiziden
Paraphenylendiamin (PPD)	Haarfärbemittel, schwarz gefärbte Schuhe oder Textilien
Kaliumdichromat	Leder, Zement und andere Baustoffe
Duftstoff-Mix	Kosmetika, medizinische Externa
Allergen	**Selten relevant**
Paraben-Mix	Kosmetika, medizinische Externa
Thiomersal	Medizinische Externa (Augentropfen), Impfstoffe
Wollwachsalkohole	Kosmetika, medizinische Externa
Kobalt(II)-chlorid	Kopplungsallergie mit Nickel(II)-sulfat
Quecksilber(II)-amidchlorid	Medizinische Externa

In der Tabelle sind die Standardallergene danach aufgeteilt, ob positive Epikutantestreaktionen auf das jeweilige Allergen häufiger oder seltener relevant sind. Beispiel: Quecksilberverbindungen (z. B. Thiomersal oder Quecksilber(II)-amidchlorid) führen oft zu positiven Reaktionen. Die klinische Relevanz solcher Reaktionen ist aber häufig nicht gegeben. Insbesondere bedeutet dies meist nicht, daß eine Amalgamallergie besteht. Dennoch kann das Allergen als Ursache eines Kontaktekzems in Frage kommen, z. B. durch medizinische Externa (Augentropfen, Antiseptika). Die Tabelle erhebt keinen Anspruch auf Vollständigkeit.

Es muß sichergestellt sein, daß keine Immunsuppression vorlag, daß keine UV-Bestrahlung vorgenommen wurde und daß keine Medikamente eingenommen worden sind, die das Testergebnis beeinflussen können. Gegebenenfalls muß die Epikutantestung nach etwa 6–8 Wochen wiederholt werden.

Problematisch kann die Einordnung schwach positiver oder fraglicher Reaktionen sein. Diese können zwar Ausdruck einer Allergie sein, müssen es aber nicht. Häufig werden bei Patienten mit atopischem oder seborrhoischem Ekzem schwache oder unspezifische follikuläre Reaktionen durch Metallsalze als Allergie gedeutet. Etliche Allergene wie Kaliumdichromat, Form- oder Glutaraldehyd, Diphenylguanidin in der Carba-Mischung und Wollwachsalkohole haben ein irritatives Potential. Wird dies nicht bedacht, wird einem Patienten möglicherweise fälschlich die Diagnose einer Allergie attestiert, mit gegebenenfalls weitreichenden Folgen. Die hieraus resultierenden unnötigen Empfehlungen können erhebliche berufliche und damit verbunden auch finanzielle Konsequenzen haben. Bei nicht eindeutigen Reaktionen, deren klinische Relevanz unklar ist, und bei multiplen Sensibilisierungen sind gezielte Wiederholungstestungen sinnvoll, am besten mit Verdünnungsreihen. Auch sollte zur Relevanzbeurteilung der insgesamt zu selten verwendete Anwendungstest (ROAT: Repeated open application test; Kapitel I.3.) eingesetzt werden.

Wurde eine Kontaktallergie zweifelsfrei diagnostiziert, empfiehlt es sich, hierüber einen Allergiepaß (Abb. 18) auszustellen. Mit dem Patienten ist ein ausführliches Aufklärungsgespräch zu führen. Hier kommt es darauf an, daß deutlich wird, wo die für **ihn** wichtigsten Expositionsmöglichkeiten bestehen. Es reicht nicht, einem Patienten unreflektiert „Einklebezettel" mit langen Auflistungen über mögliche Allergenvorkommen an die Hand zu geben, wie es leider zu oft geschieht. Damit ist ihm nicht geholfen. Der Patient muß die für ihn möglichen Allergenkontakte kennen. Nur so kann er die Allergene, die für ihn klinisch relevant sind, meiden. Hierbei ist auch zu berücksichtigen, daß es je nach Nomenklatur (z. B. INCI oder CTFA) mehrere Bezeichnungen für Allergene geben kann. Beispielsweise sind Dibromdicyanbutan und Methyldibromoglutaronitril synonym verwendete Namen. Gebräuchlich ist zur Zeit die INCI-Nomenklatur. Der Patient muß hierüber bei Aushändigung des Allergiepasses informiert werden.

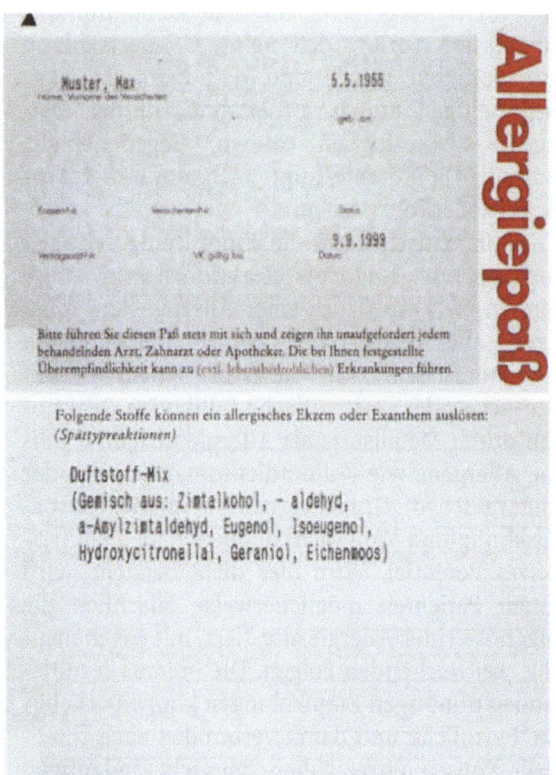

Abb. 18. Allergiepaß

Ferner ist der möglicherweise berufliche Allergenkontakt von herausragender Bedeutung. Damit ist die Frage verbunden, ob die Sensibilisierung eventuell beruflich erworben wurde. Ist dies der Fall, ist eine Meldung (Hautarztbericht) an die zuständige Berufsgenossenschaft nicht zu umgehen. Hierbei ist zu prüfen, ob durch innerbetriebliche Maßnahmen, z.B. durch einen Arbeitsplatzwechsel, Allergenkarenz und damit ein Verbleiben im Beruf möglich ist. Besteht hinreichender Verdacht auf eine Berufskrankheit, die meist ein Verbleiben des Patienten in seiner Tätigkeit unmöglich macht, ist die ärztliche Anzeige über eine Berufskrankheit (sogenannte „grüne Meldung") notwendig.

Unabhängig davon sind dem Patienten konsequente dermatologische Betreuung und Schutzmaßnahmen zu empfehlen, die ihn vor weiterem Allergenkontakt bewahren. Hierbei sind beispielsweise detaillierte Kenntnisse über die verschiedenen Handschuhmaterialien und ihre Schutzfunktionen erforderlich. Wenig bekannt ist, daß Naturlatexhandschuhe nicht vor einer Sensibilisierung durch Methacrylate schützen, da sie für diese anders als Polyvinylhandschuhe durchlässig sind.

Jedes allergische Kontaktekzem hat bis zu einem gewissen Grad eine irritative, austrocknende Komponente, da durch die Entzündung die Barrierefunktion der Haut gestört ist. Durch Irritantien (Tabelle 1), beispielsweise bereits durch Wasser, wird dieser Effekt verstärkt. Dies gilt natürlich ganz besonders für die verbreitete Unsitte, sich in bestimmten Berufen mit Terpentin, Azeton oder Waschbenzin die Hände zu reinigen. Diese Aspekte sind nicht nur mit Patienten zu besprechen, die unter einem kumulativ-irritativen Handekzem leiden, sondern auch mit Patienten, die an einem allergischen Kontaktekzem erkrankt sind.

Irritantien als Ursache oder Kofaktor eines Ekzems müssen gemieden werden. Damit dies gelingt, sind Schutzhandschuhe, milde Reinigungsprodukte, Hautschutzsalben und Pflegesalben zu empfehlen. Verschiedene Firmen (Stockhausen, Reinol) haben entsprechende Produktreihen entwickelt, die auf die individuellen Belange des Patienten abgestimmt werden können.

Weiterführende Literatur

Adams RM (1999) Occupational skin disease. 3rd edition. Saunders, Philadelphia
Bäurle G (1986) Handekzeme. Schattauer, Stuttgart
Cronin E (1980) Contact Dermatitis. Churchill Livingstone, Edinburgh
Fuchs Th (1995) Gummi und Allergie. Dustri, Deisenhofen
Kayser D, Schlede E (Hrsg) (1997) Chemikalien und Kontaktallergie. Eine bewertende Zusammenstellung. MMV Medizin, München
Industrieverband Körperpflege- und Waschmittel und Chemische Industrie – Berufsgruppe Körperpflege der Wirtschaftskammer Österreich (1998) Kosmetik – Inhaltsstoffe – Funktionen. Frankfurt/Main und Wien
Rycroft RJG, Menne T, Frosch PJ (1995) Textbook of contact dermatitis. 2. Auflage. Springer, Berlin
Schadewaldt H (1980) Geschichte der Allergie. Dustri, Deisenhofen
Schwanitz HJ (1986) Das atopische Palmoplantarekzem. Springer, Berlin

Ausgewählte Einzelarbeiten

Coenraads PJ, Nater JP, van der Lende R (1983) Prevalence of eczema and other dermatoses of the hands and arms in the Netherlands. Association with age and occupation. Clin Exp Dermatol 8:495–503
Geier J, Struppek K (1995) Anamnese-Auxilium für die berufsdermatologische Untersuchung von Maurern,

Betonbauern, Fliesenlegern und Angehörigen verwandter Berufe. Dermatosen 43:75–80

Goh CL (1989) An epidemiological comparison between occupational and non-occupational hand eczema. Br J Dermatol 120:77–82

Krasteva M, Kehren J, Ducluzeau MT, Sayag M, Cacciapuoti M, Akiba H, Descotes J, Nicolas JF (1990) Contact dermatitis I. Pathophysiology of contact sensitivity. Eur J Dermatol 9:65–77

Krasteva M, Kehren J, Sayag M, Ducluzeau MT, Dupuis M, Kanitakis J, Nicolas JF (1999) Contact dermatitis II. Clinical aspects and diagnosis. Eur J Dermatol 9:144–159

Schnuch A, Geier J, Uter W, Frosch PJ, Lehmacher W, Aberer W, Agathos M, Arnold R, Fuchs T, Laubstein B, Lischka G, Pietrzyk PM, Rakoski J, Richter G, Rueff F (1997) National rates and regional differences in sensitization to allergens of the standard series. Population-adjusted frequencies of sensitization (PAFS) in 40,000 patients from a multicenter study (IVDK). Contact Dermatitis 37:200–209

Tacke J, Schmidt A, Fartasch M, Diepgen TL (1995) Occupational contact dermatitis in bakers, confectioners and cooks. A population-based study. Contact Dermatitis 33:112–117

Uter W, Pfahlberg A, Gefeller O, Schwanitz HJ (1998) Prevalence and incidence of hand dermatitis in hairdressing apprentices: Results of the POSH study. Prevention of occupational skin disease in hairdressers. Int Arch Occup Environ Health 71:487–492

Uter W, Schnuch A, Geier J, Frosch PJ (1998) Epidemiology of contact dermatitis. The information network of departments of dermatology (IVDK) in Germany. Eur J Dermatol 8:36–40

KAPITEL 3 Rhinoconjunctivitis allergica

C. BACHERT und K. DERECIK

Die allergische Rhinokonjunktivitis gehört zu den häufigsten Erkrankungen des Menschen in der industrialisierten Welt und stellt eine der häufigsten allergischen Erkrankungsformen überhaupt dar. Die Erkrankung läßt sich in jahreszeitlich abhängige saisonale (sogenannte Pollinose), perenniale sowie seltenere berufsbezogene und nutritive Formen einteilen. Während bei der saisonalen allergischen Rhinitis einige gezielte Fragen schon zur Verdachtsdiagnose ausreichen können, ist die Vielzahl der Differentialdiagnosen der perennialen Form oft eine Herausforderung für den betreuenden Arzt. Einige wenige Allergene lösen etwa 80% der therapierelevanten Erkrankungen aus: Für die saisonale Rhinitis sind dies Gräser-, Baum- und Kräuterpollen, für die perenniale Rhinitis Hausstaubmilben und Tierallergene. Die allergische Rhinokonjunktivitis ist oft mit anderen atopischen Erkrankungen verknüpft und kann mit Erkrankungen der Nachbarorgane (Sinusitis, Mittelohrerguß (?), Asthma) einhergehen.

Leitsymptome einer allergischen Rhinitis sind Niesreiz, Sekretion und Obstruktion in unterschiedlichem Ausmaß. Während bei der saisonalen Rhinitis Niesen, Juckreiz und wäßrige Sekretion im Vordergrund stehen, zeichnet sich eine perenniale Allergie durch nasale Obstruktion, trockene Nasenschleimhaut und Hyposmie aus, die über das gesamte Jahr vorliegen. Die Symptome und Beschwerden können unterschiedlich stark ausgeprägt sein und in Stufen eingeteilt werden:

- Keine: Symptome fehlen
- Gering: Symptome selten, stören tägliche Aktivitäten nicht
- Mäßig: Symptome öfters bis häufig, stören tägliche Aktivitäten oder Schlaf kaum
- Stark: Symptome ständig, stören tägliche Aktivitäten und Schlaf erheblich

Formen der allergischen Rhinitis

Saisonale allergische Rhinitis (SAR). Die saisonale allergische Rhinitis, in der Regel als Rhinokonjunktivitis ausgeprägt und im Volksmund als Heuschnupfen bezeichnet, ist mit einer Lebenszeitprävalenz von 10–15% in Deutschland eine der häufigsten Allergiemanifestationen. Bei der sogenannten Pollinose handelt es sich um eine allergische Reaktion der Nase und der Augen gegenüber Aeroallergenen wie Gräser-, Kräuter- oder Baumpollen. Die Betroffenen leiden unterschiedlich stark an Niesattacken, Nasensekretion, teilweise behinderter Nasenatmung, geröteten Konjunktiven, Juckreiz und Augentränen. Abhängig von der Allergenexposition (siehe Pollenflugkalender oder Pollenflugdaten der Polleninformationsdienste) treten die Beschwerden vor allem im Freien mehr im Frühjahr, Sommer oder Herbst auf. Allerdings überwiegen die Patienten, die gegen mehrere saisonale oder gegen saisonale und perenniale Allergene sensibilisiert sind und damit eine verlängerte saisonale Leidenszeit oder eine perenniale Symptomatik mit saisonaler Verstärkung haben. Eine gefürchtete Komplikation ist der „Etagenwechsel", besser als Etagenerweiterung bezeichnet, mit der Ausbildung einer saisonalen bronchialen Hyperreagibilität bzw. eines Asthma bronchiale. Kreuzreaktionen zwischen inhalativen und nutritiven Allergenen, so z. B. von Birkenpollen mit Nüssen und Steinobst, führen bei einem Teil der Patienten zu Symptomen bei Nahrungsaufnahme („orales Allergie-Syndrom") mit Juckreiz und Kontakturtikaria an der Mundschleimhaut. Die Patienten sind durch die Erkrankung häufig auch allgemein beeinträchtigt (Müdigkeit, Schlappheit, Antriebslosigkeit), fühlen sich in ihrer Bewegungsfreiheit eingeschränkt (Minderung der Lebensqualität) und sind in ihrer Arbeits- bzw. Schulleistung reduziert.

Perenniale allergische Rhinitis (PAR). Auch die perenniale allergische Rhinitis weist Schwankungen der Symptomatik über das Jahr auf, die von der jeweiligen Allergenbelastung (Heizperiode, Tierkontakt) abhängen. Zusätzlich kann eine gleichzeitig bestehende saisonale Allergie zu einer saisonalen Verstärkung der Beschwerden führen. Zum Allergenspektrum zählen hierbei an erster Stelle die Hausstaubmilben Dermatophagoides pteronyssinus und D. farinae sowie Katzenallergene. Klinisch fallen die Patienten mehr durch behinderte Nasenatmung auf als durch Nasensekretion, Niesattacken oder Konjunktivitis (Abb. 1). Der Beschwerdegipfel liegt in der Regel in den Morgenstunden, nachdem der Patient dem Allergen mehrere Stunden ausgesetzt war. Häufiger als bei der saisonalen Rhinitis entwickeln sich eine bronchiale Hyperreagibilität bzw. ein Asthma sowie eine chronische Sinusitis. Die Diagnose der perennialen allergischen Rhinitis bietet aufgrund der vielfältigen differentialdiagnostischen Möglichkeiten und gleichzeitig bestehender nasaler oder sinusaler Erkrankungen die größten Schwierigkeiten; nur etwa 50% aller perennialen Rhinitisformen sind auch allergischer Genese. Daher bietet auch die Anamnese nicht die gleiche diagnostische Sicherheit wie bei der saisonalen Rhinitis, weswegen in der Regel über den Hauttest hinausgehende diagnostische Maßnahmen nötig sind.

Kinder fallen wegen der chronischen Behinderung der Nasenatmung durch eine vermehrte Mundatmung auf. Folgen dieser vermehrten Mundatmung können die Entwicklung eines hohen spitzen Gaumens, Zahnstellungsanomalien, Schmelzdefekte und Hyperplasien des Waldeyer'schen Rachenrings sein. Unsicheres Zeichen einer allergischen Rhinitis ist eine querverlaufende Hautfalte über dem Nasenrücken, die durch häufiges Drücken der Nasenspitze mit der Handinnenfläche nach oben und zurück („Allergikergruß"; zur Erweiterung des Luftwegs und gegen den Juckreiz) entstehen soll. Kinder leiden zudem unter Schlafstörungen bis hin zur Schlafapnoe sowie verstärkter Infektionsneigung des oberen und unteren Respirationstraktes.

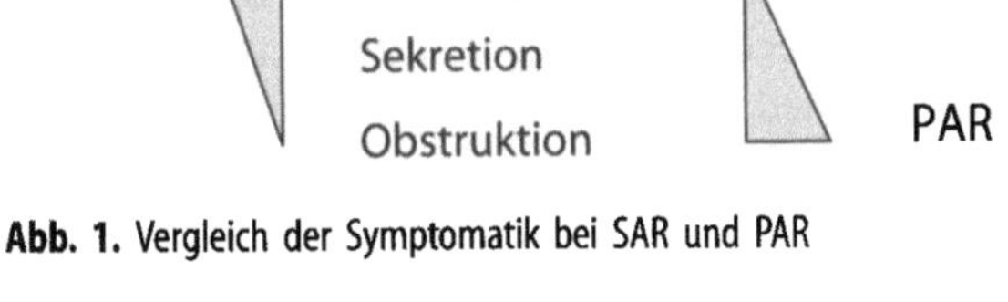

Beruflich bedingte allergische Rhinitis. Die beruflich bedingte allergische Rhinitis unterscheidet sich von seiten der Pathophysiologie oder der Symptomatik nicht von den anderen Rhinitisformen, wohl aber durch ihren zeitlichen Bezug. Mit einer Latenzzeit von Monaten bis Jahren nach Beginn der Exposition kommt es vor allem bei bereits gegen inhalative Allergene sensibilisierten Patienten zu nasalen und konjunktivalen Symptomen; innerhalb von Jahren entwickeln sich dann häufig ein Asthma und/oder eine Sinusitis, sofern die Allergenexposition nicht unterbrochen wird. Zunächst treten die Symptome erst Stunden nach Beginn der Arbeit auf, später unmittelbar. Die zu Beginn der Erkrankung typische Minderung der Beschwerden an den arbeitsfreien Tagen verliert sich zunehmend durch die konstant bestehende Hyperreaktivität der Nasenschleimhaut.

Aus arbeitsmedizinischer Sicht wird die Rhinitis häufig als Begleitsymptom bei bereits bestehendem Berufsasthma betrachtet. Tatsächlich sollte die allergische Rhinitis aber als Frühwarnsymptom aufgefaßt werden, da sie z.B. bei Sensibilisierungen gegenüber Mehlen in über 90% dem manifesten Asthma vorausgeht. Unter den beruflichen Allergenen stellen die Mehle (Bäckerrhinitis) mit über 70% der anerkannten Berufserkrankungen der BK-Nr. 4301 die häufigsten Allergene dar, gefolgt von pflanzlichen Allergenen, Holzstaub, Futtermittelstaub, tierischen Allergenen, Insektenstaub, neuerdings auch Naturlatex u.a.

Nutritiv bedingte allergische Rhinitis. Gerade bei der saisonalen allergischen Rhinitis finden sich oft Kreuzreaktionen auf Nahrungsmittel (Tabelle 1). Andere Bezeichnungen hierfür sind auch pollenassoziierte Nahrungsmittelallergie oder orales Allergie-Syndrom. Symptome eines solchen oralen Allergiesyndroms sind Schluckbeschwerden, Zungenbrennen, Kratzen und Juckreiz im Hals wenige Minuten nach Allergenkontakt. Die Inspektion des Mundes kann eine Schleimhautrötung, evtl. auch eine Aphthenbildung zeigen. Auch nicht pollenassoziierte Nahrungsmittelallergene können im Einzelfall ein Asthma bronchiale, eine Rhinokonjunktivitis oder Migräneattacken auslösen. In manchen Fällen kann es zu lebensbedrohlichen Erschei-

Abb. 1. Vergleich der Symptomatik bei SAR und PAR

Tabelle 1. Häufigkeit einer pollenassoziierten Nahrungsmittelallergie (NMA) in Europa (nach C. Oertmann et al.)

Land	n	Methodik	NMA (%)	Jahr*
Schweiz	1565	Anamnese bei Pollinotikern	5	1975
Schweden	207	Anamnese bei Birkenpollinotikern zur Hyposensibilisierung	72	1972
Schweden	257	Anamnese bei monovalent Baumpollensensibilisierten	40	1972
Wien	49	Birkenpollinotiker mit positivem Apfel-Scratchtest oder -RAST	30	1982
Wien	1354	Anamnese bei Birkenpollinotikern	74	1981–1986
Schweden	600	Fragebogen bei Pollinotikern	50–93	1982–1988
West-Deutschland	27	Positiver RAST auf Birke (monovalent) und positiver RAST auf Apfel	57	1988
Norditalien	558	Fragebogen bei Baumpollinotikern	24	1981–1990
Ost-Deutschland	40	Anamnese bei Baumpollinotikern	78	1986–1989
Mailand	2000	Anamnese bei inhalativer Allergie und Hauttestreaktion auf Obst	59	1987–1994
Wien	286	Anamnese bei Baumpollinotikern	76	1987
Schweiz	680	Anamnese bei Birkenpollinotikern	23	1990–1992
Schweden	47	Fragebogen bei Birkenpollinotikern	68	1993
Niederlande	79	Anamnese bei Baumpollinotikern	44	1995

* Jahr der Untersuchung

nungen wie ausgeprägten Ödemen der Zungengrund- und Larynxschleimhaut oder anaphylaktischen Reaktionen kommen. Die Manifestation einer Rhinitis als einziges Symptom einer Nahrungsmittelallergie auf nicht-pollenassoziierte Allergene ohne weitere, v.a. gastrointestinale Beschwerden sehen wir jedoch praktisch nicht.

Epidemiologie

Allergische Erkrankungen sind immer mehr ein weltweites Problem. Dabei stellt die Rhinitis allergica die häufigste Form der allergischen Erkrankungen aus dem atopischen Kreis dar, gefolgt von der atopischen Dermatitis, dem allergischen Asthma und der Nahrungsmittelallergie. Nach Daten aus der Schweiz hat die Prävalenz der saisonalen allergischen Rhinitis von 1% im Jahre 1926, 4,4% in 1958 und 9,6% in 1985 auf 13,5% im Jahre 1993 zugenommen. Heute rechnen wir im Schnitt mit 15% Prävalenz für die saisonale und 14% für die perenniale Rhinitis, so daß infolge der Polysensibilisierungen beim einzelnen Patienten insgesamt etwa 20% der Bevölkerung unter einer der beiden Rhinitisformen leiden.

Epidemiologische Studien zeigen eine breite Streuung für die Prävalenzraten von Nahrungsmittelallergien (5–90% der Pollenallergiker).

In diesen Studien konnte auch gezeigt werden, daß die Prävalenz des oralen Allergie-Syndroms in den letzten Jahren offenbar deutlich zugenommen hat (von 17,3% in den Jahren 1979–1983 auf 58,3% in den Jahren 1995–1996 für Äpfel und Nüsse bei Patienten mit einer Baumpollensensibilisierung). Häufige Nahrungsmittelallergene bei gegen Pollen sensibilisierten Erwachsenen sind Haselnuß (71%), Mandel (65%), Walnuß (44%) sowie Apfel (41%).

Die familiäre Belastung (Verwandte ersten Grades) stellt den größten Risikofaktor für die Entwicklung einer allergischen Erkrankung dar, gefolgt von der Allergenexposition sowie noch nicht gänzlich geklärten Zusatzfaktoren („Umwelt", Infektionen etc.). Zwillingsstudien bestätigen überwiegend die Bedeutung der genetischen Disposition, zeigen aber auch deren Grenzen auf. Bei der Betrachtung der geographischen Verteilung fallen ein West-Ost- und ein Nord-Süd-Gefälle auf. Zudem zeigen Studien zum Teil ein Überwiegen der Sensibilisierungen in der Stadt- gegenüber der Landbevölkerung. Westlicher Lebensstil scheint Allergien zu begünstigen, andererseits scheinen bestimmte Infektionen im frühen Kindesalter (Masern, positiver Tuberkulintest) davor zu schützen. Das männliche Geschlecht ist etwas häufiger betroffen.

Prinzipiell kann die allergische Rhinokonjunktivitis in jedem Alter auftreten. Die Prävalenz ist jedoch im frühen Erwachsenenalter zwischen 10 und 30 Jahren am höchsten, um danach wieder abzufallen. Bei Kindern unter 5 Jahren und Erwachsenen über 50 Jahren liegt die Inzidenz unter 5% und ist im Alter zwischen 6 und 15 am höchsten. Etwa 75% der Betroffenen entwickeln ihre Symptome vor dem 25. Lebensjahr. Spezifische Antikörper gegen inhalative Allergene sind dabei häufig bereits vor der klinischen Manifestation nachweisbar.

Selten sind Krankheiten aus dem atopischen Formenkreis wie die Rhinitis allergica isoliert anzutreffen. Häufiger liegen Kombinationen der verschiedenen Erkrankungen in bestimmten Entwicklungsphasen vor. So folgen der atopischen Dermatitis in etwa 40% eine saisonale Rhinitis und in weiteren 25% jeweils eine perenniale Rhinitis oder ein Asthma bronchiale. Während im Kleinkindesalter die atopische Dermatitis und die Nahrungsmittelallergie häufiger sind und später in der Regel in ihrer Ausprägung schwächer werden, nehmen Anzahl und Symptomenstärke der allergischen Rhinokonjunktivitis und des Asthma im Schulkindesalter und frühen Erwachsenenalter zu. 30–40% aller Kinder mit allergischer Rhinitis entwickeln im späteren Leben ein Asthma bronchiale. Die Mehrzahl der Asthmatiker leidet gleichzeitig an einer Rhinitis/Sinusitis („Etagenerweiterung").

Pathophysiologie (Tabelle 2)

Die respiratorische Schleimhaut der Nase wird von knöchernen Strukturen getragen und umgeben und unterscheidet sich damit von der Schleimhaut des unteren Respirationstraktes. Die Durchgängigkeit der Nase hängt beim Gesunden vom Schwellungszustand der Schleimhaut ab, der einer nervalen Regulation unterliegt. Die wechselseitige An- und Abschwellung wird als sog. Nasenzyklus bezeichnet, der bei etwa 80% aller Menschen nachweisbar ist. Er hat eine Dauer von 2–8 Stunden und ist durch Erkrankungen der Nasenschleimhaut oft langfristig gestört. Der Obstruktion der sensibilisierten Nase nach Allergenexposition liegen vornehmlich die Dilatation und Füllung der venösen Sinusoide zugrunde und erst in geringerem Maß eine Plasmaexsudation (Ödembildung). Der Niesreiz entsteht durch Reizung sensorischer Nervenfasern im Epithel, vornehmlich durch Histamin, aber auch durch Bradykinin und evtl. Neuropeptide. Reflektorische Mechanismen unterstützen die allergische Entzündungsreaktion und führen zur Mitreaktion nicht nur der kontralateralen Nasenseite, sondern wahrscheinlich auch der Nasennebenhöhlen und möglicherweise der Konjunktiven. Die gestei-

Tabelle 2. Wirkung der Entzündungsmediatoren bei allergischer Rhinitis

Entzündungsmediator	Wirkung
Histamin (aus Mastzellen und basophilen Granulozyten)	Niesreiz, Juckreiz, Gefäßdilatation, Permeabilitätserhöhung
Leukotriene (aus Mastzellen, basophilen und eosinophilen Granulozyten)	Gefäßkontraktion, Permeabilitätserhöhung, Leukozytenchemotaxis
Prostaglandine (aus Mastzellen, basophilen Granulozyten, Thrombozyten)	Gefäßkontraktion (PGF, PGD), Gefäßdilatation (PGE, PGI), Permeabilitätszunahme
Kinine (aus Mastzellen)	Gefäßdilatation, Permeabilitätszunahme, Schmerzauslösung
PAF (Platelet Activating Factor aus Mastzellen, basophilen Granulozyten und Thrombozyten)	Vasodilatation, Permeabilitätserhöhung, Leukozytenchemotaxis
Tryptase (aus Mastzellen)	Hyperreaktivität?, Indikator für Mastzellaktivität
Interleukin-1, TNFα (Tumor-Nekrose-Faktor), Interleukin-6 (aus Mastzellen, Makrophagen u.a.)	Proinflammatorische Zytokine, Aktivierung von Endothel und T-Lymphozyten
Interleukin-3, -4, -5, -13 (aus T-Lymphozyten, Eosinophilen, Mastzellen u.a.)	Aktivierung von Eosinophilen, Basophilen Selektive Migration, Th2-Aktivierung, Förderung der IgE-Synthese
RANTES, Eotaxin	Chemokine für Eosinophile und Basophile
Interleukin-8	Chemokin für Neutrophile
γ-Interferon (aus Lymphozyten)	Immunmodulation, Chemotaxis, Permeabilitätszunahme
Eosinophiles kationisches Protein (aus eosinophilen Granulozyten)	Permeabilitätszunahme, epitheltoxische Wirkung

gerte Nasensekretion beruht zum einen auf der reflektorischen parasympathischen Stimulation, zum anderen auf einer direkten Aktivierung submuköser Drüsen und Becherzellen.

In der Nasenschleimhaut sind antigenverarbeitende Zellen wie Makrophagen und dendritische Langerhans-Zellen, B- und T-Lymphozyten als auch Plasmazellen zu finden. Bei der allergischen Rhinitis ist die Zahl der CD-4-positiven T-Helfer-Zellen des Subtyps Th2 erhöht, die eine allergische Reaktion fördernde Zytokine synthetisieren. Ebenso sind Schleimhautmastzellen, die an ihrer Oberfläche allergenspezifisches IgE tragen, in ihrer Anzahl nachhaltig erhöht, während eosinophile Granulozyten nur wenige Tage nach einer Allergenstimulation vermehrt auftreten. Nach heutigen Vorstellungen nehmen die dendritischen Zellen das Allergen auf und transportieren es zu nachgeschalteten lymphatischen Organen (Halslymphknoten), in denen IgE-produzierende Plasmazellen gebildet werden. Diese können andererseits direkt im Waldeyer'schen Rachenring (Adenoide und Tonsillen) entstehen und teilweise in die Nasenschleimhaut migrieren. Dies scheint nach neueren Befunden eine lokale IgE-Synthese zu ermöglichen, die positive nasale Reaktionen bei fehlendem IgE-Nachweis an der Haut und im Serum erklären könnte.

Nach Sensibilisierung und erneutem Allergenkontakt unterscheiden wir eine Sofort- und eine Spätphase, wobei die Sofortphase durch die rasche Freisetzung von Histamin, Prostaglandinen und Leukotrienen sowie weiteren Mastzellmediatoren (Zytokine wie IL1, IL6 und TNFα) gekennzeichnet ist. Diese proinflammatorischen Zytokine aktivieren die Endothelzellen und die Th2-Lymphozyten, unter deren Kontrolle etwa 3–4 Stunden nach Allergenkontakt die Spätphase mit der Einwanderung von eosinophilen Granulozyten, dem Nachweis eosinophiler Mediatoren im Nasensekret und der Freisetzung Atopie-assoziierter Zytokine abläuft. Diese Zytokine sind in der Lage, die durch die proinflammatorischen Zytokine induzierte Endothelaktivierung im Sinne einer selektiven Migration der Atopie-assoziierten Zellen zusammen mit Chemokinen zu steuern. Erste Untersuchungen zur Freisetzung von Mediatoren in der Saison weisen die saisonale allergische Rhinitis als „andauernde Spätphasenreaktion" mit mäßiggradigen Histaminwerten, aber stark erhöhten Mediatoren eosinophiler Granulozyten aus, die über mehrere Wochen nach Ende des Pollenflugs fortbesteht.

Die allergische Entzündung führt nicht nur zu den typischen Symptomen Juckreiz, Niesen, gesteigerte Sekretion und Obstruktion, sondern daneben auch zu einer Hyperreaktivität der Schleimhaut gegen spezifische und unspezifische Stimuli, deren Pathomechanismus noch nicht völlig geklärt ist. Der Nasenzyklus, die mukoziliäre Clearance sowie der Geruchssinn werden gestört.

Relevante Allergene

Die folgenden Auflistungen (Tabellen 3–6) sollen einen Überblick geben über die klassischen, häufigen Inhalations-, Berufs- und Nahrungsmittelallergene, die für den mitteleuropäischen Raum von Bedeutung sind. Für Inhalationsaller-

Tabelle 3. Allergene bei saisonaler allergischer Rhinitis

Frühjahr	Frühsommer	Spätsommer
Januar-Februar-März: – Hasel (Corylus avellana) – Erle (Alnus glutinosa) **März-April-Mai:** – Birke (Betula verrucosa) Weniger relevant: – Weide (Salix alba) – Ulme (Ulmus glabra) – Platane (Platanus acerifolia) – Pappel (Populus alba) – Eiche (Quercus alba)	**Mai-August:** – Roggen (Secale cereale) – Knäuelgras (Dactylis glomerata) – Lieschgras (Phleum pratense) – Wiesenrispengras (Poa pratense) – Lolch (Lolium perenne) u.a. Weniger relevant: – Sauerampfer (Rumex acetosa) – Ragweed (Ambrosia eliator)	**April-September:** – Wegerich (Plantago lanceolata) **Juli-September:** – Beifuß (Artemisia vulgaris) **Mai-Oktober:** – Alternaria alternata, – Cladosporium herbarum, – Pullularia pullulans, – Botrytis cinerea

Tabelle 4. Häufige pollenallergieassoziierte Nahrungsmittelallergene

Birke, Hasel, Erle	Beifuß	Gräser, Roggen
Kernobst (Apfel, Birne)	Sellerie	Soja
Steinobst	Karotte	Getreidemehle
(Pflaume, Pfirsich, Aprikose)	Curry	Erdnuß
Haselnuß, Paranuß, Walnuß,	Kamille	Tomate
Erdnuß	Anis	
Mandel	Karotte	
Kiwi	Paprika	
Curry	Knoblauch	
Anis	Muskat	
Gewürze	Pfeffer	
	Ingwer	
	Kümmel	
	Gewürze	

Tabelle 6. Häufige berufliche Allergene

Mehl- und Getreidesorten
Tierhaare, Federn
Pflanzliche Allergene, z. B. Baumwolle
Hölzer, Holzstaub
Insekten
Pilzsporen
Medikamente
Futtermittel
Waschmittelenzyme

gene gilt, daß die Sensibilisierungsrate von der Verbreitung, der Allergenmenge, der Beschaffenheit und Aggressivität abhängig ist.

Nach einer Untersuchung aus der Schweiz finden sich Sensibilisierungen des Respirationstraktes in der Gesamtbevölkerung in folgender Häufigkeit:

- Gräser 12,7 %
- Hausstaubmilben 8,9 %
- Katze 3,8 %
- Alternaria 1,1 %

Differentialdiagnostik

Da Teilstrecken allergischer und nicht allergischer Pathomechanismen ähnlich sind und gemeinsame Mediatoren involvieren, ist keines der typischen Symptome der allergischen Rhinitis pathognomonisch, d. h. beweisend für die Diagnose. V. a. die perenniale Rhinitis bereitet differentialdiagnostische Schwierigkeiten, ca. 50% der Erkrankungen zumindest in den Ambulanzen spezialisierter Kliniken sind nicht allergisch bedingt. Zu beachten ist außerdem die mögliche Kombination mehrerer sich überlagernder Erkrankungen. Selbst der Nachweis einer Sensibilisierung an der Haut gegen ein perenniales Allergen und das gleichzeitige Vorhandensein perennialer Symptome schließen nicht aus, daß die Beschwerden des Patienten überwiegend nicht allergischer Natur sind.

Differentialdiagnostisch müssen desweiteren Erkrankungen der Nasennebenhöhlen, des Nasenrachenraumes sowie extranasale Ursachen von Nasensymptomen abgeklärt werden, die alleine oder in Kombination mit der allergischen Erkrankung bestehen können. Daher ist es notwendig, daß jeder Patient mit einer (perennialen) Rhinitis im Rahmen der Basisdiagnostik durch einen HNO-Arzt untersucht wird.

Pseudo-allergische Reaktionen an der Nase. Reaktionen der Schleimhäute auf Azetylsalizylsäure (ASS, Aspirin) und andere nichtsteroidale Antiphlogistika (NSAID) basieren auf nicht IgE-

Tabelle 5. Allergene bei perennialer allergischer Rhinitis

Milben	Schimmelpilze	Tierallergene
Hausstaubmilben (Dermatophagoides pteronyssinus, D. farinae, D. microceras, Euroglyphus maynei)	Aspergillus fumigatus u. a. Penicillium notatum u. a. Mucor racemosus u. a. Rhizopus nigricans Serpula lacrymans	Katze Hund Meerschweinchen Ratte Maus Pferd
Vorratsmilben (Acarus siro, Glycyphagus domesticus, Lepidoglyphus destructor, Tyrophagus putrescentiae)		Vögel Rind Schwein u. a.

vermittelten Pathomechanismen und werden auch als Aspirinsensitivität oder -intoleranz bezeichnet. Die Aspirinsensitivität manifestiert sich überwiegend an den Atemwegen in Form von Rhinitis, Nasenpolypen und (kortikosteroidpflichtigem) Asthma, seltener an der Haut in Form von Urtikaria und Angioödem, wobei beide Manifestationsformen kaum (<3%) zusammen auftreten.

Erste Symptome der Aspirinsensitivität sind in der Regel „vasomotorische", unspezifische Beschwerden einer perennialen Rhinitis, die innerhalb von Monaten bis Jahren zu einer bleibenden nasalen Obstruktion führen. Es entwickeln sich beiderseits eosinophile Nasenpolypen, später ein Bronchialasthma, bis schließlich die Diagnose einer Aspirinsensitivität vermutet oder bestätigt wird. Diese Diagnose wird am häufigsten im 3. und 4. Lebensjahrzehnt gestellt, wobei häufig eine allergische Krankheitsgeschichte vorausgeht bzw. besteht. Die Aspirinexposition führt bei diesen Patienten zu Asthmaanfällen und nasaler Symptomatik, die Erkrankung schreitet aber auch ohne erkennbare Exposition als persistierende eosinophile Entzündung fort.

Bei 90% der Patienten findet sich eine Beteiligung der Nebenhöhlen in Form einer chronischen Sinusitis oder Polyposis nasi. Umgekehrt beruhen etwa 20% der Nasenpolypen auf einer Aspirinsensitivität, die oftmals infolge ausbleibender diagnostischer Maßnahmen nicht erkannt wird. Nur etwa 30% der Patienten ist die Erkrankung durch ein entsprechendes Erlebnis bekannt. Leiden die Patienten unter einem Asthma und einer Polyposis nasi, so besteht in bis zu 40% eine Aspirinsensitivität.

Als Ursache der Erkrankung wird eine Hemmung der Zyklooxygenase vermutet, wodurch die Synthese von Prostaglandinen aus dem Arachidonsäuremetabolismus blockiert wird. Es kommt zu einem Shift in Richtung der Synthese von Leukotrienen, die folglich im Nasensekret und auch im Urin erhöht nachgewiesen werden können. Leukotriene verursachen eine Vasodilatation, eine Steigerung der Gefäßpermeabilität und der Sekretionsleistung der Nase und haben chemotaktische Eigenschaften, die an der ausgeprägten Gewebseosinophilie teilhaben könnten. Auffällig ist aber auch eine stark erhöhte Synthese von Interleukin-5, die mit der Eosinophilie korreliert und in ihrem pathophysiologischen Bezug noch nicht verstanden wird. Der Nachweis von Leukotrienen und eosinophilen Granulozyten im Nasensekret ist nicht pathognomonisch und hilft daher diagnostisch kaum weiter.

Häufig besteht eine Kreuzsensitivität gegenüber anderen NSAID, sofern diese die Zyklooxygenase hemmen. Schwache Zyklooxygenasehemmer müssen entsprechend hoch dosiert werden (häufig >1000 mg), um Symptome auszulösen. Die früher vermutete Kreuzsensitivität zu Konservierungsmitteln, Farbstoffen etc. wird heute angezweifelt.

Bis heute steht kein verläßlicher In-vitro-Test zur Verfügung; die Diagnose beruht auf einer (plazebokontrollierten, doppelblinden) oralen, nasalen oder bronchialen Provokation. Da die Gefahr eines bedrohlichen Asthmaanfalls gegeben ist, sollte die orale Provokation unter stationären Bedingungen mit entsprechender Überwachung erfolgen. Es stehen verschiedene Protokolle (meist über 2 Tage, bis 650 mg Aspirin) zur Verfügung, wobei die orale Provokation als der Goldstandard angesehen wird. Für die nasale Provokation wird Lysin-ASS in einer Dosis von 0,5 bis 2 mg, z. T. auch bis 16 mg empfohlen; bei Symptomobjektivierung durch die Rhinomanometrie liegen die Spezifität und Sensitivität des Tests ausreichend hoch, negative Testergebnisse schließen eine Aspirinsensitivität jedoch nicht vollständig aus.

Therapeutisch stehen die ASS-Karenz (einschließlich anderer NSAID), die topische und systemische Kortikosteroidbehandlung sowie operative Maßnahmen zur Verfügung. Bei einem Teil der Patienten erweisen sich Leukotrien-Rezeptorantagonisten (z. B. Montelukast) als hilfreich, wobei kontrollierte Studien noch ausstehen. Ultima ratio ist die adaptive Desaktivierung bei kooperativen Patienten, die nach einer sorgfältig überwachten Steigerungsphase täglich mindestens 500 mg ASS einnehmen müssen.

Pharmakologische Arzneimittelnebenwirkungen.
Bei einem Teil der Patienten kommt es durch die Einnahme von bestimmten Arzneimitteln (Tabelle 7) zu vorhersehbaren unerwünschten Nebenwirkungen bei normaler Dosierung. Eine Rhinitis-Anamnese sollte daher immer eine spezielle Medikamenten-Anamnese einschließen. Bei Verdacht auf Arzneimittelnebenwirkungen ist ein Auslaßversuch, ggf. der Ersatz des Arzneimittels angezeigt.

Infektiöse und postinfektiöse Rhinitis.
Virale Infektionen der oberen Atemwege stellen die häufigsten Infektionskrankheiten des Menschen dar. Als

Tabelle 7. Rhinitissymptome durch vorhersehbare Nebenwirkungen von Arzneimitteln

Gruppe/Substanz	Wirkprinzip	Wirkung
Zentrale α-Sympathomimetika		
Clonidin	Verminderung des Sympathikotonus	Obstruktion, Schmerzen
Antisympathomimetika		
Reserpin	Entleerung der Noradrenalinspeicher, Verhinderung einer Neuspeicherung	Obstruktion
Guanethidin	Hemmung der Freisetzung, Entleerung der Noradrenalinspeicher, Verhinderung der Neuspeicherung	Obstruktion
Methyldopa	Bildung von α-Methyl-Noradrenalin, falscher Transmitter	Obstruktion
α₁-Rezeptorblocker		
Prazosin	Antisympathomimetische Wirkung	Obstruktion, Epistaxis
Sekalealkaloide		
Dihydroergotoxin Methysergid	α-sympatholytische Wirkung	Verstopfte, trockene Nase
Hydralazin	Vasodilatation	Obstruktion
Anticholinergika		
Atropin Scopolamin	Anticholinerge Wirkung	Verstopfte, trockene Nase
Antihistaminika		
Diphenhydramin Ketotifen	Anticholinerge Wirkung	Verstopfte, trockene Nase
Antidepressiva		
Amitriptylin	Anticholinerge Wirkung	Verstopfte, trockene Nase
ACE-Hemmer		
Captopril	Verminderung des Bradykinin-Metabolismus	Schnupfen
Cromoglicinsäure	Unspezifische Mastzellaktivierung	Verstopfte Nase, Schnupfen
Hormonale Kontrazeptiva	Östrogeneffekt?	Schleimhauthypertrophie, Sekretion
Bromocriptin	Über Prolaktin oder Dopamin?	Verstopfte Nase

virale Erreger der mikrobiellen Rhinitis kommen Rhinoviren, Coronaviren, Echoviren, Coxsackieviren und Adenoviren in Betracht. Gelegentlich kann es zu einer bakteriellen Sekundärinfektion mit Streptokokken, Hämophilus influenzae oder Pneumokokken kommen. Neben klarer bis eitriger Rhinorrhoe und verstopfter Nase bestehen zusätzliche Beschwerden wie Kopf- und Gliederschmerzen, Heiserkeit, Husten, Fieber und Müdigkeit. Diese zusätzlichen klinischen Symptome sollten an eine infektiöse Rhinitis denken lassen.

Während die typische Schnupfenerkrankung in aller Regel eine Woche dauert, leiden manche Patienten für mehrere Wochen unter einer postinfektiösen Rhinitis mit anhaltender wäßriger Sekretion, wechselnder Obstruktion und gestörtem Nasenzyklus. Lage- und Temperatur-abhängig kommt es zur oft einseitigen Verstopfung der Nase. Inwieweit die Einnahme von abschwellenden Nasentropfen zu diesem Krankheitsbild beiträgt, ist unklar. Bei einem Teil der Patienten entwickelt sich eine persistierende Symptomatik, die dann als allergische oder nicht allergische Erkrankung imponiert. Therapie der Wahl ist die topische Kortikosteroidgabe für bis zu 3 Monaten.

Irritativ-toxische Rhinitis. Die Exposition gegenüber chemisch irritativen oder toxischen Substanzen wie Formaldehyd, Cadmium oder Textilstaub geht mit einer erhöhten Prävalenz rhinitischer Symptome einher (natürliche primäre Toxizität von Metallen, Metalloiden, Lösemitteln, Pestiziden, Zyanaten, Kunststoffen, Desinfektionsmitteln und anderen chemischen Stoffen). Die Toxizität ist vorhersehbar und dosisabhängig. Leider wurde eine Rhinopathie durch chemisch-irritative oder toxische Substanzen nicht in die Liste der Berufskrankheiten zu der BK-Ziffer 4302 (obstruktive Atemwegserkrankungen durch chemisch irritativ oder toxisch wirkende Substanzen) aufgenommen, obwohl die Nase als Frühwarnorgan vor der Manifestation von Symptomen des unteren Atemtraktes gelten kann. Bei anamnestischem Verdacht kann die Messung von irritativ-toxischen Noxen in Blut, Urin oder der Raumluft sinnvoll sein. Mögliche Schädigungen der Schleimhaut durch Schadstoffe der Außenluft (Ozon, SO_2, NO_2, Schwebstäube) und Innenraumluft („Volatile organic compounds", VOC) werden diskutiert, ihre Langzeit- und Kombinationseffekte sind derzeit noch schwer einzuschätzen. Die andauernde Exposition gegenüber Zigarettenrauch führt zur Atrophie der Schleimhaut mit Epitheldysplasie, Trockenheit und Obstruktionsgefühl.

Der irritativ-toxischen Rhinitis liegt häufig eine Überdosierung von abschwellenden Nasentropfen zugrunde, früher auch als Privinismus oder Rhinitis medicamentosa bezeichnet, wobei dem Benzalkoniumchlorid (Konservierungsmittel) eine adjuvante Wirkung zukommt. α-Sympathomimetika sollten daher nicht länger als maximal 2 Wochen gegeben werden (Akutmedikation!), dies gilt insbesondere auch für die fixe Kombination mit Dexamethason. Therapie der irritativ-toxischen Rhinitis ist die Expositionsvermeidung, unterstützt durch schleimhautpflegende Maßnahmen.

Endokrine Rhinitis. Die häufigste Form dieser Rhinitis ist sicherlich die Schwangerschaftsrhinopathie, die vornehmlich im dritten Trimenon auftritt und mit dem Ende der Schwangerschaft spontan sistiert. Die Patientinnen leiden unter einer zunehmenden Obstruktion, weniger unter Niesreiz und Sekretion. Therapeutisch helfen Kochsalztropfen sowie eine Beratung der Schwangeren. Auf der Basis von Störungen im Hormonhaushalt treten ähnliche Symptome auch längerfristig auf, z.B. bei Kontrazeption, Gestagenmangel, Schilddrüsenerkrankungen oder Akromegalie. Laboruntersuchungen können den Verdacht auf eine endokrine Störung z.B. der Schilddrüse verifizieren und die Behandlung der Grunderkrankung einleiten.

Nerval-reflektorische Rhinitis. Diese Form der nasalen Hyperreaktivität beruht auf einer nervalen Dysregulation, ohne daß sich eine Entzündungsreaktion nachweisen läßt. Auf exogene und endogene Stimuli reagiert die Schleimhaut mit einer übersteigerten Reaktion. Es werden adrenerge Formen von peptidergen und cholinergen unterschieden, wobei deren Grundlagen noch nicht verstanden sind. Als Beispiele seien die „Skifahrernase" und Reaktionen auf gewürzte Speisen, die „Athletennase" und die „Honey moon rhinitis", der „Old man's drip" und Reaktionen durch Schleimhautkontakt beim Septumsporn genannt.

Anatomisch bedingte Symptome. Anatomische Veränderungen wie Septumdeviationen, Choanalatresie, Muschelhyperplasie, Veränderungen der mittleren Muschel (Concha bullosa) und Verlegungen des Nasenrachenraumes durch Adenoide können zum Bild einer chronischen Rhinitis führen. Auffällig ist klinisch eine meist einseitige Behinderung der Nasenatmung, z.T. bestehen auch eine verstärkte Sekretion und Kopfschmerzen. Heute setzt man die starre Endoskopie mit 0 und 30 Grad abgewinkelten Blickrichtungen zur Diagnose ein, die anteriore Rhinoskopie alleine ist unzureichend. Gelegentlich können bildgebende Verfahren sowie die Rhinomanometrie sinnvoll sein. Sofern funktionell bedeutsam, können die anatomischen Veränderungen operativ korrigiert werden.

Sonderformen. Eine Reihe weiterer Krankheitsbilder kann teilweise mit Symptomen einer chronischen Rhinitis einhergehen und muß von einer allergischen Rhinitis abgegrenzt werden:
- NARES (Nicht allergische Rhinitis mit Eosinophiliesyndrom): Als Entität ungesichert. Es handelt sich hierbei möglicherweise um eine Form der durch Eosinophilie gekennzeichneten nasalen Hyperreaktivität nicht allergischer Genese. Möglicherweise stellt NARES eine Vorstufe zur Aspirinsensitivität dar. Die Diagnosestellung erfolgt durch den Nachweis eosinophiler Granulozyten in der Exfoliativzytologie der Schleimhaut nach Ausschluß anderer Ursachen. Spricht gut auf Kortikosteroide an.
- Mukoviszidose, Ziliendyskinesie, Kartagener-Syndrom
- Immundefekte
- Morbus Wegener

- Nasale Mastozytose: Ungesicherte Krankheitsentität
- Atrophische Rhinitis, Rhinitis sicca anterior
- Lues, Lepra, Rhinosklerom, Sarkoidose
- Meningoenzephalozele
- Fremdkörper
- Gutartige oder bösartige Tumoren u.a.

Schließlich können auch extranasale Ursachen wie Erkrankungen des Herz-Kreislauf-Systems und der Lunge zum Gefühl einer verstopften Nase führen oder Gebißanomalien vorliegen, die eine Mundatmung verursachen.

Polyposis nasi. Hinter dem Begriff „Nasenpolypen" verbergen sich verschiedene Krankheitsbilder unterschiedlicher Ätiologie und Prognose: Einseitiger Choanalpolyp, zumeist kleine Polypen bei chronischer infektiöser Sinusitis, bilaterale eosinophile Polyposis, Nasenpolypen bei zystischer Fibrose, bei Nasennebenhöhlen-Mykose etc. Die Ätiologie der bilateralen eosinophilen Polyposis nasi ist nicht geklärt; allergische Ursachen scheinen aber eher nicht vorzuliegen. Im Kindesalter sind beidseitige Nasenpolypen meist Ausdruck einer Mukoviszidose oder eines Zilien-Dyskinesie-Syndroms.

Eosinophile Nasenpolypen finden sich gehäuft nach dem 40. und selten vor dem 10. Lebensjahr. Charakteristisch sind glatt begrenzte, gallertartige, gestielte Wucherungen aus dem mittleren Nasengang, die zu nasaler Obstruktion, Rhinorrhoe, Hyposmie, postnasalem Sekretabfluß (postnasal drip) und selten zu Gesichtsschmerzen führen. Die Diagnose wird endoskopisch und durch Computertomographie gesichert; ein begleitendes Asthma, eine Allergie oder eine Aspirinsensitivität sind abzuklären. Therapeutisch bietet sich zunächst eine konservative Therapie mit topischen und systemischen Kortikosteroiden an, bei Mißerfolg die endoskopische operative Behandlung mit verschiedenen Techniken. Eine Sonderform der Nasennebenhöhlen-Mykose, die endemisch auftritt, ist die allergische mykotische Sinusitis. Sie tritt meist einseitig bei atopischen jüngeren Erwachsenen auf und ist gekennzeichnet durch die Bildung von IgE- und IgG-Antikörpern gegen den Pilz (Aspergillus, Fusarium, Bipolaris u.a.). Ein dicker gummiartiger Schleim, eine ausgeprägte Eosinophilie und Polypenbildung charakterisieren das Krankheitsbild, das der chirurgischen Intervention und nachfolgenden Kortikosteroidtherapie bedarf.

Chronische Sinusitis. Eine chronische, meist mehrere oder alle Nebenhöhlen betreffende Sinusitis äußert sich durch eine wechselhafte oder konstante nasale Obstruktion, eine Sekretion mit postnasalem Sekretfluß, eine wechselhafte Schmerzsymptomatik und oft eine Hyposmie. Insbesondere bei gering ausgeprägten Schmerzen kann sie mit einer nasalen Allergie verwechselt werden oder auch unerkannt als Folge der allergischen Rhinitis vorliegen.

Als Ursache wird ein Verschluß im Bereich des mittleren Nasenganges, der sog. ostio-meatalen Einheit, angenommen, der zur Behinderung von Ventilation und Drainage der nachgeschalteten Nebenhöhlen führt. Die Diagnose wird wiederum mittels Endoskopie und Computertomographie gestellt. Anders als die akute Sinusitis reagiert die chronische Form oft nicht ausreichend auf konservative Therapiemaßnahmen, so daß eine endoskopische operative Behandlung angezeigt ist.

Diagnostische Methoden

Die Abklärung einer Rhinitis kann einfach, aber auch sehr schwierig sein, „Detektivarbeit" erfordern oder unmöglich werden („idiopathisch"). Man bedient sich daher einer Basis- sowie einer Stufendiagnostik, um rasch wesentliche Differentialdiagnosen auszuschließen und zu einer Arbeitsdiagnose zu kommen, deren Bestätigung angestrebt wird. Die Diagnostik muß dabei zielgerichtet die therapeutischen Konsequenzen bzw. Maßnahmen im Auge haben, den Schweregrad und die Ausprägung der Symptome erfassen und die Persönlichkeit des Patienten berücksichtigen.

Basis- und Stufendiagnostik. Ein strukturiertes diagnostisches Vorgehen unterscheidet eine Basisdiagnostik von einer weiterführenden Diagnostik. Die Basisdiagnostik besteht aus einer zunächst orientierenden Anamnese, der Rhinoskopie und der Endoskopie der Nase im Rahmen einer HNO-ärztlichen Untersuchung. Sie gibt erste Hinweise auf Diagnose und Differentialdiagnosen (s.o.) sowie auf das weitere, darauf abgestimmte Vorgehen.

Schon beim Erstkontakt mit dem Patienten können unter Umständen äußerliche Merkmale wie quere Nasenfalte, Hertoghe-Zeichen (Verminderung der lateralen Augenbrauendichte),

Dennie-Morgan-Infraorbitalfalte (Unterlidfalte), allergischer Tick bei Kindern (Grimassieren, Schnüffeln und Nasereiben), auffällige Mundatmung oder die Hautbeschaffenheit den Verdacht auf eine atopische Allergie lenken. Man gewinnt zusätzlich ein erstes Bild von der Persönlichkeit und vom Leidensdruck des Patienten.

Ergibt sich aus der Basisdiagnostik der Hinweis auf eine nasale Hyperreaktivität allergischer oder nicht allergischer Natur und sind andere pathologische Veränderungen (Polypen, Tumoren, M. Wegener etc.) ausgeschlossen, schließt sich die weiterführende Diagnostik als Stufendiagnostik an:
- Anamnese
- Hauttestungen
- Laboruntersuchungen
- Funktionsprüfungen (Rhinomanometrie, Riechprüfung u. a.)
- Spezifische und unspezifische Provokationstestungen
- Exfoliativzytologie, Nasensekretanalysen
- Konsile, seltenere Verfahren

Bei Kleinkindern wird entsprechend eine Fremdanamnese bei den Eltern erhoben, die Stufendiagnostik beschränkt sich evtl. auf In-vitro-Testverfahren und Hauttestungen.

Anamnese. Die allergologische Anamnese sollte ausführlich und zunächst standardisiert sein, um keine wesentlichen Gesichtspunkte zu übersehen. Zur Verfügung stehen u.a. standardisierte Fragebogen, die vom Patienten bereits vor dem erneuten Arztkontakt ausgefüllt werden können, und das strukturierte Interview. Um es noch einmal zu sagen: Die Anamnese ist noch immer das wesentliche diagnostische Mittel bei einer allergischen Rhinitis!

Eine unvollständige Anamnese aufgrund von Zeit- oder Erfahrungsmangel kann schnell zu einer Fehl- oder unvollständigen Diagnose führen. Andererseits können die richtigen Fragen den Patienten von der Erfahrung des Arztes überzeugen. Wesentliche Bausteine der Anamnese sind Familienanamnese, Eigenanamnese, weitere allergische Symptome, Expositionsbedingungen, Zusammenhang zwischen Exposition und Symptomen, bisherige Diagnostik und Therapie bzw. deren Ergebnis.

Die Familienanamnese gibt erste Hinweise auf Allergien oder Erkrankungen aus dem atopischen Formenkreis. Eine positive Anamnese bei Verwandten ersten Grades erhöht den Verdacht auf eine Allergie auch beim Patienten. Die Eigenanamnese gibt über zurückliegende oder bestehende Erkrankungen wie z. B. eine Neurodermitis in der Kindheit, bereits erfolgte Operationen oder Arzneimitteltherapien Auskunft. Fragen über die jetzige Beschwerdesymptomatik, die Hauptsymptome, beschwerdeauslösende Situationen, tageszeitliche, jahreszeitliche und ortsabhängige Schwankungen, Wohnverhältnisse, Beruf, soziale Anamnese, Hobbies, Tierhaltung und vom Patienten vermutete oder bereits gesicherte Unverträglichkeiten gegenüber Nahrungsmitteln oder Arzneimitteln schließen sich an. Zusatzfragen erlauben oft eine Wertung des Geschilderten (z.B. verbirgt sich hinter einer „Penicillinallergie" manchmal nur ein Durchfall). Eine Nachanamnese kann im Laufe der weiteren Diagnostik einzelne Punkte detaillieren.

Hauttests. Ergeben sich anamnestisch Anhaltspunkte für eine allergische Rhinokonjunktivitis oder soll diese ausgeschlossen werden, werden Hauttestungen herangezogen. Es empfiehlt sich, zunächst eine begrenzte Anzahl von häufigen Allergenen zu testen (Übersichtstest, Tabelle 8), um dann evtl. detaillierter auf das Krankheitsbild einzugehen (erweiterte Testung von Tierallergenen, Berufsallergenen, Nahrungsmittelallergenen etc.). Die Technik der Hauttestungen ist andernorts in diesem Buch beschrieben (Kapitel I.2.). Wir verwenden überwiegend den modifizierten Pricktest mit standardisierten Lösungen und den Scratchtest bzw. Prick-zu-Pricktest bei patienteneigenen Allergenen oder Nahrungsmittelallergenen. Wichtig ist, daß Antiallergika ausreichend lange abgesetzt wurden.

Der Hauttest weist lediglich eine Empfindlichkeit (Sensibilisierung) gegenüber einem All-

Tabelle 8. Übersichtstest an der Haut

Saisonale Allergene	Perenniale Allergene	Sonstige
– Gräser/Getreidemischung	– D. pteronyssinus	– Katze
– Hasel	– D. farinae	– Ei
– Erle	– Aspergillus sp.	– Kuhmilch
– Birke	– Penicillium sp.	
– Beifuß	Gegebenenfalls	
– Wegerich	– Acarus siro	
– Cladosporium sp.	– Glycyphagus domesticus	– Negativ-Kontrolle
– Alternaria sp.	– Lepidoglyphus destructor	– Histamin
	– Tyrophagus putrescentiae	

ergen nach, ohne daß diese für akute Beschwerden ursächlich sein muß (Aktualität). Bei begrenzten saisonalen Beschwerden und oft auch bei Tierallergie stimmen Anamnese und Hautteste in der Regel gut überein, so daß auf eine weitere Diagnostik auch vor einer Hyposensibilisierung verzichtet werden kann. Bei perennialen Beschwerden, Verdacht auf Nahrungsmittelallergie oder bei der Begutachtung von Berufsallergien sind Anamnese und Hautteste dagegen nicht ausreichend, so daß Provokationstestungen angeschlossen werden müssen. Für den Nachweis einer Aspirinsensitivität sind Hauttestungen nicht geeignet.

In-vitro-Tests. Der Nachweis von spezifischen IgE-Antikörpern im Serum wird dann geführt, wenn Hauttestungen nicht möglich sind (Antiallergikaeinnahme, Urticaria factitia, Kleinkinder etc.), keine kommerziellen standardisierten Extrakte für den Hauttest zur Verfügung stehen (exotisches Allergen) oder eine hochgradige Sensibilisierung des Patienten vermutet wird (sehr selten). Die Bestimmung des Gesamt-IgE im Serum hat für die Diagnostik der allergischen Rhinitis praktisch keine Bedeutung, Multitests (Allergenmischungen) haben eine höhere Sensitivität und Spezifität. Die Messung des spezifischen IgE im Nasensekret für die Objektivierung einer klinisch relevanten Sensibilisierung ist zwar möglich und im Einzelfall auch sinnvoll („lokale IgE-Produktion"?), bisher jedoch nicht Routine. Sie ersetzt den Provokationstest nicht.

Messungen von Mediatoren im Nasensekret (Tryptase, ECP, Leukotriene) können möglicherweise in der Zukunft zur Bestätigung beim Provokationstest, zur Verlaufskontrolle unter Therapie oder zur Diagnosefindung (Aspirinsensitivität) herangezogen werden, sind jedoch derzeit zu aufwendig und zu wenig standardisiert. Sie sind daher einigen wenigen Zentren vorbehalten.

Der Basophilen-Histamin-Freisetzungstest bzw. der zelluläre Allergen-Stimulationstest (CAST) erfassen die Freisetzung von Histamin bzw. von Leukotrienen nach Stimulation mit Allergenen. Auch diese Tests sind eher der wissenschaftlichen Forschung als der klinischen Routine zuzurechnen.

Nasaler Provokationstest. Zu den Indikationen, Kontraindikationen und der technischen Durchführung der nasalen Provokation mit Allergenen wird auf Kapitel I.11. verwiesen. Dieser Test ist nicht als Screening geeignet und bedarf hinsichtlich Durchführung und Auswertung einiger Erfahrung und Ausrüstung. Der Test soll die natürliche Allergenexposition imitieren und zugleich praxisgerecht verkürzen, um die Aktualität bzw. klinische Relevanz einer Sensibilisierung nachzuweisen.

Der nasale Provokationstest sollte bei einer perennialen Allergie als Bestätigung durchgeführt werden, bevor eine Hyposensibilisierung oder eine Wohnungssanierung empfohlen werden, die mit entsprechenden Kosten, Zeitaufwand bzw. Risiken für den Patienten verbunden sind. Gerade bei perennialen Allergenen müssen wir mit einem hohen Prozentsatz klinisch nicht relevanter Hauttestreaktionen rechnen. Weitere Einsatzgebiete sind die berufliche Allergie und die, wenn auch seltene, lokalisierte IgE-Produktion bei evtl. negativem Hauttest bzw. fehlendem IgE-Nachweis im Serum. Bei saisonaler Allergie kann der Test vor einer Hyposensibilisierung notwendig werden, um bei Polysensibilisierungen die Auswahl der Allergene zu erleichtern. Der Wert des nasalen Provokationstests bei der Verlaufskontrolle unter Hyposensibilisierung ist umstritten; zumindest die Allergentitration kann die allergenspezifische Reaktivität der Schleimhaut beurteilen helfen.

Provokationstests an den Konjunktiven (Kapitel I.12.) können ersatzweise durchgeführt werden, wenn der nasale Test z.B. bei anatomischen Veränderungen (Septumperforation) erschwert auswertbar ist oder das Risiko bronchialer Mitreaktionen besteht. Die konjunktivale Provokation wird ähnlich wie die nasale Provokation durchgeführt, indem zuerst eine Kontrolle mit 0,9% Kochsalzlösung verabreicht wird. Ergeben sich in den nächsten 10 Minuten keine Reaktionen, kann das Allergen in den unteren Konjunktivalsack getropft werden. Nach etwa 10–15 Minuten wird das Ergebnis beurteilt. Der Test ist positiv, wenn nach 2–3 Minuten Juckreiz, Rötung, Tränensekretion, Fremdkörpergefühl, Lichtscheu, Blepharospasmus, Chemosis oder sogar Lidschwellung auftreten. Der Test ist allerdings wenig standardisiert und für den Patienten oft unangenehm.

Beim arbeitsplatzbezogenen Provokationstest wird die berufstypische Situation nachempfunden. Hierbei können ggf. nicht näher bekannte Allergengemische, evtl. auch mit Verunreinigungen, getestet werden, woraus allerdings eine mangelnde Standardisierung resultiert. Die Reaktion der Nase ist wie beim nasalen Provokationstest durch Rhinomanometrie und Symptom-

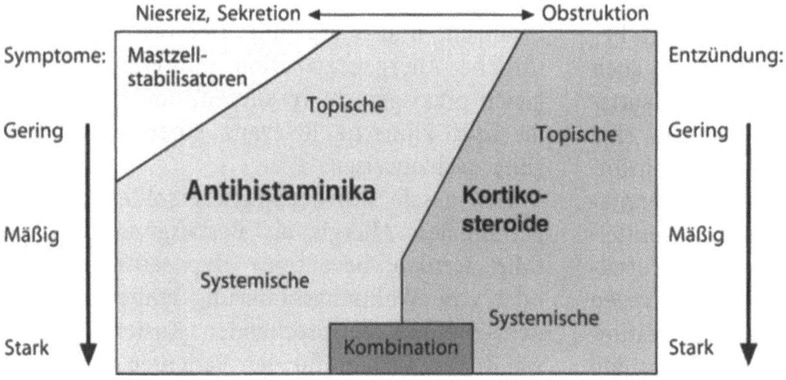

Abb. 2. Stufenschema zur Therapie der allergischen Rhinitis

scores zu erfassen, zeigt aber eine große zeitliche Variabilität. Die Testung mit standardisierten Allergenen und Kontrollen ist vorzuziehen, wo immer das möglich ist.

Der nasale Provokationstest mit Lysin-Azetylsalizylsäure kann die orale, mit deutlich höherem Risiko verbundene Provokation oft ersetzen und stellt bei fehlenden Testmöglichkeiten an der Haut und im Serum eine, allerdings noch nicht ausreichend standardisierte Möglichkeit dar. Es ist davon auszugehen, daß aufgrund des erforderlichen diagnostischen Aufwandes die Prävalenz der Aspirinsensitivität derzeit deutlich unterschätzt wird.

Weitere Methoden. Auf die Funktionsteste an der Nase (Rhinomanometrie, Riechprüfung, Saccharintest) wird in Kapitel I.11. ausführlich eingegangen. In der täglichen Routine hat sich die aktive, anteriore Rhinomanometrie bewährt, die durch computerunterstützte Kurvenberechnungen zuverlässiger geworden ist (Computerassistierte Rhinomanometrie, CAR, Atmos, Lenzkirch). Die Methode eignet sich zur Objektivierung der Nasendurchgängigkeit beim nasalen Provokationstest, aber auch zur Erhebung der Eingangsbefunde und zur Verlaufskontrolle unter Therapie.

Die Exfoliativzytologie kann in ihrer einfachen Ausführung zum Nachweis eosinophiler Granulozyten eingesetzt werden. Dies kann bei unklaren Krankheitsbildern oder dem Verdacht auf eine Aspirinsensitivität diagnostisch weiterhelfen. Das NARES ist z.B. ohne Zytologie nicht diagnostizierbar.

Therapeutische Konsequenzen

Die Therapie der allergischen Rhinokonjunktivitis richtet sich einerseits nach der vorliegenden Ursache, andererseits nach den vorherrschenden Symptomen. Abhängig vom klinischen Bild kommen therapeutisch Karenzmaßnahmen, medikamentöse Behandlung, spezifische Immuntherapie und rhinochirurgische Verfahren in Betracht.

Allergenkarenz stellt, soweit sie möglich ist, die effektivste Therapieform dar (einschließlich der Umschulung bei beruflicher Allergie). Die medikamentöse Therapie ist eine wichtige Säule in der Behandlung der allergischen Rhinokonjunktivitis. Die Auswahl der Arzneimittel richtet sich dabei nach den vorherrschenden Symptomen (Niesreiz, Sekretion, Obstruktion) sowie deren Ausprägung (Abb. 2). Bei geringgradigen, intermittierenden Symptomen kommen v.a. topische Antihistaminika sowie Mastzellstabilisatoren in Frage. Bei stärkeren Beschwerden können je nach Symptomatik Antihistaminika der zweiten Generation, topische Kortikosteroide oder eine Kombinationsbehandlung Anwendung finden. Orale Kortikosteroide (keine Depotinjektionen!) sind nur als Anstoßtherapie für kurze Zeit indiziert.

Die Indikation für eine Hyposensibilisierung bei allergischer Rhinokonjunktivitis ergibt sich dann, wenn Karenzmaßnahmen und Arzneimitteltherapie die Symptome nicht ausreichend lindern bzw. zu Nebenwirkungen führen, oder Tendenzen zur Ausweitung des Allergen- bzw. Organspektrums bestehen. Eine frühzeitig durchgeführte Immuntherapie bei engem Allergenspektrum hat die größten Aussichten auf Erfolg. Indikationen und Kontraindikationen dieser Behandlungsform müssen sorgfältig beachtet werden.

Literatur

Bachert C (1996) Klinik der Umwelterkrankungen von Nase und Nasennebenhöhlen – Wissenschaft und Praxis. Eur Arch Otorhinolaryngol, Suppl I:73–155

Bachert C (1995) Die Schleimhaut der oberen Atemwege – Zur Pathophysiologie der Entzündung. Eur Arch Otorhinolaryngol Suppl 1:155–220

Bachert C et al. (1997) Die nasale Hyperreaktivität: Die allergische Rhinitis und ihre Differentialdiagnosen. HNO 45:189–201

Bachert C (1997) Critical evaluation of methods in allergy diagnosis: Nasal provocation test. In: Ring J, Behrendt H, Vieluf D (eds) New Trends in Allergy IV. Springer, Heidelberg, p 277–280

Bachert C, Wang D, van Cauwenberge P (1998) An update on the pathophysiology of allergic rhinitis. In: van Cauwenberge P, Wang D, Ingels K, Bachert C (eds) The nose. Kugler Publications, Amsterdam

Heppt W, Bachert C (eds) (1998) Praktische Allergologie. Thieme, Stuttgart

Heppt W, Renz H, Röcken M (eds) (1998) Allergologie. Springer, Heidelberg

Naclerio R, Durham SR, Mygind N (eds) (1999) Rhinitis – Mechanisms and Management. Lung Biology in Health and Disease, Vol 123. Marcel Dekker, New York

Oertmann C, Bergmann K-Ch (1997) Die Zunahme des pollenassoziierten oralen Allergie-Syndroms. Allergologie 20:611–619

Kapitel 4 Atopisches Ekzem

B. Przybilla und Franziska Ruëff

Das atopische Ekzem ist eine der häufigsten Hauterkrankungen; zusammen mit allergischer Rhinokonjunktivitis und allergischem Asthma bronchiale bildet es die klassische Trias atopischer Erkrankungen. Neben der Bezeichnung „atopisches Ekzem" werden oder wurden zahlreiche andere Begriffe verwendet, beispielsweise Neurodermitis constitutionalis (oder diffusa), atopische Dermatitis, endogenes Ekzem. In diesen Bezeichnungen klingen die teilweise unterschiedlichen Vorstellungen zur bisher letztendlich nicht geklärten Ätiopathogenese dieses wichtigen Krankheitsbildes an. In den letzten Jahren mehren sich allerdings die Befunde, die auf eine wesentliche Bedeutung allergischer Mechanismen insbesondere für schwerere Verlaufsformen der Erkrankung hindeuten.

Klinisches Bild

Das atopische Ekzem manifestiert sich meist in der frühen Kindheit, oft bereits während der Säuglingszeit. Bei frühem Erkrankungsbeginn kommt es nicht selten um das zweite Lebensjahr zur Ausheilung. Wesentliche spontane Besserungen bis zur vollständigen Abheilung sind bei längerem Verlauf häufig, aber nicht immer dauerhaft. Meist tritt spätestens im dritten Lebensjahrzehnt eine deutliche Besserung ein; die Heilungsrate bei 2000 Kindern, die mit 20 Jahren nachuntersucht wurden, betrug 88,6% [51]. Manifestation des atopischen Ekzems im späteren Erwachsenenalter ist möglich.

Von der Erkrankung betroffen sind vor allem Ellen- und Handgelenksbeugen, Kniekehlen („Beugenekzem"), Gesicht, Nacken, Hals und oberer Stamm. Charakteristisch sind zumeist unscharf begrenzte, fleckige Erytheme, Schuppung, Lichenifikation und erosive oder verkrustete Exkoriationen. Mehr exsudative, nässende und ausgedehnt verkrustete Hautveränderungen treten vor allem im Säuglings- und frühen Kleinkindesalter auf, häufig beginnen sie als „Milchschorf" im Kopfbereich. Der Ausprägungsgrad des atopischen Ekzems ist nicht nur von Patient zu Patient, sondern auch beim individuellen Patienten im zeitlichen Verlauf unterschiedlich und reicht von manchmal kaum wahrnehmbaren Krankheitserscheinungen über den Befall der großen Beugen oder anderer typischer Prädilektionsstellen bis hin zur ausgedehnten Erkrankung der gesamten Hautoberfläche. Minimalformen des atopischen Ekzems wie Lippenekzem, Perlèche, retroaurikuläre Intertrigo, subaurikuläre Rhagade oder Pulpitis sicca sowie morphologische Manifestationsvarianten wie nummuläres atopisches Ekzem, Prurigoform des atopischen Ekzems oder follikuläres atopisches Ekzem können differentialdiagnostische Schwierigkeiten bereiten.

Besonders beeinträchtigend für den Patienten ist der Juckreiz, der häufig anfallsweise und außerordentlich quälend auftritt. Auch die Krankheitserscheinungen selbst können einen schubweisen Verlauf nehmen, ausgeprägte Verschlechterungen entwickeln sich manchmal innerhalb weniger Stunden.

Komplikationen und assoziierte Erkrankungen sind bei atopischem Ekzem vielfältig [53]. Hautinfektionen gehören zu den häufigsten Komplikationen. Insbesondere Sekundärinfektionen mit *Staphylococcus aureus* (Impetiginisation) oder *Herpes-simplex*-Virus (Eczema herpeticatum) können zu schweren, manchmal lebensbedrohlichen Krankheitsbildern führen. Gefürchtet ist auch die Entwicklung einer exfoliativen Erythrodermie. Weiter kann ein schweres atopisches Ekzem im Kindesalter Ursache von Minderwuchs sein. Bei etwa 50% der an atopischem Ekzem Erkrankten besteht gleichzeitig eine atopische respiratorische Erkrankung (allergische Rhinokonjunktivitis, allergisches Asthma) [34]. Hinsichtlich weiterer assoziierter Erkrankungen wird auf den Abschnitt „Assoziierte Erkrankungen und Komplikationen" und Tabelle 3 verwiesen.

Insbesondere bei schwerer Ausprägung oder langer Bestandsdauer ist das atopische Ekzem für den Betroffenen eine außerordentlich beeinträchtigende Erkrankung [1]. Der unvorhersehbare schubweise Verlauf, der häufig unerträgliche Juckreiz und die sichtbare kosmetische Störung beeinflussen über das physische Befinden hinaus tiefreichend die psychosozialen Möglichkeiten. Dies ist insbesondere im Kindes- und Jugendalter von kaum zu überschätzender Bedeutung.

Epidemiologie

Die Prävalenz des atopischen Ekzems hat in den vergangenen Jahrzehnten erheblich zugenommen: So litten in industrialisierten Ländern von den vor 1960 Geborenen 1,4–3,1%, von den nach 1970 Geborenen 8,9–20,4% zumindest zeitweise an der Erkrankung [45]. Bei siebenjährigen Schulkindern beträgt die Prävalenz derzeit etwa 15% [46]. Die Gründe für diese Zunahme der Erkrankungshäufigkeit sind bislang nicht bekannt.

Ätiopathogenese

Die Pathophysiologie der Auslösung von Krankheitserscheinungen des atopischen Ekzems ist bisher nicht eindeutig geklärt. In den letzten Jahren wurden allerdings zahlreiche Erkenntnisse gewonnen, die unsere Vorstellungen über die Ätiopathogenese der Erkrankung erweitert und befruchtet haben [7, 20, 22, 29, 36].

Charakteristische und für die Krankheitsentwicklung offensichtlich bedeutsame Befunde sind
- Immunologische Auffälligkeiten, insbesondere gesteigerte IgE-Immunantwort, minimale zelluläre Immundefizienz, zeitweilige Dominanz von Th2-ähnlichen Zellen, Eosinophilen-Aktivierung
- Veränderte pharmakologische Reaktivität mit α-adrenerger und cholinerger Überreaktivität bei β-adrenerger Blockade
- Gestörte epidermale Barriere, unter anderem mit veränderten Hautlipiden (klinisch augenfällig als „trockene Haut")

Diese Befunde sind hinsichtlich der Pathophysiologie des atopischen Ekzems nicht isoliert zu sehen, vielmehr sind sie zumindest teilweise untereinander verknüpft.

Ganz allgemein kann man sagen, daß Umwelteinflüsse unterschiedlicher Art aufgrund der atopischen Veranlagung mit einer besonders geprägten Reaktionsform, nämlich der atopischen Erkrankung, beantwortet werden. Krankheitserscheinungen können dabei sowohl toxisch (zum Beispiel kumulativ-toxisches, „atopisches" Handekzem) sowie durch allergische oder pseudo-allergische Mechanismen ausgelöst werden, wobei Grundlage stets die atopische Überempfindlichkeit ist. Diese selbst kann dabei nicht als feste Größe betrachtet werden, vielmehr wird sie offensichtlich durch Umwelteinflüsse bzw. durch ausgelöste Reaktionen moduliert. So konnte beispielsweise gezeigt werden, daß bei Patienten mit Nahrungsmittel-provozierbarem atopischem Ekzem die spontane Histaminfreisetzung aus peripheren Blutzellen ohne Eliminationsdiät etwa zehnmal höher ist als bei entsprechender Karenz [40] oder bei saisonaler allergischer Rhinokonjunktivitis eine β2-Adrenozeptor-Subsensitivität während der Pollenflugzeit, nicht aber im erscheinungsfreien Intervall besteht [19]. Umwelteinflüsse können somit Atopie-typische Besonderheiten, die für die Auslösung von Krankheitserscheinungen als bedeutsam zu erachten sind, verstärken und damit vermutlich auch die klinische Reaktionsbereitschaft erhöhen. Diese gesteigerte Empfindlichkeit bedeutet eine erniedrigte Reaktionsschwelle für erneute Umwelteinflüsse, woraus ein Circulus vitiosus resultiert. Diese Interaktion von Umwelt, Veranlagung und Reaktion ist in Abbildung 1 schematisch dargestellt. Es wird erkennbar, daß therapeutische Interventionen, die krankheitsauslösende Umwelteinflüsse und/oder bereits ausgelöste entzündliche Reaktionen vermindern oder beseitigen, nicht nur symptomatisch wirksam sind, sondern die atopische Überempfindlichkeit selbst reduzieren.

Für das Verständnis von Chronizität und Rückfallneigung des atopischen Ekzems ist es hilfreich, besonders die Störung der Hautbarrierefunktion zu betrachten. Diese Störung kann durch die atopische Veranlagung selbst, die Einwirkung von Irritantien oder durch Entzündungsreaktionen auf Allergene bedingt sein. Wird die Barrierefunktion nicht wiederhergestellt, so führen weitere Einwirkungen zu dem oben dargestellten Circulus vitiosus. Längerfristige therapeutische Erfolge können daher nur dann erreicht werden, wenn die entzündliche Hautreaktion möglichst wirksam und rasch, also im allgemeinen durch Kortikosteroidtherapie, beseitigt und die Hautbarriere

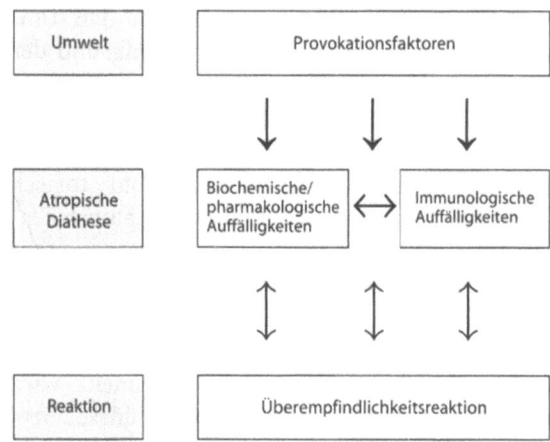

Abb. 1. Atopische Diathese als Umwelt-abhängige Reaktionslage: Der Circulus vitiosus von pathologischer Reaktion auf Umwelteinflüsse und Verstärkung der atopischen Pathophysiologie

durch fortgesetzte Anwendung von rückfettenden und rehydrierenden Cremes oder Salben (sogenannte „Hautpflege") verbessert oder normalisiert werden. Gleichzeitig sind natürlich krankheitsauslösende Umwelteinflüsse zu meiden.

Die Bedeutung von Irritantien als Triggerfaktoren des atopischen Ekzems ist wohlbekannt, zu nennen sind hier vor allem Wasser, Detergenzien, Lösungsmittel, Wolle, okklusive oder schlecht sitzende Kleidung, starkes Schwitzen. Im Gegensatz zu diesen Intoleranzreaktionen ist die Bedeutung allergischer Überempfindlichkeit für Auslösung und Unterhaltung des atopischen Ekzems bisher nicht eindeutig geklärt. Dies steht in deutlichem Gegensatz zu dem gesicherten Wissen über atopische respiratorische Erkrankungen, bei denen der initial IgE-vermittelte, allergische Pathomechanismus gut bekannt ist. Vor allem der Nachweis des hochaffinen IgE-Rezeptors auf Langerhans-Zellen [6] und die Identifizierung von allergenspezifischen Th2-ähnlichen Zellen in epikutanen Testreaktionen auf Aeroallergene [39] untermauern die aufgrund klinischer Beobachtungen schon länger bestehende Vorstellung, daß IgE-vermittelte Mechanismen auch für das atopische Ekzem von pathophysiologischer Bedeutung sind. Wie häufig IgE-abhängige Reaktionen atopisches Ekzem auslösen, muß derzeit offen bleiben. Neben IgE-vermittelten Symptomen sind weiterhin auch andere Formen allergischer Reaktionen sowie über eine Hautirritation hinausreichende nicht allergische Mechanismen wahrscheinlich und zu berücksichtigen.

Stellenwert und Ziel der Diagnostik

Grundsätzliches Ziel der Diagnostik bei atopischem Ekzem ist es, das individuelle Krankheitsbild zu charakterisieren und gegebenenfalls komplizierende, provozierende oder begünstigende Faktoren der Erkrankung sowie assoziierte Krankheiten zu erfassen. Da die hier zu berücksichtigenden Faktoren zahlreich und die diagnostischen Methoden häufig mit erheblichen Kosten und/oder beträchtlichem Zeitaufwand verbunden sind, sollten solche Untersuchungen nur dann erfolgen, wenn sie tatsächlich nötig sind.

Bei der überwiegenden Mehrzahl der Patienten heilt das atopische Ekzem durch kurzfristige antiinflammatorische Behandlung mit topischen Kortikosteroiden sowie unter einer bei sekundärer Infektion gegebenenfalls erforderlichen antimikrobiellen Therapie innerhalb von 10–14 Tagen weitgehend oder vollständig ab; Antihistaminika können unterstützend wirken. Die während „Ausschleichen" der topischen Kortikosteroiden einsetzende langfristige Therapie mit rückfettenden und rehydrierenden Externa bei Meidung von Hautirritation ist dann in der Lage, diesen günstigen Zustand längerfristig zu erhalten. Versagt diese *Basistherapie*, so liegt dies meist an fehlender Compliance der Patienten oder an ungeeigneten Therapeutika, auch können kontaktallergische Reaktionen oder Sekundärinfektionen eine Abheilung behindern. Erst wenn diese möglichen Gründe für ein Versagen der Basistherapie ausgeschlossen wurden, ist eine weiterreichende Diagnostik angezeigt. Im Einzelfall sind glaubhafte Angaben der Patienten, die auf Provokationsfaktoren hinweisen, zu überprüfen, auch wenn der Krankheitsverlauf bislang nicht auf ein Versagen der Basistherapie hindeutete.

In der Praxis stehen einem solchen Vorgehen allerdings häufig das Begehren des Patienten nach „Allergietests" und die Situation des Therapeuten entgegen, der nicht selten aus verschiedenen Gründen verunsichert ist. So hat das atopische Ekzem zunehmend die Aufmerksamkeit der Laienöffentlichkeit gefunden, wobei es häufig als Paradigma dafür dient, daß die wissenschaftliche Medizin („Schulmedizin") bei einer häufigen und beeinträchtigenden Erkrankung versagt. So bedienen sich auch nicht wenige Patienten zumindest zeitweise alternativer „Heil"-Verfahren. Weiter deprimieren den Therapeuten schwere, trotz intensiver Bemühungen

Tabelle 1. Strukturierte Behandlung des atopischen Ekzems

Voraussetzung:	**Patientenführung**
Stufe 1:	**Basistherapie**
	Behandlung von Krankheitserscheinungen
	– Antientzündlich
	– Juckreizstillend
	– Antimikrobiell (falls erforderlich)
	Präventive Therapie
	– Substitutionstherapie („Hautpflege")
	– Eliminationstherapie (Meidung von Hautirritation)
	Versagen der Basistherapie
	– Eignung der Therapie und Compliance überprüfen
	– Komplikationen ausschließen, vor allem kontaktallergische Reaktionen, Sekundärinfektionen, psychische Störungen
+ Stufe 2:	**Identifizierung und Elimination individueller Provokationsfaktoren**
	– Nahrungsmittel
	– Aeroallergene
	– Mikroben
	– Psychische Faktoren
	– Sonstiges
+ Stufe 3:	**Adjuvante Therapie**
	– Photo(chemo)-Therapie
	– Klimatherapie
	– Mastzellblocker
	– Psychotherapie
	– Nachtkerzensamenöl
	– (Immunsuppressiva)

nicht ausreichend behandelbare Krankheitsverläufe. Auch wenn man der wissenschaftlichen Medizin verpflichtet ist, kann sich so ein Gefühl der Unsicherheit über den einzuschlagenden therapeutischen und diagnostischen Weg einstellen, zumal auch in der wissenschaftlichen Literatur eine zu ungezielter Polypragmasie verführende Vielfalt an mehr oder weniger gesicherten Vorgehensweisen publiziert wurde. Zur Überwindung dieser Schwierigkeiten haben wir ein gestuftes Vorgehen zur Behandlung des atopischen Ekzems vorgeschlagen, wobei die therapeutischen und diagnostischen Maßnahmen vom Zustand des individuellen Patienten abhängig gemacht werden [31]; die einzelnen Schritte sind in Tabelle 1 dargestellt. Dieses Vorgehen ermöglicht, das gesamte verfügbare Wissen zur Anwendung zu bringen und gleichzeitig unnötige und damit sinnlos kostentreibende Maßnahmen zu vermeiden.

Andererseits sollten die häufig aufwendigen diagnostischen Maßnahmen bei unzureichendem Ansprechen auf die Basistherapie im erforderlichen Umfang vorgenommen werden, ehe adjuvante therapeutische Verfahren eingesetzt werden. So wurde beispielsweise gefunden, daß bei Nichtansprechen auf eine UVA1-Therapie offensichtlich Sekundärinfektionen ursächlich für das Versagen der Behandlung sind [44]. Krankheitsbegünstigende oder -provozierende Faktoren müssen bekannt und soweit als möglich beseitigt sein, ehe die im Vergleich zur Basistherapie weniger zuverlässigen, aufwendigeren oder mit einem bedeutsameren Nebenwirkungsrisiko behafteten adjuvanten Modalitäten zur Anwendung kommen.

Allgemeine Diagnostik

■ **Anamnese.** Die Anamnese hat zum Ziele, Krankheitsverlauf und -ausprägung sowie augenscheinliche Provokationsfaktoren zu erfassen. Die Erhebung muß sorgfältig, gegebenenfalls auch wiederholt erfolgen. In Tabelle 2 ist eine mögliche Form der Dokumentation dargestellt, welche die wichtigsten Aspekte des Krankheitsbildes berücksichtigt.

■ **Hautbefund.** Eine Inspektion des gesamten Integumentes ist erforderlich. Der Hautbefund wird üblicherweise deskriptiv schriftlich festgehalten. Darüber hinaus ist es in manchen Situationen, so insbesondere bei klinischen Studien, wünschenswert, die Schwere des Krankheitsbildes zu einem bestimmten Zeitpunkt quantitativ zu erfassen. Hierzu wurden verschiedene Score-Systeme vorgeschlagen, so beispielsweise der „Atopic Dermatitis Area and Severity Index" (ADASI-Score) [3], der Costa-Score [9] oder der „Atopic Eczema Severity Index" (AESI) [33]. Angewandt wird heute zumeist der von der European Task Force of Atopic Dermatitis entwickelte SCORAD-Index (Severity Scoring of Atopic Dermatitis) [15].
Der SCORAD-Index wird aus drei Teilsummen berechnet:

A: Ausdehnung der Hautkrankheitserscheinungen, berechnet anhand der Neunerregel

Tabelle 2. Anamnese bei atopischem Ekzem (nach B. Przybilla und F. Enders)

Allgemeine Angaben	Nein	Unklar	Ja	Von .... bis ....
„Milchschorf"	☐	☐	☐	....
Heuschnupfen	☐	☐	☐	....
Perenniale Rhinitis (gesichert allergisch)	☐	☐	☐	....
Saisonales Asthma bronchiale	☐	☐	☐	....
Perenniales Asthma bronchiale				....
– Beginn vor dem 40. Lebensjahr	☐	☐	☐	
– Gesichert allergisch	☐	☐	☐	
Dyshidrosiforme Bläschen palmar	☐	☐	☐	....
„Trockene Haut"	☐	☐	☐	....
Empfindliche, juckende Haut	☐	☐	☐	....
Wolleunverträglichkeit der Haut	☐	☐	☐	....
Trockene/rissige Lippen (v.a. im Winter)	☐	☐	☐	....
Modeschmuckunverträglichkeit	☐	☐	☐	....
Juckreiz beim Schwitzen	☐	☐	☐	....
Sonnenüberempfindlichkeit	☐	☐	☐	....
Besserung des Ekzems durch Sonne	☐	☐	☐	....
Haustiere, sonstige Tierkontakte	☐	☐	☐	
– Welche/von-bis				....
Orale Kontrazeption („Pille")	☐	☐	☐	
– Welche/von-bis				....
Sonstige systemische Medikamente	☐	☐	☐	
– Welche/von-bis				....
Bisherige Berufe: Welcher/von-bis...............				

B: Summe der durchschnittlichen Schweregrade der folgenden Hautveränderungen in einem repräsentativen Körperbereich:
 - Erythem
 - Ödem/Papeln
 - Nässen/Krusten
 - Exkoriationen
 - Lichenifikation
 - Trockenheit der Haut (in nicht befallener Haut)

Die Bewertungsstufen sind dabei:
0 = fehlend
1 = gering
2 = mittelgradig
3 = stark ausgeprägt

C: Bewertung der Intensität des Juckreizes sowie des Schlafverlustes jeweils auf einer Analog-Skala mit den Endpunkten 0 und 10; aus den hier erhaltenen Einschätzungen wird die Summe gebildet.

Der SCORAD-Index wird schließlich nach folgender Formel berechnet: $\boxed{A/5 + 7B/2 + C}$

Der SCORAD-Index ist geeignet, relativ rasch und recht zuverlässig den Schweregrad der Erkrankung darzustellen. Er bringt jedoch auch Probleme mit sich, da eine differenzierte Erfassung des Befalls nicht erfolgt. Außerdem ist das Zusammenfassen von objektiven Hautkrankheitserscheinungen und subjektiver Beeinträch-

Tabelle 2 (Fortsetzung)

Verlauf des atopischen Ekzems			
Erkrankungsbeginn (Monat/Jahr):			
Verlauf über Lebenszeit (Lebensjahre des Auftretens/von Remissionen):			

Jahreszeitliche Abhängigkeit:		Monat	1 | 2 | 3 | 4 | 5 | 6 | 7 | 8 | 9 | 10 | 11 | 12 |
Schweregrad:*			
Aktueller Verlauf	Schweregrad*	Therapie (örtlich/systemisch)	
Woche -1	☐	....	
Woche -2	☐	....	
Woche -3	☐	....	
Woche -4	☐	....	
Bei Frauen:	Zyklusabhängigkeit	Nein ☐ Ja ☐	
Wann Verschlechterung:			

*0 = erscheinungsfrei; 1 = gering; 2 = mittelgradig; 3 = schwer

Provokationsfaktoren (vermutet: ? bekannt: !, Art der Sicherung)

Umgebungsbedingungen (z. B. Kälte, Wärme, bestimmte Räume, Sonne): ....

Kleidungsstücke: ....
Seelische Belastungen: ....
Nahrungsmittel: ....
Sonstiges (z. B. Infekte): ....

Komplikationen	Nein	Unklar	Ja	Von... bis.../ggfs. wie oft
Eczema herpeticatum	☐	☐	☐	....
Zahlreiche Verrucae vulgares	☐	☐	☐	....
Mollusca contagiosa	☐	☐	☐	....
Ophthalmologische Erkrankungen				
Welche?	☐	☐	☐	....
Sonstige	☐	☐	☐	....
	☐	☐	☐	....
	☐	☐	☐	....

tigung im SCORAD-Index zu beachten. Gegebenenfalls wird man hier bei der Auswertung auf die einzelnen, der Berechnung zugrundeliegenden Teilkomplexe zurückgreifen.

Assoziierte Erkrankungen und Komplikationen. Bei Patienten mit atopischem Ekzem wurde eine große Anzahl an komplizierenden oder assoziierten Erkrankungen beschrieben [53], welche eine weiterführende Diagnostik und Therapie erforderlich machen können. Die wichtigsten solcher Krankheitsbilder wurden bereits erwähnt, eine umfassendere Zusammenstellung findet sich in Tabelle 3. Es ist anzumerken, daß angesichts der Häufigkeit des atopischen Ekzems und insbesondere der atopischen Veranlagung manche beobachteten Assoziationen möglicherweise zufällig sind. Weiterhin gibt es keine

Tabelle 3. Assoziierte Erkrankungen und Komplikationen bei atopischem Ekzem (nach [16, 53])

Atopische Erkrankungen
- Allergische Rhinokonjunktivitis
- Allergisches Asthma
- Assoziierte Nahrungsmittel-Allergie
- Exfoliative Erythrodermie (lebensbedrohliche Maximalvariante des atopischen Ekzems)

Andere allergische Erkrankungen
- Naturlatexallergie vom Soforttyp
- Protein-Kontaktdermatitis
- Allergische Kontaktdermatitis/allergisches Kontaktekzem vom Spättyp (bei aerogener oder hämatogener Auslösung gegebenenfalls von atopischem Ekzem nicht zu unterscheiden!)

Kein bedeutsamer Zusammenhang zwischen atopischem Ekzem und Arzneimittel-Überempfindlichkeit oder Hymenopterengift-Allergie mit systemischen anaphylaktischen Reaktionen

Infektionen
- Impetiginisation (im allgemeinen durch *Staphylococcus aureus*)
- Eczema herpeticatum (bei schwerem Verlauf lebensbedrohlich)
- Eczema vaccinatum (bei schwerem Verlauf lebensbedrohlich)
- Mollusca contagiosa
- Zahlreiche Verrucae vulgares (Eczema verrucatum)
- Andere Viruserkrankungen (z. B. durch EBV, HIV)
- Infektion durch *Pityrosporum ovale* (möglicherweise verantwortlich für „Head, Neck, Shoulder Dermatitis", „HNS Dermatitis")
- Tinea (vor allem durch *Trichophyton rubrum*)

Andere Hauterkrankungen
- Vitiligo
- Alopecia areata
- Pityriasis rosea
- Kutane Amyloidose
- Anhidrotische ektodermale Dysplasie
- Kutane Lymphome

Augenerkrankungen
- Blepharokonjunktivitis
- Keratoconjunctivitis vernalis
- Herpes-simplex-Infektionen
- Keratokonus
- Katarakt
- Netzhautablösung

Minderwuchs

Gastrointestinale Erkrankungen
- Glutensensitive Enteropathie
- Dermatitis herpetiformis Duhring
- Eosinophile Gastroenteritis

Primäre Immundefizienz
- Wiskott-Aldrich-Syndrom
- Selektive IgA-Defizienz
- Hyper-IgE-Syndrom

Tabelle 3 (Fortsetzung)

Zystische Fibrose
Nephrotisches Syndrom
Endometriose
Metabolische Erkrankungen (z. B. Phenylketonurie, Prolidase-Defizienz)
Netherton-Syndrom
Down-Syndrom
Dubowitz-Syndrom

eindeutigen und spezifischen Parameter, die zur Diagnose eines atopischen Ekzems führen, so daß die Zuordnung nicht immer gleichartig erfolgt. Angesichts der ungeklärten Ätiopathogenese der Erkrankung kann beispielsweise nicht entschieden werden, ob es sich bei manchen mit ekzematösen Hauterscheinungen einhergehenden Systemerkrankungen um ein atopisches Ekzem im eigentlichen Sinne oder um Krankheitserscheinungen ähnlich einem atopischen Ekzem handelt.

Maßnahmen bei Versagen der Basistherapie

Von einem Versagen der *Basistherapie* ist auszugehen, wenn die korrekte Behandlung aktueller Krankheitserscheinungen nicht innerhalb von 10–14 Tagen zu weitgehender oder vollständiger Abheilung führt oder es nach einer solchen Abheilung rasch zu einem Rezidiv kommt. Die manchmal erforderliche längerfristige antientzündliche Behandlung umschriebener, gering ausgedehnter, meist lichenifizierter ekzematöser Veränderungen bleibt dabei unberücksichtigt.

Stellt sich der gewünschte Erfolg der Basistherapie nicht ein, so ist zunächst zu überprüfen, ob sie tatsächlich dem aktuellen Hautzustand angepaßt war. Ein Hinderungsgrund für die Abheilung sind auch nicht erkannte Sekundärinfektionen sowie andere, interkurrente Erkrankungen (z. B. virale respiratorische Infekte).

Die häufigste Ursache eines Therapieversagens ist unzureichende Compliance. Sie ist nicht ohne weiteres erkennbar. Insbesondere neigen die Patienten dazu, wesentlich geringere Mengen an Externa, so insbesondere von Kortikosteroid-Zubereitungen, anzuwenden als zur Erzielung eines therapeutischen Erfolges erforderlich wäre. Durch systematische Anleitung zu praktischen Maßnahmen, wie beispielsweise Aufbringen von Externa oder Anlegen von Verbänden, kann der Erfolg verbessert werden. Eine solche Aufklärung und Anleitung ist wiederholt erforderlich bei Patienten, die nötige therapeutische Maßnahmen ablehnen oder offensichtlich nicht durchführen. Bei grundsätzlich fehlender Compliance ist von einer psychischen Fehlverarbeitung der Erkrankung auszugehen, eine Psychotherapie kann angezeigt sein.

Ein durch Kontaktallergie vom Spättyp ausgelöstes Ekzem kann ein Versagen der Basistherapie vortäuschen. Zwar sind Patienten mit atopischem Ekzem im Vergleich zu Kontrollen seltener mit „obligaten" Kontaktallergenen (z.B. Dinitrochlorbenzol) zu sensibilisieren, von einer bei ihnen erniedrigten Häufigkeit epikutaner Testreaktionen unter klinischen Bedingungen ist jedoch nicht auszugehen. Als Kontaktallergene bedeutsam sind vor allem Inhaltsstoffe von Externa wie Vehikel, Emulgatoren, Konservierungsstoffe, Duftstoffe und Wirkstoffe; häufig werden kontaktallergische Reaktionen auf Bufexamac, gelegentlich auch auf Kortikosteroide gefunden. Bei Handekzemen ist an eine Auslösung nicht nur durch „klassische" niedermolekulare Kontaktallergene zu denken, sondern auch an eine Proteinkontaktdermatitis, die bei atopischer Veranlagung gehäuft vorkommt. Klinisch kaum vom Bild des atopischen Ekzems abgrenzbare Hautveränderungen können sich bei aerogenem Kontaktekzem durch Luft-übertragene Kontaktallergene (z.B. Sesquiterpenlaktone, Epoxidharze, Duftstoffe) oder bei hämatogenem Ekzem durch systemische Kontaktallergenzufuhr entwickeln. Bei Versagen der Basistherapie sind daher grundsätzlich Epikutantests sowie gegebenenfalls allergologische Untersuchungen hinsichtlich einer Proteinkontaktdermatitis angezeigt.

Wenn die Maßnahmen der Basistherapie auch nach Berücksichtigung dieser Gesichtspunkte zu keinem befriedigenden Erfolg führen, sind individuelle Provokationsfaktoren in Betracht zu ziehen und soweit als möglich zu eliminieren. In welchem Umfang diesbezügliche diagnostische Maßnahmen durchgeführt werden, ist im Einzelfall von klinischem Bild und Anamnese abhängig zu machen.

Individuelle Provokationsfaktoren

Die wichtigsten individuellen Provokationsfaktoren sind
- Nahrungsmittel
- Aeroallergene
- Mikroben und
- Psychische Faktoren

Obwohl keine verläßlichen Daten vorliegen und auch die klinische Erfahrung begrenzt ist, kann im Einzelfall auch eine Provokation des atopischen Ekzems durch hormonelle Einflüsse, Sonneneinstrahlung oder maligne Neoplasien in Betracht gezogen werden.

Individuelle Provokationsfaktoren sind im allgemeinen nicht die ausschließliche Ursache der Erkrankung. Aber auch die Beseitigung von ätiologisch bedeutsamen Teilfaktoren ist für den Krankheitsverlauf wesentlich. Die Maßnahmen der Basistherapie sind ungeachtet der Identifizierung von Provokationsfaktoren fortzuführen.

Nahrungsmittel. Es war eine lange umstrittene Frage, inwieweit atopisches Ekzem durch die Zufuhr von Nahrungsmitteln ausgelöst oder verschlechtert wird. Inzwischen gibt es keinen Zweifel mehr daran, daß bei bestimmten Patienten die Erkrankung von nutritiven Einflüssen abhängt. Wegweisend waren hier die Untersuchungen von Sampson und seiner Arbeitsgruppe, die 113 Patienten mit schwerem atopischem Ekzem oral doppelblind mit verschiedenen Nahrungsmitteln provozierten [41]: Bei 56% der Untersuchten kam es insgesamt zu 101 provozierten Reaktionen, Hautsymptome zeigten sich in 84%, gastrointestinale Beschwerden in 52% und respiratorische Symptome in 32%. Die Hauterscheinungen manifestierten sich als Hautrötungen und Juckreiz innerhalb von zwei Stunden nach der Provokation, häufig führte Kratzen zu Exkoriationen; manchmal kam es nach sechs bis acht Stunden zum Wiederauftreten des Juckreizes. Von nicht zu unterschätzender klinischer Bedeutung ist die Tatsache, daß 57% der Patienten nur ein, 32% nur zwei Nahrungsmittel im Provokationstest nicht vertrugen. Bei Reaktion auf die orale Provokation fand sich im allgemeinen auch eine Hautpricktestreaktion auf das auslösende Nahrungsmittel. Umgekehrt wurden aber viele im Hauttest zu Reaktionen führende Nahrungsmittel bei oraler Gabe vertragen. Entsprechendes gilt für den Nachweis spezifischer IgE-Antikörper im Serum.

Ein hiervon abweichendes Reaktionsmuster ist die Provokation ekzematöser Hautveränderungen mit einer Verzögerung von 12 Stunden bis zu drei Tagen [4]. Weiter können Soforttyp-Reaktionen im Hauttest oder spezifische IgE-Antikörper im Serum gegen ein zur Provokation von Hauterscheinungen führendes Nahrungsmittel keineswegs immer nachgewiesen werden. Neben Nahrungsmitteln selbst müssen auch Konservierungs- und Farbstoffe sowie biogene Amine (Abb. 2) als mögliche Provokationsfaktoren in Betracht gezogen werden. So führte die orale Gabe derartiger Verbindungen bei 46 Patienten mit schwerem atopischem Ekzem in 48% zur Provokation von Hautkrankheitserscheinungen [24]. Auch Aromastoffe wurden als Provokationsfaktoren identifiziert [17].

Die von Sampson und Mitarbeitern untersuchten Patienten waren vorwiegend Kinder und Jugendliche. Dies bedeutet aber nicht, daß nur in dieser Altersgruppe Nahrungsmittelinhaltsstoffe als Provokationsfaktoren eine Rolle spielen, auch bei Erwachsenen mit schwerem atopischem Ekzem sind solche Nahrungsmittel-Unverträglichkeiten nicht selten.

Angesichts der unbekannten Ätiopathogenese des atopischen Ekzems sind Erklärungen der Ekzemprovokation durch Nahrungsmittel spekulativ. Es ist allerdings anzunehmen, daß allergische Pathomechanismen eine bedeutsame Rolle spielen; so zeigen periphere Blutzellen von Patienten mit Überempfindlichkeit auf Nahrungsmittel auf diese in vitro immunologisch bedeutsame Reaktionen [5, 54]. Daneben sind offensichtlich auch nicht allergische Mechanismen („Pseudo-Allergie") wirksam. Mögliche Pathomechanismen der Ekzemprovokation durch Nahrungsmittel sind in Tabelle 4 zusammengestellt [32].

Zur Identifizierung von Nahrungsmitteln als Provokationsfaktoren des atopischen Ekzems werden die üblichen allergologischen Methoden zur Klärung von Nahrungsmittel-Überempfindlichkeiten angewandt:

- Gründliche Anamnese
- Prick- und gegebenenfalls Intradermaltests
- Bestimmung spezifischer IgE-Antikörper im Serum und
- Provokationstests

Insbesondere auf niedermolekulare Nahrungsmittel-Inhaltsstoffe können manchmal im Epikutantest Ekzemreaktionen gefunden werden, so daß auch derartige Tests gegebenenfalls diagnostisch nützlich sind.

Die Anamnese ist meist wenig zuverlässig, sehr viele Patienten mit eindeutiger Ekzempro-

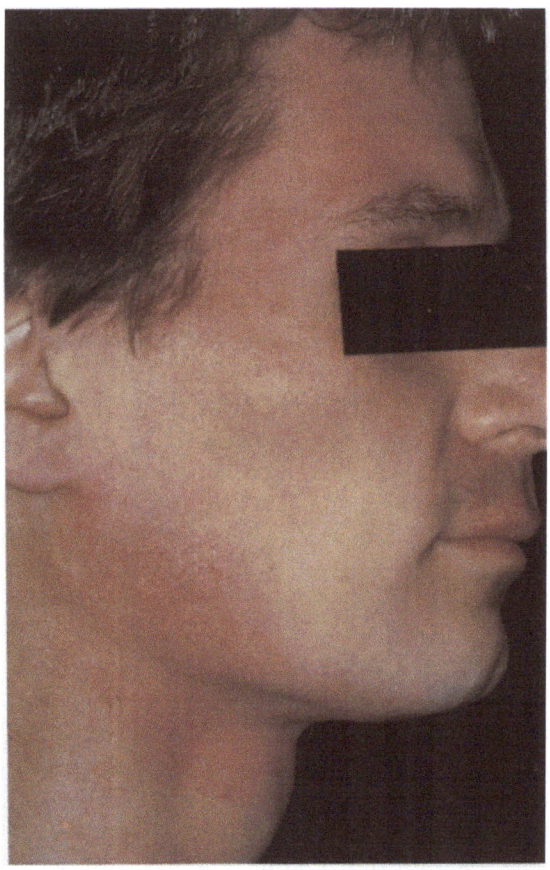

Abb. 2. Provokation eines atopischen Ekzems durch orale Gabe von 150 mg Tyramin

Tabelle 4. Provokation des atopischen Ekzems durch Nahrungsmittel: Mögliche Pathomechanismen (nach [32])

Allergisch
IgE-abhängig (hochaffiner IgE-Rezeptor):
– Mastzellen, basophile Granulozyten: Soforttyp-Reaktion/ verzögerte Phase der Soforttyp-Reaktion?
– Langerhanszellen: Ekzemreaktion?
Immunkomplex-Reaktion
Zelluläre Reaktion vom Spättyp

Nicht immunologisch („pseudo-allergisch")
Pharmakologisch ⎫ Direkte Wirkungen von Mediatoren
Intoleranz ⎬ (z.B. biogene Amine) oder
Idiosynkrasie ⎭ nicht immunologische Freisetzung von Mediatoren

vokation durch Nahrungsmittel haben vor den Tests keinen Zusammenhang zwischen ihrer Erkrankung und den später identifizierten Auslösern bemerkt. „Falsch" positive oder negative Haut- oder In-vitro-Testreaktionen sind häufig. Die oralen Provokationstests erfolgen zweckmäßigerweise mit anamnestisch und/oder aufgrund von Testergebnissen verdächtigen Substanzen sowie mit standardisierten Testreihen. Einzelheiten sind in Kapitel I.10. dargestellt. Die oralen Provokationstests sollten in der Klinik erfolgen, da ihr Ausgang sonst nicht sicher zu bewerten ist sowie über die Haut hinausreichende gastrointestinale, respiratorische oder kardiovaskuläre Symptome auftreten können, die sofortiger Therapie bedürfen. Auch ist beim Verbleib des Patienten in seiner üblichen Umgebung damit zu rechnen, daß andere Einflüsse (z.B. Aeroallergene, psychische Belastungen) ein atopisches Ekzem provozieren und so mit der oralen Nahrungsmittel-Provokation interferieren können.

Provokationstests mit Nahrungsmittelgruppen führen wir im allgemeinen zunächst offen, diejenigen mit niedermolekularen Nahrungsmittel-Inhaltsstoffen einfach blind durch. Bei der Interpretation der Ergebnisse ist zu beachten, daß Krankheitserscheinungen auch in der Klinik durch andere Einflüsse als die im Provokationstest zugeführten Nahrungsmittel ausgelöst werden können. Weiter hängt das Auftreten von Reaktionen möglicherweise von der Dauer der Zufuhr von Nahrungsmitteln, dem Funktionszustand des Gastrointestinaltraktes oder des Gesamtorganismus bzw. auch einer Kombination bestimmter Nahrungsmittel ab. Diese und möglicherweise auch weitere Einflußgrößen machen eine sorgfältige Interpretation sowohl positiver als auch negativer Testergebnisse erforderlich: So schließt das Fehlen einer Reaktion das Vorliegen einer Überempfindlichkeit nicht unbedingt aus, deutliche Symptome können andere Ursachen als das zugeführte Nahrungsmittel haben. Gegebenenfalls sind Modifikationen des Testablaufes nötig, beispielsweise die Zufuhr von Nahrungsmitteln über längere Zeit oder in Kombination mit Kofaktoren, Testwiederholungen oder doppelblinde Tests.

Werden ein Nahrungsmittel oder ein Nahrungsmittel-Inhaltsstoff als Provokationsfaktor eines atopischen Ekzems identifiziert, so ist Karenz erforderlich. Nahrungsmittel-Überempfindlichkeiten bleiben allerdings nicht immer dauerhaft bestehen, ein Nachtest nach Ablauf von etwa ein bis zwei Jahren kann zweckmäßig sein.

In einer Reihe von Studien wurde gezeigt, daß auch ungerichtete Eliminationsdiäten (beispielsweise Hühnerei- und Kuhmilch-frei [2], „Elementardiät" [13]) zu Besserungen der Erkrankung führen können. Solchen Effekten muß aber nicht notwendigerweise die Elimination von Auslösern zugrundeliegen, auch eine radikale Ernährungsumstellung oder Inhaltsstoffe der Ersatzkost könnten sich positiv auf den Verlauf auswirken. Ungerichtete Eliminationsdiäten als Therapie („Neurodermitis-Diät") sind abzulehnen, da sie sinnvolle Maßnahmen verhindern und den Patienten meist unnütz belasten oder sogar gefährden können (vor allem durch Mangelernährung, soziale Isolation, Überempfindlichkeits-Reaktionen bis hin zum anaphylaktoiden Schock bei Reexposition gegenüber längerfristig gemiedenen und tatsächlich nicht vertragenen Nahrungsmitteln). Zu warnen ist auch vor der Empfehlung, bislang vertragene Nahrungsmittel, gegen die sich Hauttestreaktionen oder spezifische IgE-Antikörper im Serum finden, prophylaktisch längerfristig zu meiden: Ein solches Vorgehen kann offensichtlich eine klinische Überempfindlichkeit induzieren, die mit teilweise schweren systemischen Reaktionen einhergeht [27].

■ **Aeroallergene.** Bei Patienten mit atopischem Ekzem finden sich häufig Prick- bzw. Intradermaltestreaktionen oder spezifische IgE-Antikörper im Serum auf Protein-Aeroallergene. Inzwischen als weitgehend gesichert anzusehen ist, daß durch solche Aeroallergene, die als Auslöser respiratorischer Erkrankungen schon lange bekannt sind, auch atopisches Ekzem ausgelöst oder unterhalten werden kann. Grundsätzlich sind alle aerogen übertragenen Proteinallergene zu berücksichtigen. Praktisch bedeutend sind vornehmlich Hausstaubmilben-, Haustier- sowie Pollenallergene, in den letzten Jahren zunehmend auch Naturlatex- oder Ficusallergene. Insbesondere Untersuchungen, in denen mittels Epikutantests (Atopie-Patchtest; Abb. 3) ekzematöse Reaktionen auf Aeroallergene auslösbar waren [30, 52], sind als Hinweis zu werten, daß atopisches Ekzem durch entsprechende Kontakte auch unter natürlichen Bedingungen provoziert werden kann. Dies wird gestützt durch Befunde, die eine höhere Reaktivität im Atopie-Patchtest bei Patienten mit Hautkrankheitserscheinungen in frei getragenen Körperarealen als bei solchen ohne eine derartige Verteilung zeigen [12]. Weiter waren Reaktionen im Atopie-Patchtest auf Gräserpollen-Allergene bei sai-

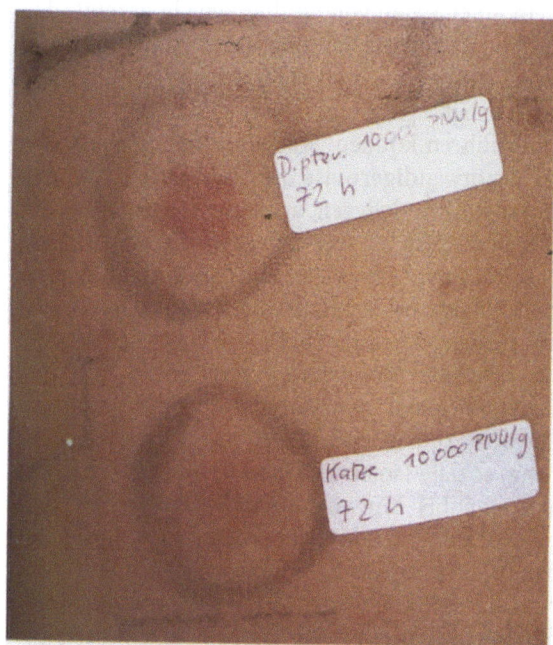

Abb. 3. Reaktion im Atopie-Patchtest auf *D. pteronyssinus*

sonaler Verschlechterung während der Pollensaison häufiger als bei Patienten ohne eine derartige Anamnese [11]. Die klinische Bedeutung von Aeroallergenen wird weiter nahegelegt durch Untersuchungen, bei denen Expositionsprophylaxe durch Aufenthalt der Patienten in einem Reinraum [42] oder durch Wohnumfeldsanierung mit Einsatz von milbendichten Bettbezügen [48] zu Besserungen des atopischen Ekzems führte. Unklar ist allerdings bislang, ob der Atopie-Patchtest die natürlichen Expositionsbedingungen widerspiegelt oder ein klinisch irrelevantes artifizielles System darstellt. So kam es auch nach inhalativer Exposition gegenüber Hausstaubmilben-Allergenen zu ekzematösen Veränderungen [50], was darauf hinweist, daß nicht nur äußere Kontakte sondern auch andere Allergenzufuhrwege bedeutsam sind.

Einen zuverlässigen Test, mit dem der Nachweis der Provokation des atopischen Ekzems durch Aeroallergene beim individuellen Patienten geführt werden kann, gibt es bisher nicht. Als Anhaltspunkte für eine Ekzemprovokation durch Aeroallergene zu werten sind eine hinweisende Anamnese (z. B. Ekzemverschlechterung in Hausstaubmilben-reichem Milieu, während Pollenflugzeit, bei Kontakt mit Haustieren) und hierzu passenden Testreaktionen (Prick-, Intradermaltests, Nachweis spezifischer IgE-Antikörper im Serum). Der Atopie-Patchtest ist bislang nicht standardisiert; wenn er vorgenommen wird und zu Reaktionen führt, so sind diese hinsichtlich der klinischen Bedeutung unklar und erlauben keine definitive diagnostische Folgerung. Hier ist auch darauf hinzuweisen, daß Reaktionen im Atopie-Patchtest häufig, aber nicht immer mit einer IgE-vermittelten Sensibilisierung gegenüber den jeweiligen Allergenen einhergehen. Werden als Auslöser eines atopischen Ekzems Aeroallergene in Betracht gezogen, deren Messung im Lebensumfeld des Patienten möglich ist (Kapitel I.9.), so sollte die Allergenbelastung ermittelt werden. Hierdurch kann die Bedeutung solcher Allergene für das individuelle Krankheitsbild besser abgeschätzt werden, insbesondere wenn der weitere Krankheitsverlauf in bezug zur Allergenbelastung nach Einleitung von Karenzmaßnahmen gesetzt wird. Es ist allerdings daran zu denken, daß Allergene häufig über die Kleidung oder Körperoberflächen verschleppt werden und beispielsweise Katzenallergene in öffentlich genutzten Einrichtungen auch ohne Anwesenheit einer Katze in sehr hohen Konzentrationen vorkommen können. Die Allergenkonzentration in Wohnräumen oder am Arbeitsplatz läßt daher nicht ohne weiteres die tatsächliche Exposition erkennen.

Wenn schlüssige Hinweise auf eine Provokation des atopischen Ekzems durch Aeroallergene bestehen, so ist die wichtigste Maßnahme die Allergenkarenz, beispielsweise durch Verminderung der Hausstaubmilbenallergenbelastung (Tabelle 5) oder durch die Abschaffung von Haustieren. Auch die Exposition gegenüber nicht sicher meidbaren Allergenen wie denjenigen von Pollen kann durch geeignete Maßnahmen reduziert werden. Bei nicht meidbaren Allergenen und schwerem Krankheitsbild kann eine Hyposensibilisierung wirksam sein [21]. Atopisches Ekzem gehört jedoch nicht zu den

Tabelle 5. Verminderung der Hausstaubmilbenallergen-Belastung im häuslichen Bereich (vor allem in Schlafräumen)

- Gründliche Reinigung
- Entfernung von „Staubfängern" (z. B. Teppiche, schwere Vorhänge, textile Möbel oder Spielsachen) soweit möglich
- Gegebenenfalls Anwendung von Akariziden
- Milbenallergen-undurchlässige Matratzen- und Bettbezüge („Encasing")
- Mindestens alle 10 Tage Waschen der Bettwäsche und textiler Spielsachen bei >58°C
- Absenken der relativen Luftfeuchtigkeit auf 40–50% (bei 20°C)

Erkrankungen, bei denen derzeit eine wissenschaftlich abgesicherte Indikation zur Hyposensibilisierung besteht [25]. Es erscheint allerdings möglich, daß modifizierte Verfahren der Immuntherapie in näherer Zukunft eine solche Behandlung erlauben.

■ **Mikroben.** Sekundärinfektionen durch *Staphylococcus aureus* sind wohlbekannte Komplikationen bei atopischem Ekzem. Unabhängig von einer sichtbaren Impetiginisation ist *S. aureus* auch als Provokationsfaktor in Betracht zu ziehen: Auf der Haut von Patienten fand sich *S. aureus* häufiger und in höherer Dichte als bei Kontrollen, Staphylokokken-spezifische IgE-Antikörper waren nachweisbar, antimikrobielle Behandlung führte zur Besserung des Ekzems [35]. Als Ursache der Ekzemprovokation durch *S. aureus* sind unterschiedliche Pathomechanismen zu diskutieren, so Wirkungen von Exo-/Endotoxinen, IgE-vermittelte Reaktionen, direkte Mastzellaktivierung oder zelluläre Immunreaktionen [10]. Eine ähnliche Bedeutung wird *Pityrosporum ovale* beigemessen, insbesondere für die Auslösung der sogenannten „Head, Neck and Shoulder Dermatitis" [35, 47, 53]. Allerdings ist bisher nicht definitiv geklärt, ob und wie diese oder auch andere Mikroben (z. B. Dermatophyten [8], *Candida albicans* [43]) atopisches Ekzem auslösen. Aktuelle Forschungsergebnisse wie Hinweise auf eine Wirkung von Staphylokokken-Enterotoxinen als Superantigene [55] oder der Befund eines Th2-ähnlichen Zytokinmusters von *P. orbiculare*-reaktiven T-Zellen aus erkrankter Haut [49] lassen für die Zukunft eine Klärung der Pathophysiologie derartiger Reaktionen erwarten. Wenn klinisches Bild und/oder mikrobiologische Befunde eine Provokation der Erkrankung durch Mikroben nahelegen, ist eine geeignete antimikrobielle Therapie angezeigt. Bei Unsicherheit über die Wirksamkeit topischer Maßnahmen sollte systemisch behandelt werden.

Zwar liegen keine gesicherten Belege für die Bedeutung von sogenannten Fokalinfekten als Provokationsfaktoren des atopischen Ekzems vor, die vielfältigen Hinweise auf eine ätiopathogenetische Relevanz von Mikroben lassen solche Zusammenhänge jedoch zumindest als möglich erscheinen. Insbesondere bei schweren, Therapie-resistenten Krankheitsverläufen kann eine entsprechende Diagnostik und gegebenenfalls Therapie sinnvoll sein. Die bei chronischer Urtikaria gebräuchliche „Fokus-Suche" mit zahnärztlichen, HNO-ärztlichen, gynäkologischen und urologischen Untersuchungen sowie Ausschluß einer Candida- oder Parasiten-Besiedelung des Intestinaltraktes und einer *Helicobacter-pylori*-Infektion der Magenschleimhaut kann auch in dieser Situation vorgenommen werden; gegebenenfalls sind auch andere Infektionsherde zu berücksichtigen. Kann eine mikrobielle Besiedelung oder Infektion nachgewiesen werden, so ist eine geeignete Behandlung angezeigt.

Auch das Auftreten oder die Verschlechterung eines atopischen Ekzems bei HIV-Infektion wurden beobachtet [38].

■ **Psychische Faktoren.** Das atopische Ekzem ist eine somatische Erkrankung, die durch psychische Faktoren wesentlich beeinflußt werden kann. Dies ist vor allem aus der täglichen klinischen Praxis gut bekannt, wissenschaftlich abgesicherte Daten hierzu sind eher spärlich. Grundsätzlich weisen Patienten mit atopischem Ekzem keine krankheitstypischen Persönlichkeitsstörungen auf [34, 37]. Wesentliche psychische und soziale Probleme können jedoch aus der manifesten Erkrankung resultieren, diese sekundären psychischen Störungen sind bei Besserung des Hautbefundes rückbildungsfähig [34]. Manchmal allerdings können psychische Faktoren selbst die Erkrankung provozieren, insbesondere Streß, psychische Spannung, Erschöpfung der psychischen Toleranz, emotional belastende Themen und Objektverluste wurden als auslösend berichtet [18]. Es ist offensichtlich, daß sich hier ein Circulus vitiosus entwickeln kann, den es zu durchbrechen gilt. „Unbehandelbares" atopisches Ekzem bei Kindern muß an eine gestörte Eltern-Kind-Beziehung denken lassen, die ein wesentlicher pathogenetischer Faktor sein kann [25].

Sind psychische Einflüsse aufgrund anamnestischer Angaben als wesentliche Provokationsfaktoren anzunehmen, dann sind psychosomatische Intervention sowie gegebenenfalls Änderungen im sozialen Umfeld angezeigt. Eine psychosomatische Diagnostik mit folgender Therapie sollte unabhängig von der Anamnese auch bei ansonsten unerklärlich therapieresistentem Verlauf erfolgen.

■ **Sonstige Provokationsfaktoren.** Eine mögliche Abhängigkeit des atopischen Ekzems von hormonellen Einflüssen wird seit langem angenommen [34]. Dennoch gibt es hierzu kaum verläßliche und klinisch nützliche Daten. Über eine Erniedrigung der Serum-Testosteronspiegel bei männlichen, nicht aber weiblichen Patienten mit atopischem Ekzem wurde berichtet [14]. Eine Verschlechterung der Erkrankung wurde von Frauen in 33% prämenstruell und in 52% während Schwangerschaften beobachtet [23]. Bei schweren Krankheitsverläufen sollten endokrinologische Faktoren (vor allem Sexualhormone, gegebenenfalls auch Schilddrüsenhormone oder andere Hormone) Berücksichtigung finden.

Verschlechterungen der Erkrankung im Frühjahr oder Sommer lassen nicht nur an eine Provokation durch Pollenallergene, sondern auch durch Sonneneinstrahlung denken. Zur Erkennung des photoprovozierten atopischen Ekzems sind Phototests erforderlich, differentialdiagnostisch sind insbesondere polymorphe Lichtdermatose und photoallergisches Kontaktekzem auszuschließen.

Als weitere Provokationsfaktoren sind beispielsweise maligne Neoplasien, vor allem auf hämatologischem Gebiet, in Betracht zu ziehen; insbesondere bei atypischen Krankheitsverläufen sollte daran gedacht werden. Hierbei stellt sich dann aber die Frage, ob es sich tatsächlich um ein atopisches Ekzem oder um eine paraneoplastisch ausgelöste Phänokopie der Hauterkrankung handelt [26].

Praktisches Vorgehen

Die Diagnostik orientiert sich an dem in Tabelle 1 dargestellten Stufenschema. Im Rahmen der *Basistherapie* können über die Erhebung der Anamnese und des Hautbefundes hinaus folgende diagnostische Maßnahmen erforderlich sein:
- Gezielte Untersuchungen bei Verdacht auf Komplikationen oder bei assoziierten Erkrankungen
- Untersuchungen zur Bestätigung oder zum Ausschluß von Provokationsfaktoren, die vom Patienten glaubhaft angegeben werden

Bei *Versagen der Basistherapie* ist Folgendes angezeigt:
- Überprüfung der Eignung der eingesetzten therapeutischen Modalitäten
- Ausschluß komplizierender Erkrankungen (vor allem von Sekundärinfektionen)
- Überprüfung der Compliance
- Ausschluß von psychischen Störungen
- Epikutantests (Standardreihe, Grundlagen- und Konservierungsstoffe von Externa, Arzneistoffreihe einschließlich Kortikosteroiden, gegebenenfalls anamnestisch verdächtiges Material)
- Gegebenenfalls Diagnostik hinsichtlich Proteinkontaktdermatitis

Ist unter Berücksichtigung dieser Punkte vollständige oder weitgehende Erscheinungsfreiheit längerfristig zu erzielen, so sind keine weiterreichenden Maßnahmen nötig. Dabei erscheinen zwei bis drei Rückfälle im Jahr, die einer ein- bis zweiwöchigen topischen Kortikosteroidtherapie bedürfen, akzeptabel. Ist die Basistherapie nicht in solcher Weise wirksam, dann wird ein Ausschluß individueller *Provokationsfaktoren* erforderlich.

Wird bei der Suche nach individuellen Provokationsfaktoren ein mit Wahrscheinlichkeit ursächlicher Auslöser festgestellt, so erfolgt zunächst entsprechende Therapie bzw. Karenz. Weitere diagnostische Schritte werden erst dann unternommen, wenn sich dies als nicht ausreichend erweist. Folgende diagnostische Maßnahmen sind unter Berücksichtigung von Anamnese und klinischem Bild in Betracht zu ziehen:

Allgemeinuntersuchungen und Fokussuche
- Routinelaboruntersuchungen einschließlich Differentialblutbild
- Serologische Diagnostik (insbesondere hinsichtlich Staphylokokken- und Streptokokken-Infekten, gegebenenfalls HIV)
- Mikrobiologische Diagnostik: Für bakteriologische Untersuchungen Hautabstriche von ekzematösen Veränderungen und Nasenschleimhaut, für mykologische Untersuchungen Stuhlprobe und gegebenenfalls Vaginalabstrich (Ausschluß Candida-Besiedelung oder Candidose), Nachweis von *Pityrosporum ovale*, gegebenenfalls Ausschluß einer Tinea
- Stuhluntersuchung auf Würmer und andere Parasiten
- HNO-ärztliche Untersuchung
- Zahnärztliche Untersuchung
- Gynäkologische bzw. urologische Untersuchung
- Ausschluß einer *Helicobacter-pylori*-Infektion.

Gegebenenfalls folgende weitere Untersuchungen:
- Endokrinologische Diagnostik, insbesondere Sexual- und Schilddrüsen-Hormonstatus
- Photodermatologische Diagnostik
- Psychosomatische Untersuchung

- Ausschluß von malignen (insbesondere hämatologischen) Erkrankungen und anderen Organ- oder Allgemeinerkrankungen

Allergologische Untersuchungen
- Hautpricktests und gegebenenfalls Intradermaltests mit Aeroallergenen (auch *Ficus spp.*), Nahrungsmitteln, Naturlatex und gegebenenfalls mikrobiellen Allergenen (*Pityrosporum ovale*, *Candida albicans*, *Trichaphyton rubrum*), wobei das Allergenspektrum breit sein sollte und für Ekzemreaktionen möglicherweise besonders bedeutsame verzögerte oder späte Testreaktionen berücksichtigt werden sollten
- Gegebenenfalls Reib-, Prick- oder Scratch-Tests mit nativem Material, insbesondere Nahrungsmitteln
- Gegebenenfalls Atopie-Patchtests, vor allem mit Gräserpollen-, Hausstaubmilben- und Katzenallergenen
- Bestimmung der spezifischen IgE-Antikörper im Serum gegenüber Nahrungsmittel- und Aeroallergenen (ausreichend breites Spektrum berücksichtigen!), Bestimmung des Gesamt-IgE
- Orale Provokationstests mit Nahrungsmitteln und niedermolekularen Nahrungsmittelinhaltsstoffen (Standardreihen und aufgrund von Anamnese oder Testergebnissen verdächtiges Material)
- Gegebenenfalls orale Provokation mit Spättyp-Kontaktallergenen

Bei Unklarheit über mögliche Provokationsfaktoren, so insbesondere bei schweren, äußerlichen Einwirkungen nicht zuzuordnenden Verläufen, kann die gesamte Diagnostik erforderlich sein. Andererseits können unter Berücksichtigung der Anamnese, des klinischen Bildes, des Verlaufs und der Ergebnisse der allergologischen Diagnostik wesentliche Provokationsfaktoren häufig bereits ausreichend zuverlässig identifiziert werden. Stets ist zu bedenken, daß über die genannten Auslösefaktoren hinaus auch andere Trigger im individuellen Falle in Betracht kommen.

Konsequenzen der Diagnostik

Die Diagnostik bei atopischem Ekzem erfolgt im Hinblick auf eine möglichst optimale Therapie des Patienten. Ziel ist es, das Auftreten von Hautkrankheitserscheinungen durch Maßnahmen der Basistherapie und gegebenenfalls zusätzliche Elimination von Provokationsfaktoren vollständig oder zumindest weitgehend langfristig zu verhindern. Versagt eine korrekt durchgeführte Basistherapie und sind Provokationsfaktoren nicht zu finden oder erkannte Provokationsfaktoren nicht sicher zu beseitigen, kommen adjuvante therapeutische Modalitäten (Tabelle 1) zur Anwendung. Im Vergleich zur Basistherapie ist bei diesen Verfahren
- Der Eintritt einer günstigen Wirkung weniger zuverlässig,
- Der Effekt nur morbostatisch,
- Das Vorgehen aufwendiger und/oder
- Das Nebenwirkungsrisiko beträchtlicher oder unklar

Aus diesem Grund sollte bei Patienten mit schwerem, auf die Basistherapie nicht ausreichend ansprechendem atopischem Ekzem auf die Identifizierung individueller Auslösefaktoren nicht verzichtet werden. Es erscheint wenig sinnvoll, eine Erkrankung gleichzeitig zu provozieren und zu behandeln.

Leider ist in den meisten Fällen nicht zu erwarten, daß die Identifizierung und Elimination von individuellen Provokationsfaktoren zu einem völligen Verschwinden der Krankheitsneigung führt. Aus diesem Grund ist auch die Basistherapie im allgemeinen langfristig fortzuführen. Weiter ist die Ätiologie des atopischen Ekzems, insbesondere bei schwereren Krankheitsverläufen, multifaktoriell. Es gelingt nicht immer, alle krankheitsrelevanten Auslöser beim individuellen Patienten aufzudecken. Auch bei erfolgreicher Diagnostik sind akzidentelle Kontakte mit Provokationsfaktoren nicht immer vermeidbar, da viele der wichtigen Auslöser versteckt (z.B. Milch, Konservierungs- oder Farbstoffe in Nahrungsmitteln) oder ubiquitär (z.B. Pollen-, Hausstaubmilben-, Katzenallergene) vorkommen und erneute mikrobielle Besiedelungen oder Infektionen nach erfolgreicher antimikrobieller Therapie nicht vermeidbar sind.

Der Patient mit atopischem Ekzem muß langfristig begleitet und betreut werden. Die Anwendung eines strukturierten Behandlungsansatzes erlaubt die Ausschöpfung aller diagnostischen und therapeutischen Möglichkeiten bei gleichzeitiger Beschränkung auf das Notwendige.

Literatur

1. Absolon CM, Cottrell D, Eldridge SM, Glover MT (1997) Psychological disturbance in atopic eczema: The extent of the problem in school-aged children. Brit J Dermatol 137:241–245
2. Atherton DJ, Sewell M, Soothill JF, Wells RS (1978) A double-blind controlled crossover trial of an antigen-avoidance diet in atopic eczema. Lancet I:401–403
3. Bahmer FA (1992) ADASI Score: Atopic dermatitis area and severity index. Acta Derm Venereol (Stockh) Suppl 176:32–33
4. Benton EC, Barnetson RC (1985) Skin reactions to food in patients with atopic dermatitis. Acta Derm Venereol (Stockh) Suppl 114:129–132
5. Beyer K, Niggemann B, Nasert S, Renz H, Wahn U (1997) Severe allergic reactions to foods are predicted by increases of CD4+CD45RO+ T cells and loss of L-selectin expression. J Allergy Clin Immunol 99:522–529
6. Bieber T, de la Salle H, Wollenberg A, Hakimi J, Chizzonite R, Ring J, Hanau D, de la Salle C (1992) Human epidermal Langerhans cells express the high affinity receptor for immunoglobulin E (FcεRI). J Exp Med 175:1285–1290
7. Bos JD, Kapsenberg ML, Sillevis Smitt JH (1994) Pathogenesis of atopic eczema. Lancet 343:1338–1341
8. Braunstein Wilson B, Deuell B, Platts Mills TAE (1993) Atopic dermatitis associated with dermatophyte infection and Trichophyton hypersensitivity. Cutis 51:191–192
9. Costa C, Rilliet A, Nicolet M, Saurat JH (1989) Scoring atopic dermatitis: The simpler the better? Acta Derm Venereol (Stockh) 69:41–45
10. Dahl MV (1991) Antimicrobial agents in the treatment of atopic eczema. In: Ruzicka T, Ring J, Przybilla B (eds) Handbook of atopic eczema. Springer, Berlin, pp 391–395
11. Darsow U, Behrendt H, Ring J (1997) Gramineae pollen as trigger factors of atopic eczema: Evaluation of diagnostic measures using the atopy patch test. Brit J Dermatol 137:201–207
12. Darsow U, Vieluf D, Ring J (1996) The atopy patch test: An increased rate of reactivity in patients who have an air-exposed pattern of atopic eczema. Brit J Dermatol 135:182–186
13. Devlin J, David TJ, Stanton RHJ (1991) Elemental diet for refractory atopic eczema. Arch Dis Child 66:93–99
14. Ebata T, Itamura R, Aizawa H, Niimura M (1996) Serum sex hormone levels in adult patients with atopic dermatitis. J Dermatol 23:603–605
15. European Task Force on Atopic Dermatitis (1993) Severity scoring of atopic dermatitis: The SCORAD index. Dermatology 186:23–31
16. Fritsch P, Hintner H (1991) Immunodeficiency syndromes and atopic eczema. In: Ruzicka T, Ring J, Przybilla B (eds) Handbook of atopic eczema. Springer, Berlin, pp 107–116
17. Fuglsang G, Madsen C, Halken S, Jørgensen M, Østergaard PA, Østerballe O (1994) Adverse reactions to food additives in children with atopic symptoms. Allergy 49:31–37
18. Gieler U, Ehlers A, Höhler T, Burkard G (1990) Die psychosoziale Situation der Patienten mit endogenem Ekzem. Eine clusteranalytische Studie zur Korrelation psychischer Faktoren mit somatischen Befunden. Hautarzt 41:416–423
19. Haen E, Bleise U, Przybilla B (1997) Some alterations of the leucocyte β_2-adrenoceptor/cAMP-system in patients with seasonal allergic rhinoconjunctivitis are related to disease activity. Clin Exp Allergy 27:787–795
20. Hanifin JM (1996) Assembling the puzzle pieces in atopic inflammation. Arch Dermatol 132:1230–1232
21. Heijer A (1993) Hyposensitization with aeroallergens in atopic eczema. Allergo J 2:3–7
22. Kapp A (1993) Die Rolle eosinophiler Granulozyten für die Pathogenese der atopischen Dermatitis/Neurodermitis. Eosinophilen-Produkte als Marker der Krankheitsaktivität. Hautarzt 44:432–436
23. Kemmett D, Tidman MJ (1991) The influence of the menstrual cycle and pregnancy on atopic eczema. Brit J Dermatol 125:59–61
24. Knetsch IR, Ruëff F, Ring J, Przybilla B (1993) Nahrungsmittel (NM) und Nahrungsmitteladditiva (NMA) als Auslöser des atopischen Ekzems (AE). Allergo J 2:13
25. Koblenzer CS, Koblenzer PJ (1988) Chronic intractable atopic eczema. Its occurrence as a physical sign of impaired parent-child relationships and psychologic developmental arrest: Improvement through parent insight and education. Arch Dermatol 124:1673–1677
26. Krieger RM, Djawari D (1992) Angioimmunoblastische Lymphadenopathie mit Dysproteinämie – als endogenes Ekzem maskiert. Z Hautkr 67:528–531
27. Larramendi CH, Martin Esteban M, Pascual Marcos C, Fiandor A, Pena Diaz JM (1992) Possible consequences of elimination diets in asymptomatic immediate hypersensitivity to fish. Allergy 47:490–494
28. Malling HJ, Weeke B (eds) (1993) Position paper: Immunotherapy. Allergy 48 (Suppl 14):9–35
29. Ogawa H, Yoshiike T (1993) A speculative view of atopic dermatitis: Barrier dysfunction in pathogenesis. J Dermatol Sci 5:197–204
30. Platts-Mills TAE, Chapman MD, Mitchel B, Heymann PW, Deuell B (1991) Role of inhalant allergens in atopic eczema. In: Ruzicka T, Ring J, Przybilla B (eds) Handbook of atopic eczema. Springer, Berlin, pp 192–203
31. Przybilla B, Eberlein-König B, Ruëff F (1994) Practical management of atopic eczema. Lancet 343:1342–1346
32. Przybilla B, Ring J (1990) Food allergy and atopic eczema. Semin Dermatol 9:220–225
33. Przybilla B, Ring J, Kejzlar-Lisy G (1988) Behandlung des atopischen Ekzems mit UVAPUR – klinische und immunologische Befunde. Akt Dermatol 14:326–329
34. Rajka G (1989) Essential aspects of atopic dermatitis. Springer, Berlin

35. Ring J, Abeck D, Neuber K (1992) Atopic eczema: Role of microorganisms on the skin surface. Allergy 47:265–269
36. Ring J, Bieber T, Vieluf D, Kunz B, Przybilla B (1991) Atopic eczema, Langerhans cells and allergy. Int Arch Allergy Appl Immunol 94:194–201
37. Ring J, Palos E, Zimmermann F (1986) Psychosomatische Aspekte der Eltern-Kind-Beziehung bei atopischem Ekzem im Kindesalter I. Psychodiagnostische Testverfahren bei Eltern und Kindern und Vergleich mit somatischen Befunden. Hautarzt 37:560–567
38. Rystedt I, Strannegård IL, Strannegård Ö (1989) Infections as contributing factors to atopic dermatitis. Allergy 44 (Suppl 9):79–83
39. Sager N, Feldmann A, Schilling G, Kreitsch P, Neumann C (1992) House dust mite-specific T cells in the skin of subjects with atopic dermatitis: Frequency and lymphokine profile in the allergen patch test. J Allergy Clin Immunol 89:801–810
40. Sampson HA, Broadbent KR, Bernhisel-Broadbent J (1989) Spontaneous release of histamine from basophils and histamine-releasing factor in patients with atopic dermatitis and food hypersensitivity. N Engl J Med 321:228–232
41. Sampson HA, McCaskill CC (1985) Food hypersensitivity and atopic dermatitis: Evaluation of 113 patients. J Pediatr 107:669–675
42. Sanda T, Yasue T, Oohashi M, Yasue A (1992) Effectiveness of house dust mite allergen avoidance through clean room therapy in patients with atopic dermatitis. J Allergy Clin Immunol 89:653–657
43. Savolainen J, Lammintausta K, Kalimo K, Viander M (1993) Candida albicans and atopic dermatitis. Clin Exp Allergy 23:332–339
44. Schempp CM, Effinger T, Czech W, Krutmann J, Simon JC, Schöpf E (1997) Charakterisierung von Non-Respondern bei der hochdosierten UVA1-Therapie der akut exazerbierten atopischen Dermatitis. Hautarzt 48:94–99
45. Schultz Larsen F (1993) The epidemiology of atopic dermatitis. Monogr Allergy 31:9–28
46. Schultz Larsen F, Diepgen T, Svensson Å (1996) The occurrence of atopic dermatitis in North Europe: An international questionnaire study. J Amer Acad Dermatol 34:760–764
47. Tagami H, Rokugo M, Usuba Y, Tomita Y (1991) Contact sensitivity to Pityrosporum ovale in patients with atopic dermatitis. In: Ring J, Przybilla B (eds) New trends in allergy III. Springer, Berlin, pp 200–206
48. Tan BB, Weald D, Strickland I, Friedman PS (1996) Double-blind controlled trial of effect of housedust-mite allergen avoidance on atopic dermatitis. Lancet 347:15–18
49. Tengvall Linder M, Johansson C, Zargari A, Bengtsson Å, van der Ploeg I, Jones I, Härfast B, Scheynius A (1996) Detection of Pityrosporum orbiculare reactive cells from skin and blood in atopic dermatitis and characterization of their cytokine profiles. Clin Exp Allergy 26:1286–1297
50. Tupker RA, De Monchy JGR, Coenraads PJ, Homan A, van der Meer JB (1996) Induction of atopic dermatitis by inhalation of house dust mite. J Allergy Clin Immunol 97:1064–1070
51. Vickers CFH (1991) Natural history of atopic eczema. In: Ruzicka T, Ring J, Przybilla B (eds) Handbook of atopic eczema. Springer, Berlin, pp 80–83
52. Vieluf D, Kunz B, Bieber T, Przybilla B, Ring J (1993) „Atopy patch test„ with aeroallergens in patients with atopic eczema. Allergo J 2:9–12
53. Vieluf D, Ruzicka T (1991) Complications and diseases associated with atopic eczema. In: Ruzicka T, Ring J, Przybilla B (eds) Handbook of atopic eczema. Springer, Berlin, pp 54–79
54. Werfel T, Ahlers G, Schmidt P, Boeker M, Kapp A, Neumann C (1997) Milk-responsive atopic dermatitis is associated with a casein-specific lymphocyte response in adolescent and adult patients. J Allergy Clin Immunol 99:124–133
55. Yudate T, Yamada H, Tezuka T (1996) Role of staphylococcal enterotoxins in pathogenesis of atopic dermatitis: Growth and expression of T cell receptor Vβ of peripheral blood mononuclear cells stimulated by enterotoxins A and B. J Dermatol Sci 13:63–70

KAPITEL 5 Arzneimittelreaktionen

D. VIELUF

Arzneimittelbedingte Unverträglichkeitsreaktionen (UVR) sind eine der häufigsten Ursachen iatrogener Erkrankungen mit erheblichen Folgekosten [28] und stellen ein großes Problem in der täglichen klinischen Praxis dar. 1,4-3% aller stationären Notaufnahmen sollen auf unerwünschte Arzneimittelwirkungen zurückzuführen sein [28]; bei 15-30% aller stationär behandelten Patienten muß mit einer UVR auf die eingesetzten Medikamente gerechnet werden [11], 6-10% der UVR sollen allergischer Genese sein [11, 28]. Für allergische Arzneimittelreaktionen mit tödlichem Ausgang wird eine Häufigkeit von 1:10000 angenommen [11].

Eine unerwünschte Arzneimittelwirkung (UAW) ist „jede schädliche und unbeabsichtigte Reaktion auf ein Arzneimittel, welches in üblicher Dosierung und auf geeignete Weise zum Zwecke der Prophylaxe, Diagnose, Therapie oder zur Beeinflussung einer physiologischen Funktion bei Menschen angewendet wird" [51].

Pathomechanismus und klinisches Bild

Unerwünschte Arzneimittelwirkungen entwickeln sich auf der Grundlage verschiedener Pathomechanismen (Tabelle 1).

Toxische unerwünschte Wirkungen sind auf die zu erwartende pharmakologische Wirkung bzw. Toxizität einer Substanz zumeist bei höherer Dosierung zurückzuführen. Von einer *Intoxikation* im eigentlichen Sinne spricht man dann, wenn unabsichtlich oder absichtlich eine zu hohe Wirkstoffdosis appliziert wurde, die für die toxischen unerwünschten Wirkungen verantwortlich ist.

Demgegenüber können verstärkte individuelle Reaktionen („Überempfindlichkeit") entweder auf einer spezifischen immunologischen Sensibilisierung beruhen (*allergische Reaktion*) oder nicht immunologisch ausgelöst sein (Intoleranz, Idiosynkrasie) [51, 65, 91].

Arzneimittelbedingte allergische Reaktionen lassen sich entsprechend der Klassifikation nach Coombs und Gell einteilen [91] (Tabelle 2). Sie zeichnen sich u. a. durch ihre Spezifität hinsichtlich der auslösenden Substanz aus, wobei allerdings sogenannte „Kreuzreaktionen" auf chemisch eng verwandte Substanzen/Strukturen mit gemeinsamen antigenen Determinanten möglich sind. Allergische Reaktionen treten erst nach wiederholtem Kontakt mit dem Allergen auf; der Nachweis einer Sensibilisierung ist prinzipiell möglich.

Allergische *Soforttypreaktionen* (Anaphylaxie) werden meist durch Allergen-spezifische IgE-Antikörper vermittelt. Erste klinische Symptome treten üblicherweise innerhalb weniger Minuten, in Einzelfällen jedoch auch stark verzögert (auch nach mehreren Stunden) auf. Zu den häufigsten bzw. wichtigsten klinischen Manifestati-

Tabelle 1. Definition arzneimittelbedingter Unverträglichkeitsreaktionen

Begriff	Definition
Überempfindlichkeit	Eine das normale Maß übersteigende Reizbeantwortung
Intoxikation	Reaktion nach Applikation einer zu hohen Wirkstoffdosis infolge der zu erwartenden pharmakologischen Wirkung
Intoleranz	Überempfindlichkeitsreaktion mit Symptomen der Intoxikation, jedoch bei normaler Wirkstoffdosis
Allergie	Krankmachende Überempfindlichkeit aufgrund einer immunologischen Sensibilisierung
Idiosynkrasie	Nicht immunologische Überempfindlichkeit ohne Bezug zur pharmakologischen Toxizität
Pseudo-Allergie	Nicht immunologische Überempfindlichkeit mit klinischen Symptomen, die allergischen Erkrankungen entsprechen

Tabelle 2. Arzneimittelbedingte Allergie: Beispiele für verschiedene Mechanismen, klinische Manifestationen und Auslöser (aus Ring [91])

Typ (Mechanismus)	Symptome	Beispiele
I (IgE)	Anaphylaxie	Penicillin, Allergenextrakte, Insulin
II (Zytotoxisch)	Agranulozytose	Metamizol, Penicillin
	Hämolytische Anämie	Penicillin, Cephalosporin
	Thrombopenie	Carbamazepin, Rauwolfiaalkaloide
III (Immunkomplex)	Anaphylaxie	Fremdserum, Dextran
	Serumkrankheit	Fremdserum, Penicillin, Sulfonamide
	Vaskulitis	Allopurinol, Phenylbutazon
	Alveolitis	Hypophysenextrakt, Nitrofurantoin
IV (Zellulär)	Ekzem (auch hämatogen!)	Antibiotika, Desinfizientien
	Photoallergie	Sulfonamide, NSAR, Phenothiazinderivate
	Fixes Exanthem	Barbiturate, Tetrazykline
	Generalisierte Exantheme	Penicillin, Gold, Barbiturate, β-Blocker
	Lyell-Syndrom	Sulfonamide, NSAR, Allopurinol, Carbamazepin
V (Granulomatös)	Granulome	Allergenextrakte, lösliches Kollagen
VI (Neutralisierend-stimulierend)	Arzneimittelinduzierter Lupus erythematodes	Hydralazin, Procainamid
	Insulinresistenz	Anti-Insulin-IgG-Antikörper

NSAR: Nichtsteroidale Antirheumatika

onsformen zählen die allergische Rhinokonjunktivitis, das allergische Asthma bronchiale, die akute allergische Urtikaria, das Quincke-Ödem sowie der anaphylaktische Schock.

Nach Rückbildung einer Sofortreaktion innerhalb von 1-2 Stunden oder auch nach klinisch inapparent verlaufender Degranulation von Mastzellen und/oder Basophilen kann es innerhalb von 4-12 Stunden zu einer sogenannten verzögerten Soforttypreaktion („Late phase reaction") mit ähnlicher Symptomatik kommen [30]. Diese ist u.a. auf die initiale Freisetzung von Zytokinen zurückzuführen, in deren Folge andere Entzündungsmediatoren aus eingewanderten oder aktivierten Entzündungszellen (Basophile, Lymphozyten, Monozyten/Makrophagen, neutrophile und eosinophile Granulozyten) freigesetzt werden [30].

Von der IgE-vermittelten Soforttypreaktion zu unterscheiden sind *Immunkomplexreaktionen* (Typ III), bei denen es nach Bildung von zirkulierenden Antigen-Antikörper-Komplexen (IgG, IgM) bei ausgeprägter Sensibilisierung u.a. durch Aktivierung des Komplementsystems zur Immunkomplex-Anaphylaxie kommen kann. Diese tritt üblicherweise innerhalb von Sekunden bis zu Minuten nach dem Antigenkontakt auf (z.B. nach Fremdserumtherapie oder Dextrangabe [87]).

Der Begriff *Anaphylaxie* ist den immunologisch vermittelten Überempfindlichkeitsreaktionen vorbehalten, deren Ätiologie (zumeist IgE-vermittelte Soforttypreaktionen, seltener auch IgG/IgM-vermittelte Immunkomplexreaktionen) und Symptomatik gut definiert sind (Tabelle 3) [92]. Von einer *anaphylaktoiden Reaktion* (AR) spricht man dann, wenn die Symptomatik einer Unverträglichkeitsreaktion der einer Anaphylaxie entspricht, ohne daß der zugrundeliegende Pathomechanismus bekannt bzw. geklärt wäre. Es handelt sich also um einen klinischen, keinen pathophysiologischen Begriff [87, 88, 100].

Mit der gleichen Symptomatik wie allergische Reaktionen können sich als besondere Form der Idiosynkrasie *pseudo-allergische* Arzneimittelunverträglichkeitsreaktionen manifestieren, jedoch läßt sich hier keine immunologische Sensibilisierung nachweisen (Tabelle 4). Zudem sind derartige Reaktionen auch bei Erstkontakt mit der Substanz möglich [88, 100].

Bei der *Intoleranz*reaktion handelt es sich um eine Überempfindlichkeitsreaktion, bei der es nach Applikation einer üblichen Wirkstoffdosis

Tabelle 3. Schweregradskala zur Klassifizierung anaphylaktischer/anaphylaktoider Reaktionen (nach Ring et al. [92])

Grad	Haut	Abdomen	Respirationstrakt	Herz-Kreislauf
I	Juckreiz, Flush, Urtikaria, Angioödem	–	–	–
II	(Nicht obligat)	Nausea, Krämpfe	Rhinorrhoe Heiserkeit Dyspnoe	Tachykardie (Zunahme der Herzfrequenz um ⩾20/min) Hypotension (Abnahme des RR um ⩾20 mm Hg systolisch) Arrhythmie
III	(Nicht obligat)	Erbrechen, Defäkation	Larynxödem Bronchospasmus Zyanose	Schock
IV	(Nicht obligat)	(Nicht obligat)	Atemstillstand	Kreislaufstillstand

Tabelle 4. Arzneimittelbedingte pseudo-allergische Reaktionen: Klinische Manifestationen, mögliche Mechanismen und Auslöser (nach Ring [90])

Klinik	Mechanismus	Auslöser (Beispiele)
Anaphylaktoide Reaktion (Typ I)	Direkte Mediatorfreisetzung Direkte Komplementaktivierung Neuropsychogene Reflexe Embolisch-toxische Reaktion	Azetylsalizylsäure Nichtsteroidale Antirheumatika Röntgenkontrastmittel Kolloide Volumenersatzmittel Gammaglobulin Lokalanästhetika Opiate Intravenöse Narkosemittel Muskelrelaxantien
Zytotoxische Reaktion (Typ II)	Glucose-6-Phosphat-Dehydrogenasemangel	p-Amino-Salizylsäure Sulfene und Sulfonamide, Azulfidine
Serumkrankheit-ähnliche Symptomatik, Vaskulitis (Typ III)	Jarisch-Herxheimer-Reaktion Embolia cutis medicamentosa	Penicillin
Ekzem, Exanthem (Typ IV)	Phototoxische Dermatitis B-Zell-Stimulation	Nichtsteroidale Antirheumatika Tetracyclin Ampicillin

zu Symptomen wie bei einer Überdosierung bzw. Intoxikation kommt. Die Gründe für das Auftreten von Intoleranzreaktionen können vielfältig sein. Für Arzneimittel-induzierte Reaktionen werden u.a. veränderte Enzymaktivitäten mit Beeinflussung des Arzneimittelmetabolismus, Wechselwirkungen mit anderen gleichzeitig angewendeten Medikamenten sowie Beeinträchtigung der Pharmakokinetik infolge bestehender Grunderkrankungen (u.a. Leber- und/oder Nierenfunktionsstörungen) diskutiert. In der Literatur wird „Intoleranz" häufig unscharf als Synonym für Idiosynkrasie oder Pseudo-Allergie gebraucht, insbesondere für die Unverträglichkeitsreaktionen auf Azetylsalizylsäure (ASS) und andere Analgetika („ASS-Intoleranz" bzw. „Analgetika-Intoleranz") [15].

Sensibilisierung

Für die wenigsten Arzneimittel sind die chemischen Grundlagen oder Mechanismen der Sensibilisierung bekannt. Das typische Zeitintervall für die Induktion einer Sensibilisierung auf ein Pharmakon beträgt für alle allergischen Reaktionstypen 7–10 Tage.

Arzneimittel sind bis auf wenige Ausnahmen (z.B. großmolekulare Proteine oder Kohlenhydrate) niedermolekulare Substanzen (Molekulargewicht <1000 Da), also zumeist inkomplette Antigene/Allergene bzw. Haptene [26, 71]. Erst durch die Bindung des Haptens an ein Trägermolekül (Carrier, z.B. körpereigene Proteine) entsteht ein sogenanntes Vollantigen (z.B. durch Bildung eines neuformierten Antigens am Trägerprotein nach Haptenbindung). Haptene können nach erfolgter Sensibilisierung bei der Auslösung allergischer Reaktionen von spezifischen Antikörpern auch ohne Proteinbindung erkannt werden [22]. Für die Auslösung IgE-vermittelter Soforttypreaktionen müssen jedoch mindestens divalente Moleküle vorliegen, deren Epitope zur Überbrückung zweier IgE-Antikörper führen können [26].

Einige reaktive Substanzen wie z.B. Penicillin, Cephalosporine, Captopril und D-Penicillamin können direkt an lösliche oder zellgebundene Rezeptoren, z.B. MHC-Moleküle oder andere zelluläre Proteine binden [22, 71, 72]. Die meisten Arzneistoffe sind dagegen wenig reaktiv und zeigen erst nach Metabolisierung eine erhöhte Reaktivität bzw. Proteinbindung. Dies gilt z.B. für Carbamazepin, Halothan, einige nichtsteroidale Antirheumatika und Paracetamol [72, 124]. Der Arzneimittelmetabolismus beim Menschen ist prinzipiell ein Detoxifikationsmechanismus, durch den die meisten Wirkstoffe inaktiviert und in eine ausscheidungsfähige Form gebracht werden. Die Biotransformation kann aber auch zu Metaboliten führen, die erst die gewünschte pharmokologische Aktivität oder eine unerwünschte Toxizität besitzen [76]. Hypererge Arzneimittelnebenwirkungen aufgrund von Enzymvarianten oder Enzymdefekten mit Bildung hochreaktiver Stoffwechselprodukte sind vor allem für Antiepileptika und Sulfonamide beschrieben [89, 109]. Der oxidative Metabolismus erfolgt vorwiegend durch die polymorphe Cytochrom-P-450-Enzymfamilie, die sich in den meisten Geweben wie Leber, Niere, Lunge, Haut sowie in den Lymphozyten und Monozyten findet [64, 108]. Diese Enzymfamilie metabolisiert sowohl exogene als auch endogene Substrate (z.B. auch Arachidonsäurederivate) und hat im Organismus eine wichtige Schutzfunktion gegenüber chemischen Substanzen [64].

Die Variabilität der Reaktionen auf Arzneimittel kann u.a. durch genetische Faktoren beeinflußt werden. Die Enzymsysteme, die für die Oxidation und Azetylierung von Fremdstoffen verantwortlich sind, weisen einen hochgradigen genetisch determinierten Polymorphismus auf [21, 78, 109]. Der Defekt eines bestimmten Enzymsystems kann zu toxischen Metaboliten führen, die typische Nebenwirkungen auslösen können. Nicht vorhersehbar sind Überempfindlichkeitsreaktionen, bei denen reaktive Metabolite entstehen, die durch Bindung an Zellproteine oder als Metabolit-Proteinkonjugate ein Vollantigen bilden und so Antikörper oder eine zelluläre Reaktion induzieren können [76, 86]. Als Beispiel hierfür sei die N-Azetyltransferase genannt. Dieses Enzym hat für die Detoxifikation und Inaktivierung z.B. von Sulfonamiden große Bedeutung. Eine langsame Azetylierung (autosomal-rezessiv vererbt) begünstigt die Kumulation potentiell toxischer Metabolite. Eine erworbene verlangsamte Azetylierung wird u.a. für die erhöhte Inzidenz kutaner Nebenwirkungen bei HIV-Infektion verantwortlich gemacht [48]. Zur Untersuchung des Azetylierungssystems sind phänotypische und genotypische Methoden etabliert [78].

Es finden sich Berichte über eine Assoziation von einzelnen HL-Antigenen und der Disposition für verschiedene kutane Arzneimittelnebenwirkungen [15, 42, 107]. Neben genetischen Faktoren bestimmen u.a. auch die Art und Menge des Antigens bzw. dessen Expositionswege und -frequenz die Immunantwort [59]. Für Penicilline wurde gezeigt, daß hochreaktive Abbau- und Polymerisationsprodukte entstehen, sofern sie nicht sofort appliziert, sondern in Lösung stehengelassen werden [26, 85]. Auch UV-Strahlen können Arzneistoffe aktivieren, was möglicherweise für phototoxische oder photoallergische Reaktionen bedeutsam ist.

Nach erfolgter Sensibilisierung auf eine Substanz können auch „Kreuzallergien" auf andere Wirkstoffe auftreten [103]. Eine *Kreuzallergie* im engeren Sinne beruht zumeist auf der chemischen Ähnlichkeit oder der Identität von Allergen bzw. antigenen Determinanten, welche von denselben spezifischen Antikörpern erkannt bzw. gebunden werden. Eine *Kopplungsallergie* liegt dagegen dann vor, wenn ein chemisch nicht verwandtes Allergen, das häufig zusammen mit dem Primärallergen appliziert wird, eine zweite spezifische Immunantwort auslöst.

Klinisch als „Kreuzreaktionen" bezeichnete Mehrfachreaktionen treten auch zwischen chemisch nicht verwandten Substanzen auf, so z.B. bei anaphylaktoiden Reaktionen (AR) auf verschiedene nichtsteroidale Antirheumatika [101]. Diese weisen allerdings eine große interindividuelle Variabilität auf.

Einflußfaktoren auf Arzneimittelunverträglichkeitsreaktionen

Als Risikofaktoren für das Auftreten von unerwünschten Arzneimittelwirkungen werden u.a.

Alter, Geschlecht, Grundkrankheit, atopische Diathese, Dosis, Darreichungsform, Therapiedauer und -häufigkeit sowie medikamentöse Interaktionen diskutiert [46, 125].

Im allgemeinen steigt das Risiko für unerwünschte Arzneimittelwirkungen mit zunehmendem Alter. Auch die Intensität der klinischen Symptomatik von Arzneimittel-UVR kann im Alter durch bestehende Grundkrankheiten beeinflußt werden [89, 119]. Als Risikofaktoren für Arzneimittelnebenwirkungen gelten z.B. Multimorbidität und die dadurch bedingte Mehrfachmedikation (z.B. infolge möglicher Interaktionen) sowie die Therapiedauer [46, 69]. Frauen entwickeln im allgemeinen häufiger Arzneimittelunverträglichkeitsreaktionen [51, 69].

Es konnte gezeigt werden, daß virale Infektionen (insbesondere mit EBV, CMV und HIV) die Wahrscheinlichkeit einer Reaktion auf Arzneimittel unter Umständen deutlich erhöhen können. Nach Gabe von Aminopenicillin kommt es bei 65–95% der Patienten mit infektiöser Mononukleose [49, 50] bzw. 80–100% der Patienten mit einer CMV-Infektion [50] zu Exanthemen. Zudem weisen Patienten mit einer HIV-Infektion ein stark erhöhtes Risiko für schwere kutane Nebenwirkungen auf Arzneimittel auf (z.B. Stevens-Johnson-Syndrom, toxische epidermale Nekrolyse) [18, 23, 48, 77, 84, 97, 125]. Hierfür können neben immunologischen Veränderungen auch erworbene Störungen der Elimination und Detoxifikation, die häufigen Begleitinfektionen (mit EBV und CMV) sowie die hohe Zahl applizierter Medikamente, z.T. in hohen Dosen und über einen längeren Zeitraum, verantwortlich sein. Auch bei lymphoproliferativen Erkrankungen und Leukämien soll es infolge verminderter suppressiver immunologischer Mechanismen gehäuft zum Auftreten von Exanthemen kommen.

Des weiteren können bestimmte systemische oder Organerkrankungen, die den Metabolismus [76, 109, 124] bzw. die Ausscheidung [46] beeinflussen, aber auch Autoimmunerkrankungen (z.B. Sjögren-Syndrom, Lupus erythematodes, rheumatoide Arthritis) mit einer erhöhten Inzidenz von Arzneimittelnebenwirkungen einhergehen [8, 51, 53]. Zudem ist gut bekannt, daß Azetylsalizylsäure, nichtsteroidale Antirheumatika und Additiva häufig zu akuten Exazerbationen einer chronisch rezidivierenden Urtikaria führen können [24, 51, 55].

Die Bedeutung einer atopischen Diathese für die Häufigkeit des Auftretens von Arzneimittelunverträglichkeitsreaktionen wird kontrovers diskutiert [127]. Die variierenden Ergebnisse können auf unterschiedliche Definitionen der Atopie, diagnostische Methoden und Anzahl untersuchter Patienten zurückzuführen sein. Soforttypreaktionen auf Arzneimittel sollen häufiger bei positiver Anamnese bezüglich Asthma und atopischem Ekzem auftreten [47, 82] und auch schwerer verlaufen [3, 51], ebenso perioperative Soforttypreaktionen [39] und pseudo-allergische Reaktionen auf Röntgenkontrastmittel [16, 36], nicht häufiger sollen dagegen Reaktionen auf Penicillin, Insulin [3, 37, 126] und Suxamethonium [20] sein. Es besteht kein Zweifel, daß Atopiker vermehrt Sensibilisierungen auf Proteinallergene wie Naturlatex [111] oder in Nahrungsmitteln und Therapeutika vorkommende Proteine (z.B. Hühnereiweiß, Chymopain) [126] aufweisen. Möglicherweise werden die besonders schwer oder tödlich verlaufenden Reaktionen auf Arzneimittel durch eine atopische Konstitution oder durch ein Asthma bronchiale begünstigt [51, 52].

Nach Angaben aus der Literatur kann die Häufigkeit allergischer Nebenwirkungen u.a. von der Expositions- oder Behandlungsdauer (z.B. kontinuierliche oder unregelmäßige Gabe, Einmaltherapie oder sporadische Behandlung) abhängen [51]. Die Einzeldosis, kumulative Dosis, die Dosierungsintervalle und Mehrfachtherapie können sowohl die Sensibilisierung als auch das Auftreten von Arzneimittelnebenwirkungen beeinflussen [5, 125], wobei zu berücksichtigen ist, daß oft eine individuell unterschiedliche Schwellendosis für die Auslösung allergischer Reaktionen erreicht werden muß [5]. Das Auftreten einer allergischen Reaktion ist unter Dauertherapie seltener als bei wiederholter Verabreichung in kurzen Abständen [26, 51, 125].

Aus der Literatur ist bekannt, daß die gleichzeitige Gabe von β-Rezeptoren-Blockern eine Soforttypreaktion verstärken und deren Behandlung beeinträchtigen kann [121]. Zudem wurde über Soforttypreaktion nach Hyposensibilisierung, Hämodialyse oder LDL-Apherese bei gleichzeitiger Gabe von ACE-Hemmern berichtet [62, 123, 126].

Allergologische Diagnostik von Arzneimittelunverträglichkeitsreaktionen

Die Ziele der allergologischen Diagnostik im Rahmen der Abklärung von arzneimittelbedingten Unverträglichkeitsreaktionen bestehen in der Zuordnung des entsprechenden Symptomenkomplexes zu einem klinischen Krankheitsbild, der Ermittlung der(s) Auslöser(s) und des zugrundeliegenden Pathomechanismus sowie der Ermittlung von Ausweichpräparaten [80].

Die Allergiediagnostik von UVR auf Arzneimittel umfaßt eine ausführliche Anamnese und den klinischen Befund, Hauttestungen, In-vitro-Verfahren (sofern vorhanden bzw. verfügbar) und Provokationstestungen [89, 130]. Erst nach eindeutiger Diagnosestellung können die erforderlichen therapeutischen Maßnahmen (z.B. Allergenkarenz, Empfehlung nachweislich verträglicher Ausweichpräparate, eventuelle „Desensibilisierung") eingeleitet werden.

Anamnese

Der umfassenden und detaillierten Anamnese kommt im Rahmen der allergologischen Diagnostik von Arzneimittelunverträglichkeitsreaktionen die entscheidende Bedeutung zu [74, 89, 130]. In den meisten Fällen hat der mit der allergologischen Abklärung betraute Arzt die klinische Symptomatik nicht selbst gesehen und ist auf die anamnestischen Angaben des Patienten (und/oder dessen Angehörigen) sowie auf die Informationen der den Patienten seinerzeit betreuenden Ärzte angewiesen.

Auf der Grundlage dieser Angaben erfolgt eine Einordnung der Qualität und Intensität der Symptomatik, bei anaphylaktoiden Reaktionen (AR) z.B. entsprechend einem der vier Schweregrade nach Ring und Messmer (Tabelle 3). Außerdem müssen verschiedene Zustandsbilder (Tabelle 5) differentialdiagnostisch abgegrenzt werden, bei AR insbesondere auch *vasovagale* oder *psychophysiologische Reaktionen*. Diese treten oft bei Angst auslösenden oder als bedrohlich empfundenen diagnostischen oder/und therapeutischen Maßnahmen auf, wie z.B. Lokalanästhesien im Rahmen zahnärztlicher Behandlungen oder bei Röntgenkontrastmitteluntersuchungen, und können zu schwerwiegenden Zwischenfällen führen, die im Einzelfall von einer anaphylaktoiden Reaktion nicht sicher zu unterscheiden sind [131]. Häufig gehen diese Reaktionen mit unspezifischen subjektiven Beschwerden wie z.B. Juckreiz, Hitzegefühl, Schwindel, Kloßgefühl oder Übelkeit einher, die auch bei anaphylaktoiden Reaktionen auftreten können. Aber auch objektive Symptome wie Flush, Urtikaria, Angioödem, Dyspnoe, Erbrechen, Tachykardie, Kollaps und Bewußtlosigkeit sind bei psychovegetativen Reaktionen möglich [61]. Auch das *Hyperventilationssyndrom* kann verschiedene Allgemeinsymptome auslösen, die z.T. von echten Überempfindlichkeitsreaktionen schwer abzugrenzen sind [93].

Folgende Aspekte müssen bei der Erhebung der Krankengeschichte Berücksichtigung finden:
- Erfassung sämtlicher zum Zeitpunkt der Reaktion angewendeter Arzneimittel unter Angabe des/der genauen Handelsnamen(s) (einschließlich Angabe des Herstellers)
- Zubereitungs- bzw. Anwendungsform sowie Dosierung des/der applizierten Medikamente(s)
- Ermittlung sämtlicher Inhaltsstoffe (Wirk- und Hilfsstoffe)
- Zeitintervall zwischen Applikation des/der Medikamente(s) und Auftreten erster Symptome
- Weiterer zeitlicher Ablauf unter Berücksichtigung sämtlicher Symptome und erfolgter Therapiemaßnahmen
- Indikation für die Anwendung des/der Arzneimittel(s)
- Alter des Patienten zum Zeitpunkt der Arzneimittel-Überempfindlichkeitsreaktion
- Grund- bzw. Begleiterkrankungen/-umstände
- Mögliche andere bzw. weitere Auslösefaktoren der Überempfindlichkeitsreaktion wie z.B. Nahrungsmittel, Infekte, Streß, Anstrengung etc.
- Reexposition gegenüber möglichen Auslösern nach der Reaktion
- Frühere Unverträglichkeitsreaktionen

Tabelle 5. Differentialdiagnose anaphylaktoider Reaktionen (nach Ring)

Pharmakologisch-toxischer Effekt
Krampfanfall
Synkope (kardial, zerebral)
Lungenembolie
Bolusaspiration
Hypoglykämie
Hyperventilation
Vasovagale Reaktion
Hysterischer Anfall
„Anaphylaxis factitia" (Münchhausen-Syndrom)

- Auftreten ähnlicher Symptome auch ohne Medikamentenanwendung
- Bereits nachgewiesene bzw. bekannte allergische Reaktionen (z. B. Frage nach einem bereits vorhandenen Allergiepaß)
- Atopische Erkrankungen in der Eigen- und Familienanamnese
- Sonstige frühere oder bestehende Erkrankungen
- Alle zum Zeitpunkt der allergologischen Diagnostik eingesetzten Medikamente

Auf diesen Informationen basierend erfolgt dann für den einzelnen Patienten eine individuelle Planung der weiteren diagnostischen Maßnahmen (Aufstellung eines Testplans unter Berücksichtigung weiterer möglicher Auslösefaktoren der UVR wie z. B. Nahrungsmittel, Aeroallergene etc., Erfassung einer atopischen Diathese).

Der Zeitpunkt der UVR kann hinsichtlich der Inhaltsstoffe eines Medikaments von Bedeutung sein (insbesondere bei Kombinationspräparaten), da sich unter gleichem Namen zu unterschiedlichen Zeitpunkten verschiedene Zusammensetzungen finden lassen [89]. Außerdem ist es wichtig, zwischen ost- und westdeutschen Präparaten zu unterscheiden, da einige Medikamente unter (nahezu) gleichem Handelsnamen unterschiedliche Inhaltsstoffe aufwiesen [104].

Zu berücksichtigen ist bei den anamnestischen Angaben, daß Verwechslungen sehr ähnlicher Präparatenamen möglich sind. Auch finden sich in Hausapotheken z. B. oft mehrere Analgetika, so daß im Einzelfall eine genaue Angabe des applizierten Medikaments nicht möglich ist. Die Genauigkeit der Angaben z. B. bezüglich der (des) auslösenden Medikamente(s) (exakter Name, Hersteller) und der Begleitumstände hängt nicht zuletzt auch vom Zeitintervall zwischen UVR und Anamneseerhebung ab.

Hauttestungen

Bei allen Arzneimittelunverträglichkeitsreaktionen, die mit Symptomen einhergehen, welche einer allergischen Reaktion entsprechen könnten, sollten Hauttestungen durchgeführt werden. Allerdings sind nur bei einem Teil der Überempfindlichkeitsreaktionen, nämlich denen auf der Grundlage einer immunologischen Sensibilisierung, diagnostisch weiterführende Testergebnisse zu erwarten. Als Hauttestverfahren können Prick-, Scratch-, offener und geschlossener Epikutantest, Intrakutantest sowie bei Verdacht auf lichtinduzierte Reaktionen zusätzliche Testungen in Kombination mit geeigneter UV-Bestrahlung eingesetzt werden. Die Auswahl der Testmethode(n) und der zeitliche Ablauf (simultane oder konsekutive Testung verschiedener Substanzen, Ablesung der Testreaktionen nach 20 Minuten, 6–8 Stunden, 24, 48 und/oder 72 Stunden) erfolgt entsprechend dem vermuteten Pathomechanismus und der Schwere der Reaktion.

Bei allen Formen der Hauttestungen kann es durch den örtlichen Kontakt mit dem Auslöser zum Auftreten systemischer (z. B. Konjunktivitis, Rhinitis, Urtikaria, Asthma bronchiale), eventuell auch lebensbedrohlicher (z. B. anaphylaktoider) Reaktionen kommen [87], wobei das Risiko hierfür entsprechend der Reihenfolge offener Epikutantest – Epikutantest – Pricktest – Scratchtest – Intrakutantest ansteigt. In diesem Sinne sind Hauttestungen bereits als „Provokationstestungen" aufzufassen, weshalb eine adäquate ärztliche Überwachung gesichert sein und eine Notfallausrüstung (Tabelle 6) unmittelbar vor Ort zur Verfügung stehen muß [130]. Die Hauttestungen sollten frühestens 2–3 Wochen nach vollständigem Abklingen der klinischen Symptomatik und bei ausgeprägten generalisierten Hautreaktionen oder schwerer Allgemeinsymptomatik unter stationären Bedingungen durchgeführt werden.

In der Diagnostik von allergischen Erkrankungen haben die verschiedenen Hauttestverfahren im allgemeinen einen hohen Stellenwert. Dies erklärt sich u. a. durch die üblicherweise einfache Technik, schnelle Durchführbarkeit, niedrigen Kosten, Spezifität und Sensitivität. Für viele Allergene stehen kommerzielle, stan-

Tabelle 6. Notfallausrüstung zur Behandlung von anaphylaktoiden Reaktionen (Mindestanforderungen)

Stethoskop und Blutdruckmeßgerät
Stauschläuche, Spritzen, Injektionsnadeln, Braunülen
Adrenalin (Aerosol, Injektionslösung)
Antihistaminika (für orale und parenterale Applikation)
Aminophyllin (Injektionslösung)
Kortikosteroide (für orale und parenterale Applikation)
Beta-Sympathomimetika (Aerosol, Injektionslösung)
Sauerstoff
Infusionslösung

dardisierte Extrakte oder Substanzen zur Verfügung, nicht jedoch für Arzneimittel, ausgenommen Penicillin.

Deshalb dienen als Testmaterial zumeist die Wirkstoffe sowie gegebenenfalls die Arzneizubereitungen selbst (Originalpräparate) oder Hilfsstoffe. Es sollte jedoch keine Testung mit unmittelbar (pharmakologisch oder toxisch) zu einer Hautreaktion führenden Stoffen erfolgen. Für die zu testenden Substanzen sind geeignete Lösungen bzw. Suspensionen sowie Testkonzentrationen zur Vermeidung toxischer Reaktionen einzusetzen. Bei positiver Reaktion auf nicht standardisierte Testlösungen bzw. -substanzen müssen Kontrolltestungen an mindestens 10 freiwilligen Probanden, die anamnestisch auf dieses Arzneimittel bislang keine Unverträglichkeitsreaktion zeigten, durchgeführt werden. Kommt es dabei zu vergleichbaren positiven Reaktionen bei mehr als 10 % der Kontrollpersonen, muß an eine unspezifische bzw. irritativtoxische Reaktion gedacht werden. Bei Reaktionen auf die Arzneizubereitungen (Originalpräparate) sind weitere Hauttestungen mit den einzelnen Inhaltsstoffen erforderlich.

Vor bzw. bei der Durchführung einer Hauttestung muß folgendes beachtet werden:
- Der Test sollte nur unter Aufsicht eines Arztes mit Erfahrung in der Behandlung von Notfällen erfolgen
- Eine adäquate Notfallausrüstung muß unmittelbar vor Ort verfügbar sein (Tabelle 6)
- Kontraindikationen sind bei der obligat vor den Hauttestungen zu erhebenden Anamnese auszuschließen
- Auf die Gabe bestimmter Arzneimittel, welche die Ergebnisse der Hauttestungen beeinflussen können, muß für einen bestimmten Zeitraum verzichtet werden. Dies sind unter anderem:
  - *Systemisch*: Antihistaminika oder Psychopharmaka mit Antihistamin-Effekten für 5 Tage (Ausnahme: Astemizol mindestens 3–4 Wochen), Kortikosteroid je nach Dauer und Dosis der Anwendung für 3 Tage (kurze Zeit niedrig dosiert) bis zu 3 Wochen (lange Zeit hoch dosiert)
  - *Topisch*: Kortikosteroide im Testareal für 7 Tage; außerdem sollte der Patient am Tag der Hauttestung im Testareal keine Lokaltherapeutika (Cremes, Salben), rückfettenden Waschlotionen oder Ölbäder anwenden
- Die Hauttestungen sollten nur in Hautarealen mit unauffälligem klinischen Befund erfolgen; lediglich bei fixen Exanthemen sind sie möglichst am Ort der früheren, abgeheilten Manifestation durchzuführen

Die vorrangigen Probleme von Hauttestungen und der In-vitro-Untersuchungen mit Arzneimitteln stellen insbesondere die unbekannten, als Antigene wirkenden Arzneimittelmetabolite und der Haptencharakter der meisten niedermolekularen Pharmaka dar [91, 130]. Verschiedene Ursachen könnten dafür verantwortlich sein, daß trotz einer eventuell bestehenden Sensibilisierung sich diese nicht mit den Hauttestungen nachweisen läßt (falsch negative Hauttestreaktionen [79]):
- Penetration, Konzentration und/oder Löslichkeit der Testsubstanzen reichen zur Auslösung einer Reaktion im Hauttest nicht aus
- Bei dem Allergen handelt es sich nicht um den Wirkstoff selbst, sondern um nur nach systemischer Applikation entstehende Metabolite
- Das Carrier-Protein, an das niedermolekulare Substanzen als Haptene erst gebunden werden müssen, um als Vollantigen wirken zu können, steht in der Haut nicht zur Verfügung
- Zu kurzes oder zu langes Zeitintervall nach der Reaktion

Andererseits können falsch positive Testergebnisse auf eine irritative Wirkung der Testsubstanzen (z. B. durch direkte Histaminfreisetzung) zurückzuführen sein. Für eine Verbesserung der Hauttestverfahren sind daher genaue Kenntnisse bezüglich der einzelnen Wirkstoffmetabolite, deren Bindung an Carrier-Proteine und ihrer immunologischen/sensibilisierenden Bedeutung notwendig. Es müssen weitere Anstrengungen bei der Entwicklung geeigneter Testsubstanzen unternommen werden (entsprechend den Bemühungen auf dem Gebiet der In-vitro-Diagnostik), um den Aussagewert von Hauttestungen zu erhöhen.

Obwohl der Wert von Hauttestungen in der Diagnostik von UVR auf Arzneistoffe von manchen bestritten wird, sollten diese einfachen, den Patienten kaum belastenden diagnostischen Verfahren bei allen Überempfindlichkeitsreaktionen mit Symptomen, die einer allergischen Reaktion entsprechen könnten, durchgeführt werden, um ausgeprägte, z. B. IgE-vermittelte

Sensibilisierungen zu erkennen und manche foudroyanten Reaktionen im Provokationstest zu vermeiden.

In-vitro-Diagnostik

Die Verfügbarkeit sensitiver und spezifischer In-vitro-Testverfahren, die zudem praktikabel und kostengünstig sein sollten, ist für die Diagnostik von allergischen und pseudo-allergischen Arzneimittelunverträglichkeitsreaktionen von großer Bedeutung. Dies um so mehr, als hierdurch aufwendige, den Patienten belastende und auch risikobehaftete Provokationstestungen vermieden werden könnten [89]. Zur Etablierung von In-vitro-Verfahren ist es notwendig, diese mit einem „Golden standard" zu vergleichen, um den diagnostischen Wert dieser Methode hinsichtlich Spezifität und Sensitivität überprüfen zu können. Mit Ausnahme der Reexposition oder Provokation existiert für Arzneimittelunverträglichkeitsreaktionen allerdings keine standardisierte Methode, wobei aus vielfältigen Gründen auch die Reexposition keine 100%ige Sensitivität und Spezifität besitzt. Hierfür müssen die Testbedingungen optimiert und standardisiert werden.

■ **Spezifische IgE-Antikörper.** Spezifische IgE-Antikörper werden mittels RIA oder EIA-Methoden bestimmt. Notwendig ist allerdings die Kopplung des Allergens an eine solide Phase. Bislang gibt es hierfür keine einheitlichen Qualitätskriterien. Wesentlichste Voraussetzung ist jedoch die Verfügbarkeit eines Kontrollserums eines Patienten, das sicher spezifische IgE-Antikörper gegen das Arzneimittelallergen aufweist. Ein gesicherter Nachweis spezifischer IgE-Antikörper ist außer für Proteine (ACTH, Chymopapain, Insuline, Streptokinase, Calcitonin, Aprotinin, Lutein-RH, Immunglobuline) nur für wenige Arzneimittel gelungen [5, 10, 19, 38, 45, 54, 63, 67, 68, 70, 73, 111, 112, 136], nämlich für

- Amoxicillin, Ampicillin
- Cephalosporine
- Erythromycin
- Penicilloyl G und V
- Protamin
- Succinylcholin
- Sulfamethoxazol
- Trimethoprim
- Tetanustoxoid
- Thiopental

Die Bestimmung spezifischer IgG-Antikörper ist nur bei besonderen Fragestellungen wie z.B. bei Immunkomplexanaphylaxie auf Dextrane, exogen-allergischer Alveolitis (z.B. als Berufskrankheit bei Umgang mit peptidhaltigen Arzneimitteln) oder Serumkrankheit (z.B. auf Immunglobuline, Streptokinase) sinnvoll, da diese auf angewandte Arzneistoffe häufig nachzuweisen sind und zumeist keine pathogenetische Bedeutung haben.

■ **Leukotrienfreisetzungstest.** Beim Leukotrienfreisetzungstest (zellulärer Antigen-Stimulations-Test CAST-ELISA) wird die Neubildung und Freisetzung der Sulfidoleukotriene $LTC_4/D_4/E_4$ vorwiegend aus Basophilen, aber auch aus eosinophilen Granulozyten und Monozyten nach Allergenstimulation in vitro mittels eines monoklonalen Antikörpers bestimmt. Zur Optimierung des Testverfahrens werden die Leukozyten mit IL-3 vorinkubiert („priming"), ehe das Allergen zugesetzt wird [27]. Als Kontrolle dient der Leerwert (<200 pg/ml, Abhängigkeit u.a. von atopischer Diathese, insbesondere von der Aktivität eines atopischen Ekzems), als positiver Stimulationswert die Inkubation mit einem humanen Anti-IgE- oder Anti-FcεRI-Antikörper oder dem Ca-Aktivator Ionomycin. Dieses In-vitro-Testverfahren wird derzeit hinsichtlich seines Einsatzes bzw. bezüglich Sensitivität und Spezifität in der Diagnostik von allergischen oder pseudo-allergischen Soforttypreaktionen überprüft [25, 26].

Die Ergebnisse zeigen eine Abhängigkeit u.a. von
- Der Art der allergischen oder pseudo-allergischen Reaktion
- Der Krankheitsaktivität zum Zeitpunkt der Untersuchung
- Der Konzentration und Qualität der verwendeten Allergene oder Pseudo-Allergene
- Der Begleitmedikation (u.a. Hemmung durch Antihistaminika, Leukotrienantagonisten, fraglich auch Kortikosteroide)

Die meisten der vorliegenden Untersuchungen beziehen sich auf β-Laktam-Antibiotika oder Azetylsalizylsäure bzw. Additiva. Bircher et al. konnten in einer Untersuchung zeigen, daß bei Patienten mit urtikariellen Reaktionen auf Betalaktame der Leukotrienfreisetzungstest negativ war, während Patienten mit zusätzlichen Symptomen einer anaphylaktoiden Reaktion sämtlich positive Ergebnisse im CAST-ELISA zeigten. Falls diese Beobachtung Bestätigung findet, hätte dies eine große praktische Bedeutung, da dann Patienten mit hohem Risiko für eine anaphylaktoide Reaktion mittels eines In-vitro-Tests ermittelt werden könnten.

Für den Einsatz dieses Testverfahrens ist es wichtig zu klären, ob der Metabolismus und/oder die Präsentation des Arzneimittels durch die Zellen im Testansatz erfolgt bzw. ausreicht oder ob die Herstellung geeigneter Konjugate erforderlich ist. Zudem ist es notwendig, ausreichende Kontrolluntersuchungen durchzuführen, um unspezifische sLT-Stimulatoren oder unerwünschte toxische Effekte des jeweiligen Arzneimittels oder seiner Metaboliten auszuschließen. In Untersuchungen unterschiedlicher Patienten mit Arzneimittelexanthemen blieb der LT-Freisetzungstest mit den verdächtigen Auslösern negativ, was den pathophysiologischen Konzepten zu diesen Reaktionen auch entspricht.

■ **Lymphozytentransformationstest (LTT).** Beim LTT wird in vitro die Proliferation peripherer Lymphozyten nach Inkubation mit einem Mitogen oder Antigen (so z. B. auch mit Arzneimitteln) bestimmt. Erfaßt werden die Induktion und eventuell die Ausprägung und Regulation einer Lymphozyten-vermittelten Immunantwort [75, 102]. Der LTT erfaßt bei Sofortreaktionen lediglich die Sensibilisierung der T-Lymphozyten (die Gedächtniszellen), bei Typ-IV-Reaktionen wird auch die Effektorphase erfaßt. Er ist allerdings nicht geeignet bei pseudo-allergischen Soforttypreaktionen, da es hierbei nicht zur Induktion spezifischer T-Zellen kommt.

Beim LTT werden die aus dem Blut gewonnenen monozytären Zellen mit dem verdächtigen Antigen inkubiert. Bei Erkennung und Präsentation des Antigens kommt es zur Zellproliferation und -transformation der Lymphozyten zu Lymphoblasten. Die Blastenbildung wird mikroskopisch [116] beurteilt oder die Einbaurate von radioaktiv markiertem Thymidin in die DNA mittels Szintillationszähler quantitativ erfaßt. Als Ergebnis wird der Stimulationsindex (SI) angegeben, der sich aus dem Quotienten der Thymidineinbaurate nach Stimulation mit dem Antigen und der Negativkontrolle errechnet. Ein Stimulationsindex von >2-3 wird üblicherweise als positiv gewertet. Als Positivkontrollen erfolgen Inkubationen mit einem Mitogen (z. B. Phytohämagglutinin) und einem Antigen (Tetanustoxoid), als Negativkontrolle wird der LTT zusätzlich auch bei nicht exponierten gesunden Probanden durchgeführt.

Ein Nachteil dieser aufwendigen und teuren Methode ist, daß sie biologischen und methodischen Schwankungen unterliegt. Zudem zeigen sich bei Soforttypreaktionen nur selten eindeutig positive Stimulationsergebnisse. Die Sensitivität des LTT ist sehr unterschiedlich (11-90%). Die große Variabilität positiver Ergebnisse ist u. a. auf die unterschiedliche Indikationsstellung, die verschiedenen untersuchten Medikamente und Reaktionsarten sowie die heterogenen Methoden zurückzuführen. Als technische Einflußfaktoren auf den LTT sind zu nennen: Zellzahl, Inkubationsdauer, Art und Testkonzentration des Antigens, Kulturmedium (mit oder ohne Serumzusatz), Zeitpunkt der Untersuchung sowie unspezifische stimulierende Medikamenteneffekte [7]. Aber auch patientenspezifische Faktoren (u. a. Grundkrankheiten, Einnahme von Medikamenten, Zustand nach operativen Eingriffen) können die Ergebnisse beeinflussen. Aus diesen Gründen und wegen der fehlenden Normwerte sowie der eingeschränkten Reproduzierbarkeit wird der LTT sehr kontrovers beurteilt.

Protein-Antigene führen bei einer Sensibilisierung zu hohen Stimulationswerten. Die meisten Arzneimittel sind jedoch Haptene, so daß bei positivem LTT der Stimulationsindex häufig nur wenig über 2 liegt. Positive LTT-Ergebnisse wurden vor allem bei Arzneimittelunverträglichkeitsreaktionen auf β-Laktamantibiotika, Captopril, Sulfonamide, Antiepileptika und Goldsalze beschrieben.

Ein entscheidendes Problem der In-vitro-Diagnostik von Arzeimittelallergien ist, daß das für die Reaktion verantwortliche eigentliche Allergen oft nicht bekannt ist oder für die Testung nicht zur Verfügung steht. Nur wenige Wirksubstanzen sind primär so reaktiv (z. B. Penicillin, Captopril), daß sie spontan eine Proteinbindung eingehen können [22, 102]. Die meisten Arzneimittel müssen zunächst biotransformiert werden, damit reaktive Metabolite entstehen. Dies gilt z. B. für Sulfonamide, Phenytoin [86], Carbamazepin, einige nichtsteroidale Antirheumatika und Paracetamol [72, 124]. Eine Metabolisierung kann zwar durch Enzyme der Monozyten und Lymphozyten in der Kultur erfolgen, jedoch sind weder Art noch Menge entstehender Metabolite bekannt. Merk et al. führen den LTT nach Präinkubation der Lymphozyten mit Arzneimitteln und Mäuse-Lebermikrosomen durch [66]. Letztere bewirken vor allem über das Fremdstoff-metabolisierende Cytochrom-P-450-System die Entstehung hochreaktiver Metabolite, die sich z. B. an Makromoleküle binden können. Dadurch werden den Lymphozyten im anschließenden LTT Arzneimittelmetabolite präsentiert, die eventuell als auslösende Allergene oder Pseudo-Allergene wirken. Bisher wurden mit dieser Methodik positive LTT-Ergebnisse auf Phenobarbital, Promethazin, Sulfamethoxazol und Trimethoprim, Practolol, Chloroquin, Pyrazolone, Dexpanthenol und Phenytoin nachgewiesen [40, 64, 66].

Aus bislang ungeklärten Gründen ist bei einem Teil der Patienten der LTT nur über einen kurzen Zeitraum positiv. Bei anderen Patienten kann der LTT über Monate bis Jahre oder auch Jahrzehnte [7, 116] positiv bleiben. Der LTT wurde nur selten systematisch im Vergleich zu Provokationstestungen untersucht [122], so daß keine allgemeine Aussage hinsichtlich der Konkordanz sowie Spezifität und Sensitivität möglich ist.

■ **Basophilen-Histamin-Freisetzungstest.** Bei diesem In-vitro-Verfahren wird die Freisetzung von Histamin aus peripheren Basophilen nach Inkubation mit einem Allergen/Pseudo-Allergen in verschiedenen Konzentrationen bestimmt. Die Ergebnisse müssen grundsätzlich in bezug zur Spontan-Freisetzung (Leerwert) und maximalen Freisetzung nach Zellyse (100%-Wert) gesetzt werden. Zudem ist die Überprüfung einer unspezifischen Histamin-Freisetzung durch das Arzneimittel bei Kontrollpersonen notwendig. Die Bestimmung des Histamins erfolgt dabei mittels eines RIA oder der Spektrofluorometrie. Verschiedene immunologische und nicht immunologische Stimuli können über unterschiedliche Mechanismen bzw. Signaltransduktionswege zu einer Freisetzung von Histamin und anderen Mediatoren führen, entweder durch Interaktion mit einem spezifischen Rezeptor (z. B. Anti-IgE, FMLP, C5a, Zytokine) oder durch Initiierung biochemischer Reaktionen, welche die Sekretionsmechanismen aktivieren. Die Ergebnisse sind dabei von verschiedenen Variablen abhängig, u. a. von der IgE-Rezeptorendichte auf den Basophilen, Anzahl der FcεRI-Rezeptoren pro Zelle, dem Anteil der allergenspezifischen IgE-Antikörper auf der Zelloberfläche, der Zellsensitivität und den Allergenen selbst.

Auch für den Basophilen-Histamin-Freisetzungstest ist anzumerken, daß er eines erheblichen labortechnischen und zeitlichen Aufwands bedarf und hinsichtlich seiner Spezifität und Sensitivität nur für wenige Arzneistoffe überprüft worden ist. Deshalb ist auch diese In-vitro-Methode in der klinischen Routine zur Abklärung von Soforttyp-Reaktionen auf Arzneimittel nicht einsetzbar.

■ **Messung von Mediatoren.** Beim Auftreten von Unverträglichkeitsreaktionen auf Arzneimittel, vor allem im Rahmen von Provokationstestungen, kann man zur Objektivierung einer Reaktion versuchen, Mediatoren in biologischen Flüssigkeiten (Blut, Serum, Plasma, Urin, Lavageflüssigkeiten) zu bestimmen, z. B. Histamin oder dessen Metabolite, Tryptase, Zytokine, Leukotriene, Angiotensin I/II oder Komplementspaltprodukte.

Vor allem Histamin oder dessen Metabolite und Tryptase sind bei Sofortreaktionen untersucht worden. Histamin, ein biogenes Amin, wird als präformierter Mediator aus den Granula von Mastzellen und basophilen Granulozyten im Laufe einer allergischen oder pseudo-allergischen Soforttypreaktion freigesetzt [118]. Es kommt zu einem schnellen Anstieg des Histaminspiegels im Plasma mit einem Maximum innerhalb von 5–10 Minuten nach der Stimulation [35], welcher nach 15–60 Minuten wieder auf die Ausgangswerte absinkt, da Histamin schnell metabolisiert und ausgeschieden wird, so daß der richtige Zeitpunkt der Probenentnahme wichtig ist. Deshalb sowie aufgrund der multiplen Störfaktoren und geringen Spezifität ist die Histaminbestimmung in vivo für die Objektivierung einer Soforttypreaktion auf Arzneimittel nur unter Studienbedingungen geeignet [58]. Bestimmt man jedoch Histaminmetabolite wie z. B. Methylhistamin im Urin, so kann eine erhöhte Freisetzung von Histamin vergleichsweise genauer und mit größerer Präzision erfaßt werden. Erhebliche Schwankungen in der Methylhistamin-Ausscheidung im Urin können insbesondere durch den Einfluß von natürlicherweise in der Nahrung enthaltenem Histamin bedingt sein, weshalb standardisierte diätetische Bedingungen einzuhalten sind.

Bei der Mastzell-Tryptase handelt es sich um eine neutrale Protease, die als präformierte Substanz in den Granula der Bindegewebs- und Mukosamastzellen enthalten ist. Bei Patienten mit Soforttypreaktionen konnten erhöhte Tryptasespiegel im Serum nachgewiesen werden [106]. Im Gegensatz zum Histamin kommt es meist erst 1–2 h nach der Stimulation der Mastzellen zu den höchsten Serumspiegeln [4]. Zudem bleiben erhöhte Tryptasewerte für einige

Stunden im Serum nachweisbar [6, 58]. Auch bei Patienten mit pseudo-allergischen Reaktionen auf ASS bzw. nichtsteroidale Antirheumatika sowie Röntgenkontrastmittel [14] konnten erhöhte Tryptasespiegel im Serum [33, 83, 138] und Nasensekret gemessen werden. In der Zusammenschau von Krankengeschichte und Autopsiebefund kann ein deutlich erhöhter Tryptasespiegel im Serum post mortem als Hinweis auf eine anaphylaktoide Reaktion herangezogen werden.

Das Renin-Angiotensin-System wird zumindest bei einem Teil der Patienten während einer Soforttypreaktion aktiviert, so daß Angiotensin I und II im Urin signifikant ansteigen können. Daher könnte die Messung dieser Peptide im Urin unter einer Provokationstestung sich zur Objektivierung der Reaktion als geeignet erweisen [94].

Provokationstestungen

Die Exposition mit den anamnestisch verdächtigen Substanzen stellt auch heute noch zumeist die einzige Möglichkeit dar, UVR auf Arzneimittel sicher nachzuweisen [12, 80, 89, 130]. Eine Standardisierung dieses Testverfahrens muß für jede einzelne Substanz bzw. Substanzgruppe an Patienten mit eindeutigen Arzneimittelunverträglichkeitsreaktionen erfolgen. Die Indikation für Provokationstestungen mit Arzneimitteln (also eine kontrollierte Exposition bzw. Reexposition) sollte auf der Grundlage einer individuellen Nutzen/Risiko-Abschätzung streng (unter Einhaltung ethischer Grundsätze) gestellt werden [80, 117, 130], da es sich um eine belastende und aufwendige Maßnahme handelt, die ein nicht zu vernachlässigendes Morbiditätsrisiko für den Patienten in sich trägt.

So werden Provokationstestungen mit verdächtigen Substanzen z.T. nur dann durchgeführt, wenn z.B. Zweifel an den anamnestischen Angaben bestehen, der Patient bestimmte Präparate unbedingt benötigt oder Kombinationspräparate bzw. mehrere Medikamente gleichzeitig angewendet wurden. Provokationstestungen sind vor allem dann indiziert, wenn die auslösende Substanz einer UVR mittels Anamnese und Hauttestung nicht mit Sicherheit identifiziert werden kann und der Patient auf eine bestimmte Medikation angewiesen ist [80]. Außerdem dienen Provokationstestungen der Ermittlung verträglicher Ausweichpräparate [89, 130].

Vor der Provokationstestung müssen die als Auslöser vermuteten Substanzen für einen genügend langen Zeitraum abgesetzt sein [41]. Sie sollte frühestens 2–4 Wochen nach vollständigem Abklingen der klinischen Symptomatik der Arzneimittelunverträglichkeitsreaktion erfolgen. Unter Berücksichtigung der Schwere der Reaktion und Art des Medikaments werden die Provokationstestdosen ausgewählt. Die Schwere der Reaktion ist im Einzelfall nicht sicher vorhersehbar, weshalb eine strenge individuelle Indikationsstellung und Auswahl der initialen Testdosis notwendig ist. Provokationstestungen sollten möglichst nur unter stationären Bedingungen durchgeführt werden. Als Testmaterial dienen die Wirkstoffe in ansteigender Dosierung (z.B. 10%–50%–100% der üblichen Einzeldosis) in Gelatinekapseln, die unter Einhaltung eines zeitlichen Intervalls von z.B. 2-3 Stunden bei Soforttypreaktionen bzw. 24–48 h bei Spättypreaktionen (z.B. Exanthemen) appliziert werden. In Einzelfällen (z.B. bei Asthma bronchiale oder schwerer anaphylaktoider Symptomatik in der Anamnese) sollte die Provokationstestung mit ≤1% der üblichen therapeutischen Einzeldosis begonnen werden. Denjenigen Patienten, die anamnestisch über eine anaphylaktoide Reaktion vom Schweregrad ≥II berichten, sollte obligat, bei allen übrigen optional ein intravenöser Zugang in Form einer Verweilkanüle gelegt werden.

Intravenöse Provokationstestungen werden nur in Einzelfällen bei ausschließlich intravenös applizierbaren Medikamenten oder Diagnostika bei essentieller Indikation durchgeführt.

Pro Tag wird üblicherweise nur mit einer Substanz oral provoziert. Die Testungen dürfen nur unter ständiger Aufsicht eines in der Behandlung von Notfällen erfahrenen Arztes durchgeführt werden, zudem muß eine adäqute Notfallausrüstung unmittelbar vor Ort zur Verfügung stehen (Tabelle 6). Auftretende Testreaktionen müssen erforderlichenfalls umgehend behandelt und unter Berücksichtigung des Zeitverlaufs, der Art und Schwere der Symptome sowie der Dosierung, Art und des Zeitablaufs einer eventuell notwendigen medikamentösen Behandlung dokumentiert werden.

Nach Auftreten einer Reaktion erfolgt eine Fortsetzung der oralen Provokation in Abhängigkeit von der Art bzw. Schwere und der Behandlungsbedürftigkeit der Symptomatik nach einer unterschiedlichen Zeitdauer mit einer weiteren Substanz. Um psychische Einflüsse zu ermitteln bzw. auszuschließen, sollten die Testungen unter sogenannten „Einfach-" oder besser „Doppelblind"-Bedingungen durchgeführt werden. Bei der „Einfachblind"-Methode ist der Patient im Gegensatz zum Testarzt nicht darüber informiert, mit welcher Substanz er an einem bestimmten Tag provoziert wird, beim „Doppelblind"-Verfahren ist auch der Testarzt nicht informiert.

In jedem Fall müssen zusätzlich Provokationstestungen mit Plazebo (z.B. Lactose- oder Leerkapseln) erfolgen. Als positiv sind nur solche Reaktionen einzustufen, die eine Symptomatik aufweisen, die eindeutig stärker ausgeprägt ist als die Reaktion auf Plazebo.

Ein ausreichendes Intervall zu einer antiallergischen Medikation muß eingehalten werden, d.h. Verzicht auf orale Cromoglicinsäure 48 Stunden, Antihistaminika 5 Tage (Astemizol mindestens 3-4 Wochen) und systemische Kortikosteroide 5-7 Tage vor der Provokationstestung, bei Patienten mit Asthma bronchiale zusätzlich auf Anticholinergika und Beta-Sympathomimetika am Tag der Provokationstestung, nicht jedoch auf Theophyllin sowie topische Kortikosteroide.

Als *Kontraindikationen* für die Durchführung von Provokationstestungen gelten [80, 130]:
- Schwangerschaft
- Interkurrente Infekte bzw. Impfungen sowie akut entzündliche Erkrankungen
- Mangelnde Kooperation/Compliance des Patienten
- Schwere psychische Erkrankungen
- Schlechter Allgemeinzustand des Patienten
- Schwere kardiovaskuläre Erkrankungen
- Kontraindikationen für die Gabe von Adrenalin
- Anwendung von Betablockern in den letzten 5 Tagen vor oder am Tag der Provokationstestung

Es können verschiedene Gründe für eine fehlende Übereinstimmung zwischen Anamnese und Provokation diskutiert werden: So gibt es zunehmend Hinweise dafür, daß es zu sogenannten Summationsanaphylaxien kommt, d.h. daß nur dann eine Soforttypreaktion auftritt, wenn das Medikament unter bestimmten Bedingungen (z.B. bei einem Infekt, körperlicher Anstrengung, beruflichem oder psychischem Streß, Genuß bestimmter Nahrungsmittel) appliziert wird [17, 89, 91, 130]. Des weiteren sind auch andere gleichzeitig bestehende Erkrankungen und eine Begleitmedikation zu berücksichtigen. Diese Bedingungen können zumeist bei der oralen Provokationstestung zu einem späteren Zeitpunkt nicht nachgestellt werden.

Eine weitere Fehlerquelle ist die mangelnde Zuverlässigkeit der anamnestischen Angaben. Häufig sind weder der Name oder der/die Wirkstoff(e) des nicht vertragenen Medikaments noch die genauen Begleitumstände der UVR nach einem längeren Zeitintervall im Detail bekannt. Ferner ist zu bedenken, daß bei der oralen Provokation als Höchstmenge oft nur die übliche Einzeldosis und nicht die maximale Tagesdosis appliziert wird. Auch erfolgt nur selten eine mehrtägige Verabreichung.

Im Einzelfall könnten auch Zusatzstoffe (Emulgatoren, Konservierungsstoffe, Antioxidantien, Farbstoffe, Klebstoffe, Penetrationsverstärker, Depotvermittler, Geschmackskorrigentien etc.) zur Auslösung einer UVR geführt haben. Diese werden zumeist als pharmakologisch inert angesehen, können jedoch sowohl toxische als auch allergische oder pseudo-allergische Reaktionen auslösen [135]. So wurden auf Kapsel- und Tablettenhüllstoffe (z.B. Gelatine), Geschmacks-, Süß- sowie Duftstoffe (z.B. Aspartam, Perubalsam) [56, 113, 114, 135], auf Farb- (natürliche und Azofarbstoffe) [114, 135] und Konservierungsstoffe (u.a. Sulfite, Benzoate, Salicylate) [43, 110, 115, 135, 137] sowie auf Emulgatoren und Füllstoffe (u.a. Cremophor EL, Guar, Gummiarabikum) [32, 135], Antioxidantien und Stabilisatoren (Butylhydroxyanisol und -toluol) [135] verschiedenste pseudo-allergische oder selten auch allergische Reaktionen beobachtet. Bei Reaktionen im Provokationstest auf das Originalpräparat und negativer Provokation mit den enthaltenen Wirkstoffen sollten auch Provokationstestungen mit den im Medikament vorhandenen Hilfs- und Füllstoffen durchgeführt werden.

Auch an Verunreinigungen aus der Arzneimittelverpackung als Ursache einer UVR ist zu denken, wie dies z.B. für Naturlatex beschrieben ist (z.B. Gummistopfen von Injektionsflaschen) [60, 105]. Vor allem bei Patienten mit Asthma bronchiale, chronischer Rhinopathie und Urtikaria, aber auch Soforttypreaktionen auf ASS kann es in unterschiedlicher Häufigkeit zu Begleitreaktionen auf Hilfsstoffe kommen [8, 12, 80, 128, 129, 137].

Der Provokationstest wird häufig als „Goldstandard" in der Diagnostik bei Patienten mit einer anamnestisch berichteten Reaktion auf ein

Medikament angesehen. Allerdings sind Provokationstestungen als diagnostisches Mittel nicht unumstritten. Die wesentlichen Kritikpunkte beziehen sich auf den hohen Zeitaufwand, die Kosten und insbesondere das Risiko, akut oder verzögert schwere anaphylaktoide oder asthmatische Reaktionen hervorzurufen, sowie auf die möglichen falsch negativen Reaktionen [8, 12, 80, 98].

Die psychischen Einflüsse auf die Ergebnisse der Provokationstestungen sollten nicht unterschätzt werden. Es können mehrere Arten von Plazebo unterschieden werden [99], und zwar solche ohne Wirkstoff und direkte biologische Wirksamkeit, solche mit pharmakologisch definierten Wirkstoffen, für die der entsprechende Wirkungsmechanismus in der verwendeten Konzentration fehlt [13], oder Plazebo als pharmakologisch definiertes Arzneimittel, das aufgrund seines Wirkungsprofils auf das behandelte Symptom keine Wirkung besitzen kann. Der Effekt von Plazebos hängt von unterschiedlichsten Faktoren ab, so z.B. dem behandelnden Arzt, der Darreichungsform, der Farbe, dem Geschmack und den äußeren Umständen der Gabe, die auch für das Individuum nicht konstant sind [59].

Nach Plazebogabe kann es zum Auftreten verschiedener Symptome kommen, die auch dem Effekt des Verums entsprechen können (z.B. subjektive Beschwerden wie Schmerzen, Konzentrationsstörungen, Müdigkeit, Übelkeit, Schwindel, Juckreiz, aber auch objektive Symptome wie Exanthem, Erbrechen, Diarrhoe, Tachykardie, Kollaps, Dyspnoe) [44, 59, 99]. Grundsätzlich kann aber auch ein Plazebo eine substanzspezifische echte Nebenwirkung, z.B. auf Farb- oder Füllstoffe, hervorrufen [59]. Hier ist z.B. die häufig als Füllmaterial verwendete Lactose zu nennen, die bei Patienten mit Lactasemangel gastrointestinale Beschwerden verursachen kann. Bei Provokationstestungen ist auch zu berücksichtigen, daß verschiedene Symptome bereits bei gesunden Individuen ohne Einnahme eines Medikaments oder Plazebos auftreten können.

Zudem besteht die Möglichkeit, daß zentralnervöse Stimuli oder psychogene Einflüsse die Induktion oder Auslösung immunologischer Reaktionen modulieren [2, 29]. Als pathogenetische Faktoren psychophysiologischer Reaktionen werden physiologische, neuroendokrine oder neuroimmunologische Mechanismen diskutiert [2, 133]. So können z.B. „Streß" bzw. chirurgische Traumata [35] unter Umständen zu einem signifikanten Anstieg von Histamin führen. Unterschiedliche Streßfaktoren können über verschiedene Mechanismen die Induktion oder Auslösung von allergischen oder pseudo-allergischen Unverträglichkeitsreaktionen auf Arzneimittel beeinflussen. Auch das Immunsystem kann durch die Interaktion zwischen psychischen Faktoren und somatischen Prozessen [2, 133] moduliert werden. So sind Interaktionen zwischen Mastzellen und peripherem bzw. zentralem Nervensystem über Nervenfasern, Mediatoren oder Hormone und Zytokine [120, 133] denkbar.

Zur Diagnostik von photoinduzierten Unverträglichkeitsreaktionen kann ein systemischer Photoprovokationstest indiziert sein. Hierbei erfolgt eine Provokationstestung mit anschließender Belichtung der Haut mit abgestuften Strahlungsdosen in Analogie zur Bestimmung der minimalen Erythemdosis. Der Zeitpunkt der Belichtung hängt von der Kinetik und dem Metabolismus der Testsubstanz ab, zumeist soll sie jedoch zu unterschiedlichen Zeitpunkten wiederholt werden. Einzelheiten sind in Kapitel I.16. dargestellt.

Zusammenfassende Beurteilung und therapeutische Maßnahmen

Im Allergiepaß wird das Ergebnis der Gesamtbeurteilung der allergologischen Diagnostik unter Berücksichtigung von Anamnese, Hauttestungen, In-vitro-Diagnostik und oralen Provokationstestungen festgehalten. Dies erfolgt auch dann, wenn bei begründetem Verdacht eine Allergie bzw. Pseudo-Allergie nicht zweifelsfrei nachgewiesen werden konnte [80, 130]. Im Allergiepaß sollen auch die vertragenen Ausweichpräparate mit Angabe der applizierten Dosis aufgeführt werden.

Mit einem Allergiepaß weiß der Patient, welche Medikamente er meiden muß und welche er im Provokationstest vertragen hat. Durch die Nennung der Ausweichpräparate soll verhindert werden, daß der Patient bei entsprechender Indikation entweder keine oder mit deutlich höherem Risiko behaftete Arzneistoffe erhält. Allerdings wird der Patient im Allergiepaß darauf hingewiesen, daß trotzdem ein Restrisiko für Reaktionen auf die im Provokationstest vertragenen Substanzen besteht.

Folgende Aspekte sollten also im Allergiepaß Berücksichtigung finden:

- Auslösende Substanz (und deren Vorkommen)
- Art der Reaktion
- Hinweis auf die Art der Diagnosesicherung (Anamnese, Hauttest, In-vitro-Diagnostik, Provokationstestung)
- Geprüfte Ausweichpräparate

Literatur

1. Aberer W, Kränke B (1997) Überempfindlichkeitsreaktionen auf Impfstoffe. Allergologie 20: 407-411
2. Ader R, Cohen N, Felten DL (1995) Psychoneuroimmunologie. Lancet 345:99-103
3. Adkinson NF (1984) Risk factors for drug allergy. J Allergy Clin Immunol 74:567-572
4. Amon EU (1992) Freisetzung von Tryptase aus menschlichen Hautmastzellen. Allergologie 15:389-392
5. Anderson JA (1992) Allergic reactions to drugs and biological agents. JAMA 268:2845-2857
6. Baldo BA (1994) Diagnosis of immediate allergic reactions to drugs. ACI News 6:75-79
7. Berg PA, Becker EW (1993) Zelluläre Immunreaktionen bei Patienten mit medikamentösen Nebenwirkungen. Diagnostische Relevanz des Lymphozytentransformationstests. In: Merk HF (Hrsg) Allergische und pseudoallergische Arzneimittelreaktionen. Blackwell Wissenschaft, Berlin, S 101-118
8. Bircher AJ (1996) Arzneimittelallergie und Haut. Thieme, Stuttgart
9. Bircher AJ (1997) Desensibilisierung bei Überempfindlichkeitsreaktionen auf Arzneimittel. Allergologie 20:412-422
10. Birnbaum J, Vervloet D (1991) Allergy to muscle relaxants. Clin Rev Allergy 9:281-293
11. Blanca M, Fernandez J, Miranda A, Terrados S, Torres MJ, Vega JM, Avila MJ, Perez E, Garcia JJ, Suau R (1989) Cross-reactivity between penicillins and cephalosporins: Clinical and immunologic studies. J Allergy Clin Immunol 83:381-385
12. Bleck O, Vieluf D (1997) Pseudo-allergische Reaktionen auf nicht-steroidale Antiphlogistika und Analgetika. Allergologie 20:375-384
13. Böcker KH (1994) Von der wundersamen Macht des Placebos. Deutsch Dermatol 42:978-988
14. Bosso JV, Schwartz LB, Stevenson DD (1991) Tryptase and histamine release during aspirin-induced respiratory reactions. J Allergy Clin Immunol 88:830-837
15. Breathnach SM, Hintner H (1992) Adverse drug reactions and the skin. Blackwell, London
16. Brockow K, Ring J (1997) Anaphylaktoide Reaktionen nach Infusion von Röntgenkontrastmitteln. Allergologie 20:400-406
17. Cant AJ, Gibson P, Dancy M (1984) Food hypersensitivity made life threatening by ingestion of aspirin. Br Med J 288:755-756
18. Carr A, Cooper DA, Penny R (1991) Allergic manifestations of human immunodeficiency virus (HIV) infection. J Clin Immunol 11:55-64
19. Chandler MJ, Ong RC, Grammer LC, Sullivan TJ (1992) Detection, characterization, and densitization of IgE to streptomycin. J Allergy Clin Immunol 89:178
20. Charpin D, Benzarti M, Hémon Y, Senft M, Arnaud A, Vervloet D, Charpin J (1988) Atopy and anaphylactic reactions to suxamethonium. J Allergy Clin Immunol 82:356-360
21. Clark DKJ (1985) Genetically determined variability in acetylation and oxidation. Therapeutic implications. Drugs 29:342-375
22. Coleman JW (1990) Allergic reactions to drugs: Current concepts and problems. Clin Exp Allergy 20:79-85
23. Coopman SA, Stern RS (1991) Cutaneous drug reactions in human immunodeficiency virus infection. Arch Dermatol 127:714-717
24. Henz B, Zuberbier T, Grabbe J (1996) Urtikaria. Klinik, Diagnostik, Therapie. Springer, Berlin
25. Czech W, Schöpf E, Kapp A (1996) Neue Aspekte der In-vitro-Diagnostik pseudoallergischer Reaktionen auf Azetylsalizylsäure. Allergologie 19:149-150
26. de Weck AL (1991) Pharmacologic and immunochemical mechanisms of drug hypersensitivity. Immunol Allergy Clin North Am 11:461-474
27. de Weck AL (1997) Zellulärer Allergen-Stimulierungstest (CAST). Allergologie 20:487-502
28. DeSwarte RD (1984) Drug allergy - Problems and strategies. J Allergy Clin Immunol 74:209-221
29. Djuric VJ, Bienenstock J (1993) Learned sensitivity. Ann Allergy 71:5-15
30. Dorsch W (1990) Late phase reactions. CRC Press, Boca Raton
31. Dreborg S (1993) Skin testing. The safety of skin tests and the information obtained from using different methods and concentrations of allergen. Allergy 48:473-475
32. Dummer R, Bircher A, Wüthrich B (1994) Chronische Urtikaria, berufsbedingte Rhinokonjunktivitis und Asthma bronchiale bei Typ-I-Sensibilisierung auf Johannesbrotkernmehl (E410). Allergologie 17:217-220
33. Edston E, van Hage-Hamsten M, Johansson SGO (1996) Tryptase - At last a useful diagnostic marker for anaphylactic death. Allergy 51:443-445
34. Eichler G, Merk HF (1997) Unerwünschte Arzneimittelreaktionen durch Antibiotika. Allergologie 20:368-374
35. Ennis M (1992) Laboratory histamine measurements to study type I adverse allergic/pseudoallergic reactions to agents used in anaesthesia and surgery. In: Assem ESK (ed) Allergic reactions to anaesthetics. Monogr Allergy, Vol 30. Karger, Basel, pp 74-93
36. Enright T, Chua-Lim A, Duda E, Lim DT (1989) The role of a documented allergic profile as a risk factor for radiographic contrast media. Ann Allergy 62:302-305

37. Filip V (1988) Anaphylactic reactions – Incidence in allergic and atopic patients. Allergol Immunopathol 16:73–75
38. Fisher MM, Baldo BA (1985) Diagnosis and investigation of acute anaphylactoid reactions to anesthetic drugs. Int Anesthesiol Clin 23:161–173
39. Fisher MM, Outhred A, Bowey CJ (1987) Can clinical anaphylaxis to anaesthetic drugs be predicted from allergic history? Br J Anaesth 59:690–692
40. Gall H, Merk H, Scherb W, Sterry W (1994) Anticonvulsiva-Hypersensitivitätssyndrom auf Carbamazepin. Hautarzt 45:494–498
41. Girard M (1989) Oral provocation: Limitations. Sem Dermatol 8:192–195
42. Gleichmann E, Kimber I, Purchase IFH (1989) Immunotoxicology: Suppressive and stimulatory effects of drugs and environmental chemicals on the immune system. Arch Toxicol 63:257–273
43. Götz A, Stolz W, Vieluf D, Przybilla B, Landthaler M, Ring J (1994) Rezidivierendes Quincke-Ödem und Urtikaria bei Überempfindlichkeit gegen Natriumbenzoat. Allergo J 3:307–312
44. Green DM (1985) Pre-existing conditions, placebo reactions, and „side-effects". Ann Intern Med 60:255–265
45. Guilloz L, Ricard-Blum S, Ville G, Motin J (1992) A new radioimmunoassay using a commercially available solid support for the detection of IgE antibodies against muscle relaxants. J Allergy Clin Immunol 90:153–159
46. Gurwitz JH, Avorn J (1991) The ambigous relation between aging and adverse drug reactions. Ann Intern Med 114:956–966
47. Haddi E, Charpin D, Tafforeau M, Kulling G, Lanteaume A, Kleisbauer JP, Vervloet D (1990) Atopy and systemic reactions to drugs. Allergy 45:236–239
48. Harb GE, Jacobson MA (1993) Human immunodeficiency virus (HIV) infection. Drug Safety 9:1–8
49. Haverkos HW, Amsel Z, Drotman DP (1991) Adverse virus-drug reactions. Rev Infect Dis 13:697–704
50. Hogan PA, Morelli JG, Weston WL (1992) Viral exanthems. Curr Probl Dermatol 4:35–94
51. Hoigné R, Schlumberger HP, Vervloet D, Zoppi M (1993) Epidemiology of allergic drug reactions. In: Burr ML (ed) Epidemiology of Clinical Allergy. Monogr Allergy, Vol 31. Karger, Basel, pp 147–170
52. Hoigné R, Szczeklik A (1992) Allergic and pseudoallergic reactions associated with non-steroidal anti-inflammatory drugs. In: Borda IT, Koff RS (eds) NSAIDs, a profile of adverse effects. Hanley & Belfus, Philadelphia, pp 157–184
53. Jäger L, Merk HF (1996) Arzneimittel-Allergie. Gustav Fischer, Jena
54. Jugert FK, Eichler G, Merk HF (1994) Anaphylaktische Reaktionen durch Orgotein: Nachweis von spezifischem IgE, IgG und IgG-Subklassen mittels Immunoblot. Zeitschr Haut Geschlechtskr 69:465–468
55. Juhlin L, Venge P (1991) Eosinophilic cationic protein (ECP) in skin disorders. Acta Derm Venereol 71:495–501
56. Kelso JM, Jones RT, Yunginger JW (1993) Anaphylaxis to measles, mumps, and rubella vaccine mediated by IgE to gelatin. J Allergy Clin Immunol 91:867–872
57. Langauer-Messmer, Bircher AJ (1997) Überempfindlichkeitsreaktionen auf Angiotensin-converting-enzyme-Hemmer. Allergologie 20:393–399
58. Laroche D, Vergnaud MC, Sillard B, Soufarapis H, Bricard H (1991) Biochemical markers of anaphylactoid reactions to drugs. Anesthesiology 75:945–949
59. Lasagna L (1986) The placebo effect. J Allergy Clin Immunol 78:161–165
60. Lear JT, English JSC (1995) Anaphylaxis after hepatitis B vaccination. Lancet 345:1249
61. Longley AJ, Fiset L, Getz T, van Arsdel PP (1994) Apparent latex allergy provoked by fear. J Allergy Clin Immunol 94:561
62. Mathias B, Lasek R, Piper C (1994) Allergische und pseudo-allergische Nebenwirkungen von ACE-Hemmern. Allergologie 17:457–462
63. McGrath K, Zeffren B, Kaplan AJ, Patterson R (1985) Allergic reactions to streptokinase consistant with anaphylactic or antigen-antibody complex-mediated damage. J Allergy Clin Immunol 76:453–457
64. Merk H (1989) Arzneimittelallergie: Einfluß des Fremdstoff-Metabolismus. Allergologie 12:171–173
65. Merk HF (1993) Allergische Arzneimittelreaktionen der Haut. In: Merk HF (Hrsg) Allergische und pseudoallergische Arzneimittelreaktionen. Blackwell Wissenschaft, Berlin, S 1–18
66. Merk HF, Schneider R, Scholl P (1988) Lymphocyte stimulation by drug-modified microsomes. In: Estabrook RW, Lindenlaub E, Oesch F, de Weck AL (eds) Toxicological and immunological aspects of drug metabolism and environmental chemicals. Schattauer, Stuttgart, pp 211–220
67. Moneret-Vautrin D, Laxenaire MC (1993) The risk of allergy related to general anaesthesia. Clin Exp Allergy 23:629–633
68. Moneret-Vautrin DA, Feldmann L, Kanny G, Baumann A, Roland J, Pere P (1994) Incidence and risk factors for latent sensitization to chymopapain: Predictive skin-prick tests in 700 candidates for chemonucleolysis. Clin Exp Allergy 24:471–476
69. Müller U, Hoigné R (1985) Risikofaktoren bei Arzneimittelnebenwirkungen. Allergologie 8:330–334
70. Nagel C, Talaulicar M, Humbert I, Wilms B (1988) Allergie gegen Humaninsulin. Dtsch Med Wochenschr 113:1013–1016
71. Park BK, Coleman JW, Kitteringham NR (1987) Drug disposition and drug hypersensitivity. Biochem Pharmacol 36:581–590
72. Park BK, Kitteringham NR (1990) Drug-protein conjugation and its immunological consequences. Drug Metabol Rev 22:87–144
73. Pascual C, Crespo JF, Quiralte J, Lopez C, Wheeler G, Martin-Esteban M (1995) In vitro detection of

specific IgE antibodies to erythromycin. J Allergy Clin Immunol 95:668–671
74. Pichler WJ (1993) Der Lymphozytentransformationstest in der Diagnostik unerwünschter Arzneimittelreaktionen. In: Merk HF (Hrsg) Allergische und pseudoallergische Arzneimittelreaktionen. Blackwell Wissenschaft, Berlin, S 119–130
75. Pichler WJ (1993) Diagnostische Möglichkeiten bei Medikamentenallergien. Schweiz Med Wochenschr 123:1183–1192
76. Pirmohamed M, Kitteringham NR, Park BK (1994) The role of active metabolites in drug toxicity. Drug Safety 11:114–144
77. Porteous DM, Berger TG (1991) Severe cutaneous drug reactions (Stevens-Johnson syndrome and toxic epidermal necrolysis) in human immunodeficiency virus infection. Arch Dermatol 127:740–741
78. Price Evans DA (1993) Genetic factors in drug therapy. Cambridge University Press, Cambridge
79. Przybilla B, Bonnländer AR, Ring J (1986) Anaphylactoid reactions to mild analgesics. In: Ring J, Burg G (eds) New Trends in Allergy II. Springer, Berlin, pp 262–271
80. Przybilla B, Fuchs T, Ippen H, Kalveram KJ, Kapp A, Merk HF, Ring J, Schauder S, Schmutzler W, Schöpf E, Schulz KH, Vieluf D, de Weck AL (1991) Empfehlungen für die Aufklärung von Überempfindlichkeitsreaktionen auf Arzneimittel. Allergologie 14:58–60
81. Przybilla B, Ring J, Harle R, Galosi A (1985) Hauttestung mit Schmerzmittelinhaltsstoffen bei Patienten mit anaphylaktoiden Unverträglichkeitsreaktionen auf „leichte" Analgetika. Hautarzt 36:682–687
82. Rajka G, Skog E (1965) On the relation between drug allergy and atopy. Acta Allergol 20:387–394
83. Randall B, Butts J, Halsey JF (1995) Elevated postmortem tryptase in the absence of anaphylaxis. J For Sci 40:208–211
84. Rasokat H (1994) Allergien und Intoleranzphänomene im Rahmen der HIV-Infektion. Allergologie 17:333–338
85. Resch K (1988) Immunpharmakologische Grundlagen der Arzneimittelallergie. Internist 29:160–169
86. Rieder MJ (1993) Immunopharmacology and adverse drug reactions. J Clin Pharmacol 33:316–323
87. Ring J (1978) Anaphylaktoide Reaktionen nach Infusion natürlicher und künstlicher Kolloide. Springer, Berlin
88. Ring J (1987) Anaphylaxis and anaphylactoid reactions. In: Baethmann A, Messmer K (eds) Surgical Research: Recent Concepts and Results. Springer, Berlin, pp 210–221
89. Ring J (1987) Diagnostik von Arzneimittel-bedingten Unverträglichkeitsreaktionen. Hautarzt 38 (Suppl): 16–22
90. Ring J (1987) Mechanisms of pseudo-allergic reactions to drugs. In: Estabrook RW, Lindenlaub E, Oesch F, de Weck AL (eds) Toxicological and immunological aspects of drug metabolism and environmental chemicals. Schattauer, Stuttgart, pp 569–595
91. Ring J (1988) Angewandte Allergologie. MMV Medizin, München
92. Ring J, Messmer K (1977) Incidence and severity of anaphylactoid reactions to colloid volume substitutes. Lancet i:466–469
93. Ring J, Rothenberger KH, Clauss W (1985) Prevention of anaphylactoid reactions after radiographic contrast media infusion by combined histamine H_1- and H_2-receptor antagonists: Results of a prospective controlled trial. Int Arch Allergy Appl Immunol 78:9–14
94. Rittweger R (1991) Ausscheidung von Angiotensinpeptiden im Urin während anaphylaktoider Reaktionen. Inauguraldissertation, Ludwig-Maximilians-Universität, München
95. Rosenberger AD, Treudler R, Blume-Peytavi U, Zouboulis CC, Schaffartzik W, Orfanos CE (1997) Allergien und pseudo-allergische Reaktionen auf Narkosemittel. Hautarzt 48:791–799
96. Rueff F, Przybilla B (1997) Lokalanästhetika-Unverträglichkeit. Allergologie 20:385–392
97. Rzany B, Mockenhaupt M, Baur S, Stocker U, Schöpf E (1993) Schwere Hautreaktionen. Hautarzt 44:549–554
98. Schapowal A, Schmitz-Schumann M (1992) Provokationstests bei aspirinsensitivem Asthma und aspirinsensitiver Rhinosinusitis. Allergologie 15: 158–164
99. Schindel L (1967) Placebo und Placebo-Effekte in Klinik und Forschung. Arzneimittelforschung 17: 892–918
100. Schlumberger HD (1980) Drug-induced pseudoallergic syndrome as exemplified by acetylsalicylic acid tolerance. In: Dukor P, Kallos P, Schlumberger HD (eds) PAR – Pseudo-Allergic Reactions. Involvement of Drugs and Chemicals. Karger, Basel, pp 125–203
101. Schlumberger HD (1993) Pseudoallergische Reaktion gegen Arzneimittel. In: Merk HF (Hrsg) Allergische und pseudoallergische Arzneimittelreaktionen. Blackwell Wissenschaft, Berlin, S 77–86
102. Schnyder B, Pichler WJ (1997) T-Zellaktivierung bei Arzneimittelallergien. Allergologie 20:58–62
103. Schulz KH, Kasemir HD (1990) Arzneimittelallergie. In: Fuchs E, Schulz KH (eds) Manuale allergologicum. V 3. Dustri, München, Deisenhofen, S 1–71
104. Schwabe U, Paffrath D (1995) Arzneiverordnungsreport 94, Bd 10. Gustav Fischer, Stuttgart
105. Schwartz H, Zurowski D (1993) Anaphylaxis to latex in intravenous fluids. J Allergy Clin Immunol 92:358–359
106. Schwarz LB, Metcalfe DD, Miller JS, Earl H, Sullivan T (1987) Tryptase levels as an indicator of mastcell activation in systemic anaphylaxis and mastocytosis. N Eng J Med 316:1622–1626
107. Seghal VN, Jain S, Bhattacharya SN (1993) Cutaneous drug reactions. J European Acad Dermatol 2:281–295
108. Shear N, Spielberg SP (1988) Anticonvulsant hypersensitivity syndrome. J Clin Invest 82:1826–1832

109. Shear NH, Bhimji S (1989) Pharmacogenetics of cutaneous drug reactions. Semin Dermatol 8:219-226
110. Simon RA (1984) Adverse reactions to drug additives. J Allergy Clin Immunol 74:623-630
111. Slater JE (1994) Latex allergy. J Allergy Clin Immunol 94:139-149
112. Smal MA, Baldo BA, Harle DG (1988) Drugs as allergens. Allergy 43:184-191
113. Smith JM, Dodd TRP (1982) Adverse reactions to pharmaceutical excipients. Adv Drug React Ac Pois Rev 1:93-142
114. Smolinske SC (1992) Handbook of food, drug and cosmetic excipients. CRC Press, Boca Raton
115. Smolinske SC (1992) Review of parenteral sulfite reactions. Clin Toxicol 30:597-606
116. Stejskal VDM, Olin RG, Forsbeck M (1986) The lymphocyte transformation test for diagnosis of drug-induced occupational allergy. J Allergy Clin Immunol 77:411-426
117. Stephens MDB (1987) The diagnosis of adverse medical events associated with drug treatment. Adv Drug React Ac Pois Rev 1:1-35
118. Szmidt M, Grzelewska-Rzymowska I, Rozniecki J, Kowalski ML, Rychlicka I (1981) Histaminemia after aspirin challenge in aspirin-sensitive patients. Agents Actions 11:105-107
119. Thiel C, Fuchs E (1982) Allergische und pseudoallergische Reaktionen durch galenische Hilfsstoffe: Unbekannte Gefahren bei Analgetika-Intoleranz. Allergologie 5:230-233
120. Thomassen D (1991) Effect of stress on drug hypersensitivity. Drug Safety 6:235-240
121. Toogood JH (1988) Risk of anaphylaxis in patients receiving beta-blocker drugs. J Allergy Clin Immunol 81:1-5
122. Trüeb RM, Burg G (1993) Acute generalized exanthematous pustulosis due to doxycycline. Dermatology 186:75-78
123. Tunon-de-Lara JM, Villanueva P, Marcos M, Taytard A (1992) ACE inhibitors and anaphylactoid reactions during venom immunotherapy. Lancet 340:908
124. Uetrecht JP (1992) The role of leukocyte-generated reactive metabolites in the pathogenesis of idiosyncratic drug reactions. Drug Metabol Rev 24:299-366
125. VanArsdel PP (1991) Classification and risk factors for drug allergy. Immunol Allergy Clin North Am 11:475-492
126. Verresen L, Waer M, Vanrenterghem Y, Michielsen P (1990) Angiotensin-converting enzyme inhibitors and anaphylactoid reactions to high-flux membrane dialysis. Lancet 336:1360-1362
127. Vervloet D, Charpin D, Pradal M (1992) Atopy and drug allergy. ACI News 4:39-42
128. Vieluf D (1993) Clinical aspects of urticaria: Role of food additives. In: Burgdorf WHC, Katz SI (eds) Dermatology Progress and Perspectives - The Proceedings of the 18th World Congress of Dermatology. Parthenon, New York, pp 750-753
129. Vieluf D, Przybilla B, Schwerbrock U, Ring J (1995) Oral provocation test in the diagnosis of anaphylactoid reactions to mild analgesic preparations. Int Arch Allergy Immunol 107:268-271
130. Vieluf D, Ring J (1991) Allergologische Diagnostik von Unverträglichkeitsreaktionen auf Arzneimittel. Internist 32:596-601
131. Vieluf D, Ring J (1991) Anaphylaktoide Reaktionen auf Röntgenkontrastmittel. In: Peters PE, Zeitler E (Hrsg) Röntgenkontrastmittel. Springer, Berlin, pp 83-95
132. Vieluf D, Rußwurm R, Przybilla B, Ring J (1991) Adverse reactions to quinolones. In: Ring J, Przybilla B (eds) New Trends in Allergy III. Springer, Berlin, pp 281-290
133. Villiger PM (1994) Interaktionen zwischen Nerven- und Immunsystem. Schweiz Med Wochenschr 124:857-866
134. Wahn U (1990) Basophilendegranulation und Histaminfreisetzung als Methoden für die Allergiediagnostik. In: Fuchs E, Schulz KH (Hrsg) Manuale allergologicum I. IV. 10. Dustri, München, pp 1-9
135. Weiner M, Bernstein IL (1989) Adverse reactions to drug formulation agents. Marcel Dekker, New York
136. Weiss ME, Adkinson NF (1991) Allergy to protamine. Clin Rev Allergy 9:339-355
137. Wüthrich B, Fabro L (1981) Acetylsalicylsäure- und Lebensmitteladditiva-Intoleranz bei Urtikaria, Asthma bronchiale und chronischer Rhinopathie. Schweiz Med Wochenschr 111:1445-1450
138. Yunginger JW, Nelson DR, Squillace DL, Jones RT, Holley KE, Hyma BA, Biedrzycki L, Sweeney KG, Sturner WQ, Schwartz LB (1991) Laboratory investigation of deaths due to anaphylaxis. J For Sci 36:857-865

Anhang
Arzneimittelunverträglichkeit: Anamnese

Bogen Nr.: _____

Name: _____

Vorname: _____ Weiblich ☐ Männlich ☐

Geb.-Datum: _____

Datum: _____
Weitere Testung: _____
Testarzt: _____
Station/Poliklinik: _____

Diagnose:

☐ Analgetika   ☐ Kontrastmittel

☐ Antibiotika   ☐ Narkosemittel

☐ Lokalanästhetika   ☐ Sonstige: _____

1. Welches Medikament wurde verwendet?

     Präparat/Zubereitung: _____

     Inhaltsstoffe: _____

     _____

2. Medikamentenexposition:

     – Wann (Monat/Jahr)? _____

     – Wie lange? _____

     – Weshalb? _____

     – Anwendung? ☐ Oral   ☐ i.v.   ☐ i.m.   ☐ s.c.   ☐ Rektal   ☐ Sonstige

3. Gleichzeitig andere Medikamente (oder verdächtige Nahrungsmittel)? – Siehe Bogen Nr. _____

4. Wie oft ist es zu Unverträglichkeitsreaktionen gekommen?

     _____

     Wann zuletzt? _____

5. Intervall zwischen Exposition und Auftreten der Symptome: _____

6. Symptome   ☐ Urtikaria (Lokalisation): _____

                          ☐ Quincke-Oedem (Lokalisation): _____

                          ☐ Exanthem (Lokalisation): _____

                          ☐ Magen-Darm-Symptome: _____

                          ☐ Herz-/Kreislaufsymptomatik: _____

                          ☐ Atemnot: _____

                          ☐ Bewußtlosigkeit: _____

                          ☐ Sonstige: _____

7. Sofortbehandlung/Medikation: _____

8. Wurde das gleiche Medikament später nochmals verwendet?

     ☐ Ja   ☐ Nein   Welches? _____

                       Wurde es dann vertragen?   ☐ Ja   ☐ Nein   ☐ Applikation (oral/i.m./i.v./s.c./rektal)

9. Sind ähnliche Symptome auch ohne Medikamentenexposition aufgetreten?

     ☐ Ja   ☐ Nein

10. Atopie

Eigenanamnese:	☐ Heuschnupfen	☐ Asthma[a]	☐ Atopisches Ekzem	☐ Andere Allergien?
Familienanamnese:	☐ Heuschnupfen	☐ Asthma[a]	☐ Atopisches Ekzem	☐ Andere Allergien?

11. Sonstige Erkrankungen (Hypertonie, Hypotonie, Diabetes mellitus etc.): _____

12. Derzeitige Medikamenteneinnahme: _____ β-Blocker: _____

[a] Vor dem 40. Lebensjahr

KAPITEL 6 Nahrungsmittelallergie

INES VIELUF

Krankheitsbild

Definition

Unverträglichkeitsreaktionen auf Nahrungsmittel stellen den klinisch tätigen Allergologen immer wieder vor diagnostische und therapeutische Probleme. Der Begriff „Nahrungsmittelallergie" (NMA) wird sowohl von Laien als auch von Ärzten häufig falsch verwendet, wobei hierunter eine Vielzahl unterschiedlichster somatischer und psychischer Symptome subsumiert wird. Erste Beschreibungen allergischer Reaktionen mit Symptomen einer Nahrungsmittelallergie stammen bereits von Hippokrates aus dem Jahre 400 v. Chr. Sowohl im europäischen als auch im angloamerikanischen Schrifttum existieren zahlreiche Bezeichnungen und Einteilungen der nahrungsmittelbedingten Unverträglichkeitsreaktionen. So wird im angloamerikanischen Schrifttum von der „American Academy of Allergy, Asthma and Immunology" und dem „National Institute of Allergy and Infectious Disease" folgende allgemeine Definition vorgeschlagen: „Nahrungsmittel-Unverträglichkeitsreaktion (adverse food reaction) ist die allgemeine Bezeichnung für jede unerwünschte, unerwartete Reaktion nach Nahrungsmittelaufnahme" [52]. Das „Subcommittee on Adverse Reactions to Food" der Europäischen Akademie für Allergologie und klinische Immunologie (EAACI) hat 1995 ein Positionspapier mit dem Ziel verfaßt, einen Konsens bezüglich der unterschiedlichen Terminologie und der Einordnung der verschiedensten Symptome bei NMA zu erreichen und das diagnostische und therapeutische Vorgehen zu vereinheitlichen [6]. Die Einteilung der Nahrungsmittel-Unverträglichkeitsreaktionen gemäß diesem Positionspapier ist in Abb. 1 dargestellt. Von diesen Autoren wird zwischen toxischen und nicht toxischen Nahrungsmittel-Unverträglichkeitsreaktionen unterschieden. Toxische Reaktionen i. S. von „Lebensmittelvergiftungen", deren Symptome häufig allergischen Reaktionen ähneln, können bei jedem exponiertem Individuum nach einer ausreichend hohen Dosis des toxischen Agens auftreten. Typische Beispiele hierfür sind Vergiftungen durch Staphylokokkentoxine oder Giftpilze. Demgegenüber sind nicht toxische Reaktionen, bei denen zwischen immunologischer und nicht immunologischer Genese unterschieden werden kann, durch eine individuelle Empfindlichkeit charakerisiert. Für immunologische Reaktionen wird der Begriff „Nahrungsmittelallergie" verwendet; nicht immunologisch bedingte Reaktionen werden als „Nahrungsmittel-Intoleranz" bezeichnet. Allerdings hat sich auch eine andere Klassifikation der Nahrungsmittel-Unverträglichkeitsreaktionen in der klinischen Routine bewährt (Tabelle 1). Ursachen für nicht immunologische Reaktionen sind u.a. Laktasemangel, direkte bzw. indirekte Histaminliberatoren, vasoaktive biogene Amine sowie Intoleranzen auf Nahrungsmitteladditiva (Konservierungsmittel, Farbstoffe, Antioxidantien, Füllstoffe etc.). Die Pathomechanismen dieser Unverträglichkeitsreaktionen, deren klinische Symptomatik z.T. nicht von allergischen Reaktionen zu unterscheiden ist, sind bisher nur teilweise bekannt.

Bei der Nahrungsmittelallergie kann weiter zwischen IgE-vermittelten und nicht IgE-vermittelten Reaktionen differenziert werden, wobei die Pathogenese der IgE-mediierten Soforttypeaktionen als eindeutig gesichert gilt. Demgegenüber ist die Rolle von Immunkomplexen (Typ-III-Reaktion) oder zellvermittelten Immunreaktionen (Typ-IV-Reaktionen) bei der Auslösung von allergischen Reaktionen auf Nahrungsmittel nicht eindeutig bewiesen [6, 10].

Die Diagnose einer Nahrungsmittelallergie kann erst dann gestellt werden, wenn folgende Postulate erfüllt sind [43]:

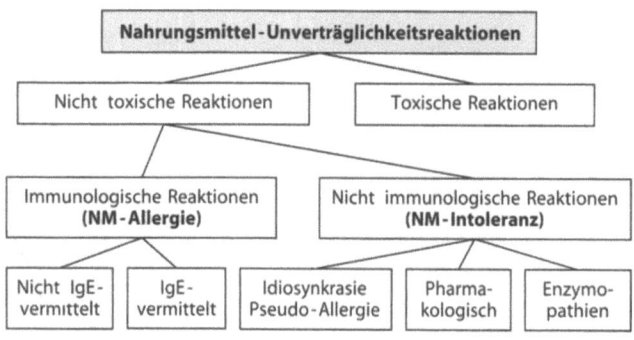

Abb. 1. Einteilung der Nahrungsmittel-Unverträglichkeitsreaktionen nach pathogenetischen Mechanismen (nach dem Positionspapier des „Subcommittee on Adverse Reactions to Food" der Europäischen Akademie für Allergologie und klinische Immunologie [6])

Tabelle 1. Klassifikation von Nahrungsmittelunverträglichkeitsreaktionen (nach Ring [43])

Intoxikation	Reaktion auf die pharmakologische Toxizität (Giftigkeit) einer Substanz
Intoleranz	Überempfindlichkeit im Sinne der pharmakologischen Toxizität
Idiosynkrasie	Nicht immunologische Überempfindlichkeit ohne Bezug zur pharmakologischen Toxizität
Allergie	Krankmachende Überempfindlichkeit aufgrund immunologischer Sensibilisierung
Pseudo-Allergie	Nicht immunologische Überempfindlichkeit mit klinischen Symptomen, die allergischen Erkrankungen entsprechen

- Gesicherte Auslösung der Symptome durch das Nahrungsmittel
- Ausschluß anderer Möglichkeiten der Unverträglichkeit
- Nachweis einer immunologischen Sensibilisierung

Eine großes Problem bei der Diagnostik von Nahrungsmittel-Unverträglichkeitsreaktionen stellen die Fälle dar, in denen über lediglich subjektiv faßbare polysomatische Befindlichkeitsstörungen im möglichen zeitlichen Zusammenhang mit der Nahrungsmittelaufnahme berichtet wird. Zumeist können weder allergische noch pseudo-allergische Reaktionen objektiviert werden. Bei diesen Patienten können dagegen für diese psychophysiologischen Reaktionen häufig psychosomatische Erkrankungen oder Psychosen eine ursächliche Rolle spielen. Häufig handelt es sich hier um ein sog. „Ökosyndrom", d.h. um „stark psychosomatisch beeinflußbare polysomatische Beschwerden mit deutlich subjektivem Charakter, die von den Patienten als Allergie gegen Umweltschadstoffe aufgefaßt werden" [44].

Pathophysiologie

Nahrungsmittel können in unterschiedlichen Formen, so z.B. auch als Stäube und Aerosole, perkutan oder permukös sowie per inhalationem oder per ingestionem sensibilisierend wirken.

Über den Vorgang der Sensibilisierung bei der Nahrungsmittelallergie ist bislang wenig bekannt. Die Immunantwort nach oraler Antigenzufuhr wird in erster Linie durch das Schleimhaut- bzw. Darm-assoziierte Lymphgewebe (Mucosa/Gut Associated Lymphoid Tissue = MALT/GALT) reguliert.

Die Auslösung einer allergischen Soforttypreaktion hängt im wesentlichen von drei Faktoren ab [43, 49]:
- Menge und Potenz des Allergens
- Funktion der gastrointestinalen Schleimhautbarriere
- Genetische Prädisposition des Individuums

Die Barrierefunktion der Darmmukosa wird durch verschiedene Faktoren in der Schleimschicht vermittelt. Die Penetration des Nahrungsmittelantigens durch die intestinale Mukosa stellt die notwendige Voraussetzung für die Auslösung einer allergischen Immunreaktion dar. Geringe Mengen hochmolekularer Proteine erreichen über verschiedene, zum Teil noch ungeklärte Mechanismen (Aufnahme über M-Zellen und/oder Pinozytose) die immunkompetenten Zellen des GALT [55]. Die Allergenresorption und damit auch die Sensibilisierungsrate werden durch verschiedene Faktoren beeinflußt: Veränderungen der normalen Permeabilität der gastrointestinalen Mukosa durch entzündliche Erkrankungen, lebensmitteltechnologische Einflüsse auf die Allergenität (z.B. durch Erhitzung), überstürzte und einseitige Hyperalimentation, Additionseffekte durch andere (Nahrungsmittel-)Allergene sowie resorptionsbeschleunigende Substanzen (z. B. Gewürze, Alkohol, Koffein, Azetylsalizylsäure) [49, 58]. Ferner kann bei atopischer Diathese die Aufnahme von Makromolekülen durch die Darmwand erhöht sein [27]. Bei der Soforttyp-Allergie erfolgt nach eingetretener Sensibilisierung gegenüber einem Nahrungsmittelallergen die Bindung von spezifischen IgE-Antikörpern auf der Oberfläche von Mastzellen und basophilen Leukozyten. Erneuter Allergenkontakt führt zum „Bridging" mit den IgE-Antikörpern der Zielzellmembran, zur Degranulation und Freisetzung von Mediatoren, welche die typischen klinischen Symptome der Soforttypreaktion verursachen.

In seltenen Fällen sind auch Typ-III-Reaktionen beschrieben, bei denen zirkulierende Immunkomplexe aus Antigen und Antikörper (meistens IgG4 oder IgM) zu allergischer Vaskulitis, in seltenen Fällen mit Fieber und Arthralgien einhergehend, sowie zur Serumkrankheit führen können [10, 43].

Bei bestimmten klinischen Manifestationen der Nahrungsmittelallergie haben auch Typ-IV-Reaktionen eine pathogenetische Bedeutung. Ein wichtiges klinisches Beispiel hierfür ist das atopische Ekzem. Es konnte z. B. durch kombinierte Durchführung von Prick- und Epikutantest mit Kuhmilch gezeigt werden, daß bei Kindern mit atopischem Ekzem und Soforttyp- bzw. verzögerten Reaktionen auf Kuhmilch möglicherweise die Kombination von IgE- sowie T-Zell-vermittelten Reaktionen pathogenetisch relevant ist [22].

Ein weiteres klinisches Beispiel für die Kombination einer Typ-I- und einer Typ-IV-Reaktion stellt die Proteinkontaktdermatitis dar, bei der tierische oder pflanzliche Nahrungsmittelallergene zunächst zu einer lokalisierten Kontakturtikaria führen, die im weiteren Verlauf in das typische klinische Bild einer allergischen Kontaktdermatitis übergeht. Auch bei der allergischen eosinophilen Gastroenteritis wird eine Kombination von Soforttyp- und Spättyp-Reaktion angenommen [53].

Bei den seltenen Fällen eines Nahrungsmittel-induzierten hämatogenen Kontaktekzems kann es durch innerliche Aufnahme von niedermolekularen Nahrungsmittelzusatz- oder Begleitstoffen, die als Kontaktallergene fungieren, über sensibilisierte T-Lymphozyten bei hochgradig sensibilisierten Personen zur Auslösung von ekzematösen Hautveränderungen kommen [25]. Das hämatogene Kontaktekzem entspricht somit einer zellvermittelten Typ-IV-Reaktion mit entsprechenden pathogenetischen Abläufen, wobei sowohl Sensibilisierung als auch Auslösung des Kontaktekzems perkutan und/oder hämatogen erfolgen können [43]. Unter den Nahrungsmittelzusatzstoffen gelten Perubalsam, als Aromastoff weitverbreitet und z. B. in Cola-Getränken enthalten, sowie bei den Begleitstoffen Nickel und Chromate als klinisch besonders relevante Auslöser [2, 25].

Allergencharakterisierung. Zu den häufigsten allergieauslösenden Nahrungsmitteln im Kindesalter gehören Kuhmilch und Hühnerei [53]. Im höheren Lebensalter haben auch andere Nahrungsmittel wie Fische und Schalentiere, Fleisch, Früchte, Gemüse, Getreide, Gewürze, Nüsse und Ölsaaten allergologische Relevanz, wobei es hinsichtlich der Häufigkeit erhebliche regionale Unterschiede gibt, die auf unterschiedliche Ernährungsgewohnheiten zurückzuführen sind. Grundsätzlich kann jedoch jedes Nahrungsmittel eine Allergie induzieren.

Nahrungsmittel als natürliche Allergenquellen sind aus vielen unterschiedlichen Bestandteilen zusammengesetzt, wobei die Allergenität wie bei anderen Auslösern von Soforttyp-Allergien durch die Proteinfraktion bedingt ist. Allerdings besitzt nur ein geringer Anteil der Nahrungsmittelproteine allergisierende Wirkung [38]. Nahrungsmittelallergene sind zumeist wasserlösliche Glykoproteine mit einem Molekulargewicht von 10–60 kDa. Die Identifizierung und Charakterisierung einzelner Allergene konnte gerade in den letzten Jahren durch neue und verbesserte biochemische, immunologische und gentechnische Methoden erheblich vorangetrieben werden [23, 30]. Verschiedene Nahrungsmittelallergene sind bereits in ihrer Aminosäurensequenz und einige davon sogar hinsichtlich ihrer dreidimensionalen Struktur und ihrer IgE-bindenden Epitope analysiert worden. Die relevantesten gemäß den Forderungen des IUIS/WHO-Subkomitees für Allergennomenklatur charakterisierten Nahrungsmittelallergene sind in Tabelle 2 aufgelistet.

Eine wichtige Eigenschaft vieler Nahrungsmittelallergene ist deren Stabilität gegenüber thermischen Einflüssen, pH-Veränderungen sowie Behandlung mit Proteasen. Bei diesen stabilen Allergenen (z. B. aus Fisch, Haselnuß, Erdnuß) kommt es häufiger zu enteralen oder systemischen Reaktionen. Ist die Allergenität hingegen vorwiegend durch dreidimensionale Kon-

Tabelle 2. Charakterisierte Nahrungsmittelallergene (nach 23, 30)

Allergenquelle	Bezeichnung der Spezies	Allergen nach WHO/IUIS	Biologische Funktion	Molekulargewicht (kDa)
Tiere				
Kuhmilch	Bos domesticus		α-Kasein	23,6–25,3
			β-Kasein	24
			β-Laktoglobulin	18,3
			α-Laktalbumin	14,2
Kabeljau	Gadus callaris	Gad c 1	Parvalbumin	12
Hühnerei	Gallus domesticus	Gal d 1	Ovomukoid	28
		Gal d 2	Ovalbumin	42,7
		Gal d 3	Conalbumin	80
		Gal d 4	Lysozym	14,3
Garnele	Metapenaeus ensis	Met e 1	Tropomyosin	34
Garnele	Penaeus aztecus	Pen a 1	Tropomyosin	36
Garnele	Parapenaeus fissurus	Par f 1	Serumalbumin	39
Garnele	Penaeus indicus	Pen i 1	Tropomyosin	34
Pflanzen				
Erdnuß	Arachis hypogaea	Ara h 1		63,5
		Ara h 2		17
Paranuß	Bertholletia excelsa	Ber e 1		12
Sojabohne	Glycine maxima	Gly m 1		34
Orientalischer Senf	Brassica juncea	Bra j 1	2S-Albumin	14,6
Weißer Senf	Sinapis alba	Sin a 1	2S-Albumin	14,2
Roggen	Secale cereale	Sec c 1	α-Amylase/Trypsin-Inhibitor	13,5
Gerste	Hordeum vulgare	Hor v 1	α-Amylase/Trypsin-Inhibitor	14,5
Buchweizen	Fagopyrum esculentum	Fag e 1		24

formationsepitope bedingt, wird die allergene Potenz sehr leicht durch Erhitzen deutlich vermindert. Ein wichtiges Beispiel hierfür sind die Allergene von Obst und einigen Gemüsearten. Hier führen die instabilen Allergene bei Ingestion zumeist nur zum oralen Allergiesyndrom, während die gleichen Nahrungsmittel gekocht gut vertragen werden. Eine partielle Minderung der Allergenität durch Erhitzung ist bei Reis, Mandel, Gewürzen, Senf und Soja nachgewiesen. Auch mechanische Zerkleinerung führt durch die „enzymatische Bräunung" bei Früchten, Gemüsen und Säften zu einer Verminderung der Allergenität [11]. Bei Äpfeln wurde eine Abhängigkeit der allergenen Potenz vom Reifegrad und von der Sorte nachgewiesen [62].

Wichtige Erkenntnisse wurden zu den biologischen Eigenschaften der Nahrungsmittelallergene gewonnen [23]. Nach ihrer Funktion können sie eingeteilt werden in

- Hydrolytische und nicht hydrolytische Enzyme
- Enzyminhibitoren
- Speicherproteine
- Transportproteine
- Regulatorische Proteine

Hiervon besitzen die regulatorischen Proteine spezielle allergologische Relevanz, da es sich häufig um phylogenetisch konservierte Strukturen mit analogen Funktionen handelt, die für das Vorkommen von Antigengemeinschaften – die auch als Kreuzreaktionen bezeichnet werden – verantwortlich sind [23]. Hierzu zählen u. a. das Profilin (12–16 kDa; z. B. Bet v 2), Pathogenesis-related (PR)-Antigene (z. B. Bet v 1), α-Livetin (Vogel-Ei-Syndrom), Tropomyosin (Garnelen, Hausstaubmilben), Kohlenhydrat-Seitenketten (Nahrungsmittel, Milben, Insektengift) sowie Calcynine (Ratte, Küchenschabe, β-Lactoglobulin) [38]. Daneben sind Kreuzreaktionen durch die taxonomische Verwandtschaft der Allergenquellen (z. B. Getreide und Gräser) bedingt, wobei das Ausmaß der klinisch relevanten Kreuzreaktionen individuell sehr unterschiedlich ausgeprägt sein kann. So gibt es Patienten, die innerhalb einer Pflanzenfamilie auf alle Vertreter reagieren, andere hingegen nur auf eine oder wenige Spezies. Das Vorkommen von Antigengemeinschaften nimmt zumeist mit dem botanischen Verwandtschaftsgrad der Pflanzenarten zu. Eine wichtige klinische Manifestation der Antigengemeinschaften stellen die *pollenassoziierten Nahrungsmittelallergien* dar, wobei die Kreuzreaktionen zwischen Birken-, Beifuß- und Gräserpollen sowie Frischobst, Rohgemüsen und Nüssen besondere Relevanz besitzen. Es gibt sowohl klinische als auch immunologische Hinweise dafür, daß die primäre Sensibilisierung durch die Pollenallergene erfolgt [61]. Daneben gibt es auch Antigengemeinschaften zwischen Nahrungsmitteln und anderen Aeroallergenen (z. B. Hausstaubmilben) sowie Naturlatex. Wichtige Kreuzreaktionen von Nahrungsmitteln sind in Tabelle 3 exemplarisch aufgelistet.

Unter **verborgenen** oder **versteckten Allergenen** versteht man allergene Zutaten oder Bestandteile, die unerwartet in Lebensmitteln vorkommen oder auf der Zutatenliste nicht oder nicht ausreichend deklariert sind. Verborgene Allergene können zur Auslösung schwerster anaphylaktischer Reaktionen und sogar zu Todesfällen führen. Hülsenfrüchte (z. B. Sojabohne, Erdnuß), Nüsse, Sellerie und Ölsaaten gelten hierbei als die häufigsten Auslöser [14, 24, 88].

Epidemiologie

Im Gegensatz zu den Erkrankungen des atopischen Formenkreises gibt es zur Epidemiologie der Nahrungsmittel-Allergie in der Literatur nur wenige Daten. Dies ist vermutlich durch die Schwierigkeiten des eindeutigen Nachweises einer klinisch relevanten Nahrungsmittelallergie bedingt [50]. Im Kindesalter treten Nahrungsmittelallergien häufiger als im Erwachsenenalter auf, wobei im Kindesalter die Prävalenz nach Schätzungen 5–8% beträgt [51]. Bei Kindern im Vorschulalter wurde mittels Hauttest bei 4% eine Sensibilisierung gegenüber Kuhmilch bzw. bei 7% eine Sensibilisierung gegenüber Hühnerei festgestellt [28]. Andere Studien konnten bei Kleinkindern eine Prävalenz der Kuhmilch-Allergie von 2,2% [21] bzw. 2,8% [54] ermitteln. Für Kuhmilch und Hühnerei konnte gezeigt werden, daß bis zu 85% der Kinder die Allergie bis zum 3. Lebensjahr verlieren. Ähnliches gilt auch für ältere Kinder und Erwachsene, die durch erfolgreiche Allergenkarenz die Nahrungsmittelallergie nach wenigen Jahren wieder verlieren [4]. Es gibt jedoch auch Nahrungsmittel (z. B. Fisch, Erdnuß, Haselnuß), bei denen die Allergie lebenslang bestehen bleiben kann [5]. Größere epidemiologische Untersuchungen über die Häufigkeit der Nahrungsmittelallergie im Erwachsenenalter liegen nicht vor. Für Erwachsene beträgt die Prävalenz der nahrungsmittelbedingten Überempfindlichkeitsreaktionen in der Gesamtbevölkerung nach Schätzungen weniger als 1–2% [32, 67]. Bei Atopikern besteht ein erhöhtes Risiko für die Entwicklung einer Nahrungsmittelallergie. Besonders bei Kindern mit atopischem Ekzem finden sich Prävalenzraten bis zu 40% [56]. Unter den erwachsenen Nahrungsmittelallergikern beträgt die Atopie-Häufigkeit bis zu 70%. Hierbei wiesen mehr als 50% der Patienten eine Pollinosis auf [34].

Die Prävalenz der Nahrungsmittelallergie durch spezifische Allergene hängt von regionalen Ernährungsgewohnheiten ab. So kommt die

Tabelle 3. Kreuzreaktionen zwischen Nahrungsmitteln und anderen Allergenen

Pollen (pollenassoziierte Nahrungsmittelallergie)	
Birken-, Erlen- und Haselpollen	
Nüsse	Haselnuß, Mandel, Paranuß, Walnuß
Kernobst	Apfel, Birne
Steinobst	Pfirsich, Kirsche, Pflaume, Aprikose
Gemüse	Kartoffel, Karotte, Sellerie
Exotische Früchte	Kiwi
Gräserpollen	
Gemüse	Tomate, Kartoffel
Hülsenfrüchte	Erdnuß, Sojabohne
Getreide	Roggenmehl, Weizenmehl
Beifußpollen (Beifuß-Sellerie-Gewürz-Syndrom)	
Gemüse	Sellerie, Karotte
Gewürze	Anis, Dill, Kümmel, Petersilie, Kamille, Paprika, Pfeffer, Senf
Ambrosia-(Ragweed-)pollen (Traubenkraut-Melonen-Syndrom)	
Gemüse	Gurke
Früchte	Honigmelone, Wassermelone, Banane
Andere Allergene	
Vogelfedern (Feder-Ei-Syndrom)	
Geflügelfleisch	
Hühnerei	
Hausstaubmilben	
Krustentiere	Hummer, Krabbe, Garnele
Weichtiere	Auster, Kalmar, Muscheln, Schnecken, Tintenfisch
Arthropoden	Küchenschabe, Rote Mückenlarve
Naturlatex	
Exotische Früchte	Avocado, Banane, Kiwi, Marone, Mango, Papaya, Passionsfrucht

Erdnußallergie aufgrund des großen Erdnußkonsums in den USA wesentlich häufiger als in Mitteleuropa vor. Mit zunehmendem Trend zur „Naturkost" und steigendem Verzehr exotischer Früchte, Gemüse, Kräuter und Gewürze können auch bislang relativ unbekannte oder seltene Nahrungsmittelallergene häufiger allergische Reaktionen auslösen. Mit der ansteigenden Prävalenz der Pollinosis wird auch die pollenassoziierte Nahrungsmittelallergie auf Frischobst, Rohgemüse, Nüsse und Gewürze zunehmend häufiger beobachtet [65].

Über die Häufigkeit des nahrungsmittelinduzierten hämatogenen Kontaktekzems gibt es keine zuverlässigen Angaben, da in der Literatur hierzu lediglich kasuistische Mitteilungen existieren. Etwas genauere Daten gibt es für Nickelallergiker, bei denen die orale Auslösbarkeit von Kontaktekzemen erstmals gezeigt werden konnte [8]. Dies gilt jedoch nur bei starker Sensibilisierung und für einen geringen Anteil selbst dieser Patienten (<20%) [2].

Klinik

Unter den allergischen Reaktionen auf Nahrungsmittel sind die IgE-vermittelten (Typ-I-) Reaktionen die am häufigsten vorkommenden und am besten untersuchten Krankheitsbilder. Daneben gibt es seltenere, nicht IgE-vermittelte Reaktionen, bei denen z.B. IgG- oder IgM-Antikörper und/oder T-Lymphozyten in der Pathogenese eine Rolle spielen; klinische Manifestationen sind die Serumkrankheit, das hämatogene Kontaktekzem sowie die nahrungsmittelinduzierte Unterhaltung und Exazerbation des atopischen Ekzems [43, 53].

Die wichtigsten Reaktionsformen bei nahrungsmittelbedingter Soforttyp-Allergie sind in der Tabelle 4 nach Organsystemen aufgegliedert angeführt. Am häufigsten manifestieren sich generalisierte systemische Reaktionen mit ca. 45% an der Haut, während die Atemwege sowie der Gastrointestinaltrakt zu jeweils ca. 20% betroffen sind. Die gastrointestinalen Beschwerden manifestieren sich zumeist zwischen 1-6 Stunden postprandial, gelegentlich aber auch noch innerhalb von 24 Stunden und vereinzelt noch später. Reaktionen an den oberen und unteren Atemwegen treten selten isoliert auf. Eine kardiovaskuläre Symptomatik wird in ca. 10% der Fälle beobachtet [66].

Tabelle 4. Organmanifestationen bei Nahrungsmittelallergie

Haut und hautnahe Schleimhäute
Kontakturtikaria, orales Allergiesyndrom (Pruritus und/oder Ödem von Lippen, Zunge, Gaumen und Pharynx), Urtikaria/Angioödem, Flush, Pruritus, Exazerbation eines atopischen Ekzems, Proteinkontaktdermatitis, hämatogenes Kontaktekzem, allergische Vaskulitis
Auge und Respirationstrakt
Rhinokonjunktivitis, Asthma bronchiale, Larynxödem
Gastrointestinaltrakt
Nausea, Erbrechen, akute Gastritis, Ösophagusspasmus, Gastroenteritis mit Diarrhoe, Flatulenz, Kolitis
Kardiovaskuläres System
Tachykardie, Blutdruckabfall, anaphylaktischer Schock

Über schwere anaphylaktische Reaktionen durch Nahrungsmittel wurde wiederholt berichtet. Wichtige Auslöser sind potente Allergene wie Fische, Schalentiere, Kuhmilch, Hühnerei, Erdnuß und andere Hülsenfrüchte, Sellerie, Ölsaaten (Sesam, Mohn) sowie Nüsse [7]. Entsprechend der Ausprägung der Symptomatik kann die Klassifizierung einer Nahrungsmittel-Anaphylaxie in die Schweregrade I-IV nach Ring und Messmer erfolgen [41]. In den Fällen, in denen das unverträgliche Nahrungsmittel erst in Kombination mit andere Faktoren (z.B. psychischer Streß, körperliche Anstrengung, Infekte, Temperatureinflüsse, Medikamente, gleichzeitige Exposition gegenüber anderen Allergenen wie Pollen oder Katzenhaaren) zur Auslösung einer anaphylaktischen Symptomatik führt – sonst jedoch reaktionslos vertragen wird –, liegt eine *Summationsanaphylaxie* vor.

Die *pollenassoziierte Nahrungsmittelallergie* ist ein häufiges Krankheitsbild mit besonderer klinischer und wissenschaftlicher Bedeutung. Sie manifestiert sich klinisch als *orales Allergiesyndrom (OAS)* und ist eine Sonderform der Kontakturtikaria [37]. Die Symptomatik äußert sich im sofortigen Auftreten von Pruritus und/oder Angioödem von Lippen, Zunge, Gaumen und Rachen, sie tritt vor allem nach dem Verzehr von frischem Obst oder Gemüse auf. Patienten mit einer Pollinosis gegenüber Birken-, Beifuß- oder Traubenkraut- (Ambrosia-)pollen sind besonders häufig betroffen [59, 61, 63].

Eine weitere Variante der Soforttyp-Allergie durch Nahrungsmittel stellt das zumeist beruflich bedingte *allergische Asthma bronchiale* durch pflanzliche Stäube dar, wobei hier das Bäckerasthma durch Mehlstäube die Erkrankung ist, die am häufigsten und am besten untersucht wurde. Seltenere Auslöser sind Stäube von Leinsamen, Soja-, Rohkaffee- und Rizinusbohnen sowie Enzyme aus Ananas (Bromelin) und Papaya (Papain) [1, 12, 13].

Bei häufigem, meistens beruflichem Kontakt können tierische oder pflanzliche Nahrungsmittelproteine auch perkutan zur Auslösung einer allergischen *Kontakturtikaria* führen. Das typische klinische Kennzeichen der Kontakturtikaria ist das Auftreten von flüchtigen Schwellungen der papillären Dermis (Quaddeln, Urtikae), welche zunächst im Areal der direkten Exposition lokalisiert sind. Gelegentlich kommt es bei einer Kontakturtikaria zusätzlich zu systemischen Reaktionen, die sich als allergische Rhinitis, Konjunktivitis oder Asthma bis hin zum anaphylaktischen Schock manifestieren. Die Generalisation der Symptomatik der Kontakturtikaria wird auch als *Kontakturtikaria-Syndrom* bezeichnet [31]. Der Schweregrad der Reaktion wird zum einen durch den individuellen Sensibilisierungsgrad und zum anderen durch die absorbierte Allergenmenge determiniert. Systemische Reaktionen treten entweder beim Vorliegen einer ausgeprägten Sensibilisierung, bei ausgedehnter Exposition oder bei starker perkutaner Absorption des Allergens auf.

Als Sonderformen der Kontakturtikaria gelten die *Proteinkontaktdermatitis* sowie das bereits erwähnte orale Allergiesyndrom (OAS). Die *Proteinkontaktdermatitis* stellt die Kombination einer Typ-I- und einer Typ-IV-Reaktion dar. Die Nahrungsmittelallergene führen zunächst zu einer Kontakturtikaria, die über ein eher vesikulöses Zwischenstadium in das typische Bild einer allergischen Kontaktdermatitis bzw. eines allergischen Kontaktekzems übergeht. Die Bezeichnung Proteinkontaktdermatitis wurde erstmalig von Hjorth und Roed-Petersen [19] für Patienten mit Handekzem eingeführt, die nach Kontakt mit bestimmten Nahrungsmittelproteinen Soforttypreaktionen entwickelten. Die meisten betroffenen Patienten hatten vor Auftreten der Symptome während ihrer beruflichen Tätigkeit im Nahrungsmittelgewerbe häufigen und intensiven Umgang mit entsprechenden Nahrungsmitteln. Fisch, Fleisch, Schalentiere, rohes Obst und Gemüse, Gewürze sowie Getreideprodukte sind hier häufige Auslöser. Bei der Proteinkontaktdermatitis kommt es innerhalb von 30 Minuten zum Auftreten von Pruritus, Erythem, Ödem, sowie nach Stunden zum Aufschießen von kleinen wasserklaren Bläschen. Die Proteinkontaktdermatitis kann sich sowohl ohne vorhergehende urtikarielle Reaktion, aber auch als Folge einer wiederholt aufgetretenen Kontakturtikaria klinisch manifestieren.

Die Bedeutung einer Nahrungsmittelallergie bei der Auslösung bzw. Unterhaltung des *atopischen Ekzems* wird kontrovers diskutiert [39, 42, 48]. Mittels doppelblinder Provokationstestung konnte gezeigt werden, daß Nahrungsmittel bei einem Teil der Patienten mit atopischem Ekzem als Auslöser der Hautveränderungen klinische Relevanz besitzen [56]. Der genaue Pathomechanismus – Typ-I- oder Typ-IV-Reaktion bzw. eine Kombination verschiedener Reaktionsformen – konnte bislang noch nicht eindeutig geklärt werden.

Die klinischen Manifestationen des Nahrungsmittel-induzierten *hämatogenen Kontaktekzems* sind vielfältig [25]. Zumeist tritt es disseminiert und symmetrisch auf mit zunächst eher follikulär betonten, später auch flächenhaften Ekzemreaktionen. Hinweisend auf die parenteral induzierte Auslösung sind zum einen das Fehlen eines Ausgangsherdes für eine Streuung sowie die bereits anfänglich vorhandene symmetrische Ausprägung. Daneben können auch „Aufflamm"-Reaktionen in früheren Ekzem- und/oder Epikutantestarealen vorkommen. In Einzelfällen wird auch über das Auftreten von Allgemeinsymptomen wie Fieber, BSG-Erhöhung, Lymphknotenschwellung sowie seltener über Asthma, Diarrhöen und ZNS-Symptomatik berichtet [25, 43]. Eine klinische Sonderform stellt das hämatogene allergische dyshidrosiforme Ekzem dar, bei dem es innerhalb von 2–3 Tagen, mitunter auch bereits innerhalb von wenigen Stunden, palmoplantar zum akuten Auftreten von dyshidrosiformen Bläschen kommt. Bei wiederholter Zufuhr des ursächlichen Agens kann sich hieraus ein chronisches dyshidrosiformes Ekzem entwickeln. Gelegentlich treten auch Streuherde am übrigen Integument auf.

Ziel der Diagnostik

Indikationen

Das wesentliche Ziel der Diagnostik bei vermuteter Nahrungsmittel-Allergie ist es, sie eindeutig zu sichern oder auszuschließen, auch damit ggf. eine weiterführende Diagnostik zur Klärung von Beschwerden erfolgen kann. Mit der Allergiediagnostik sollten die für die jeweiligen

Symptome ursächlichen Nahrungsmittel bzw. Nahrungsmittel-Bestandteile ermittelt werden, damit sie konsequent gemieden werden können. Denn nur durch eine strikte Allergenkarenz können – z.B. bei potenten Nahrungsmittelallergenen – schwere anaphylaktische Reaktionen vermieden werden. Aber auch bei weniger akuten Reaktionen, wie beispielsweise dem atopischen Ekzem, ist in besonders therapierefraktären Fällen die z.T. sehr aufwendige Suche nach möglichen auslösenden Nahrungsmitteln indiziert. Die Ermittlung der individuellen Allergene dient dabei auch der Vermeidung von pauschalen und ungesicherten Diätformen, die insbesondere bei Kindern zu Mangelerscheinungen führen können. Ein stufenweises Vorgehen, das sich am Alter des Patienten, Art und Schwere der Erkrankung sowie den individuellen Ernährungs- und Lebensgewohnheiten orientiert, ist hier am sinnvollsten. Bei der Testung sollten auch perenniale und saisonale Aeroallergene sowie Naturlatex mitgetestet werden, um mögliche Kreuzreaktivitäten zu erfassen.

Kontraindikationen

Hierfür sind die in den Kapiteln I.2. und I.10. aufgeführten Kontraindikationen für kutane Testungen bzw. orale Provokationstests zu berücksichtigen.

Methoden

Die Diagnostik der Nahrungsmittelallergie unterscheidet sich nicht wesentlich von der anderer allergischer Erkrankungen. Sie basiert grundsätzlich auf Anamnese, Hauttestungen, In-vitro-Diagnostik und Provokationstestungen. Als Besonderheit sind hierbei jedoch zusätzlich die diagnostischen Diäten zu erwähnen. Das praktische Vorgehen bei Verdacht auf eine Nahrungsmittelunverträglichkeitsreaktion kann auf einem Stufenschema basieren.

Anamnese

Der Anamnese kommt für die Diagnostik einer Nahrungsmittelallergie zentrale Bedeutung zu. Die allgemeine Anamnese umfaßt Fragen nach den Beschwerden, dem Krankheitsverlauf, der örtlichen und zeitlichen Abhängigkeit, bestehenden atopischen Erkrankungen in der Eigen- und Familienanamnese, bereits nachgewiesenen allergischen Reaktionen, sonstigen früheren oder bestehenden Erkrankungen, der häuslichen Umgebung, der beruflichen Tätigkeit, den Hobbies und den derzeit eingenommenen Medikamenten [20]. Bei Verdacht auf eine Nahrungsmittelallergie sind sämtliche im zeitlichen Zusammenhang mit den Symptomen verzehrte Nahrungsmittel und ggf. ihre Einzelbestandteile zu ermitteln. Bei Fertigprodukten ist es häufig unerläßlich, eine genaue Deklaration der Inhaltsstoffe beim Hersteller anzufordern, sofern sie nicht auf der Verpackung aufgeführt sind. Fragen nach besonderen Speisen sind gerade bei gastrointestinalen Beschwerden häufig nicht richtungsweisend, da nicht selten bislang gut vertragene Nahrungsmittel im Zusammenhang mit prädisponierenden Faktoren oder bei besonderen Zubereitungen als Auslöser wirken können. Des weiteren sind Menge und Zubereitungsform und ggf. spätere (Un-)Verträglichkeit bei wiederholter Exposition gegenüber dem(den) verdächtigen Nahrungsmittel(n), gleichzeitiger Konsum von resorptionsfördernden Substanzen oder Medikamenten sowie andere Summationsfaktoren (z.B. Streß, körperliche Betätigung, Infekte, Pollenflug) zu erfassen. Explizit sollte auch nach sogenannten „Naturheilmitteln" wie Kräutertees, Vitaminpräparaten und Abführmitteln gefragt werden, die häufig nicht als Arzneimittel angesehen werden [57]. Zur Abschätzung des Schweregrades der Reaktionen und der in Frage kommenden Auslöser sollte die Anamnese Fragen nach oropharyngealen Symptomen im Rahmen eines oralen Allergiesyndroms, ekzematösen oder urtikariellen Hautveränderungen nach Kontakt mit Nahrungsmitteln, Beschwerden im Bereich der oberen oder unteren Atemwege und/oder des Gastrointestinaltraktes, Kreislaufreaktionen und ggf. Bewußtlosigkeit beinhalten. In Ergänzung zur Anamnese ist in vielen Fällen das Führen eines Symptom-, Nahrungs- und Tätigkeitsprotokolls für 2–3 Wochen hilfreich, mit dem die zeitlichen Zusammenhänge zwischen Nahrungsaufnahme und Auftreten der Beschwerden sowie die Begleitfaktoren dokumentiert werden. Sofern jedoch lebensbedrohliche Reaktionen in der Vorgeschichte aufgetreten sind, ist eine weiterführende Diagnostik unter stationären Bedingungen unbedingt erforderlich [57, 67].

Hauttestungen

Für die Diagnostik der Nahrungsmittelallergie stehen verschiedene Hauttesttechniken zur Verfügung, die jedoch abhängig von den einzusetzenden Allergenextrakten oder Nahrungsmitteln unterschiedliche Wertigkeit besitzen. Verwendung finden hierbei sowohl kommerziell erhältliche Extrakte als auch native Nahrungsmittel. Bei Nativmaterial ist zu beachten, daß einige Nahrungsmittel niedermolekulare Substanzen wie Histamin enthalten können, die zu falsch positiven Reaktionen führen. Daher ist zum Ausschluß unspezifischer irritativer Reaktionen die Durchführung von Kontrolltestungen an 5 bis 10 freiwilligen Probanden notwendig. Für die Sensitivität der Hauttestverfahren gilt die Abstufung: Offener Epikutantest < geschlossener Epikutantest < Reibtest < Pricktest < Skarifikationstest < Intrakutantest. Positive Ergebnisse von Hauttestungen sind jedoch keineswegs beweisend für das Vorliegen einer Nahrungsmittelallergie. In den meisten Fällen muß die Diagnose durch die orale Provokation bestätigt werden.

Pricktest. Pricktests mit kommerziell erhältlichen Allergenextrakten dienen als Screeningverfahren bei Verdacht auf eine Nahrungsmittelallergie [6]. Verglichen mit dem Intrakutantest kommt es seltener zu unerwünschten Begleitreaktionen lokaler oder systemischer Art, da die Menge an Allergenen, die in die Haut gelangt, zehn- bis zwanzigmal geringer ist. Pricktests sind allerdings weniger empfindlich und schlechter reproduzierbar, führen jedoch seltener zu irritativen Reaktionen als der Intrakutantest. Aus praktischen Gründen stellt der Pricktest zum Nachweis einer spezifischen Sensibilisierung gegen Nahrungsmittelallergene somit die Methode der Wahl dar, wobei die Ablesung gemäß den Richtlinien der EAACI erfolgen sollte [6].

Da die Testungen mit kommerziell erhältlichem Nahrungsmittelextrakten insbesondere bei Frucht- und Gemüsesorten mit instabilen Allergenen häufig falsch negative Resultate liefern, kann als praktikable Alternative der *Prick-zu-Pricktest*, der eine Modifikation des Pricktest-Verfahrens darstellt, eingesetzt werden [26]. Die Testmethode besteht darin, zuerst mit einer Pricklanzette in das native Nahrungsmittel und anschließend mit der gleichen Lanzette in die Haut zu pricken.

Intrakutantest. Der Intrakutantest sollte aufgrund der höheren Inzidenz von falsch positiven Testergebnissen und dem höheren Risiko der Auslösung systemischer Reaktionen in der Routinediagnostik nur selten, d.h. nur bei gezieltem Verdacht und negativem Pricktest durchgeführt werden [6, 26, 46, 67]. Sofern verfügbar, finden standardisierte Extrakte Verwendung. Üblicherweise wird mit der 10^{-3}- bis 10^{-2}-fachen Verdünnung der Pricktest-Konzentration begonnen. In Sonderfällen (z.B. bei Verwendung von nicht standardisierten Extrakten) werden sicherheitshalber nur 10^{-8}- bis 10^{-5}-fache Verdünnungen eingesetzt. Mit dem Intrakutantest können verzögerte Reaktionen besser erfaßt werden [57]. Ein Intrakutantest mit Nickelsulfat wurde vereinzelt bei anamnestischen Hinweisen auf ein hämatogenes Kontaktekzem vorgenommen.

Besteht der Verdacht auf eine nahrungsmittelinduzierte Vasculitis allergica, kann in seltenen Fällen ein Intrakutantest mit Spätablesung nach 6, 24 und 48 Stunden indiziert sein [10].

Skarifikations-Test (Scratchtest). Die Testung kann sowohl mit Pricktest-Extrakten, mit gefriergetrockneten und pulverisierten Allergenen, die zuvor mit physiologischer Kochsalzlösung versetzt wurden, als auch mit Nativmaterial durchgeführt werden, wobei diese Methode insbesondere für pflanzliche Nahrungsmittel (z.B. rohes Obst, Gemüse) gut geeignet ist. Das Material (z.B. natives Nahrungsmittel) wird entweder direkt auf eine oberflächliche, nicht blutende, 5-10 mm lange Einritzung der Haut appliziert oder das Einritzen erfolgt durch das aufgebrachte Material hindurch. Eine Modifikation des Scratchtestes ist der *Skarifikations-Kammer-Test* (Scratch-Chamber-Test). Hierbei wird die Haut zuerst skarifiziert, die Testsubstanz appliziert und anschließend mit einem Finn-Chamber (Epitest, Finnland) für 15 Minuten abgedeckt. Die Reaktion wird 5 Minuten nach Entfernen der Kammer beurteilt. Dieses Testverfahren wird v.a. bei der Diagnostik der Kontakturtikaria eingesetzt. Bei Verdacht auf eine Proteinkontaktdermatitis sollte auch nach 24 Stunden abgelesen werden.

Reibtest. Diese wenig invasive und unempfindliche Methode ist bei Verdacht auf eine hochgradige Sensibilisierung als Suchtest für Allergene, die nicht in Form von Extrakten verfügbar sind, bzw. zur Abklärung einer Kontakturtikaria indiziert [57].

Das angefeuchtete native Nahrungsmittel wird 10- bis 20mal unter mäßigem Druck auf einem etwa 5×5 cm großen Areal gesunder bzw. gering betroffener Haut an der Volarseite des Unterarms leicht gerieben. Das Testareal wird für 60 Minuten beobachtet. Als positives Resultat gilt das Auftreten einer follikulär betonten urtikariellen Reaktion, die durch transfollikuläre Allergenaufnahme ausgelöst wird.

■ **Epikutantest.** Der Epikutantest wird üblicherweise in der Diagnostik der Typ-IV-Reaktionen eingesetzt. Durch Modifikation des Ableseverfahrens findet er auch in der Diagnostik der nahrungsmittelinduzierten Soforttyp-Allergie Anwendung. Beim offenen Epikutantest wird das native Nahrungsmittel auf einem ca. 3×3 cm großen Hautareal am oberen Rücken, auf der Streckseite des Oberarms bzw. der Beugeseite des Unterarms appliziert. Eine positive Reaktion zeigt sich nach 15–60 Minuten durch Auftreten von Quaddeln und Erythem bzw. nach Stunden durch Aufschießen stecknadelkopfgroßer Vesikel. Der geschlossene Epikutantest ist empfindlicher als die offene Applikationsweise. Die Pflaster werden für 15–20 Minuten belassen; eine positive Sofortreaktion zeigt sich innerhalb von 20–45 Minuten. Für den Epikutantest mit Sofortablesung gelten die gleichen Indikationen wie für den Reibtest. Da er das unempfindlichere Testverfahren darstellt, sollte er zuerst eingesetzt werden.

Bei Verdacht auf ein hämatogenes Kontaktekzem durch niedermolekulare Nahrungsmittel-Inhaltsstoffe (z. B. Nickel) wird ein konventioneller Epikutantest mit den kommerziell erhältlichen Testsubstanzen durchgeführt (Kapitel I.3.).

In-vitro-Diagnostik

In Ergänzung zum Hauttest erfolgt der Nachweis der spezifischen Sensibilisierung auf Nahrungsmittel durch verschiedene In-vitro-Verfahren. Zur Bestimmung der *spezifischen IgE-Antikörper* im Serum wird am häufigsten der RAST (Radioallergosorbenstest) sowie als neuere Variante der CAP-FEIA (Pharmacia & Upjohn, Freiburg) eingesetzt. Bezüglich der weiteren Methoden zur Detektion des spezifischen IgE wird auf Kapitel I.5. verwiesen. Als Suchtest einer Sensibilisierung gegenüber Nahrungsmittel können Sammelallergenscheiben eingesetzt werden. Bei positivem Resultat erfolgen anschließend Einzelbestimmungen zur Identifizierung der relevanten Einzelallergene. In-vitro-Tests sind insbesondere dann einzusetzen, wenn trotz deutlicher anamnestischer Hinweise die Hauttestungen mit den verdächtigen Allergenen negativ waren. Des weiteren ist diese Methode bei Patienten indiziert, bei denen Hautteste nicht möglich (z. B. antiallergische Medikation, Hautveränderungen im Testareal) oder schwer interpretierbar (z. B. urtikarieller Demographismus) sind. Dies ist auch bei anamnestisch hochgradiger Sensibilisierung der Fall, bei der die In-vivo-Diagnostik mit dem potentiellen Risiko der anaphylaktischen Reaktion behaftet ist.

Die Bestimmung des *Gesamt-IgE* im Serum sollte auf jeden Fall ergänzend zur Messung spezifischer IgE-Antikörper erfolgen, da die Höhe des Gesamt-IgE wichtig ist für die Interpretation sonstiger Testbefunde.

Die *allergeninduzierte Histaminfreisetzung aus basophilen Leukozyten* wird aufgrund ihres erheblichen labortechnischen und zeitlichen Aufwands in der Diagnostik IgE-vermittelter Nahrungsmittelallergien nur selten eingesetzt [6, 26, 46, 57]. Dieser Test kann zur Differenzierung einer Sensibilisierung gegen einzelne Allergenfraktionen (z. B. bei tierischen Proteinen) eingesetzt werden [57]. Eine Modifikation dieser Methode, bei der das freigesetzte Histamin an Mikrofasern gebunden wird, ist zwar technisch einfacher, wird aber ebenfalls nicht in der Routinediagnostik eingesetzt [6]. Die Methodik der zellulären Funktionstests wird im Kapitel I.7. beschrieben. Seit kurzem ist der CAST-ELISA (DPC Biermann, Bad Nauheim), der auf der Bestimmung von Leukotrienen aus peripheren Blutzellen basiert, kommerziell erhältlich. Er wird für die Routinediagnostik der Nahrungsmittelallergie nicht empfohlen, da kontrollierte Studien mit Nahrungsmittelallergenen bislang noch nicht erfolgt sind [26]. Weitere zelluläre Funktionstests wie z. B. der Histaminfreisetzungstest aus duodenalen Mastzellen sowie der Makrophagenhemmtest haben hauptsächlich experimentellen Charakter [6, 57]. Auch die Bestimmung von Entzündungsmediatoren wie des eosinophilen kationischen Proteins (ECP), der Eosinophilenperoxidase (EPX), des 1-Methylhistamins im Urin sowie der Serum-Tryptase wird lediglich bei wissenschaftlichen Fragestellungen (z. B. für das Monitoring von oralen Provokationen) durchgeführt [6] (Kapitel I.8.). Die klinische Relevanz von Serumantikörpern des IgG-, IgA- sowie IgM-Isotyps gegen Nahrungsmittelallergene ist bislang nicht durch kontrollierte klinische Studien überprüft worden. Mit dem Lymphozytentransformationstest können sensibilisierte T-Lymphozyten nachgewiesen werden. Diese Methode, die der Bestätigung von T-Zell-vermittelten Reaktionen dient, wird allerdings nur in wenigen spezialisierten Zentren durchgeführt und steht daher für die Routinediagnostik nicht zur Verfügung [46]. Die klinische Bedeutung ist allerdings eher fraglich und bislang noch nicht eindeutig durch größere Fallzahlen und klinische Studien überprüft worden [6].

Diagnostische Diäten

In der Diagnostik und Therapie der Nahrungsmittelallergie werden verschiedene Diätverfahren eingesetzt (Tabelle 5). Ist auch nach den bereits erwähnten Schritten der allergologischen Diagnostik, welche die detaillierte Anamnese, In-vivo- und In-vitro-Verfahren sowie das Führen eines Symptom- und Nahrungsmitteltagebuchs beinhalten, eine eindeutige Zuordnung der Beschwerdesymptomatik zur Ingestion von bestimmten Nahrungsmitteln nicht möglich, sollte zunächst eine gezielte Elimination erfolgen, sofern sich der Verdacht auf einige Nahrungsmittel eingrenzen läßt. Sollte jedoch eine Zuordnung der Beschwerden zu einigen wenigen Nahrungsmitteln nicht möglich sein, empfiehlt sich bei älteren Kindern und Erwachsenen die Durchführung einer strengen *Eliminationsdiät* oder sog. *Basisdiät* („Kartoffel-Reis-Diät oder „Tee-Zwieback-Diät") (Tabelle 6) für 5–7 Tage, wobei zuvor jedoch mittels Hauttestung und/oder In-vitro-Diagnostik eine Reis- oder Kartoffel-Sensibilisierung ausgeschlossen werden sollte [45, 67]. Bei Säuglingen und Kleinkindern eignen sich nach Ausschluß entsprechender Sensibilisierungen für die strenge Basisdiät industriell hergestellte extensiv hydrolysierte Milchproteinhydrolysate auf Kasein- oder Molkeproteinbasis, Sojapräparate oder ein aus Reis und Johannisbrotkernmehl bestehendes Produkt (Sinlac, Nestlé) [9]. Diese einschneidenden Eliminationsdiäten sollten jedoch aufgrund der insbesondere bei Kindern bestehenden Gefahr der Malnutrition nur über einen begrenzten Zeitraum durchgeführt werden. Als Alternative kann auch zunächst eine weniger einschränkende oligoallergene Basisdiät eingesetzt werden (Tabelle 7). Wird auch durch eine Eliminationsdiät innerhalb von zwei Wochen keine Besserung der Beschwerden erzielt, ist ein Zusammenhang der Symptome mit der Nahrungsaufnahme nahezu ausgeschlossen [67]. Kommt es jedoch zu einer deutlichen Reduktion der Beschwerdesymptomatik, werden im Anschluß diagnostische *Stufen-Diäten* oder die gezielte orale Provokation mit ausgewählten Nahrungsmitteln durchgeführt. Bei den Stufen-Diäten unterscheidet man zwischen Stufen-Elimination bzw. Stufen-Provokation. Ein Beispiel für eine Suchdiät im Erwachsenenalter ist in Tabelle 8 dargestellt. Hierbei werden verschiedene Nahrungsmittel bzw. Nahrungsmittelgruppen entweder eliminiert oder von einer Basis-Diät aus zugeführt [45]. Mit Berücksichtigung der Akuität der klinischen Symptomatik beträgt das Zeitin-

Tabelle 5. Diätverfahren bei Nahrungsmittelallergie (modifiziert nach Ring [43] und Wüthrich [68])

Diagnostische Diäten
„Allergen-frei", „Allergen-arm", „Additiva-frei"

Stufen-Diäten
- Stufen-Elimination
- Stufen-Provokation

Therapeutische Diäten
- Spezifische Allergenkarenz
- Additiva-freie Diät (bei Überempfindlichkeit gegen Zusatzstoffe)
- Nickel- bzw. Perubalsam-arme Diät (bei oral provozierbarem hämatogenem Kontaktekzem)

Prophylaktische Diäten
Atopieprävention im Säuglingsalter
- Stillen bis zum 6. Lebensmonat bzw. Gabe von extensiv hydrolysierten Formula
- Hypoallergene Diät der Mutter während der Laktation (frei von Milch, Ei, Fisch, Nuß, Erdnuß)
- Beikost nicht vor dem 6. Lebensmonat
- Karenz von Hühnerei im 1. Lebensjahr

Tabelle 6. Allergen-freie Basisdiät (nach Ring [43])

Erlaubte Nahrungsmittel
Reis*
Kartoffel*
Salz
Zucker
Mineralwasser

* Bei Verdacht auf Allergie gegen Kartoffel oder Reis ggf. Wechsel auf andere Grundnahrungsmittel

Tabelle 7. Oligoallergene Basisdiät* (nach Ring [43])

Erlaubte Nahrungsmittel
Reis
Kartoffel
Rindfleisch
Lammfleisch
Zucchini
Chinakohl
Salz
Zucker
Diät-Speiseöl (frei von Zusatzstoffen)
Schwarztee (nicht aromatisiert)
Mineralwasser

* Bei längerem Einsatz Kalzium- und Vitaminsubstitution

Tabelle 8. Suchdiät für Erwachsene bei Verdacht auf Nahrungsmittelallergie (nach Ring und Braun-Falco [43])

Stufe 1	Kohlenhydrate und Gemüse
Stufe 2	Milch und Milchprodukte
Stufe 3	Fleisch/Gewürze
Stufe 4	Ei und Geflügel
Stufe 5	Fisch
Stufe 6	Farb- und Konservierungsstoffe

tervall der diätetischen Änderungen Stunden (z.B. bei Urtikaria) bzw. mehrere Tage oder Wochen (z.B. bei atopischem Ekzem).

Provokationstestungen

Orale Provokationstestungen (OPT) sollten möglichst nur unter stationären Bedingungen durchgeführt werden, um die Objektivierbarkeit der auftretenden Symptome, Optimierung und Standardisierung der Testbedingungen sowie Überwachung des Patienten zu gewährleisten. Hierbei sind einige Grundregeln zu beachten. Die orale Provokation mit Nahrungsmitteln, die als Auslöser anaphylaktischer Reaktionen in Frage kommen, sollte nur in Notfallbereitschaft und bei liegendem intravenösem Zugang erfolgen. Eine orale Provokationstestung sollte möglichst nur im relativ stabilen bzw. erscheinungsfreien Intervall erfolgen. Vor Beginn der oralen Provokationstestung ist eine ausreichend lange (mindestens 5- bis 7tägige) Karenz der verdächtigen Nahrungsmittel einzuhalten. Das Subkomitee zur Nahrungsmittelallergie der EAACI empfiehlt, zunächst offene orale Provokationen mit den verdächtigen Nahrungsmitteln unter stationären Bedingungen durchzuführen [6]. Während bei negativem Ergebnis keine weiteren Untersuchungen erforderlich sind, ist bei Unsicherheit über den Ausgang eines offenen OPT zur weiteren Objektivierung die doppelblinde und Plazebo-kontrollierte Provokation anzuschließen. Bei Patienten mit pollenassoziierten Nahrungsmittelallergien im Sinne eines oralen Allergiesyndroms ist aufgrund der zumeist sofort auftretenden Symptome bei entsprechender Sensibilisierung eine orale Provokation der auslösenden Nahrungsmittel nicht zwingend erforderlich [59, 67].

Bei der oralen Provokation werden native oder gefriergetrocknete Nahrungsmittel verwendet. Sofern möglich, sollten die oralen Provokationstestungen mittels „Einfach"- oder „Doppelblind"-Verfahren durchgeführt werden, um die bekannten psychosomatischen Einflüsse ausschalten bzw. einschätzen zu können. Als „Goldstandard" der oralen Provokationstestung mit Nahrungsmitteln gilt, ohne daß hierzu Studien existieren, die *doppelblinde, Plazebo-kontrollierte Nahrungsmittelprovokation (Double Blind Placebo Controlled Food Challenge = DBPCFC)* [6, 67]. Bei der Provokation im „Blind"-Verfahren werden definierte Mengen des entsprechenden Nahrungsmittels in pulverisierter Form oder püriert den Speisen des Patienten beigemengt. Flüssige (z.B. Kuhmilch, Eiklar), pürierte oder pulverisierte Nahrungsmittel können alternativ auch in einer geschmacksdominanten Trinklösung (z.B. auf der Basis einer extensiv hydrolysierten Proteinpräparation) aufgelöst werden. Der Geschmack läßt sich durch Süßen oder Zufügen von Geschmacksstoffen verbessern. Die Trinklösungen oder Breie können – sofern aus allergologischer Sicht im Einzelfall möglich – durch farbintensive Frucht- oder Gemüsesäfte farblich maskiert werden. Ist dies nicht machbar, sollte eine Applikation des Nahrungsmittels unter Verwendung von Alufolie-umwickelten Spritzen bzw. undurchsichtigen Flaschen erfolgen. Die Verabreichung der Nahrungsmittel in Gelatinekapseln, die bis vor einigen Jahren auch in Deutschland kommerziell erhältlich waren, hat zahlreiche Nachteile. Hierzu zählen, daß ein oraler Kontakt mit dem Nahrungsmittel nicht möglich ist, sie bei Säuglingen und Kleinkindern nicht angewendet werden können und daß die Menge an Nahrungsmittel, die in die Kapseln gefüllt werden kann, zu gering ist. Vorteile sind allerdings die Praktikabilität bei der Applikation und die gute Maskierung der meisten Nahrungsmittel (mit Ausnahme von Fisch). Niedermolekulare Nahrungsmittelinhaltsstoffe können jedoch in Gelatinekapseln gut appliziert werden (Kapitel I.10.). Als Plazebo werden zum Beispiel Laktosekapseln bzw. Trinklösungen ohne Zusatz verwendet. Das Verhältnis von Verum und Plazebo beträgt im Idealfall 1:1, mindestens jedoch 2:1. Ausgehend von einer oligoallergenen Basisdiät sollte nur ein Allergen pro Tag provoziert werden, wobei die Applikation in langsam ansteigender Dosis je nach Akuität der erwarteten Reaktion alle 60 bis 120 Minuten erfolgt. Sofern möglich sollte die Gesamtdosis mindestens der durchschnittlichen täglichen Zufuhr des entsprechenden Nahrungsmittels entsprechen (z.B. 250 ml Kuhmilch).

Die exakte Dokumentation von Art und Menge des applizierten Nahrungsmittels sowie sämtlichen Reaktionen auf speziellen Dokumentationsbögen ist für die klinische Beurteilung der oralen Provokation unerläßlich. Während und nach der Provokation finden eine fortlaufende Beobachtung des Patienten, Inspektion von Haut und Schleimhäuten sowie Kontrolle von Puls und Blutdruck statt. Bei Patienten mit möglicher Atemwegsobstruktion sollte eine Messung des Atemwegswiderstandes mittels Peak-Flow-Meter bzw. Bodyplethysmographie sowie bei Patienten mit rhinitischen Beschwerden eine Rhinomanometrie durchgeführt werden. Bei Patienten mit atopischem Ekzem können standardisierte Schweregradscores wie z.B. der SCORAD zur Verlaufsdokumentation eingesetzt werden. Der Beobachtungszeitraum beträgt bei erwarteten Soforttyp-Reaktionen 12 bis 24 h, bei Spättypreaktionen dagegen möglichst 48 h [26], ggf. auch länger. Sofern lediglich subjektive Beschwerden auftreten, ist die Beurteilung der Reaktionen schwierig. In diesen Fällen muß ggf. eine Re-Provokation zu einem späteren Zeitpunkt erfolgen. Die bislang für wissenschaftliche Fragestellungen eingesetzte In-vitro-Messung von zellspezifischen Entzündungsmediatoren, wie z.B. ECP oder Tryptase im Serum oder 1-Methylhistamin im Urin, hat sich zur Objektivierung der klinischen Symptome für die Routinediagnostik als nicht ausreichend geeignet erwiesen. Bei negativen Resultaten im DBPCFC erfolgt anschließend die offene orale Provokation mit nativen Nahrungsmitteln, wobei der prädiktive Wert eines negativen offenen OPT so hoch ist, daß keine weiteren Untersuchungen erforderlich sind [67].

Eine Modifikation des OPT wird bei Verdacht auf eine Summationsanaphylaxie angewendet. In diesem Fall wird die orale Provokation mit einem Streßfaktor, wie z.B. Anstrengung mittels eines Ergometers, kombiniert. Zuvor müssen sowohl das verdächtige Nahrungsmittel als auch die Anstrengung einzeln als Auslösefaktoren mittels Provokation ausgeschlossen werden.

Die orale Provokationstestung mit Nahrungsmitteln weist beim atopischen Ekzem einige Besonderheiten auf [39, 60]. Der beste Zeitpunkt für einen OPT liegt im relativ stabilen bzw. erscheinungsfreien Intervall vor, in dem ohne intensive externe und/oder interne Therapie die Hautveränderungen gering ausgeprägt sind. Erlaubt ist allerdings die Applikation von schwachen topischen Kortikosteroiden. In einigen Fällen muß ggf. die wiederholte Provokation mit einem Nahrungsmittel über mehrere Tage erfolgen. Der OPT sollte beim atopischen Ekzem möglichst nur unter stationären Bedingungen durchgeführt werden, da so zum einen die Standardisierung der Umweltbedingungen und zum anderen eine adäquate medizinische Versorgung und Nachbeobachtung besser gewährleistet sind. Denn auch beim atopischen Ekzem ist die orale Provokationstestung mit dem potentiellen Risiko des Auftretens von anaphylaktoiden Reaktionen verbunden, die sich mitunter erst nach Stunden manifestieren. Bei gestillten Säuglingen sollte während des OPT beachtet werden, daß auch die Mutter eine allergenarme Diät einhält, da ein möglicher Allergentransfer über die Muttermilch die Resultate der Provokationstestung verfälschen kann [35].

Zur Objektivierung eines hämatogenen Kontaktekzems stellt die orale Provokationstestung mit Nahrungsmittelzusatz- oder -begleitstoffen in Einzelfällen die Methode der Wahl dar [25]. Diese sollte unter Berücksichtigung des Spontanverlaufs der Erkankung und zur Ausschaltung von psychischen Faktoren möglichst geblindet und Plazebo-kontrolliert in einem nahezu erscheinungsfreien oder gut stabilisierten Hautzustand des Patienten erfolgen [15]. Beschrieben sind orale Provokationen mit Nickel, Perubalsam sowie Dichromat, wobei entweder eine einmalige Provokation mit den Stoffen in Kapseln oder in Wasser gelöst an einem Tag mit einer Nachbeobachtung von 48 h oder eine titrierte Provokation in langsam steigender Dosis in Abständen von 24 h erfolgen kann [25].

Als Dosen werden 1-10 mg für Dichromat bzw. 2-5 mg für Nickelsulfat beschrieben [15].

In den seltenen Fällen einer nahrungsmittelassoziierten Vasculitis allergica wird über die gezielte orale Provokation mit verdächtigen Nahrungsmitteln berichtet [10]. Auch hierbei ist auf eine ausreichend lange Nachbeobachtung für mindestens 48 h zu achten.

Gastrointestinale Provokationsverfahren

Diese invasiven Methoden werden in der Diagnostik der IgE-vermittelten Nahrungsmittelallergie nur selten angewendet. Sie bleiben aufgrund des hohen zeitlichen und personellen Aufwands und der vermehrten Belastung für den Patienten ausgewählten Fällen vorbehalten. Hierzu zählen die rektale Provokationstestung, die *intragastrale Provokation unter endoskopischer Kontrolle (IPEC)* [29, 40] sowie die kürzlich eingeführte koloskopische Allergenprovokation (*Colonoscopic Allergen Provocation* =COLAP) [3]. Mittels IPEC kann sowohl die lokale Reaktion der Magenschleimhaut nach endoskopischer Allergenapplikation makroskopisch und mikroskopisch verifiziert als auch eine Messung der lokalen Histaminausschüttung für wissenschaftliche Fragestellungen durchgeführt werden.

Sonstige Provokationsverfahren

Bei der oralen Kontakturtikaria kann zur Diagnosesicherung in unklaren Fällen die lokale (labiale oder linguale) Provokation mit dem anamnestisch verdächtigen Nahrungsmittels (in nativer Form bzw. in einer Pricktestlösung) in Notfallbereitschaft erfolgen. Bei Hinweisen auf eine Kontakturtikaria und negativen Resultaten in der bisherigen Diagnostik bietet sich ein sog. Gebrauchstest an, bei dem die entsprechenden Nahrungsmittel wie in der täglichen Praxis zubereitet werden.

Bei Verdacht auf ein (berufsbedingtes) allergisches Asthma bronchiale durch Nahrungsmittelstäube ist in Einzelfällen eine bronchiale Provokationstestung (Kapitel I.13.) indiziert [1, 12, 13].

Eine Übersicht der verschiedenen Provokationsverfahren in der Diagnostik der Nahrungsmittelallergie findet sich in der Tabelle 9.

Tabelle 9. Provokationsverfahren in der Diagnostik der Nahrungsmittelallergie

Kutan	Offener Epikutantest („Skin Application Food Test" = SAFT)
Lingual/labial	Ggf. bei Kontakturtikaria, OAS
Oral	– Offen – Sublingual – Kapseln – DBPCFC
Gastrointestinal	– Intragastrale Provokation unter endoskopischer Kontrolle (IPEC) – Koloskopische Allergenprovokation (COLAP)

Interpretation der Testbefunde

Anamnese

Die Aussagefähigkeit der Anamnese ist, sofern sie über Fragebogen erhoben wurde, beschränkt, da der enge Fragenkatalog wenig Spielraum für eigene Bewertungen läßt. Eine Ausnahme können hier allerdings Fälle mit einer ausgeprägten Sensibilisierung bzw. mit Monosensibilisierungen darstellen. Für die diagnostische Einordnung sind Kenntnisse über Vorkommen von Nahrungsmittelallergenen, Einflüsse von lebensmitteltechnologischen Verfahren, aktuelle Ernährungsgewohnheiten, Vorkommen von Antigengemeinschaften sowie Rezepturen unerläßlich. Bei den anamnestischen Angaben ist zu bedenken, daß diese gerade in heutiger Zeit häufig Spekulationen der Patienten und dem vielfach geänderten Bewußtsein über eine „gesunde Ernährung" und dem Trend zur „Bio"-Kost unterliegen, wobei häufig spekulative Anschauungen über vermeintlich schädliche Nahrungsmittelbestandteile wie z.B. Zucker, Weißmehl, Schweinefleisch, Zusatzstoffe oder Pestizide existieren, die als Ursache für die angegebenen Beschwerden angeschuldigt werden [57].

Hauttestungen

Ein Problem bei der Interpretation der Hauttestbefunde ist die vom Hersteller oder der Extrakt-Charge abhängige Variabiliät der Allergenaktivät der kommerziell erhältlichen Nahrungsmittelextrakte [6]. Die Allergene von Obst und einigen Gemüsearten sowie Getreide unterliegen zusätzlich thermischen Einflüssen, die bei der Herstellung geeigneter Allergenextrakte große Probleme bereiten. Da die allergene Potenz im Laufe des Extraktionsprozesses abnimmt, zeigen Hauttestungen mit diesen Extrakten häufig negative Resultate [66]. Ebensowenig wie ein negativer Hauttest eine Nahrungsmittelallergie ausschließt, ist ein positives Resultat beweisend für die klinische Aktualität der nachgewiesenen Sensibilisierung. Die Sensitivität und Spezifität des Pricktests im Vergleich zum DBPCFC sind je nach Allergenquelle sehr unterschiedlich. Die diagnostische Genauigkeit ist für gut definierte Nahrungsmittelproteine wie Fisch, Ei und Milch sehr hoch, sie ist bei weniger gut charakterisierten Allergenen schlechter. Bei Einsatz hochwertiger Nahrungsmittelextrakte ist der negative Vorhersagewert zumeist größer als 95%, d.h. durch einen negativen Hauttest kann eine IgE-vermittelte Reaktion auf das betreffende Nahrungsmittelallergen mit hoher Wahrscheinlichkeit, aber nicht völlig ausgeschlossen werden. Demgegenüber ist der positive Vorhersagewert geringer als 50% [26]. Verglichen mit dem Pricktest besitzt der Intrakutantest eine größere Sensitivität, jedoch eine geringere Spezifität [6]. Bei der Interpretation von Hauttestbefunden ist zu beachten, daß insbesondere Säuglinge und Kleinkinder häufiger falsch negative Reaktionen aufweisen. Bei eindeutigem anamnestischen Zusammenhang zwischen der isolierten Zufuhr eines bestimmten Nahrungsmittels und dem Auftreten einer systemischen anaphylaktischen Reaktion besitzt ein positiver Hauttest auf dieses Nahrungsmittel einen hohen prädiktiven Wert [26]. Beim Scratchtest wird die Interpretation der Ergebnisse häufig durch traumatisch induzierte unspezifische Reaktionen erschwert. Dieses Hauttestverfahren ist schlecht standardisierbar, da die in die Epidermis gelangende Allergenmenge sehr stark variiert und daher das Risiko der Auslösung systemischer Reaktionen besteht.

In-vitro-Diagnostik

Nicht selten finden sich Diskrepanzen zwischen den Ergebnissen von Hauttestungen und In-vitro-Diagnostik. Im Unterschied zu den Hauttestungen, bei denen die zellständigen, spezifischen IgE-Antikörper der Mastzellpopulation der Haut erfaßt werden, erfolgt in vitro die Bestimmung der zirkulierenden IgE-Antikörper im Serum. Einerseits können bei sehr hohen Gesamt-IgE-Konzentrationen falsch positive Ergebnisse auftreten, andererseits schließt ein negativer RAST das Vorliegen einer Soforttypallergie nicht aus, da das IgE aus dem Serum möglicherweise an der Oberfläche von Mastzellen bzw. Basophilen gebunden sein kann.

Erhöhtes Gesamt-IgE kann hinweisend sein für das Vorliegen einer atopischen Diathese, kann jedoch z.B. auch bei Parasitosen und entzündlichen Dermatosen auftreten. Da bei Atopikern und Nichtatopikern große individuelle Streuungen des Gesamt-IgE bestehen, schließt jedoch auch ein normwertiger Gesamt-IgE-Wert weder das Vorliegen einer Atopie noch eine klinisch bedeutsame Nahrungsmittelallergie aus. Patienten mit einer polysymptomatischen Pollen- und pollenassoziierten Nahrungsmittelallergie weisen jedoch häufig auch ein hohes Gesamt-IgE auf. Bei Gesamt-IgE-Werten über 500 kU/l und einer ausgeprägten gastrointestinalen Symptomatik sollte eine weiterführende Diagnostik erfolgen [57].

Die Bestimmung von IgG-Antikörpern hat sich als ungeeignet erwiesen, da sich diese im unterschiedlichen Ausmaß auch bei Normalpersonen finden. „Alternativmethoden" wie die „zytotoxischen Lebensmittelallergietests" (sog. ALCAT-Tests), „sublingualer Neutralisationstest" oder die „Bioresonanz" sind ohne diagnostischen Wert [6].

Orale Provokationstestung

Die diagnostische Einschätzung und Bewertung der Ergebnisse der oralen Provokationstestungen gestaltet sich aufgrund vielfältiger Probleme und komplexer Interaktionen auch für den erfahrenen Allergologen als sehr schwierig. Eine positive Provokation ist hinweisend auf das Vorliegen einer Nahrungsmittel-Unverträglichkeitsreaktion, jedoch nur zusammen mit der Anamnese und dem Nachweis einer spezifischen Sensibilisierung beweisend für eine Nahrungsmittelallergie. Bei einer Reaktion auf Plazebogabe sind positive Verum-Provokationen nur dann zu verwerten, wenn diese sich deutlich bezüglich der Art und Schwere der Symptome unterscheiden. Sie sollten daher mit häufig intermittierender Plazebo-Provokation wiederholt werden. Durch einen negativen OPT bei eindeutigen anamnestischen Hinweisen ist eine Nahrungsmittelallergie nicht ausgeschlossen. Hierbei ist an das Vorliegen von möglichen Summationsfaktoren wie Infektionen, körperliche Anstrengung, psychische Belastung, Pollenflug, gleichzeitiger Einnahme von Arzneimitteln wie z. B. Azetylsalizylsäure oder die Kombination von verschiedenen Nahrungsmitteln zu denken (Tabelle 10). Probleme beim OPT sind die Auswahl des(der) zu provozierenden Nahrungsmittel, die geeignete Dosis sowie die Zeitintervalle für die Provokation. Auch ist über die Einflüsse von physikalisch-chemischen Modifikationen auf die Allergenität von Nahrungsmitteln durch den Verarbeitungs- bzw. Verdauungsprozeß bislang wenig bekannt.

Eine weitere Schwierigkeit ergibt sich bei der diagnostischen Einschätzung von lediglich subjektiv erfaßbaren Reaktionen (z. B. Juckreiz, Schwindel) in der Abgrenzung gegenüber psychophysiologischen Reaktionen, die psychosomatischen Einflüssen unterliegen. Zur Objektivierung ist hierfür bislang nur die Plazebo-kontrollierte Nahrungsmittel-Provokation unter Doppelblind-Bedingungen (DBPCFC) geeignet. Experimentelle Untersuchungen wie z. B. die Messung von vasoaktiven Mediatorsubstanzen haben sich aufgrund fehlender Praktikabilität für die Routinediagnostik als bislang nicht geeignet erwiesen.

Beim atopischen Ekzem ist die Standardisierung der Umweltfaktoren während des OPT aufgrund der vielfältigen endogenen und exogenen Summationsfaktoren noch wichtiger als bei anderen Krankheitsbildern. Hierbei spielen u. a. neben Aeroallergenen und körperlicher Anstrengung auch psychosoziale Interaktionen eine wichtige Rolle [44].

Das Problem bei der oralen Provokation mit Nickel beim hämatogenen Kontaktekzem besteht darin, daß die eingesetzten Dosen von bis zu 5 mg wesentlich höher sind als die durchschnittliche tägliche Nickelaufnahme, die nur 150–500 µg beträgt und je nach Zusammensetzung der Kost starken Schwankungen unterliegt [2, 15, 25]. Der OPT mit Nickel kann somit nur bedingt auf die alltägliche Ernährung übertragen werden. Aufgrund des Spontanverlaufs der Erkrankung und den möglichen psychischen Einflüssen ist unbedingt eine ergänzende Plazebo-Provokation indiziert. Bei unklaren Ergebnissen sollte vor Beginn diätetischer Maßnahmen ggf. eine repetitive Provokation erfolgen.

Zusammenfassend ist festzustellen, daß in der allergologischen Diagnostik der Nahrungsmittelallergie die Einschätzung der Bedeutung der Ergebnisse von Hauttestungen, Labor- (In-vitro-)Diagnostik und ggf. Provokationstestungen nur in Zusammenhang mit der Krankengeschichte und den organischen Befunden des Patienten erfolgen sollte. Erst bei Nachweis der klinischen Relevanz der Sensibilisierungen können hieraus weitreichendere Konsequenzen wie z. B. Diätempfehlungen gezogen werden.

Therapie

Diäten. Nach individueller Ermittlung des auslösenden Nahrungsmittels hat in der Therapie der Nahrungsmittelallergie wie bei jeder anderen allergischen Erkrankung die Allergenkarenz höchste Priorität. *Therapeutische Diäten*, bei denen die ermittelten Allergene gemieden werden, sind immer dem Einzelfall anzupassen. Ggf. erfolgt die Beratung in Zusammenarbeit mit einer Ökotrophologin oder Diätassistentin unter Berücksichtigung der ernährungsphysiologischen Empfehlungen. Dies ist gerade bei Kindern wichtig, um das Risiko einer qualitativen und/oder quantitativen Malnutrition zu minimieren. Auch benötigen die Patienten genaue Informationen z. B. in Form von sog. „Positiv-" und „Negativ-Listen" dafür, welche Nahrungsmittel oder -produkte die zu meidenden Allergene offen oder versteckt enthalten können [45]. Diese Diäten sind problemlos einzuhalten, sofern es sich um leicht meidbare und selten verzehrte Nahrungsmittel handelt.

Schwierig gestaltet sich die Durchführung einer speziellen Diät, sofern es sich um ubiquitär vorkommende Nahrungsmittel, Grundnahrungsmittel oder sog. „verborgene Allergene" handelt, die in Lebensmitteln unerwartet vorkommen, da sie nicht oder nicht ausreichend deklariert sind. Voraussetzung für den Erfolg einer Diät sind daher detaillierte Kenntnisse über die Inhalts-

Tabelle 10. Summationsfaktoren bei Nahrungsmittelallergie

Infektionen
Körperliche Anstrengung
Psychischer Streß
(Aero)-Allergene (Pollen, Tierhaare)
Andere Nahrungsmittel
Arzneimittel (z. B. Azetylsalizylsäure)
Resorptionsfördernde Substanzen (Alkohol, Koffein)

und Zusatzstoffe der entsprechenden Lebensmittel sowie über die möglichen Einflüsse von Verarbeitungsmethoden auf deren Allergenität. So kann bei hitzelabilen Allergenen z.B. in Obst- und Gemüsearten durch Kochen oder Backen deren Allergenität deutlich vermindert werden, so daß diese Nahrungsmittel nach entsprechender Verarbeitung im Einzelfall wieder vertragen werden. Bei anderen Nahrungsmitteln wie z.B. Schalentieren sowie Fisch können dagegen durch Erhitzen sogar neue Allergene entstehen. Durch mechanische Zerkleinerung kann durch die sog. enzymatische Bräunung bei Früchten und Gemüsen die Allergenität vermindert werden [10]. Auch die beim Apfel ermittelten Erkenntnisse zu den Unterschieden der Allergenität in Abhängigkeit von der Sorte und dem Reifegrad können für entsprechende Diätempfehlungen Berücksichtigung finden [62].

Die akzidentelle Aufnahme allergieauslösender Substanzen in verarbeiteten Lebensmitteln wurde als Hauptursache für die Auslösung schwerster anaphylaktischer Reaktionen und der Mehrzahl der resultierenden Todesfälle ermittelt [5]. Daher ist insbesondere für die potenten Nahrungsmittelallergene (u.a. Fische, Schalentiere, Kuhmilch, Hühnerei, Sellerie, Erdnuß und andere Hülsenfrüchte, Nüsse, Ölsaaten wie Sesam oder Mohn) eine Ausweitung der Deklarationspflicht zu fordern. Zur Zeit dürfen zusammengesetzte Lebensmittel einem anderen Erzeugnis bis zu 25% zugesetzt werden, ohne daß ihre Zutaten einzeln deklariert werden müssen. Häufig reichen bereits geringste Mengen der allergenen Proteine aus, um schwerste allergische Reaktionen auszulösen [16]. Während des Herstellungsprozesses (z.B. in der Süßwarenindustrie) kann eine mögliche Kontamination allergenfreier Produkte durch Allergenspuren in den Produktionsanlagen erfolgen. Deshalb ist die Entwicklung von Nachweisverfahren für die potentesten Nahrungsmittelallergene zum Einsatz in der klinischen Routine zu wünschen. Derartige Methoden haben für Erdnuß bereits experimentelle Anwendung gefunden [17].

Bei botanisch verwandten Nahrungsmittelallergenen mit partieller Antigengemeinschaft sind Gruppensensibilisierungen anzutreffen, die v.a. bei der Durchführung von Karenzdiäten von praktischer klinischer Relevanz sind [58]. Da eine gleichzeitige Exposition mit Aeroallergenen im Sinne eines Summationseffektes zu einer Verstärkung bzw. Auslösung der Symptomatik eines oralen Allergiesyndroms führen kann, sind die diätetischen Empfehlungen besonders während der Pollenflugzeit zu beachten. Bei einer Allergie auf wichtige Grundnahrungsmittel wie z.B. Kuhmilch und Hühnerei ist insbesondere bei Kindern, bei denen häufig eine Toleranzentwicklung zu beobachten ist, zur Überprüfung der klinischen Aktualität möglichst eine jährliche orale Provokation anzustreben, um unnötige diätetische Einschränkungen zu vermeiden.

Da die Einhaltung einer nickelarmen Diät sehr aufwendig ist, wird sie nur in Einzelfällen bei gezielter Indikation und nach positiver oraler Provokation empfohlen [2, 25]. Das gleiche gilt für eine perubalsamarme Diät, die jedoch einfacher durchzuführen ist.

In der Therapie der Nahrungsmittelallergie sind auch *prophylaktische Diäten* mit dem Ziel der primären Allergieprävention von Bedeutung. Ihre Wirksamkeit wird nach wie vor kontrovers diskutiert. Eindeutig nachgewiesen ist jedoch eine Atopie-Prophylaxe durch Stillen und Meidung von Fremdeiweißen während der ersten 6 Lebensmonate. Hierdurch können atopische Erkrankungen zwar nicht verhindert, jedoch in ihrer Intensität abgeschwächt und der Zeitpunkt der Erstmanifestation verzögert werden. Sofern Stillen nicht möglich ist, kommen als Alternative kommerziell erhältliche hypoallergene Proteinhydrolysate zum Einsatz. Zusätzlich können bei sog. Hochrisikokindern diätetische Maßnahmen der stillenden Mutter, die in der Karenz von potenten Nahrungsmittelallergenen wie Kuhmilch, Hühnerei, Fisch, Nuß, Erdnuß bestehen, durchgeführt werden (Tabelle 5) [67].

Medikamentöse Therapie. Eine medikamentöse Therapie kann bei Nahrungsmittelallergie in speziellen Fällen indiziert sein. Bei vorausgegangenen schweren Allgemeinreaktionen sollten die Patienten – insbesondere bei auswärtigem Essen – stets ein Notfallset bestehend aus einem oralen Antihistaminikum als Lösung (z.B. Fenistil-Tropfen), einem Kortikosteroid als Trinklösung (Celestamine N 0,5 liquidum) und einem Adrenalin-haltigen Dosieraerosol (z.B. Primatene MIST Dosieraerosol, Whitehall Laboratories, Madison NI 07940, USA; beziehbar über internationale Apotheken) bei sich führen. Bei entsprechender Compliance kann auch ein Adrenalin-haltiger Autoinjektor (z.B. Fastjekt-Injektionslösung) als Alternative Anwendung finden.

In Einzelfällen kann orale Cromoglicinsäure (z.B. Colimune-Kapseln) z.B. vor auswärtigem Essen prophylaktisch eingesetzt werden. Eine Dauertherapie mit diesem Mastzellblocker in einer hohen Dosierung (3-4×100-400 mg/die) ist aufgrund von fehlenden prospektiven Studien über den Wirksamkeitsnachweis sowie der erheblichen Kosten nicht zu empfehlen. Nur in seltenen Fällen, in denen Sensibilisierungen gegenüber ubiquitär vorhandene, schwer meidbare Nahrungsmittel vorliegen, kann eine medikamentöse Prophylaxe mit Mastzellblockern (z.B. Ketotifen [Zaditen]) indiziert sein [59].

Hyposensibilisierung. Bei schwer meidbaren Nahrungsmittelallergenen wäre die Möglichkeit einer kausalen Therapie wünschenswert. Eine subkutane oder orale Hyposensibilisierung mit kommerziell erhältlichen Extrakten ist derzeit nicht möglich. Erste Versuche sind bislang erst für ausgewählte Allergene (z.B. Erdnuß) erfolgt [36]. Bei der oralen Hyposensibilisierung fehlt bislang der Wirksamkeitsnachweis durch doppelblinde Plazebo-kontrollierte Studien mit größeren Fallzahlen. Allerdings konnte sie mit Kuhmilch bei einer kleinen Anzahl von Patienten in ausgewählten Zentren erfolgreich durchgeführt worden [64] und stellt bei hochgradig sensibilisierten Milchallergikern eine mögliche Therapiealternative dar.

Bei einem unterschiedlich großen Anteil der Patienten mit pollenassoziierter Nahrungsmittel-Allergie konnte nach erfolgreicher Hyposensibilisierung mit den kreuzreagierenden Pollenallergenen (z.B. Birken-, Beifußpollen) außer der Besserung der klinischen Symptomatik der Pollinosis auch konsekutiv eine Besserung der Nahrungsmittelallergie festgestellt werden [18, 33, 64]. Um eindeutige Beweise dieser Zusammenhänge zu liefern, fehlen hierzu jedoch noch weitere, größere, kontrollierte und prospektive Studien.

Ausblick

Für die Verbesserung der Diagnostik der Nahrungsmittelallergie, die sich häufig aufgrund der vielfältigen Probleme und komplexen Interaktionen als sehr schwierig gestaltet, ist eine weitere Standardisierung der Nahrungsmittelextrakte für die In-vivo- und In-vitro-Diagnostik, die möglichst alle relevanten Allergene enthalten sollten, dringend erforderlich. Da die allergene Potenz von hitzelabilen Nahrungsmittelproteinen während des Extraktionsprozesses abgeschwächt wird, ist die Herstellung geeigneter Allergenextrakte aus diesen Nahrungsmitteln schwierig [66]. Weitere Untersuchungen zur Verminderung der Allergenitätsverluste, wie sie z.B. für Apfel erfolgten [47], sind daher notwendig. Bei der Allergenextraktstandardisierung könnten auch die Erkenntnisse auf dem Gebiet der exakten Allergencharakterisierung eingebracht werden. Darüber hinaus hat die Identifizierung der Nahrungsmittelallergene bei der Entwicklung von Nachweismethoden für potente verborgene Allergene (z.B. Erdnuß) sowie der Züchtung von genveränderten hypoallergenen Pflanzensorten (z.B. Reis) bereits praktische Anwendung gefunden [23]. Die praktische Durchführung der oralen Provokationstestungen mit Nahrungsmitteln ist durch prospektive kontrollierte Studien weiter zu standardisieren. Bei potenten Nahrungsmittelallergenen, bei denen die Karenz wegen des versteckten Vorkommens schwierig ist, sind weitere Forschungsaktivitäten zur Entwicklung geeigneter Extrakte für eine Hyposensibilisierung zu intensivieren.

Da es bislang nur wenig Daten über den Einfluß von lebensmitteltechnologischen Prozessen wie Trennprozessen, mechanischen Verfahren, Bestrahlung, Zusatz von Enzymen und gentechnologischen Methoden auf die Allergenität von Nahrungsmittelproteinen gibt, sind hierzu weitere Untersuchungen notwendig. Diese Kenntnisse sollten in der diätetischen Beratung der Patienten praktische Anwendung finden.

Es zeigt sich, daß neben der Optimierung der allergologischen Diagnostik der Nahrungsmittelallergie insbesondere auch auf dem Gebiet der Pathophysiologie und der Therapie der Nahrungsmittel-induzierten allergischen Erkrankungen noch großer Forschungsbedarf besteht.

Literatur

1. Baur X (1990) Inhalative Allergene und Irritantien am Arbeitsplatz. Allergologie 13:134-139
2. Behr-Völtzer C, Hamm M, Vieluf D, Ring J (Hrsg) (1999) Diätempfehlungen bei Nahrungsmittel-Allergie. MMV Medizin, München
3. Bischoff SC, Mayer J, Meier PN, Zeck-Kapp G, Manns MP (1997) Clinical significance of the colonoscopic allergen provocation test. Int Arch Allergy Immunol 113:348-351

4. Bock SA (1982) The natural history of food sensitivity. J Allergy Clin Immunol 69:173–177
5. Bock SA, Atkins FM (1989) The natural history of peanut allergy. J Allergy Clin Immunol 83:900–904
6. Bruijnzeel-Koomen C, Ortolani C, Aas KJ, Bindslev-Jensen C, Björkstén B, Moneret-Vautrin D, Wüthrich B (1995) Adverse reactions to food – Position paper. Allergy 50:623–635
7. Burks AW, Sampson HA (1997) Anaphylaxis and food allergy. In: Metcalfe DD, Sampson HA, Simon RA (eds) Food Allergy: Adverse Reactions to Food and Food Additives, 2nd ed. Blackwell Science, Oxford, pp 245–257
8. Christensen OB, Møller H (1975) External and internal exposure to the antigen in the hand eczema of nickel allergy. Contact Dermatitis 1:136–141
9. Defaie F, Abeck D, Brockow K, Vieluf D, Hamm M, Behr-Völtzer C, Ring J (1996) Diätempfehlungen bei Nahrungsmittel-Allergie. Folge 6: Konzept einer altersabhängigen Basis- und Aufbaudiät für Säuglinge und Kleinkinder mit nahrungsmittelassoziiertem atopischem Ekzem. Allergo J 5:231–235
10. Eisenmann A, Ring J, von der Helm D, Meurer M, Braun-Falco O (1988) Vasculitis allergica durch Nahrungsmittelallergie. Hautarzt 39:318–321
11. Fischer K, Vieths S, Dehne LI, Bögl KW (1993) Verarbeitungsbedingte Einflüsse auf die Allergenität von Lebensmitteln. Eine Übersicht. Soz Ep:Heft 6
12. Fruhmann G (1981) Berufsasthma. Münch Med Wochenschr 23:299–303
13. Fuchs E (1986) Inhalative, „allergisierende" Stoffe (Allergene) am Arbeitsplatz. Allergologie 11:464–468
14. Grimm I (1984) Sesam und Soja – seltene Allergene? Allergologie 7:133–138
15. Häberle M (1987) Nickelallergie – Indikation und Durchführung einer nickelarmen Diät. Ernährungs-Umschau 34:48–52
16. Häberle M, Baur X, Weiss W (1988) Erdnußpaste – ein okkultes Allergen in Schokolade. Allergologie 11:22–26
17. Hefle SL, Folgert JP, Bush RK, Chu FS (1992) A monoclonal antibody-based ELISA for selected peanut allergens in food. J Allergy Clin Immunol 89:195 (Abstr)
18. Henzgen M, Frank E, Herrmann D (1994) Der Einfluß der Hyposensibilisierung bei Baumpollenallergie auf assoziierte Nahrungsmittelunverträglichkeiten. Allergologie 17:50–54
19. Hjorth N, Roed-Petersen J (1976) Occupational protein contact dermatitis in food handlers. Contact Dermatitis 2:28–42
20. Holgate ST, Church MK (1993) Allergy. Gower Medical Publishing, London
21. Host A, Halken S (1994) A prospective study of cow milk allergy in Danish infants during the first 3 years of life. Allergy 45:587–596
22. Isolauri E, Turjanmaa K (1996) Combined skin prick and patch testing enhances identification of food allergy in infants with atopic dermatitis. J Allergy Clin Immunol 97:9–15
23. Jäger L (1998) Biochemie, Immunologie und Nomenklatur wichtiger Nahrungsmittelallergene unter Berücksichtigung deren Kreuzreaktivität. Allergologie 21:24–32
24. Kägi MK, Wüthrich B (1991) Falafel-burger anaphylaxis due to sesame seed allergy. Lancet 338:582
25. Klaschka F (1987) Hämatogenes Kontaktekzem durch Nahrungsmittel. Allergologie 10:93–96
26. Kleine-Tebbe J, Rytter M (1997) IgE-vermittelte Nahrungsmittelallergien. Z Hautkr 72:184–192
27. Kreft D, Bauer R, Goerlich R (1995) Nahrungsmittelallergene: Charakteristika und Wirkungsweisen. de Gruyter, Berlin
28. Kunz B, Ring J (1991) Are allergies increasing? In: Ring J, Przybilla B (eds) New Trends in Allergy III. Springer, Berlin, pp 3–13
29. Kurek M, Babic R, Ring J (1990) Gastric reactivity to flour extracts in food allergy. Allergologie 13:245
30. Liebers V, Sander I, van Kampen V, Raulf-Heimsoth M, Royzynek P, Baur X (1996) Overview on denominated allergens. Clin Exp Allergy 26:494–516
31. Maibach HI, Johnson HL (1975) Contact urticaria syndrome. Arch Derm 111:726–730
32. Metcalfe DD (1997) Food allergy in adults. In: Metcalfe DD, Sampson HA, Simon RA (eds) Food Allergy: Adverse Reactions to Foods and Food Additives, 2nd ed. Blackwell Science, Oxford, pp 169–182
33. Möller C (1989) Effect of pollen immunotherapy on food hypersensitivity in children with birch pollinosis. Ann Allergy 62:343–345
34. Mühlemann RJ, Wüthrich B (1991) Nahrungsmittelallergie 1983–1987. Schweiz Med Wochenschr 121:1696–1700
35. Niggemann B, Beyer K, Pohl C, Wahn U (1996) Diagnostisches Vorgehen beim Verdacht auf Nahrungsmittelallergie im Kindesalter. Monatsschr Kinderheilkd 144:65–73
36. Oppenheimer JJ, Nelson HS, Bock SA, Christensen F, Leung DY (1992) Treatment of peanut allergy with rush immunotherapy. J Allergy Clin Imunol 90:256–262
37. Ortolani C, Ispano M, Pastorello EA, Bigi A, Ansaloni R (1988) The oral allergy syndrome. Ann Allergy 61:47–52
38. Plaut M (1997) Workshop synopsis. New direction in food allergy research. J Allergy Clin Immunol 100:7–10
39. Przybilla B, Ring J (1990) Food allergy and atopic eczema. Semin Dermatol 9:220–225
40. Reimann HJ, Ultsch B, Schmidt U (1983) Klinische Manifestation der Nahrungsmittelallergie im Gastrointestinaltrakt – Allergenprovokation unter endoskopischer Kontrolle. In: Reimann HJ (Hrsg) Nahrungsmittelallergie. Dustri, München, S 87–91
41. Ring J, Messmer K (1977) Incidence and severity of anaphylactoid reactions to colloid volume substitutes. Lancet I:466–468
42. Ring J (1984) Nahrungsmittelallergie und atopisches Ekzem. Allergologie 7:300–306

43. Ring J (1988) Angewandte Allergologie, 2. Aufl. MMV Medizin, München
44. Ring J, Gabriel G, Vieluf D, Przybilla B (1991) „Klinisches Ökologie-Syndrom" (Öko-Syndrom). Münch Med Wochenschr 133:50-55
45. Ring J, Vieluf D, Hamm M, Behr-Völtzer P (1995) Einführung in die Problematik der Nahrungsmittel-Allergie und anderer nahrungsmittelbedingter Unverträglichkeitsreaktionen. Allergo J 4:384-388
46. Rompel R, Petres J (1997) Nahrungsmittelallergie und Nahrungsmittelintoleranz. Akt Dermatol 23:9-14
47. Rudeschko O, Fahlbusch B, Henzgen M, Schlenvoigt G, Herrmann D, Vieths S, Jäger L (1994) Untersuchungen zur Stabilität von Apfelallergen-Extrakten. Allergo J 3:31 (Abstr)
48. Sampson HA, McCaskill C (1985) Food hypersensitivity and atopic dermatitis: Evaluation of 113 patients. J Pediat 107:669-675
49. Sampson HA (1991) Immediate reactions to foods. In: Metcalfe DD, Sampson HA, Simon RA (eds) Food Allergy: Adverse Reactions to Foods and Food Additives, 2nd ed. Blackwell, Oxford, pp 36-51
50. Sampson HA (1992) Food allergy and the role of immunotherapy. J Allergy Clin Immunol 90:151-152
51. Sampson HA, Metcalfe DD (1992) Food allergies. JAMA 268:2840-2844
52. Sampson HA (1993) Adverse reactions to foods: In: Middleton E Jr, Reed CE, Ellis EF, Adkinson NF Jr, Yunginger JW, Busse WW (eds) Allergy. Principles and Practice, 4th ed. CV Mosby, St. Louis, pp 1661-1686
53. Sampson HA, Rowe J, Eigenmann PA (1996) Ovomucoid-specific CD8+TH2-like cell lines in atopic dermatitis patients (AD) with egg allergy. J Allergy Clin Immunol 97:423 (Abstract)
54. Sampson HA (1997) Immediate reactions to foods in infants and children. In: Metcalfe DD, Sampson HA, Simon RA (eds) Food Allergy: Adverse Reactions to Foods and Food Additives, 2nd ed. Blackwell Science, Oxford, pp 169-182
55. Schrander JJP, van den Bogart JPH, Forget PP, Schrander-Stumpel CTRM, Kuijten RH, Kester ADM (1993) Cow's milk protein intolerance in infants under 1 year of age: A prospective epidemiological study. Eur J Pediatr 152:640-644
56. Strobel S (1987) Nahrungsmittelallergien mit gastrointestinaler Symptomatik. In: Wahn U, Seger R, Wahn V (Hrsg) Pädiatrische Allergologie und Immunologie. Fischer, Stuttgart, S 281-298
57. Taieb A, Debons M, Cavert MH, Maupomé MH, Allos N, Montaudon D, Maleville J (1991) The prevalence of food allergy in children with atopic dermatitis. In: Ring J, Przybilla B (eds) New Trends in Allergy III. Springer, Berlin, pp 259-264
58. Thiel C (1988) Allergische Reaktionen am Verdauungstrakt: Diagnose, Therapie. In: Fuchs E, Schulz KH (Hrsg) Manuale allergologicum. Dustri, München-Deisenhofen, V 11.2, S 1-28
59. Thiel C (1988) Allergenkarenz bei nutritiver Allergie. In: Fuchs E, Schulz KH (Hrsg) Manuale allergologicum. Dustri, München-Deisenhofen, VII 2, S 1-27
60. Thiel C (1988) Nahrungsmittelallergien bei Pollenallergikern. Allergologie 11:397-410
61. Vieluf D, Przybilla B, Traenckner I, Ring J (1990) Provocation of atopic eczema (AE) by oral challenge tests (OCT) with food additives (FA). J Allergy Clin Immunol 85:206
62. Vieths S, Brockmann S, Schöning B (1992) Nahrungsmittelallergie gegen Obst und Gemüse: Eine aktuelle serologische Untersuchung zur Sensibilisierung von Pollenallergikern. Allergologie 15:367-379
63. Vieths S, Jankiewicz A, Schöning B, Aulepp H (1994) Apple allergy: The IgE-binding potency of apple strains is related to the occurrence of the 18-kDa allergen. Allergy 49:262-271
64. Wüthrich B, Dietschi R (1985) Das „Sellerie-Karotten-Beifuß-Gewürz-Syndrom." Hauttest- und RAST-Ergebnisse. Schweiz Med Wochenschr 115: 358-364
65. Wüthrich B, Hofer T (1986) Nahrungsmittelallergien III. Therapie: Eliminationsdiät, symptomatische medikamentöse Prophylaxe und spezifische Hyposensibilisierung. Schweiz Med Wochenschr 116:1401-1410
66. Wüthrich B (1991) Zur Häufigkeit der Pollenallergie in der Schweiz. In: Ring J (Hrsg) Epidemiologie allergischer Erkrankungen: Nehmen Allergien zu? MMV Medizin, München, S 119-123
67. Wüthrich B (1993) Zur Nahrungsmittelallergie. Häufigkeit der Symptome und der allergieauslösenden Nahrungsmittel bei 402 Patienten - Kuhmilchallergie - Nahrungsmittel und Neurodermitis atopica. Allergologie 16:280-287
68. Wüthrich B, Schmid-Grendelmeier P (1995) Nahrungsmittelallergien. Internist 36:1052-1062

KAPITEL 7 Hymenopterengiftallergie

B. Przybilla und Franziska Ruëff

Zahlreiche Insektenarten können durch Stich beim Menschen toxische oder allergische Reaktionen auslösen. In Mitteleuropa werden bedrohliche Reaktionen ganz überwiegend durch Honigbienen (*Apis mellifera*; im folgenden als Biene bezeichnet) oder bestimmte Faltenwespen (*Vespula vulgaris, Vespula germanica*; im folgenden als Wespen bezeichnet) verursacht. Selten sind solche Stichreaktionen durch andere Hymenopteren wie Hummeln (*Bombus spp.*), Hornissen (*Vespa crabro*), *Dolichovespula spp.* oder Ameisen (*Formicidae*) ausgelöst. In Einzelfällen kommen schwerere Reaktionen auch nach Stichen anderer Insekten (beispielsweise Mücken oder Bremsen) vor.

Hier wird im wesentlichen die Diagnostik bei Bienen- oder Wespengiftallergie dargestellt. Die Möglichkeiten der Klärung von Überempfindlichkeitsreaktionen auf Stiche anderer Insekten sind derzeit gering, da Allergenzubereitungen für In-vivo- und In-vitro-Untersuchungen nur sehr eingeschränkt zur Verfügung stehen.

Klinisches Bild

Örtliche Reaktionen

Die toxische Wirkung von Bienen- oder Wespengift führt zu einer örtlichen Schwellung und Rötung an der Stichstelle, subjektiv treten Schmerzen, Juckreiz oder Brennen auf. Sogenannte gesteigerte, mehr als 10 cm im Durchmesser große, örtliche Reaktionen, die dann häufig auch längerfristig (>24 Stunden) bestehen bleiben, sind vermutlich allergisch ausgelöst; es muß ihnen allerdings nicht unbedingt eine IgE-vermittelte Reaktion zugrunde liegen.

Allgemeinreaktionen

Anaphylaktoide Reaktionen. Mit wenigen Ausnahmen handelt es sich bei Allgemeinreaktionen um anaphylaktische, IgE-vermittelte Reaktionen. Selten sind symptomatologisch gleichartige Krankheitsbilder anderer, dann zumeist unklarer Pathogenese; hier sind immunologische Reaktionen (z.B. durch „Short-term sensitizing anaphylactic IgG-antibodies", Immunkomplex-Anaphylaxie) oder nicht immunologische Mechanismen wie Idiosynkrasie, Intoleranz oder neuropsychogene Reaktionen zu diskutieren. Die Symptome der systemischen anaphylaktischen Reaktion reichen von ausschließlichen Hauterscheinungen (Flush, Urtikaria, Angioödem) über mäßiggradige respiratorische, kardiovaskuläre oder gastrointestinale Symptome bis zum Vollbild des Schocks. Bewußtlosigkeit ist nicht selten, manchmal können sich die Patienten auch nur an deren Eintritt erinnern. Die Reaktion setzt manchmal innerhalb weniger Sekunden, zumeist innerhalb von Minuten nach dem Stich ein. Seltener sind Intervalle von mehr als einer halben Stunde, in Einzelfällen kommt es erst nach mehreren Tagen zu Symptomen. Subjektive Beschwerden (z.B. Schwäche, Schwindel, Kloßgefühl, Angst) sind bei Fehlen objektiver Symptome einer Allgemeinreaktion in ihrer Bedeutung schwer einzuordnen.

Grundsätzlich sind systemische anaphylaktische Reaktionen potentiell lebensbedrohlich, Todesfälle treten aber glücklicherweise relativ selten auf. Die Mehrzahl der Patienten erholt sich rasch, manchmal ist eine längerfristige intensivmedizinische Behandlung nötig. Bereits abgeklungene Symptome können nach mehreren Stunden wieder auftreten, so daß eine ausreichend lange Nachbeobachtung erforderlich ist. Selten kommt es zu bleibenden Gesundheitsstörungen, so beispielsweise zu zentralnervösen Störungen infolge der Ischämie oder Folgeschäden eines durch die Stichreaktion induzierten

Myokardinfarkts; bei Schwangeren kann ein Abort ausgelöst werden, auch eine Hirnschädigung des ungeborenen Kindes ist möglich.

■ Andere Reaktionsformen. Die toxische Wirkung einer sehr großen Anzahl von Stichen kann zu schweren Krankheitserscheinungen führen. Im Vordergrund des klinischen Bildes stehen Rhabdomyolyse, Hämolyse, zentralnervöse Störungen, Niereninsuffizienz und Leberparenchymschäden. Zu einem tödlichen Ausgang kommt es beim Erwachsenen wohl erst durch mehrere hundert bis tausend Stiche.

Bei ungünstiger Lokalisation, so vor allem im Bereich der Luftwege, kann auch ein einzelner Stich durch eine örtliche toxische oder allergische Reaktion zu einer gefährlichen Schwellung und unter Umständen lebensbedrohlichen Situation führen.

Sehr selten treten Reaktionen auf einen oder wenige Stiche auf, die vom klinischen Bild her „ungewöhnlich" sind, so beispielsweise Serumkrankheit, Vaskulitis, Nephropathie, Neuropathie, thrombozytopenische Purpura, Dermatitis. Die Pathogenese solcher Reaktionen ist unbekannt.

Epidemiologie

Gesteigerte örtliche Reaktionen auf Hymenopterenstiche werden von 2-19%, Allgemeinreaktionen von 0,8-5% der Bevölkerung angegeben [11]. Spezifische IgE-Antikörper gegenüber Bienen- oder Wespengift wurden in einem ländlichen Gebiet bei 47% der Kinder und 24% der Erwachsenen gefunden, wobei nur 7% derjenigen mit spezifischen IgE-Antikörpern gegenüber Hymenopterengiften Allgemeinreaktionen auf Hymenopterenstiche berichteten [20].

Todesfälle infolge systemischer Stichreaktionen sind relativ selten, durchschnittlich etwa 10 Todesfälle pro Jahr wurden in den westlichen Ländern der Bundesrepublik Deutschland statistisch erfaßt. Wahrscheinlich ist die tatsächliche Häufigkeit aber größer. So ist vor allem bei plötzlichen Todesfällen unklarer Ursache auch an eine Insektengiftallergie zu denken: Bei so Verstorbenen fanden sich signifikant häufiger als in der Normalbevölkerung spezifische IgE-Antikörper gegenüber Hymenopterengiften [22].

Für die IgE-vermittelte Hymenopterengiftallergie ist der einzige sicher prädisponierende Faktor eine erhöhte Exposition (z. B. Tätigkeit in Land- oder Forstwirtschaft, Imkerei, bestimmte Freizeitaktivitäten). Atopische Veranlagung ist keine Voraussetzung für systemische anaphylaktische Stichreaktionen, sie mag allenfalls bei starker Exposition (Imkerei!) die Sensibilisierung begünstigen [14].

Hymenopterengifte

Bei einem Wespenstich werden etwa 3-10 µg Gift [9], bei einem Bienenstich bis zu 200 µg (durchschnittlich 140 µg nach 20 Sekunden) [23] Gift abgegeben. Hymenopterengifte enthalten biogene Amine, Peptide und Proteine. Zytotoxische und neurotoxische Effekte werden vor allem durch Peptide und Phospholipasen ausgelöst, Hyaluronidasen wirken zusammen mit biogenen Aminen als „spreading factor". Der Entwicklungsstand des Insektes und seine äußeren Lebensbedingungen können zu gewissen Unterschieden der Giftzusammensetzung führen.

Die Inhaltsstoffe von Bienengift sind besser bekannt als diejenigen von Vespidengiften. Unterschiedliche Vespidengattungen oder -arten haben zwar grundsätzlich ähnlich zusammengesetzte Gifte, im einzelnen finden sich aber nicht nur quantitative, sondern auch qualitative Unterschiede. Im Bienengift ist das wichtigste Allergen die Phospholipase A2, die Mehrzahl der im Hauttest auf Bienengift reagierenden Patienten zeigt auch eine Reaktion auf dieses Enzym. Weitere Allergene sind Hyaluronidase, saure Phosphatase, Allergen C und manchmal Mellitin; eine Sensibilisierung gegenüber weiteren Giftbestandteilen ist möglich. Hummelgift ist in seiner Zusammensetzung ähnlich dem Bienengift. In Vespidengiften sind die wesentlichen Allergene Phospholipasen, Hyaluronidase und Antigen 5; andere mögliche Allergene sind beispielsweise saure oder alkalische Phosphatasen und Proteasen. Hornissengift ist dem Wespengift nahe verwandt.

Von einer „Kreuzreaktivität" zwischen Bienen- und Wespengift ist grundsätzlich nicht auszugehen. Bei einzelnen Patienten kann sich jedoch eine gewisse, mittels Inhibitionsverfahren (z. B. „RAST-Inhibition") nachweisbare Kreuzreaktion finden. Weiter kann ein im Pflanzen- und Tierreich verbreitet vorkommendes Glykoprotein IgE-Antikörper induzieren, die mit Pollen, Nahrungsmitteln und auch Bienen- und Wespengift reagieren [9].

Ziel der Diagnostik

Da mit der Hyposensibilisierung die Möglichkeit einer effektiven prophylaktischen Behandlung von Patienten mit IgE-vermittelten systemischen anaphylaktischen Reaktionen auf Bienen- oder Wespenstiche (auch Hummel- oder Hornissenstiche) besteht, ist die allergologische Diagnostik von Insektenstichreaktionen sehr wichtig geworden. Sie hat zum Ziele,
- Die Art der aufgetretenen Reaktion (systemische anaphylaktische Reaktion?, andersartige Reaktion?) zu klassifizieren
- Den Pathomechanismus (IgE-vermittelt?) zu charakterisieren
- Das auslösende Insekt zu identifizieren

Grundlagen der Diagnostik sind Anamnese, Hauttest mit Hymenopterengiften sowie die Bestimmung der Hymenopterengift-spezifischen IgE-Antikörper in der Zirkulation. Ist mit diesen Methoden eine schlüssige Diagnose nicht zu erlangen, so können ergänzende Tests durchgeführt werden.

Die vollständige Diagnostik sollte grundsätzlich nur dann vorgenommen werden, wenn sich aus ihr therapeutische Konsequenzen ergeben, d.h. eine Hyposensibilisierung mit Bienen- oder Wespengift angezeigt erscheint. Unseres Erachtens ist dies bei allen Patienten mit IgE-vermittelten, systemischen anaphylaktischen Stichreaktionen der Fall, sofern keine Kontraindikationen bestehen [17]. Lediglich bei Kindern mit systemischen, ausschließlich auf die Haut beschränkten Reaktionen kann unter Umständen auf diese Therapie verzichtet werden [26]. Andere behandeln grundsätzlich nur Patienten mit schwereren Reaktionen, sofern nicht eine besondere Exposition (z.B. bei Imkern, Waldarbeitern) oder eine wesentliche Beeinträchtigung der Lebensqualität durch die Furcht vor neuerlichen Stichen bestehen [11]. Werden über die Erhebung der Anamnese hinaus bei Patienten ohne Indikation zur Hyposensibilisierung, d.h. vor allem bei ausschließlicher Lokalreaktion auf einen Bienen- oder Wespenstich, spezifische Tests durchgeführt, so werden recht häufig Hinweise auf eine IgE-vermittelte Sensibilisierung gefunden. Dem Patienten muß dann dargelegt werden, daß eine Hyposensibilisierung dennoch nicht angezeigt ist. Dies gelingt nicht immer überzeugend, eine Verunsicherung bleibt oft bestehen.

Bei den seltenen nicht anaphylaktoiden Allgemeinreaktionen auf Apiden- oder Vespidenstiche sollte die allergologische Diagnostik jedoch ebenfalls möglichst umfassend sein, um Aufschlüsse über den Pathomechanismus zu erhalten. Auch bei Unklarheit darüber, ob überhaupt Apiden oder Vespiden Auslöser einer Überempfindlichkeitsreaktion waren, sollte die Hymenopterengiftallergie-Diagnostik unabhängig vom Reaktionstyp vollständig erfolgen.

Anamnese

Um die Erfassung aller wichtigen Parameter sicherzustellen, ist es zweckmäßig, die anamnestischen Angaben anhand eines standardisierten Fragebogens zu erheben (Tabelle 1).

Symptome. Erfaßt werden Einzelheiten aller Allgemeinreaktionen, die nach Insektenstichen aufgetreten sind (Tabelle 1). Hierdurch ist es im allgemeinen möglich, die klinischen Reaktionen diagnostisch einzuordnen. Zunächst sind örtliche von systemischen Reaktionen abzugrenzen. Rötung und Schwellung, die sich zusammenhängend von einer Stichstelle aus entwickeln (z.B. Lidschwellung bei Stich in die Wange), sind eine örtliche Reaktion und dürfen nicht mit einem bei einer Allgemeinreaktion auftretenden Quincke-Ödem verwechselt werden.

Allgemeinreaktionen sind dadurch gekennzeichnet, daß Krankheitserscheinungen ohne örtlichen Zusammenhang mit der Stichstelle auftreten. Aus zeitlichem Verlauf und den Einzelsymptomen läßt sich im allgemeinen schließen, ob es sich um eine systemische anaphylaktische oder eine andersartige Reaktion (z.B. Serumkrankheits-artiges Bild) handelte. Schwierigkeiten bei der Zuordnung ergeben sich, wenn ausschließlich subjektive Symptome wie Hitzegefühl, Engegefühl im Hals, Übelkeit, Schwäche oder Schwindel berichtet werden; hier kann es sich auch um neurovegetative oder vasovagale Reakionen handeln. Auftreten und Dauer eines Bewußtseinsverlustes sowie die Art der Behandlung (selbst, durch Allgemeinarzt oder Notarzt, auf der Intensivstation) geben weitere wichtige Hinweise zu Art und Schwere der Reaktion. In unklaren Fällen können Berichte der vorbehandelnden Ärzte weiterhelfen.

Bei systemischen anaphylaktischen Reaktionen sollte der Schweregrad bewertet werden.

Tabelle 1. Anamnese bei Allgemeinreaktionen auf Insektenstiche

Wurden Insektenstiche früher ohne Allgemeinreaktion vertragen?	☐ Ja	☐ Keine früheren Stiche	
	1. Stich	**2. Stich**	**3. Stich**
Datum des Stiches	....	....	....
Insekt: Biene	☐	☐	☐
Wespe	☐	☐	☐
Sonstiges	....	....	....
Sicher	☐	☐	☐
Nicht sicher	☐	☐	☐
Unbekannt	☐	☐	☐
Lokalisation des Stiches	....	....	....
Intervall zwischen Stich und Allgemeinbeschwerden	....	....	....
Ort und Umstände des Ereignisses	....	....	....
Verblieb der Stachel in der Haut?	....	....	....
Symptome			
Juckreiz am ganzen Körper	☐	☐	☐
Hitzegefühl	☐	☐	☐
Hautausschlag am ganzen Körper	☐	☐	☐
Gesichtsschwellung	☐	☐	☐
Schnupfen, Naselaufen	☐	☐	☐
Rötung der Augenbindehaut	☐	☐	☐
Kloß-/Engegefühl im Hals	☐	☐	☐
Hustenreiz	☐	☐	☐
Atemnot	☐	☐	☐
Übelkeit	☐	☐	☐
Erbrechen	☐	☐	☐
Harndrang/-abgang	☐	☐	☐
Stuhldrang/-abgang	☐	☐	☐
Schwindel	☐	☐	☐
Schwächegefühl, Kreislaufstörung	☐	☐	☐
Schüttelfrost	☐	☐	☐
Bewußtlosigkeit (Dauer?)	☐	☐	☐ ....
Sonstiges	....	....	....
Behandlung	....	....	....

Beruf?		Sport/Hobbies im Freien?	
Nochmalige Stiche nach der letzten Allgemeinreaktion?		☐ Ja	☐ Nein
Dabei örtliche Rötung oder Schwellung?		☐ Ja	☐ Nein
Selbst Imker?		☐ Ja	☐ Nein
Imker in Umgebung?		☐ Ja	☐ Nein
Atopische Erkrankungen			
Heuschnupfen ☐ Asthma ☐	Atopisches Ekzem ☐		
Andere Erkrankungen/Schwangerschaft?			
Medikamenteneinnahme	Präparat		Dosis
β-Blocker ☐ Nein ☐ Ja	....		
ACE-Hemmer ☐ Nein ☐ Ja	....		
Sonstiges ☐ Nein ☐ Ja	....		

Tabelle 2. Schweregradskala zur Klassifizierung anaphylaktoider Reaktionen (nach Ring et al. [18]). Nicht alle genannten Symptome treten obligat auf; die Klassifizierung erfolgt nach dem weitreichendsten Symptom

Grad	Haut	Gastrointestinaltrakt	Respirationstrakt	Herz-Kreislauf-System
I	Juckreiz Urtikaria Flush			
II	Juckreiz Urtikaria Flush	Nausea	Dyspnoe	Tachykardie ($\Delta > 20$/min) Hypotension ($\Delta > 20$ mm Hg systolisch)
III	Juckreiz Urtikaria Flush	Erbrechen Defäkation	Bronchospasmus Zyanose	Schock, Bewußtlosigkeit
IV	Juckreiz Urtikaria Flush	Erbrechen Defäkation	Atemstillstand	Herz-/Kreislaufstillstand

Unter den gebräuchlichen Skalensystemen besonders geeignet ist die in Tabelle 2 gezeigte Klassifizierung [18]. Diese Schweregradskala beschreibt die fortschreitende Beteiligung einzelner Organsysteme an der anaphylaktischen Reaktion dynamisch und therapierelevant. Für die Therapieplanung von grundsätzlicher Bedeutung ist, daß bei älteren Patienten häufiger schwerere Reaktionen auftreten [12].

Auslösendes Insekt. Die meisten Patienten können angeben, daß ein Bienen- oder Wespenstich bzw. in Einzelfällen auch der Stich eines anderen Tieres zur Reaktion geführt hat. Die weiterreichende Frage, ob es sich um eine Biene *oder* Wespe handelte, kann aber häufig nicht mehr sicher beantwortet werden. Auch „sichere" Angaben können letztlich falsch sein: So berichtete eine Patientin überzeugt, eine Biene habe ihre schwere Allgemeinreaktion ausgelöst. Auf die Frage, ob es nicht doch eine Wespe gewesen sein könnte, antwortete sie: „Ist das nicht das Gleiche?". Weiter ist beispielsweise auch das Erscheinungsbild von Wildbienen sehr variabel, Verwechslungen mit Wespen sind nur bei entomologischer Bestimmung sicher auszuschließen. Die Angaben des Patienten zum auslösenden Insekt sind daher nur soweit glaubhaft, als sie mit der sonstigen Anamnese und den Ergebnissen von Tests übereinstimmen; bei Diskrepanzen sind eher die anamnestischen Angaben als andere Befunde unrichtig.

Eine Reihe von anamnestischen Angaben können indirekte Hinweise darauf geben, ob eine Reaktion eher durch eine Biene oder eine Wespe verursacht wurde:
- *Jahreszeit*: Wespenstiche sind eher im späteren Sommer zu erwarten
- *Örtliche Situation*: Blüten (z.B. Barfußlaufen in blühendem Klee) oder Nähe zu Bienenstöcken lassen eher an Bienenstiche, Essen und Trinken im Freien, Tätigkeit an Obststand oder in Bäckerei, Nähe zu Abfallkörben oder Fallobst, Küchenarbeit eher an Wespenstiche denken
- *Verhalten des Insektes*: Wespen sind eher aggressiv (z.B. Stich im Vorbeiflug), Bienen eher friedlich (Stich erst bei Reizung; Ausnahme: Unmittelbare Nähe zum Bienenstock)
- *Verbleib des Stachels*: Nach Bienenstich verbleibt der Stachel meist in der Haut, nach Wespenstich ist dies seltener der Fall
- *Patientenalter*: Bei älteren Patienten überwiegen Reaktionen auf Wespenstiche

Diese Parameter erlauben zwar keine definitive Unterscheidung, können aber bei kritischer Wertung wichtige Hinweise geben. Aus manchen Situationsangaben läßt sich allerdings keine Information gewinnen: Erfolgt der Stich bei schneller Bewegung (z.B. Fahrrad-, Motorradfahren) oder durch ein „verstecktes" Insekt, das unabsichtlich bedroht wird (z.B. Insekt in Schuh, auf Autositz oder im Bett), so kann die Frage, ob es sich eher um eine Biene oder um eine Wespe handelte, auch nicht mehr tendenziell beantwortet werden.

■ **Weitere Parameter.** Faktoren, die das Auftreten einer anaphylaktischen Reaktion begünstigen oder zu einem schwereren Verlauf führen können, sollten ebenfalls erfaßt werden. Diese sind insbesondere:
■ Kardiovaskuläre Erkrankungen
■ Behandlung mit bestimmten Medikamenten (insbesondere Betablocker, auch Augentropfen; ACE-Hemmer)
■ Körperliche oder psychische Belastungen (z. B. Allgemeinerkrankungen, psychologische Streßsituationen, körperliche Anstrengung, erheblicher Alkoholgenuß)
■ Mastozytose (sorgfältige Inspektion des Integumentes, Bestimmung der basalen Mastzell-Tryptase im Serum, ggf. weiterreichende Diagnostik)

Überempfindlichkeitsreaktionen gegenüber anderen, konkurrierenden Auslösern sind differentialdiagnostisch zu berücksichtigen.

Um das Risiko neuerlicher Stiche abschätzen zu können, ist nach individuell erhöhter Exposition zu fragen. Diese besteht insbesondere bei
■ Imkern (seltener auch Zucht anderer Insekten!), deren Familienangehörigen und Nachbarschaft
■ Bestimmten Berufen wie Obst- oder Bäckereiverkäufer, Waldarbeiter, Feuerwehrmann, Landwirt
■ Intensiv betriebenen Freizeitaktivitäten wie Gärtnerei, Schwimmen (im Freibad), Golf
■ Motorradfahren, Radfahren

Auch sollte bekannt sein, ob beim Patienten atopische Erkrankungen (Frage nach „Heuschnupfen", atopischem Ekzem/Beugenekzem, Asthma) bestehen. Für die Entwicklung einer Hymenopterengiftallergie spielt offensichtlich die auf diese Weise erfaßte atopische Veranlagung allerdings nur bei Imkern eine Rolle [2]; jedoch scheint bei Patienten mit Asthma, sofern es zu einer Reaktion kommt, ein erhöhtes Risiko schwererer anaphylaktischer Symptome (vor allem Dyspnoe) zu bestehen [24]. Weiter können so Hinweise auf IgE-vermittelte, konkurrierende oder begleitende Sensibilisierungen gewonnen werden.

Darüber hinaus müssen alle anderen bedeutsamen aktuellen oder früheren Erkrankungen erfragt werden. So können Patienten mit besonderem Risiko bei neuerlicher Stichreaktion (z.B. aufgrund kardiovaskulärer Erkrankung, Mastozytose) oder mit Erkrankungen, bei denen eine Hyposensibilisierung kontraindiziert sein kann, identifiziert werden. Bei Frauen im gebärfähigen Alter ist nach dem Bestehen einer Schwangerschaft oder Kinderwunsch zu fragen; im letzteren Falle wäre die Hyposensibilisierung **vor** Eintritt einer Schwangerschaft zu beginnen.

Hauttest

■ **Durchführung.** Hauttests werden mit Bienen- (*Apis mellifera*) und Wespen- (*V. vulgaris, V. germanica*)-Gift-Zubereitungen unter Berücksichtigung der allgemeinen Regeln für solche Untersuchungen (Kapitel I.2.) möglichst rasch, aber frühestens zwei Wochen nach dem letzten Stichereignis vorgenommen; diagnostisch noch zuverlässiger ist es, nach dem Stichereignis innerhalb der ersten Tage sowie ein zweites Mal nach einigen Wochen zu testen. Patienten mit der Anamnese von Reaktionen auf Stiche anderer Hymenopteren und mit besonderer Exposition gegenüber diesen Insekten, sollten – soweit verfügbar – mit den jeweiligen Giften getestet und gegebenenfalls behandelt werden (Präparate müssen unter Umständen aus dem Ausland bezogen werden). Besteht keine besondere Exposition, so wird bei Reaktion auf Hummelstich mit Bienengift und bei Reaktion auf Hornissenstich mit Wespengift behandelt und entsprechend getestet.

Testort ist üblicherweise der volare Unterarm. Zur Vermeidung überschießender Reaktionen hat es sich bewährt, mit ansteigenden Allergenkonzentrationen die Reaktionsschwelle zu bestimmen.

Bis zum Auftreten einer mindestens +-Reaktion (Quaddeldurchmesser im Pricktest ≥2 mm, im Intradermaltest ≥3 mm) wird die Giftkonzentration je Testvorgang wie folgt gesteigert:
■ Pricktests: 0,1 µg/ml – 1 µg/ml – 10 µg/ml – 100 µg/ml (–300 µg/ml); anschließend
■ Intradermaltests: 1 µg/ml (–10 µg/ml)

Kommt es bereits bei der niedrigsten dieser Testkonzentrationen zu einer Reaktion, so muß zur Bestimmung einer Reaktionsschwelle mit entsprechend weiter verdünnten Zubereitungen getestet werden.

Der Testausfall wird wie üblich nach 15–20 Minuten beurteilt. Zur Erfassung von verzögerten oder späten Reaktionen ist eine weitere Ablesung am Folgetag angezeigt.

Bei so durchgeführten Hauttests mit Hymenopterengiften ist die Gefahr systemischer testinduzierter Reaktionen offensichtlich kaum größer als bei Tests mit anderen Allergenen. Die Untersuchung kann also, sofern keine weiteren Risiken (z. B. bedeutsame kardiovaskuläre Erkrankungen) bestehen, bei Patienten mit leichteren systemischen Reaktionen ambulant vorgenommen werden. Patienten mit schwereren Reaktionen (Schweregrad III oder IV; Schweregrad II mit deutlicher Bronchialobstruktion) oder mit individuell erhöhtem Risiko (z. B. schwere kardiovaskuläre Erkrankung) sollten zum Test in die Klinik aufgenommen und bis zum Folgetag beobachtet werden.

Pricktests mit den typischen Atopie-Allergenen von Katze, *Dermatophagoides pteronyssinus* und Gräserpollen sollten ergänzend vorgenommen werden. Patienten mit einer Pricktestreaktion auf mindestens eines dieser Allergene hatten häufiger eine höhere Reagibilität auf Hymenopterengifte im Hauttest und häufiger höhere Konzentrationen an Insektengift-spezifischen IgE-Antikörpern im Serum [14]. Dies kann für die Gesamtbewertung der diagnostischen Ergebnisse bedeutsam sein.

■ **Interpretation.** Wie bei Tests mit anderen Allergenen auch, belegt eine Hauttestreaktion auf Insektengift noch nicht eine klinisch relevante Sensibilisierung. Darüber hinaus muß berücksichtigt werden, daß Insektengifte in höherer Konzentration toxische Reaktionen auslösen. Eine Steigerung der Testkonzentrationen zur Erfassung auch schwächergradiger Sensibilisierungen ist daher nur bedingt möglich. In der Literatur wurden Reaktionen im Intradermaltest, überwiegend definiert als Quaddel mit einem Durchmesser von ≥5 mm, bei Testkonzentrationen bis zu 1,0 µg/ml in der Mehrzahl als Hinweis auf eine Sensibilisierung gewertet; manche sahen allerdings auch Konzentrationen von 0,1 µg/ml oder 0,01 µg/ml als obere Grenze für allergische Reaktionen an [13]. Intradermale Tests an Kontrollpersonen führten in Konzentrationen von 1,0 µg/ml in 29–66%, mit 0,1 µg/ml in 4–10% zu „falsch positiven" Reaktionen [13]. Manche erachteten auch Intradermaltests mit 3,0 µg/ml oder 10 µg/ml als diagnostisch [13].

Der Pricktest mit Hymenopterengiften ist etwa um den Faktor 1000 weniger empfindlich als der Intradermaltest, wobei die Verfahren überwiegend zu gleichen Endergebnissen führen [6]. Pricktests mit einer Giftkonzentration von 100 µg/ml führten bei Kontrollpersonen in 17% zu Reaktionen [6].

Die Häufigkeit von Testreaktionen bei Toxinkonzentrationen von 1,0 µg/ml im Intradermaltest oder 100 µg/ml im Pricktest ist bei Kontrollpersonen relativ niedrig. Hier ist auch daran zu denken, daß diese „falsch positiven" Reaktionen zumindest teilweise auf einer tatsächlichen Sensibilisierung, die ohne klinische Relevanz ist, beruhen. In der Praxis ist die Anwendung von Testkonzentrationen bis 100 µg/ml im Pricktest und bis 1 µg/ml im Intradermaltest auf jeden Fall gerechtfertigt. Kommt es auf Testzubereitungen in dieser Konzentration zu keiner Reaktion, so kann im Einzelfall bei Vorliegen eines auf eine Hymenopterengiftallergie hinweisenden klinischen Bildes und nach Ausschluß von technischen Fehlern (gegebenenfalls Testwiederholung) auch mit höheren Konzentrationen getestet werden (300 µg/ml im Pricktest, 10 µg/ml im Intradermaltest). In einer Studie führten Tests mit einer Allergenzubereitung aus einem Lyophilisat zu stärkeren Hauttestreaktionen als solche mit einer Zubereitung aus gelöstem Allergen, obwohl die Allergenquelle gleich war [8]. Bei nicht schlüssigen Hauttestergebnissen kann eine Wiederholung der Untersuchung mit einer Allergenzubereitung anderer Art (auch eines anderen Anbieters!) sinnvoll sein.

Werden Reaktionen auf eine Testkonzentration von ≤10 µg/ml Pricktest als Bezugswert gewählt, so besteht zwischen Bienengift- oder Wespengift-allergischen Patienten kein signifikanter Unterschied der Reagibilität [13].

Ein positiver Zusammenhang zwischen dem Schweregrad der systemischen anaphylaktischen Stichreaktion und der Reagibilität im Hauttest wurde von einigen Untersuchern zumindest tendenziell gefunden, in anderen Untersuchungen wie auch im eigenen Patientengut war sie nicht nachzuweisen [13]. Dies ist nicht überraschend, da Hauttestreaktionen keinen unmittelbaren Rückschluß auf das Vorliegen einer klinisch relevanten Sensibilisierung erlauben.

Grundsätzlich kann angenommen werden, daß mit zunehmendem Intervall zum letzten Stichereignis die Reagibilität im Hauttest abnimmt. Die Literaturangaben hierzu sind allerdings uneinheitlich, ein solcher Zusammenhang wurde in einigen Untersuchungen gefunden, in anderen nicht [13]. Bei eigenen Patienten, von denen 70% innerhalb von weniger als einem Jahr nach der letzten Stichreaktion untersucht wurden, korrelierte die Reagibilität im Pricktest nicht signifikant negativ mit dem Zeitintervall zum letzten Stich [13].

Wie erwähnt hatten Patienten mit mindestens einer Pricktestreaktion auf Gräserpollen-, Katzen- oder Hausstaubmilben-Allergene im Vergleich zu Patienten ohne diesen Hinweis auf eine atopische Veranlagung häufiger eine höhere Hauttestreagibilität auf Hymenopterengifte [14]. Demgegenüber bestand kein Zusammenhang zwischen der Hauttestreagibilität auf Hymenopterengifte und der klinischen Diagnose einer Atopie oder einem erhöhten Gesamt-IgE-Spiegel ($\geq$ 100 kU/l) [14].

Insgesamt sind die mit Hymenopterengiften erhaltenen Hauttestergebnisse nicht isoliert, sondern stets im Gesamtzusammenhang der Diagnostik zu werten.

In-vitro-Tests

Spezifische IgE-Antikörper

Bestimmung. Die Bestimmung der Hymenopterengift-spezifischen IgE-Antikörper im peripheren Blut sollte frühestens zwei Wochen nach dem letzten Stichereignis, dann aber möglichst rasch erfolgen; noch zuverlässiger ist es, nach dem Stichereignis innerhalb der ersten Tage sowie ein zweites Mal nach einigen Wochen zu testen. Nach einem Stich steigt über etwa zwei bis drei Wochen die Konzentration an spezifischem IgE an, ein Abfall unter die Nachweisgrenze kann bereits nach drei bis 18 Monaten eingetreten sein [13]. Bei zweimaliger Testung (s.o.) kann es möglich sein, durch einen, infolge der Boosterung durch den Stich ausgelösten Anstieg der spezifischen IgE-Antikörper gegenüber einem Gift Hinweise auf das auslösende Insekt zu gewinnen.

Zur Bestimmung der spezifischen IgE-Antikörper stehen verschiedene Methoden zur Verfügung (Kapitel I.5.). Unterschiede in der Sensitivität sind möglich [21]. Lassen sich spezifische IgE-Antikörper nicht nachweisen und ist dieses Ergebnis ausschlaggebend für die diagnostische Gesamtbewertung, so ist – nach Ausschluß von Laborfehlern – die Untersuchung gegebenenfalls mit einem besonders sensitiven Testsystem zu wiederholen.

Interpretation. Die Häufigkeit des Nachweises und die Konzentration spezifischer IgE-Antikörper gegenüber dem krankheitsursächlichen Insektengift ist bei Patienten mit Bienen- oder Wespengift-Allergie unterschiedlich. Verschiedene Arbeitsgruppen fanden spezifische IgE-Antikörper bei Bienengift-Allergie in 70–100%, bei Wespengift-Allergie demgegenüber nur in 56–87,5% [13]. Weiter wurden RAST-Klassen von 0 oder 1 bei 10,5% der Bienengift-allergischen, aber bei 31,3% der Wespengift-allergischen Patienten festgestellt [13]. Ob diese Unterschiede durch Eigenschaften der Patienten oder der Testsysteme bedingt sind, ist bisher nicht klar. Für die Praxis ist wichtig, daß Patienten ohne nachweisbare spezifische IgE-Antikörper im Serum sich hinsichtlich der Schweregrade der systemischen Stichreaktionen nicht von solchen mit nachweisbaren IgE-Antikörpern unterscheiden [13]. Über lebensbedrohliche Stichreaktionen bei Fehlen von Insektengift-spezifischem IgE im Serum wurde in der Literatur mehrfach berichtet [13].

Übereinstimmend mit anderen Untersuchungen fanden wir mit zunehmendem Intervall zur letzten Überempfindlichkeitsreaktion eine Abnahme der Serumkonzentration an spezifischen IgE-Antikörpern; in manchen Studien wurde dieser Befund jedoch nicht erhoben [13]. Insgesamt scheint die Konzentration an spezifischem IgE im Serum stärker von der seit der letzten Allergenexposition vergangenen Zeit abzuhängen als die Reagibilität im Hauttest.

Höhere Konzentrationen an Insektengift-spezifischem IgE waren häufiger bei Patienten mit Pricktestreaktion auf Katzen-, Hausstaubmilben- oder Gräserallergene als bei solchen ohne derartige Hauttestreaktionen [14]. Auch bei einem erhöhten Gesamt-IgE-Spiegel ($\geq$ 100 kU/l) waren höhere Serumkonzentrationen an Insektengift-spezifischem IgE häufiger als bei IgE-Spiegeln im Normbereich [14]. Dies ist wohl darauf zurückzuführen, daß spezifisches IgE einen wesentlichen Anteil des Gesamt-IgE ausmachen kann.

Zwischen dem Schweregrad systemischer Stichreaktionen und der Serumkonzentration an Insektengift-spezifischem IgE wurde von der Mehrzahl der Untersucher kein Zusammenhang gefunden [13]. Wir fanden bei Patienten mit Wespengift-Allergie sogar eine schwach negative Korrelation zwischen diesen beiden Parametern, was vermutlich auf den bei Wespengift-Allergie hohen Anteil an Patienten ohne nachweisbare spezifische IgE-Antikörper im Serum zurückzuführen ist [13].

Zwischen den Konzentrationen der Hymenopterengift-spezifischen IgE-Antikörper im Serum und den Pricktestschwellen für das jeweilige Gift fanden wir eine schwache positive Korrelation [13]. Auch andere Untersucher fanden zumeist einen qualitativen Zusammenhang zwischen diesen Parametern, jedoch wurde auch das Fehlen einer solchen Beziehung beobachtet [13].

■ **Spezifische IgG-Antikörper.** Zumindest für Bienenstiche besteht eine Beziehung zwischen deren Anzahl und der Serumkonzentration des Gestochenen an spezifischem IgG [3]. Es ist gerechtfertigt, die Konzentration an spezifischem IgG im Serum mit der Exposition gegenüber dem Antigen in Zusammenhang zu bringen und gegebenenfalls als ergänzenden diagnostischen Hinweis zu betrachten. Auch führt die Hymenopterengift-Hyposensibilisierung zu einem Anstieg des spezifischen IgG, der mit der Dosis korreliert [5]. Angesichts der unterschiedlichen Bestimmungsmethoden und des Fehlens von zuverlässigen Beziehungen zwischen Meßwerten und klinischer Situation muß eine individuelle diagnostische Interpretation der spezifischen IgG-Konzentrationen außerordentlich kritisch erfolgen.

Immer wieder wurde das Auftreten bzw. der Anstieg spezifischer, sogenannter „blockierender" Antikörper der IgG-Klasse als Hinweis auf eine Schutzwirkung gewertet. Diese Auffassung ist nicht haltbar: So wurden bei hyposensibilisierten, Bienengift-allergischen Patienten, die bei Stichprovokationstests weiterhin systemisch reagierten, höhere Konzentrationen an spezifischen IgG-Antikörpern gefunden als bei solchen, die geschützt waren [10]. Grundsätzlich ist die Serumkonzentration an spezifischen IgG-Antikörpern bei der Indikationsstellung zur Hyposensibilisierung somit irrelevant [11]. Sehr hohe Titer des spezifischen IgG könnten allerdings Hinweise auf das Risiko einer Immunkomplex-Anaphylaxie oder einer Serumkrankheits-artigen Reaktion durch Hymenopterengift geben. Bei Verdacht auf derartige Reaktionen durch Insektenstiche oder die Hyposensibilisierung ist die Bestimmung der spezifischen IgG-Antikörper angezeigt.

■ **Zelluläre Funktionstests.** Basophile Granulozyten können wie Mastzellen über den hochaffinen Rezeptor Allergen-spezifisches IgE binden und nach Allergenkontakt Mediatoren freisetzen. Beim Basophilen-Histamin-Freisetzungstest werden periphere Blutleukozyten, unter denen sich auch basophile Granulozyten befinden, in vitro mit dem Allergen inkubiert; gemessen wird dann die dadurch bewirkte Histaminfreisetzung. Es gibt unterschiedliche Methoden der Testdurchführung. Bei Verwendung von Suspensionen gewaschener peripherer Leukozyten und spektrofluorometrischer Histaminbestimmung konnten wir obere Normgrenzen der toxisch induzierten Histaminfreisetzung bestimmen; im Hinblick auf die Diagnose einer Hymenopterengift-Allergie fanden wir für Bienengift eine Spezifität von 94% und eine Sensitivität von 82%, für Wespengift eine Spezifität von 83% und eine Sensitivität von 68% [16]. Die Ergebnisse des Basophilen-Histamin-Freisetzungstestes wiesen keinen Bezug zur Reagibilität auf Hymenopterengifte im Hauttest oder RAST auf [16]. Der Basophilen-Degranulationstest, bei dem an peripheren Blutzellen das „Verschwinden" Toluidinblau-anfärbbarer basophiler Granulozyten nach aktivierendem und damit degranulierendem Allergenkontakt bestimmt wird, kann dem Histamin-Freisetzungstest vergleichbare Ergebnisse erbringen [27].

Basophilen-Funktionstests sind ergänzende diagnostische Maßnahmen, die bei ansonsten nicht schlüssigen Testergebnissen eingesetzt werden können. Wir führen den Basophilen-Histamin-Freisetzungstest insbesondere dann durch, wenn spezifische IgE-Antikörper gegenüber Insektengiften im Serum nicht nachweisbar sind und dieser Befund für das diagnostische Gesamtergebnis entscheidend wäre. Eine Diagnose allein anhand der Resultate von Basophilen-Funktionstests kann nicht gestellt werden. Bei der Bewertung der Ergebnisse sollten stets laborinterne Normwerte, die durch Untersuchung von sicher Insektengift-allergischen Patienten und von Kontrollpersonen gewonnen wurden, herangezogen werden.

Eine weitere ergänzende diagnostische Methode ist möglicherweise die Messung der Leukotrienfreisetzung aus Allergen-stimulierten peripheren Blutleukozyten [7].

Stichprovokation

Stichprovokationstests mit lebenden Insekten sind bei nicht hyposensibilisierten Patienten zur Diagnostik ungeeignet. Die bei Provokationstests übliche, von sehr niedrigen zu höheren Dosen ansteigende Allergengabe ist nicht möglich, auch bei intensivmedizinischer Notfallbereitschaft kann eine lebensbedrohliche Reaktion auftreten [1]. Weiter kann eine solche Stichprovokation möglicherweise als „Booster" wirken und auch bei Fehlen einer systemischen Reaktion das Risiko zukünftiger Stiche erhöhen. Daran lassen die Ergebnisse einer Untersuchung denken, in der 13 von 61 unbehandelten Patienten mit systemischen Reaktionen auf Wespenstiche, die eine erste Stichprovokation vertragen hatten, bei späterer Testwiederholung zum Teil schwer reagierten [4]. Dies läßt vermuten, daß bei Fortführung wiederholter Stichprovokationen systemische Reaktionen schließlich bei allen Patienten auslösbar sein könnten. Eine über die Anamnese hinausreichende Information kann aus einem Stichprovokationstest beim nicht hyposensibilisierten Patienten nicht gewonnen werden.

Demgegenüber haben sich Stichprovokationstests während der Hyposensibilisierung zur Überprüfung des Therapieerfolges bewährt [19] (Kapitel I.18.). Wir führen den Stichprovokationstest etwa sechs bis zwölf Monate nach Erreichen der Erhaltungsdosis durch. Bei Stichprovokation unmittelbar nach Erreichen der Erhaltungsdosis könnte das Fehlen einer Reaktion auch auf einen unspezifischen Refraktärzustand zurückzuführen sein, ein Test am Therapieende birgt das Risiko einer Resensibilisierung in sich.

Kommt es bei der Stichprovokation weiterhin zu einer systemischen Reaktion, so ist die übliche Erhaltungsdosis der Hymenopterengift-Hyposensibilisierung von 100 µg/4 Wochen auf 200 µg/4 Wochen (gegebenenfalls auch höher) zu steigern, wodurch in vielen Fällen eine vollständige Schutzwirkung erreicht werden kann. Ob dies der Fall ist, kann durch eine weitere Stichprovokation überprüft werden.

Eine reaktionslos vertragene Stichprovokation ist für den zumeist erheblich verunsicherten Patienten eine sehr beruhigende Erfahrung. Im engeren Sinne ist angesichts der vielfältigen Einflüsse auf den Ausgang von Provokationstests allerdings nur das Auftreten einer Reaktion diagnostisch sicher zu verwerten. Es ist allerdings unser Eindruck, daß systemische Reaktionen auf spätere akzidentelle Stiche bei Patienten mit vertragenem Stichprovokationstest sehr selten sind.

Gesamtbewertung

Indikation zur Hyposensibilisierung

Sofern keine Kontraindikationen bestehen, empfehlen wir die Hyposensibilisierung grundsätzlich für jeden Patienten mit nachgewiesener IgE-vermittelter, systemischer anaphylaktischer Stichreaktion [17], eine Ausnahme sind unter Umständen Kinder mit ausschließlichen Hautreaktionen [26]. Ob eine systemische anaphylaktische Reaktion aufgetreten ist, kann nur anhand der Anamnese festgestellt werden. Bei Fehlen von objektiven Symptomen, d.h. im wesentlichen von typischen Hautveränderungen, muß das klinische Bild besonders kritisch bewertet werden. Dabei sollte über die Erfassung der Symptome und der damaligen Therapie hinaus auch die Persönlichkeitsstruktur des Patienten beachtet werden.

Bei der Interpretation der Testergebnisse ist zu berücksichtigen, daß ihr Ausfall von verschiedenen Variablen abhängt. Die wichtigsten sind:
- *Intervall zur letzten Stichreaktion:* Mit zunehmendem Intervall Abnahme der Konzentration an spezifischen IgE-Antikörpern im Serum, wohl geringere Abnahme der Reagibilität im Hauttest
- *Keine Reaktion auf Atopieallergene im Pricktest:* Im Vergleich zu Patienten mit solchen Reaktionen auf Aeroallergene finden sich häufiger höhere Hauttestschwellen und niedrigere Konzentrationen an spezifischem Serum-IgE für Hymenopterengifte
- *Krankheitsursächliches Insekt:* Niedrigere Konzentrationen oder Fehlen von Insektengift-spezifischem IgE häufiger bei Wespengift- als bei Bienengift-Allergie

Weiter sind zu berücksichtigen:
- *Patientenalter:* Schwerere Allgemeinreaktionen häufiger bei älteren Patienten
- *Prävalenz der Bienen- und Wespengift-Sensibilisierung:* Hinweise auf eine Sensibilisierung (spezifisches Serum-IgE, Hauttestreaktionen) finden sich bei etwa einem Viertel der Bevölkerung

Da Reagibilität im Hauttest und Konzentration an spezifischen IgE-Antikörpern im Serum nur schwach positiv korrelieren und die Ergebnisse des Basophilen-Histamin-Freisetzungstestes keinen signifikanten Bezug zu den Ergebnissen dieser Testverfahren aufweisen, ist es gerechtfertigt, die Resultate dieser drei Methoden voneinander unabhängig zur Diagnosestellung heranzuziehen.

Über die Anamnese einer systemischen anaphylaktischen Stichreaktion hinaus gibt es derzeit keine diagnostische Möglichkeit, die Notwendigkeit einer Hyposensibilisierung festzustellen oder zu verwerfen. Ein Score-System [25], in dem der Schweregrad der Stichreaktionen sowie die Resultate des Hautschwellentestes und der Bestimmung der Hymenopterengift-spezifischen Serum-IgE-Antikörper mit Punkten bewertet wurden, ist für die Indikationsstellung zur Hyposensibilisierung nicht geeignet [15]: Patienten mit systemischen anaphylaktischen Reaktionen auf Hymenopterenstiche, bei denen nach diesem Punkteschema keine Indikation zur Hyposensibilisierung bestand oder bei denen eine Hyposensibilisierung zwar angezeigt, aber nicht vorgenommen worden war, wurden nach der Reaktion auf neuerliche akzidentelle Stiche befragt. Es zeigte sich, daß Patienten, bei denen eine Hyposensibilisierung aufgrund des Punkteschemas nicht als notwendig erachtet wurde, bei neuerlichen Stichen häufiger wiederum systemisch reagierten und in höherem Prozentsatz eine Zunahme des Schweregrades zeigten als solche, denen eine Hyposensibilisierung empfohlen worden war.

Die endgültige Diagnose verlangt eine kritische Interpretation aller verfügbaren Daten. Manchmal werden auch bei schweren, aufgrund der Anamnese vermutlich als anaphylaktisch einzustufenden Stichreaktionen negative oder nur grenzwertig positive Reaktionsausfälle des Hauttests und der Bestimmung der spezifischen Serum-IgE-Antikörper gefunden. Neben der Möglichkeit eines Versagens der gebräuchlichen diagnostischen Methoden ist hier auch an nicht IgE-vermittelte Reaktionen sowie an andere Auslöser als *Apis mellifera* oder *V. germanica* bzw. *vulgaris* zu denken. Bei der Interpretation *positiver* Testresultate muß berücksichtigt werden, daß diese nicht unbedingt mit einer anamnestisch angegebenen systemischen Stichreaktion in Zusammenhang stehen müssen, sondern auch ausschließlich immunologische Folge ohne klinische Reaktion gebliebener Allergenkontakte sein können. Werden spezifische IgE-Antikörper sowohl gegen Bienen- als auch Wespengift gefunden, so gelingt es manchmal durch Inhibitionstests („RAST-Inhibition") eine Kreuzreaktivität nachzuweisen, die es erlaubt, die Sensibilisierung auf nur eines der beiden Gifte zurückzuführen.

Zur Entscheidung darüber, ob bei einer systemischen anaphylaktischen Stichreaktion mit Bienen- oder Wespengift behandelt wird, hat sich das in Tabelle 3 gezeigte Schema bewährt. Bei mehreren Überempfindlichkeitsreaktionen ist es auf jede einzelne Stichsituation anzuwenden. Kann eine eindeutige Entscheidung über das krankheitsursächliche Insekt nicht getroffen werden, so ist gegebenenfalls sowohl mit Bienen- als auch mit Wespengift zu behandeln; dies ist besonders wichtig bei schweren Reaktionen oder Patienten mit anderen besonderen Risikofaktoren.

Kommt es nach Absetzen einer erfolgreich durchgeführten Hymenopterengift-Hyposensibilisierung wieder zum Auftreten systemischer anaphylaktischer Stichreaktionen, so sind erneut Diagnostik und Hyposensibilisierung erforderlich.

Verlaufskontrollen

Im Verlauf der Hyposensibilisierung kommt es zumeist nach einem initialen Anstieg der Hauttest-Reaktivität und der spezifischen IgE-Antikörper im Serum gegenüber dem zur Therapie verwendeten Hymenopterengift längerfristig zu geringeren, manchmal auch zu vollständig negativen Reaktionsausfällen in diesen Testsystemen. Meist steigen die IgG-Antikörper an und bleiben erhöht, wobei initial bevorzugt IgG-1-, später IgG-4-Antikörper auftreten. Anhand dieser Befunde ist es jedoch nicht möglich, den Erfolg der Behandlung zu bewerten.

Derzeit wird empfohlen, die Hyposensibilisierung nach mindestens drei- bis fünfjähriger Dauer zu beenden, sofern
- Ein akzidenteller Stich oder eine Stichprovokation vertragen wurden und
- Keine systemischen anaphylaktischen Therapie-Nebenwirkungen aufgetreten sind

Der kontrollierte Stichprovokationstest ist dabei den häufig unsicheren Patientenangaben über den Ausgang eines akzidentellen Stiches eindeutig vorzuziehen [19]. Sind diese Bedingungen nicht erfüllt, so wird die Therapie beendet, wenn Hauttestreaktionen und spezifische Serum-IgE-Antikörper gegenüber dem krankheitsursächlichen Insektengift nicht mehr nachweisbar sind [11]. An grundsätzlich längere, auch lebenslange Behandlung ist bei individuell erhöhtem Risiko (z. B. sehr schwere Stichreaktion, hochgradige Exposition, höheres Alter) zu denken; bei Masto-

Tabelle 3. Wahl des Insektengift-Allergens für die Hyposensibilisierung anhand von Anamnese, Hauttest und Bestimmung der spezifischen IgE-Antikörper im Serum

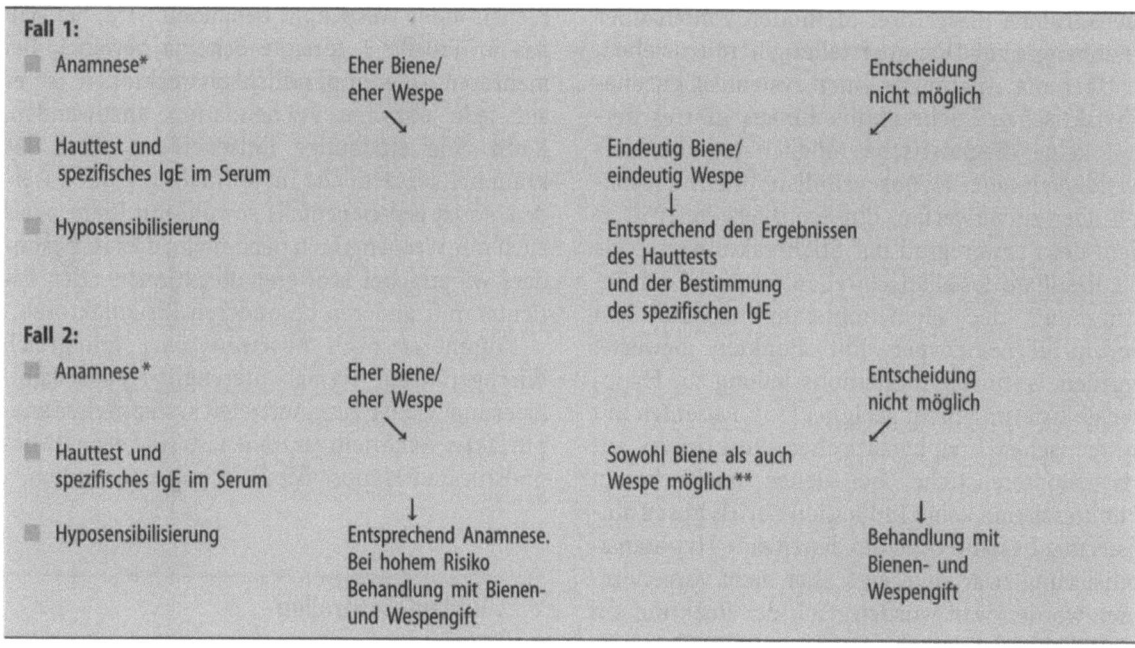

* Patientenmeinung zum auslösenden Insekt, Umstände des Stiches
** Spezifische IgE-Antikörper können manchmal durch Inhibitionstests („RAST-Inhibition") als kreuzreagierend identifiziert werden

zytose oder erhöhter basaler Tryptase im Serum wird lebenslang hyposensibilisiert.

Therapie-Nebenwirkungen. Zumindest Hauttest und Bestimmung der spezifischen IgE- und IgG-Antikörper sollten bei allen wesentlichen Nebenwirkungen der Hyposensibilisierung wiederholt werden, um auffällige Verläufe zu erkennen und die Ausgangssituation für das weitere therapeutische Vorgehen zu erfassen. Weitere Untersuchungen können symptombezogen in Abhängigkeit vom jeweiligen klinischen Bild erforderlich werden. So sollten bei Serumkrankheits-artigen Reaktionen histologische und immunfluoreszenzoptische Untersuchungen der Biopsie einer verzögerten Hautreaktion auf Insektengift-Injektion (Intradermaltest, Hyposensibilisierung-Injektion), BKS-, Blutbild-, Komplement- und Urin-Untersuchung sowie Messung der Körpertemperatur erfolgen. Die weitere Therapie ist anhand der Befunde individuell festzusetzen.

Hyposensibilisierungs-Verlauf. Die Überprüfung des Therapieeffektes durch eine Stichprovokation nach sechs- bis zwölfmonatiger Therapie wird empfohlen. Einmal jährlich, vor einer Stichprovokation, vor dem geplanten Therapieende sowie gegebenenfalls nach einem akzidentellen Stich sollten die Anamnese betreffend die gesundheitliche Situation und die Verträglichkeit neuerlicher akzidenteller Stiche erhoben sowie Hauttest und Bestimmung der spezifischen IgE-Antikörper im Serum erfolgen, um den Verlauf der immunologischen Parameter zu erfassen. Auffällig hohe Konzentrationen an spezifischen IgE-Antikörpern bzw. auffällig niedrige Hauttestschwellen nach drei oder mehr Therapiejahren könnten im Einzelfall ein Grund sein, die Behandlung trotz Erfüllung der sonstigen Kriterien zum Absetzen fortzuführen und eventuell die Insektengiftdosis zu steigern. Dabei ist stets die individuelle Situation des Patienten, insbesondere hinsichtlich besonderer Risikofaktoren, zu berücksichtigen. Allgemein gültige Regeln gibt es nicht, und keineswegs dürfen ausschließliche Testparameter überbewertet werden. Führen neuerliche akzidentelle Stiche während der Behandlung zu systemischen Reaktionen, so erbringen die genannten Untersuchungen Aufschlüsse über das auslösende Insekt. Es werden dann entweder die Therapiedosis zu steigern oder eine Hyposensibilisierung mit dem „anderen" Hymenopterengift zu beginnen sein.

■ **Nach Hyposensibilisierung.** Auch nach Beendigung der Hyposensibilisierung sowie bei unbehandelt gebliebenen Patienten mit systemischen anaphylaktischen Stichreaktionen sollten die oben genannten Verlaufsuntersuchungen erfolgen. Insbesondere bei neuerlichen akzidentellen Stichen sind sie, unabhängig von der klinischen Reaktion, vorzunehmen. Kam es durch den Stich zu einer systemischen anaphylaktischen Reaktion, so ist erneut eine Hyposensibilisierung angezeigt. Ohne klinische Reaktion könnte eine deutliche Zunahme der Reagibilität auf Hymenopterengift (Hauttest, spezifisches IgE im Serum) auf ein höheres Risiko bei späteren Stichen hinweisen; insbesondere bei schweren Reaktionen in der Anamnese, älteren Patienten, hohem Expositionsrisiko oder sonstigen Risikofaktoren kann dann gegebenenfalls an eine neuerliche Hyposensibilisierung gedacht werden.

Literatur

1. Bauer CP (1986) Stichprovokation zur Diagnostik von Insektengift-Allergien? Allergologie 9:S14
2. Bousquet J, Coulomb Y, Robinet-Lévy M, Michel FB (1982) Clinical and immunological surveys in bee keepers. Clin Allergy 12:331–342
3. Bousquet J, Ménardo JL, Aznar R, Robinet-Lévy M, Michel FB (1984) Clinical and immunologic survey in beekeepers in relation to their sensitization. J Allergy Clin Immunol 73:332–340
4. Franken HH, Dubois AEJ, Minkema HJ, van der Heide S, de Monchy JGR (1994) Lack of reproducibility of a single negative sting challenge response in the assessment of anaphylactic risk in patients with suspected yellow jacket hypersensitivity. J Allergy Clin Immunol 93:431–436
5. Golden DBK, Kagey-Sobotka A, Valentine MD, Lichtenstein LM (1981) Dose dependence of hymenoptera venom immunotherapy. J Allergy Clin Immunol 67:370–374
6. Harries MG, Kemeny DM, Youlten LJF, McK Mills M, Lessof MH (1984) Skin and radioallergosorbent test in patients with sensitivity to bee and wasp venom. Clin Allergy 14:407–412
7. Höxtermann S, Auer T, Altmeyer P (1995) Zelluläre In-vitro-Diagnostik mittels CAST-ELISA. Leukotriennachweis bei Wespengift-Allergie. Allergologie 18:287–291
8. Jeep S, Reiprich G, Kunkel G (1992) Yellow jacket allergy. Comparison of skin prick tests and intradermal tests with three different yellow jacket venom extracts. Allergy 47:35–40
9. Müller UR (1988) Insektenstichallergie. Klinik, Diagnostik und Therapie. Fischer, Stuttgart
10. Müller UR, Helbling A, Bischof M (1989) Predictive value of venom-specific IgE, IgG and IgG subclass antibodies in patients on immunotherapy with honey bee venom. Allergy 44:412–418
11. Müller U, Mosbech H (eds) (1993) Position paper: Immunotherapy with hymenoptera venoms. Allergy 48 (Suppl 14):37–46
12. Przybilla B (1994) Kritische Punkte der Hyposensibilisierung mit Hymenopterengiften. Zeitschr Haut-Geschlechtskr 69:407–414
13. Przybilla B, Ring J, Griesshammer B (1989) Diagnostische Befunde bei Hymenopterengiftallergie. Zur Bedeutung von Anamnese, Hauttest und RAST. Allergologie 12:192–202
14. Przybilla B, Ring J, Griesshammer B (1991) Association of features of atopy and diagnostic parameters in hymenoptera venom allergy. Allergy 46:570–576
15. Przybilla B, Ring J, Rieger B (1992) Die Indikation zur Hymenopterengift-Hyposensibilisierung kann nicht anhand eines diagnostische Parameter bewertenden Punkteschemas gestellt werden. Allergologie 15:114–119
16. Przybilla B, Ring J, Wielgosch J (1988) Der Basophilen-Histamin-Freisetzungstest als diagnostische Methode bei Hymenopterengift-Allergie. Hautarzt 39:662–670
17. Przybilla B, Ruëff F (1994) Besteht bei einer Insektengift-Allergie immer die Indikation für eine Hyposensibilisierung? Dtsch Med Wochenschr 119:1093–1095
18. Ring J, Messmer K (1977) Incidence and severity of anaphylactoid reactions to colloid volume substitutes. Lancet I:466–469
19. Ruëff F, Przybilla B, Müller U, Mosbech H (1996) The sting challenge test in Hymenoptera venom allergy. Allergy 51:216–225
20. Schäfer T, Przybilla B (1996) IgE antibodies to Hymenoptera venoms are common in the general population and are related to indications of atopy. Allergy 51:372–377
21. Schäfer T, Przybilla B, Ring J (1991) Vergleich von Pharmacia IgE-EIA und Phadebas-RAST mit Pharmacia CAP-System-FEIA in der Bestimmung von spezifischem und Gesamt-IgE. Allergologie 14:473–479
22. Schwartz HJ, Sutheimer C, Gauerke MB, Zora JA, Yunginger JW (1984) Venom-specific IgE antibodies in postmortem sera from victims of sudden unexpected death. J Allergy Clin Immunol 73:189
23. Schumacher MJ, Tveten MS, Egen NB (1994) Rate and quantity of delivery of venom from honeybee stings. J Allergy Clin Immunol 93:831–835
24. Settipane GA, Chafee FH, Klein DE, Boyd GK, Sturam JH, Freye HB (1980) Anaphylactic reactions to hymenoptera stings in asthmatic patients. Clin Allergy 10:659–665
25. Urbanek R (1979) Neue Konzepte in der Behandlung von Insektengiftallergien. Dermatosen in Beruf und Umwelt 27:44–48
26. Valentine MD, Schuberth KC, Kagey-Sobotka A, Graft DF, Kwiterovich KA, Szklo M, Lichtenstein LM (1990) The value of immunotherapy with venom in children with allergy to insect stings. New Engl J Med 323:1601–1603
27. Wüthrich B, Dietschi R, Berlinger F, Marti-Wyss S, Cuhat J (1987) Der Basophilen-Degranulationstest in der Diagnostik der Hymenopterengift-Allergie. Schweiz Med Wochenschr 117:1333–1341

KAPITEL 8 Naturlatexallergie

Franziska Ruëff und Ines Vieluf

Krankheitsbild

Herkunft, Inhaltsstoffe und Verwendung von Naturlatex. Der Begriff „Latex" wurde ursprünglich ausschließlich für den aus kautschukliefernden Pflanzen austretenden milchigen Saft verwendet. Heute werden mit „Latex" oft sowohl natürlicher wie auch synthetischer Kautschuk bezeichnet. Es sollte daher zur Bezeichnung von natürlichem Kautschuk der Begriff Naturlatex (syn.: Naturkautschuklatex, Naturgummilatex) verwendet werden.

Als Rohstoff zur Herstellung von Naturkautschukgummi eignet sich Naturlatex, der reich an cis-1,4-Polyisopren ist. 95% der Welternte an Naturlatex liefert der zur Familie der *Euphorbiaceae* gehörende Gummibaum *Hevea brasiliensis*. Ursprünglich war der Gummibaum *Hevea brasiliensis* im Amazonasgebiet beheimatet, wurde jedoch ab Ende des 19. Jahrhunderts in Südostasien und Afrika kultiviert. Heute haben Länder in Südostasien, und hier vor allem Malaysia, den höchsten Anteil an der Produktion.

Naturlatex wird durch Einschneiden der Rinde des Gummibaums gewonnen. Die dabei austretende Flüssigkeit besteht aus einer wäßrigen Dispersion von cis-1,4-Polyisopren (20–36%), Proteinen und Phosphoproteinen (1–2%), Harzen (2%), Fettsäuren und Kohlenhydraten (je 1%) und anorganischen Salzen (0,3–0,7%) [17]. Bei der weiteren Verarbeitung zum Gummi wird dem Ausgangsprodukt durch verschiedene Schritte Wasser entzogen. Fertiger Gummi enthält etwa 93–94% Polyisopren und bis zu 3% Proteine. Zahlreiche weitere Hilfsstoffe (unter anderem Ammoniak, Antioxidantien, Vulkanisierbeschleuniger, Weichmacher und Farbstoffe) werden bei der Verarbeitung benötigt und können im Endprodukt vorliegen. Einige dieser Stoffe (z. B. Thiurame, Carbamate, Benzthiazole) sind als Auslöser eines allergischen Kontaktekzems bekannt.

Aufgrund seiner Materialeigenschaften eignet sich Naturlatex zur Herstellung zahlreicher Gegenstände des alltäglichen Bedarfes und des medizinischen Bereiches (Tabelle 1). Die Produktion naturlatexhaltiger Gegenstände hat in den vergangenen Jahren stark zugenommen.

Pathophysiologie. Ein Teil der in der Naturlatexmilch von *Hevea brasiliensis* enthaltenen Proteine, die in Abhängigkeit von der Art des Produktionsprozesses in unterschiedlicher Konzentration im fertigen Produkt enthalten sind, können die Bildung spezifischer IgE-Antikörper induzieren. Bislang sind über 200 Naturlatexproteine identifiziert, von denen etwa ein Viertel IgE binden kann [37]. Mehr als 10 Naturlatexallergene sind inzwischen molekular charakterisiert [38].

In Abhängigkeit vom Verarbeitungszustand (Rohnaturlatexmilch, mit Ammoniak versetzte Naturlatexmilch, fertiges Gummiprodukt) sind unterschiedliche Allergene nachweisbar. So führt der Zusatz von Ammoniak zwar zur Reduktion einiger antigener Polypeptide, insgesamt sind aber mehr höhermolekulare Proteinbanden als in nicht ammoniakalischem Naturlatex vorhanden [29].

Weiter haben die bislang identifizierten Allergene in Naturlatex für verschiedene Patientengruppen eine unterschiedliche Bedeutung. Gegen einige Allergene finden sich Antikörper vornehmlich bei Patienten mit Spina bifida, andere werden fast nur von IgE-Antikörpern im Serum von Beschäftigten des Gesundheitswesens erkannt; weiter variiert die klinische Bedeutung der einzelnen Allergene in Abhängigkeit von der geographischen Herkunft der Untersuchten und dem Herkunftsland der Naturlatexmilch [37].

Offensichtlich reflektiert das Muster Naturlatex-spezifischer IgE-Antikörper die Exposition gegenüber naturlatexhaltigen Gegenständen.

Tabelle 1. Beispiele naturlatexhaltiger Gegenstände (nach Heese [20])

Nicht medizinischer Bereich

Haushalt
- Haushaltshandschuhe; Stoff- oder Lederarbeitshandschuhe (aufgesprühter Naturlatexfilm zur Herstellung wasserabweisender Eigenschaften); Dichtungsringe (für Einmachgläser); Verpackungsmaterial
- Dichtungen für Türen und Fenster; Ummantelung von Elektrokabeln; Latexmatratzen; Teppichbodenbeschichtung
- Spielzeug; Sauger von Babyflaschen; Schnuller; Gummiunterlagen; Luftballons; Wärmflaschen

Bekleidung
- Büstenhalter; Gummistiefel/-schuhe; Gummibänder (z. B. in Unterhosen, Strümpfen und anderen Textilien mit Stretcheffekt)

Auto, Fahrrad
- Gummigriffe (Lenker von Fahrrädern); Dichtungen für Autotüren und -fenster; Automatten; Reifen; Handschuhe im Erste-Hilfe-Kasten

Freizeit, Sport
- Gummibälle (z. B. Squashbälle); Gummiringe; Badematten; Luftmatratzen; Schlauchboote; Schwimm- und Taucherbrillen; Tauchausrüstung (Teile des Atemgeräts); Skibrillen; Sporthandschuhe (z. B. Fanghandschuhe)

Büro
- Briefumschläge (selbstklebend); Briefmarken (Klebegummierung); Radiergummi; Gummiwalze der Schreibmaschine; Gummikleber

Sonstiges
- Kondome; Pessare

Medizinischer Bereich
- OP-Handschuhe; OP-Schuhe; Gummibänder an OP-Hauben und Mundschutz
- Ambubeutel; Beatmungsmasken und -schläuche; Rendell-Baker-Masken; Tracheal-, Nasopharyngeal- und Oropharyngealtuben; Beißkeile
- Infusionsbestecke; Infusionsflaschen (selten in Verschlußkappe); Perfusorspritzen; Latex-Ballonkatheter
- Penrose-Drainagen; Pflaster; Kompressionsbinden und -strümpfe
- Latex-Blasenkatheter; Urinbeutel (Gummihalterung); Ileostomabeutel
- Gummiunterlagen
- Darmrohr; Zubehör für Colon-Kontrastdarstellungen
- Untersuchungshandschuhe; Fingerlinge; Blutdruckmanschetten; Dekubitusringe; Gummiringe an EKG-Elektroden
- Diaphragma
- Kieferorthopädische Spanngummis; Kofferdam (Dentaldam)

Epidemiologie. Bereits seit den zwanziger Jahren des vergangenen Jahrhunderts ist bekannt, daß durch den Kontakt zu naturlatexhaltigen Gegenständen allergische Reaktionen vom Soforttyp induziert werden können [19, 45]. Den Beginn einer seit Mitte der 80er Jahre einsetzenden epidemischen Zunahme von Sensibilisierungen gegen Naturlatex markiert eine Veröffentlichung von Nutter [33] im Jahre 1979.

Besonders häufig (etwa 10% [27, 42]) von einer Allergie gegen Naturlatex sind im Gesundheitswesen Beschäftigte betroffen, die vor allem durch den Gebrauch von Gummihandschuhen intensiv exponiert sind. Neben der Exposition sind wesentliche Risikofaktoren atopische Diathese [51, 47] und vorbestehende Handekzeme. Bei beruflicher Exposition außerhalb des Gesundheitswesens entwickeln ebenfalls zwischen 5% [13] und über 10% der Beschäftigten eine Naturlatexallergie [46].

Bestimmte Patientengruppen (Kinder mit Spina bifida oder angeborenen urogenitalen Fehlbildungen) sind ebenfalls häufig betroffen: Hier ist die Prävalenz der Sensibilisierung gegen Naturlatex bis über 70% [26].

Allerdings treffen diese Beobachtungen hinsichtlich der Häufigkeit der Naturlatexallergie bei intensiv Exponierten nicht für alle Länder gleichermaßen zu: So ist beispielsweise in Japan bei Beschäftigten im Gesundheitswesen [2] und in Venezuela bei Spina-bifida-Patienten [12] eine Häufung der Naturlatexallergie nicht in dem Maße erkennbar, wie sie in den meisten westlichen Industrienationen beobachtet wurde. Eine mögliche Erklärung für diesen Unterschied könnte der sehr unterschiedliche Allergengehalt von Naturlatex-haltigen Gegenständen [53] sein, die in den einzelnen Ländern verwendet werden.

Bislang gibt es wenig Information zur Häufigkeit der Naturlatexallergie außerhalb von beruflich (und hier insbesondere im Gesundheitswesen) oder von bestimmten, im Rahmen der medizinischen Versorgung exponierten Personengruppen. Einen Anhaltspunkt dafür, daß die Naturlatexallergie auch außerhalb der bekannten Risikogruppen bedeutsam sein könnte, geben In-vitro-Untersuchungen an Blutspendern: Hier wiesen bis zu 6,4% [35] der untersuchten Seren spezifische IgE-Antikörper gegen Naturlatex auf. Sofern eingehendere Untersuchungen (Hauttests, Anamnese) an nicht besonders exponierten Personen vorliegen, so wurden diese vor allem an Patienten durchgeführt, bei denen wegen verschiedener Fragestellungen allergologische Untersuchungen vorgenommen wurden. Dabei zeigten sich um die 5% [16] der Untersuchten gegen Naturlatex sensibilisiert und um die 3% [16, 41] der Untersuchten allergisch. Es wird geschätzt, daß in Deutschland weit über 1 Million Personen gegen Naturlatex sensibilisiert sind [39].

■ **Klinisches Bild.** Das Spektrum der Symptomatik umfaßt alle klassischen allergischen Reaktionen vom Soforttyp. Der Kontakt zu den Naturlatexallergenen kann durch direkten oder aerogenen Kontakt an Haut- oder Schleimhaut, am OP-Situs sowie anderweitig (z. B. auch durch Infusion) parenteral erfolgen.

Das führende, nahezu obligate Symptom der Naturlatexallergie ist die *Kontakturtikaria*: Innerhalb von Minuten, selten bis Stunden nach Hautkontakt zu Naturlatex kommt es am Kontaktort zum Auftreten von Juckreiz, Erythem und Urtikaria. Auch *Ekzeme* können an Kontaktstellen auftreten [50]. Naturlatexallergene können aerogen über Lüftungssysteme und kontaminierte Kleidungsstücke verfrachtet werden und so abseits von ihrem Ursprungsort Symptome auslösen. Als aerogene Allergenquelle sind hier vor allem an Handschuhpuder gebundene Naturlatexallergene bedeutsam [6], daneben können auch Abriebpartikel beispielsweise von Autoreifen Naturlatexallergene enthalten [49].

Meist durch aerogene Exposition gegenüber Naturlatexallergenen werden *Rhinoconjunctivitis allergica* oder *Asthma bronchiale* ausgelöst. Nach eigener Erfahrung sind Rhinoconjunctivitis allergica und Asthma bronchiale eng assoziiert, d. h. bei Personen mit Rhinoconjunctivitis allergica ist mit einem „Etagenwechsel" zu rechnen. Im Durchschnitt manifestierte sich das allergische Asthma bronchiale bei hiervon betroffenen Personen etwa zwei Jahre nach den ersten Symptomen einer Naturlatexallergie [3].

Bei beruflich relevanter Sensibilisierung kommt es im Verlauf einer länger anhaltenden Allergenexposition, wie bereits von anderen berufsbedingten allergischen Atemwegserkrankungen bekannt, nicht selten zu einer Persistenz der Atemwegsbeschwerden ohne erkennbare Besserung in arbeitsfreien Zeiten. Die Beeinträchtigung durch schweres Asthma bronchiale ist wesentlich: Letztlich können vollständige Arbeitsunfähigkeit und eine verkürzte Lebenserwartung resultieren.

Besonders bei intensivem Kontakt gegenüber Naturlatex kann eine Herz-Kreislaufsymptomatik im Sinne eines *anaphylaktischen Schocks* eintreten. Eine derart intensive Exposition findet vor allem bei operativen Eingriffen [14, 25], gynäkologischen [5] oder zahnärztlichen Maßnahmen [5] statt; hierbei auftretende anaphylaktische Reaktionen werden dann vielfach zunächst als Narkosemittel- oder Medikamenten-Unverträglichkeit fehlinterpretiert. Bei intensiver Sensibilisierung können bereits geringfügige Kontakte, auch aerogene Exposition, im Sinne einer Kontakt-Anaphylaxie zum Schock führen.

Weitere Naturlatexkontakte, die im Rahmen ärztlicher Maßnahmen zu teilweise schweren allergischen Reaktionen führten, waren eine Kautschukprothese [45], Blasenkatheter [18] bzw. Darmrohre [34] und die Verwendung von naturlatexallergenhaltigen Gummistopfen bei einer Infusion [43].

Mehrere durch eine Naturlatexallergie ausgelöste Todesfälle wurden bereits mitgeteilt: Naturlatexhaltige Darmrohre bei Bariumeinläufen [34] und vermutlich naturlatexallergenhaltige Handschuhe bei operativem Eingriff lösten tödlich verlaufende anaphylaktische Reaktionen aus [25].

Neben den oben genannten charakteristischen Manifestationen einer Naturlatexallergie wurden auch „ungewöhnliche" Reaktionen beschrieben, wobei deren „Ungewöhnlichkeit" jeweils darin bestand, daß die Art der Reaktion oder die Allergenquelle nicht den bekannten Mustern entsprachen. Der gastrointestinale Kontakt zu Naturlatexallergenen aus Haushalts- oder Hygienehandschuhen kann Beschwerden auslösen, die denen einer Nahrungsmittelallergie vom Soforttyp entsprechen [44]. Es wurde von Wundheilungsstörungen bzw. Transplantatabstoßungen berichtet, die offensichtlich durch eine Naturlatexallergie ausgelöst waren [1]. Ein anaphylaktischer Schock bei einem Squash-Spiel wurde offensichtlich durch das Gummiband ausgelöst, mit dem der Schläger umwickelt war [9]. Die Benutzung von Naturgummischnullern provozierte bei Kindern ein atopisches Ekzem [30]. Rhinitis und persistierende Lidschwellungen wurden durch den Gummiabrieb von alltäglichem Gebrauchsmaterial (Gummiwalze der Schreibmaschine, Schuhsohlen) ausgelöst [40].

■ **Assoziierte Sensibilisierungen.** Zwischen 42,6% [11] und 52,0% [10] der Patienten mit einer Allergie gegen Naturlatex leiden auch an Unverträglichkeitsreaktionen gegen Nahrungsmittel [8, 10, 11]. Zum Teil reflektiert dies offensichtlich nur die atopische Diathese, die ihrerseits einen Risikofaktor für den Erwerb einer Naturlatexallergie darstellt. Unverträglichkeitsreaktionen gegen einige bestimmte, vor allem tropische Früchte bzw. Gemüse, kommen jedoch gehäuft bei Patienten mit einer Naturlatexallergie vor und können bei einzelnen Patienten sogar im Vordergrund der Symptomatik stehen.

Zahlreiche Berichte über assoziierte Unverträglichkeiten gegen Banane [13, 33], Banane und Avocado [2, 12, 15] sowie Banane, Avocado und Eßkastanie [12] liegen vor. Weiter wurde über assoziierte Sensibilisierungen gegen Kiwi, Feige, Mango, Passionsfrucht, Ananas, Papaya, Kartoffel und Condurangorinde [8, 10, 11, 36] berichtet. Mittels des Nachweises kreuzreagierender Antikörper (durch „RAST-Inhibition" oder Immunoblot) konnte unter anderem eine Allergenverwandtschaft zwischen Naturlatex und Banane [32], Eßkastanie [4, 11], Avocado [11] sowie zahlreichen anderen Nahrungsmitteln [11] gezeigt werden.

Es gibt mehrere Hinweise darauf, daß die Allergenverwandtschaft zwischen Naturlatex und anderen Pflanzen noch weit umfassender sein könnte. So finden sich im Serum von Patienten mit einer Naturlatexallergie in 23% spezifische IgE-Antikörper gegen ein Protein mit Sequenzhomologie zu den im Pflanzenreich weitverbreiteten Patatinen [8]. Weiter wurde gezeigt, daß ein 27-kDa-Allergen in Naturlatex Lysozymaktivität besitzt und dieses ähnliche Eigenschaften wie ein in zahlreichen Früchten verbreitetes Lysozym hat [52].

Auch Aeroallergene, wie jene im Planzensaft der häufig als Zimmerpflanzen benutzten Gummibäume (Ficus benjamina und andere), können mit Naturlatexallergenen kreuzreagieren [22].

Bei mehrfach operierten Kindern mit Fehlbildungen hat sich das zur Gassterilisation verwendete Ethylenoxid als ein mit der Naturlatexallergie assoziiertes Allergen erwiesen [18]. Eine Allergenverwandtschaft ist hier nicht anzunehmen, möglicherweise bahnt die örtliche Reaktion durch eine Naturlatexallergie aber bei kombinierter Exposition die Sensibilisierung gegen Ethylenoxid.

Ziel der Diagnostik

Ziel der Diagnostik ist es, eine Sensibilisierung beziehungsweise Allergie gegen Naturlatex zu diagnostizieren oder sicher auszuschließen. Da durch die konsequente Beachtung von Karenzmaßnahmen potentiell lebensbedrohliche Reaktionen verhütet werden können, ist eine Diagnosestellung essentiell. Anamnese und gegebenenfalls Testungen müssen auch die oben genannten, möglicherweise assoziierten Allergene mit erfassen.

■ **Indikationen.** Die Indikation zu einer Testung ergibt sich bei allen Patienten mit dem Verdacht auf eine Naturlatexallergie. Dieser Verdacht ist dann auszusprechen, wenn
■ Unverträglichkeitsreaktionen gegen naturlatexhaltige Gegenstände angegeben werden
■ Nahrungsmittelunverträglichkeitsreaktionen auftraten (vor allem gegen Banane, Avocado und Eßkastanie)
■ Anaphylaktoide Reaktionen im Rahmen medizinischer Versorgung aufgetreten sind

Bei den Angehörigen einer Risikogruppe ist auch ohne bisher in Erscheinung getretene klinische Symptomatik eine Testung zur Feststellung der Reaktionslage, beispielsweise vor geplanter medizinischer Versorgung, indiziert. Im Einzelnen trifft dies zu für
■ Kinder mit angeborenen Fehlbildungen, insbesondere mit Spina bifida, die mehrfach operiert wurden und/oder dauernder medizinischer Versorgung bedürfen
■ Personen mit einer intensiven Naturlatexexposition, insbesondere durch häufiges Tragen von Naturlatexhandschuhen, bei im Ge-

sundheitswesen Beschäftigten, Reinigungskräften und Hausfrauen sowie bei Beschäftigten in Naturlatex verarbeitenden Betrieben und für
- Personen mit schweren Erkrankungen aus dem atopischen Formenkreis

Da Naturlatex als Auslöser von anaphylaktischen Reaktionen auch dann in Betracht kommt, wenn kein erinnerlicher Kontakt mit gummiartig erscheinenden Gegenständen bestand, ist prinzipiell bei allen allergischen Reaktionen vom Soforttyp eine Naturlatexallergie in die differentialdiagnostischen Überlegungen mit einzubeziehen. Naturlatex sollte daher Bestandteil von Standardreihen sein, mit denen bei inhalativen allergischen Beschwerden, Nahrungsmittel- oder Arzneimittelunverträglichkeitsreaktionen getestet wird. Besonders bei Reaktionen, die im medizinischen Bereich (v.a. bei operativen Eingriffen, Entbindungen, zahnärztlichen Behandlungen, radiologischen oder endoskopischen Untersuchungen) aufgetreten sind, ist das Vorliegen einer Allergie gegen Naturlatex zu überprüfen.

Kontraindikationen. Es gelten die allgemeinen Regeln für Tests bei Verdacht auf Überempfindlichkeitsreaktionen vom Soforttyp (Kapitel I.2.).

Methoden

Anamnese. Neben individuellen Risikofaktoren, wie erhöhter Naturlatexexposition oder atopischer Diathese, sind gezielt Bestandsdauer und Art von Unverträglichkeitreaktionen bei Gebrauch von naturlatexhaltigen Materialien zu erfragen. Auslösende Allergenkontakte können offenkundig gummihaltige Gegenständen sein (Tabelle 1); aber auch nicht wahrnehmbare Kontaktmöglichkeiten (Puderpartikel aus naturlatexhaltigen Handschuhen, Abrieb von naturlatexhaltigen Gegenständen, naturlatexhaltiges Verpackungsmaterial etc.) müssen bei anaphylaktischen Reaktionen bedacht werden. Hier sind besonders sorgfältig alle Umgebungsumstände zu erfassen. Gezielt muß nach Hinweisen auf eine Nahrungsmittelunverträglichkeit (insbesondere gegen Banane, Avocado oder Eßkastanie) gefragt werden.

Um den Schweregrad der Reaktion zu beurteilen, müssen alle Symptome einer allergischen Reaktion vom Soforttyp berücksichtigt werden. Vor allem wenn Beschwerden im Sinne einer Rhinoconjunctivitis allergica vorliegen, ist auch gezielt nach Symptomen hinsichtlich eines allergischen Asthma bronchiale zu fragen (Hustenreiz, Atemnot, pfeifendes Atemgeräusch).

Hauttest. Um standardisierte Testsubstanzen für In-vivo- und In-vitro-Untersuchungen der Naturlatexallergie zu erhalten, müssen die relevanten Allergene identifiziert und charakterisiert sowie hinsichtlich ihrer klinischen Bedeutung einzuschätzen sein. Ein standardisierter Testextrakt für den Pricktest ist mittlerweile zugelassen (Stallergène, Rheinberg). Teilstandardisierte kommerzielle Naturlatextestextrakte (sog. Specifica) werden von mehreren Herstellern produziert (ALK-Scherax, Hamburg; Allergopharma, Reinbek; Bencard, München).

Weiter muß für Hauttests meist doch noch auf Naturlatexmilch zurückgegriffen werden. Einige Hersteller von Naturlatexprodukten versenden auf Anfrage kleine Mengen Naturlatexmilch die mit geringen oder hohen Mengen Ammoniak versetzt ist. Es handelt sich hierbei allerdings nicht um zugelassene Arzneimittel für Testzwecke; eine Standardisierung hinsichtlich Haltbarkeit oder Allergengehalt fehlt. Bei Naturlatexmilch ist auch bei Aufbewahrung im Kühlschrank nur von einer relativ kurzen Haltbarkeit (wenige Wochen) auszugehen. In eigenen Untersuchungen hat sich die Sensitivität des Hauttests mit Naturlatexmilch mit 100% als sehr gut erwiesen; dies gilt nicht für die Spezifität, da häufig Testreaktionen ohne faßbare klinische Relevanz auftreten.

Wegen möglicher Unterschiede des Allergenmusters sowie des Allergengehalts zwischen Naturlatexmilch und fertigen Gummiprodukten kann dennoch nicht ausgeschlossen werden, daß Tests mit Naturlatexmilch falsch negativ sein können und daher auch mit Extrakten aus Naturlatexfertigprodukten getestet werden muß. Bislang sind uns aber keine Mitteilungen bekannt, daß bei Personen mit Naturlatexallergie Tests mit Naturlatexmilch bzw. daraus hergestellten Testextrakten keine Reaktion hervorriefen und nur eine aus verarbeitetem Naturlatex gewonnene Zubereitung zu einer Testreaktion führte. Aufgrund des sehr aufwendigen Herstellungsverfahrens und der hohen Sensitivität von Zubereitungen aus Naturlatexmilch werden von kommerziellen Herstellern routinemäßig keine Testextrakte aus Naturlatexprodukten gefertigt.

Allerdings kann in Ermangelung anderer zugänglicher Testextrakte auch selbst ein Extrakt aus naturlatexhaltigen Gegenständen hergestellt werden, wofür sich gepuderte medizinische Handschuhe einiger Hersteller gut eignen. Aufgrund des außerordentlich variablen Proteingehalts verschiedener Naturlatexhandschuhe, der wiederum nicht unbedingt proportional zum Allergengehalt ist, muß der selbst hergestellte Testextrakt jedoch als schlecht standardisiert angesehen werden. Eine Einstellung des Proteingehalts selbst hergestellter Handschuhextrakte ist mit hohem Aufwand verbunden [23].

Da der Allergengehalt verschiedener Naturlatexhandschuhe sehr variabel ist [53], sind nicht alle Produkte gleich gut für die Herstellung eines Eluats geeignet. Generell haben gepuderte Naturlatexhandschuhe einen höheren Allergengehalt und sollten daher für die Herstellung verwendet werden. Die Herstellung erfolgt, indem ein geeigneter Handschuh in kleine Stücke (ca. 1cm^2) geschnitten und ca. 1 h in TCM-Puffer bei Zimmertemperatur in ein Schüttelbad gestellt wird. Dabei kommt auf ein Gewichtsteil des Naturlatexhandschuhs etwa 1 Gewichtsteil der flüssigen Phase. Die Handschuhteile werden danach entfernt, die flüssige Phase kann ohne weitere Bearbeitung für den Hauttest verwendet werden. Von einer längeren Haltbarkeit dieses selbst hergestellten Extraktes darf nicht ausgegangen werden.

Systemische anaphylaktische Reaktionen nach Hauttests mit Naturlatex wurden mehrfach beobachtet [9, 24]. Sie traten vor allem bei Patienten mit einer Anamnese schwerer Reaktionen im Zusammenhang mit Naturlatexkontakten auf. Die verwendeten Testextrakte waren nicht hinsichtlich ihres Allergengehalts standardisiert bzw. erwiesen sich, sofern sie daraufhin untersucht worden waren, als außerordentlich proteinreich.

Einige Autoren lehnen routinemäßige Hautpricktests mit Naturlatex wegen des Risikos systemischer anaphylaktischer Reaktionen und der fehlenden Standardisierung ab [24]. Aus eigener Erfahrung kann eine solche generelle Ablehnung eines Hautpricktests mit Naturlatex nicht nachvollzogen werden, da ein sicherer Schutz des Patienten nur bei genauer Identifizierung des Auslösers möglich ist. Allerdings ergibt sich aus dem Risiko systemischer anaphylaktischer Reaktionen bei Hautpricktests die Erfordernis, bei schweren anaphylaktischen Reaktionen in der Anamnese Tests gegebenenfalls in intensivmedizinischer Notfallbereitschaft durchzuführen. Es empfiehlt sich dann, zunächst Verdünnungsreihen der Testzubereitungen herzustellen, mit einer niedrigen Konzentration zu beginnen und erst bei fehlender Reaktion den Test mit höheren Konzentrationen fortzusetzen. Werden diese Empfehlungen eingehalten, können nach unserer Erfahrung auch Patienten mit einer Anamnese schwerer anaphylaktischer Reaktionen sicher getestet werden.

Nachweis spezifischer IgE-Antikörper. In der Routinediagnostik erfolgt der Nachweis spezifischer IgE-Antikörper im Serum mittels eines ELISA-Verfahrens. Die Empfindlichkeit der verschiedenen angebotenen Systeme ist sehr unterschiedlich.

Gelingt der Nachweis spezifischer IgE-Antikörper im Serum nicht, so kann versucht werden, ihn mittels des Basophilen-Histamin-Freisetzungstests indirekt zu erbringen. Ein weiteres In-vitro-Verfahren ist der Immunoblot, der auch zur Allergencharakterisierung dient.

Gelingt ein Nachweis spezifischer IgE-Antikörper gegen Naturlatex im Serum nicht, so schließt das eine klinisch relevante Sensibilisierung keineswegs aus: Auch bei nachgewiesener Naturlatexallergie lassen sich in Abhängigkeit von der verwendeten Methode spezifische IgE-Antikörper gegen Naturlatex nur bei einem Teil der Patienten, der zwischen 41,4% [15] und 92% [10] liegt, nachweisen.

Provokationstest. Provokationstests werden dann erforderlich, wenn mit den genannten Methoden eine sichere Diagnose nicht gestellt werden kann. Besonders zur Bestätigung der klinischen Relevanz von Testbefunden bei leerer Anamnese und bei gutachterlichen Fragestellungen kann eine Provokation mit Naturlatexallergenen notwendig werden. Ziel ist die klare Auslösung einer möglichst umschriebenen allergischen Reaktion vom Soforttyp, z.B. einer Kontakturtikaria. Besteht bei Patienten mit Asthma bronchiale die Möglichkeit, inhalative Beschwerden zu entwickeln, und soll dieses Risiko möglichst klein gehalten werden, so soll der Patient zum Schutz vor einer aerogenen Exposition beim kutanen Provokationstest eine Atemschutzmaske und gegebenfalls Schutzkleidung tragen. Allerdings ist auch bei Beachtung dieser Maßnahmen das Auftreten systemischer anaphylaktischer Reaktionen bei kutanen Provokationstests möglich (Abb. 1). Bei anamnestisch schwerer Re-

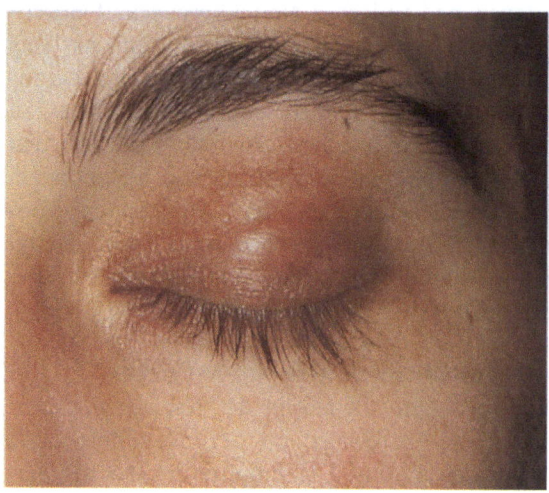

Abb. 1. Beginnendes Quincke-Ödem am linken Oberlid durch aerogenen Kontakt zu naturlatexallergenhaltigem Handschuhpuder im Rahmen des Provokationstests

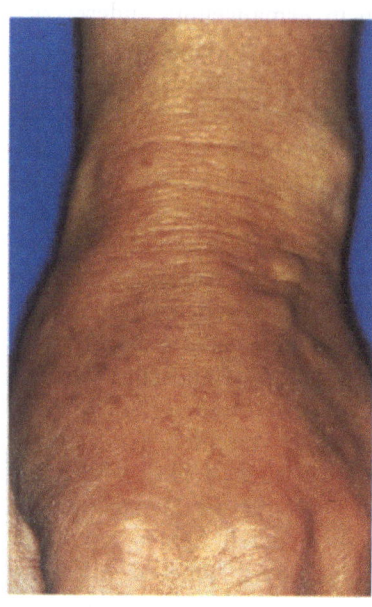

Abb. 2. Kontakturtikaria am Handrücken 30 min nach Provokation (Aufbringen eines 5×5 cm großen Stücks eines gepuderten Naturlatexhandschuhs)

aktion ist der Test gegebenenfalls in intensivmedizinischer Notfallbereitschaft durchzuführen.

Gebräuchlich sind Tragetests, bei denen zunächst ein Fingerling und, falls dieser reaktionslos vertragen wurde, dann ein Handschuh für jeweils etwa 30 Minuten angelegt werden. Für die Wahl eines für den Provokationstest geeigneten Naturlatexhandschuhs oder anderen Gebrauchsgegenstands gilt das oben Gesagte.

Wir bevorzugen einen modifizierten Epikutantest, bei dem ein etwa 5×5 cm großes Stück eines gepuderten Naturlatexhandschuhs angefeuchtet und mittels eines Verbandes am Handrücken fixiert wird. Begünstigt wird das Auftreten von sichtbaren Reaktionen durch vorbestehende Mikroläsionen der Haut. Die Auflagezeit beträgt 30 Minuten, wobei der Test bei Auftreten deutlicher subjektiver Symptome vorzeitig beendet und das Erscheinen einer objektiven Reaktion beobachtet werden soll (Abb. 2). Falls bei verkürzter oder üblicher Auflagezeit keine eindeutige Reaktion auftritt, kann der Test mit üblicher bzw. längerer Auflagezeit wiederholt werden. Am kontralateralen Handrücken wird der Test in gleicher Weise mit einem naturlatexfreien Handschuh vorgenommen, um unspezifische Reaktionen wie urtikariellen Demographismus zu erfassen.

Das Auftreten einer Kontakturtikaria oder anderer klarer Symptome einer allergischen Reaktion vom Soforttyp wird als Reaktion bewertet. Bei Auftreten von Symptomen wird die Handschuhauflagestelle sofort abgewaschen. Ist eine eindeutige Reaktion aufgetreten, kann gegebenenfalls sofort eine symptomatische Behandlung erfolgen, um dem Auftreten schwererer Reaktionen vorzubeugen. Zum Teil tritt die Kontakturtikaria bereits innerhalb weniger Minuten nach Testbeginn auf, eine weitere Nachbeobachtung des Patienten über mindestens eine Stunde muß wegen möglicher späterer weiterreichender Reaktionen gewährleistet sein. Bei Entwicklung von Asthma bronchiale bei der kutanen Provokation tritt das Maximum der Reaktion zum Teil erst nach mehreren Stunden auf. Sind anamnestisch schwere Reaktionen und/oder eine verzögerte Reaktion bekannt, so empfehlen wir eine stationäre Überwachung über einen ausreichenden Zeitraum.

Führen kutane Provokationstests zu keinem eindeutigen Ergebnis, so ist bei hinweisender Anamnese die genaue Nachstellung der vom Patienten als auslösend beschriebenen Situation erforderlich. Bei ausschließlich respiratorischen Symptomen können ein nasaler oder bronchialer Provokationtest indiziert sein [23]. Hier eignen sich als Material für den Provokationstest verdünnte kommerzielle Testextrakte, selbst hergestellte Handschuhextrakte oder Partikel, die bei reale Situationen nachahmenden Gebrauchstests entstehen (z.B. An- und Ausziehen von Handschuhen).

Immer ist darauf zu achten, die Exposition anderer Patienten und des Personals gegenüber

Naturlatexallergenen (insbesondere über Handschuhpuder und Abriebpartikel) zu vermeiden.

■ **Allergennachweis.** Bestimmte Fragestellungen können es erforderlich machen, bei gesicherter Naturlatexallergie den Nachweis des Allergenkontaktes zu führen, um damit den Auslöser einer Reaktion zu ermitteln.

Ein Verfahren, das hierfür herangezogen werden kann, ist die Inhibition der Bindung spezifischer IgE-Antikörper gegen Naturlatex in einem bekannten Testsystem (Inhibition von „RAST" oder Immunoblot) durch Vorinkubation mit einem Eluat, das aus dem verdächtigen Material gewonnen wurde. Da allerdings Kreuzreaktionen zwischen Naturlatex und einer Reihe von Aero- und Nahrungsmittelallergenen bestehen, ist eine Inhibition nicht sicher beweisend.

In Rücksprache mit dem Technischen Aufsichtsdienst der zuständigen Berufsgenossenschaft kann eine standardisierte Gesamtstaubsammlung mit einem geeigneten Gerät (Gravikon C 25, Ströhlein, Koarst) erfolgen. Dabei verbleibt das Meßgerät für 24 Stunden an einem Ort. Es werden handelsübliche Zellulose-Nitrat-Filter mit einer Porengröße von 0,8 Mikrometer verwendet. Eine quantitative standardisierte Naturlatexallergenbestimmung ist möglich im BGFA Bochum. Eine vorherige telefonische Rücksprache mit dem zuständigen Labor ist angeraten (Telefon: 02 34/30 74-0), da Versand und Verpackung unter Beachtung bestimmter Regeln erfolgen müssen [7].

Interpretation der Testbefunde

Bei Testreaktionen, deren klinische Relevanz durch eine eindeutige Anamnese und/oder Provokationstests bestätigt wurde, bestehen hinsichtlich der Interpretation keine Schwierigkeiten. Die Frage nach der Bedeutung von Testreaktionen auf Naturlatex bei Hauttests oder bei In-vitro-Verfahren stellt sich dann, wenn eine bisherige klinische Relevanz nicht ermittelt werden kann (nur Sensibilisierung) oder die verfügbaren Tests einen dringlichen Verdacht auf eine Allergie gegen Naturlatex nicht bestätigen konnten.

Da nicht ausgeschlossen werden kann, daß eine intensive Exposition zur Auslösung von Symptomen beziehungsweise ein fortgesetzter Kontakt über einen „Booster"-Effekt zum Eintreten klinischer Relevanz zu einem späteren Zeitpunkt führt, sollten bei nachgewiesener Sensibilisierung auch ohne bisher in Erscheinung getretene Symptomatik Karenzempfehlungen ausgesprochen werden; ein Allergiepaß wird ausgestellt. Der Patient muß über den Grund dieses Vorgehens aufgeklärt werden.

Es besteht die Möglichkeit falsch negativer Reaktionen bei In-vitro-Verfahren wie auch beim Hauttest. Dies ist bei In-vitro-Verfahren bei etwa 10 bis 30% der Patienten der Fall, während nach übereinstimmender Meinung verschiedener Untersucher diese Möglichkeit bei korrekt durchgeführten Hauttests sehr gering ist.

Falls bei hinweisender Anamnese auch im Hauttest keine Reaktion auftritt, so muß berücksichtigt werden, daß es sich bei allen oben erwähnten Testsubstanzen nicht um völlig zuverlässige Testextrakte handelt. Der Allergengehalt kann bei selbst hergestellten Extrakten oder kommerziell erhältlichen Testextrakten zu niedrig sein, in Naturlatexmilch können durch falsche oder überlange Lagerung die Allergene abgebaut worden sein. Es ist dann anzustreben, den Hauttest mit einer neuen Charge Naturlatexmilch und weiteren kommerziell erhältlichen Naturlatextestextrakten zu wiederholen.

Der zeitliche Abstand zu einer die Diagnostik veranlassenden Reaktion muß berücksichtigt werden: Sowohl bei sehr kurzem wie auch bei sehr langem zeitlichen Abstand zur klinischen Reaktion kann der Nachweis mittels In-vivo- oder In-vitro-Verfahren unmöglich sein, obwohl eine Naturlatexallergie besteht. Im ersten Fall sind die Tests gegebenenfalls zu einem späteren Zeitpunkt zu wiederholen. Es sollten alle zur Verfügung stehenden Testmethoden ausgeschöpft werden.

Falls auch so der Nachweis einer Sensibilisierung nicht zu erbringen ist, sind möglicherweise bisher nicht berücksichtigte Begleitumstände der Unverträglichkeitsreaktion zusätzlich zu erfassen und zu berücksichtigen. Neben Naturlatex kommen weitere Gummiinhaltsstoffe ebenfalls als Auslöser einer Kontakturtikaria in Betracht, so wurden Thiurame und Carbamate [21, 48] und Milchprotein [31], das in Handschuhen verwendet wurde, als Auslöser allergischer Soforttypreaktionen beschrieben. Weitere Differentialdiagnosen von Unverträglichkeitsreaktionen gegen Gummihandschuhe sind irritative Reaktionen oder allergische Typ-IV-Reaktionen gegen Hilfsstoffe sowie Urticaria factitia.

Therapeutische Konsequenzen

Die wesentliche Maßnahme ist die Meidung des Allergenkontakts. Karenzmaßnahmen sind dadurch erschwert, daß Naturlatex vielfältig eingesetzt wird und nicht selten „versteckt", d.h. für den Benutzer nicht ohne weiteres erkennbar, vorkommt. Behindert wird die Karenz weiter durch das Fehlen einer Verpflichtung zur Deklaration des Naturlatexallergengehalts in Gegenständen. Insbesondere Patienten mit schweren systemischen Reaktionen sollte daher ein „Notfallset" (oral einzunehmendes Kortikosteroid und Antihistaminikum, Adrenalin-Dosieraerosol) verordnet werden, das stets mitzuführen und im Bedarfsfall anzuwenden ist.

Derzeit ist auch davon auszugehen, daß die Problematik der Naturlatexallergie in weiten Bereichen des Gesundheitswesens außerhalb der Allergologie unbekannt ist. Da Patienten mit Naturlatexallergie besonders bei medizinischen Eingriffen gefährdet sind, ist von entscheidender Bedeutung, den betroffenen Patienten bzw. die Sorgeberechtigten ausführlich über das Krankheitsbild zu informieren und Kontaktmöglichkeiten zu Naturlatex und Risiken im medizinischen wie alltäglichen Bereich aufzuzeigen. Jeder Patient erhält einen Allergieausweis, den er stets bei sich zu tragen und jedem Arzt vorzuzeigen hat. Es hat sich dabei in der Praxis bewährt, auch im Allergiepaß einen kurzen Hinweis auf Kontaktmöglichkeiten anzubringen (Tabelle 2). Das Tragen eines Notfallarmbandes oder -anhängers ist ratsam.

Weiter hat es sich bewährt, betroffenen Patienten ein „Handschuh-Merkblatt" mitzugeben, in dem naturlatexallergenfreie Handschuhe und puderfreie Naturlatexhandschuhe aufgelistet sind (Tabelle 3). Mittlerweile sind naturlatexfreie Kondome in Deutschland unter dem Markennamen Avanti zugelassen.

Bei beruflicher Exposition ist eine Anzeige über eine Berufskrankheit bei der zuständigen Berufsgenossenschaft zu veranlassen. Besteht der Verdacht auf eine permanente Auslösung oder Verschlimmerung der Symptomatik durch fortgesetzten Allergenkontakt am Arbeitsplatz, so ist bis zur Gewährleistung geeigneter Sanierungsmaßnahmen fortgesetzte Krankschreibung erforderlich. Zu den erforderlichen Sanierungsmaßnahmen gehören im wesentlichen: Naturlatexallergenfreie Handschuhe für den Betroffenen selbst und Verbot gepuderter Naturlatexhandschuhe im gesamten Arbeitsbereich; naturlatexallergenfreie sonstige Arbeitsmaterialien, sofern durch Hautkontakt oder Abrieb eine Exposition für den Betroffenen entstehen kann.

Bei assoziierter, allergologisch gesicherter Nahrungsmittelallergie sind entsprechende Karenzmaßnahmen erforderlich. Nicht zu empfehlen ist ein prophylaktisches Meiden von bisher vertragenen Nahrungsmitteln.

Primäre Prävention

Angesichts der Zunahme der Sensibilisierungen gegen Naturlatex und der Schwere des Krankheitsbildes der Naturlatexallergie sind Maßnahmen der primären Prävention dringlich nötig. Personen mit einem hohen Risiko, eine Naturlatexallergie zu entwickeln (Kinder mit Spina bifida, Patienten mit schweren Erkrankungen aus dem atopischen Formenkreis), sollten bereits primär Kontakte zu Naturlatexallergenen im Rahmen medizinischer Versorgung und im Alltag vermeiden.

Tabelle 2. Eintrag in den Allergiepaß bei Naturlatexallergie

Naturlatex[1,2,3]
- Naturlatex kann in zahlreichen Gegenständen des alltäglichen und insbesondere medizinischen Bedarfs enthalten sein, z.B. in Handschuhen, Infusionsbestecken, Beatmungsbeuteln, Kathetern, Beißkeilen, Klarsichtpflastern, Verbandsmaterial u.a.m. Weitere Kontaktmöglichkeiten bestehen durch Puderpartikel von Naturlatexhandschuhen.
- Bei medizinischen Maßnahmen ist ein naturlatexallergenfreies Vorgehen erforderlich. Insbesondere intensive Kontakte an Schleimhäuten oder parenterale Kontakte (z.B. über OP-Situs, Material von Gummistopfen der Infusionsflaschen) können lebensbedrohliche Reaktionen auslösen.

Diagnose aufgrund:
[1] Anamnestischer Verdacht
[2] Nachweis spezifischer IgE-Antikörper im Serum und/oder Soforttyp-Reaktion im Hautpricktest
[3] Provokationstest

Tabelle 3. Inhaltsstoffe von naturlatexfreien Handschuhen (Stand: Juli 2000)

Produktname	Hersteller/Vertrieb	Material	Bekannte Hilfsstoffe
Naturlatexfreie OP-Handschuhe (steril)			
Allergard	Ansell	Styrol-Ethylen-Butatien	Maisstärke
DermaPrene Dermashield	Ansell	Chloroprenkautschuk	Thioharnstoff Maisstärke
Duraprene	Allegiance	Chloroprenkautschuk	Maisstärke
Duraprene Powder-free	Allegiance	Chloroprenkautschuk	
Manex neoderm	Beiersdorf	Styrol-Ethylen-Butadien	Maisstärke
Peha-taft Syntex	Hartmann	Styrol-Butadien-Styrol Styrol-Isopren-Styrol	Maisstärke
Sympren	Medimex	Styrol-Butadien	Maisstärke
Biogel Neotech	SSL International	Chloroprenkautschuk	Hydrogel-Innenbeschichtung
Elastyren	Thiele	Styrol-Butadien	Maisstärke
Naturlatexfreie Untersuchungshandschuhe (unsteril)			
Triflex Vinyl	Allegiance	Polyvinylchlorid	Maisstärke
Synthetisch puderfrei	Allegiance	Polyvinylchlorid	
Flexam Nitrile	Allegiance	Nitril	
Nitra-Touch	Ansell	Nitril	Carbamat
Nitra-Tex	Ansell	Nitril	Carbamat
Synsation powdered/powderfree	Ansell	Polyvinylchlorid	mit/ohne Maisstärke
Glovex neoderm	Beiersdorf	Styrol-Ethylen-Butadien	Maisstärke
Glovex Vinyl	Beiersdorf	Polyvinylchlorid	
Manyl gepudert	B. Braun	Polyvinylchlorid	Maisstärke
Manyl puderfrei	B. Braun	Polyvinylchlorid	
Manufix latexfree	B. Braun	Nitril	Maisstärke
Manufix free	B. Braun	Nitril	
N-Dex-Nitril-HS	Dr. Korsing	Nitril	Mit/ohne Maisstärke
SensiCare	Maxxim Medical	Polyvinylchlorid	
Vinyl 2000 mit/ohne	Meditrade	Polyvinylchlorid	Mit/ohne Maisstärke
Nitril 3000	Meditrade	Nitriltbutadienkautschuk	
Glads vinyl	Mölnlycke	Polyvinylchlorid	Maisstärke
Safeskin nitril	Safeskin	Acrylnitril-butadien	
Sempermed Nitril gepudert/ungepudert	Semperit	Nitril	Mit/ohne Maisstärke
Naturlatexfreie Hygienehandschuhe (steril)			
Dispex steril	Beiersdorf	Polyethylen-Copolymer	
Clinhand elastic	Wilhelm Heisig	Polyethylen-Copolymer	
Naturlatexfreie Hygienehandschuhe (unsteril)			
Dispex	Beiersdorf	Polyethylen-Copolymer	
Peha-fol	Hartmann	Polyethylen-Copolymer	
ETHIPARAT	Ansell	Polyethylen-Copolymer	
Naturlatexfreie, gefütterte Haushalts- und Arbeitshandschuhe			
Surtech V 100 N	Marigold	Polyvinylchlorid	
Nitrile	Marigold	Nitril	
Long Nitrosolve	Marigold	Nitril	
MAPA Super Contact	MAPA	Nitril	
MAPA Einmal Vinyl	MAPA	Polyvinylchlorid	
Sempersoft	Semperit	Polyvinylchlorid	
Semperstar	Semperit	Polyvinylchlorid	

Gepuderte naturlatexallergenhaltige Handschuhe sind ein wesentlicher Risikofaktor für den Erwerb einer Naturlatexallergie und sind daher nach heutigem Wissensstand obsolet. Seit Dezember 1997 ist in Deutschland die Anwendung gepuderter Naturlatexhandschuhe am Arbeitsplatz durch die TRGS 540 verboten (Bundesarbeitsblatt, Heft 12/97). Das In-Verkehr-Bringen gepuderter Naturlatexhandschuhe ist derzeit allerdings weiter zulässig, und so werden trotz des gesetzlichen Anwendungsverbots vorerst in vielen Bereichen gepuderte Naturlatexhandschuhe weiter verwendet.

Inwieweit im Rahmen der primären Prävention der Naturlatexallergie auch die Empfehlung der Nutzung von Alternativmaterialien erforderlich ist, kann derzeit nicht abschließend beurteilt werden. Durch die Veränderung von produktionstechnischen Schritten [28] ist eine Allergenreduktion soweit möglich, daß solche allergenreduziert hergestellten Naturlatexgegenstände sogar beim Großteil der bereits allergischen Personen keine klinische Symptomatik auslösen. Daher ist denkbar, daß auf Naturlatex als Rohstoff dann nicht verzichtet werden muß, wenn Allergen-reduzierende Herstellungsmethoden zum Einsatz kommen.

Weitere ausführliche Empfehlungen zur primären Prävention finden sich anderenorts [7, 39].

Literatur

1. Abeck D, Przybilla B, Enders F, Ring J (1992) Latex allergy and repeated graft rejections. Lancet 339:1609
2. Akasawa A, Matsumoto K, Saito H, Sakaguchi N, Tanaka K, Obata T, Tsubaki T, Uchiyama H, Matsunaga T, Kurosaka K, Iikura Y (1993) Incidence of latex allergy in atopic children and hospital workers in Japan. Int Arch Allergy Immunol 101:177–181
3. Allmers H, Kirchner B, Huber H, Chen Z, Walther JW, Baur X (1996) Latenzzeit zwischen Exposition und Symptomen bei Allergie gegen Naturlatex. Dtsch Med Wschr 121:823–828
4. Añíbarro B, Garcia-Ara MC, Pascual C (1993) Associated sensitization to latex and chestnut. Allergy 48:130–131
5. Axelsson IGK, Johansson SGO, Zetterström O (1987) IgE-mediated anaphylactoid reactions to rubber. Allergy 42:46–50
6. Baur X, Jäger D (1990) Airborne antigens from latex gloves. Lancet 335:912
7. Baur X, Allmers H, Raulf-Heimsoth M, Cremer R, Fuchs T, Heese A, Niggemann B, Przybilla B, Rueëff F, Schürer N (1996) Naturlatex-Allergie. Empfehlungen der interdisziplinären Arbeitsgruppe. Allergologie 19:248–251
8. Beezhold DH, Sussman GL, Liss GM, Chang NS (1996) Latex allergy can induce clinical reactions to specific foods. Clin Exp Allergy 26:416–422
9. Beuers U, Baur X, Schraudolph M, Richter WO (1990) Anaphylactic shock after game of squash in atopic woman with latex allergy. Lancet 335:1095
10. Blanco C, Carrillo T, Castillo R, Quiralte J, Cuevas M (1994) Latex allergy: Clinical features and cross-reactivity with fruits. Ann Allergy 73:309–314
11. Brehler R (1997) „Latex-fruit syndrom": Frequency of cross reacting IgE antibodies. Allergy 52:404–410
12. Capriles-Hulett A, Sanchez-Borges M, Von-Scanzoni C, Medina JR (1995) Very low frequency of latex and fruit allergy in patients with spina bifida from Venezuela: Influence of socioeconomic factors. Ann Allergy Asthma Immunol 75:62–64
13. Carillo T, Blanco C, Quiralte J, Castillo R, Cuevas M, de Castro FR (1995) Prevalence of latex allergy among greenhouse workers. J Allergy Clin Immunol 96:699–701
14. Franz R, Hilz B, Grübl A, Bauer CP (1995) Allergische Typ-I-Reaktion auf Latex als Ursache schwerer intra-operativer Komplikationen bei zwei mehrfach operierten Kindern. Allergo J 4:153–155
15. Fuchs T, Wahl R (1992) Allergische Soforttypreaktionen auf Naturlatex unter besonderer Berücksichtigung von Operationshandschuhen. Med Klinik 87:355–363
16. Fuchs T (1994) Latex allergy. J Allergy Clin Immunol 94:951–952
17. Fuchs T (1995) Gummi und Allergie. Dustri, München
18. Goeters C, Theissen JL, Kästner H, Brunner W (1993) Anaphylaktische Reaktion unter Narkose aufgrund einer kombinierten Latex- und Äthylenoxidallergie. Anästhesiol Intensivmed Notfallmed Schmerzther 28:326–329
19. Grimm (1927) Überempfindlichkeit gegen Kautschuk als Ursache von Urtikaria und Quinckeschem Ödem. Klin Wschr 6:1479
20. Heese A, Peters KP, Koch HU, Hornstein OP (1995) Soforttyp-Allergien gegen Latexhandschuhe. Deutsches Ärzteblatt 92:2127–2134
21. Helander Mäkelä A (1983) Contact urticaria to zinc diethyldithiocarbamate (ZDC). Contact Dermatitis 9:327–328
22. Hovanec-Burns D, Jaggi K, Corrao M, Ordonez M, Bragg A, Unver E (1994) Crossreactivity between latex and ficus allergens. J Allergy Clin Immunol 93:283
23. Jaeger D, Kleinhans D, Czuppon AB, Baur X (1992) Latex-specific proteins causing immediate-type cutaneous, nasal, bronchial, and systemic reactions. J Allergy Clin Immunol 89:759–768
24. Kelly KJ, Kurup VP, Zacharisen M, Resnick A, Fink JN (1993) Skin and serologic testing in the diagnosis of latex allergy. J Allergy Clin Immunol 91:1140–1145

25. Klinge J, Wild F, Drexler S, Heese A, Scharf J (1994) Schwerer Narkosezwischenfall durch Sensibilisierung auf Latex. Letaler Verlauf bei einem 3jährigen Patienten mit Blasenekstrophie. Monatsschr Kinderheilk 142:784-786
26. Konz KR, Chia JK, Kurup VP, Resnick A, Kelly KJ, Fink JN (1995) Comparison of latex hypersensitivity among patients with neurologic defects. J Allergy Clin Immunol 95:950-954
27. Lagier F, Vervloet D, Lhermet I, Poyen D, Charpin D (1992) Prevalence of latex allergy in operating room nurses. J Allergy Clin Immunol 90:319-322
28. Leynadier J, Tran Xuan T, Dry J (1991) Allergenicity suppression in natural latex surgical gloves. Allergy 46:619-625
29. Lu LJ, Kurup VP, Kelly KJ, Fink JN (1995) Monoclonal antibody against a major latex allergen reacts with latex products and ammoniated natural latex. Allergy 50:545-550
30. Mäkinen-Kiljunen S, Sorva R, Juntunen-Backman K (1992) Latex dummies as allergens. Lancet 339:1608-1609
31. Mäkinen-Kiljunen S, Reunala T, Alenius H, Turjanmaa K, Palosuo T, Cacioli P (1994) Non-latex allergens as a cause for positive use test with gloves. J Allergy Clin Immunol 93:284
32. M'Raihi L, Charpin D, Pons A, Bongrand P, Vervloet D (1991) Crossreactivity between latex and banana. J Allergy Clin Immunol 87:129-130
33. Nutter AF (1979) Contact urticaria to rubber. Brit J Dermatol 101:597-598
34. Ownby DR, Tomlanovich M, Sammons N, McCullough I (1991) Anaphylaxis associated with latex allergy during barium enema examinations. Am J Radiology 156:903-908
35. Ownby DR, Ownby HE, McCullough JA, Shafer AW (1996) The prevalence of anti-latex IgE antibodies in 1000 volunteer blood donors. J Allergy Clin Immunol 97:1188-92
36. Pfützner W, Thomas P, Ruëff F, Przybilla B (1998) Anaphylactic reaction elicited by condurango bark in a patient allergic to natural rubber latex. J Allergy Clin Immunol 101:281-282
37. Posch A, Chen Z, Wheeler C, Dunn MJ, Raulf-Heimsoth M, Baur X (1997) Characterization and identification of latex allergens by two-dimensional electrophoresis and protein microsequencing. J Allergy Clin Immunol 99:385-395
38. Posch A, Chen Z, Raulf-Heimsoth M, Baur X (1998) Latex allergens. Clin Exp Allergy 28:134-140
39. Przybilla B, Ruëff F, Baur X, Fuchs T, Heese A (1996) Zur gesundheitlichen Gefährdung durch die Allergie vom Soforttyp gegenüber Naturlatex. Positionspapier der Deutschen Gesellschaft für Allergie- und Immunitätsforschung. Allergo J 5:185-192
40. Ruëff F, Thomas P, Przybilla B (1996) Natural rubber latex as an aeroallergen in the general environment. Contact Dermatitis 35:46-47
41. Ruëff F, Thomas P, Reißig G, Przybilla B (1998) Natural rubber latex allergy in patients not intensely exposed. Allergy 53:445-449
42. Ruëff F, Schöpf P, Huber R, Lang S, Kapfhammer W, Przybilla B (1999) Naturlatexallergie - die verdrängte Berufskrankheit. Deutsches Ärzteblatt 96:1204-1205
43. Schwartz HA (1993) Anaphylaxis to latex in intravenous fluids. J Allergy Clin Immunol 92:358-359
44. Schwartz HJ (1995) Latex: A potential hidden „food" allergen in fast food restaurants. J Allergy Clin Immunol 95:139-140
45. Stern G (1927) Überempfindlichkeit gegen Kautschuk als Ursache von Urtikaria und Quinckeschem Ödem. Klin Wschr 6:1096-1097
46. Tarlo SM, Wong L, Roos J, Booth N (1990) Occupational asthma caused by latex in a surgical glove manufacturing plant. J Allergy Clin Immunol 85:626-631
47. Taylor JS, Praditsuwan P (1996) Latex allergy. Arch Dermatol 132:265-271
48. Van Ketel WG (1984) Contact urticaria from rubber gloves after dermatitis from thiurams. Contact Dermatitis 11:323-324
49. Wilkinson SM, Burd R (1998) Latex: A cause of allergic contact eczema in users of natural rubber gloves. J Am Acad Dermatol 38:36-42
50. Williams PB, Buhr MP, Weber RW, Volz MA, Koepke JW, Selner JC (1995) Latex allergen in respirable particle air pollution. J Allergy Clin Immunol 95:88-95
51. Wrangsjö K, Wahlberg JE, Axelsson IGK (1988) IgE-mediated allergy to natural rubber in 30 patients with contact urticaria. Contact Dermatitis 19:264-271
52. Yagami T, Sato M, Nakamura A, Shono M (1995) One of the rubber latex allergens is a lysozyme. J Allergy Clin Immunol 96:677-686
53. Yunginger JW, Jones RT, Fransway AF, Kelso JM, Warner MA, Hunt LW (1994) Extractable latex allergens and proteins in disposable medical gloves and other rubber products. J Allergy Clin Immunol 93:836-842

KAPITEL 9 Anstrengungsinduzierte Urtikaria und Anaphylaxie

D. KLEINHANS

Urtikaria oder anaphylaktische Reaktion können anstrengungsinduziert auftreten. Dabei ist die Urtikaria das Kardinalsymptom einer im Prinzip systemischen Reaktion, die wohl deswegen meist als anstrengungsinduzierte Urtikaria (AiU) bezeichnet wird. Amerikanische Autoren verwenden meist den Begriff der anstrengungsinduzierten Anaphylaxie (AiA); wobei dieser Begriff wohl die systemische Reaktion bezeichnet, nicht unbedingt eine anaphylaktische Schockreaktion.

Klinisches Bild

Prodromale Symptome sind ein Hitzegefühl und/oder Juckreiz, gefolgt von fleckförmigen bis flächenhaften Rötungen der Haut. Die für das Krankheitsbild typischen Quaddeln sind unterschiedlich groß, haben meist einen Durchmesser zwischen einem und zwei Zentimetern, unterscheiden sich somit deutlich von den wesentlichen kleineren und von einem Erythem umgebenen Quaddeln der cholinergischen Urtikaria. Ein Angioödem (sog. Quincke-Ödem) kann zusätzlich oder auch allein, ohne Quaddeln, auftreten. Die Urtikaria als Leitsymptom des Krankheitsbildes wurde bei 14 von 15 eigenen Patienten beobachtet; eine Mitbeteiligung des Respirationstrakts mit erschwerter Nasenatmung, Engegefühl im Hals und Heiserkeit bei 6 dieser 15 Patienten; Atembeschwerden im Sinne eines Bronchialasthmas bei einem von 15 Patienten; Magen/Darm-Beschwerden mit krampfartigen Schmerzen, Übelkeit, Erbrechen bei 3 von 15 Patienten; eine Kreislaufbeteiligung mit hochgradigem Schwächegefühl, Kollaps und Bewußtseinsverlust bei 7 von 15 Patienten. Die Symptome treten während einer körperlichen Anstrengung auf und bilden sich, je nach Schwere, in den nachfolgenden Stunden zurück [7, 20].

Epidemiologie

Die AiU ist keineswegs ein neues Krankheitsbild. Sie wurde schon vor Jahrzehnten beschrieben [2, 17], auch mit „nutritiven Faktoren" als ursächlicher Teilkomponente [2]. Die AiU wurde allerdings als eigenständiges Krankheitsbild nicht so herausgehoben, daß sie Eingang in die Lehrbücher gefunden hätte.

Die Situation änderte sich schlagartig Anfang der 80er Jahre mit den Publikationen von Sheffer et al. [12–14]. Vorausgegangen war die immer wieder zitierte Publikation von Maulitz [10] zu zwei Fällen einer AiA, der ein Genuß von Schalentieren vorausgegangen war, bei einer in diesen Fällen vorhandenen Soforttyp-Allergie gegen Schalentiere. Seitdem werden fortlaufend Einzelfälle oder Fallzusammenstellungen publiziert, ohne daß man daraus einigermaßen verbindliche Angaben dazu herleiten könnte, wie oft eine Urtikaria anstrengungsinduziert auftritt. Im eigenen Patientengut wurde der erste Fall im Jahre 1977 beobachtet. Inzwischen werden derartige Fälle in der eigenen Allergiesprechstunde 2–3mal im Jahr diagnostiziert. Sheffer, der sich seit vielen Jahren sehr intensiv mit der AiA befaßt, diagnostizierte das Krankheitsbild im Laufe von 15 Jahren bei 75 Patienten [13]. Vereinfachend betrachtet sind AiU bzw. AiA wohl selten. Dabei dürfte die Diagnose öfter verfehlt werden, weil das Krankheitsbild zu wenig bekannt ist.

Pathophysiologie

Histamin. Das Histamin spielt bei der AiU eine wesentliche Rolle: Bei entsprechend untersuchten Patienten war das Histamin im Blut nach einer experimentellen Anstrengung erhöht [3, 14]. Kutane Mastzellen waren bei den Patienten nach einer experimentellen Anstrengung degranuliert [15]. Ob dann auch intestinale Mastzellen degranulieren, wurde bisher nicht untersucht. Wenn das der Fall sein sollte, wäre eine verstärkte intestinale Allergenresorption nach einer Anstrengung gut möglich. Eine derartige Hypothese wird durch eine publizierte Fallbeobachtung gestützt: Eine Sellerie-Allergie führte dann zu einer allergischen Allgemeinreaktion, wenn die Patientin Sellerie *nach* einer körperlichen Anstrengung zu sich nahm, nicht aber ohne eine solche „vorbereitende" Anstrengung [6].

■ **Atopie, Nahrungsmittelallergie.** Atopie disponiert wahrscheinlich zur AiU [12]. Man kann das aus zahlreichen Fallmitteilungen schließen, wenn auch mit einem Vorbehalt: Publiziert werden wohl meist die „spektakulären" Fälle mit Immunglobulin-E-vermittelten Nahrungsmittelsensibilisierungen und der Zufuhr eines für die Betroffenen allergenen Nahrungsmittels vor einer körperlichen Anstrengung. Von 15 eigenen ausgewerteten Fällen waren 9 gesichert Atopiker, 3 fraglich Atopiker (lediglich erhöhtes Gesamt-IgE im Serum). Atopiker entwickeln eine AiU z. T. nur dann, wenn sie vor der Anstrengung ein für sich allergenes Nahrungsmittel zu sich nehmen; beschrieben wurden Schalentiere, Fisch, Sellerie, Paprika, Haselnuß, Apfel, Milcheiweiß, Schweinefleisch, Getreide, Gliadin [19], Malz und andere.

■ **Nahrungsaufnahme.** In zahlreichen Fällen ist eine Nahrungsaufnahme konditionierend für eine anschließend auftretende anstrengungsinduzierte Reaktion, ohne daß die Betroffenen – seien es Atopiker oder nicht – ein für sich allergenes Nahrungsmittel zu sich nehmen [11]. Eine solche Situation scheint bei der Mehrzahl der Fälle vorzuliegen, wenn man die publizierten Einzelfälle betrachtet („Food-dependent exercise-induced urticaria/anaphylaxis"). Die pathophysiologischen Vorgänge sind nicht erforscht. Eine Schlüsselrolle könnten intestinale Neuropeptide spielen, nicht zuletzt das Gastrin [16].

■ **Körperliche Anstrengung.** Die das Krankheitsbild auslösenden und beschriebenen Anstrengungen sollen kurz aufgelistet werden: Laufen, vom schnellen Gehen über Joggen bis zum Sprint; verschiedene Ballspiele, besonders Tennisspielen; Tanzen, Gymnastik, Reiten, Skilaufen, Eislaufen, Gartenarbeit, Preßwehen während einer Entbindung, Geschlechtsverkehr. Aktivitäten können auch bei gut trainierten Athleten das Krankheitsbild auslösen. Daß die körperliche Anstrengung allein, ohne konditionierende vorherige Nahrungsaufnahme, das Krankheitsbild auslösen kann, ist durch Untersuchungen von Sheffer [15] gut belegt. Sheffer mißt der Nahrungsaufnahme oder gar der Nahrungsmittelallergie keine wesentliche Bedeutung bei, er reiht das für ihn einheitliche Krankheitsbild in die Gruppe der physikalischen Urtikariaformen ein [14].

Eine interessante Hypothese stellen Lin et al. [9] zur Mastzellfunktion betroffener Patienten auf. Sie fanden in einem Fall einer AiU eine signifikant größere urtikarielle Pricktestreaktion auf Codein *nach* der körperlichen Anstrengung. Ein verstärktes Ansprechen der Mastzellen solcher Patienten auf Opioide, die während einer körperlichen Anstrengung produziert werden, könnte danach die der AiU zugrundeliegende Histaminfreisetzung erklären.

Die körperliche Anstrengung löst bei entsprechend disponierten Personen keineswegs obligat die Reaktion aus. So können die auslösenden körperlichen Aktivitäten durchaus 10–20mal reaktionslos toleriert werden, bis dann schließlich doch wieder eine Reaktion auftritt. Offensichtlich existieren Regulationsmechanismen, die den „Durchbruch" der Reaktion verhindern.

■ **Zusammenfassend** seien noch einmal die aus den pathophysiologischen Betrachtungen aufscheinenden drei Untergruppen des Krankheitsbildes genannt:
■ AiU nach Aufnahme eines allergenen Nahrungsmittels
■ AiU nach einer beliebigen Nahrungsaufnahme (feste Mahlzeit)
■ AiU allein bei körperlicher Anstrengung

Diagnostik

Die Diagnostik zielt darauf ab, die Ursache der abgelaufenen Urtikaria, ggf. mit den genannten Begleitsymptomen, zu ermitteln. Der betroffene Patient wird in der allergologischen Praxis erfahrungsgemäß dann erscheinen, wenn die akute Symptomatik abgeklungen ist. Es gilt also, die vom Patienten geschilderte wahrscheinliche Urtikaria im nachhinein zu klären.

■ Die **Anamnese** bringt den entscheidenden Hinweis darauf, daß das Krankheitsbild während einer bestimmten körperlichen Anstrengung auftrat, so daß der dringende Verdacht auf eine abgelaufene AiU resultiert. Der zeitliche Bezug zu einer vorausgegangenen Nahrungsaufnahme ist wichtig, Symptome sind für die ersten drei Stunden danach zu erwarten. Bei einer positiven Vorgeschichte sind die vor dem letzten Ereignis zugeführten Nahrungsmittel möglichst detailliert zu erfassen. Eine evtl. vorhandene Atopie ist zu erfragen, bei positiver Anamnese mit der ergänzenden Frage nach schon bekannten Nahrungsmittelallergien.

■ **Allergietestungen** sind praktisch immer erforderlich: Die Betroffenen sind oft Atopiker, meist geht der AiU eine Nahrungsaufnahme voraus oder sie ist zumindest nicht auszuschließen. Die Allergietestung hat in einer ersten Ebene das Ziel, eine evtl. vorhandene Atopie zu erfassen bzw. eine anamnestisch angegebene Atopie zu bestätigen. Dazu eignet sich ein Pricktest mit den häufigsten Atopie-Allergenen: Pollengruppen, Katzenhaar, Hausstaubmilben (bei letzteren erfolgt bei einem negativen Pricktest im eigenen Patientengut obligat ein Intrakutantest). Bei einem positiven Test für eine Baumpollen- oder Kräuterpollenmischung werden die Einzelallergene getestet, um ggf. Hinweise auf kreuzreagierende Nahrungsmittel zu erhalten (Kapitel II.6.). Alternativ ist ein serologischer Atopie-Suchtest möglich: Die Untersuchung auf IgE-Antikörper gegen häufige Inhalationsallergene, z.B. mit dem SX1-CAP.

■ Die **Allergietestung mit Nahrungsmitteln** ist der nächste diagnostische Schritt. Die Testung erfolgt im eigenen Patientengut seit jeher intrakutan, bei einer anzunehmenden hochgradigen Sensibilisierung mit der Vortestung verdünnter Testextrakte (1:1000 – 1:10), bzw. im Prickverfahren und im Bedarfsfall ergänzt durch eine Testung mit nativen Nahrungsmitteln. Die Qualität der erhältlichen Nahrungsmittel-Testextrakte ist bekanntlich nicht optimal. Mit den meisten Extrakten erhält man jedoch befriedigende Testergebnisse, vorausgesetzt, man testet intrakutan und ggf. ergänzend mit dem nativen Nahrungsmittel. Alternativ kann wieder die serologische Untersuchung auf IgE-Antikörper gegen Nahrungsmittel erfolgen, wobei aus Kostengründen eine gezielte Untersuchung mit wenigen Nahrungsmittelallergenen empfohlen wird.

Bei Atopikern wird man öfter, sei es im Hauttest oder serologisch, Nahrungsmittelsensibilisierungen diagnostizieren. Nur in einem Teil der Fälle läßt sich mit dem Testergebnis und den anamnestischen Daten eine Indizienkette schließen in der Weise, daß die AiU wahrscheinlich durch ein bestimmtes Nahrungsmittel verursacht wurde. In anderen Fällen gelingt das nicht. In dieser Situation erfolgt im Rahmen der üblichen Allergiediagnostik normalerweise ein Provokationstest, bei der AiU also die Zufuhr der möglichen Nahrungsmittelallergene mit anschließender körperlicher Anstrengung z.B. auf einem Laufband. Ein solcher Provokationstest hat einen entscheidenden Nachteil: Er wird oft „falsch negativ" ausfallen, entsprechend den spontanen Verläufen bei der AiU, so daß nur ein positives Resultat bewertet werden kann. Die gleichen Überlegungen gelten natürlich auch für die Fälle mit einer AiU nach Nahrungsaufnahme ohne Allergie und für die allein bei einer Anstrengung reagierenden Patienten.

Diagnostische Wertung, praktische Konsequenzen

Die diagnostische Situation stellt sich nach den besprochenen Maßnahmen so dar: Es handelt sich sehr wahrscheinlich um eine AiU; sie ist wahrscheinlich oder auch nur möglicherweise Nahrungsmittelallergie-bedingt; sie ist wahrscheinlich oder möglicherweise bedingt durch eine vorausgehende Mahlzeit, ohne Allergie; sie tritt wahrscheinlich unabhängig von jeder Nahrungsmittelzufuhr auf. Aus der Verlaufsbeobachtung ergibt sich dann meist die endgültige Bewertung: Einem Nahrungsmittelallergiker wird man das wahrscheinlich oder möglicherweise ursächliche Allergen verbieten. Tritt dann über einen längeren Zeitraum hinweg keine AiU auf – was im Schrifttum immer wieder mitgeteilt und auch im eigenen Patientengut beobachtet wurde – so kann die diagnostische Einstufung als gesichert gelten. Kommt es zu Rezidiven, so ist zunächst nach weiteren bisher nicht erkannten Nahrungsmittelsensibilisierungen zu fahnden. Bleibt das negativ, so ist von der Nahrungsaufnahme als solcher auszugehen; hieraus resultiert die Empfehlung, drei Stunden vor der geplanten körperlichen Anstrengung keine feste Mahlzeit zu sich zu nehmen. Tritt die AiU trotzdem auf, so ist sie sehr wahrscheinlich allein anstrengungsinduziert. Das führt naturgemäß zu der Empfehlung, auslösende körperliche Anstrengungen zu vermeiden, wenn das möglich ist. Ist es nicht möglich, so kann eine prophylaktische Behandlung mit symptomatisch wirksamen Medikamenten versucht werden. Antihistaminika, auch in der Kombination von H1- und H2-Blockern, gelten als nicht oder nicht ausreichend wirksam [8, 18]. Im eigenen Patientengut wurden Antihistaminika aber doch erfolgreich eingesetzt, z.B. Terfenadin 120 mg zwei Stunden vor dem sportlichen Training; Terfenadin war auch in einem publizierten Fall wirksam [1]. Theoretisch begründbar ist die prophylaktische Gabe von Cromoglicinsäure, deren Wirksamkeit in einem Fall mitgeteilt wurde [4]. Schließlich erwies sich in einem publizierten Fall die Einnahme von Natriumbikarbonat als wirksam, wobei der Wirkungsmechanismus unklar bleibt [5]. Alle genannten Behandlungen sind nicht durch kontrollierte Studien in ihrer Wirksamkeit abgesichert.

Schlußbetrachtung

Für die Diagnostik der AiU bzw. AiA ist es ganz entscheidend, diese Sonderform des „Urtikaria-Syndroms" gut zu kennen und bei der Begegnung mit akuten Urtikaria-Fällen an eine körperliche Anstrengung als auslösende Situation zu denken und gezielt danach zu fragen. Die übliche Allergiediagnostik wird nur in einem Teil der Fälle zu einem definitiven Resultat führen. In anderen Fällen gelingt das meist über die Verlaufsbeobachtung, die dann auch die Einstufung des betreffenden Falles in eine der drei Untergruppen ermöglicht: Die AiU nach Aufnahme eines allergenen Nahrungsmittels, die AiU nach einer beliebigen Nahrungsaufnahme, die AiU nach alleiniger körperlicher Anstrengung. Die Einstufung führt dann zu bestimmten prophylaktischen Empfehlungen.

Literatur

1. Fujimoto S, Kurihara N, Hirata K, Kamimori T, Tanaka S, Takeda T (1995) Successful prophylaxis of wheat-dependent exercise-induced anaphylaxis with terfenadine. Intern Med 34:654–656
2. Hansen K (1940) Urtikaria, Quincke-Ödem und verwandte Zustände. In: Berger W, Hansen K (Hrsg) Allergie. Thieme, Leipzig
3. Harries MG, Burge PS, O'Brien I, Cromwell O, Pepys J (1979) Blood histamine levels after exercise testing. Clin Allergy 9:437–441
4. Juji F, Suko M (1994) Effectiveness of disodium cromoglycolate in food-dependent, exercise-induced anaphylaxis: A case report. Ann Allergy 72:452–454
5. Katsunuma T, Iikura Y, Akasawa A, Iwasaki A, Hashimoto K, Akimoto K (1992) Wheat-dependent exercise-induced anaphylaxis: Inhibition by sodium bicarbonate. Ann Allergy 68:184–188
6. Kidd JM, Cohen SH, Sosman AJ, Fink JN (1983) Food-dependent exercise-induced anaphylaxis. J Allergy Clin Immunol 71:407–411
7. Kleinhans D (1987) Anstrengungsinduzierte Urtikaria und Anaphylaxie. Med Klin 82:103–104
8. Lewis J, Lieberman P, Treadwell G, Erffmeyer J (1981) Exercise-induced urticaria, angioedema, and anaphylactoid episodes. J Allergy Clin Immunol 68:432–437
9. Lin RY, Barnard M (1993) Skin testing with food, codeine, and histamine in exercise-induced anaphylaxis. Ann Allergy 70:475–478
10. Maulitz RM, Pratt DS, Schocket AL (1979) Exercise-induced anaphylactic reaction to shellfish. J Allergy Clin Immunol 63:433–434
11. Novey HS, Fairshter RD, Salness K, Simon RA, Curd JG (1983) Postprandial exercise-induced anaphylaxis. J Allergy Clin Immunol 71:498–504
12. Sheffer AL, Austen KF (1980) Exercise-induced anaphylaxis. J Allergy Clin Immunol 66:106–111
13. Sheffer AL, Austen KF (1984) Exercise-induced anaphylaxis. J Allergy Clin Immunol 73:699–703
14. Sheffer AL, Soter NA, McFadden ER, Austen KF (1983) Exercise-induced anaphylaxis: A distinct form of physical allergy. J Allergy Clin Immunol 71:311–316
15. Sheffer AL, Tong AKF, Murphy GF, Lewis RA, McFadden ER, Austen KF (1985) Exercise-induced anaphylaxis: A serious form of physical allergy associated with mast cell degranulation. J Allergy Clin Immunol 75:479–484
16. Tharp D, Thirlby R, Sullivan TJ (1984) Gastrin induces histamine release from human cutaneous mast cells. J Allergy Clin Immunol 74:159–165
17. Török L (1928) Urticaria. In: Jadassohn J (Hrsg) Handbuch der Haut- und Geschlechtskrankheiten, Bd. VI/2. Springer, Berlin
18. Tse KS, Yeung M, Ferreira P (1980) A study of exercise-induced urticaria and angioedema (Abstract). J Allergy Clin Immunol 65:227
19. Varjonen E, Vainio E, Kalimo K (1997) Life-threatening, recurrent anaphylaxis caused by allergy to gliadin and exercise. Clin Exp Allergy 27:162–166
20. von Vigier R, Sheffer AL, Pichler WJ (1995) Anstrengungsinduzierte Urtikaria und Anaphylaxie. Dtsch Med Wschr 120:1381–1386

KAPITEL 10 Exogen-allergische Alveolitis

K.-CH. BERGMANN

Mit dem Begriff exogen-allergische Alveolitis (EAA) wird eine Gruppe von Erkrankungen bezeichnet, die durch eine allergisch bedingte Entzündungsreaktion von Alveolen und Interstitium mehrere Stunden nach der Inhalation von Antigenen charakterisiert ist. Die Antigene sind in einer Vielzahl von Stäuben mit kleiner Partikelgröße enthalten und haben zumeist eine tätigkeits- bzw. berufsspezifische Herkunft, was in den Bezeichnungen der Erkrankung zum Ausdruck kommt, z.B. Farmerlunge oder Taubenzüchterlunge [1].

Pathogenese

Die vorliegenden tierexperimentellen und klinischen Befunde lassen die Vermutung zu, daß es sich bei der EAA um eine kombinierte humoral (Antikörper) und zellulär vermittelte Immunkrankheit mit einer gestörten Immunregulation vor dem Hintergrund einer genetischen Disposition handelt.

Der pathogenetische Komplex schließt ein:
- Die Inhalation partikulärer, teilweise als Adjuvans wirkender Antigene
- Das Auftreten systemischer und lokaler Antikörper bei Nichtrauchern
- Die Aktivierung von Alveolarmakrophagen und T-Lymphozyten
- Die Bildung interstitieller und alveolärer Monozyteninfiltrate mit einer nachfolgenden Granulombildung in Anwesenheit vermehrter, teilweise aber funktionell unwirksamer Suppressorzellen [2]

Formen der EAA

Die EAA kann durch eine Vielzahl inhalierbarer Antigene ausgelöst werden, von denen die wichtigsten in Tabelle 1 aufgeführt sind [3].

Die in Europa häufigste Form der EAA ist die Farmerlunge, die durch die Inhalation von Antigenen aus thermophilen Aktinomyzeten, das sind aerobe Gram-positive Fadenbakterien aus verschimmeltem Heu oder Stroh, entsteht. Nichtrauchende Landwirte erkranken häufig in den Wintermonaten, wenn Heu und Stroh unter nassen Bedingungen eingefahren und gelagert wurden.

Die Vogelhalterlunge wird am häufigsten durch die Inhalation von Antigenen von Tauben und Wellensittichen ausgelöst, seltener durch Hühnerantigene in Hühnermastbetrieben.

Verlauf, Symptomatik und körperlicher Untersuchungsbefund

Die EAA kann in einer akuten Form bei massiver und intermittierender Exposition auftreten, z.B. bei intensivem Kontakt mit schimmeligem Heu bei Landwirten oder beim Reinigen von Ställen bei Taubenzüchtern. Die ständige Inhalation geringer Mengen an Antigenen wie z.B. beim Halten von 1 bis 2 Wellensittichen führt zu einem chronischen Verlauf der EAA.

Im akuten Stadium werden bei der EAA grippeähnliche Symptome gefunden, d.h. ein unproduktiver trockener Husten, Dyspnoe, Müdigkeit, Brust- und Gliederschmerzen sowie Kopfschmerzen, Schüttelfrost und kurze Fieberschübe.

Eine Übersicht über die Häufigkeit pulmonaler und systemischer Symptome wird in Tabelle 2 gegeben [4].

Die allgemeinen und/oder respiratorischen Symptome treten nach einer für die EAA cha-

Tabelle 1. Zusammenstellung der häufigsten exogen-allergischen Alveolitiden (nach [3])

Krankheit	Allergen	Allergenquelle
Farmerlunge bzw. Drescherlunge	Thermophile Aktinomyzeten, Aspergillusspecies	Schimmeliges Heu und Getreide
Befeuchterlunge	Thermophile Aktinomyzeten, Aspergillusspecies, Amöben, Penicilliumspecies, Alternaria tenuis, Pullularia pullulans, Sphaeropsidales	Verunreinigte Luftbefeuchter und Klimaanlagen
Vogelhalterlunge	Serumproteine und Enzyme des Verdauungstraktes, Aspergillusarten	Kotstaub und Federnabrieb von Vögeln, Federbettbezug
Malzarbeiterlunge	Aspergillus clavatus	Verschimmelte Gerste
Bagassose	Thermoactinomyces sacchari, Micropolyspora faeni	Schimmelige Bagasse (= Rückstand aus Zuckerrohr)
Pilzarbeiterlunge	Thermophile Aktinomyzeten, Aspergillus fumigatus	Pilzkompost (feuchtwarm)
Speisepilzsporenalveolitis	Sporen von Pleurotus florida, Pleurotus ostreatus, Lentinus edodes	Austern- und Shii-Take-Pilze
Waschmittellunge, Proteasenlunge	Enzyme: Subtilisin, Papain, Pankreatin (?)	Waschmittel-, Arzneimittelherstellung
Käsewäscherkrankheit	Penicillium casei, Käsemilben	Reinigung von schimmeligem Käse durch Abreiben
Hypophysenschnupferlunge	Heterologes Eiweiß	Therapie des Diabetes insipidus mit Hypophysenpulver
Wasserdampflunge	Thermophile Aktinomyzeten, Amöben, Pullularia pullulans	Heißes Bad, Sauna
Sommerhypersensitivitätspneumonitis	Trichosporon cutaneum	Hausstaub, Vogelkot
Isocyanatalveolitis	Isocyanate	Zweikomponentenkleber, -lacke
Holzarbeiterlunge	Alternaria, Mucor, Penicillium, Rhizopus, Paecilomyces, Thermoactinomyces vulgaris, Aspergillus fumigatus	Verschimmeltes Holz
Ahornrindenschälerlunge	Cryptostroma corticale	Ahornrinde
Suberosis	Penicillium frequentans	Schimmeliger Kork
Sequoiosis	Pullularia pullulans	Mammutbaumsägestaub
Obstbauernlunge	Penicillium notatum, Aspergillus fumigatus, Botrytis cinerea	Verschimmelte Obstkühlhäuser
Winzerlunge	Botrytis cinerea	Edelfäule (Beerenauslese)
Tomatenzüchterlunge	Penicillium brevicompactum	Welke Tomaten- und Begonienblätter
Perlmuttalveolitis	Glykoproteine	Perlmuschelbearbeitung
Friseuralveolitis	Trichosporon cutaneum, Schellack	Haarinfektion, Spray
Maisstärkelunge	Maisstärke	Mit Maisstärke beschichtete Kondome
Hausstaubalveolitis	Thermophile Aktinomyzeten, Aspergillus-, Penicilliumspecies, Pullularia pullulans	Hausstaub, Wand-, Blumenerdeschimmel
Rattenalveolitis	Proteine in Urin und Serum	Tierhandel, Tierlabor
Blechbläserlunge	Candida albicans, Candida famata	Ungereinigtes Mundstück

Tabelle 2. Häufigkeit pulmonaler und systemischer Symptome bei exogen-allergischer Alveolitis (nach [4])

Symptom	%
Belastungsdyspnoe	98%
Fieber	89%
Trockener Husten	79%
Frösteln	76%
Schwitzen	71%
Rasselgeräusche	68%
Mattigkeit	64%
Gewichtsabnahme	43%
Hypoxämie, Zyanose	27%

rakteristischen Latenz von etwa 4 bis 8 Stunden nach der Antigeninhalation auf, wodurch der Zusammenhang zwischen der Exposition und den Symptomen für den Betroffenen und gelegentlich auch für den Arzt nur schwer zu erkennen ist. Nach einer Zeit von 12 bis 48 Stunden klingen die Symptome bei Antigenkarenz ohne jede medikamentöse Therapie vollständig ab. In einigen Fällen geht dieser Spätreaktion eine obstruktive Sofortreaktion der Bronchien voraus, so daß von einer dualen obstruktiven Reaktion gesprochen werden kann.

Die chronische Form der EAA ist charakterisiert durch eine über Wochen bis Monate anhaltende Dyspnoe, trockenen Husten und mäßigen Auswurf sowie einen Druck in der Brust. Gewichtsverlust über mehrere Wochen ist möglich, hervorgerufen durch Inappetenz und begleitet von einer Abgeschlagenheit. Gemessen werden kann eine leicht erhöhte Körpertemperatur und durch die Auskultation sind feinblasige Rasselgeräusche nach einer akuten Exposition auch noch im chronischen Stadium erkennbar.

Die EAA kann bei Kindern auftreten, ist aber am häufigsten bei Personen im mittleren Lebensalter anzutreffen.

Bei EAA-erkrankten Personen, die weiter in der Exposition verbleiben, entwickeln sich eine zunehmende Lungenfibrose mit starker Dyspnoe und eine respiratorische Partialinsuffizienz, die schließlich in eine manifeste Globalinsuffizienz übergeht und zum Tod führen kann.

Diagnostik

Die Diagnose einer EAA basiert auf der Kombination einer nachweisbaren Exposition, von expositions- und zeitbezogenen respiratorischen und/oder allgemeinen Symptomen sowie dem Nachweis einer antigenspezifischen Sensibilisierung. Neben diesen drei obligaten Parametern sollen für die EAA typische röntgenologische Veränderungen, Veränderungen der Lungenfunktion oder ein positiver inhalativer Provokationstest bzw. typische Veränderungen in der bronchoalveolären Lavage nachweisbar sein [5].

Nachgewiesene bzw. wahrscheinliche Exposition.
Es ist selbstverständlich, daß bei der Annahme einer Erkrankung, die durch die Inhalation antigenhaltiger Stäube ausgelöst wird, der Nachweis bzw. die genügende Wahrscheinlichkeit einer Antigenexposition oder einer Antigenquelle anamnestisch erfaßt werden muß. Bei den häufigsten Formen der EAA, d. h. der Farmerlunge und der Vogelhalterlunge, sind die Antigenquellen durch die Schilderung der beruflichen Tätigkeit des Landwirts bzw. durch das Fragen nach einem Vogelkontakt leicht erkennbar. Die Befragung des Patienten auch nach seinem Hobby, eine Besichtigung seiner Arbeitsstelle bzw. seiner Wohnung oder der kulturelle Nachweis z. B. von Schimmelpilzen sind anwendbare Methoden zur Feststellung und Sicherung der Exposition.

In der Literatur gibt es eine Vielzahl von Einzelfallbeschreibungen, in denen dargestellt wird, daß der Nachweis der Exposition häufig erst im Rahmen einer wiederholten Nachanamnese oder durch das Aufdecken zuvor nicht erkannter Zusammenhänge deutlich wird; als Beispiel sei das federgefüllte Kopfkissen bei einem jahrzehntelangen chronischen Verlauf einer EAA genannt.

Respiratorische und/oder Allgemeinsymptome.
Die genaue anamnestische Erhebung der Symptome ist im gesamten diagnostischen Prozeß bei einer EAA von entscheidender Bedeutung. Bei subakuten bzw. chronischen Stadien muß darauf geachtet werden, daß expositions- und zeitabhängige Symptome häufig nicht mehr zu erfragen bzw. erinnerlich sind, sondern sich hinter unspezifischen respiratorischen Symptomen wie trockenem Husten, Belastungsdyspnoe und Rasselgeräuschen verbergen. Beim Verdacht auf chronische Krankheitsstadien muß bei der klinischen Untersuchung auch auf Symptome und Befunde der Rechtsherzbelastung geachtet werden, d. h. auf Hals- und Unterzungenvenenstauung, Entwicklung von Trommelschlegelfingern, Ruhedyspnoe oder Hypertonie im kleinen Kreislauf.

■ **Nachweis einer antigenspezifischen Sensibilisierung.** Die stattgefundene Sensibilisierung eines Patienten sollte durch den Nachweis von Antikörpern des IgG-Typs (sog. Präzipitinen) im Serum erfolgen. Der Antikörpernachweis kann mit verschiedenen Verfahren geführt werden. Noch immer wird die Doppeldiffusion nach Ouchterlony benutzt, vorzuziehen sind aber sensiblere Techniken wie Enzym-Immuno-Assays. Die im Blut und in der bronchoalveolären Lavage nachzuweisenden IgG- und IgA-Antikörper werden auch als Präzipitine bezeichnet, da sie im Diffusionstest als Präzipitationsbanden nachgewiesen werden. Durch den Nachweis nicht präzipitierender Antikörper im Enzym-Immuno-Assay ist die Bezeichnung „Präzipitine" inkorrekt einschränkend.

Der Nachweis von Antikörpern hat keinen pathognomonischen Wert, da sie auch im Serum von bis zu 50% gesunder Exponierter nachweisbar sind, in Abhängigkeit von der Expositionsintensität und der Expositionsdauer. Antikörperbesitzende Personen ohne Symptome einer Alveolitis werden als Asymptomatiker bezeichnet, was etwa dem Begriff einer „klinisch stummen Sensibilisierung" aus dem Bereich IgE-vermittelter Typ-I-Allergien entspricht.

Bei Patienten mit einer EAA sind die Antikörper im Regelfall mit empfindlichen Methoden nachweisbar, anderenfalls muß überlegt werden, ob das richtige Antigen in geeigneter Konzentration zur Antikörpersuche eingesetzt wurde.

Die Exposition gegenüber Micropolyspora faeni, mit Taubenantigenen oder durch Befeuchteranlagen führt bei Nichtrauchern signifikant häufiger zu Serumantikörpern als bei Rauchern. Dieser „Raucherschutz" vor einer Antikörperbildung ist nach einer 2- bis 3jährigen Nikotinkarenz aufgehoben, da dann wieder eine dem Nichtraucher vergleichbare Antikörperbildung einsetzt.

Nach Einsetzen einer Expositionskarenz sind die Präzipitine häufig über 5 bis 10 Jahre weiterhin nachweisbar, allerdings in fallender Konzentration.

Unspezifische Laborveränderungen sind eine Erhöhung der Blutsenkungsgeschwindigkeit, Erhöhung des IgG-Serumspiegels, Leukozytose und eine Polyglobulie.

■ **Objektivierbare Lungenfunktionsstörung.** Bei der EAA können alle Funktionsbereiche, d.h. die Ventilation, die Diffusion, die Perfusion und die Distribution betroffen sein. Eine komplette Lungenfunktionsdiagnostik einschließlich Blutgasanalyse ist deshalb bei der Diagnostik einer EAA einzusetzen.

Im klassischen Fall einer EAA besteht überwiegend eine Restriktion mit Verminderung von Vitalkapazität, Totalkapazität und Residualvolumen. Die Compliance der Lunge ist erniedrigt.

Als besonders wichtig wird der Nachweis einer Diffusionsstörung in Form einer Ruhe- und/oder Belastungshypoxämie und/oder einer eingeschränkten Diffusionskapazität angesehen.

Eine normale Lungenfunktion schließt eine EAA nicht aus, da besonders bei akuten Fällen zwischen den Attacken häufig lungenfunktionsanalytisch keine Abweichungen von der Norm festgestellt werden können.

Chronische Verlaufsformen zeigen neben den restriktiven auch obstruktive Ventilationsstörungen, dadurch kann in den Spätstadien eine Emphysembildung einsetzen. Insbesondere bei der Farmerlunge wurde das Auftreten einer bronchialen Hyperreagibilität in 27 bis 51% der Erkrankten beschrieben.

Die Funktionseinschränkungen können bei der EAA erheblich sein, selbst wenn die klinische Symptomatik und das Röntgenbild nur geringe Störungen vermuten lassen, auch umgekehrte Verhältnisse treten auf in Form von deutlichen Veränderungen im Röntgenbild bei nur geringen Ausfällen der Lungenfunktion.

■ **Thorax-Röntgenveränderungen.** Pathologische Thorax-Röntgenbilder treten in Abhängigkeit vom Krankheitsstadium in unterschiedlicher Ausprägung auf. Sie zeigen das gesamte Spektrum interstitieller Veränderungen von milchglasartigen Mustern bis hin zu fibrotischen Veränderungen unterschiedlicher Stärke.

Im akuten Stadium finden sich mit Betonung der Mittel- und Unterfelder typischerweise diffus verteilt weiche Fleckschatten mit teilweise milchglasartigen Trübungen, die bei einer Allergenkarenz schnell verschwinden. Allerdings können trotz schneller Normalisierung des Röntgenbildes noch Gasaustauschstörungen bestehen.

Chronische Stadien sind gekennzeichnet durch die Entwicklung einer Fibrose und deren Folgezustände. Es treten retikuläre und diffuse, feinlineare oder knotige Verschattungen unterschiedlicher Größe auf, von den Hili strahlenförmig sich ausbreitende lineare Verschattungen oder auch kleine Zystenformationen und das Bild eines Cor pulmonale.

■ **Inhalativer Provokationstest.** Die Arbeitsgruppe EAA der Deutschen Gesellschaft für Allergologie und klinische Immunologie und der Deutschen Gesellschaft für Pneumologie hat empfohlen, die inhalative Provokationstestung weder als routinemäßiges diagnostisches Verfahren anzusehen noch eine Duldungspflicht im Rahmen von Begutachtungen anzunehmen [6].

Als Indikationen zur Durchführung einer inhalativen Provokationstestung mit Antigenen gelten folgende Situationen:
■ Wenn mit den erhobenen diagnostischen Parametern eine EAA nicht sicher zu diagnostizieren ist und ein begründeter Verdacht weiterhin besteht
■ Bei einer zu erwartenden aufwendigen Allergenkarenz wie Wohnungswechsel oder Berufswechsel
■ Im Rahmen einer Begutachtung
■ Bei wissenschaftlichen Fragestellungen

Als absolute Kontraindikationen werden eine respiratorische Partialinsuffizienz trotz Allergenkarenz und Normoventilation mit einem Sauerstoffpartialdruck von weniger als 60 mm Hg angesehen, ebenso eine ausgeprägte restriktive Ventilationsstörung mit einer Vitalkapazität von weniger als 50% des Sollwertes.

Die inhalative Provokationstestung kann in ihrer einfachsten Form als Reexposition zu Hause oder am Arbeitsplatz erfolgen. Obwohl dies den Idealfall einer Provokationstestung in Hinsicht auf eine reale Allergenexposition darstellt, ist diese Form der Provokation aus praktischen, arbeitstechnischen und juristischen Gründen nur selten durchführbar.

Die arbeitsplatzbezogene Exposition in der Klinik mit den verdächtigen Materialien wird als alternative Methode zur Inhalation von Allergenextrakten selbst aufgefaßt. Sie sollte auch durchgeführt werden, wenn die Inhalation von Allergenextrakten zu einem negativen Ergebnis geführt hat. Dabei wird es als wichtig angesehen, daß die Intensität und Dauer der inhalativen Belastung realitätsnah sind. Eine einstündige Heustaubprovokation soll der inhalativen Belastung eines Arbeitstages am Bauernhof entsprechen und ein einstündiges manuelles Aufwirbeln von mitgebrachten Substanzen wie Heu oder Stroh wird empfohlen.

Die Methode der arbeitsplatzbezogenen Provokation birgt weniger Risiken und Schwierigkeiten in sich als die Reexposition am Arbeitsplatz.

Die inhalative Applikation von Allergenextrakten setzt voraus, daß das Sensibilisierungsmuster der Patienten bekannt ist. Dabei können kommerzielle oder selbsthergestellte Extrakte zur Inhalation benutzt werden, über deren Inhalt der Patient aufzuklären ist. Es ist wünschenswert, daß die benutzten Antigenextrakte keinen oder einen nur sehr geringen Gehalt an Endotoxin aufweisen. Vogelseren sollten steril filtriert und frei von Ornithoseerregern sein.

Anfangs sollten Extrakte in Verdünnungen von 1:1000 bis 1:100000 benutzt werden. Bei Vogelseren kann bis zu einer Dosis von 0,1 bis 1 ml gesteigert werden. Schimmelpilz- und Bakterienextrakte werden mit einem Volumen von bis zu 2 ml in einer Endkonzentration von 1 bis 10 mg pro ml inhaliert.

Zur Beurteilung einer inhalativen Provokation werden systemische und pulmonale Reaktionen erfaßt. Als bewertbare systemische Reaktionen werden erkannt:
■ Auftreten provokationsbezogener Allgemeinsymptome wie Frösteln, Fieber oder Gliederschmerzen
■ Anstieg der Körpertemperatur um mindestens 1 °C in den pathologischen Bereich
■ Anstieg der Leukozytenzahl um mehr als 2500 pro mm^3

Eine positive systemische Reaktion liegt vor, wenn mindestens zwei dieser drei Kriterien erfüllt sind.

Eine positive pulmonale Reaktion wird angenommen:
■ Beim Auftreten provokationsbezogener pulmonaler Symptome wie Husten, Atemnot oder Knisterrasseln
■ Beim Abfall des arteriellen Sauerstoffpartialdruckes um mindestens 7 mm Hg in den pathologischen Bereich an mindestens 2 Meßpunkten im Abstand von 2 Stunden
■ Beim Abfall der inspiratorischen Vitalkapazität um mindestens 20% vom Ausgangswert

Eine positive pulmonale Reaktion liegt vor, wenn mindestens zwei der drei Kriterien erfüllt sind. Insgesamt gilt der inhalative Provokationstest als positiv, wenn sowohl eine systemische als auch eine pulmonale Reaktion aufgetreten sind.

Es besteht Konsens, daß inhalative Provokationstestungen bei EAA nur unter stationären Bedingungen mit der Möglichkeit einer Inten-

Tabelle 3. Untersuchungsprotokoll bei Provokation wegen Verdachts auf exogen-allergische Alveolitis (nach [6])

	Vor Provokation	Stunden nach Beginn der Provokation					
		2	4	6	8	16	24
Symptome	x	x	x	x	x	x	x
Status	x	x	x	x	x	x	x
Temperaturmessung	x	x	x	x	x	x	x
Leukozyten	x	x	x	x	x	x	x
Bodyplethysmographie	x	x	x	x	x		x
Spirometrie	x	x	x	x	x		x
Blutgase (Ruhe)	x	x	x	x	x	x	x
DCO	x				x		x
Fakultativ							
Blutgase bei Belastung	x				x		
Thorax-Röntgen	x				x		

sivbehandlung durchgeführt werden sollen. Im Anschluß an eine Provokation soll mindestens 24 Stunden überwacht werden. Der Vorschlag für ein Untersuchungsprotokoll bei einer inhalativen Provokation ist in Tabelle 3 angegeben.

Histologie.
Bei der EAA wird eine interstitielle granulomatöse Pneumonie mit sarkoidoseähnlicher Granulombildung und mehrkernigen Riesenzellen beschrieben. Die Gewinnung von Lungengewebe zur histologischen Sicherung einer EAA ist aber nicht obligat, da es kein streng EAA-spezifisches Substrat gibt. In unklaren Fällen sollte aber zum Ausschluß anderer interstitieller Lungenkrankheiten eine histologische Klärung durch eine transbronchiale oder eine offene Lungenbiopsie angestrebt werden. Empfehlenswert ist eine Gewebeentnahme etwa 10 bis 20 Stunden nach Antigenexposition, da dann die interstitielle lymphozytäre Reaktion und Granulombildung am deutlichsten sind.

Bronchoalveoläre Lavage.
Die bronchoalveoläre Lavage (BAL) hat in der Diagnostik interstitieller Lungenparenchymerkrankungen einen hohen Stellenwert, dies trifft auch für die EAA zu [7]. Charakteristisch für eine EAA sind eine erhöhte Gesamtzellzahl und ein deutlich erhöhter Prozentsatz an Lymphozyten, zumeist T-Zellen mit einer relativen Vermehrung der Suppressor- (CD8-Zellen) gegenüber den Helferzellen (CD4-Zellen). Ferner werden ein vermehrter Anteil an Leu 7[+]-NK-Zellen, eine geringgradige Granulozytenvermehrung und der vereinzelte Nachweis von Plasmazellen und Mastzellen sowie von schaumigen Alveolarmakrophagen beschrieben.

Wichtig ist, daß asymptomatisch Exponierte ein ähnliches BAL-Differentialbild haben können wie erkrankte Personen. Nach längerer Antigenkarenz kann eine Normalisierung des CD4/CD8-Quotienten eintreten. Damit ist die BAL auch in der Verlaufskontrolle nützlich, um den Nachweis einer mangelhaften Antigenkarenz zu führen.

Literatur

1. Sennekamp H-J (1998) Exogen-allergische Alveolitis. Dustri, München-Deisenhofen
2. Bergmann K-Ch (1990) Die Pathogenese der exogen-allergischen Alveolitis: Eine Immunregulationsstörung? Allergologie 13:85–90
3. Müller-Wening D (1990) Klinik der exogen-allergischen Alveolitis. Allergologie 13:91–103
4. Sennekamp H-J (1984) Exogen-allergische Alveolitis und allergische broncho-pulmonale Mykosen. Thieme, Stuttgart
5. Bergmann K-Ch, Costabel I, Knape H, Kroidl R, Müller-Wening D, Repp H, Rust M, Schwarz H, Sennekamp J (1990) Empfehlungen zur Diagnosestellung einer exogen-allergischen Alveolitis. Allergologie 13:111–112
6. Bergmann K-Ch, Kroidl R, Liebetrau G, Müller-Wening D (1998) Empfehlungen zur inhalativen Provokationstestung bei exogen-allergischer Alveolitis. Pneumologie 52:444–446
7. Costabel U (1990) Bronchoalveoläre Lavage bei der exogen-allergischen Alveolitis und ihre klinische Wertigkeit. Allergologie 13:104–110

KAPITEL 11 Vasculitis allergica

H. R. BRUCKBAUER und J. RING

Das klinische Spektrum der kutanen Vaskulitiden ist weit. Ihr gemeinsames histologisches Merkmal sind perivaskuläre Entzündungszeichen in der Haut. Unter dem Begriff „Vaskulitis" wird eine Vielzahl unterschiedlicher klinischer Erscheinungsformen mit verschiedenen Pathomechanismen zusammengefaßt. Es existieren keine allgemein anerkannte Definition und Klassifikation. Grundsätzlich muß unterschieden werden zwischen Vaskulitiden, die ausschließlich das Hautorgan betreffen, und Systemerkrankungen, bei denen die Haut als eines von vielen Reaktionsorganen betroffen ist.

Neben der klinischen deskriptiven Erfassung ist vor allem die Klassifikation nach dem histologischen Substrat zur Klärung der Pathogenese hilfreich. Andere häufig verwendete Einteilungen unterscheiden nach der Hautetage, in der die Entzündung stattfindet (oberflächlich oder tief bzw. große oder kleine Gefäße) [10], oder nach Ätiopathogenese (toxisch, infektiös, immunologisch) (Tabelle 1).

Ätiopathophysiologie

Die leukozytoklastische Vaskulitis kommt durch Endothelschäden an Kapillaren und postkapillären Venolen zustande. Durch Zytokinaktivierung mit Granulozytenattraktion und lymphozytärer Reaktion kommt es zu Immunkomplexablagerungen (Typ-III-Reaktion nach Coombs und Gell) an den Wänden oberflächlicher Hautgefäße. Die Aktivierung der Komplementkaskade und chemotaktische Ansammlung von neutrophilen Granulozyten bewirken eine destruktiv nekrotisierende Gefäßentzündung, die eine erhöhte Durchlässigkeit für Plasma und Zellen zur Folge hat. Ausgetretene Granulozyten werden zerstört (Leukozytoklasie) und bleiben als Kernstaub zurück.

Durch immunhistologische Untersuchungen können Immunkomplexablagerungen (IgM, IgG, IgA, C3, C4, C1 und Cq) an den Endothelzellen und im perivaskulären Gewebe nachgewiesen werden.

Neben System- und Autoimmunerkrankungen oder allergischen Reaktionen sind Infektionen als mögliche Auslöser auszuschließen bzw. nachzuweisen. Insbesondere kommen Atemwegsinfektionen, Zahnentzündungen, Infektionen des Urogenitaltrakts, des Gastrointestinaltrakts und Hepatitisvirusinfektionen in Frage [12, 15].

Klinische Symptomatik

Im Zentrum der Hautveränderungen stehen petechiale Blutungen und Purpura, die unterschiedlich ausgeprägt sein können. Nach H. H. Wolff [28] unterscheidet man klinisch drei Typen:
- Hämorrhagischer Typ
- Papulo-nekrotischer Typ mit nekrotisierenden Ulzera, die narbig abheilen
- Polymorph-nodulärer Typ mit urtikariellen, makulo-papulösen und nodösen Effloreszenzen

Als Sonderformen gelten die „Urtikaria-Vaskulitis", die durch länger als 24 Stunden bestehende Quaddeln charakterisiert ist, und die Purpura Schönlein-Henoch (Abb. 1).

Die Erytheme sind mit dem Glasspatel nicht wegdrückbar. Befallen sind vor allem die unteren Extremitäten in symmetrischer Verteilung (Abb. 2). Der Rumpel-Leede-Test fällt bei normalen Gerinnungsparametern positiv aus.

Tabelle 1. Einteilung der Vaskulitiden nach dem pathogenetischen Mechanismus (nach [14])

Immunologischer Insult
Immunkomplex-mediiert
- Purpura Schönlein-Henoch
- Urtikaria-Vaskulitis
- Immunkomplex-Vaskulitis bei Infekten (viral, bakteriell)
- Medikamenten-induzierte Vaskulitis (z. B. durch Sulfonamide)
- Paraneoplastische Vaskulitis
- Kryoglobulinämie
- Vaskulitis bei Lupus erythematodes
- Rheumatoide Vaskulitis
- Serumkrankheit (Fremdserum oder heterologe Proteine)
- M. Behçet
- Erythema elevatum et diutinum

ANCA-assoziiert/-mediiert
- Wegener'sche Granulomatose
- Mikroskopische Polyangiitis
- Churg-Strauss-Syndrom
- Einige Medikamenten-abhängige Vaskulitiden (z. B. durch Thiouracil)

Direkt Antikörper-mediiert
- Goodpasture-Syndrom
- M. Kawasaki

Zell-mediiert
- Allograft-Abstoßung
- Hämorrhagisch pigmentäre Dermatosen
- Andere lymphozytäre Vaskulitiden

Unbekannte Genese
- M. Horton
- Takayasu-Arteriitis
- Polymyalgia rheumatica

Direkte Infektion von Gefäßen
- Bakterielle Vaskulitis (z. B. durch Neisserien)
- Rickettsien-Vaskulitis
- Mykobakterien (z. B. M. tuberculosis)
- Spirochäten-Vaskulitis (z. B. Syphilis)
- Mykotische Vaskulitis (z. B. durch Mucor)
- Virale Vaskulitis (z. B. durch Herpes-Viren)

ANCA: Antineutrophile zytoplasmatische Antikörper

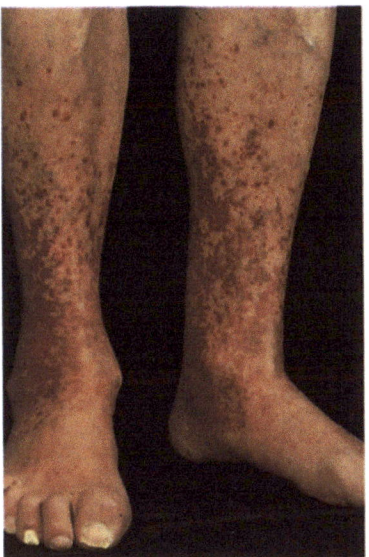

Abb. 1. Purpura Schönlein-Henoch: Flächig konfluierende Hämorrhagien symmetrisch an beiden Unterschenkeln [16]

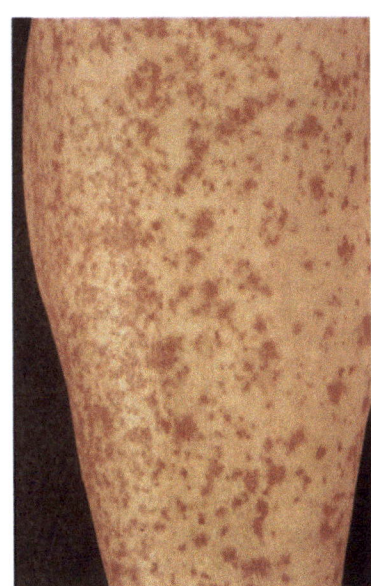

Abb. 2. Vasculitis allergica: Dichtstehende punktförmige, teils flächig konfluierende Hämorrhagien am Unterschenkel, die durch Glasspateldruck nicht ausdrückbar sind [16]

Diagnostische Maßnahmen bei kutanen Vaskulitiden (Tabelle 2)

Die Diagnose erfolgt durch den klinischen Befund und wird durch die histologische und immunhistologische Untersuchung bestätigt. Charakteristisch für die meisten Formen von Vaskulitis der Haut sind Erythrozytenextravasate, die sich durch Glasspateldruck nicht wegdrücken lassen. Die Vielfalt der kutanen Manifestationen von Vaskulitiden umfaßt im klinischen Bild Sugillationen, Petechien, Ekchymosen, Papeln, Knoten, Urticae, Nekrosen, Pusteln, Blasen und Pannikulitiden. Die Diagnose ist stets durch die Probebiopsie zur histologischen und immunhistologischen Untersuchung aus frischen Hautveränderungen zu sichern (Tabelle 3). Die Biopsiestelle ist sorgfältig auszuwählen, um zu vermeiden, daß durch die Probebiopsie schlecht heilende Ulzerationen induziert werden; Biopsien unterhalb des Knies ergeben

Tabelle 2. Diagnostische Maßnahmen bei kutanen Vaskulitiden

Histologie
Allgemeines Labor
- Blutbild
- BKS
- Akute-Phase-Proteine
- Gerinnungsparameter
- Leberparameter
- Nierenparameter
- Antistreptolysintiter

Autoantikörper
- Kryoglobuline
- Rheumafaktor
- c-ANCA, p-ANCA
- Antikardiolipin-Antikörper
- Antinukleäre Antikörper

Verlaufsparameter
- Faktor VIII

Diagnostik einer vermuteten Grunderkrankung
- Fokussuche
- Virustiter
- Tumordiagnostik

Allergiediagnostik
- Z. Zt. kein brauchbarer In-vitro-Test
- Intrakutan-Test mit Spätablesung (24–48 h) und gegebenenfalls Biopsie mit histologischer und direkter immunfluoreszenzoptischer Untersuchung
- Evtl. orale Provokationstestung von verdächtigen Nahrungsmitteln bzw. Nahrungsmittelzusatzstoffen oder Medikamenten im freien Intervall

Tabelle 3. Differentialdiagnosen der Purpura

Entzündliche Ursachen der Purpura	Nicht entzündliche Ursachen der Purpura
Leukozytoklastische Vaskulitis	Thrombopenie
Lymphozytäre Vaskulitis	Thrombozytopathie
Arterioläre Vaskulitis	Gefäßverschluß
Granulomatöse Vaskulitis	Kortikosteroidtherapie (Hautatrophie)
	Altershaut (Atrophie)
	Skorbut

häufig unspezifische Resultate. Die kleineren dermalen Gefäße sind von neutrophilen Granulozyten durchsetzt, an den Gefäßwänden finden sich Fibrinniederschläge. Durch zerfallende Granulozytenkerne (Leukozytoklasie) ist Kernstaub im Gewebe zu erkennen. In der Umgebung der Gefäße finden sich Erythrozytenextravasate. Überwiegend lymphozytäre perivaskuläre Infiltrate weisen eher auf eine arzneimittel- oder autoimmunologisch bedingte Ursache für die Vaskulitis hin. In der Immunhistologie frischer Läsionen gelingt der intra- und perivaskuläre Nachweis von IgM, IgG und C3.

Bei den typischen Hauterscheinungen muß daran gedacht werden, daß auch die Gefäße anderer Organe beteiligt sein können. Dies gilt insbesondere für Gelenke (Beteiligung in 40%), Nieren (30%), Gastrointestinaltrakt (30%), Lunge (20%) und ZNS (10%). Da gerade die Organbeteiligung entscheidend ist für die Prognose, sind angemessene diagnostische Maßnahmen zu ergreifen. Entsprechende Beschwerden, eine erhöhte BKS und eine leichte Temperaturerhöhung sind hinweisend auf eine systemische Beteiligung. Die Bestimmung der antineutrophilen zytoplasmatischen Autoantikörper (ANCA) hat sich als sinnvoll erwiesen, da die meisten primären Vaskulitiden der Haut ANCA-negativ sind. Ein positiver ANCA-Titer ist jedoch ein guter Indikator für eine zugrundeliegende systemische Beteiligung.

Auf der Suche nach ursächlichen Faktoren müssen Systemerkrankungen, Infektionen (insbesondere Atemwegsinfekte, Zahnentzündungen, Infektionen des Urogenitaltrakts oder des Gastrointestinaltrakts sowie Hepatitiden) und Allergien als mögliche direkte oder indirekte Auslöser einer kutanen Vaskulitis bedacht werden. Als Auslöser der allergischen Vaskulitis gelten bakterielle Infektionen (Streptokokken, Treponemen, Mykobakterien, Gonokokken), Viren (Hepatitis-B-Viren, Hepatitis-C-Viren), Protozoen, (Plasmodium malariae, Trypanosomen), Helminthen (Schistosomen, Onchozerkarien), Tumoren (Lymphome, Leukämien), Nahrungsmittel, Autoimmunerkrankungen (systemischer Lupus erythematodes, systemische Sklerodermie, Dermatomyositis, M. Crohn, Rheumatoide Arthritis), Medikamente (Antibiotika, Psychopharmaka, Analgetika), Lebensmittelzusatzstoffe u. v. a. [7, 21].

Die allgemeine Labordiagnostik bei kutanen Vaskulitiden umfaßt die Bestimmung des Blutbildes, der Blutsenkung, der Akute-Phase-Proteine, des Gerinnungsstatus, sowie der Leber- und Nierenparameter. An serologischer Diagnostik ist ferner die Bestimmung von Kryoglobulinen, des Rheumafaktors und des Antistreptolysintiters notwendig. Die spezielle Autoantikörperdiagnostik umfaßt neben dem Nachweis von c-ANCA bzw. p-ANCA die Bestimmung von Antikardiolipinantikörpern und bei Lupus-erythematodes-Verdacht von antinukleären Antikörpern [3, 26]. Als Verlaufsparameter kann das Faktor-VIII-Antigen bestimmt werden.

Um beim Vorliegen einer Vaskulitis zu einer Diagnose zu gelangen, ist es erforderlich, das an der Haut vorliegende klinische Bild sowohl mit den Laborparametern als auch mit dem histologischen Bild zusammen zu betrachten [17]. Histologisch werden neben der Art der vorhandenen Entzündungszellen der betroffene Gefäßabschnitt, das Vorliegen von Nekrosen und der Nachweis von Riesenzellen in der Diagnostik berücksichtigt. Wird histologisch zum Beispiel die häufig erhobene Diagnose leukozytoklastische Vaskulitis der Haut gestellt, so muß hierbei das klinische Bild korreliert werden, da sich hierunter eine Vielzahl unterschiedlicher Erkrankungen verbergen kann (u.a. Vasculitis allergica, Kryoglobulinämie, Urtikaria-Vaskulitis, Erythema elevatum et diutinum, Infektionen, Kollagenosen etc.). Unter Umständen müssen weitere Laborparameter herangezogen werden. Wie in dem in Abbildung 3 dargestellten Flußdiagramm angeführt, kann gerade die Bestimmung von ANCA eine Hilfe bei leukozytoklastischen Vaskulitiden darstellen. Eine primäre kutane Vaskulitis kann in der Regel bei histologisch gesicherter leukozytoklastischer Vaskulitis und einem negativen ANCA-Titer diagnostiziert werden. Positive ANCA-Titer weisen auf andere Formen der nicht primär kutanen Vaskulitis hin.

Bei Verdacht auf Auslösung durch Nahrungsmittel sind die Grundsätze der Allergie-Diagnostik zu beachten, welche Anamnese (eventuell Diät-Tagebuch), Hauttestverfahren und Provokation umfassen. Für die Hauttestung hat sich die Intrakutan-Testung mit Spätablesung (24–48 Stunden) bewährt. Bei positiver Reaktion gelingt der Beweis der Immunkomplex-Reaktion durch histologische und direkte Immunfluoreszenz-Untersuchung. Bei der oralen Provokationstestung (mit Nahrungsmitteln, Nahrungsmittel-Zusatzstoffen oder Medikamenten) sind die zeitlichen Abläufe (positive Reaktionen nach 8–24 Stunden) zu beachten. Derzeit existieren keine sicheren In-vitro-Nachweisverfahren. Die Bedeutung der Bestimmung von spezifischen IgG-Antikörpern muß erst noch weiter geprüft werden, bevor Aussagen hinsichtlich ihres Wertes für die Routine-Diagnostik möglich sind.

Bei lymphozytären Vaskulitiden kann die epikutane Testung von vermuteten Auslösern (Medikamente, Nahrungsmittel, Textilien) in der Läsion hilfreich sein.

Bei klinischem Verdacht auf eine Vaskulitis ist eine gründliche Untersuchung des Patienten mit fachübergreifenden Konsilien angezeigt.

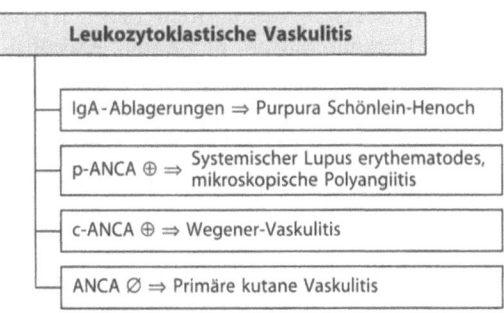

Abb. 3. Flußdiagramm zur Diagnostik leukozytoklastischer Vaskulitiden der Haut [nach 17]

Therapie der Vasculitis allergica

Therapeutisch im Vordergrund steht die Beseitigung auslösender Faktoren bzw. die Behandlung von Grunderkrankungen. Die Entzündungsreaktion wird durch systemische Gabe von Kortikosteroiden (initial 60–80 mg Prednisolonäquivalent in absteigender Dosierung) unterdrückt. Bei schweren Verläufen müssen zirkulierende Immunkomplexe durch Plasmapherese beseitigt werden. Immunsuppressive Medikamente wie Azathioprin, Cyclosporin A, Colchicin oder Dapson werden gelegentlich bei chronischen und subakuten Verläufen empfohlen [22]. Bei bakteriellen Infektionen als Auslöser steht die systemische antibiotische Behandlung im Vordergrund. Sekundärinfektionen der Hautveränderungen sind durch geeignete antimikrobielle Therapie zu behandeln. Unterstützend wirken Bettruhe und Kompressionsverbände.

Klassifikation und Differentialdiagnose kutaner Vaskulitiden

Nach dem histologischen Infiltrat unterscheidet man neben den leukozytoklastischen Vaskulitiden die lymphozytären Vaskulitiden, die granulomatösen Vaskulitiden, Riesenzellarteritiden sowie Purpura bei Gerinnungsstörungen, bei chronischer venöser Insuffizienz und durch Gefäßverschlüsse.

Die Einteilung, Diagnostik und Therapie der Vaskulitiden wird durch das Wissen über die zugrundeliegende Pathogenese erleichtert. Sowohl primär infektiöse als auch primär immunologische Entzündungen kommen als Ursachen für eine Vaskulitis in Frage. Da sich die Behandlung von infektiösen Vaskulitiden deutlich von derjenigen immunologisch bedingter Vaskulitiden unterscheidet, sollte die Ätiologie frühzeitig geklärt werden. Insbesondere sollte die Möglichkeit einer infektiösen Ursache sicher vor Einleitung einer immunsuppressiven Therapie ausgeschlossen werden.

Eine Einteilung der kutanen Vaskulitiden entsprechend dem vermuteten pathogenetischen Mechanismus ist in Tabelle 1 dargestellt [14]. Mehrheitlich liegt den wichtigsten Formen der immunologischen Vaskulitis eine Antikörper-vermittelte Immunreaktion zugrunde. Eine Rolle der T-Lymphozyten wird bei einigen kutanen Vaskulitiden aufgrund des histopathologischen Infiltrats vermutet, ist jedoch bisher nur bei der Allograft-Abstoßungsreaktion gesichert.

Das Vollbild der Antikörper-mediierten Vaskulitis ist durch eine akute Entzündung mit Erythem- und Ödembildung, Hämorrhagie und teilweise Nekrose gekennzeichnet. Charakteristischerweise findet sich ein Infiltrat aus neutrophilen Granulozyten und teilweise Monozyten, das häufig den typischen leukozytoklastischen Aspekt aufweist. Die Aktivierung von neutrophilen Granulozyten und anderen Immunzellen, ihre Adhärenz an Endothel, die Infiltration der Gefäßwand und des perivaskulären Bereiches, die Freisetzung hydrolytischer Enzyme und die Generierung von toxischen Sauerstoffradikalen werden im Rahmen der Antikörper-vermittelten Vaskulitis als gemeinsame Endstrecke der Entzündung angesehen. Nach dem derzeit etablierten Kenntnisstand wird diese Endstrecke der Antikörper-vermittelten vaskulären Entzündung durch drei prinzipielle Mechanismen initiiert:
- Lokalisierung von Immunkomplexen in die Gefäßwand durch Deposition oder In-situ-Neubildung
- Direkte Bindung von Antikörpern an Antigene der Gefäßwand
- Leukozytenaktivierung durch Autoantikörper mit Leukozytenspezifität (z. B. ANCA)

Immunkomplex-Vaskulitiden. Als immunologischer Reaktionstyp für die Immunkomplex-Vaskulitiden wurde bisher eine klassische Typ-III-Entzündungsreaktion nach Coombs und Gell angenommen. Hierbei galt die Aktivierung des klassischen Komplementweges durch die formierten Immunkomplexe als wichtigster Initialmechanismus für die Entstehung des zellulären Infiltrats und weiterer Entzündungsphänomene. Neuere Untersuchungen am Modell der reversen passiven Arthusreaktion, einer experimentellen Typ-III-Immunreaktion, weisen jedoch darauf hin, daß die Initiierung dieser Immunreaktion nicht über Komplementaktivierung durch Immunkomplexe, sondern über die Stimulation von Fcγ-Rezeptor(R)-positiven residenten immunkompetenten Zellen erfolgen kann [24]. Experimentelle Belege für eine solche These wurden in Tierexperimenten mit Mäusestämmen gewonnen, deren funktionelle Fc-R CD64 (Fcγ-RI), CD16 (Fcγ-RIII) und Fcε-RI (hochaffiner IgE-R) durch homologe Disruption der gemeinsamen γ-Kette inaktiviert worden waren. In den CD64- und CD16-defizienten Tieren ließ sich die Arthusreaktion nicht mehr auslösen, so daß die charakteristischen Merkmale Ödem, Hämorrhagie und Neutrophilen-Infiltration fehlten. Wildtyp-Tiere, heterozygote Tiere und Tiere mit singulärer Disruption des Fcε-RI zeigten hingegen eine unveränderte Arthusreaktion. Da Mastzell-defiziente Mäusestämme (White spotting [W/W^v]; Steel [SI]) ebenfalls eine stark reduzierte Arthusreaktion aufweisen, die durch Mastzellsubstitution behoben werden kann, wird angenommen, daß die Initiierungsphase der Arthusreaktion über Fcγ-R auf Hautmastzellen läuft. Die gefäßnahe Lokalisation der Mastzellen in der Haut würde solche Ergebnisse unterstützen [20]. Unabhängig von Komplementaktivierung werden Mastzellen durch Antigen-Antikörperkomplexe über Fcγ-R in einer Weise stimuliert, die offensichtlich zur Liberation präformierter chemotaktischer Substanzen führt. Insofern würde diese Form der humoralen Entzündungsinitiierung über IgG-Immunkomplexe und ihre kognaten Fcγ-R auf Mastzellen analog zur Typ-I-Immunreaktion ebenfalls eines zellulären Partners bedürfen. Alternativ kämen jedoch neben Mastzellen auch andere Fcγ-R-positive Initiierungszellen in Frage, wie z. B. residente Makrophagen, dendritische Zellen oder neutrophile bzw. basophile Granulozyten [20]. Unterstützend konnte am Modell der Typ-III-vermittelten Immunperitonitis gezeigt werden, daß die Freisetzung von TNFα aus Mastzellen als Chemotaxin für neutrophile Granulozyten in Frage käme [30]. Dadurch wird eine erste Phase der Infiltration von neutrophilen Granulozyten bewirkt, die in der Folge das Entzündungsgeschehen möglicherweise über Proteasen amplifizieren (Ollert, persönliche Mitteilung). Erst im Rahmen dieser Amplifikation der Entzündungskaskade spielt Komplementaktivierung eine wichtige Rolle, wie durch Injektion des Komplementinaktivators Kobrafaktor (CVF) gezeigt werden konnte [20]. CVF-behandelte Tiere weisen eine attenuierte Entzündungsreaktion im Modell der reversen passiven Arthusreaktion auf. Es bleibt abzuwarten, inwieweit sich diese neuen Aspekte zur Pathogenese der Immunkomplex-Vaskulitis aus dem Tiermodell auch auf Vaskulitiden beim Menschen übertragen lassen.

ANCA-assoziierte Vaskulitiden. Im Verlauf des letzten Jahrzehnts konnte die Assoziierung einiger auch die Haut betreffender Vaskulitiden mit Autoantikörpern nachgewiesen werden, die eine Spezifität für Proteine der zytoplasmatischen Granula von neutrophilen Granulozyten und Lysosomen von Monozyten aufweisen [11]. Diese ANCA können bei bestimmten Vaskulitiden im Patientenserum nachgewiesen werden (Tabelle 1). Dabei ist zu unterscheiden zwischen einem zytoplasmatischen (c-ANCA) und perinukleären (p-ANCA) Muster in der indirekten Immunfluoreszenztechnik an permeabilisierten neutrophilen Granulozyten. c-ANCA sind in der Regel spezifisch für die Serinprotease Proteinase III, während p-ANCA eine Spezifität für Myeloperoxidase aufweisen. Die Modellerkrankung der ANCA-Forschung ist die Wegener'sche Granulomatose. Es existieren experimentelle Daten, daß ANCA zu einer Aktivierung zirkulierender neutrophiler Granulozyten in der Lage sind, was in der Folge zu deren Adhäsion an die Gefäßwände, zur Degranulation und schließlich zur Freisetzung toxischer Sauerstoffradikale führt. Letztere werden für den vaskulären Gewebeschaden verantwortlich gemacht.

Literatur

1. Braun-Falco O, Plewig G, Wolff HH (1996) Dermatologie und Venerologie, 4. Auflage. Springer, Berlin
2. Bruckbauer HR, Ollert M, Ring J (1997) Vaskulitiden der Haut. Bay Int 17:166–179
3. Burden AD, Tillman DM, Foley P, Holme E (1996) IgA class anticardiolipin antibodies in cutaneous leukocytoclastic vasculitis. J Am Acad Dermatol 35:411–415
4. Burrows NP, Lockwood CM (1995) Antineutrophil cytoplasmic antibodies and their relevance to the dermatologist. Br J Dermatol 132:173–181
5. Chow RKP, Benny WB, Coupe RL, Dodd WA, Ongley RC (1996) Erythema elevatum diutinum associated with IgA paraproteinemia successfully controlled with intermittent plasma exchange. Arch Dermatol 132:1360–1364
6. Daoud MS, Gibson LE, DeRemee RA, Specks U, el Azhary RA, Su WP (1994) Cutaneous Wegener's granulomatosis: Clinical, histopathologic, and immunopathologic features of thirty patients. J Am Acad Dermatol 31:605–612
7. Eisenmann A, Ring J, von der Helm D, Meurer M, Braun-Falco O (1988) Vasculitis allergica durch Nahrungsmittelallergie. Hautarzt 39:318–321
8. Friderichsen C (1917) Binyreapopleksi hos smaaborn. Ugskr Laeger 79:1817–1826
9. Fritsch P, Zelger B (1995) Livedo-Vasculitis. Hautarzt 46:215–224
10. Ghersetich I, Jorizzo JL, Lotti T (1995) Working classification of vasculitis. Int Angiol 14:101–106
11. Gross WL, Schmitt WH (1995) ANCA-assoziierte Vaskulitiden. Hautarzt 46:511–524
12. Gyselbrecht L, Dekeyser F, Ongenae K, Naeyaert JM, Praet M, Veys EM (1996) Etiological factors and underlying conditions in patients with leucocytoclastic vasculitis. Clin Exp Rheumatol 14:665–668
13. Helander SD, De Castro FR, Gibson LE (1995) Henoch-Schönlein purpura: Clinicopathologic correlation of cutaneous vascular IgA deposits and the relationship to leukocytoclastic vasculitis. Acta Derm Venereol 75:125–129
14. Jennette CJ, Milling DM, Falk RJ (1994) Vasculitis affecting the skin. Arch Dermatol 130:899–906
15. Jessop SJ (1995) Cutaneous leucocytoclastic vasculitis: A clinical and aetiological study. Br J Rheumatol 34:942–945
16. Karl S, Bruckbauer H (1996) Derma pocket. Börm Bruckmeier, Grünwald
17. Kind P (1995) Schwere Vaskulitisformen. In: Plewig G, Korting HC (Hrsg) Fortschritte der praktischen Dermatologie und Venerologie, Band 14. Springer, Berlin, S 96–101
18. Ohtani H, Imai H, Yasuda T, Wakui H, Komatsuda A, Hamai K, Miura AB (1995) A combination of livedo racemosa, occlusion of cerebral blood vessels, and nephropathy: Kidney involvement in Sneddon's syndrome. Am J Kidney Dis 26:511–515
19. Orfanos CE, Garbe C (1995) Therapie der Hautkrankheiten. Springer, Berlin
20. Ravetch JV (1994) Fc receptors: Rubor redux. Cell 78:553–560
21. Ring J (1988) Angewandte Allergologie, 2. Auflage. MMV, München
22. Sais G, Vidaller A, Jucgla A, Gallardo F, Peyri J (1995) Colchicine in the treatment of cutaneous leukocytoclastic vasculitis. Results of a prospective, randomized controlled trial. Arch Dermatol 131:1399–1402
23. Sneddon IB (1965) Cerebro-vascular lesions and livedo reticularis. Br J Dermatol 77:180–185
24. Sylvestre DL, Ravetch JV (1994) Fc receptors initiate the Arthus reaction: Redefining the inflammatory cascade. Science 265:1095–1098
25. Theissen U, Luger TA, Schwarz T (1996) Erfolgreiche topische Anwendung von Cyclosporin A bei Pyoderma gangraenosum. Hautarzt 47:132–135

26. Warner NB (1994) Serologic tests for connective tissue diseases and the primary vasculitides. Dermatol Clin 12:161–173
27. Waterhouse R (1911) A case of suprarenal apoplexy. Lancet 1:577–578
28. Wolff HH, Scherer R (1981) Allergic vasculitis. In: Ring J, Burg G (eds) New trends in allergy. Springer, Berlin, p 140–147
29. Zelger B, Plörer A, Sepp N, Fritsch PO (1995) Differentialdiagnose der Livedosyndrome. Hautarzt 46:369–379
30. Zhang Y, Ramos BF, Jakschik BA (1992) Neutrophil recruitment by tumor necrosis factor from mast cells in immune complex peritonitis. Science 258:1957–1959
31. Zumdick M, Goerz G, Schuppe HC, Milde P, Ruzicka T (1995) Niedrig dosierte Cyclosporin-A-Therapie bei Pyoderma gangraenosum. Hautarzt 46:697–701

KAPITEL 12 Allergien des blutbildenden Systems

L. JÄGER

Das blutbildende System kann in unterschiedlicher Weise in allergische Reaktionen einbezogen werden. Sie können eine einzige Zellinie betreffen (Erythrozyten, Granulozyten, Thrombozyten) oder auch mehrere bis hin zur Panzytopenie. Bekannteste Ursache solcher Allergien sind Arzneimittel, möglicherweise von größerer Bedeutung sind mikrobielle Allergene.

Pathogenese

Die zugrundeliegenden Mechanismen können im wesentlichen auf drei Grundprinzipien zurückgeführt werden, die unterschiedliche Konsequenzen auch für die Diagnostik haben (Abb. 1).

Der Hapten-Mechanismus

Die Mehrzahl der Arzneimittel sind Haptene, d.h. zur Auslösung der Sensibilisierung bedürfen sie der Komplettierung durch Träger-Moleküle. Diese Funktionen können u.a. auch Membranbestandteile der Blutzellen erfüllen. Die Immunantwort kann dann gegen das Hapten, gelegentlich auch gegen das Träger-Molekül gerichtet sein. Das bekannteste Beispiel ist die hämolytische Anämie im Gefolge einer Penicillin-Sensibilisierung. Die Tatsache, daß sie vor allem bei hochdosierter Behandlung beobachtet wird, hängt von der erforderlichen Beladung der Erythrozyten ab. In analoger Weise kann es auch zu Immunreaktionen gegen Hapten-beladene Granulozyten und/oder Thrombozyten kommen. Frei zirkulierende, selbst von Zellen abgesprengte Antikörper können nicht mit nativen Zellen reagieren - wohl aber mit Hapten-beladenen. Dem entspricht, daß z.B. unbehandelte Erythrozyten bei einem Patienten mit Penicillin-Antikörpern eine normale Halbwertszeit haben, wie auch Penicillin-beladene Zellen bei Nicht-Sensibilisierten.

An Erythrozyten können Hapten-Mechanismen neben Penicillin z.B. durch Cephalosporine, Tetrazykline, Erythromycin, Tolbutamid, Chlorpromazin oder Carbromal ausgelöst werden.

Hapten-induzierte Granulozytopenien wurden - neben dem historischen Beispiel des Pyramidons - auch nach Carbimazol, Chinidin, Chloroquin, Etacrynsäure, Phenothiazinen, Sulfonamiden und Thiourazil nachgewiesen. Die Übergänge zu toxisch bedingten Granulozytopenien sind z.T. fließend. Für eine Allergie spricht der akute Verlauf („Amidopyrin-Typ"). Bei toxischen Reaktionen treten die klinischen Erscheinungen protrahierter auf („Phenothiazin"- bzw. „Thiamazol-Typ"). Die klassische Form der Hapten-induzierten Thrombozytopenie wurde von Ackroyd nach Apronalid (Sedormid) beschrieben. Andere mögliche Ursachen sind Acetaminophen (Paracetamol), Penicillin, Cephalosporine, Antihistaminika, INH, PAS, Salizylate, Sulfonamide, Thiourazile, Chinin und Chinidin (Bindung an die Membranbestandteile GPIb-IX bzw. GPIIb-IIIa).

Immunkomplex-Mechanismen

Diese Form weist gewisse Parallelen zum Hapten-Mechanismus auf, aber auch deutliche Unterschiede. Die Zelle spielt in noch stärkerem Maß die Rolle des „unschuldigen Passanten" (innocent bystander), da keine spezifische Affinität des Medikamentes für die Zelloberfläche vorliegt. Der Mechanismus wurde erstmals an Thrombozyten untersucht, später aber auch für andere Zellen nachgewiesen. Ursache ist eine stabilere Bindung des Arzneimittels an den Antikörper als an die Zelloberfläche. Im Serum entstehende Immunkomplexe werden vor allem an Fc- und C3b-Rezeptoren gebunden. Im Gegensatz zum Hapten-Mechanismus ist daher die Bindung an die Zelle leichter reversibel. Die Immunkomplexe können sich daher ablösen und

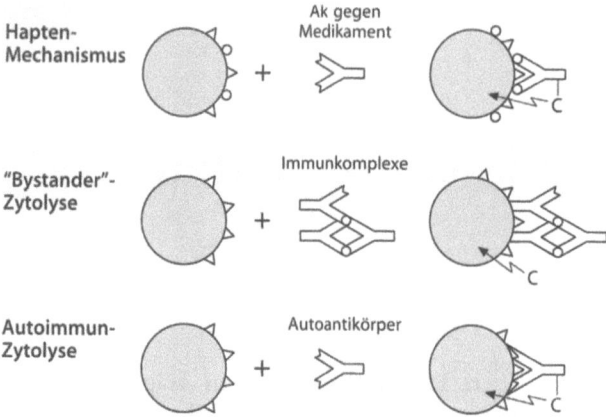

Abb. 1. Mechanismen hämolytischer Anämien im Gefolge einer Arzneimittelallergie

an andere Zellen binden. Eventuell aktivierte Komplement-Komponenten (C3b, C3d, C4b) bleiben stabiler gebunden und damit nachweisbar (Antiglobulinreaktion vom „nicht-gamma"-Typ s. u.). Die Gründe dafür, warum sich manche Immunkomplexe bevorzugt an Erythrozyten, andere an Granulozyten oder andere Zellen anlagern, sind unbekannt.

Immunkomplexmechanismen wurden bei hämolytischen Anämien nach Chinin, Chinidin, Stipoben, Chlorpromazin, Hydrochlorothiazid, Rifampicin, INH und PAS nachgewiesen.

Nicht selten geht diese Reaktion mit akuten Hämolysen einher. Im Gegensatz zum Hapten-Mechanismus können bereits niedrige Dosen ausreichen.

Autoimmunisierung

Definitionsgemäß gehört die Autoimmunisierung nicht zu den Allergien. Eine Reihe von Medikamenten können jedoch Autoimmunisierungen auslösen, so daß man im erweiterten Sinne auch hier von einer Arzneimittelallergie sprechen kann. Die Mechanismen sind unterschiedlich und damit auch die diagnostischen Möglichkeiten:

- Das haptene Arzneimittel wird durch körpereigene Träger-Moleküle komplettiert. Die Immunantwort richtet sich jedoch dominierend oder ausschließlich gegen die körpereigene Komponente. Dementsprechend können die Antikörper nicht durch das Medikament neutralisiert werden.
- Das Arzneimittel interferiert auf meist unbekannte Weise mit der Immunregulation und führt zum Verlust der natürlichen Immuntoleranz (z. B. α-Methyl-DOPA).

Autoimmunhämolytische Anämien wurden beobachtet nach α-Methyl-DOPA, seltener auch nach Chlorpromazin, Procainamid, Ibuprofen, Mefenaminsäure, Chlorpropamid, Parabene und Cimetidin, eine analoge Granulozytopenie nach Levamisol und Aprindine, Thrombopenien nach α-Methyl-DOPA und Ticarcillin (Autoantikörper gegen ein polymorphes Thrombozyten-Antigen).

Auf analoge Mechanismen (insbesondere Hapten- oder Immunkomplex-Mechanismen) ist vermutlich auch ein Teil der passageren para- bzw. postinfektiösen Zytopenien zurückzuführen – ausgelöst durch mikrobielle Antigene. Als Ursache wurden verschiedene Viren (Masern-CM-, EB-, HI-, Influenza-, Adeno- und Herpes-Viren), Mykoplasmen sowie verschiedene Bakterien und Trypanosomen identifiziert. Vereinzelt fanden sich auch Hinweise auf eine Autoimmunisierung. Zusammenhänge wurden vor allem aus den zeitlichen Assoziationen abgeleitet, insbesondere aus dem spontanen Abklingen nach der Heilung. Betroffen sind meist einzelne Zellreihen, doch sind auch Panzytopenien möglich.

Diagnostik

Grundsätzliches Vorgehen

Wie bei anderen Allergien ist die Anamnese ganz entscheidend. Ihr Stellenwert wird dadurch noch erhöht, daß der In-vitro-Nachweis der verantwortlichen Antikörper auf erhebliche Probleme stößt (s. u.) und in vielen Fällen nicht überzeugend gelingt. Nicht selten gelangt man so nur zu einer Wahrscheinlichkeitsdiagnose, die sich vor allem auf zeitliche Zusammenhänge stützt –

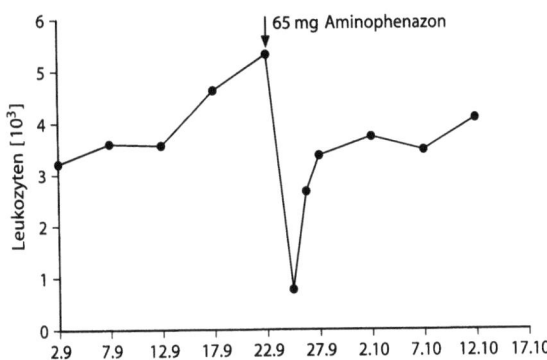

Abb. 2. Granulozytopenie nach Aminophenazon

die allerdings sehr überzeugend sein können. Der Hauttest ist wegen der Pathogenese ungeeignet. Vor Provokationstests muß dringend gewarnt werden, da sie lebensbedrohliche Zytopenien nach sich ziehen können. In Einzelfällen haben sie wesentlich zur Klärung pathophysiologischer Zusammenhänge beigetragen (Abb. 2). Gelegentlich wurden auch indirekte Provokationen durchgeführt, indem gesunde Probanden mit Patientenserum passiv sensibilisiert und bei diesen dann durch das Medikament in vorsichtiger Dosierung Zytopenien ausgelöst wurden.

In-vitro-Diagnostik

■ **Anämien.** Etwa 15% der erworbenen hämolytischen Anämien sind arzneimittelbedingt und am häufigsten durch Penicillin oder α-Methyl-DOPA ausgelöst.

Anti-Globulin-Test (AGT) (Abb. 3). Mit Hilfe des AGT (Coombs-Test) kann untersucht werden, ob Erythrozyten mit Immunglobulinen bzw. Komplement-Komponenten beladen sind.

Methodik: Das Blut wird mit EDTA versetzt (als Antikoagulans und zur Komplement-Inaktivierung). Die Erythrozyten werden 3–4mal gründlich gewaschen, um adsorbierte Proteine zu beseitigen. Den resuspendierten Zellen werden 1–2 Tropfen Anti-Human-Globulin (AHG) zugesetzt, und das Gemisch wird 15 s bei 900–1000 g zentrifugiert. Im positiven Fall kommt es zur Agglutination, die makroskopisch oder mikroskopisch beurteilt werden kann. Bei negativem Ergebnis kann die Untersuchung mit einem Anti-Komplement-Serum (anti-C3d) durchgeführt werden. Durch Inkubation für 5–10 min bei Zimmertemperatur kann die Sensitivität erhöht werden.

Die Beurteilung erfolgt mit
++++: ein einziges Aggregat;
+++: mehrere große Aggregate;
++: mittlere Aggregate, z. T. auch freie Zellen;
+: kleine Aggregate mit freien Zellen.

In analoger Weise können auch radioaktiv- bzw. Enzym-markierte Antiseren zum Nachweis der Immunglobulin- bzw. Komplement-Beladung herangezogen werden.

Als Kontrolle dienen
■ Gewaschene Erythrozyten versetzt mit 1% Rinderserum-Albumin oder einer anderen Kontroll-Lösung (Negativ-Kontrolle)
■ Kommerziell erhältliche IgG-beladene Erythrozyten + AHG (Positiv-Kontrolle)

Für orientierende Untersuchungen kann auch ein polyspezifisches (Anti-IgG + Anti-C3c) Antiserum verwendet werden, im positiven Fall wird anschließend differenziert. Antiseren gegen andere Ig-Klassen oder andere C-Komponenten bringen keine weiterführenden Informationen.

Interpretation: Ein positiver Coombs-Test beweist die Beladung der Erythrozyten mit Immunglobulin- und/oder Komplement-Komponenten. Dies sagt nichts aus über die Spezifität der identifizierten Antikörper, d. h. ob sie gegen an die Zelloberfläche gebundene Allergene (z. B. Arzneimittel oder mikrobielle Antigene) oder gegen körpereigene Strukturen (Autoantikörper) gerichtet sind. Gegen Haptene gerichtete Antikörper, noch mehr sekundär angelagerte Immunkomplexe lösen sich leicht ab. Wesentlich fester haften sekundär aktivierte Komplement-Komponenten. Bei Arzneimittelallergie ist daher der Anti-C3d-Test häufiger positiv als der Anti-IgG-Test, dies im Gegensatz zu den meisten Autoimmunisierungen. Eine Ausnahme machen Penicillin- oder α-Methyl-DOPA-induzierte hämolytische Anämien, bei denen die IgG-Bindung dominiert. Alleinige Verwendung von Anti-IgG-Antiseren führt so oft zu falsch negativen Ergebnissen. Gerade bei Arzneimittelallergien sind klinisch stumme Coombs-Tests nicht selten.

Durch Titrationsmodifikationen kann die Beladung der Erythrozyten semiquantitativ erfaßt werden. Die so ermittelten Titer zeigen eine signifikante, aber doch relativ lockere Beziehung zum Ausmaß der Hämolyse. Eine gewisse Bedeutung haben solche Titerbestimmungen für Verlaufsbeobachtungen. Erhebliche Titrationsunterschiede zwischen IgG- und C3d-Reaktion

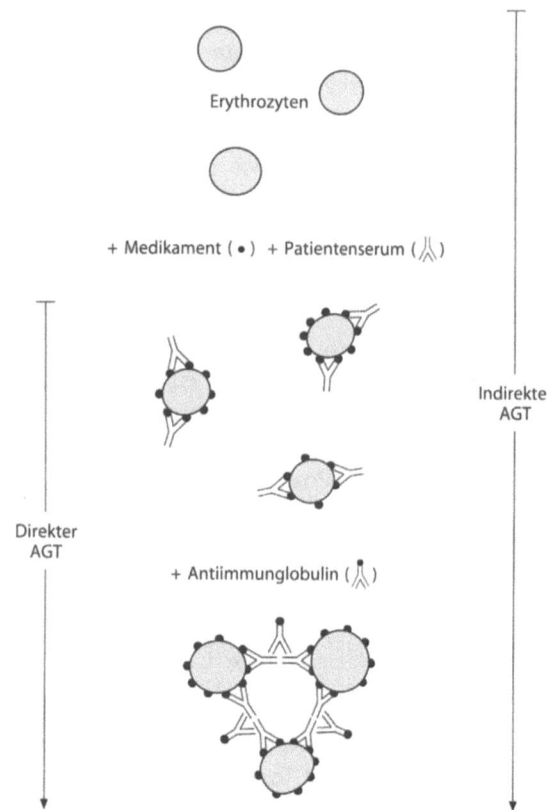

Abb. 3. Prinzip des Anti-Globulin-Testes (AGT)

zugunsten der ersteren sind recht typisch für die durch a-Methyl-DOPA induzierte hämolytische Anämie. Auch bei Immunkomplex-Reaktionen dominiert die C3d-Bindung.

Indirekter AGT. Mittels indirektem AGT können freizirkulierende (bzw. von Erythrozyten abgesprengte) Antikörper nachgewiesen werden. Diese Methode ist bedeutsam für die weitere Charakterisierung immunhämolytischer Zustände. Nach a-Methyl-DOPA konnten z. B. Antikörper gegen ein dem Rh-System verwandtes Antigen nachgewiesen werden. Bei anderen Arzneimittelallergien ist der Nachweis mit nativen Erythrozyten in der Regel negativ. Er wird nicht selten positiv, wenn mit dem Medikament behandelte Erythrozyten verwendet werden (z. B. mit Penicillin) bzw. das Medikament in den Reaktionsansatz eingebracht wird (Immunkomplex-Reaktionen). Durch geeignete Kontrollen müssen unspezifische Arzneimitteleffekte ausgeschlossen werden. Vorbehandlung der Erythrozyten mit proteolytischen Enzymen (Papain, Fizin) kann die Sensitivität erhöhen, nicht selten allerdings auf Kosten der Spezifität. Da pathogenetisch relevante Antikörper im wesentlichen zellgebunden sind, hat der Nachweis freizirkulierender Antikörper im allgemeinen geringere Bedeutung. Nach Abklingen der arzneimittelinduzierten Hämolyse können allerdings diese Antikörper persistieren, da ihr Antigen (arzneimittelbeladene Erythrozyten) nicht mehr disponibel ist.

Besonderheiten

a-Methyl-DOPA. Die Antikörper entsprechen den Wärme-Autoantikörpern bei idiopathischer autoimmunhämolytischer Anämie. Der AGT ist in 10–36% positiv, abhängig von der Dosierung und meist erst nach 3- bis 6monatiger Behandlung. Die Erythrozytenoberfläche ist meist nur mit IgG beladen (Anti-C3d-Test negativ). Die Angaben über In-vitro-Effekte von a-Methyl-DOPA sind widersprüchlich. Meist blieb die Reaktionsfähigkeit mit Erythrozyten unbeeinflußt. Vereinzelt fanden sich nach längerer Inkubation Hinweise auf eine Antikörper-Bindung. Radioaktiv markiertes a-Methyl-DOPA wird kaum an die Erythrozyten-Oberfläche gebunden.

Penicillin. Penicillin bindet sich fest an die Erythrozytenoberfläche (auch bei der Präparation in vitro), dabei dominieren Penicilloyl-Strukturen. Der AGT wird abhängig von der Dosierung bei etwa 10% der Behandelten positiv, bei Tagesdosen über 10 ME nahezu regelmäßig. Da es relativ selten zu klinisch relevanten Hämolysen kommt, ist ein positiver AGT kein Grund dafür, die Therapie abzubrechen. An der Erythrozytenoberfläche finden sich meist nur IgG-Antikörper. Abgesprengte Antikörper reagieren nur mit penicillinbehandelten Erythrozyten (100 kU/ml bei pH 9,6). Bei analogem Nachweis von Cephalosporin-Antikörpern ist zu berücksichtigen, daß Cephalosporin-behandelte Erythrozyten (40 mg/ml) auch unspezifisch Eiweiß adsorbieren (Immunglobuline, aber auch Albumin, a1-Antitrypsin, β2-Mikroglobulin) und auch mit Normalserum Titer bis zu 1:20 ermittelt werden. Durch Behandlung bei saurem pH werden diese unspezifischen Effekte verringert.

Granulozytopenien. Allergisch bedingte Granulozytopenien können diagnostiziert werden
- Durch den Agglutinations-Test
- Durch die Antiglobulin-Reaktion
- Durch Zytotoxizitäts-Tests

In wesentlich größerem Maße als bei Erythrozyten wird die Untersuchung durch die Interferenz von Alloantigenen und anderen unspezifischen Eigenschaften der Zellmembran beeinflußt. Eine Abgrenzung von Autoimmunreaktionen ist nur aus dem klinischen Zusammenhang heraus möglich. Meist wird eine Kombination von Agglutinations- und Fluoreszenz-Test eingesetzt. Nur frisch isolierte Granulozyten sind geeignet, allerdings können bei Granulozytopenien oft nicht genug Zellen gewonnen werden. Bei Verwendung von Spender-Granulozyten müssen Einflüsse von Allo-Antigenen (HLA, spezielle Granulozytenantigene) ausgeschlossen werden. Da der Antikörpertiter nach der zytopenischen Phase rasch absinken kann, sollte Serum für die eingehendere Untersuchung asserviert werden.

Agglutinationstests. Das Hauptproblem ist die Abgrenzung der spezifischen von unspezifischen bzw. spontanen Agglutinationen. Frische Leukozyten werden aus EDTA-Blut durch Zentrifugation isoliert und in 6% PBS resuspendiert. Den steigenden Verdünnungen des Patientenserums werden die Zellsuspensionen auf Terasaki-Platten zugesetzt, die Agglutination wird nach 5 bzw. 18 h bei 30 °C unter dem Mikroskop beurteilt.

Immunfluoreszenz(IF)-Nachweis von zellgebundenen Antikörpern. Analog dem AGT sind eine direkte (gebundene Antikörper) und eine indirekte Variante (zirkulierende Antikörper) möglich. Der IF-Test ist sensitiver und auch spezifischer als der Agglutinationstest. Durch Behandlung mit Paraformaldehyd soll die unspezifische Immunglobulin-Bindung verringert werden ohne wesentliche Beeinflussung der Bindung der Antikörper. Diese werden mit Hilfe eines fluoreszenzmarkierten Anti-Immunglobulin-Serums identifiziert. Die Verwendung FITC-markierter F(ab)'2-Fragmente ist spezifischer, da die Bindung an Fc-Rezeptoren verhindert wird. In analoger Weise werden beim indirekten Test die Leukozyten zunächst mit dem zu untersuchenden Serum inkubiert, dann wird der Nachweis gebundener Antikörper vorgenommen. Im positiven Fall zeigt sich eine periphere, gelegentlich ringförmige Fluoreszenz. Eine homogene Anfärbung ist hingegen unspezifisch (geschädigte bzw. abgetötete Zellen). Eine gewisse Quantifizierung kann mittels Flowzytometrie erfolgen. Empfindlicher ist der Nachweis unter Verwendung radioaktiv markierter Antiseren.

Zytotoxizitätstests. Bei diesen Tests wird die Zellschädigung in der Regel dadurch erfaßt, daß entweder ein Farbstoff verwendet wird, der in intakte Zellen nicht eindringen kann (z. B. Trypanblau = Farbstoffexklusionsverfahren) bzw. der erst nach Metabolisierung in der funktionsfähigen Zelle nachweisbar wird (z. B. Fluorescein-diazetat = Fluorochromasie). Die direkte Variante erlaubt natürlich keine Aussage über die Ursache der Schädigung.

Alle genannten Methoden weisen Antikörper nach, die gegen die Zellmembran gerichtet sind, sei es gegen normale Strukturen (Autoimmunisierung) oder sekundär angelagerte (z. B. Arzneimittel). Ein positiver Test erlaubt für sich keine Differenzierung. Analog der Situation bei hämolytischen Anämien sind auch Varianten möglich mit oder ohne Zusatz des vermuteten Allergens. Die Auswertung ist jedoch diffiziler und erfordert besondere Erfahrung. Wegen der Interferenz von Alloimmunisierungen können Spender-Granulozyten nur verwendet werden, wenn durch entsprechende Kontrollen solche Interferenzen ausgeschlossen sind.

Zwischen dem Ausmaß der Immunglobulinbeladung der Granulozyten und der Zytopenie bestehen eindeutige Korrelationen. Da im Gegensatz zu Erythrozyten Komplement-Komponenten nicht eindeutig nachzuweisen sind, wird eine Elimination durch Agglutination bzw. Phagozytose vermutet.

Thrombozytopenien. Auch der Nachweis von Antikörpern gegen primäre oder sekundäre Bestandteile der Thrombozytenmembran ist durch physiologische Agglutinationstendenzen und unspezifische Proteinbindungen erschwert.

Analog den Untersuchungen an Granulozyten kann auch hier der In-vitro-Nachweis versucht werden, indem Patientenserum, Thrombozyten und verdächtigtes Medikament zusammen inkubiert werden. Kontrollen erfolgen mit Normalserum bzw. ohne Medikamentenzusatz (zum Ausschluß von Allo- und Autoimmunreaktionen). Zur Beurteilung werden Plättchenagglutination, Komplement-Bindung oder auch die Beeinflussung spezieller Thrombozytenfunktionen (Gerinnselretraktion, Freisetzung des Plättchenfaktors 3 bzw. von Serotonin) herangezogen. Am aussagefähigsten scheint der Nachweis membrangebundener Immunglobuline unter Verwendung eines radioaktiv oder Fluoreszenzmarkierten Anti-Immunglobulin-Serums (besser der F(ab)$_2$-Fragmente zur Vermeidung der Fc-Rezeptor-Bindung) zu sein. In analoger Weise wurde markiertes Staphylokokken-Protein A herangezogen. Auch in diesen Fällen ist eine indirekte Variante zum Nachweis zirkulierender Antikörper möglich, aber noch schwieriger zu interpretieren. Zudem muß man davon ausgehen, daß hier nur Antikörper mit geringerer Affinität und damit auch geringerer pathogenetischer Bedeutung frei zirkulieren.

Literatur

Berchthold PE (1996) Immunthrombozytopenien. In: Peter H-H, Pichler WJ (Hrsg) Klinische Immunologie. 2. Aufl. Urban & Schwarzenberg, München, S 480–489

Bux J, Mueller-Eckardt C (1996) Immunneutropenien. In: Peter H-H, Pichler WJ (Hrsg) Klinische Immunologie. 2. Aufl. Urban & Schwarzenberg, München, S 490–496

Jäger L, Merk HF (1996) Arzneimittelallergie. Gustav Fischer, Jena

Pradal M, Vervloet D (1997) Drug reactions. In: Kay AB (ed) Allergy and Allergic Diseases. Blackwell Science, Oxford, p 1671–1692

Weber S, Schubothe H, Lang B, Peter H-H (1996) Autoimmunhämolytische Anämien. In: Peter H-H, Pichler WJ (Hrsg) Klinische Immunologie. 2. Aufl. Urban & Schwarzenberg, München, S 457–469

KAPITEL 13 Eosinophile Pneumonie und eosinophile Gastroenteritis

C. KROEGEL und U. COSTABEL

Mit eosinophilen Granulozyten assoziierte Erkrankungen der Lunge und des Gastrointestinaltraktes umfassen eine heterogene Gruppe von Krankheiten, denen histopathologisch eine parenchymale und interstitielle Infiltration durch eosinophile Granulozyten gemeinsam ist. Laborchemisch gehen die Erkrankungen mit einer deutlichen Vermehrung der Eosinophilen im betroffenen Organ, in den meisten Fällen auch mit einer Bluteosinophilie einher. Klinisch steht die Störung der Funktion des jeweils betroffenen Organs im Vordergrund, die von den gewebetoxischen Effektormechanismen des eosinophilen Granulozyten vermittelt wird [11, 17]. Die integrierte Betrachtung der eosinophilen Pneumonie und eosinophilen Gastroenteritis in diesem Abschnitt trägt dieser uniformen pathogenetischen Bedeutung des Eosinophilen Rechnung.

Eosinophile Pneumonien

Der Begriff „Pulmonale Eosinophilie" [24] oder eosinophile Pneumonie bezeichnet eine Gruppe von Krankheiten unterschiedlichster Ätiologie, die mit pulmonaler Symptomatik, Lungeninfiltraten und pulmonaler Eosinophilie einhergehen. In Tabelle 1 sind die häufigsten eosinophilen Erkrankungen der Lunge aufgeführt, bei denen Eosinophile als ein integraler pathogenetischer Bestandteil der Entzündung gilt. Hinsichtlich anderer Erkrankungen, bei denen die Rolle des Eosinophilen weniger klar definiert ist, wird auf die einschlägige Literatur verwiesen [15, 18, 20, 41].

Löffler-Syndrom (einfache pulmonale Eosinophilie).
Die einfache pulmonale Eosinophilie oder das Löffler-Syndrom [25] bezeichnen eine selbstlimitierende Erkrankung, die durch eine Bluteosinophilie und wechselnde Lungeninfiltrate definiert ist [7, 20, 26]. Diese Veränderungen bleiben im allgemeinen vier Wochen bestehen und werden häufig nur zufällig im Rahmen einer Röntgenuntersuchung entdeckt, da klinische Beschwerden wie Husten, Inappetenz, Rhinitis oder leichtes Fieber selten sind [7, 26]. Dem klassischen Löffler-Syndrom lag ätiologisch eine Askaris-Infektion zugrunde. Auch heute stellt sich bei den meisten der ursprünglich als einfache pulmonale Eosinophilie diagnostizierten Erkrankungen im weiteren Verlauf eine Infestation durch Ascaris sp. heraus. Diese sollte dann jedoch den Parasiten-assoziierten pulmonalen Eosinophilien zugeordnet werden. Als weitere häufige Ursache der einfachen pulmonalen Eosinophilie gelten Hypersensitivitätsreaktionen gegenüber bestimmten Medikamenten (Tabelle 2) oder auch die Einnahme von Rauschgiften, wie z.B. Crack-Cocain [31]. Bei einer Reaktion auf Nitrofurantoin lassen sich zudem gelegentlich *Lupus-erythematodes*-ähnliche Hautveränderungen nachweisen.

Parasitäre Infestationen.
Zahlreiche Parasiten können pulmonale Infiltrate mit peripherer Bluteosinophilie und bronchoalveolärer Eosinophilie verursachen (Tabelle 3). Die *tropische pulmonale Eosinophilie* (TPE) geht auf eine Infestation mit Filarien zurück und wird in Indien, Sri Lanka, Burma, Malaysia, Indonesien, dem tropischen Afrika, Südamerika und im Südpazifik beobachtet. Die Symptome sind variabel und äußern sich meist durch nächtliche Husten- und Asthma-Attacken [13, 20]. Fieber, Gewichtsverlust und Inappetenz sind häufig. Gelegentlich kann die respiratorische Symptomatik jedoch fehlen [34, 42]. In diesen Fällen bildet dann die markante Eosinophilie ein differentialdiagnostisches Problem. Anamnestische Hinweise auf einen Aufenthalt in Endemiegebieten sind von zentraler Bedeutung und bestimmen das weitere diagnostische Vorgehen.

Tabelle 1. Mit pulmonaler Eosinophilie assoziierte Erkrankungen

Pulmonale Eosinophilie	
Regelmäßig	Unregelmäßig
Einfache pulmonale Eosinophilie (Löffler)	Wegener-Granulomatose
Bestimmte parasitäre Infestationen	Bronchonzentrische Granulomatose
Bestimmte Medikamenten-induzierte Reaktionen	Idiopathische Lungenfibrose
Akute eosinophile Pneumonie	Malignome
Chronische eosinophile Pneumonie	Langerhans-Zell-Granulomatose (eosinophiles Granulom)
Churg-Strauss-Syndrom	Pilzinfektionen
Allergische bronchopulmonale Aspergillose	Tuberkulose
Idiopathisches hypereosinophiles Syndrom	

Tabelle 2. Medikamente und andere Substanzen, die mit dem Auftreten einer eosinophilen Pneumonie assoziiert sind

Ampicillin	Methotrexat
Bleomycin	Methylphenidat
Carbamazepin	Minocyclin
Chlorpromazin	Naproxen
Clofibrat	Nickel
Cocain (inhaliert)	Nitrofurantoin
Desipramin	Para-aminosalizylsäure
Diclofenac	Penicillin
Febarbamat	Pentamidin (inhaliert)
Fenbuten	Phenytoin
Glafenin	Pyrimethamin
GM-CSF	Sulfadimethoxin
Ibuprofen	Sulfadoxin
Interleukin-2	Sulfasalazin
Interleukin-3	Tamoxifen
Jodhaltige Kontrastmittel	Tetracyclin
L-Tryptophan	Tolazamid

Tabelle 3. Eosinophile Pneumonie durch Parasiten

- Ancylostoma sp.
- Ascaris sp.
- Brugia malayi
- Clonorchis sinensis
- Dirofilaria immitis
- Echinococcus sp.
- Opisthorchsis sp.
- Paragonimus westermani
- Schistosoma sp.
- Strongyloides stercoralis
- Toxocara sp.
- Trichinella spiralis
- Wuchereria bancrofti

■ **Akute eosinophile Pneumonie.** Die *akute eosinophile Pneumonie* (AEP) wurde erstmals 1989 beschrieben [1, 2]. Sie wird aufgrund bestimmter Kriterien von anderen idiopathischen eosinophilen Pneumonien, wie der *chronischen eosinophilen Pneumonie*, abgegrenzt (Tabelle 4). Klinisch imponiert die AEP als akute febrile Erkrankung mit Husten, Myalgien, pleuritischen Thoraxschmerzen, Hypoxämie und respiratorischer Insuffizienz. Einige Verläufe machen eine vorübergehende maschinelle Beatmung erforderlich [1] und lassen dann differentialdiagnostisch an ein *Adult Respiratory Distress Syndrome* (ARDS) denken. Die Ätiologie der AEP ist unbekannt. Eine akute Hypersensitivitätsreaktion gegenüber einem bislang nicht identifizierten Inhalationsantigen wird vermutet [1, 2, 20]. In den letzten Jahren wurde eine Erkrankung nach Inhalation von Trichosporon terrestre beobachtet [29].

■ **Chronische eosinophile Pneumonie.** Die *chronische eosinophile Pneumonie* (CEP) ist eine pulmonale Erkrankung unklarer Ätiologie, die das weibliche Geschlecht im Verhältnis 2:1 bevorzugt [3, 10, 20]. Klinisch finden sich Husten, mukoider Auswurf, Dyspnoe, Inappetenz, Gewichtsverlust, Nachtschweiß und Fieber sowie gelegentlich auch Hämoptysen [9, 10]. Asthmatische Beschwerden kommen vor, sind jedoch selten [10]. Ohne Behandlung bleiben diese Symptome über Wochen bis Monate bestehen. Aber auch Übergänge in eine Lungenfibrose wurden beobachtet [47]. Spontanremissionen und rekurrierende Verläufe kommen vor [10, 36]. Eine Assoziation mit einer allergischen Diathese findet sich häufig [14]. Bei etwa der Hälfte der Patienten geht ein Asthma bronchiale

Tabelle 4. Diagnostische Kriterien für die akute eosinophile Pneumonie

- Akute febrile Erkrankung von < 5 Tagen Dauer
- Rasch progrediente respiratorische Insuffizienz
- Diffuse alveoläre oder gemischte alveolär-interstitielle Lungeninfiltrationen
- BAL-Eosinophilenzahl > 20%
- Ausschluß parasitärer, fungaler oder anderer Infektionen
- Rasches und vollständiges Ansprechen auf Kortikosteroide
- Ausbleibendes Rezidiv nach Beendigung der Kortikosteroidbehandlung

Tabelle 5. Diagnostische Kriterien des Churg-Strauss-Syndroms (nach den Empfehlungen des *American College of Rheumatology*, 1990)

Vier oder mehr der folgenden 6 Kriterien:
- Moderates bis schweres Asthma
- Bluteosinophilie (>10% aller Leukozyten)
- Mono- oder Polyneuropathie
- Pulmonale Infiltrate
- Paranasale Sinopathie
- Extravaskuläre Infiltration durch Eosinophile

der Erkrankung weniger als 5 Jahre voraus [8]. Radiologisch zeigt sich bei 50% der Betroffenen der Befund des fotografischen Negatives eines Lungenödems mit peripher betonten und das Oberfeld einschließenden Infiltraten [10]. In den meisten Fällen bieten die radiologischen und klinischen Veränderungen ausreichende Verdachtsmomente für die Diagnosestellung und Einleitung einer Kortikosteroidtherapie [10], so daß dann ggf. auf eine bioptische Abklärung verzichtet werden kann.

Allergische Granulomatose und Angiitis (Churg-Strauss-Syndrom).

Im Jahre 1951 beschrieben die Pathologen J. Churg und L. Strauss eine Gruppe von jungen Erwachsenen mit Asthma, die Zeichen einer systemischen Vaskulitis mit einer ausgeprägten peripheren Eosinophilie entwickelten [5]. Die Erkrankung wird seither nicht selten beschrieben [18]. Die Diagnose eines Churg-Strauss-Syndroms basiert auf 4 oder mehr klinisch-pathologischen Kriterien (Tabelle 5). Aufgrund des Verlaufs und der klinischen Manifestation lassen sich heute die klassische von der atypischen Form des *Churg-Strauss-Syndroms* (CSS) unterscheiden [6].

- *Klassische Verlaufsform:* Diese ursprünglich beschriebene Verlaufsform betrifft in aller Regel jüngere Personen, die bereits über einen längeren Zeitraum unter einer Rhinitis allergica und/oder einem allergischen Asthma gelitten haben *(Prodromalstadium)*. Die Erkrankung beginnt meist mit einer Verschlechterung einer primär bestehenden Rhinitis oder eines Asthma bronchiale in Verbindung mit einer zunehmenden peripheren Eosinophilie *(Stadium der Blut- und Gewebeeosinophilie)*. Hinzu gesellen sich schubweise vaskulitische Manifestationen in Form von Urtikaria, Purpura, Neuritis oder pulmonalen Infiltraten und lenken damit die diagnostischen Überlegungen auf eine Systemerkrankung *(Generalisationsstadium)* [15]. Der klinische Verlauf des CSS ist zumeist subakut und rezidivierend. Selten kann es aber auch zu einem akuten Verlauf mit vorzeitigem Exitus letalis durch Herzversagen kommen.

- *Atypisches Churg-Strauss-Syndrom („Forme fruste"):* Der natürliche Verlauf des CSS ist sehr variabel, wobei Erkrankungsverläufe zwischen 3 und 30 Jahren beobachtet werden [4, 16, 20]. Eine atypische Form der Erkrankung mit allmählicher Entwicklung wird als *„Forme fruste"* bezeichnet. Churg und Mitarbeiter [6] definierten 1995 diese atypische Verlaufsform des CSS als eine Erkrankung, die sich unter hochdosierter Kortikosteroidtherapie manifestierte. Das Syndrom reichte klinisch von einer isolierten eosinophilen Lymphadenopathie bis zu einer fatal verlaufenden Vaskulitis. Die vier zitierten Erkrankungsfälle entwickelten sich allesamt nach Reduktion einer Kortikosteroidbehandlung infolge fehlender Compliance, interkurrenter Infektion oder aufgrund von Kortikosteroid-induzierten Nebenwirkungen [6].

In letzter Zeit sind verschiedene Fälle eines Medikamenten-induzierten atypischen CSS unter Therapie mit Zafirlukast, Montelukast, Salbutamol und hochdosierten inhalativen Kortikosteroiden beschrieben worden [45, 46]. Die detaillierte Analyse der publizierten Fälle legt nahe, daß das CSS nicht direkt mit der Einnahme dieser Medikamente in Zusammenhang steht, sondern auch hier die Reduktion der Kortikosteroide die klinische Manifestation der Erkrankung ermöglichte. Hiernach waren die betroffenen

Patienten bereits primär an einer subklinischen Form der Erkrankung (Forme fruste) erkrankt, die vor Einführung der Substanzen durch eine hochdosierte, kontinuierliche oder intermittierende Kortikosteroid-Therapie maskiert wurde [45, 46]. Die Behandlung der Patienten mit neuen potenten antiasthmatischen Medikamenten erlaubte erstmals die weitgehende Reduktion oder Beendigung der anti-entzündlichen Kortikosteroid-Behandlung und auf diese Weise die Manifestation des CSS. Diese Erklärung wird indirekt durch eine Kasuistik bestätigt, nach der es bei einem Asthmatiker nach Beendigung der oralen Kortikosteroide unter Zafirlukast und langwirksamen β_2-Mimetika nicht zum Churg-Strauss-Syndrom, sondern vielmehr zu einer Exazerbation einer über Jahre hinweg inaktiven Colitis ulcerosa kam [19].

Allergische bronchopulmonale Aspergillose. Die *allergische bronchopulmonale Aspergillose* (ABPA) wurde erstmals 1952 von Hinson und Mitarbeitern beschrieben und beruht auf einer immunologischen Reaktion gegenüber Pilzantigenen, insbesondere von Aspergillus sp. Sie gilt als die häufigste Ursache einer pulmonalen Eosinophilie. Etwa 10% der Patienten mit zystischer Fibrose entwickeln im Verlauf ihrer Erkrankung eine ABPA [22, 33].

In der überwiegenden Mehrzahl der Fälle läßt sich die ABPA auf eine immunologische Typ-I- und Typ-III-Reaktion gegen Aspergillus fumigatus zurückführen [27, 28, 39]. Seltener können allergische bronchopulmonale Mykosen durch Helminthosporium, Candida oder andere Pilze ein ähnliches Bild hervorrufen [37].

Klinisch manifestiert sich die ABPA mit zunehmenden asthmatischen Beschwerden, Hämoptysen, Thoraxschmerzen sowie Myalgien (Tabelle 6). Einige Erkrankungen bleiben jedoch asymptomatisch und werden dann meist nur zufällig radiologisch erkannt. Eine Dyskrinie mit Bildung eines zähen Schleims führt nicht selten zu sog. „Mucoid Impactions" und zentral gelegenen Bronchiektasen. Eine frühzeitige Diagnosestellung ist von Bedeutung, da die ABPA unbehandelt zu einem fortschreitenden fibrotischen Umbau der Lunge führen kann. Die Diagnose der ABPA basiert auf den ursprünglich von Rosenberg, Patterson et al. [38] vorgeschlagenen Kriterien (Tabelle 6).

Tabelle 6. Diagnostische Kriterien der allergischen bronchopulmonalen Aspergillose

- Rezidivierendes Asthma
- Kutane Sofortreaktion auf Aspergillus spp.
- Erhöhtes Gesamt-IgE
- IgE-Antikörper gegen Aspergillus spp.
- IgG-Antikörper gegen Aspergillus spp.
- Bluteosinophilie
- Flüchtige Lungeninfiltrate
- Zentrale Bronchiektasen
- Kutane Spätreaktion durch Aspergillus spp.
- Sputumeosinophilie
- Nachweis von Aspergillus spp. im Sputum

Eosinophile Gastroenteritis

Die eosinophile Gastroenteritis ist durch unspezifische gastrointestinale Symptome, eine Bluteosinophilie und eine eosinophile Infiltration der Intestinalwandung charakterisiert, die vom Ösophagus bis zum Kolon alle Bereiche einschließen kann [23]. Die begleitende Symptomatik hängt dabei von den jeweils betroffenen Darmabschnitten [43], der Ausdehnung und der Tiefe der zugrunde liegenden Eosinophileninfiltration ab (Tabelle 7). Bei etwa einem Drittel der Patienten läßt sich ursächlich eine Nahrungsmittelallergie identifizieren. Die Ätiologie der übrigen eosinophilen Gastroenteritiden bleibt im allgemeinen unklar. Die allergischen Formen können entweder isoliert oder unter Beteiligung der Lungen bzw. der Haut klinisch in Erscheinung treten.

Pathologie

Zentrale histopathologische Veränderungen im Rahmen eosinophiler Pneumonien oder Gastroenteritiden sind die Infiltration des Gewebes durch eosinophile Granulozyten und die Deposition ihrer Sekretionsprodukte. Im Rahmen eosinophiler Pneumonien sind das Bronchialgewebe und das Lungenparenchym meist gemeinsam betroffen [20]. Zudem füllen Eosinophile zusammen mit anderen Entzündungszellen (Histiozyten, Plasmazellen, mononukleäre Zellen) Bronchiolen und Alveolen aus. Die Entzündung kann sich aber auch in Form eosinophiler Mikroabszesse herdförmig manifestieren (parasitäre Infestationen) oder einen granulomatösen

Tabelle 7. Klinische Manifestation der diffusen eosinophilen Gastroenteritis, unterteilt nach der Tiefe des infiltrativen Krankheitsprozesses

Typ	Ausdehnung	Klinisches Bild
I	Mukosa	Abdominalschmerzen, Nausea, Erbrechen, Eisenmangel, Anämie, Diarrhoe, Wachstumsverzögerung, Gewichtsverlust, fäkaler Blutverlust
II	Glatte Muskulatur	Abdominalschmerzen, Nausea, Erbrechen, Gewichtsverlust, frühe Übersättigung
III	Serosa	Abdominalschmerzen, Nausea, Erbrechen, Diarrhoe, Aszites

Charakter aufweisen (ABPA, CEP, CSS). Im Rahmen der ABPA finden sich neben irregulär geformten, mukusgefüllten Bronchien gelegentlich auch Pilzhyphen. Zudem läßt sich beim CSS eine z.T. nekrotisierende Vaskulitis nachweisen [4, 20, 21]. Als Folge der zytotoxischen Wirkung der eosinophilen Granulozyten kommt es ohne Behandlung bei den meisten eosinophilen Pneumonien zu einer chronischen Entzündung mit progressiver Parenchymzerstörung und fibrotischem Umbau der Lunge [15, 17, 18, 42, 47].

Die histopathologischen Veränderungen der eosinophilen Gastroenteritis sind meist ungleichmäßig bis herdförmig über die Magen-Darm-Wand verteilt. Das zelluläre Infiltrat kann von einzelnen Zellen bis zu einer massiven Akkumulation eosinophiler Granulozyten variieren und geht dann mit ausgeprägten epithelialen Veränderungen und Verlust der Villi einher [23].

Ziel der Diagnostik

Das Ziel der diagnostischen Anstrengungen beim Vorliegen einer eosinophilen Pneumonie besteht in der differentialdiagnostischen Abklärung der möglichen Ursachen. Dabei handelt es sich bei eosinophilen Pneumonien nicht selten um den Ausschluß bekannter Ursachen. Das diagnostische Ziel bei einer eosinophilen Gastroenteritis besteht dagegen vor allem in der Abgrenzung der nahrungsmittelallergischen von der idiopathischen Form, da unterschiedliche therapeutische Maßnahmen zu ergreifen sind.

Verfügbare Methoden

Grundlage der Diagnostik ist die Assoziation einer entsprechenden Klinik und einer überproportionalen und ätiologisch nicht einzuordnenden Eosinophilie. Während bei der eosinophilen Gastroenteritis die Mukosabiopsie, Mikrobiologie und die Allergiediagnostik im Vordergrund stehen, kommen im Rahmen pulmonaler Eosinophilien vor allem radiologische, serologische, lungenfunktionelle und bronchoskopische Verfahren in Betracht. Im einzelnen kann die Diagnostik folgende Methoden einschließen:

■ **Anamnese.** Die Anamnese liefert u.U. eine Reihe nützlicher Informationen, welche die diagnostischen Überlegungen nicht selten in eine bestimmte Richtung lenken.

■ **Eosinophilenzahl im Blut und ggf. ECP-Bestimmung.** Die Bestimmung der Eosinophilenzahl oder der ECP-Konzentration bildet einen wesentlichen Bestandteil der Untersuchungen. Dabei lassen Erkrankungen wie Löffler-Syndrom, CEP, parasitäre Infestationen, CSS, ABPA, oder Hypereosinophiles Syndrom (HES) höhere Eosinophilenzahlen erwarten. Umgekehrt kann bei der AEP, Langerhans-Zell-Granulomatose, P. carinii-Pneumonie und einigen Medikamenten-assoziierten Erkrankungen eine periphere Eosinophilie fehlen. In diesen Fällen kann trotzdem eine Erhöhung des ECP-Spiegels als Ausdruck einer gesteigerten Zellreagibilität nachweisbar sein.

■ **Mikrobiologische Stuhl-Untersuchungen.** Wiederholte Stuhl-Untersuchungen sind integraler Bestandteil der diagnostischen Abklärung sowohl bei gastrointestinaler als auch pulmonaler Eosinophilie unklarer Ätiologie. Dabei sollte jedoch berücksichtigt werden, daß bestimmte Parasiten, wie z.B. Askaris oder Strongyloides, bereits Wochen vor dem Auftreten von Ova im Stuhl Symptome verursachen können. Darüber hinaus soll an dieser Stelle daran erinnert werden, daß sich Trichinella, Paragonimus, Ancylostoma, Toxocara und Filaria nicht im Stuhl nachweisen lassen.

■ **Serologie.** Serologische Untersuchungen können von diagnostischem Nutzen sein. Der Gesamt-IgE-Spiegel ist bei CEP, ABPA oder CSS

Tabelle 8. Klinische Manifestation und radiologisches Erscheinungsbild eosinophiler Lungenkrankheiten

Klassifikation	Klinisches Bild	Radiologische Veränderung
Löffler-Syndrom	Keine bis wenige Allgemeinsymptome, Bluteosinophilie, spontane Remission	Migratorische, fleckförmige Infiltrate mit bevorzugter peripherer Anordnung
Tropische eosinophile Pneumonie	Fieber, Gewichtsverlust, Inappetenz, nächtlich betonte Asthma-Attacken	Diffuse, fein-noduläre Infiltrate mit interstitieller Zeichnungsvermehrung
Akute eosinophile Pneumonie	Fieber, Husten, Dyspnoe, Myalgie, Thoraxschmerzen, zunehmende respiratorische Insuffizienz	Vorwiegend zentrale, diffuse, interstitielle und alveoläre Infiltrate, Kerley-B-Linien, Pleuraerguß möglich
Chronische eosinophile Pneumonie	Ausgeprägte Allgemeinsymptomatik, Fieber, Nachtschweiß, Gewichtsverlust, Husten, Dyspnoe, restriktive Ventilationsstörung	Dichte, unscharf begrenzte, nicht-segmental periphere Verschattungen, („photographisches Negativ des Lungenödems", mit Bevorzugung der Oberfelder)
Churg-Strauss-Syndrom	Zunehmende asthmatische Beschwerden, Urtikaria, Purpura, Vaskulitis, Neuritis	Wechselnde, fleckig bis noduläre Infiltrate
Allergische bronchopulmonale Aspergillose	Fieber, Husten, häufige und zunehmende Asthma-Attacken	Variabel: Noduläre Verschattungen, interstitielle Zeichnungsvermehrung, Konsolidierungen, Kavitäten, Bronchiektasen („Trambahn-Linien" und Ringschatten)

häufig erhöht. Aspergillus-Präzipitine und spezifisches Aspergillus-IgE sind zur Bestätigung einer ABPA dienlich. Eine Kryptokokkose läßt sich serologisch durch den Nachweis von Kryptokokken-Antigen im Blut, Urin oder Liquor identifizieren. In gleicher Weise läßt sich eine Infestation durch Strongyloides, Toxocara, Trichinella oder Filaria serologisch darstellen.

■ **Nachweis von Autoantikörpern.** Diese Untersuchung ist vor allem zum Ausschluß einer Kollagenose oder zur Bestätigung eines CSS (Nachweis von ANCA, sowohl MPO-p-ANCA als auch PR3-c-ANCA) indiziert [12], wenn extrapulmonale Symptome auftreten und/oder entsprechende radiologische Veränderungen nachweisbar sind (Tabelle 8).

■ **Bronchoalveoläre Lavage (BAL).** Die Lavage ist eine wesentliche Untersuchungsmethode bei eosinophilen Lungenkrankheiten, da sich im Gegensatz zum Blut hier regelmäßig eine Vermehrung der Eosinophilenzahl zeigt, sofern ein betroffenes Segment lavagiert wurde. So kann der BAL-Befund den ersten oder einzigen Hinweis auf das Vorliegen einer eosinophilen Lungenerkrankung darstellen. Ein sehr hoher Eosinophilenanteil von ≥20% deutet auf AEP, CEP, HES, CSS, eine Parasitose oder eine Medikamenten-Unverträglichkeit hin. Darüber hinaus läßt sich die Diagnose durch den Nachweis von Strongyloides, Askaris, Paragonimus, Cryptococcus, Coccidiomyces, Pn. carinii oder Aspergillus direkt führen. Beim Vorliegen einer Langerhans-Zell-Granulomatose kann der immunzytologische Nachweis von CD1-Zellen oder des S-100-Antigens diagnostisch sein.

■ **Bronchoskopie und offene Lungenbiopsie bzw. Magen-Darm-Biopsie.** Bei ABPA, CEP, AEP, HES, Hypersensitivitätsreaktionen oder Parasitosen ist eine Lungenbiopsie meist nicht erforderlich. Sie kann jedoch im Rahmen eines CSS, bei Malignomen, der bronchozentrischen Granulomatose und bei einigen interstitiellen Lungenerkrankungen notwendig werden. Bei gastrointestinalen Erkrankungen ermöglicht eine Mukosabiopsie die differentialdiagnostische Abgrenzung zu anderen entzündlichen Magen-Darm-Erkrankungen. Zu beachten ist hierbei, daß die Infiltration tieferer Schichten der Intestinalwand nicht erfaßt oder übersehen werden kann.

■ **Röntgen-Thorax-Aufnahme und Computertomographie des Thorax.** Charakteristische radiologische Veränderungen können die differentialdiagnostische Eingrenzung erleichtern (Tabelle 8). Darüber hinaus kann man sich zur Biopsie und Lavage an der Lokalisation der radiologischen Veränderungen orientieren.

■ **Lungenfunktion.** Die Untersuchung der Lungenfunktion kann gelegentlich bei der Abklärung von Patienten mit pulmonaler Eosinophilie

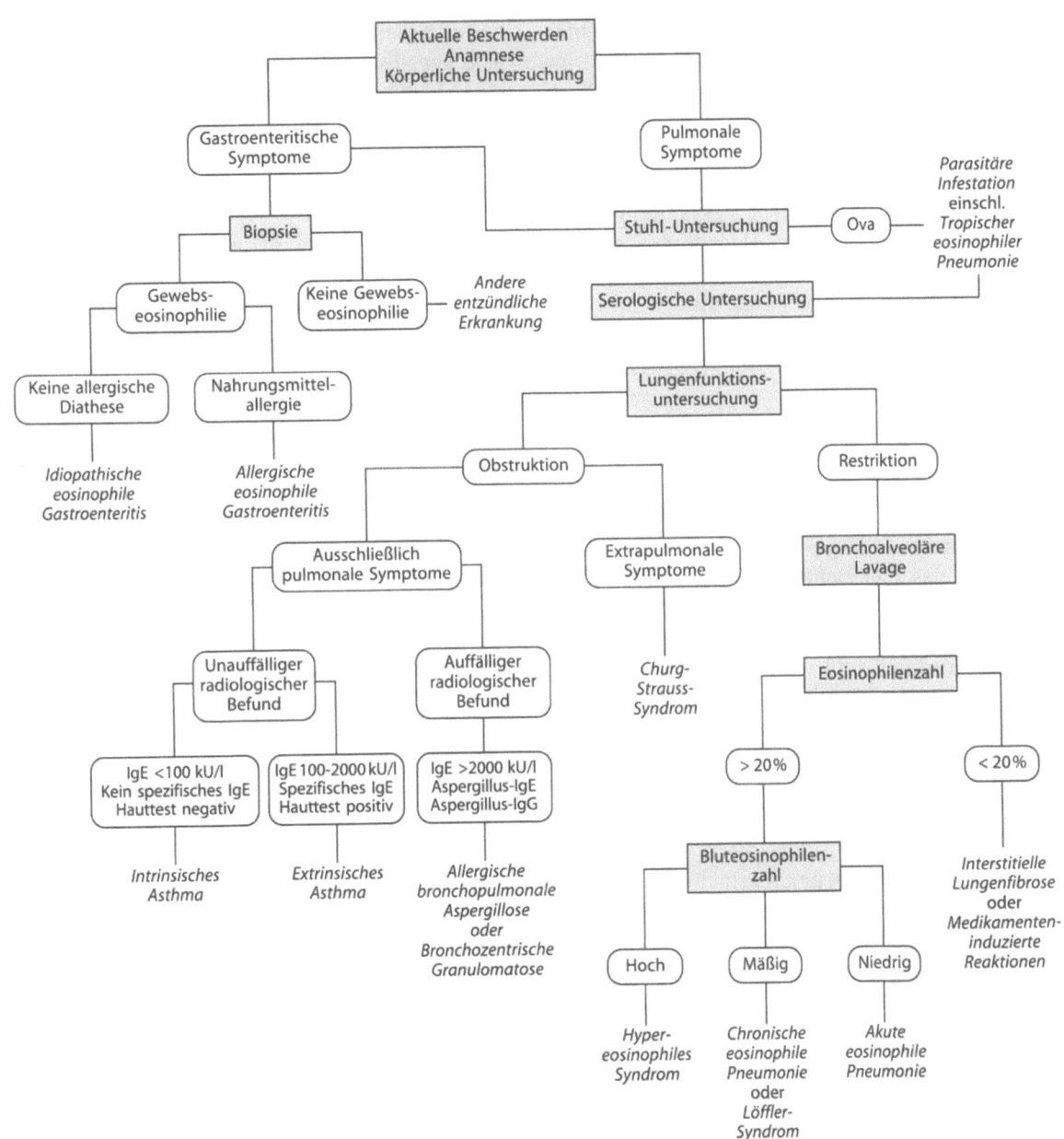

Abb. 1. Algorithmus des praktischen Vorgehens bei Patienten mit V. a. eosinophile Lungen- bzw. Magen-Darm-Erkrankung. *Eckige Kasten* beziehen sich auf die diagnostischen Verfahren, *abgerundete Kasten* auf die jeweils möglichen Befunde

oder bei Verlaufskontrollen nützlich sein. AEP, CEP sowie parasitäre Infestationen und interstitielle Erkrankungen gehen mit einer restriktiven Ventilationsstörung einher. Andere Krankheitsformen wie CSS, Asthma bronchiale oder ABPA zeigen dagegen eine Obstruktion.

Allergie-Diagnostik einschließlich spezifischer Provokationen. Eine herkömmliche Allergiediagnostik zur Bestätigung einer allergischen Diathese ist vor allem bei Verdacht auf Asthma bronchiale und eosinophiler Gastroenteritis integraler Bestandteil der Diagnostik. Zur Bestätigung der Diagnose kann in Einzelfällen eine inhalative bzw. orale Provokation notwendig werden.

Praktisches Vorgehen

Die Patienten werden zunächst entweder durch pulmonale oder gastrointestinale Beschwerden auf ihre Erkrankung aufmerksam, die mit einer ungewöhnlichen Eosinophilenvermehrung im Blut oder, bei pulmonalen Formen, mit einer bronchoalveolären Eosinophilie gepaart ist. Abbildung 1 zeigt einen Algorithmus, der das praktische Vorgehen bei pulmonalen oder gastrointestinalen eosinophilen Erkrankungen im einzelnen darstellt. Dieser Algorithmus soll als allgemeine Leitlinie verstanden werden, die im Einzelfall auf allen Stufen Ausnahmen und Abweichungen zuläßt.

Abschließende Diagnose und Therapie

Die abschließende Diagnose ergibt sich aus dem in Abbildung 1 dargestellten Flußschema und bestimmt das therapeutische Vorgehen. Die Behandlung läßt sich hierbei grundsätzlich untergliedern hinsichtlich Erkrankungen, die ursächlich zuzuordnen sind, und die selteneren Erkrankungen, deren Ätiologie unbekannt bleibt. Im ersten Fall besteht das therapeutische Ziel in der Ausschaltung der Ursache entweder durch Entfernen des ätiologischen Agens (z.B. Medikamente) oder durch eine kausale Behandlung (z.B. Parasiten).

Für alle idiopathischen Formen eosinophiler Pneumonien (AEP, CEP) stehen Kortikosteroide im Mittelpunkt der Behandlung, während eine Kombination mit niedrig dosierten Zytostatika (Azathioprin, Methotrexat, Cyclophosphamid) allenfalls bei schweren immunologischen Systemerkrankungen, wie z.B. dem CSS, erforderlich sein kann. So empfiehlt sich bei der CEP eine Therapie mit 20-40 mg Prednisonäquivalent pro Tag, unter der sich die Symptome in aller Regel rasch zurückbilden. Rezidive treten jedoch häufiger auf. Neuere Arbeiten berichten über einen günstigen Einfluß einer Therapie mit Interferon-α (3 bis 5 Millionen Einheiten dreimal wöchentlich) oder Interferon-γ auf den Verlauf des Churg-Strauss-Syndroms [30, 43].

Die AEP bedarf initial einer hohen Dosis von 60 bis 120 mg Methylprednisolon alle 6 Stunden, bis sich die respiratorische Insuffizienz zurückgebildet hat. Es schließt sich eine 2- bis 4wöchige Therapie mit 40 mg Prednisonäquivalent an, die danach allmählich ausgeschlichen werden kann. Auch die ABPA bedarf einer Therapie mit Kortikosteroiden, wobei sich eine Dosierung von 0,5 mg/kg Körpergewicht am Tag für die ersten 2 Wochen empfiehlt, die von einer alternierenden Gabe alle 2 Tage über 3 Monate abgelöst wird. Rezidive sind häufig, lassen sich aber in aller Regel mit weniger als 7,5 mg Prednison pro Tag kontrollieren. Über einen Kortikosteroid-einsparenden Effekt einer simultanen Gabe von Itraconazol wurde vor Jahren berichtet [8].

Die idiopathische eosinophile Gastroenteritis gleich welcher Ausprägung spricht in aller Regel gut auf eine zeitlich begrenzte Therapie mit Kortikosteroiden an [20]. Erkrankungen auf dem Boden einer Nahrungsmittelallergie bedürfen einer entsprechenden Diät.

Die Therapie parasitärer Formen richtet sich nach der jeweils verantwortlichen Spezies. Bei tropischer pulmonaler Eosinophilie gilt Diethylcarbamazin (DEC) als Mittel der Wahl und sollte in einer Dosis von 6-8 mg/kg Körpergewicht, verteilt auf drei Applikationen über 14 Tage, gegeben werden [28]. Von lokalisierten und systemischen toxischen Nebenwirkungen einer Behandlung mit DEC im Sinne einer Mazzotti-Reaktion wurde berichtet [32]. Beim Vorliegen einer Askaris-Infestation sollte mit 4 g Piperazinzitrat in einer einzelnen Dosis pro Tag behandelt werden, um Folgeerkrankungen wie Malnutrition oder Obstipation zu vermeiden. Diese Behandlung ist jedoch erst nach Ausreifung der Askaris-Larven sinnvoll und macht regelmäßige Nachkontrollen erforderlich. Für die Therapie einer Reaktion auf chronische Nitrofurantoin-Exposition ist eine Kortikosteroid-Medikation indiziert [37].

Literatur

1. Allen JN, Pacht ER, Gadek JE, Davis WB (1989) Acute eosinophilic pneumonia as a reversible cause of non-infectious respiratory failure. New Engl J Med 321:569-574
2. Badesch DB, King TE, Schwarz MI (1989) Acute eosinophilic pneumonia: A hypersensitivity phenomenon? Am Rev Respir Dis 139:249-252
3. Christoforidis AJ, Molnar W (1960) Eosinophilic pneumonia: Report of two cases with pulmonary biopsy. JAMA 173:157-161
4. Chumbley LC, Harrison EG, De Remee RA (1977) Allergic granulomatosis and angiitis (Churg-Strauss-syndrome). Mayo Clin Proc 52:477-581
5. Churg J, Strauss L (1951) Allergic granulomatosis, allergic angiitis and periarteritis nodosa. Am J Pathol 27:277-301
6. Churg A, Brallas M, Cronin SR, Churg J (1995) Formes frustes of Churg-Strauss syndrome. Chest 108:320-323

7. Crofton JW, Livingston JL, Oswald NC, Roberts ATM (1952) Pulmonary eosinophilia. Thorax 7:1-13
8. Denning DW, Van Wye EJ, Lewiston NJ, Stevens DA (1991) Adjuvant therapy of allergic bronchopulmonary aspergillosis with itraconazole. Chest 100:216-222
9. Fox B, Seed WA (1980) Chronic eosinophilic pneumonia. Thorax 35:570-578
10. Gaensler EA, Carrington CB (1977) Peripheral opacities in chronic eosinophilic pneumonia: The photographic negative of pulmonary oedema. Am J Roentgenol 128:1-9
11. Gleich GJ, Adolfson CR (1986) The eosinophil leukocyte: Structure and function. Adv Immunol 39:177-253
12. Goeken JA (1991) Anti-neutrophil cytoplasmic antibody - a useful serological marker for vasculitis. J Clin Immunol 11:161-173
13. Gopinathan VP (1983) Tropical pulmonary eosinophilia. A clinical study. Med J Aust 1:69-72
14. Hayakawa H, Sato A, Toyoshima M, Imokawa S, Taniguchi M (1994) A clinical study of idiopathic eosinophilic pneumonia. Chest 105:1462-1466
15. Kroegel C, Costabel U, Matthys H, Barnes PJ (1988) Die pathogenetische Bedeutung des eosinophilen Granulozyten. II. Hypereosinophile Erkrankungen. Dtsche Med Wschr 114:1446-1452
16. Kroegel C, Costabel U, Matthys H (1988) Klinische, ätiologische, diagnostische und differentialdiagnostische Aspekte des Churg-Strauss-Syndroms. Med Klinik 83:223-227
17. Kroegel C, Virchow JC Jr, Luttmann W, Warner JA (1994) Pulmonary immune cells in health and disease. The eosinophil leukocyte. Part I. Eur Respir J 7:519-543
18. Kroegel C, Warner JA, Matthys H, Virchow JC Jr (1994) Pulmonary immune cells in health and disease. The eosinophil leukocyte. Part II. Eur Respir J 7:743-760
19. Kroegel C, Reißig A, Hengst U, Petrovic A, Häfner D, Grahmann PR (1999) Ulcerative colitis following introduction of zafirlukast and corticosteroid withdrawal in severe atopic asthma. Eur Respir J 14:243-244
20. Kroegel C, Reißig A, Grahmann PR (1999) Pulmonary eosinophilic disorders. In: Grassi C, Brambilla C, Costabel C, Stockley RA, Naeije R, Rodriguez-Roisin R (eds) Pulmonary Diseases. MacGrawhill, New York, p 239-252
21. Lanham, JG, Elkon KB, Pusey CD, Huges GR (1984) Systemic vasculitis with asthma and eosinophilia: A clinical approach to the Churg-Strauss syndrome. Medicine (Baltimore) 63:65-81
22. Lauf P, Fink JN, Bruns WT, Unger GF, Kalbfleisch JH, Greenberger PA, Patterson R (1984) Allergic bronchopulmonary aspergillosis in cystic fibrosis. Am Rev Respir Dis 73:44-48
23. Lee M, Hodges WG, Huggins TL, Lee EL (1996) Eosinophilic gastroenteritis. South Med J 89:189-194
24. Liebow AA, Carrington CB (1969) The eosinophilic pneumonias. Medicine (Baltimore) 48:251-285
25. Löffler W (1932) Zur Differentialdiagnose der Lungeninfiltrierung: Über flüchtige Succedan-Infiltrate (mit Eosinophilie). Beitr Klin Tub 79:368-379
26. Maier C (1943) Temporary eosinophilic pulmonary infiltration: Summary of more than one hundred observations. Helvetica Medica Acta 10:95-110
27. Menz G, Ismall C, Crameri R (1996) Die allergische bronchopulmonale Aspergillose. Pneumologie 50:419-427
28. Middleton WG, Paterson IC, Grant IWB, Douglas AC (1977) Asthmatic pulmonary eosinophilia: A review of 65 cases. Br J Dis Chest 71:115-129
29. Miyazaki E, Sugisaki K, Shigenaga T, Matsumoto T, Kita S, Inobe Y, Tsuda T (1995) A case of acute eosinophilic pneumonia caused by inhalation of Trichosporon terrestre. Am J Respir Crit Care Med 151:541-543
30. Mock B, Bartushka B, Kroegel C, Wenz W (1997) Behandlung eines steroidresistenten Churg-Strauss-Syndroms mit Interferon-γ. Atemw Lungenkrkh 23:552-557
31. Nadeem S, Nasir N, Isreal RH (1994) Löffler's syndrome secondary to crack cocaine. Chest 105:1599-1600
32. Nasarajali MS (1975) Pulmonary function in tropical eosinophilia before and after treatment with diethylcarbamazine. Thorax 30:574-581
33. Nelson LA, Callerame ML, Schwartz RH (1979) Aspergillosis and atopy in cystic fibrosis. Am Rev Respir Dis 120:863-873
34. Neva FA, Ottesen EA (1978) Current concepts in parasitology: Tropical (filarial) eosinophilia. New Engl J Med 298:1129-1133
35. Ottesen EA (1987) Description, mechanism and control of reactions to treatment in human filariasis. Ciba Found Symp 127:265-268
36. Pearson DJ, Rosenow EC (1978) Chronic eosinophilic pneumonia. A follow up study. Med Clin Proc 53:73-78
37. Pepys J, Faux JA, Longbottom JL (1986) Candida albicans precipitins in man. J Allergy 41:305-313
38. Rosenberg M, Patterson R, Mintzer R, Cooper BJ, Roberts M, Harris KE (1977) Clinical and immunologic criteria for the diagnosis of allergic bronchopulmonary aspergillosis. Ann Intern Med 86:405-414
39. Scadding JG (1971) Eosinophilic infiltrations of the lung in asthmatics. Proc Roy Soc Med 64:381-389
40. Sovijarvi ARA, Lemola M, Stenius B, Idanpaan-Heikkila J (1977) Nitrofurantoin-induced acute, subacute, and chronic reactions. Scand J Respir Dis 58:41-50
41. Spry CJF, Kumaraswami V (1982) Tropical eosinophilia. Semin Hematol 19:107-115
42. Spry CFJ (1988) Eosinophils. A comprehensive review and guide to the scientific and medical literature. Oxford University Press, Oxford
43. Tatsis E, Schnabel A, Gross WL (1998) Interferon-α treatment of four patients with the Churg-Strauss-syndrome. Ann Intern Med 129:370-374
44. Vitellas KM, Bennett WF, Bova JG, Johnson JC, Greenson JK, Caldwell JH (1995) Radiographic ma-

nifestations of eosinophilic gastroenteritis. Abdom Imaging 20:406–413

45. Wechsler ME, Garpestad E, Flier SR, Kocher O, Weiland DA, Polito AJ, Klinek MM, Bigby TD, Wong GA, Helmers RA, Drazen JM (1998) Pulmonary infiltrates, eosinophilia and cardiomyopathy following corticosteroid withdrawal in patients with asthma receiving zafirlukast. JAMA 279:455–457

46. Wechsler ME, Pauwels R, Drazen JM (1999) Leukotriene modifiers and Churg-Strauss syndrome. Adverse effect or response to corticosteroid withdrawal? Drug Safety 21:241–251

47. Yoshida K, Shijubo N, Koba H, Mori Y, Satoh M, Morikawa T, Abe S (1994) Chronic eosinophilic pneumonia progessing to lung fibrosis. Eur Respir J 7:1541–1544

KAPITEL 14 Photoallergische Dermatosen

E. HÖLZLE

Klinik, Epidemiologie und Pathophysiologie

Unter photoallergischen Dermatosen lassen sich photoallergische Kontaktdermatitis, systemische photoallergische Reaktionen und persistierende Lichtreaktion zusammenfassen. Bei der photoallergischen Kontaktdermatitis gelangt der Photosensibilisator durch äußerlichen Kontakt in die Haut. Die systemische photoallergische Reaktion wird durch systemische Verabfolgung des ursächlichen Agens, meist ein Medikament, ausgelöst. Die persistierende Lichtreaktion ist Teil des Spektrums von Erkrankungen, die neuerdings unter dem Begriff der chronischen aktinischen Dermatitis zusammengefaßt werden. Sie entwickelt sich aus dem chronischen Verlauf einer photoallergischen Reaktion und ist durch Persistenz der Lichtempfindlichkeit auch ohne weitere Zufuhr des auslösenden Photoallergens gekennzeichnet. Differentialdiagnosen umfassen phototoxische Reaktionen und nicht photoinduzierte Kontaktdermatitis, insbesondere bei der chronischen aktinischen Dermatitis die aerogen ausgelöste allergische Kontaktdermatitis.

Photoallergische Kontaktdermatitis. Auslösend sind der Hautkontakt mit dem Photosensibilisator und eine im zeitlichen Zusammenhang damit erfolgende Sonnenexposition oder UV-A-Bestrahlung. Die Reaktion zeigt in Analogie zur kontaktallergischen Dermatitis einen verzögerten Beginn mit einem Crescendo-artigen Verlauf, der sich innerhalb von 24 bis 48 Stunden zu einem Maximum entwickelt. Morphologisch entsteht das Bild einer Kontaktdermatitis mit unscharf begrenzten Erythemen, Infiltration der Haut, Papulovesikeln, Schuppung und einem oft quälenden begleitenden Juckreiz. Die Dermatitis entsteht nur dort, wo einerseits Hautkontakt mit dem auslösenden Agens und andererseits UV-Bestrahlung stattgefunden haben.

Die photoallergische Kontaktdermatitis ist relativ selten, es wird angenommen, daß etwa 1% der Typ-IV-Reaktionen an der Haut durch photoallergische Mechanismen hervorgerufen werden.

Das histologische Bild ist gekennzeichnet durch eine spongiotische Dermatitis, häufig mit Eosinophilie, und entspricht einer allergischen Kontaktdermatitis [21]. Innerhalb weniger Stunden entwickelt sich bereits ein perivaskulär betontes Rundzellinfiltrat im oberen Korium. Nachfolgend entstehen zunehmend fokale Spongiose und subepidermales Ödem, die sich bis zur Vesikulation steigern können. Dadurch bilden sich Schuppenkrusten. Eine Hyper-Parakeratose ist typisch für subakute und chronische Verlaufsformen bei wiederholter Exposition.

Häufige Auslöser für photoallergische Reaktionen waren in den letzten Jahrzehnten vorwiegend antimikrobielle Substanzen aus der Gruppe der halogenierten Salizylanilide. So traten in den Jahren zwischen 1960 und 1970 in England und in Dänemark epidemieartig zahlreiche photoallergische Reaktionen auf [41, 43]. Diese wurden durch Desinfizientien in Seifen hervorgerufen. Betroffen waren neben den Konsumenten in erster Linie Arbeiter, die mit der Herstellung dieser Produkte beschäftigt waren. In diesem Zusammenhang wurde 1962 von Wilkinson erstmals das Krankheitsbild der persistierenden Lichtreaktion [43] beschrieben. Weitere Berichte folgten [5]. Als eine Konsequenz daraus wurden diese Substanzen weitgehend vom Markt verbannt. Strukturähnliche Verbindungen wurden jedoch nachfolgend ebenso als Photokontaktallergene beschrieben. Diese umfaßten Bithionol [13], Hexachlorophen [16], Buclosamid [22] und Fentichlor [6].

Während der 70er Jahre waren synthetische Duftstoffe die führenden Photokontaktallergene. Dies betraf insbesondere Ambrette Moschus [7, 35] und 6-Methylcoumarin [23]. Durch Ambrette Moschus verursachte zahlreiche persistierende Lichtreaktionen [2, 34] führten schließlich aufgrund internationaler Übereinkunft zu einer weitgehenden Eliminierung dieser Substanzen.

Während der letzten Jahre gewinnen zunehmend UV-Filtersubstanzen Bedeutung als Photokontaktallergene. Insbesondere die UV-A-wirksamen Breitbandfilter erweisen sich häufig als auslösende Photosensibilisatoren [37, 38]. Das Problem erlangt zunehmende Bedeutung durch einen starken Anstieg des Verbrauchs von Sonnenschutzmitteln während der letzten Jahre. 1995 wurden allein in Deutschland Produkte im Werte von ca. DM 20 Millionen umgesetzt. Maßnahmen zur Reduzierung des photoallergischen Potentials von Sonnenschutzmitteln umfassen die Restriktion auf nur wenige Substanzen innerhalb eines Produkts, eine möglichst geringe Konzentration der Einzelsubstanzen und die zunehmende Kombination mit oder die alleinige Verwendung von mineralischen Mikropigmenten als sogenannte physikalische Lichtfilter. Hierbei werden vor allem Titandioxid und Zinkoxid in mikronisierter Form eingesetzt. Diese Mikropigmente sind immunologisch inert.

Die photoallergische Kontaktdermatitis entspricht in ihrem Pathomechanismus einer allergischen Kontaktdermatitis. Der Unterschied entsteht durch die Mitwirkung von UV-A-Strahlung bei der Generierung des Allergens. Der Photosensibilisator wirkt als Chromophor und absorbiert die UV-Strahlung. Hierdurch entsteht ein angeregtes Molekül, das primäre Photoprodukt. Dieses wird durch Konjugation an ein körpereigenes Protein zum Allergen und gibt Anlaß für eine Typ-IV-Reaktion vom zellulären Typ nach Coombs und Gell. Das Aktionsspektrum liegt dabei fast immer im UV-A, in seltenen Fällen wirkt UV-B zusätzlich aktivierend. Wie bei jeder allergischen Reaktion kann erst nach einer vorausgehenden Sensibilisierung durch erneuten Kontakt mit dem Allergen eine Reaktion ausgelöst werden. Prädisponierende Faktoren für die Sensibilisierung von bestimmten Patienten sind weitgehend unbekannt. Die Applikation auf vorher entzündete Haut, z. B. im Rahmen von Photodermatosen und insbesondere bei der chronischen aktinischen Dermatitis, scheint eine wichtige Rolle zu spielen.

Die Differentialdiagnose der photoallergischen Kontaktdermatitis ist die einfache Kontaktdermatitis ohne Mitwirkung von UV-Strahlung. Verteilung der Reaktion in lichtexponierten Arealen und Anamnese geben meist eindeutige Hinweise. Weitere Differentialdiagnosen umfassen phototoxische Reaktion und genuine Lichtdermatosen, vor allem auch die chronische aktinische Dermatitis, welche eine Ekzemmorphe besitzt. Phototoxische Reaktionen äußern sich vorwiegend durch verstärkte sonnenbrandähnliche Reaktionen, begleitet von brennendem Schmerz. Häufige Manifestationen sind die Wiesengräserdermatitis, ausgelöst durch Furocumarine in Pflanzen, sowie die Berloque-Dermatitis, ausgelöst durch Bergamotte-Öl in Parfüms und anderen kosmetischen Zubereitungen.

■ **Systemische photoallergische Reaktion.** Die systemisch ausgelöste Photosensibilisierung wird meist durch Medikamente in Verbindung mit Sonnenbestrahlung induziert. Das Konzept, daß systemisch verabfolgte Agenzien sowohl phototoxische wie auch photoallergische Reaktionen hervorrufen können, ist nicht allgemein akzeptiert. Einige Autoren postulieren lediglich phototoxische Reaktionen infolge systemischer Exposition. Im Angloamerikanischen wird daher die Bezeichnung „Systemic chemical photosensitivity" bei unklarem Pathomechanismus bevorzugt. Diese Vereinfachung mag praktischen Zwecken dienlich sein, spiegelt jedoch die Realität nicht exakt wider.

Das charakteristische klinische Bild einer systemischen photoallergischen Reaktion ist ein Ekzem in lichtexponierter Haut. Es finden sich Erythem, Infiltrat, Schuppung und gelegentlich Papulovesikeln. Bei chronischem Verlauf überwiegt Lichenifikation. Der Juckreiz ist – insbesondere bei einer chronischen lichenifizierten Photodermatitis – quälend. Die Akuität der Hautveränderungen variiert mit dem Verlauf der Lichtexpositionen von einer akuten vesikulösen bis hin zu einer chronisch-lichenifizierten Dermatitis. Histopathologisch findet sich eine spongiotische Dermatitis mit einem vorwiegend oberflächlichen und manchmal auch tiefreichenden dermalen Infiltrat aus Lymphozyten und einigen Eosinophilen. Daneben bestehen Parakeratose, Akanthose sowie fokale Spongiose und Einwanderung von Rundzellen in die Epidermis.

Eine systemisch ausgelöste photoallergische Reaktion ist sicherlich selten, als auslösende Medikamente wurden vorwiegend Phenothiazine [19], nicht-steroidale Antiphlogistika [9, 14, 30, 31], Chinidin [28], Hydrochlorothiazid [1, 36] und Sulfanilamide [8, 39] gefunden.

Der postulierte Pathomechanismus entspricht dem der photoallergischen Kontaktdermatitis.

Differentialdiagnostisch kommen systemisch ausgelöste phototoxische Reaktionen in Betracht. Ein Beispiel hierfür ist die durch Amiodaron ausgelöste Photosensibilisierung, die mit sonnenbrandähnlichen Reaktionen nach Lichtexpositionen einhergeht. Eine Besonderheit dieses Krankheitsbildes ist die Ablagerung von schiefergrauem Pigment infolge wiederholter phototoxischer Reaktionen in der Haut [25]. Es wurden sowohl Lipofuszin, Melanin wie Stoffwechselprodukte des Medikaments in der Haut nachgewiesen [40].

■ **Persistierende Lichtreaktion.** Die persistierende Lichtreaktion ist gekennzeichnet durch das Auftreten einer Ekzem-Reaktion infolge von UV-Bestrahlung ohne Zufuhr eines Photosensibilisators. Dieses klassische Lichtekzem wird in seinen Ursachen meist nicht sofort erkannt und durch wiederholte Sonnenexpositionen entsteht eine chronische, lichenifizierte Dermatitis in den lichtexponierten Arealen, wobei für den Patienten der extreme Juckreiz im Vordergrund steht. Histopathologisch zeigt sich eine chronisch lichenifizierte Dermatitis mit Hyper-Parakeratose, unregelmäßiger Akanthose und einem dichten, häufig auch bandförmigen Rundzellinfiltrat im oberen und mittleren Korium mit wechselndem Anteil von Eosinophilen. Im akuten Stadium dominieren Spongiose und Exozytose. Manchmal wird das Bild eines T-Zell-Lymphoms nachgeahmt, was dann Anlaß für die Bezeichnung „aktinisches Retikuloid" gibt.

Die persistierende Lichtreaktion wurde als Folge einer chronifizierten photoallergischen Dermatitis erstmals 1962 von Wilkinson im Rahmen der damals epidemieartigen Photokontaktdermatitiden auf halogenierte Salizylanilide in Deodorantseifen beschrieben [43]. Die der persistierenden Lichtreaktion vorausgehende photoallergische Reaktion wird durch Kontakt mit dem Photosensibilisator und UV-A-Bestrahlung hervorgerufen. Stellt sich dann die persistierende Lichtreaktion ein, kommt es zu einer Veränderung des Aktionsspektrums von UV-A zu UV-B. Dieser Übergang wurde auch als „UV-B-switch" bezeichnet [45]. Im Rahmen einer lange Zeit bestehenden, persistierenden Lichtreaktion kann sich dann das Aktionsspektrum ausgehend von UV-B wiederum erweitern und UV-A sowie sichtbares Licht mit einbeziehen. Solchermaßen extrem photosensible Patienten sind in ihrer Lebensqualität außerordentlich eingeschränkt. Selbst künstliche Lichtquellen können auslösend wirken und der quälende Juckreiz bringt die Betroffenen an den Rand des Suizids.

Photoallergene, die zu einer persistierenden Lichtreaktion führen können, umfassen halogenierte Salizylanilide, Ambrette Moschus, Phenothiazine und – möglicherweise – UV-Filtersubstanzen.

Seit den 60er Jahren wurden weitere Patienten mit Erkrankungen ähnlich einer persistierenden Lichtreaktion, jedoch mit geringfügig abweichenden Untersuchungsergebnissen beschrieben. Für diese ähnlichen Erkrankungen des gleichen Spektrums wurden weitere neue Begriffe vorgeschlagen. 1969 führten Ive et al. das aktinische Retikuloid [20] ein. Von Ramsay und Kobza-Black wurde 1973 das photosensitive Ekzem [33] beschrieben. Die chronische photosensitive Dermatitis [11] wurde 1974 von Frain-Bell et al. vorgeschlagen. All diesen ähnlichen Zustandsbildern sind die folgenden Charakteristika gemeinsam: Klinisch zeigt sich eine meist chronische Dermatitis in lichtexponierter Haut. Die Lichtempfindlichkeit ist dem Patienten bewußt, und es genügen oft geringe Mengen von UV-Strahlung, um die Reaktion zu unterhalten. Histopathologisch handelt es sich um eine meist chronische, spongiotische Dermatitis, manchmal mit Ähnlichkeit zu einem T-Zell-Lymphom der Haut (aktinisches Retikuloid). In photobiologischen Tests läßt sich die Dermatitis durch Bestrahlung mit UV-B reproduzieren. Einige Patienten zeigen daneben auch ein breites Aktionsspektrum, welches UV-A und sichtbares Licht mit erfassen kann.

Aufgrund dieser Gemeinsamkeiten wurde 1979 von Magnus und Hawk [17] die übergreifende Bezeichnung „chronische aktinische Dermatitis" konzipiert. Da die photoaggravierte atopische Dermatitis [29] ebenfalls den Hauptcharakteristika dieses Spektrums entspricht, kann sie auch der chronischen aktinischen Dermatitis zugeordnet werden.

Der Pathomechanismus der chronischen aktinischen Dermatitis ist letztendlich unbekannt. Postuliert wurden Persistenz eines Photoallergens durch Willis und Kligman [44] sowie eine Autosensibilisierung gegen Photoprodukte in der Haut von Baer und Kopf [4] und Kochevar und Harber [24]. Neue Untersuchungen konzentrierten sich auf oxidative Prozesse in der Zelle. So vermuteten Gianelli et al. [15] eine erhöhte zelluläre Photosensitivität, vermittelt durch Sauerstoffradikale. Andere Autoren wie Luy et al. [27] und Applegate et al. [3] konnten verstärkte

Zellmembranschäden durch UV-induzierten oxidativen Streß bei Patienten mit chronischer aktinischer Dermatitis nachweisen.

Die wichtigste Differentialdiagnose ist die aerogene Kontaktdermatitis, welche am häufigsten durch Sesquiterpenlaktone aus Kompositen hervorgerufen wird. Sie führt zu einem Kontaktekzem in freigetragener Haut und kann eine chronische aktinische Dermatitis täuschend nachahmen. Zur Unterscheidung hilfreich können der Befall des submentalen Dreiecks sowie der retroaurikulären Region sein, welche bei lichtinduzierten Hautreaktionen meist frei bleiben.

Ziel der Diagnostik

Ziel der diagnostischen Maßnahmen ist einerseits die Festlegung der exakten klinischen Diagnose der in Betracht kommenden photoallergischen Dermatose und andererseits die Identifizierung des auslösenden Photosensibilisators.

Verfügbare Methoden. Die klinische Diagnose beruht auf Anamnese, morphologisch klinischer Ausprägung der Dermatose sowie ihrem histopathologischen Bild. Die Identifizierung des auslösenden Photosensibilisators erfolgt bei topischen Sensibilisatoren durch den belichteten Epikutantest (Kapitel I.4.). Im Falle systemischer Photosensibilisatoren muß der Photopatch-Test eventuell durch die systemische Photoprovokation ergänzt werden [10, 12, 18, 26; Kapitel I.16.].

Praktisches Vorgehen. Eine *photoallergische Kontaktdermatitis* zeigt eine meist akute Dermatitis im Anschluß an eine Sonnenexposition im lichtexponierten Areal. Die Lokalisation der Dermatitis wird zusätzlich durch die Anwendung des auslösenden topischen Sensibilisators bestimmt. Histologisch findet sich abhängig vom Akuitätsgrad eine akute oder chronische, spongiotische Dermatitis. Ist aufgrund der anamnestischen, klinischen und histopathologischen Kriterien der Verdacht auf eine photoallergische Kontaktdermatitis naheliegend, so wird durch den Photopatch-Test der auslösende Photosensibilisator identifiziert. Neben den Standard-Photoallergenen werden aus der Anamnese des Patienten als möglicherweise relevant identifizierte Substanzen mit einbezogen.

Die *systemische photoallergische Reaktion* ist durch eine diffuse Dermatitis in den lichtexponierten Arealen gekennzeichnet. Der Akuitätsgrad der Dermatitis variiert bei konstanter Zufuhr des Sensibilisators mit dem Verlauf der Sonnenexpositionen und reicht von einer akuten, vesikulösen Kontaktdermatitis bis hin zur chronischen, lichenifizierten Dermatose. Dies spiegelt sich auch im histopathologischen Bild wider.

Bei fortlaufender Exposition gegenüber dem Photosensibilisator kann die Diagnose durch eine provokative Phototestung weiter bestätigt werden. Hierbei wird einmalig oder wiederholt auf etwa 5×5 cm messende Testfelder an erscheinungsfreier Haut eine Dosis von 10 J/cm^2 UV-A eingestrahlt. Die Diagnose wird bestätigt, wenn sich innerhalb von 24 bis 48 Stunden eine spongiotische Dermatitis im Testareal entwickelt. Neben der klinischen Ablesung kann die Diagnose durch eine histopathologische Untersuchung der Testreaktion ergänzt werden.

Zur Identifizierung des Photosensibilisators dienen Photopatch-Test oder, wenn erforderlich, der systemische Photoprovokationstest.

Die *persistierende Lichtreaktion* manifestiert sich durch eine chronische Dermatitis in lichtexponierter Haut und ist mit einer hohen Lichtempfindlichkeit, die der Patient auch subjektiv wahrnimmt, vergesellschaftet. Per definitionem geht der persistierenden Lichtreaktion eine chronisch verlaufende photoallergische Reaktion voraus [29]. Das histopathologische Bild zeigt – abhängig von der Sonnenexposition – eine subakute bis chronische, spongiotische Dermatitis. Legen Anamnese, Klinik und histopathologischer Befund die Verdachtsdiagnose einer persistierenden Lichtreaktion nahe, so wird die Diagnose durch photobiologische Tests bewiesen. Häufig findet sich bei den Patienten eine erniedrigte MED für UV-B. Provokative Testbestrahlungen mit UV-B, entsprechend einer normalen MED bei einem Menschen gleichen Photohauttyps, induzieren nach 24 bis 48 Stunden eine spongiotische Dermatitis. Bei einigen Patienten reicht das Aktionsspektrum über UV-B hinaus und bezieht UV-A oder sichtbares Licht mit ein.

Das der ursprünglichen photoallergischen Dermatitis zugrundeliegende Photoallergen wird im Photopatch-Test, im Falle eines systemischen Agens in der systemischen Photoprovokation erfaßt. Diese Testungen gestalten sich bei der persistierenden Lichtreaktion oft schwierig, da Patienten auf die UV-A-Bestrahlung alleine mit Erythemen und Ekzemreaktionen reagieren können. Die Belichtung des Photopatch-Tests erfolgt daher mit Dosen, die unter der MED für UV-A des betreffenden Patienten liegen.

Um andere Entitäten aus der Gruppe der chronischen aktinischen Dermatitis sowie eine aerogene Kontaktdermatitis differentialdiagnostisch abzugrenzen, müssen zusätzlich Epikutantestungen, die insbesondere auch Kompositen umfassen, durchgeführt werden.

Abschließende Diagnose und Therapie. *Photoallergische Kontaktdermatitis* und *systemische photoallergische Reaktion* können durch eine sorgfältige Anamnese, das klinische und histopathologische Bild sowie die Identifizierung des Photoallergens im Photopatch-Test oder, im Fall einer systemischen Sensibilisierung, durch den systemischen Photoprovokationstest eindeutig diagnostiziert werden. Als Differentialdiagnosen kommen lichtunabhängige Kontaktdermatitiden, insbesondere auch in Form der aerogenen Kontaktdermatitis durch Pflanzenallergene (Sesquiterpenlaktone aus Kompositen) in Betracht. Differentialdiagnosen für systemisch ausgelöste photoallergische Reaktionen sind phototoxische Arzneireaktionen, wie auch Arzneireaktionen anderer Genese, neben Erkrankungen aus der Gruppe der chronischen aktinischen Dermatitis.

Therapeutische Maßnahmen umfassen im akuten Stadium Lichtschutz und topische oder systemische Kortikosteroide. Die kausale Behandlung besteht in der Allergenkarenz.

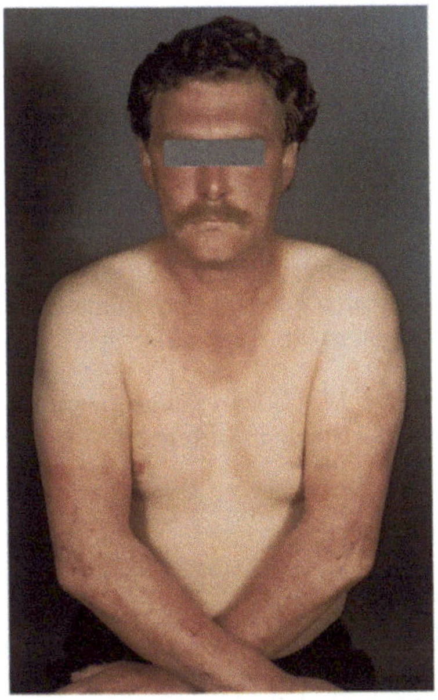

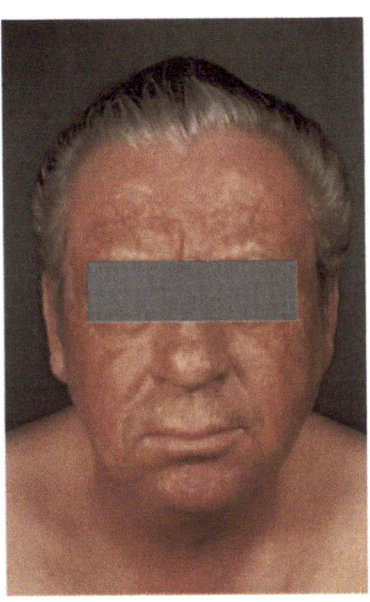

Abb. 2. Lichenoide systemisch ausgelöste photoallergische Reaktion durch ein Chinidin-haltiges Antiarrhythmikum. Polsterartige, teils lichenoide Infiltrate entstanden an den chronisch lichtexponierten Arealen, insbesondere im Gesicht und am Hals

Abb. 1. Photoallergische Kontaktdermatitis durch Lichtfiltersubstanzen in einem Sonnenschutzmittel. Der Patient hat vor Besonnung ein Zimtsäurederivate-haltiges Lichtschutzmittel großflächig aufgetragen und sich anschließend in einem T-Shirt bekleidet der Sonne ausgesetzt

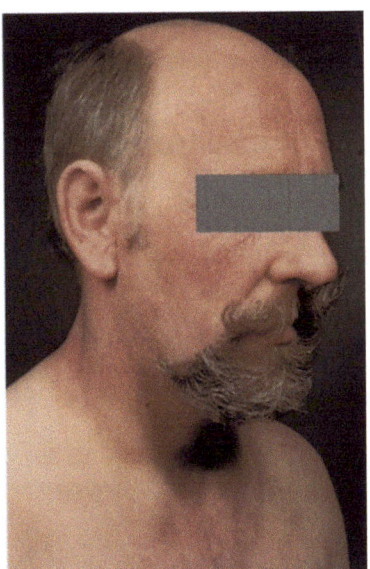

Abb. 3. Photokontaktdermatitis durch eine After-Shave-Lotion mit Ambrette Moschus. Betroffen sind insbesondere Wangen und Halsregion, in denen sowohl das Photokontaktallergen wie auch UV-Strahlung einwirkten

Die *persistierende Lichtreaktion* kann aufgrund der Anamnese, der Klinik und des histopathologischen Bildes vermutet werden und wird durch photobiologische Testungen, welche die Induktion einer spongiotischen Dermatitis durch UV-B-Bestrahlungen beinhalten, bewiesen. Besteht in der Vorgeschichte eine chronische photoallergische Dermatitis und läßt sich ein für den Patienten klinisch relevantes zugehöriges Photoallergen durch Photopatch-Test oder systemischen Photoprovokationstest identifizieren, so ist die Erkrankung als persistierende Lichtreaktion definiert. Fehlt ein kausales Photoallergen, so kommen andere Erkrankungen aus dem Formenkreis der chronischen aktinischen Dermatitis wie photosensitives Ekzem, chronische photosensitive Dermatitis, aktinisches Retikuloid oder photoaggravierbare atopische Dermatitis in Betracht.

Die Therapie der persistierenden Lichtreaktion ist schwierig und umfaßt, wenn möglich, ausreichenden Lichtschutz und äußerliche wie systemische immunsuppressive Behandlung durch Kortikosteroide oder andere systemische Immunsuppressiva wie Azathioprin oder Cyclosporin. Hervorragend hat sich eine orale Photochemotherapie bewährt. Sie wird, zumindest in der Anfangsphase, mit systemischen Immunsuppressiva, meist Kortikosteroiden, kombiniert.

Literatur

1. Addo HA, Ferguson J, Frain-Bell (1987) Thiazide-induced photosensitivity: A study of 33 subjects. Br J Dermatol 116:749-760
2. Addo HA, Ferguson J, Johnson BE, Frain-Bell W (1982) The relationship between exposure to fragrance materials and persistent light reaction in the photosensitivity dermatitis with actinic reticuloid syndrome. Br J Dermatol 107:261-274
3. Applegate LE, Frenk E, Gibbs N, Johnson B, Ferguson J, Tyrrell R (1994) Cellular sensitivity to oxidative stress in the photosensitivity dermatitis/actinic reticuloid syndrome. J Invest Dermatol 102:762-767
4. Baer RL, Kopf AW (1964) Yearbook of Dermatology. Chicago, Yearbook, 133
5. Baughman RD (1964) Contact photodermatitis from bithionol. II. Cross sensitivities to hexachlorophene and salicylanilides. Arch Dermatol 90:153-157
6. Burry JN (1968) Cross sensitivity between fenticlor and bithionol. Arch Dermatol 97:497-502
7. Cronin E (1984) Photosensitivity to musk ambrette. Contact Derm 9:1-4
8. Epstein S (1939) Photoallergy and primary photosensitivity to sulfanilamide. J Invest Dermatol 2:43-51
9. Ferguson J, Addo JA (1982) A study of benoxaprofen-induced photosensitivity Br J Dermatol 107:429-442
10. Ferguson J, Johnson BE (1993) Clinical and laboratory studies of the photosensitizing potential of norfloxacin, a 4-quinolone broad-spectrum antibiotic. Br J Dermatol 128:185-195
11. Frain-Bell W, Lakshmipathi T, Rogers J, Willock J (1974) The syndrome of chronic photosensitivity dermatitis and actinic reticuloid. Br J Dermatol 91:617-634
12. Galosi A, Przybilla B, Ring J, Dorn M (1984) Systemische Photoprovokation mit Surgam. Allergologie 7:143-144
13. Gaul LE (1960) Sensitivity to bithionol. Arch Dermatol 81:600
14. Geißler E, Lischka G (1984) Lichtsensibilisierung durch Carprofen. Akt Dermatol 10:185-187
15. Gianelli F, Botcherby BK, Marimo B, Magnus IA (1983) Cellular Hypersensitivity to UV-A: A clue to the etiology of actinic reticuloid? Lancet I:88-91
16. Harber LC, Harris H, Baer RL (1966) Structural features of photoallergy to salicylanilides and related compounds. J Invest Dermatol 46:303-305
17. Hawk JLM, Magnus IA (1979) Chronic actinic dermatitis - an idiopathic photosensitivity syndrome including actinic reticuloid and photosensitive eczema. Br J Dermatol 101[Suppl 17]:24
18. Hölzle E, Plewig G, Lehmann P (1986) Photodermatoses - diagnostic procedures and their interpretation. Photodermatol 4:109-114
19. Horio T (1975) Chlorpromazine photoallergy. Arch Dermatol 111:1469-1471
20. Ive FA, Magnus IA, Warin RP, Wilson Jones E (1969) „Actinic reticuloid", a chronic dermatosis associated with severe photosensitivity and the histological resemblance to lymphoma. Br J Dermatol 81:469-485
21. Jung EG, Hardtmeier T (1967) Zur Histologie der photoallergischen Testreaktion. Dermatologica 135:243-252
22. Jung EG, Hornke J, Haidu P (1968) Photoallergie durch 4-Chlor-2-hydroxybenzoesäure-N-n-butylamid. Arch Klin Exper Dermatol 232:403
23. Kaidbey KH, Kligman AM (1978) Photocontact allergy to 6-methylcoumarin. Contact Derm 4:277-282
24. Kochevar IE, Harber LC (1977) Photoreactions of 3,3',4',5-Tetrachlorsalicylanilide with proteins. J Invest Dermatol 68:151-156
25. Korting HC, Kolz R, Schmoeckel C, Balda BR (1981) Amiodaronhyperpigmentierung. Eine seltene, aber typische Medikamentnebenwirkung. Hautarzt 32:301-305
26. Lehmann P, Hölzle E, von Kries R, Plewig G (1986) Lichtdiagnostische Verfahren bei Patienten mit Lichtdermatosen. Zbl Haut 152:667-682
27. Luy H, Frenk E, Applegate LA (1994) Ultraviolet A-induced cellular membrane damage in the photosensitivity dermatitis/actinic reticuloid syndrome. Photodermatol Photoimmunol Photomed 10:126-133

28. Marx JL, Eisenstat BA, Gladstein AM (1983) Quinidine photosensitivity. Arch Dermatol 119:39–43
29. Milde P, Hölzle E, Neumann N, Lehmann P, Trautvetter U, Plewig G (1991) Chronische aktinische Dermatitis. Konzeption und Fallbeispiele. Hautarzt 42:617–622
30. Neumann RA, Knobler RM, Lindemayr H (1989) Tiaprofenic acid induced photosensitivity. Contact Derm 20:270–273
31. Przybilla B, Dorn M (1984) Photosensibilisierung durch nicht-steroidale Antirheumatika. Hautarzt 35:561–562
32. Ramsay CA (1979) Skin responses to ultraviolet radiation in contact photodermatitis due to fentichlor. J Invest Dermatol 72:99–102
33. Ramsay CA, Kobza-Black A (1973) Photosensitive eczema. Trans St John's Hosp Dermatol Soc 59:152–158
34. Ramsay CA (1984) Transient and persistent photosensitivity due to musk ambrette. Br J Dermatol 111:88–92
35. Raughi GJ, Storrs FJ, Larsen WG (1979) Photoallergic contact dermatitis to men's perfumes. Contact Derm 5:251–260
36. Robinsson HN, Morison WL, Hood AF (1985) Thiazide diuretic therapy and chronic photosensitivity. Arch Dermatol 121:522–524
37. Schauder S, Ippen H (1988) Photoallergisches und allergisches Kontaktekzem durch Dibenzoylmethan-Verbindungen und andere Lichtschutzfilter. Hautarzt 39:435–440
38. Schauder S, Ippen H (1986) Photoallergic and allergic contact dermatitis from dibenzoylmethanes. Photodermatol 3:140–147
39. Sutter T (1963) Experimentelle Untersuchungen und klinische Beobachtungen bei Lichtdermatosen. Dermatologica 126:40–62
40. Waitzer S, Butany I, From L, Hanna W, Ramasy C, Downar E (1987) Cutaneous ultrastructural changes and photosensitivity associated with amiodarone therapy. J Am Acad Dermatol 16:779–787
41. Wilkinson DS (1961) Photodermatitis due to tetrachlorsalicylanilide. Br J Dermatol 74:213–219
42. Wilkinson DS (1962) Patchtest reactions to certain halogenated salicylanilides. Br J Dermatol 74:295–301
43. Wilkinson DS (1962) Further experiences with halogenated salicylanilides. Br J Dermatol 74:302–306
44. Willis I, Kligman AM (1968) The mechanism of the persistent light reactor. J Invest Dermatol 51:385–394
45. Wolf C, Hönigsmann H (1988) Das Syndrom der chronisch-aktinischen Dermatitis. Persistierende Lichtreaktion – aktinisches Retikuloid. Hautarzt 39:635–641

KAPITEL 15 Urtikaria und Angioödem

M. OLLERT und J. RING

Urtikaria ist eine häufige, in der chronischen Form den Patienten sehr stark beeinträchtigende Erkrankung (Abb. 1) [Charlesworth 1996]. Die Einschränkung der Lebensqualität von Patienten mit chronischer Urtikaria entspricht nach einer kürzlich durchgeführten Studie der Einschränkung der Lebensqualität von älteren Patienten mit koronarer Herzerkrankung [O'Donnell et al. 1997]. Trotz großer Fortschritte in der experimentellen Dermatologie und Allergologie in den letzten Jahren stellen die Diagnostik und Therapie der chronischen Form der Urtikaria und des Angioödems noch immer eine große Herausforderung für den behandelnden Arzt dar.

Die Urtikaria ist durch die typische Effloreszenz der Quaddel oder Urtica charakterisiert und stellt als Blickdiagnose keine größeren Probleme für den erfahrenen Kliniker dar. Die Quaddel ist typischerweise durch eine zentrale Schwellung mit umgebendem Reflexerythem, durch Juckreiz und durch ihre Flüchtigkeit charakterisiert. Die Haut nimmt innerhalb von Minuten bis Stunden wieder ihr normales Aussehen an. Histologisches Äquivalent der Quaddel ist ein Ödem der oberen Dermis mit Weitstellung von Venolen und Lymphgefäßen. Erfassen die Quaddeln auch tiefere Gewebeschichten, spricht man von einem Angioödem.

Entsprechend den häufigsten klinischen Manifestationsformen wird die Urtikaria in eine akute und eine chronische Form sowie in Sonderformen eingeteilt (Tabelle 1). Eine chronische Urtikaria liegt per definitionem dann vor, wenn das Krankheitsbild länger als 6 Wochen besteht. Darüberhinaus läßt sich die Urtikaria auch hinsichtlich der zugrundeliegenden Pathomechanismen klassifizieren (Tabelle 2). Diese weniger gebräuchliche Einteilung setzt ein Wissen über den Krankheitsauslöser voraus, ist für den einzelnen Patienten häufig nur retrospektiv möglich und hat sich somit im klinischen Alltag weniger durchgesetzt.

Urtikarielle Reaktionen der Haut werden in der Regel durch Stimulation von Mastzellen ausgelöst. Von den dabei freigesetzten Mediatoren spielt Histamin die bedeutendste Rolle, da sich die meisten Quaddeln bei Urtikaria wie die Quaddel nach Histamininjektion verhalten. Neben Histamin sind bei der Urtikaria aber auch andere Mediatoren von Bedeutung und tragen zum zellulären Infiltrat bei Urtikaria, zur längerdauernden Persistenz von Quaddeln und zu weitergehender Gewebeschädigung bei. Hierzu zählen u.a. Leukotrien C_4 (LTC_4) als vasoaktive Substanz, die chemotaktischen Faktoren LTB4, IL-5, IL-8, GM-CSF und RANTES, verschiedene immunmodulatorische Zytokine (IL-1, IL-3, IL-4, IL-6, IL-10, IL-12, IL-13, TNF) sowie die wachstumsstimulierenden Faktoren GM-CSF, PDGF, TGF-β und IL-3 [Henz 1996].

Das diagnostische Vorgehen bei der Urtikaria richtet sich im wesentlichen nach dem zeitlichen Verlauf und der Chronizität der Erkrankung (Tabelle 1), weniger nach pathogenetischen Gesichtspunkten.

Allergologische Diagnostik bei akuter Urtikaria

Bei der akuten Urtikaria treten zumeist 1–2 cm große, z. T. konfluierende, seltener stecknadelkopfgroße Quaddeln mit Umgebungserythem und Juckreiz generalisiert auf. Selten kommt es zu Temperaturerhöhungen im Rahmen einer akuten Urtikaria. In bis zu 10% können an Kopf und Hals tiefere Gewebeschichten im Sinne eines Angioödems mitbefallen sein. Dabei kann bei Vorliegen eines laryngealen Ödems auch Luftnot hinzutreten. Therapeutisch steht zunächst eine symptomatische Therapie mit einem nicht sedierenden Antihistaminikum im Vordergrund [Ring et al. 1999]. Falls notwendig, kann auch auf sedierende Antihistaminika der älteren Generation zurückgegriffen werden (z. B. Dimetindenmaleat). Wird ein kausaler Faktor vermutet, kann bereits

Tabelle 1. Klinische Einteilung der Urtikaria

Formen der Urtikaria	Dauer	Frequenz
Akute Urtikaria	< 6 Wochen	
– Akute kontinuierliche Urtikaria		Täglich
– Akute intermittierende Urtikaria		Tage – Wochen
Chronische Urtikaria	≥ 6 Wochen	
– Chronische kontinuierliche Urtikaria		Täglich
– Chronische intermittierende Urtikaria		Wochen – Monate
Sonderformen der Urtikaria	Chronisch	
– Physikalische Urtikaria		Tage – Monate
– Kontakturtikaria		Tage – Monate
– Urtikaria-Vaskulitis		Tage – Wochen
– Urticaria pigmentosa (Mastozytose)		Tage – Monate

Tabelle 2. Einteilung der Urtikaria nach Pathomechanismen

Pathomechanismus	Auslöser
Allergisch (immunologisch, Antikörper-vermittelt)	Nahrungsmittel Arzneimittel Aeroallergene Insektengifte Pflanzen/Insekten Kontakturtikaria-Allergene Sonstige Stoffe
Nicht immunologisch (direkte Histaminliberation)	Arzneimittel (z. B. Kodein) Basische Peptide (z. B. Mellitin) Enzyme (z. B. Phospholipase A2) Hormone (z. B. ACTH) Sonstige Substanzen/Reize
Nicht immunologisch (pseudo-allergisch, Idiosynkrasie)	Lebensmittelzusatzstoffe (Farb- und Konservierungsstoffe) Azetylsalizylsäure Analgetika
Physikalisch	Mechanisch (Druck, Dermographismus, Vibration) Thermisch (Wärme, Kälte) Cholinergisch (Anstrengung) Wasser Elektromagnetische Strahlen
Fokalreaktion	Parasiten Bakterien Viren Mykosen Neoplasien
Enzymdefekt	C1-Esterase-Inhibitormangel Carboxypeptidase-B-Mangel
Autoimmunkrankheit	Urtikaria-Vaskulitis Systemischer Lupus erythematodes Kryoglobulinämie IgE-Autoantikörper IgE-Rezeptor-Autoantikörper
Mastzellerkrankung (Mastozytose)	Urticaria pigmentosa
Psycho-soziale Konflikte	Stress (beruflich, privat)
Idiopathisch	

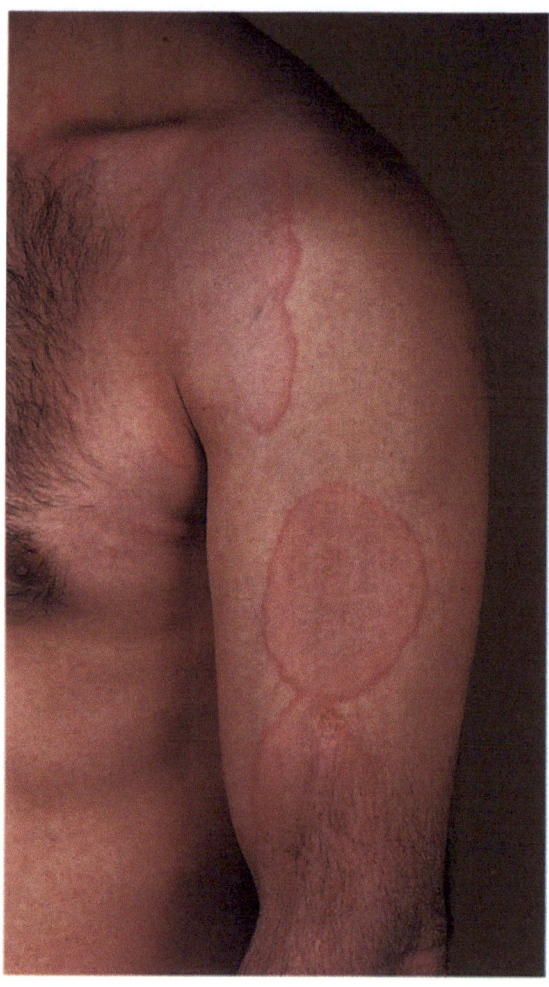

Abb. 1. Patient mit chronischer Urtikaria

in dieser Phase eine Expositionskarenz ausgeübt werden. Auch bei sorgfältigster Anamnese- und Befunderhebung lässt sich jedoch in vielen Fällen ein Auslöser der akuten Urtikaria nicht fassen.

Ganz überwiegend heilt die akute Urtikaria nach einer Phase der symptomatischen Therapie spontan ab. In weniger als 10% der Fälle geht eine akute Urtikaria in eine chronische Urtikaria über. Die Prävalenz der Atopie ist bei Patienten mit akuter Urtikaria nicht höher als in der Normalbevölkerung [Pfrommer und Chantraine-Hess 1996]. Meist ist bei akuter Urtikaria ein Standard-Test auf spezifische IgE-Antikörper gegen Aeroallergene und Nahrungsmittel (Pricktest, RAST) ausreichend. Auf eine weiterführende allergologische Diagnostik kann zumeist verzichtet werden. Dieses Prinzip lässt sich jedoch nicht auf jede akute Urtikaria anwenden. Die zentrale Aufgabe des klinischen Allergologen in der Betreuung von Patienten mit akuter Urtikaria besteht darin, ätiologisch relevante Allergene oder Pseudo-Allergene per Anamnese oder Testverfahren zu erkennen und somit das Wiederholungs- und Gefährdungsrisiko für den Patienten zu minimieren. Der häufigste Auslöser einer allergischen akuten Urtikaria im Erwachsenenalter ist die Einnahme von Medikamenten, im Kindesalter die Nahrungsmittelunverträglichkeit, z.B. auf Kuhmilch, Hühnerei, Nüsse etc.

Je nach anamnestisch vermutetem Auslöser, der Wiederholungshäufigkeit und klinischem Schweregrad der Symptome kann sich auch bei akuter Urtikaria ein Vorgehen nach der Stufendiagnostik empfehlen, wie sie für die chronische Urtikaria nachfolgend dargestellt ist.

Allergologische Diagnostik bei chronischer Urtikaria

Von chronischer Urtikaria spricht man dann, wenn die Symptome der Urtikaria über mehr als 6 Wochen andauern. Die chronische Urtikaria betrifft zumeist erwachsene Patienten und kann in Einzelfällen über Jahre bis Jahrzehnte andauern. An der Klinik für Dermatologie und Allergologie am Biederstein der Technischen Universität München sowie an anderen Hautkliniken mit allergologischem Schwerpunkt hat sich ein mehrstufiger diagnostischer Ansatz zur Ursachenfindung bei chronischer Urtikaria bewährt (Tabelle 3) [Ring und Przybilla 1987].

Stufe 1 (Basisdiagnostik)

Anamnese und körperliche Untersuchung. Wie bei jeder allergologischen Erkrankung steht auch bei der Urtikaria eine sorgfältige, allergologisch fundierte Anamnese im Mittelpunkt. Auch psychosoziale Faktoren sollten nicht außer Acht gelassen werden. Zusätzlich muß eine gründliche körperliche Untersuchung des Patienten erfolgen. Bei der Erhebung der Anamnese sind folgende Aspekte besonders zu beachten [Zuberbier und Henz 1996]:
- Frequenz und Dauer der Urtikaria
- Abhängigkeit von der Tageszeit
- Form, Größe und Verteilung der Quaddeln
- Assoziierte Angioödeme
- Assoziiertes subjektives Befinden
- Familienanamnese (Urtikaria, Atopie)

Tabelle 3. Stufendiagnostik bei chronischer Urtikaria [nach Ring und Przybilla]

Diagnostik-Stufe	Umfang der Diagnostik
Stufe 3	Provokationstestungen
Stufe 2	Intensiv-Untersuchung
Stufe 1	Basis-Untersuchung

- Allergien, internistische oder systemische Erkrankungen, Infektionen in der Vorgeschichte oder aktuell bestehend
- Auslösung durch physikalische Reize
- Arzneimitteleinnahme
- Nahrungsmittelunverträglichkeiten
- Rauchgewohnheiten
- Berufliche Tätigkeit
- Freizeitbeschäftigung
- Bezug der Urtikaria zu Wochenenden, Ferien, Auslandsreisen
- Chirurgische oder andere Implantate
- Reaktionen auf Insektenstiche
- Zusammenhang der Erkrankung mit dem Menstruationszyklus
- Ansprechen auf bisherige Therapien

Diese und andere Aspekte können am besten durch einen standardisierten Fragebogen erfaßt werden.

Physikalische Tests. Physikalische Auslöser der Urtikaria werden durch physikalische Testmethoden erfaßt (Kapitel I.15.). Hierbei ist darauf zu achten, daß die letzte Einnahme von Antihistaminika oder anderen Medikamenten mit Einfluß auf die Quaddelbildung in ausreichendem Abstand zum Testzeitpunkt erfolgt ist.

Die Urticaria factitia wird wie der urtikarielle Dermographismus durch festes Streichen mit einem Holzspatel oder einem anderen stumpfen Gegenstand als Testinstrument am oberen Rücken ausgelöst. Die Ablesung der Testreaktion erfolgt sofort, nach 5 und nach 15 Minuten, sowie eventuell nach 1–3 Stunden. Wichtig ist die Frage nach dem Juckreiz, der v. a. bei Urticaria factitia sehr ausgeprägt ist.

Die Wärmekontakturtikaria wird durch ein Unterarmbad in warmem Wasser (37–42°C) für 5–10 Minuten diagnostiziert. Die Evaluierung der Testreaktion erfolgt direkt im Anschluß an das Warmwasserbad. Zur Erfassung von Reaktionen vom verzögerten Typ wird die Testreaktion nach zwei oder mehr Stunden bewertet.

Die Kälte- oder Kältekontakturtikaria wird durch Auflegen eines Kühlaggregates (aus dem Kühlschrank, *nicht* aus dem Gefrierschrank), durch Eiswürfel in einem Becherglas oder durch ein Unterarmbad in eisgekühltem Wasser (8–10°C) erfaßt. Die Applikationsdauer der einzelnen Kältereize beträgt 3–5 Minuten für Kühlaggregate und Eiswasser, 5–10 Minuten für das Armbad in eiskaltem Wasser. Es werden die minimale Kontaktzeit bzw. die Latenz bis zum Auftreten von Quaddeln bestimmt.

Die Druckurtikaria wird durch statischen Druck mit entsprechenden Gewichten ausgelöst. Am einfachsten geschieht das dadurch, daß man dem Patienten unterschiedliche Gewichte (1–10 kg) an einem breiten Gurt über die Schulter hängt. Die Einwirkdauer an gleicher Position beträgt normalerweise 10–30 min, kann aber bei entsprechender Anamnese auch länger sein. Das Ergebnis wird sofort nach dem Test und nach 4, 6 und 8 Stunden evaluiert. Im Bedarfsfall kann auch nach 24 Stunden abgelesen werden.

Die cholinergische Urtikaria wird idealerweise durch Fahrradergometrie (ca. 20–25 Minuten) erfaßt. Die körperliche Anstrengung sollte in warmer Umgebung erfolgen und bis zum Schwitzen ausgeführt werden. Alternativ bieten sich auch Treppensteigen oder Kniebeugen an.

Allergologische Testungen. In der Urtikaria-Basisdiagnostik ist nur eine begrenzte Anzahl an Hautpricktests notwendig. Hierzu zählen die Routine-Tests (Screening) für saisonale und perenniale Aeroallergene sowie für die wichtigsten Nahrungsmittelallergene. Nur wenn sich anamnestisch Anhaltspunkte ergeben haben, sollten zu diesem Zeitpunkt weiterführende Pricktestungen durchgeführt werden.

Laboruntersuchungen. An Routinelaboruntersuchungen werden Blutbild, Blutsenkung und Gesamt-IgE-Spiegel bestimmt. Beim spezifischen IgE-Nachweis ist nur die Durchführung eines Atopie-Screenings notwendig.

Therapieversuch mit Antihistaminika. Bei Fehlen richtungsweisender Ergebnisse in der Basisdiagnostik sollten Patienten mit chronischer Urtikaria zunächst für 4 Wochen symptomatisch mit modernen, nicht sedierenden Antihistaminika behandelt werden. Zumeist kommt es in dieser Phase der symptomatischen Therapie zu einer Abheilung der Symptome, die nach Absetzen der Antihistaminika andauert.

Stufe 2 (Intensivdiagnostik)

Sollten sich die Symptome in der Phase der Basisdiagnostik und symptomatischen Therapie nicht zurückbilden, ist eine intensivere Diagnostik notwendig. Hierzu zählen eine ausführlichere Anamnese hinsichtlich der Nahrungsmittel und Nahrungsmittelzusatzstoffe, z. B. durch das Führen eines Diättagebuches, eine Fokussuche und weiterführende Laboruntersuchungen sowie allergologische Testungen.

■ **Laborverfahren.** Hier empfehlen sich die Bestimmung der Routine-Serumchemie-Parameter einschließlich Kreatinin und Eiweißelektrophorese und die Untersuchung des Urinstatus sowie folgender Serumparameter: Antinukleäre Antikörper, Antistreptolysin- und Antistaphylolysin-Titer, Antikörper gegen Helicobacter pylori, Rheumafaktor, Kryoglobuline, Kälteagglutinine, C1-Esterase-Inhibitor, CH 50, Schilddrüsenhormone (FT3, FT4), Thyroidea-stimulierendes Hormon (TSH), Virustiter für Hepatitis B und C, Epstein-Barr-Virus (EBV), Cytomegalie-Virus (CMV) und Coxsackie-Viren. Bei entsprechendem Verdacht sollten auch mikrobiologische Kulturen zum Ausschluß von Infektionen angelegt werden.

■ **Allergologische Testungen.** Als weiterführende allergologische Testungen stehen Hauttestungen mit Nahrungsmitteln im Vordergrund. Als Ergänzung zu den Pricktestungen der Basisdiagnostik sind eine Erweiterung der Pricktestreihen, Intrakutantestungen mit Nahrungsmittelextrakten sowie gegebenenfalls Prick-zu-Prick-Testungen mit nativen Nahrungsmitteln sinnvoll. Besteht der Verdacht auf eine besonders hochgradige Sensibilisierung, wird aus Sicherheitsgründen, v. a. bei der Testung mit Nativmaterial, zunächst ein Reibtest durchgeführt. Neben den genannten allergologischen Testungen kann auch der Scratch-Test eingesetzt werden. In bestimmten Fällen hilft der offene Epikutantest weiter, z. B. mit nativen Nahrungsmitteln bei Kontakturtikaria. Besteht der Verdacht, daß Arzneimittel als Auslöser der chronischen Urtikaria in Frage kommen, sollten Prick- bzw. Intrakutantestungen mit den entsprechenden Arzneimitteln versucht werden. Problematisch dabei ist, daß nur für wenige Arzneimittel (z. B. Penizillin) entsprechend evaluierte Testreagenzien zur Verfügung stehen. Weiter erfolgt eine erweiterte Bestimmung von Allergen-spezifischen IgE-Antikörpern im Serum (u. a. Nahrungsmittel, Innenraumallergene, Berufsallergene). Im allergologischen Labor kann manchmal der Einsatz des Sulfidoleukotrienfreisetzungstests (CAST-ELISA) als Ergänzung zu den klinischen Testungen sinnvoll sein.

■ **Allergologische Autoimmundiagnostik bei chronischer Urtikaria („Greaves-Test").** In den letzten Jahren wurden zuerst von der Arbeitsgruppe um Greaves Autoantikörper gegen den hochaffinen IgE-Rezeptor (FcεRI) bei einer Untergruppe von Patienten mit chronischer Urtikaria nachgewiesen [Grattan et al. 1991; Hide et al. 1993]. Diese Autoantikörper der Subklassen IgG1 und IgG3 besitzen anaphylaktogenes Potential (Histaminfreisetzung aus Mastzellen und basophilen Granulozyten) und kommen je nach Untersuchung und Arbeitsgruppe bei 30% bis 60% aller Patienten mit chronischer idiopathischer Urtikaria vor. Wesentlich seltener können bei Patienten mit chronischer Urtikaria anaphylaktogene Autoantikörper gegen das humane IgE-Molekül nachgewiesen werden (<10%) [Greaves 1995]. Häufig haben Patienten mit positivem Autoantikörpernachweis gegen den IgE-Rezeptor oder gegen IgE besonders chronische, schwere und gegenüber Standardbehandlungen refraktäre Krankheitsverläufe [Greaves 1995]. Der ideale und einfach durchzuführende Screeningtest um einen Hinweis auf das Vorhandensein von pathogenetisch relevanten Autoantikörpern mit Histaminfreisetzungspotential zu erhalten, ist der Intrakutantest mit autologem Patientenserum („Greaves-Test"). Dazu wird dem Patienten venöses Blut abgenommen, das Serum durch Zentrifugation gewonnen und anschließend dem Patienten in einer Titrationsreihe unter Einschluß einer Histamin- und NaCl-Kontrolle intrakutan injiziert. Die Ablesung erfolgt nach 20 Minuten und 6 Stunden. Beurteilt werden Erythem, Ödem und Juckreiz. Die Titrationsstufen werden durch Verdünnung mit physiologischer Kochsalzlösung oder mit einem handelsüblichen HSA-Lösungsmittel für die Injektion hergestellt. Folgende Titrationsstufen sind sinnvoll: 1:1, 1:10, 1:100. Besonders aussagekräftig sind die Verdünnungsstufen 1:10 und 1:100. Die Autoantikörper gegen den IgE-Rezeptor und gegen IgE können auch in spezialisierten Laboratorien durch ELISA, Western-Blot-Untersuchung oder Histamin-Freisetzungstest bestätigt werden. Es sollte jedoch bedacht werden, daß ein positiver „Greaves-Test" eine hohe

Spezifität hinsichtlich des Vorhandenseins dieser Autoantikörper bei chronischer Urtikaria besitzt und zudem einfach und kostengünstig durchzuführen ist. Die derzeit noch nicht qualitätsgesicherten Laborverfahren bringen hier keine zusätzliche Information und dienen im wesentlichen zur Bestätigung des klinischen Tests [Sabroe et al. 1999].

■ **Fokussuche.** Infektiöse oder neoplastische Foci stellen eine seltene (<5%), aber im Einzelfall wichtige Ursache der chronischen Urtikaria dar. Zur Fokussuche empfehlen sich konsiliarische Vorstellungen in folgenden Fachdisziplinen: HNO- und Zahnheilkunde, Urologie, Gynäkologie. Des weiteren empfehlen sich die Durchführung einer Sonographie des Abdomens, ggf. einer Röntgen-Thorax-Untersuchung sowie einer Schilddrüsendiagnostik.

Stufe 3 (Provokationstestungen)

Die 3. Stufe der Urtikaria-Diagnostik beinhaltet zusätzliche Untersuchungen, die dann ergänzend eingesetzt werden, wenn die Untersuchungen der Stufen 1 und 2 keine oder keine eindeutige ursächliche Aufklärung bei chronischer Urtikaria gebracht haben. Im einzelnen werden neben einer erneuten detaillierten Anamnese folgende Untersuchungen durchgeführt.

■ **Laborverfahren.** Die Bestimmung der Serum-Komplementspiegel für C2, C4, C3 und ihrer Spaltprodukte kann ebenso hilfreich sein wie der Nachweis von Schilddrüsenautoantikörpern bzw. die Durchführung weiterführender Schilddrüsenhormonanalysen (Stimulationstest). Bei Hinweisen für das Vorliegen einer Urtikaria-Vaskulitis ist eine Hautbiopsie mit histologischer und direkter immunfluoreszenztechnischer Aufarbeitung notwendig. Damit läßt sich eine leukozytoklastische Vaskulitis mit perivaskulären Komplement- und Immunglobulinablagerungen nachweisen, was für das weitere diagnostische und therapeutische Vorgehen wichtig ist.

■ **Allergologische Testungen.** Diese Phase der stationär durchgeführten allergologischen Diagnostik umfaßt Eliminationsdiäten, Suchdiäten, Nahrungsmittelprovokationstestungen und den oralen Provokationstest bei Idiosynkrasie (OPTI). Die Provokationstestungen werden zumindest einfach geblindet (d.h. ohne Kenntnis der Testsubstanz beim Patienten), idealerweise sogar doppelblind durchgeführt. Für die doppelblinde Testung mit Nahrungsmitteln ist das Vorhandensein einer Diätküche mit ökotrophologisch geschultem Personal von großem Vorteil. Die Durchführung der Nahrungsmittelprovokationstestungen unter klinischen Bedingungen erlaubt eine möglichst exakte Standardisierung der Umgebungsbedingungen sowie eine sofortige Notfalltherapie bei eventuell auftretenden anaphylaktischen Reaktionen.

■ **Aufbau- oder Suchdiät.** Die Suchdiät wird entweder im symptomfreien Intervall oder nach 3–10 Tagen einer Allergiediät mit Kartoffel-Reis oder Reis-Rindfleisch begonnen. Diese Allergiediät entspricht einer maximalen Eliminationsdiät. Folgende Aufbaustufen schließen sich an: Milch und Milchprodukte (Stufe I), Kohlenhydrate und Gemüse (Stufe II), Fleischprodukte (Stufe III), Geflügel und Hühnerei (Stufe IV), Fisch und Meeresfrüchte (Stufe V), gemischte Mahlzeiten mit Farb- und Konservierungsstoffen (Stufe VI).

■ **Oraler Provokationstest bei Idiosynkrasie (OPTI).** Dieser Test schließt sich an die Suchdiät an. In verkapselter Form werden an aufeinanderfolgenden Tagen verschiedene „Pseudo-Allergene" in unterschiedlichen Konzentrationen, die als Lebensmittelzusatzstoffe Verwendung finden, oral gegeben. Es handelt sich dabei hauptsächlich um Farbstoffe oder Konservierungsstoffe (Tabelle 4). Die Testung erfolgt nach Möglichkeit Plazebo-kontrolliert. Während des OPTI wird eine Allergiediät verabreicht, die frei von Nahrungsmittelzusatzstoffen ist.

Die Testung erfolgt nach Anlegen eines venösen Zugangs (Braunüle) in zwei bis vier Tagesdosierungen im Abstand von mindestens zwei Stunden. Nach einer positiven Reaktion wird eine Testpause eingelegt (Kapitel I.10.). Positive Reaktionen sollten durch Reexposition verifiziert werden. Es ist zu beachten, daß die in Tabelle 4 genannten Zusatzstoffe eine Auswahl der häufigeren „Pseudo-Allergene" darstellen. Es existieren weitere bereits identifizierte oder noch weniger bekannte „Pseudo-Allergene", die entweder natürlich in Nahrungsmitteln vorkommen oder diesen zugesetzt werden. Bei entsprechendem Verdacht sollten Testungen auch mit derartigen Substanzen vorgenommen werden.

Tabelle 4. Oraler Provokationstest bei Idiosynkrasie (OPTI)

Testtag	Substanz	Dosis (mg)
Tag 1	Tartrazin	10/50
	PHB-Ester	500
Tag 2	Farbenmischung I und II	Substanzgemische*
Tag 3	Natrium-Benzoat	50/250/500
Tag 4	Kaliummetabisulfit (Kaliumdisulfit)	10/50/100/300
Tag 5	Natriumsalizylat	500/1000
	Natriumpropionat	1000
Tag 6	Azetylsalizylsäure	50/250/500/1000
Tag 7	Aspartam	250
	Tyramin	50/100
Tag 8	Na-Nitrit	10/20
	Sorbinsäure	500
Tag x	Plazebo**	1/2/4 Kapseln
Tag y	Weitere Substanzen (z. B. einzelne Farbstoffe)	Substanzabhängig

* Kap. I.10., S. 89; ** z.B. Laktose, Mannit-Silikat, Kohle

Wert der Diagnostik

Die Diagnostik der chronischen Urtikaria erfordert vom behandelnden Arzt ein konsequentes und vom Leidensdruck des Patienten abhängiges Vorgehen, das sich in den unterschiedlichen Intensitäten der Stufendiagnostik planen läßt. Mit Hilfe der dargestellten klinischen und allergologischen Testverfahren sowie einer intermittierenden symptomatischen und ggf. kausalen Therapie lassen sich >75% aller Fälle von chronischer Urtikaria innerhalb von 1-2 Jahren zur Abheilung bringen. In jedem Fall sollte aber von ärztlicher Seite vermieden werden, den Leidensdruck von Patienten mit chronischer Urtikaria zu unterschätzen, wie es offensichtlich immer noch zu häufig geschieht [O'Donnell et al. 1997]. In diesem Zusammenhang ist das Fachwissen von Allergologen von besonderer Bedeutung, um diese Gruppe von Patienten optimal betreuen zu können.

Literatur

Charlesworth EN (1996) Urticaria and angioedema: A clinical spectrum. Ann Allergy Asthma Immunol 76:484-495

Grattan CE, Francis DM, Hide M, Greaves MW (1991) Detection of circulating histamine releasing autoantibodies with functional properties of anti-IgE in chronic urticaria. Clin Exp Allergy 21:695-704

Greaves MW (1995) Chronic urticaria. N Engl J Med 332:1767-1772

Henz BM (1996) Das Spektrum der Urtikaria. In: Henz BM, Zuberbier T, Grabbe J (Hrsg) Urtikaria. Klinik, Diagnostik, Therapie, S 1-17. Springer, Berlin

Hide M, Francis DM, Grattan CE, Hakimi J, Kochan JP, Greaves MW (1993) Autoantibodies against the high-affinity IgE receptor as a cause of histamine release in chronic urticaria. N Engl J Med 328:1599-1604

O'Donnell BF, Lawlor F, Simpson J, Morgan M, Greaves MW (1997) The impact of chronic urticaria on the quality of life. Br J Dermatol 136:197-201

Pfrommer C, Chantraine-Hess S (1996) Akute und chronische Urtikaria. In: Henz BM, Zuberbier T, Grabbe J (Hrsg) Urtikaria. Klinik, Diagnostik, Therapie, S 37-41. Springer, Berlin

Ring J, Brockow K, Ollert M, Engst R (1999) Antihistamines in urticaria. Clin Exp Allergy 29 (Suppl 1):31-37

Ring J, Przybilla B (1987) Diagnostik der chronischen Urtikaria. Med Welt 38:256-259

Sabroe RA, Grattan CE, Francis DM, Barr RM, Kobza Black A, Greaves MW (1999) The autologous serum skin test: A screening test for autoantibodies in chronic idiopathic urticaria. Br J Dermatol 140:446-452

Zuberbier T, Henz BM (1996) Diagnostik der Urtikaria. In: Henz BM, Zuberbier T, Grabbe J (Hrsg) Urtikaria. Klinik, Diagnostik, Therapie, S 137-156. Springer, Berlin

KAPITEL 16 Diagnostik vor und während der Hyposensibilisierung mit Aeroallergenen

J. RAKOSKI

Aeroallergene sind Substanzen, die sich saisonal oder ganzjährig in der Luft verteilt befinden und nach Kontakt bei bestimmten Menschen allergische Reaktionen auslösen.

Im Folgenden werden die IgE-vermittelten Allergien vom Soforttyp (Typ-I-Allergien) besprochen, die durch Aeroallergene Symptome an Atemwegen und Augenbindehaut auslösen.

Häufigkeit und Bedeutung

Typ-I-Allergien auf Aeroallergene treten bei Menschen auf, die zum Personenkreis der Atopiker gehören. Durch die Aeroallergene werden allergische Rhinitis, Konjunktivitis und allergisches Asthma bronchiale bewirkt [4, 5, 21, 25]. Die Auslösung bzw. die Verschlechterung eines atopischen Ekzems durch Aeroallergene über Typ-I-Allergien ist durch eine Reihe von Untersuchungen auch dokumentiert, aber noch nicht so gut belegt wie die Atemwegsallergien.

Rund 20–30% der Bürger Westeuropas sind Atopiker [21]. 5–16% der Bevölkerung Westeuropas erkrankt an allergischem Schnupfen, ausgelöst durch Pollen [25]. Typ-I-Allergien sind in ihrer Sensibilisierungsphase und bei der Auslösung der klinischen Symptomatik von der Menge des Allergens in der Umwelt abhängig. Die häufigsten Allergien werden durch Pollen ausgelöst. Bei Hausstaubmilben sind 100 Hausstaubmilben pro g Hausstaub erforderlich, um eine Sensibilisierung oder einen Asthmaanfall auszulösen [6, 18, 23, 27]. Tierhaarallergien hängen ebenfalls von der Exposition ab und sind von Tierart zu Tierart recht unterschiedlich.

Allergene

Die eigentlichen Allergene der Aeroallergenträger sind Eiweiße oder Glykoproteine. Sie sind z.T. in ihrer Größe und chemischen Struktur aufgeklärt, z.T. sind auch die Aminosäuresequenzen bekannt, an denen die IgE-Moleküle binden (Tabelle 1) [1, 7].

Die Aeroallergene lassen sich in fünf Gruppen einteilen:
- Pollen
- Hausstaubmilben
- Tierhaare
- Schimmelpilzsporen
- Andere Allergene

Wichtige Pollengruppen. Bei Pollen sind folgende allergologisch wichtigen Gruppen häufig vertreten. Die Allergene in den Pollen haben unterschiedliche Allergenpotenz [8].
- *Baumpollen:* Hasel, Birke, Erle (starke Allergene); Buche Eiche, Platane, Esche (schwache Allergene); im Mittelmeerraum Ölbaum und Eßkastanie (mittelstarke Allergene)
- *Gräserpollen:* Verschiedene Gräserpollen, Roggenpollen (starke Allergene)
- *Kräuterpollen:* Wegerich, Beifuß (starke Allergene), Nesselpollen (schwaches Allergen); im Mittelmeerraum Parietaria (starkes Allergen)

Hausstaubmilben. Dermatophagoides pteronyssinus bzw. farinae sind die allergologisch wichtigsten Milben für die Stadtbevölkerung. Auf dem Lande sind weitere Milben (Speichermilben) in Einzelfällen von Bedeutung.

Tierhaare. Katze, Maus, Ratte, Meerschweinchen (starke Allergene) sind als Haustiere in der Stadt wichtig, desgleichen der Hund, der ein mittelstarker Allergenträger ist. Rind und Pferd (mittelstarke bis starke Allergene) sind als Berufsallergene von Bedeutung.

Schimmelpilzsporen. Die Schimmelpilzgruppen Alternaria, Cladosporium, Penicillium, Aspergillus lösen IgE-vermittelte Erkrankungen

Tabelle 1. Allergene von verschiedenen Aeroallergenträgern

Allergenquelle	Allergene	MW (kD)
Gräser		
Cynodon dactylon	Cyn d1	32
Dactylis glomerata	Dac g1	32
	Dac g2	11
	Dac g5	31
Phleum pratense	Phl p1	27
	Phl p5	32
Bäume		
Betula verrucosa	Bet v1	17
	Bet v2	15
Milben		
Dermatophagoides pteronyssinus	Der p1	25
	Der p2	14
	Der p3	28
Tiere		
Felis domesticus	Fel d1	38
Canis domesticus	Can d1	25
	Can d2	27

aus. Häufig fanden sich bei hohen Pollenkonzentrationen und hohen Schimmelpilzsporenkonzentrationen vermehrte Todesfälle an Asthma bronchiale. Das unterstreicht ihre allergologische Bedeutung [24]. Aufgrund der noch nicht gut gesicherten Qualität der Schimmelpilzextrakte ist eine Hyposensibilisierung nicht generell zu empfehlen. Es liegen aber erfolgreiche Studienergebnisse vor [11, 12].

Andere Allergene. Mehle und Naturlatex (starke Allergene) sind wichtige Berufsallergene. Die Hyposensibilisierung mit Mehlen ist bisher nicht sehr erfolgreich gewesen. Eine Hyposensibilisierung mit Naturlatex wurde bisher nicht durchgeführt.

Hyposensibilisierung

Die Hyposensibilisierung ist ein Verfahren der Immunmodulation, das schon seit 80 Jahren eingesetzt wird. Es hat zum Ziel, die klinische Empfindlichkeit der Schleimhäute gegenüber dem Allergen zu beseitigen. Das geschieht üblicherweise durch subkutane Injektionen des Allergens in steigenden Konzentrationen. Dabei tritt eine Änderung der Funktion der T-Helfer-Lymphozyten ein. Hierbei werden die T-Helfer-2-Lymphozyten zugunsten der T-Helfer-1-Lymphozyten verschoben. Es kommt dabei zu einem Abfall von Interleukin 4, einem Mediator der Th2-Lymphozyten, und zu einem Anstieg des Gamma-Interferon, einem Produkt der Th1-Lymphozyten. Als Folge tritt bei langfristiger Therapie ein Abfall des spezifischen IgE und ein Anstieg des spezifischen IgG ein. Der IgG-Anstieg ist ein häufiges Begleitphänomen einer erfolgreichen Therapie bei Injektionsbehandlung.

Die Hyposensibilisierung mit Aeroallergenen wurde in einer ganzen Reihe von plazebokontrollierten Studien überprüft und erwies sich in den meisten Studien als erfolgreiche Therapiemethode, zumindest für die Rhinitis allergica durch Gräser- oder Baumpollen. Auch das begleitende Asthma bronchiale bei einer Pollenallergie wird positiv beeinflußt. Die Wertigkeit der Hyposensibilisierung mit Hausstaubmilben ist noch in kontroverser Diskussion. Die Hyposensibilisierung mit Berufsallergenen wie Mehlen ist bisher nicht überzeugend, Hyposensibilisierung mit Naturlatex oder Insektenstäuben ist bisher noch nicht als erfolgreich bekannt geworden. Die Hyposensibilisierung mit oraler oder sublingualer Allergengabe ist noch in der Phase der klinischen Überprüfung.

Praktische Durchführung

Die Allergiediagnostik beruht auf Anamnese, Hauttest, In-vitro-Verfahren und Expositionstest. Die Anamnese ist auch bei der Diagnostik Aeroallergen-bedingter Erkrankungen das wichtigste Instrument. Sie ermöglicht die Trennung zwischen saisonalen Allergenen und perennialen Allergenen, sie engt die infrage kommenden Allergene durch Angaben zu Ort und Zeit der Beschwerden deutlich ein.

Der nächste diagnostische Schritt ist die Pricktestung mit saisonalen und perennialen Allergenen. Sie wird in der Regel an den Unterarmen des Patienten durchgeführt.

Bei der Testung an der Haut soll der Patient eine positive Reaktion auf die Histaminkontrolle und eine negative Reaktion auf die Lösungsmittelkontrolle zeigen. Das ist nur dann der Fall, wenn der Patient keine Urticaria factitia hat und keine Medikamente anwendet, welche die Testreaktion mindern (Antihistaminika, Kortikosteroide). Die Testreaktion wird von Antihistaminika sehr stark gemindert, bei einer Dauermedikation von Prednisolonäquivalenten bis zu 10 mg/die ist eine Beurteilung der Testreaktion begrenzt möglich. Es gibt zur Durchführung der Testung Richtlinien der Europäischen Akademie für Allergie und klinische Immunologie, denen sich die Deutsche Gesellschaft für Allergologie und klinische Immunologie und der Ärzteverband Deutscher Allergologen angeschlossen haben [11, 12, 22].

Die Testungen sollten bei saisonalen wie auch bei perennialen Allergien beide Allergengruppen umfassen. Es sollten in jedem Fall Gräserpollen, Baumpollengruppen, Kräuterpollen, Hausstaubmilben, Katzenhaare, Hunde- und Pferdehaare getestet werden. Zusätzlich müssen im Einzelfalle die Allergene getestet werden, die in der Umgebung des Patienten auftreten und als Auslöser infrage kommen. Das können weitere Tierhaare oder Berufsallergene sein.

Die Testergebnisse werden nach den Empfehlungen der Europäischen Akademie für Allergie und klinische Immunologie ausgewertet, wobei eine Lösungsmittelkontrolle negativ ist und eine positive Histaminkontrolle vorhanden sein muß. Die positive Histaminkontrolle sollte beim Pricktest 3 mm Quaddel-Durchmesser haben. Positiv sind Werte, die halb so groß wie die Histaminkontrolle oder größer sind.

Die positiven Werte sollten mit der Anamnese in Bezug gesetzt werden. Somit ergibt sich eine begrenzte Zahl von Allergenen, die in die nähere Überlegung einbezogen wird. Bei allen unklaren positiven Reaktionen ist ein Expositionstest am Erkrankungsorgan vorzunehmen. Eine Hyposensibilisierung sollte nur dann durchgeführt werden, wenn auch der In-vitro-Test einen Antikörpernachweis im IgE-Bereich erbringt [17]. Die Expositionslösung wird bei der nasalen Provokation in steigender Konzentration mit einer Pipette auf die untere Nasenmuschel aufgetragen und die folgende Reaktion beobachtet. Bewertet werden nasale Obstruktion, Rhinitis oder Niesen. Der nasale Flow kann mit einem Rhinomanometer gemessen werden. Hierbei ist ein Flowabfall gegenüber der Kontrolle um 60% positiv zu werten. Die im Expositionstest positiven Allergene müssen nun geprüft werden, ob sie für eine Hyposensibilisierung geeignet sind [2].

Hyposensibilisierung

Es sollte nur mit den Allergenen hyposensibilisiert werden, bei denen keine Karenzmaßnahmen durchführbar sind. Es handelt sich dabei um Pollen, Hausstaubmilben und Berufsallergene, in Einzelfällen auch Haustiere.

Im Falle der Pollen hyposensibilisiert man mit den wichtigsten Leitallergenen, die eine hohe Allergenaggressivität zeigen und in hoher Konzentration in der Umgebung des Patienten auftauchen. Es handelt sich dabei bei den Frühblühern um die Birkenpollen, bei den Mittelblühern um die Gräserpollen, bei den Spätblühern um Wegerich- und Beifußpollen.

Die Birkenpollen können bei entsprechend positiver Expositionstestung noch mit Hasel- und Erlenpollen ergänzt werden, der therapeutische Gewinn ist aber gering. Die Gräserpollen können noch mit Roggenpollen ergänzt werden, da Roggenpollen eine höhere Allergenpotenz bei gleichzeitiger hoher Übereinstimmung mit den Allergenmustern der Gräser zeigen. Die Beifußpollenallergie ist häufig mit Allergien und Sensibilisierungen gegen andere Asterazeen verbunden. Es handelt sich dabei um Kreuzsensibilisierungen. Es muß hierbei beachtet werden, daß andere Asterazeen in unserer Region keine Pollen in nennenswerter Menge in die Luft abgeben und daher für die Pathogenese von Atemwegssymptomen nicht in Frage kommen. Eine Hyposensibilisierung ist nicht erforderlich.

In Einzelfällen können auch Hyposensibilisierungen gegen Nesselpollen, Sauerampferpollen und Platanenpollen durchgeführt werden, wenn der Expositionstest positiv ist. Es ist aber zu beachten, daß diese Pollen keine starken Allergene sind. Mit ihnen sollte nur dann hyposensibilisiert werden, wenn der Patient aufgrund seiner Lebensumstände eine deutliche Exposition gegenüber diesen Pollen aufweist.

Durchführung der Hyposensibilisierung

Zur Hyposensibilisierung stehen von folgenden Herstellern Therapieextrakte zur Verfügung: ALK, Allergopharma, Bencard, Hal, Maser und Stallergènes. Man kann wäßrige Allergenextrakte erhalten, Aluminiumhydroxyd-gekoppelte Allergenextrakte sowie Allergoide, die mit Formaldehyd oder Glutaraldehyd vorbehandelt sind.

Diese Allergoide können als wäßrige Lösungen oder als Semidepotextrakte gekoppelt an Aluminiumhydroxyd oder Tyrosin geliefert werden.

Die Hyposensibilisierung wird nach den individuellen Gegebenheiten des Patienten durchgeführt. Man beginnt mit einer geringen Konzentration und steigert bis zu der Konzentration, die vom Patienten noch toleriert wird. Es handelt sich in der Regel um 1 ml der Maximalkonzentration.

Therapierisiken

Das wichtigste Risiko der Hyposensibilisierung ist der anaphylaktische Schock. Bei großen Studien treten Schockfragmente, die einer ärztlichen Behandlung bedürfen, bei rund 1% der Injektionen auf und sind durch geeignete Maßnahmen zu beherrschen [19, 21, 26]. Zur Durchführung der Hyposensibilisierung gibt es Empfehlungen der nationalen und internationalen Allergiegesellschaften [11, 22].

Therapiekontrollen

Die einfachste Form der Therapiekontrolle ist es, den Patienten seine täglichen Beschwerden bei Allergenexposition, z. B. in der Pollensaison, in ein Tagebuch eintragen zu lassen. Zusätzlich sollte der Patient auch seinen Arzneimittelverbrauch in der Expositionszeit mit den für ihn relevanten Allergenen notieren. Vergleicht man die Beschwerden des Patienten vor Therapie mit den Beschwerden während und nach der Therapie, so ist ein Therapieerfolg gut ablesbar.

Objektivere Verfahren sind die Bestimmungen der Minimalkonzentration, mit der man im Hauttest und im nasalen Expositionstest noch eine Reaktion auslösen kann. Man bestimmt dabei diese Schwellenwerte vor Therapie und im Verlauf der Therapie. Ein Anstieg der benötigten Allergenmenge um 1-2 Stufen läßt einen Therapieerfolg erkennen [11, 12].

Im Labor lassen sich die spezifischen IgG-Antikörper und auch die spezifischen IgE-Antikörper gegen die zur Therapie verwendeten Allergene bestimmen. Es kommt in den meisten Fällen zum Anstieg des spezifischen IgG und zu einem langsamen Abfall des spezifischen IgE. Beide Werte stehen in keiner sicheren Beziehung zum Erfolg der Behandlung.

Literatur

1. Backman A, Bellin S, Dreborg R, Halvorsen R, Malling H-J, Weeke B (1991) Standardisation of allergenic preparations. Allergy 46:81-84
2. Bergmann K-CH, Müsken HJ (1994) Durchführung und Bewertung des nasalen Provokationstests. Allergo J 3:103-106
3. Birkner T, Rumpold H, Jarolim E, Ebner M, Breitenbach M, Skvaril F, Scheiner O, Kraft D (1990) Evaluation of immunotherapy-induced changes in specific IgE, IgG and IgG subclasses in birch pollen allergic patients by means of immunblotting. Allergy 45:418-426
4. Bousquet J, Michel FB (1994) Specific immuntherapy in asthma: Is it effective? J Allergy Clin Immunol 94:1-11
5. Bousquet J, Michel FB (1988) Specific immuntherapy. Allergy 43(Suppl 8):16-22
6. Colloff MJ, Ayres J, Carswell F, Howarth PH, Merrett TG, Mitchel EB, Walshaw MY, Warner JO, Woodcock AA (1992) The control of allergens of dust mites and domestic pets: A position paper. Clinical Exp Allergy 22(Suppl 2):1-28
7. King TP, Hofmann D, Löwenstein H, Marsh DG, Platts-Mills T, Wayne T (1995) Allergen nomenclature. J Allergy Clin Immunol 96:5-14
8. Horak F, Jäger S (1979) Die Erreger des Heufiebers. Urban & Schwarzenberg, München
9. Hickman BE, Wheeler AW, Fox B, Nüsslein HG, Denner B (1990) Untersuchungen zur Immunogenität von Tyrosin-adsorbierten Glutaraldehyd-modifizierten Extrakten von Baumpollen von Birke, Erle und Hasel (TA-Baumpollen). Allergologie 13:16-20
10. Loidolt D, Frank E (1990) Ergebnisse seiner dreijährigen kontrollierten Hyposensibilisierung von Pollinotikern mit modifizierten und nicht-modifizierten Gramineen-Extrakten. Allergologie 13:22-28
11. Malling HJ (1994) Immunotherapy in Europe. Clinical Exp Allergy 24:515-521
12. Malling HJ, Weeke B (1993) Position paper of the European Academy of Allergy and Clinical Immunology. Immunotherapy. Allergy 48(Suppl 14):9-35
13. Mosbech H, Osterballe O (1988) Does the effect of immunotherapy last after termination of treatment? Allergy 43:523-529
14. Norman PS (1985) Allergic rhinitis. J Allergy Clin Immunol 75:531-545
15. Nuchel-Petersen B, Jannicke H, Munch EP, Wihly A, Bowadt H, Ipsen H, Löwenstein H (1988) Immunotherapy with partially purified and standardized tree pollen extracts. Allergy 43:353-362
16. Oppenheimer J, Areson JG, Nelson HS (1994) Safety and efficacy of oral immuntherapy with standardized cat extract. J Allergy Clin Immunol 93:61-67
17. Pastorello E, Incorvaia C, Ortolani C, Bonini S, Canonica GW, Romagnani S, Tursi A, Zanussi C (1995) Studies on the relationship between the level of specific IgE antibodies and the clinical

expression of allergy. J Allergy Clin Immunol 96:580–587
18. Platts-Mills T, Sporik R, Wheatley L, Heymann P (1995) Is there a dose-response relationship between exposure to indoor allergens and symptoms of asthma? J Allergy Clin Immunol 96:435–440
19. Rakoski J (1988) Nutzen und Risiken der spezifischen Hyposensibilisierungsbehandlung bei Atemwegsallergien. Dt Derm 36:757–758
20. Rakoski J, Jeßberger B, Szliska C, Vocks E (1991) Safety of hyposensitization. In: Ring J, Przybilla B (eds) New Trends in Allergy III. Springer, Heidelberg, p 350–353
21. Ring J (1988) Angewandte Allergologie. 2. Aufl. MMV Medizin, München
22. Sennekamp J, Kersten W, Fuchs E, Hornung B (1990) Empfehlungen zur Hyposensibilisierung mit Allergenextrakten. Allergologie 5:185–188
23. Sporik R, Chapman MD, Platts-Mills T (1992) House dust mite exposure as a cause of asthma. Clin Exp Allergy 22:897–906
24. Targonski P, Persky VW, Ramekrishnan V (1995) Effect of environmental molds on risk of death from asthma during pollen season. J Allergy Clin Immunol 95:955–961
25. Wüthrich B (1995) Pollenallergie. Dt Ärztebl 92:809–814
26. Wekkeli M, Rosenkranz A, Hippmann G, Jarisch R, Goetz M (1984) Systemische Nebenwirkungen bei der Immunotherapie allergischer Erkrankungen – eine vergleichende Studie. Wien Klin Wochenschr 101:639–652
27. Young RP, Hart BJ, Merrett TG, Read AF, Hopkin JM (1992) House dust mite sensitivity: Interaction of genetics and allergen dosage. Clin Exp Allergy 22:205–211

KAPITEL 17 Erfassung der atopischen Diathese

T. Schäfer

Was ist Atopie?

Der dem Griechischen entlehnte Begriff „Atopie" wurde 1923 von Coca und Cooke [2] eingeführt. Dem waren Berichte von Cooke und van der Veer vorausgegangen, die urtikarielle Sofortreaktionen auf häufige Allergene bei Patienten mit allergischen Erkrankungen beobachtet hatten [3]. E. Perry schlug daraufhin den Begriff „Atopie" vor, der dann von Coca und Cooke in die Klassifikation der Überempfindlichkeitsphänomene aufgenommen wurde. Unter den krankhaften Überempfindlichkeitsreaktionen führten sie die Atopie als dritte Form nach der Anaphylaxie und der „Infektionsüberempfindlichkeit" auf. In der ursprünglichen Arbeit werden fünf Charakteristika der atopischen Überempfindlichkeit genannt:

- Sie richtet sich gegen präzipitierende und nicht präzipitierende Substanzen
- Sie ist nicht passiv übertragbar mittels Blut sensibilisierter Personen
- Sie kann durch die Injektion der aktiven Substanz stark vermindert, aber nicht völlig unterdrückt werden
- Sie ist erblich und unterliegt wahrscheinlich einem dominanten Erbmodus
- Sie ist durch pathologische Reaktionen gekennzeichnet, die sich von anaphylaktischen Reaktionen bei Tieren unterscheiden

Bei dieser komplexen Definition waren den Autoren offensichtlich noch nicht die Entdeckungen von Prausnitz und Küstner [24] bekannt. Coca und Grove [4] modifizierten den Atopiebegriff weiter, indem sie das Konzept der Reagine einführten. Sie schlossen allerdings, daß die Anwesenheit dieser hitzeempfindlichen Körper nicht die Folge immunologischer Stimulation sei, weswegen sie den Begriff „Antikörper" ablehnten. Der Begriff „Atopie" unterlag in der weiteren Geschichte unterschiedlichen Strömungen der Akzeptanz, Ablehnung und Modifikation. Zwanzig Jahre nach der Einführung erklärte Sherman [31], daß er lediglich noch im Zusammenhang mit dem atopischen Ekzem Bedeutung hätte. Tatsächlich schlug Cooke 1947 selbst vor [4], den Ausdruck fallen zu lassen, um weitere Verwirrung zu vermeiden. Heutzutage hat sich der Begriff „Atopie" als sinnvoller Bestandteil im medizinischen Vokabular etabliert und damit die Schwierigkeiten, die mit derartigen komplexen Definitionen und Modifikationen verbunden sind, überdauert. Nichtsdestoweniger sollte eine allgemein akzeptierte und verständliche Definition angestrebt werden, um die Kommunikation zu erleichtern und standardisierte Vergleiche möglich zu machen.

Nach heutigem Verständnis [28, 29] beinhaltet der Begriff „Atopie"

- die genetische Prädisposition zur
- Überempfindlichkeit von Haut oder Schleimhaut gegenüber häufigen Umweltallergenen
- bei erhöhter IgE-Syntheseleistung und/oder veränderter unspezifischer Reaktivität.

Diese atopische Diathese kann sich in verschiedenen Erkrankungen klinisch manifestieren. Zur klassischen Trias der atopischen Erkrankungen gehören die allergische Rhinokonjunktivitis, das allergische Asthma und das atopische Ekzem. Zum Umfeld der atopischen Erkrankungen werden auch allergische und pseudo-allergische Reaktionen auf Nahrungsmittel, Insektengifte und Arzneimittel sowie Krankheitsbilder wie die Urtikaria, die vasomotorische Rhinitis oder das intrinsische Asthma gerechnet [28]. Inwieweit Patienten mit Insektengift- oder Arzneimittelallergie zu den Atopikern zu zählen sind, ist allerdings umstritten, zumal es widersprüchliche Studien zur Häufigkeit typischer Atopiemanifestationen in diesen Kollektiven gibt [11-13].

Familienanamnese

Da die atopische Veranlagung einer starken genetischen Prädisposition unterliegt, ist die Familienanamnese bezüglich atopischer Erkrankungen von besonderer Bedeutung. Sie kann allerdings nur indirekte Hinweise für das Vorliegen einer atopischen Diathese bei der zu untersuchenden Person liefern. Informationen lassen sich über die direkte Befragung der Eltern oder indirekt über den Patienten oder Krankenakten gewinnen. Am validesten erscheint dabei die Frage nach einer von einem Arzt diagnostizierten atopischen Erkrankung.

Eigenanamnese

Tritt eine atopische Erkrankung in der Eigenanamnese auf, ist die atopische Diathese per definitionem gesichert. In manchen Fällen bereitet die Diagnosestellung Schwierigkeiten. Dies mag für das Asthma und insbesondere für ungewöhnliche und minimale Manifestationen des atopischen Ekzems gelten. Auf die diagnostischen Kriterien für einzelne atopische Erkrankungen wurde bereits in früheren Kapiteln eingegangen.

Pricktest

Ein standardisiert durchgeführter Hautpricktest mit häufigen Allergenen kann eine atopische Veranlagung aufzeigen. Als Minimalscreening haben sich die Allergene von Gräserpollen, Hausstaubmilbe (D. pteronyssinus) und Katze bewährt. In erweiterter Form empfiehlt es sich, eine Standardreihe von sogennanten Atopenen zu testen, die z.B. aus den Allergenen von D. pteronyssinus, D. farinae, Birken-, Gräser-, Beifußpollen, Alternaria, Katzen- und Hundeepithelien, Milch, Ei, Haselnuß und Sellerie bestehen kann. Eine Reaktion auf eines dieser Allergene spricht für eine atopische Diathese. Im eigenen Untersuchungskollektiv stellt sich die in Tabelle 1 gezeigte Assoziation zwischen atopischen Erkrankungen und Pricktestreaktivität (gegenüber Gräser-, Birken-, Beifußpollen, Alternaria, Katze, Hausstaubmilbe, Milch oder Ei) dar.

Hiernach ist die Pricktestreaktivität für alle atopischen Erkrankungen ein ausgezeichneter Prädiktor. Wesentlich stärker als mit einem atopischen Ekzem ist ein positiver Pricktest aber mit den respiratorischen atopischen Erkrankungen assoziiert. Die Stärke der Assoziation, ausgedrückt durch die Odds ratio, ist hier höher als die der Atopiestigmata mit den atopischen Erkrankungen, insbesondere dem atopischen Ekzem.

In-vitro-Untersuchungen

Gesamt-IgE

Der Gesamt-IgE-Gehalt im Serum wird heutzutage meist mittels nicht-radioaktiver Verfahren bestimmt und in kU/l angegeben. Ein erhöhter Gesamt-IgE-Wert ist mit allen atopischen Erkrankungen assoziiert, aber insbesondere bei den respiratorischen atopischen Erkrankungen von Bedeutung. Der Schweregrad der Erkrankung scheint mit dem Gesamt-IgE-Gehalt zu korrelieren [1]. Bislang galt für Erwachsene ein Wert von über 100 kU/l als erhöht. Nach den Untersuchungen von Diepgen [7] erreicht man mit einem Grenzwert von 150 kU/l aber eine bessere Diskriminierung. Für Kinder gelten andere Normgrenzen, die von Wahn [37] mit 25 kU/l (bis 1. Lebensjahr), 66 kU/l (1. bis 3. Lebensjahr), 118 kU/l (4. bis 6. Lebensjahr), 330

Tabelle 1. Prävalenz von Pricktestreaktionen bei 1235 Vorschulkindern und Abhängigkeit von atopischen Erkrankungen

	Nicht-Atopiker*	Atopisches Ekzem	Heuschnupfen	Asthma	Atopiker*
Prävalenz positiver Pricktestreaktionen (%)	24,5	43,6	72,4	67,9	47,9
Odds ratio (95% CI)		2,19 (1,52–3,15)	7,15 (2,97–17,74)	5,73 (2,43–13,83)	2,83 (2,04–3,94)

* (Nicht) Atopiker: (Kein) Hinweis für das Vorliegen von atopischem Ekzem, Heuschnupfen oder Asthma

Tabelle 2. Prävalenz positiver RAST-Ergebnisse bei 1245 Vorschulkindern und Abhängigkeit von atopischen Erkrankungen

	Nicht-Atopiker*	Atopisches Ekzem	Heuschnupfen	Asthma	Atopiker*
Positiver RAST (%)	48,9	61,0	85,4	61,0	63,9
Odds ratio		1,59	5,89	1,52	1,85
(95% CI)		(1,10–2,30)	(2,52–14,45)	(0,78–3,01)	(1,35–2,53)

* (Nicht) Atopiker: (Kein) Hinweis für das Vorliegen von atopischem Ekzem, Heuschnupfen oder Asthma

kU/l (7. bis 10. Lebensjahr) und 240 kU/l (11. bis 14. Lebensjahr) angegeben werden.

Da der IgE-Wert von vielen anderen Faktoren beeinflußt wird (Alter, Geschlecht, parasitäre und andere infektiöse Erkrankungen, Neoplasien, Immundefekte, Zigarettenrauch und andere Luftschadstoffe) und heute validere Methoden zur Erfassung der atopischen Diathese zur Verfügung stehen, kann im Rahmen der Abklärung einer atopischen Diathese auf die Bestimmung des Gesamt-IgE im Serum meist verzichtet werden.

Allergenspezifisches IgE

Der Nachweis allergenspezifischer IgE-Antikörper im Serum gelingt mittels des Radio-Allergo-Sorbent-Test (RAST), wobei heutzutage allerdings meist radionuklid-freie Teste zur Anwendung kommen (z.B. Fluoreszenz-Enzym-Immuno-Assay). Bezüglich der Allergenauswahl gelten dieselben Vorschläge wie für den Pricktest. Die Vorteile gegenüber dem Hauttest liegen darin, daß für den Patienten nicht die Gefahr einer zwar seltenen, insbesondere bei hochgradig Sensibilisierten aber durchaus möglichen anaphylaktischen Reaktion besteht. Der RAST ist auch dort möglich, wo aufgrund einer ausgeprägten Hauterkrankung, bestimmter Medikation, des Alters oder anderer Gründe ein Hauttest nicht möglich ist. Der Nachweis spezifischer IgE-Antikörper erlaubt zudem eine bessere quantitative Einschätzung des Sensibilisierungsgrades, ist aber gegenüber dem Pricktest aufwendiger und kostenintensiver. Außerdem wird die mit dem RAST verbundene Blutabnahme von manchen Patienten als belastender empfunden als der Pricktest.

Im eigenen Untersuchungskollektiv stellt sich die in Tabelle 2 gezeigte Assoziation zwischen atopischen Erkrankungen und positivem RAST (gegenüber Lieschgras-, Birken-, Beifußpollen, Katze, Hausstaubmilbe oder Kindernahrung) dar.

Wie zu erwarten, ist die Korrelation von Reaktionen im Pricktest und RAST mit den inhalativen atopischen Erkrankungen höher als mit dem atopischen Ekzem. Hautveränderungen, die ebenso wie der Nachweis einer spezifischen Sensibilisierung, keinen eigenständigen Krankheitswert haben, aber stärker mit dem atopischen Ekzem als den respiratorischen atopischen Erkrankungen assoziiert sind, sind die Atopiestigmata.

Atopiestigmata

Tiefreichender Haaransatz (Abb. 1). Der tiefreichende Haaransatz wird durch die Distanz zwischen lateralem Augenbrauenrand und Schläfenhaaransatz bestimmt und in cm gemessen. Folgende graduellen Unterscheidungen lassen sich treffen [25]:
- Nicht vorhanden: >3 cm
- Schwach ausgeprägt: 1,6–3 cm
- Mäßig ausgeprägt: <1,6 cm
- Stark ausgeprägt: Durchgehender Bewuchs zwischen lateralem Augenbrauenrand und Schläfenhaar

Im Gegensatz zu anderen Autoren [25] fanden wir in unserem Kollektiv keine signifikante Assoziation zwischen diesem Stigma und einem atopischen Ekzem. Der Einfluß ethnischer Unterschiede sollte beachtet werden. Insbesondere Personen aus dem Mittelmeerraum weisen deutlich häufiger eine vermehrte Behaarung auch im Schläfenbereich auf, die nicht notwendigerweise auf das Vorliegen einer atopischen Erkrankung hindeutet.

Dennie-Morgan-Falte (Abb. 2). Die Unterlidfalte wurde zuerst von Morgan [22] beschrieben. Er verwies dabei auf Dennie, der Falten unterhalb der Unterlider als pathognomonisch für allergische Erkrankungen, insbesondere das Ek-

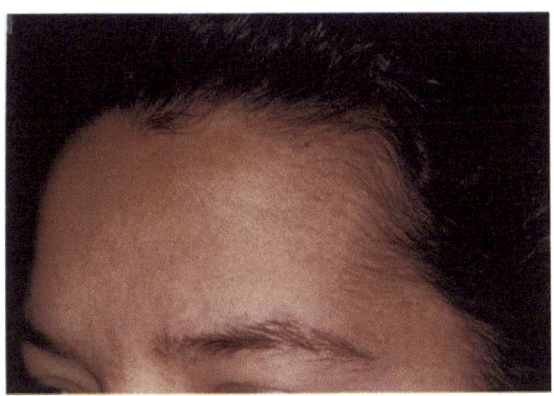

Abb. 1. Tiefreichender Haaransatz

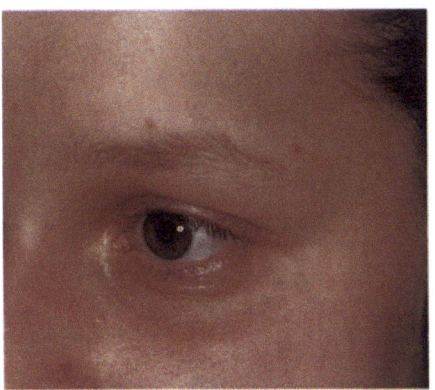

Abb. 3. Hertoghe-Zeichen

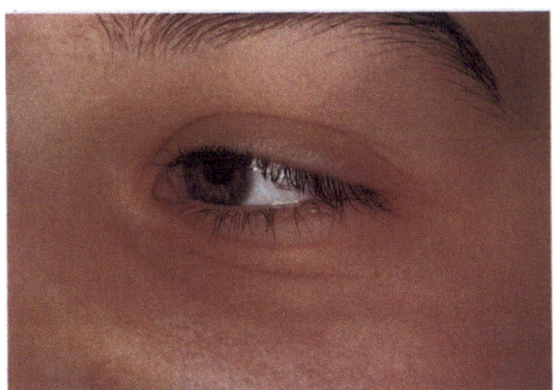

Abb. 2. Dennie-Morgan-Falte

zem, Heuschnupfen und Asthma ansah. Es können uni- oder bilaterale, einfache oder doppelte bzw. mehrfache Falten auftreten. Die etwas konvex nach außen gerichtete Falte wird in der Regel oben und unten von strichförmigen Einsenkungen begrenzt und sollte nicht mit dem physiologischen Sulcus palpebralis inferior verwechselt werden.

Die Einteilung des Schweregrades richtet sich nach der Länge der Falte in der Ausdehnung von nasal nach lateral [25]:

- Schwach ausgeprägt: Überschreitet von nasal nach lateral nicht eine imaginäre Senkrechte durch die Pupille
- Mäßig ausgeprägt: Überschreitet von nasal nach lateral eine imaginäre Senkrechte durch die Pupille, aber nicht den lateralen Augenwinkel
- Stark ausgeprägt: Überschreitet von nasal nach lateral den lateralen Augenwinkel

Hertoghe-Zeichen (Abb. 3). Unter dem von Hertoghe beschriebenen Zeichen versteht man die laterale Ausdünnung der Augenbrauen. Ursprünglich wurde diese Veränderung mit einer Schilddrüsenunterfunktion in Verbindung gebracht [15]. Der pathogenetische Hintergrund für das Auftreten dieser Veränderung bei Patienten mit atopischem Ekzem ist unklar. Mechanische Irritationen wurden ebenso wie Störungen des autonomen Nervensystems verantwortlich gemacht [9, 15]. Der Ausprägungsgrad richtet sich nach der Ausdehnung von lateral nach nasal [25]:

- Schwach ausgeprägt: Erreicht nicht den lateralen Augenwinkel
- Mäßig ausgeprägt: Überschreitet den lateralen Augenwinkel, aber nicht eine imaginäre Senkrechte durch die Pupille
- Stark ausgeprägt: Überschreitet die imaginäre Senkrechte durch die Pupille nach nasal

Ichthyosishand und -fuß (Abb. 4). Die Hyperlinearität der Handflächen [9, 27] wurde häufig als Stigma bei Patienten mit atopischem Ekzem beschrieben. Über die Assoziation des I(chthyosis)-Fußes mit atopischen Erkrankungen ist nur wenig berichtet worden [23]. Gegenstand kontroverser Diskussion ist die Beziehung dieser Stigmata zur Ichthyosis vulgaris. Es wurde vermutet, daß das Vorhandensein von I-Hand oder -Fuß bei Patienten mit atopischem Ekzem auf das gleichzeitige Vorliegen einer Ichthyosis vulgaris hindeutet [16, 20, 35]. Tatsächlich scheint dies bei genauerer Überprüfung durch ultrastrukturelle Analysen nur in seltenen Fällen zuzutreffen [8], so daß diese Stigmata als unabhängig mit atopischem Ekzem oder Ichthyosis vulgaris assoziiert angesehen werden sollten.

Die palmare Faltenbildung unterliegt vielen sekundären Einflüssen, die bei der Einschätzung

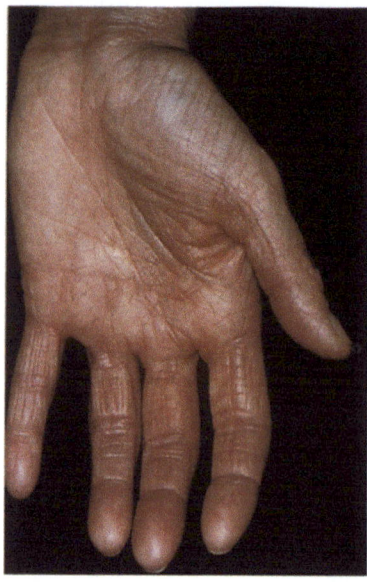

Abb. 4. Hyperlinearität der Handfläche

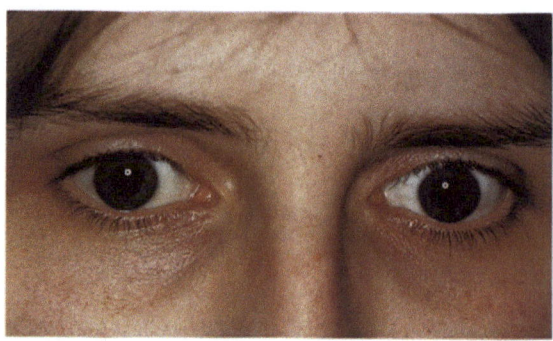

Abb. 5. Periokuläre Schatten

berücksichtigt werden sollten. Dazu gehören Alter, manuelle Tätigkeit, chemische und physikalische Einflüsse und die Händigkeit. Weniger stark ist die plantare Faltenbildung äußeren Einflüssen ausgesetzt. Im eigenen Untersuchungskollektiv zeigte sich für den I-Fuß im Gegensatz zur I-Hand nicht nur für das atopische Ekzem, sondern auch für Heuschnupfen eine signifikante positive Assoziation. Für die Einschätzung des Schweregrades sind Anzahl, Dichte, Tiefe und Verteilung der Falten ausschlaggebend. In der klinischen Praxis wird eine ausführliche Dokumentation des Befundes nicht möglich sein, so daß der Ausprägungsgrad sich am klinischen Gesamteindruck orientieren muß.

Gesichtsblässe. Auch die Gesichtsblässe wird als charakteristisch für das atopische Ekzem angesehen [9, 10, 17, 27]. Pathogenetisch liegt ihr, wie auch dem weißen Dermographismus, eine Vasokonstriktion kleiner Blutgefäße zugrunde. Der Vergleich einer durch Glasspateldruck anämisierten Hautpartie mit dem übrigen Hautkolorit erleichtert die Beurteilung und graduelle Einschätzung. Gesichtsblässe wurde häufiger bei Kindern [14, 32] und kaukasischen Patienten [25, 32] beobachtet. Andere konstitutionelle Gegebenheiten können den Ausprägungsgrad dieses Stigma beeinflussen. Die Schweregradeinteilung unterliegt dem klinischen Gesamteindruck und ist bislang nicht standardisiert.

Periokuläre Schatten (Abb. 5). Das Vorhandensein periokulärer Schatten wird als relevantes Stigma sowohl für atopisches Ekzem als auch für allergische Rhinitis angesehen [10, 18]. Periokuläre Schatten sind durch eine beständige, unscharf begrenzte, graublaue bis bräunliche Verfärbung insbesondere unterhalb der Unterlider gekennzeichnet. Pathogenetisch wurde das Auftreten mit dem atopischen Lidekzem in Zusammenhang gebracht und als sekundäre Hyperpigmentierung interpretiert [10]. Im Rahmen der allergischen Rhinitis sollen chronische ödematöse Veränderungen für die Verfärbung verantwortlich sein [18]. Im eigenen Untersuchungskollektiv war dieses Stigma auch sowohl mit einem atopischen Ekzem als auch mit einer allergischen Rhinokonjunktivitis signifikant positiv assoziiert. Die Schweregradeinschätzung erfolgt wiederum nach dem klinischen Gesamteindruck.

Sebostase (Abb. 6). Trockene Haut ist eine conditio sine qua non des atopischen Ekzems [10, 27]. Sie kann klinisch durch eine zigarettenpapierartige Fältelung und feine weißliche Schuppung auffallen. Trockene Haut per se kann Anlaß zu starkem Juckreiz und ekzematösen Veränderungen insbesondere bei älteren Menschen geben (Eczema craquelé). Die Trockenheit und die damit verbundene Rauhigkeit der Haut kann am besten eingeschätzt werden, wenn man über prädisponierte Areale wie die Oberarm- oder Oberschenkelstreckseiten des Patienten hinwegstreicht. Durch unterschiedliche Methoden ist es möglich, die mit der Trockenheit verbundenen Charakteristika, wie die Rauhigkeit, den erhöhten transepidermalen Wasserverlust, die verminderte Talg- und Schweißproduktion oder die verminderte Wasserbindungskapazität

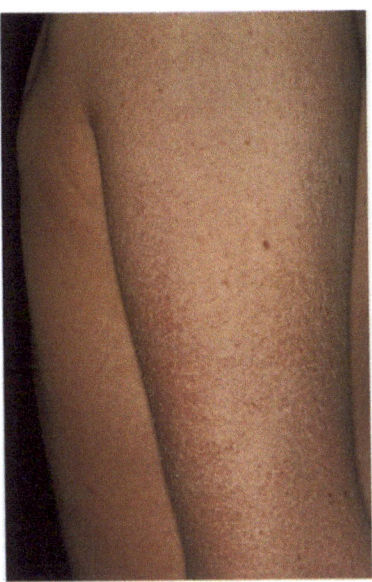

Abb. 6. Trockene Haut

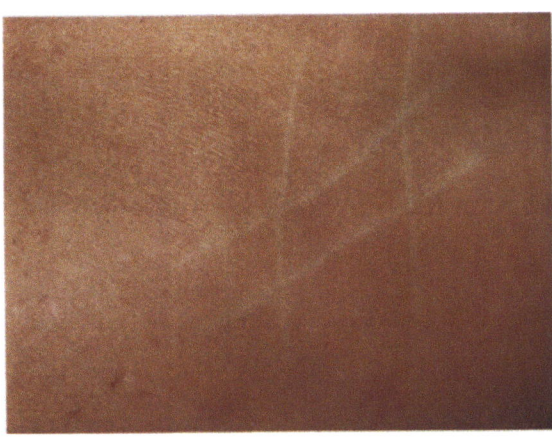

Abb. 7. Weißer Dermographismus

■ **Weißer Dermographismus** (Abb. 7). Der weiße Dermographismus ist eines der ältesten [15] und bezüglich des Zusammenhangs mit atopischem Ekzem am häufigsten zitierten Atopiestigmata [9, 10, 27, 28]. Pathophysiologisch liegt ihm eine abnorme Gefäßreaktion auf mechanischen Reiz zugrunde. Ein weißer Dermographismus wurde häufiger auf läsionaler Haut von Ekzematikern beobachtet [14, 38]. Er findet sich aber auch bei Normalpersonen und ebenfalls gehäuft bei Patienten mit respiratorischen allergischen Erkrankungen, so daß dieses Phänomen nicht ausschließlich als Sekundärreaktion einer durch chronischen Entzündungsreiz geschädigter Haut begriffen werden kann. Vielmehr scheint eine multifaktorielle Genese vorzuliegen, bei der die atopische Prädisposition ebenso wie Entzündungsreaktionen eine entscheidende Rolle spielen. Der Dermographismus wird mit einem geeigneten stumpfen Instrument (Spatel, Stift o.ä.) an geeigneter Stelle (Arme, Rücken) unter möglichst konstantem Druck strichförmig geprüft. Der Test ist von vielen äußeren Faktoren abhängig und kann durch entsprechende Medikation (z.B. Antihistaminika, Kortikosteroide) ähnlich wie der Pricktest beeinflußt werden. Während beim regelrechten roten Dermographismus eine klassische Dreifachreaktion nach Lewis [39] abläuft (Initialrötung, leicht urtikarielle Reaktion, Reflexerythem), wird die initiale Rötung beim weißen Dermographismus nach ca. 15–60 Sekunden durch eine Weißfärbung ersetzt [39]. Weißer Dermographismus war in unserem Untersuchungskollektiv als einziges Stigma sowohl mit atopischem Ekzem als auch mit Heuschnupfen und Asthma signifikant positiv assoziiert.

zu messen. Für die tägliche Routine wird man aber auf den klinischen Eindruck zurückgreifen.

Wie für I-Hand und I-Fuß wird eine Assoziation zwischen Sebostase und atopischem Ekzem bzw. Ichthyosis vulgaris diskutiert [36]. Wie bereits angesprochen, gibt es aber ultrastrukturellen Befunden zufolge keinen Anhalt für eine gehäufte Koinzidenz von autosomal dominanter Ichthyosis vulgaris und atopischem Ekzem [8]. Dementsprechend sollte auch die Sebostase als unabhängig mit diesen Erkrankungen assoziiert betrachtet werden. Bei der Einschätzung der Sebostase müssen zahlreiche individuelle und allgemeine Einflußfaktoren berücksichtigt werden (Alter, Beruf, Klima, Jahreszeit).

Prävalenz

Im Rahmen einer Untersuchung zum Vergleich von Ost- und Westdeutschland wurde 1994 das Vorhandensein und der Ausprägungsgrad von neun Atopiestigmata im Rahmen einer dermatologischen Untersuchung bei 1507 unselektierten 5–7jährigen Vorschulkindern bestimmt. Tabelle 3 gibt die Häufigkeiten mit Ausprägungsgrad wieder.

In derselben dermatologischen Untersuchung wurde auch die Prävalenz des atopischen Ekzems bestimmt. 11,3% der Kinder litten zum Untersuchungszeitpunkt unter einem atopischen Ekzem. Anamnestisch wurde die kumulative In-

Tabelle 3. Prävalenz von Atopiestigmata (%) bei 1507 Vorschulkindern nach Ausprägungsgrad

Stigma	Ausprägungsgrad			
	Nicht vorhanden	Schwach	Mäßig	Stark
Tiefreichender Haaransatz	24,2	52,0	14,1	9,8
Dennie-Morgan-Falte	37,3	33,5	27,0	2,2
Hertoghe-Zeichen	88,4	9,0	2,1	0,4
Ichthyosis-Hand	64,9	24,6	8,2	2,3
Ichthyosis-Fuß	73,3	17,2	6,2	3,3
Gesichtsblässe	80,0	15,1	4,2	0,7
Periokuläre Schatten	53,7	31,2	13,1	1,9
Sebostase	39,3	34,9	20,3	5,5
Weißer Dermographismus	74,1		25,9	

Tabelle 4. Häufigkeit von Atopiestigmata bei Patienten mit atopischem Ekzem und Kontrollen (Literaturübersicht)

Autor Quelle N: Patienten (Kontrollen) Stigma	Eigene Ergebnisse [30] 171 (777)	Przybilla [26] 34 (23)	Diepgen [5] 110 (527)	Uehara [33, 34] 300 (300) 100 (20)	Svensson [32] 47 (47)	Kang [14] 372 (213)
Tiefreichender Haaransatz	88,3 (72,1) ns	88,0 (52,0)*				
Dennie-Morgan-Falte	76,0 (61,7)*	82,0 (13,0)*	57,0 (17,0)*	25,0 (2,0) ng	60,0 (38,0)*	
Hertoghe-Zeichen	21,6 (8,0)*	68,0 (44,0)*	39.0 (1,0)*			
Ichthyosis-Hand	61,8 (29,4)*	88,0 (48,0)*	49,0 (6,0)*			49,0 (9,0)*
Ichthyosis-Fuß	48,2 (22,0)*	74,0 (30,0)*				
Gesichtsblässe	32,2 (18,7)*	85,0 (13,0)*			64,0 (32,0)*	22,0 (4,0)*
Periokuläre Schatten	63,7 (44,7)*	85,0 (26,0)*			47,0 (32,0) ns	55,0 (7,0)*
Sebostase	90,6 (57,7)*	74,0 (31,0)*	96,0 (25,0)*		98,0 (34,0)*	65,0 (18,0)*
Weißer Dermographismus	50,3 (23,2)*	38,0 (4,0)*		86,0 (18,0) ng	100 (100)	60,0 (34,0)*

* $p<0,05$; *ns*, nicht signifikant; *ng*, nicht angegeben.

zidenz von Heuschnupfen mit 2,4% und die von Asthma mit 2,2% angegeben.

Der Vergleich mit Angaben aus der Literatur zeigt, daß tendenziell für alle Atopiestigmata höhere Prävalenzen bei Patienten mit atopischem Ekzem als bei Kontrollpersonen gefunden wurden. Die meisten dieser Unterschiede waren signifikant auf dem 5%-Niveau. Für die einzelnen Prävalenzen wurden aber z.T. sehr unterschiedliche Werte gefunden, weswegen verschiedene Charakteristika der untersuchten Kollektive berücksichtigt werden müssen. Neben der Altersverteilung und der absoluten Größe der Untersuchungsgruppen spielt vor allem die Auswahl der Kontrollgruppe eine entscheidende Rolle. Die Selektionskriterien für Kontrollen reichten von Personen mit negativer Eigen- und Familienanamnese bezüglich atopischer Erkrankungen und negativem Pricktest bis zu Patienten mit anderen Dermatosen als einem atopischen Ekzem.

Beziehung zwischen Atopiestigmata und anderen Manifestationen einer atopischen Diathese

Tabelle 5 stellt die Prävalenzen der einzelnen Atopiestigmata (alle Ausprägungen zusammengefaßt) für Kinder mit unterschiedlichen atopischen Erkrankungen und Nicht-Atopiker zusammen.

Zum Vergleich mit anderen Manifestationen einer atopischen Diathese wurden die vierklassigen Merkmale der Atopiestigmata zu dichotomen Variablen zusammengeführt, wobei die

Tabelle 5. Prävalenz von Atopiestigmata (%) bei Vorschulkindern mit atopischen Erkrankungen

Stigma	Kontrollen* n=777	Atopisches Ekzem n=171	Heuschnupfen n=56	Asthma n=35	Mindestens eine atopische Erkrankung n=253
Tiefreichender Haaransatz	72,1	88,3	77,1	78,8	85,1
Dennie-Morgan-Falte	61,7	76,0	80,0	78,8	75,7
Hertoghe-Zeichen	8,0	21,6	8,6	27,3	20,7
Ichthyosis-Hand	29,4	61,8	37,1	54,5	56,6
Ichthyosis-Fuß	22,0	48,2	28,6	51,5	43,4
Gesichtsblässe	18,7	32,2	34,3	24,2	30,6
Periokuläre Schatten	44,7	63,7	65,7	60,6	62,6
Sebostase	57,7	90,6	60,0	81,8	84,6
Weißer Dermographismus	23,2	50,3	48,6	42,4	46,8

* Kontrollen ohne atopische Erkrankung und mit negativem Pricktest auf Gräser-, Birken-, Beifußpollen, Alternaria, Katze, Hausstaubmilbe, Milch, Ei

Tabelle 6. Assoziation zwischen Atopiestigmata und atopischen Erkrankungen (Odds ratio) bei Vorschulkindern

Stigma	Atopisches Ekzem n=171	Heuschnupfen n=56	Asthma n=35	Mindestens eine atopische Erkrankung n=253
Tiefreichender Haaransatz	1,41	0,94	1,20	1,31
Dennie-Morgan-Falte	2,96*	1,27	3,02*	2,81*
Hertoghe-Zeichen	3,80*	1,09	2,77	3,08*
Ichthyosis-Hand	2,79*	1,44	1,95	2,41*
Ichthyosis-Fuß	2,32*	2,96*	2,20	2,29*
Gesichtsblässe	2,91*	1,82	1,25	2,75*
Periokuläre Schatten	2,10*	3,47*	2,16*	2,50*
Sebostase	5,48*	1,33	2,79*	4,40*
Weißer Dermographismus	3,43*	2,81*	2,16*	3,07*

* Signifikant auf dem 5% Niveau

Klassen nicht und schwach ausgeprägt, sowie mäßig und stark ausgeprägt zusammengefaßt wurden. Als Effektschätzer für eine Assoziation wurden jeweils in den Gruppen für verschiedene atopische Erkrankungen und für einzelne Atopiestigmata Odds ratios berechnet. Eine signifikante Assoziation (*) wurde angenommen, wenn das 95%-Konfidenzintervall die 1 nicht einschließt.

Grundsätzlich wird deutlich, daß die Atopiestigmata mit einem atopischen Ekzem und weniger mit den respiratorischen atopischen Erkrankungen assoziiert sind (Tabelle 6). Mit einem atopischen Ekzem haben Sebostase, weißer Dermographismus und Hertoghe-Zeichen die stärkste Assoziation. Weißer Dermographismus scheint die allgemeine atopische Diathese am besten widerzuspiegeln, da es als einziges Stigma mit allen drei atopischen Erkrankungen signifikant positiv assoziiert ist. Für Heuschnupfen haben periokuläre Schatten und I-Fuß Bedeutung, während Dennie-Morgan-Falte und Sebostase signifikant mit Asthma assoziiert sind.

Validierung der Atopiestigmata beim atopischen Ekzem.
Bei den meisten Atopiestigmata korrelierte der Ausprägungsgrad mit einer zunehmenden Prävalenz des atopischen Ekzems in den einzelnen Kategorien. Diese Beziehung wurde statistisch mit dem Mantel-Haenszel-Test für linearen Trend überprüft, die Ergebnisse sind in Tabelle 7 wiedergegeben. Die Ergebnisse können zur Validierung der Schweregradeinteilung der Stigmata herangezogen werden.

Tabelle 7. Prävalenz des atopischen Ekzems (%) bei 1507 Vorschulkindern nach Ausprägungsgrad der Atopiestigmata

Stigma	Ausprägungsgrad der Stigmata				Test für Trend (p-Wert)
	Nicht vorhanden	Schwach	Mäßig	Stark	
Tiefreichender Haaransatz	5,5	12,8	15,6	12,2	0,00245
Dennie-Morgan-Falte	7,3	8,3	19,2	30,3	0,00001
Hertoghe-Zeichen	10,1	18,4	31,3	33,3	0,00001
Ichthyosis-Hand	6,7	18,4	23,6	23,5	0,00001
Ichthyosis-Fuß	8,0	20,1	20,4	22,0	0,00001
Gesichtsblässe	9,6	15,9	28,6	9,1	0,00001
Periokuläre Schatten	7,7	14,0	18,8	20,7	0,00001
Sebostase	2,7	9,9	23,5	36,1	0,00001

Scores

Score-Systeme, die einzelne Kriterien wie die Atopiestigmata und andere Charakteristika zusammenfassen und gewichten, sollen eine gewisse diagnostische Sicherheit und Standardisierung ermöglichen. Solche Scores sind für das atopische Ekzem und die atopische Hautdiathese, nicht aber für die atopische Diathese im allgemeinen aufgestellt worden.

Hanifin und Rajka publizierten 1980 [9] ihre Kriterien zur Diagnose eines atopischen Ekzems. Sie unterscheiden vier Haupt- und 24 Nebenkriterien. Unter letzteren finden sich auch Atopiestigmata wie Sebostase, Dennie-Morgan-Falte, periokuläre Schatten und Gesichtsblässe. Zusätzlich gehen Informationen der Eigen- und Familienanamnese, subjektive Symptome und Ergebnisse von Haut- und Labortests ein. Mindestens je drei Haupt- und Nebenkriterien müssen zur Diagnosesicherung vorhanden sein.

Diepgen [7] stellte, basierend auf dem Vergleich eines Kollektivs von 427 Patienten (Durchschnittsalter 23 Jahre) mit aktuellem atopischem Ekzem und einem Kontrollkollektiv ohne aktuellen oder anamnestischen Hinweis auf ein atopisches Ekzem (n=628, Durchschnittsalter 26 Jahre), einen Atopiescore vor, der nach entsprechender statistischer Auswertung 19 Kriterien beinhaltet. Je nach Stärke der statistischen Assoziation wurden für diese Kriterien 1–3 Punkte vergeben, was in der Gesamtsumme zu einem maximalen Score von 32 Punkten führt.

Atopie-Score nach Diepgen:
- **1 Punkt:** Perlèche, Milchschorf, positive Familienanamnese (Beugenekzem), Gesichtsblässe oder -erythem, Keratosis pilaris, Nahrungsmittelunverträglichkeit, allergische Rhinitis in der Eigenanamnese, allergisches Asthma in der Eigenanamnese, Metallunverträglichkeit, Lichtscheu
- **2 Punkte:** Pityriasis alba, Dennie-Morgan-Falte, Hertoghe-Zeichen, I-Hand, Ohrrhagaden
- **3 Punkte:** Sebostase, Juckreiz beim Schwitzen, weißer Dermographismus, Wollunverträglichkeit

Ab einem Summenscore von 7 Punkten ist eine atopische Hautdiathese möglich, ab 10 Punkten kann sie als gesichert angesehen werden. Einschränkend muß erwähnt werden, daß dieser Score definitionsgemäß eine atopische Hautdiathese und nicht eine atopische Veranlagung im allgemeinen erfaßt. Dementsprechend finden sich unter den Kontrollpersonen auch solche mit positiver Eigenanamnese bezüglich allergischer Rhinitis und allergischem Asthma bzw. solche mit positivem Phadiatop-Test.

Zusammenfassende Beurteilung

Die atopische Diathese entwickelt sich auf dem Boden einer genetischen Prädisposition und ist durch eine Überempfindlichkeit der Haut und Schleimhäute gegenüber häufigen zu Soforttypreaktionen führenden Allergenen, eine erhöhte IgE-Syntheseleistung oder eine veränderte unspezifische Reaktivität gekennzeichnet. Geeignete Parameter zur Erfassung der atopischen Diathese sind die Eigenanamnese bezüglich atopischer Erkrankungen, der Nachweis spezifischer IgE-Antikörper mittels Pricktest oder In-vitro-Verfahren, Atopiestigmata und indirekt die Familienanamnese. Im allgemeinen sind die Atopiestigmata eher mit einem atopischen Ekzem und damit der atopischen Hautdiathese verbunden, während der Nachweis allergenspezifischer IgE-Antikörper für die respiratorischen atopischen Erkrankungen aussagekräftiger ist. Für die Erfassung der atopischen Hautdiathese sind Score-Systeme entwickelt worden, die eine Beurteilung unter Berücksichtigung zahlreicher relevanter Parameter erlauben.

Literatur

1. Clendenning WE, Clack WE, Ogawa M, Ishizaka K (1973) Serum IgE studies in atopic dermatitis. J Invest Dermatol 61:233-236
2. Coca AF, Cooke RA (1923) On the classification of the phenomena of hypersensitivity. J Immunol 8:163-182
3. Cooke RA, van der Veer A Jr. (1916) Human sensitisation. J Immunol 1:201-305
4. Cooke RA (ed) (1947) Allergy in theory and practice. Philadelphia, Saunders 12
5. Diepgen TL, Fartasch M, Hornstein OL (1989) Evaluation and relevance of atopic basic and minor features in patients with atopic dermatitis and in the general population. Acta Derm Venereol (Stockh) Supp 144:50-54
6. Diepgen TL, Fartasch M, Hornstein OL (1991) Kriterien zur Beurteilung der atopischen Hautdiathese. Dermatosen 39:79-83
7. Diepgen T (1991) Die atopische Hautdiathese. Gentner, Stuttgart
8. Fartasch M, Diepgen TL, Hornstein OL (1989) Atopic dermatitis - ichthyosis vulgaris - hyperlinear palms - an ultrastructural study. Dermatologica 178:202-205
9. Hanifin JM, Rajka G (1980) Diagnostic features of atopic dermatitis. Acta Derm Venereol (Stockh) Supp 92:44-47
10. Hanifin JM (1988) Atopic dermatitis. In: Middleton E, Reed CE, Ellis EF, Adkinson NF, Yunginger JW (eds) Allergy. Principles and practice. 3rd ed. Mosby, St Louis 1403-1428
11. Herbert FA, Salkie ML (1982) Sensitivity to hymenoptera in adult males. Ann Allergy 48:12-13
12. Huber P, Schmid P, Hoigné R, Müller U (1983) Atopie und generalisierte allergische Reaktionen auf Insektenstiche. Schweiz Med Wschr 113:1863-1865
13. Jarisch R, Zajc J, Buzath A (1982) The risk of sensitization of non-allergic persons to bee venom. Arch Dermatol Res 273:173-174
14. Kang K, Tian R (1987) Atopic dermatitis. An evaluation of clinical and laboratory findings. Int J Dermatol 26:27-32
15. Korting GW (1954) Zur Pathogenese des endogenen Ekzems. Thieme, Stuttgart
16. Leutgeb C, Bandmann HJ, Breit R (1972) Handlinienmuster, Ichthyosis vulgaris und Dermatitis atopica. Arch Dermatol Forsch 244:354-356
17. Lobitz WC, Dobson RL (1956) Physical and physiological clues for diagnosing eczema. JAMA 161:1226-1229
18. Marks MB (1966) Allergic shiners. Dark circles under the eyes in children. Clin Pediatr 5:655-658
19. Marks MB (1967) Physical signs of allergy of the respiratory tract in children. Ann Allergy 25:310-317
20. Mevorah B, Marazzi A, Frenk E (1985) The prevalence of accentuated palmoplantar markings and keratosis pilaris in atopic dermatitis, autosomal dominant ichthyosis and control dermatological patients. Br J Dermatol 112:679-685
21. Miyachi S, Lessof MH, Kemeny DM, Green LA (1979) Comparison of the atopic background between allergic and non-allergic beekeepers. Int Arch Allergy Appl Immunol 58:160-166
22. Morgan DB (1948) A suggestive sign of allergy. Arch Dermatol 57:1050
23. Norins AL (1971) Atopic dermatitis. Pediatr Clin North Am 18:801-838
24. Prausnitz C, Küstner H (1921) Studien über die Überempfindlichkeit. Zentralbl Bakt Parasit Infekt 86:160
25. Przybilla B, Ring J, Enders F, Winkelmann H (1991) Stigmata of atopic constitution in patients with atopic eczema or atopic respiratory disease. Acta Derm Venereol (Stockh) 71:407-410
26. Przybilla B (1991) Stigmata of the atopic constitution. In: Ruzicka T, Przybilla B, Ring J (eds) Handbook of atopic eczema. Springer, Berlin 31-45
27. Rajka G (1989) Essential aspects of atopic dermatitis. Springer, Berlin
28. Ring J (1988) Angewandte Allergologie. 2.Auflage, MMV, München
29. Ring J (1983) Was ist Atopie? In: Braun-Falco O, Burg G (Hrsg) Fortschritte der praktischen Dermatologie und Venerologie. Bd. X. Springer, Berlin 103-111
30. Schäfer T, Behrendt H, Ring J. Prevalence of stigmata of atopic constitution in children and its association to manifestations of atopy. In Vorbereitung
31. Sherman WB (1968) Atopy. In: Sherman WB (ed) Hypersensitivity, mechanisms and management. Philadelphia, Saunders 52-53
32. Svensson A, Edman B, Möller H (1985) A diagnostic tool for atopic dermatitis based on clinical criteria. Acta Derm Venereol (Stockh) Suppl 114:33-40
33. Uehara M, Ofuji S (1977) Abnormal vascular reactions in atopic dermatitis. Arch Dermatol 113:627-629

34. Uehara M (1981) Infraorbital fold in atopic dermatitis. Arch Dermatol 117:627–629
35. Uehara M, Hayashi S (1981) Hyperlinear palms. Association with ichthyosis and atopic dermatitis. Arch Dermatol 117:490–491
36. Uehara M (1985) Clinical and histological features of dry skin in atopic dermatitis. Acta Derm Venereol (Stockh) 114:82–86
37. Wahn U (1994) Persönliche Mitteilung
38. Whitfield A (1938) On the white reaction (white line) in dermatology. Br J Dermatol 50:71–82
39. Wong RC, Fairley LA, Ellis CN (1984) Dermographism: A review. J Am Acad Dermatol 11:643–652

KAPITEL 18 Das Öko-Syndrom (Multiple chemical sensitivity) und verwandte Syndrome

J. RING, C. TRIENDL, H. BEHRENDT und S. BORELLI

Das Thema Umwelt und deren Auswirkungen auf die menschliche Gesundheit wird derzeit mit starker politisch-emotionaler Überlagerung von den Medien behandelt.

Allergische Erkrankungen aus dem atopischen Formenkreis haben in den letzten drei Jahrzehnten deutlich zugenommen [3, 73, 130, 152, 184, 198, 203, 238, 246, 254]. Die Ursache dieser Häufigkeitszunahme ist nicht eindeutig geklärt. In den letzten Jahren ist vor allem die Diskussion einer möglichen Beziehung zwischen Umweltverschmutzung und Allergieentstehung ins Zentrum der wissenschaftlichen Grundlagenforschung und in den Blickpunkt der Öffentlichkeit gerückt [14, 27, 44, 165, 170, 182, 186].

Diesem Trend entsprechend suchen immer mehr Patienten in dem Bewußtsein den Arzt auf, gegen Umweltschadstoffe „allergisch" bzw. damit „vergiftet" [44, 125, 170, 185, 230, 257] zu sein.

In Anlehnung an die aus den USA kommende Bewegung der „klinischen Ökologie", wonach jegliche Art von Störung des Wohlbefindens, insbesondere psychische Störungen, als eine „Überempfindlichkeit gegen Umweltschadstoffe" angesehen wird [173], haben wir bereits vor ca. 10 Jahren für diese Patientengruppe mit polysomatischen Beschwerden bei vermuteter Allergie gegen Umweltschadstoffe die Arbeitsdiagnose „klinisches Ökologie-Syndrom" („Öko-Syndrom") vorgeschlagen [185, 189].

Verschiedene andere Autoren und Institutionen haben diese unspezifischen polysomatischen Beschwerdekomplexe zu einer Vielzahl von „beschreibenden Syndromen" zusammengefaßt, deren Unterscheidungskriterien selbst für „Experten" eine Herausforderung darstellen. Tabelle 1 zeigt eine nur unvollständige Begriffsauswahl ähnlicher oder identischer Symptomkomplexe, welche in der wissenschaftlichen Literatur als auch in der Laienpresse Verwirrung und Unsicherheit stiften.

Die zumeist nicht objektivierbaren, geschilderten Beschwerden des Öko-Syndroms können grob in Haut- und Schleimhautsymptome, neurologische und allgemeine Symptome gegliedert werden (Tabelle 2) [185, 195, 230]. Bei vielen Patienten steht eine panische Angst vor der Umwelt im Vordergrund, welche sich in einem exzessiven Meidungsverhalten gegenüber Chemikalien, Nahrungsmitteln, Arzneimitteln, Duftstoffen bzw. Gerüchen äußert [12, 121, 185, 230, 257]. War es früher vorwiegend die Außenluftverschmutzung, rückt nun zunehmend auch die Innenraumluft als Verursacher von Gesundheitsschäden in den Vordergrund [24, 59, 123, 162, 187, 204, 241–244, 249].

Derartig Betroffene fühlen sich häufig nicht ernst genommen und haben eine Odyssee von Arztbesuchen mit teilweise unwissenschaftlichen diagnostischen und therapeutischen Verfahren vorzuweisen. Bei vielen Patienten werden psychiatrische bzw. psychosomatische Diagnosen erhoben, welche typischerweise vom Betroffenen nicht akzeptiert werden [5, 35, 94, 179, 183, 185, 195, 212, 218, 257]. Es ist zwar nicht geklärt, ob es sich bei den psychischen Auffällig-

Tabelle 1. Öko-Syndrom: Identische bzw. verwandte Syndrome

- Multiple Chemikalien-Sensitivität (MCS)
- Multiorgan-Dysästhesie
- „Idiopathische umweltbezogene Unverträglichkeit" [34]
- „Environmental Illness" [230]
- „Allergie gegen das 20. Jahrhundert" [14, 44, 224]
- „Totales Allergie-Syndrom" [165, 224]
- „Sick-Building-Syndrom" [249]
- „Chronic Fatigue Syndrome" [105]
- „Candidiasis Hypersensitivity Syndrome",
- „Candidiasis", „Yeast Connection" [62, 236]
- „Holzschutzmittelsyndrom" [137]
- „Wohngiftsyndrom" [257]
- „Toxikopie" [121]

Tabelle 2. Öko-Syndrom: Häufige Beschwerden

Neurologische Symptome	Haut- und Schleimhautsymptome	Allgemeine Beschwerden
Müdigkeit, Abgeschlagenheit, Kopfschmerzen, Schwindel, Konzentrationsstörungen, Übelkeit, Schlafstörungen, psychische Auffälligkeiten (Verwirrtheit, Angst, Gedächtnisstörungen, Reizbarkeit, Depression)	Juckreiz, Brennen der Haut, Augenreizungen, trockener Hals, Nasenlaufen, Atemnot	**Gastrointestinal:** Durchfall, Verstopfung, Blähungen, Magenschmerzen, Übelkeit **Herz-Kreislauf:** Herzschmerzen, Herzrasen, Angst-/Beklemmungsgefühl, Atemnot **Grippale Symptome:** Leichtes Fieber, Gelenkbeschwerden

keiten um Ursache oder Folge des Krankheitsbildes handelt, jedoch herrscht Einigkeit darüber, daß diese Patienten einem starken Leidensdruck ausgesetzt sind und dringend Hilfe brauchen [34, 110, 185, 186, 205].

Im ersten Teil dieses Kapitels werden die Besonderheiten einiger bedeutender „Syndrome" sowie vermutete ätiopathogenetische Grundlagen herausgearbeitet. Die im zweiten Teil checklistenartig dargestellte Empfehlung für das diagnostische und therapeutische Vorgehen kann im Umgang mit Öko-Syndrom-Patienten wertvolle Hilfestellung leisten.

Building-Related-Illness (BRI)

Die sog. Building-Related-Illness muß von den erwähnten unspezifischen Symptomkomplexen streng abgegrenzt werden. Hierbei handelt es sich um wissenschaftlich gesicherte spezifische Krankheiten, denen eindeutig erkennbare gebäudebedingte Ursachen zugeordnet werden können. Klassische Vertreter der BRI sind Infektionserkrankungen und Allergien [45, 78, 207, 244] (Tabelle 3).

Zu den häufigsten aerogen übertragenen Infektionserregern in Innenräumen zählen die durch infizierte Personen übertragenen Viren (Influenza, Masern, Varizellen, etc.) und Bakterien (Streptokokken, Staphylokokken, Bordetella pertussis, Corynebacterium diphtheriae, etc.). Insbesondere überfüllte, schlecht belüftete und mechanisch ventilierte Räume bedeuten ein erhöhtes Risiko, an Infektionen des Respirationstraktes zu erkranken und gehen im Arbeitsbereich mit einer erhöhten Zahl an Krankheitstagen einher. In Krankenhäusern und medizinischen Einrichtungen kommt der Übertragung von Mycobacterium tuberculosis und Legionellen wieder vermehrte Bedeutung zu [78, 207].

Die wichtigsten immunologischen Reaktionsmuster sind die IgE-vermittelte Allergie vom Sofort-Typ, die exogen-allergische Alveolitis (Befeuchterlunge) und Ekzemreaktionen [188]. Bei letzteren sollte neben der Abklärung klassischer Typ-IV-Sensibilisierungen auch an die mögliche Verschlechterung bzw. Auslösung eines atopischen Ekzems durch Aeroallergene (z.B. Hausstaubmilbe, Tierhaarallergene) gedacht werden [46, 64, 171, 240, 244, 245].

Sick-Building-Syndrome (SBS)

Nach internationaler Konvention [157, 249] wird dann von einem SBS gesprochen, wenn bei mehr als 10–20% der Beschäftigten eines Gebäudes Befindlichkeitsstörungen, bestehend aus Schleimhaut- und Hautreizungen sowie unspezifischen neurologischen Beschwerden auftreten, die nach Verlassen des Gebäudes rasch wieder nachlassen. Die von den Beschäftigten vermuteten Zusammenhänge zwischen Exposition und Beschwerden können meist nicht widerlegt, jedoch auch nicht bewiesen werden. Sämtliche meßbaren Größen befinden sich in der Regel im nicht gesundheitsschädigenden Bereich. Erst das Zusammentreffen mehrerer Faktoren, d.h. mehrerer Noxen in Kombination, führt zum Auftreten der Beschwerden, wobei Interaktionen zwischen physikalischen, chemischen und biologischen Expositionsfaktoren sowie psychologische Faktoren (Tabelle 3) zur Entstehung des SBS beitragen können. Betroffen sind vorwiegend Beschäftigte in öffentlichen Gebäuden und Großraumbüros, in denen hochtechnisierte Heizungs- und Lüftungssysteme jegliche individuelle Einflußmöglichkeit auf das Arbeitsumfeld verwehren. Hinzu kommt ein Sammelsurium an potentiellen Schadstoffen aus Quellen wie Computer, Laserdrucker, Fotokopiermaschinen, Ko-

Tabelle 3. Wichtige Unterscheidungskriterien zwischen Building Related Illness, Sick-Building-Syndrom und Öko-Syndrom

	Building Related Illness	Sick-Building-Syndrom	Öko-Syndrom (MCS) und andere „Syndrome"
Unterscheidungsmerkmale per definitionem	Symptome sind eindeutig gebäudeassoziiert, können bei einzelnen oder mehreren Personen auftreten	Mindestens 10–20% der Beschäftigten eines Gebäudes müssen betroffen sein	Eine das Individuum betreffende Störung, welche auf niedrigdosierte Umweltschadstoffe zurückgeführt wird, die von der Durchschnittsbevölkerung gut vertragen werden
Typische Beschwerden	Charakteristische und objektivierbare Symptome: z. B. Infektionen der oberen Luftwege, Pneumonien, allergische Symptome mit Asthma, Rhinokonjunktivitis, allergischem Kontaktekzem, Verschlechterung eines atopischen Ekzems	Vorwiegend Schleimhaut-(Augen, Nase, Rachen) und Hautirritationen, neurologische Beschwerden (Kopfschmerzen, Müdigkeit, Konzentrationsstörungen, Schwindel, etc.), selten internistische Beschwerden	Viele Organsysteme betroffen, diffuse psychische und physische Beschwerden
Pathophysiologische Mechanismen	Meist monokausal: – Infektion – Irritativ-toxische Reaktion (Dosis-Wirkungs-Beziehung) – Allergische oder pseudo-allergische Reaktion	Multifaktoriell. *Physikalische Faktoren:* Temperatur, Feuchtigkeit, Beluftung, Beleuchtung, Lärm, Vibration, Ionen, elektromagnetische Felder und Bildschirme, Fasern, etc. *Chemische Faktoren:* Tabakrauch, Stäube, flüchtige organische Verbindungen (VOC), Formaldehyd, Pestizide, Gerüche *Psychologische Faktoren:* Unbefriedigendes Arbeitsklima, Schwierigkeiten mit Kollegen/Vorgesetzten	Verschiedene wissenschaftlich unfundierte Hypothesen, z. B.: Überempfindlichkeit gegen Umweltschadstoffe (vorwiegend Chemikalien), vorausgegangenes Initialtrauma (häufiger Auslöser: „Gerüche"), fragliche psychiatrisch/psychosomatische Genese
Risikofaktoren	Atopie, ältere kranke Menschen, Immunsuppression	Atopie, Frauen, Klimaanlagen, psychosoziale Faktoren, Tätigkeit in niedriger Position	
Verlauf	Beschwerden bessern sich (Allergie) oder persistieren (Infektion) nach Verlassen des Gebäudes – zeitliche Korrelation wichtig und typisch!	Besserung nach Verlassen des Gebäudes Gefahr: Übergang in MCS (bei Einzelperson) oder „Mass Psychogenic Illness" (unspezifische organische und Angstsymptome greifen auf Großteil der Belegschaft über)	Beschwerden bei Kontakt mit unterschiedlichsten Chemikalien in verschiedensten Situationen und Lokalisationen Verlauf ungewiß (chronisch progredient)
Psyche	Nicht im Vordergrund	Psychisch-psychiatrische Faktoren nicht ursächlich	Starke psychische Beteiligung, primär oder sekundär?
Diagnostisches Vorgehen	Gezielte Labor- und allergologische Diagnostik, interdisziplinäre Zusammenarbeit erforderlich	Bei Verdacht: Sofort Handeln! Befragung und Diagnostik sämtlicher Betroffenen, Aufklärung der Firmenleitung, Gebäudebegehung durch Fachinstitut, nötige Messungen veranlassen	Vertrauensverhältnis Arzt-Patient, keine überstürzte überschießende Diagnostik, Ausschluß anderer Krankheiten, Ausschluß schädigender Expositionsquellen
Therapieansätze	Gezielter kausaler oder symptomatischer Therapieansatz, Beseitigung des pathogenen Auslösers, Gebäudesanierung	Nach abgeschlossenen Messungen öffentliche Auslegung, falls Handlungsbedarf konsequentes Vorgehen und Sanierung	Therapie nach individuellem Befund: Professionelle Hilfe erforderlich, Verständnisvolle Begleitung bei ganzheitsmedizinischem Ansatz, psychotherapeutische/psychiatrische Hilfe anbieten
Fehler vermeiden!	Daran denken!	Beschwerden nicht ignorieren, offene Gesprächsführung, keine Verzögerung des Handelns	Keine falschen Hoffnungen wecken, keine paramedizinischen Verfahren, nicht totales Meidungskonzept vorschlagen, Lebenshilfe – Gefahr der gesellschaftlichen/sozialen Isolation!

pierpapier bis hin zu vielfältigen Bau- und Innenraummaterialien. In der Mehrheit der internationalen Literatur herrscht Übereinstimmung, daß Klimaanlagen, weibliches Geschlecht, atopische Diathese und psychosoziale Faktoren, wie z. B. „Unzufriedenheit am Arbeitsplatz", Risikofaktoren für SBS darstellen [52, 81, 99, 108, 126, 216, 222].

Öko-Syndrom (Multiple Chemikalien-Sensitivität)

Die früheren Bezeichnungen des heute unter MCS geläufigen Krankheitsphänomens waren u. a. „Environmental Illness" [30, 134, 230], „Totales Allergie-Syndrom" [165, 224] und „Twentieth century disease" [14, 44, 224].

Der Begriff der „Multiplen Chemikalien-Sensitivität" wurde erstmals von dem Amerikaner Cullen 1987 [63] geprägt, welcher sie als eine erworbene, die einzelne Person betreffende Störung, die durch rezidivierende Symptome an mehreren Organsystemen charakterisiert ist, definierte. Die Symptome werden auf die Exposition gegen eine Vielzahl chemisch nicht verwandter Stoffe zurückgeführt, deren Konzentrationen weit unter denen liegen, die in der allgemeinen Bevölkerung für schädlich gehalten werden.

Eine Auswahl der häufigsten angeschuldigten Noxen findet sich in Tabelle 4 [13, 103, 173, 185, 230, 232]. Einige Autoren anamnestizierten bei ihren Patienten ein vorausgegangenes „Initialtrauma", in dessen Folge jeglicher Kontakt zu Industriechemikalien das unspezifische Beschwerdebild auslöst [6, 60, 114, 202]. Die Patienten fühlen sich in ihrem alltäglichen Leben stark beeinträchtigt, sie meiden Kleidungsgeschäfte, Supermärkte, Medikamente, Umweltchemikalien und diverse Nahrungsmittel. Gerüche jeglicher Art scheinen die Beschwerdesymptomatik zu triggern [63, 230]. Im Bestreben, den vielfältigen Schadstoffexpositionen auszuweichen, besteht die Gefahr, daß sich die Erkrankten aus dem gesellschaftlichen Leben zurückziehen, den Beruf verlieren und in eine soziale Isolation geraten [13, 34, 80, 163]. Die am häufigsten betroffene Personengruppe sind Frauen mittleren Alters mit höherem Bildungsniveau [13, 63, 80, 110, 195].

Die diagnostischen und therapeutischen Verfahren der „klinischen Ökologie" ähneln zwar bei oberflächlicher Betrachtung teilweise denen der Allergologie (wie z.B. „zytotoxischer Lebensmittelallergietest", „intrakutane und subkutane Allergen-Neutralisation", „IgG-Lebensmittelallergietest"), eine wissenschaftliche Grundlage dieser Tests wurde jedoch im Rahmen kontrollierter Studien widerlegt [9, 33, 61, 92, 97, 98, 109, 132, 136, 139, 170, 197, 231]. Tabelle 5 gibt eine Übersicht diverser unseriöser, „alternativer" diagnostischer und therapeutischer Verfahren beim Öko-Syndrom [30, 68, 84, 173, 185, 193, 196].

Im Rahmen eines internationalen Expertentreffens der WHO wurde für dieses Krankheitsbild auch die Bezeichnung „Idiopathische umweltbezogene Unverträglichkeiten" oder „Idiopathic Environmental Intolerances (IEI)" vorgeschlagen [34, 107], welche auch anderen als che-

Tabelle 4. Öko-Syndrom: Die häufigsten verdächtigten Auslöser

- Innenraumluftschadstoffe: Pestizide, Tabakrauch, Lösemittel, Formaldehyd, etc.
- Industriechemikalien
- Nahrungsmitteladditiva
- Arzneimittel
- Parfüm, Kosmetika, Kleidung
- Plastik, Chlor, Alkohole
- Kfz-Abgase, Benzin
- Ozon
- Ionisierende Strahlen
- Elektromagnetische Strahlen

Tabelle 5. Unseriöse alternative Verfahren beim Öko-Syndrom

- Zytotoxischer Nahrungsmitteltest
- Provokations-/Neutralisationsverfahren
- Autologe Urinbehandlung
- Hochdosierte Vitamin- und Mineraliengabe
- Sauerstoff-/Ozontherapie
- Gammaglobulininjektionen
- Schwitzbehandlungen, Sauna
- Chelatbildner (Entgiftung)
- Akupunktur
- Homöopathie
- Auraskopie
- Frischzellentherapie
- Wünschelrutengehen
- Aufsuchen elektromagnetischer Felder
- Spezialdiäten: z. B. Rotationsdiäten, Pilzkuren, Fasten

mischen Auslösern (z. B. Elektrosmog) gerecht wird. Diese Bezeichnung hat sich im öffentlichen Schrifttum bisher noch nicht durchgesetzt. Da es sich bei diesem unspezifischen Beschwerdebild nicht um ein nachgewiesenes Krankheitsbild mit erkennbaren Ursachen handelt [186], ist unserer Meinung nach der Name MCS falsch gewählt und sollte besser „vermutetes MCS" heißen.

Weitere subjektiv definierte, dem Öko-Syndrom verwandte Syndrome

Für klinisch nur marginal abweichende Beschwerdebilder sind neben MCS und Öko-Syndrom noch weitere Begriffe im Umlauf (Tabelle 6). Diese orientieren sich entweder nach dem im Vordergrund stehenden Symptom, wie z. B. „Chronic Fatigue Syndrome" [105, 122, 128] oder „Fibromyalgie-Syndrom" [177], oder der vermuteten ätiologischen Noxe, wie beispielsweise „Holzschutzmittelsyndrom" [137], „Wohngiftsyndrom" [257], „Candidiasis-Syndrom" [37, 57, 236] oder „Quecksilber-Amalgam-Syndrom" [94]. Tabelle 6 gibt einen Überblick über die im Vordergrund stehenden klinischen Merkmale und postulierte bzw. vermutete pathogenetische Auslöser einiger bedeutsamer „Syndrome" unserer Zeit.

Chronic Fatigue Syndrom (CFS). Als „Chronic Fatigue Syndrome" wird ein heterogenes Beschwerdebild mit dem Leitsymptom einer schweren, das alltägliche Leben stark beeinträchtigenden Müdigkeit von mindestens sechsmonatiger Dauer bezeichnet. Grippale Beschwerden wie z. B. Kopfschmerzen, arthralgische und myalgische Beschwerden, Lymphknotenschwellungen, leichtes Fieber, Halsschmerzen sowie neuropsychiatrische Symptome (Depressionen, Denkstörungen, Verwirrung) können vergesellschaftet sein [19, 105, 122, 128]. Gehäuft vorausgegangene virale Infektionen mit z. B. EBV, CMV und HHV6 [47, 71, 105, 234] und weitere unspezifische immunologische Abweichungen (abnormale Interferonproduktion und supprimierte Funktion natürlicher Killer-Zellen) wurden als ätiologische Faktoren diskutiert, sind jedoch für ein monokausales pathophysiologisches Konzept unzureichend [1, 19, 49, 65, 83, 85, 105, 119, 138, 234].

Mehrfach wurde beim CFS eine hohe Prävalenz psychischer Störungen, zumeist Depressionen und Somatisierungsstörungen nachgewiesen [85, 102, 127, 229, 248].

Die Frage, ob es sich hierbei um primäre oder sekundäre Störungen handelt bzw. inwieweit prädisponierende psychiatrische Störungen die Genese des CFS beeinflussen, blieb bisher ungeklärt [1, 91, 128, 142, 172]. Verhaltenstherapie kann die Symptome des CFS positiv beeinflussen, wobei sich die Empfehlung der körperlichen und seelischen Schonung negativ auf den Therapieerfolg auswirkt [54, 209].

Fibromyalgie-Syndrom. Ebenso schwer abgrenzbar ist dieses Syndrom, welches sich als

Tabelle 6. Dem Öko-Syndrom verwandte Syndrome unserer Zeit

	Leitsymptom(e)	Ätiopathogenetische Ansätze (hypothetisch)	Therapie (wissenschaftlich unfundiert)
Chronic Fatigue Syndrome	Extreme langdauernde Müdigkeit, neuropsychiatrische und grippale Symptome	Postviral: EBV, HHV6, CMV, Candidiasis	Antidepressiva nicht wirksam, psychotherapeutische/verhaltenstherapeutische Ansätze
Candida-Syndrom	Reizdarmsymptomatik bei nachweisbarer orointestinaler oder vaginaler Candidose	Candida-Toxine, allergische bzw. toxische Schäden, Immunschwäche	Anti-Pilz-Diät, systemische Antimykose, Verzicht auf Antibiotika, Steroide, etc.
Fibromyalgie-Syndrom	Muskuloskeletale Schmerzen und Steifheit mit schmerzhaften Gewebsdruckpunkten	Komplexe neurogene Entzündungsvorgänge, gestörte Schmerzregulation	Antidepressiva, Serotoningabe, Akupunktur, TENS
Quecksilber-Amalgam-Syndrom	Allergie, Bauchschmerzen, Energielosigkeit, körperliche Schwäche, Schwindel	Chronische Vergiftung mit Amalgam-Quecksilber durch Amalgam-Füllungen	Diverse Entgiftungsstrategien, z. B. Gabe von Komplexbildnern, Spurenelementen, radikale Amalgamentfernung

rheumatisches Krankheitsbild mit generalisierten Muskelschmerzen und Steifheit manifestiert. Typischerweise geben die Patienten an verschiedenen Körperstellen lokalisierte Schmerzdruckpunkte an. Weitere häufig genannte Beschwerden sind Gelenkschwellungen, gastrointestinale und neuropsychologische Beschwerden wie Müdigkeit, chronische Kopfschmerzen und Schlafstörungen [72, 177, 251, 258]. Die Ätiopathogenese ist sehr komplex und noch weitgehend unklar. Analog dem CFS werden vorausgegangene virale Infekte und unspezifische immunologische Abweichungen als Auslösemechanismus erwogen [56, 86, 87, 129, 153]. Diskutiert werden außerdem neurogene Entzündungsvorgänge in den Muskeln, Störungen der Schmerzregulation oder psychosomatische Störungen. Neben verhaltens- und bewegungstherapeutischen Ansätzen kommen Antidepressiva, Serotonin, Akupunktur sowie transkutane elektrische Nervenstimulation (*TENS*) zur Anwendung [177, 258].

Candida-Syndrom.
In diesem Zusammenhang sollte auch das von einigen Autoren postulierte „Candidiasis Hypersensitivity Syndrome" Erwähnung finden, welches für ein dem CFS gleichendes Beschwerdemuster verantwortlich gemacht wird [32, 37, 57, 226].

Anhänger dieses auch unter „Chronisches Candidiasis-Syndrom", „Candidiasis" und „Yeast Connection" geläufigen Phänomens führen eine Vielzahl unspezifischer Beschwerden auf immunologische Störungen durch intestinale und genitale Überwucherung mit Candida albicans zurück. Die typische Patientengruppe sind Frauen mit chronisch rezidivierender gastrointestinaler oder vaginaler Candidose, welche über Menstruationsbeschwerden und diverse unspezifische gastrointestinale, zentralnervöse und respiratorische Symptome klagen. Eingreifende Therapiemaßnahmen wie langdauernde systemische Antimykotikagabe und strenge Anti-Pilz-Diäten werden propagiert [62, 93, 236]. Weder für das ätiopathogenetische Modell noch daraus postulierte diagnostische und therapeutische Verfahren gibt es wissenschaftlichen Kriterien standhaltende Beweisführungen [10, 32, 69, 95, 179], so daß auch von offizieller Seite her die Entität des Candida-Syndroms in Frage gestellt und das „Krankheitsbild" als „spekulativ und unbewiesen" beurteilt wird [10]. Insbesondere wurde bereits vor 10 Jahren im Rahmen einer plazebokontrollierten Doppelblind-Studie der therapeutische Effekt einer systemischen Nystatingabe bei Patienten mit „Candidiasis" bzgl. systemischer und psychologischer Symptome widerlegt [69].

Quecksilber-Amalgam-Syndrom.
Ein weiteres Beispiel einer „noxenspezifischen" umweltassoziierten Erkrankung nicht objektivierbarer Natur ist die in den letzten Jahren postulierte chronische Quecksilbervergiftung durch Amalgam-Zahnfüllungen. Neben Befindlichkeitsstörungen und unspezifischen neurologischen und internistischen Symptomen werden auch Allergien und schwere neurologische Krankheitsbilder auf eine chronische Amalgambelastung zurückgeführt [66]. Da diesem Erklärungsmodell keinerlei wissenschaftliche Beweisführungen zugrunde liegen, sind aus medizinischer Sicht die propagierten, zum Teil höchst invasiven Diagnose- und Therapieverfahren (Tabelle 7) abzulehnen [94, 96, 101, 131, 218].

Keine nachweislichen Krankheitsentitäten

Die Abgrenzungsschwierigkeiten dieser Symptomenkomplexe kommen deutlich zum Ausdruck, wenn in der angloamerikanischen Literatur von Überlappung bzw. assoziiertem Vorkommen [32, 48, 58, 79, 86, 87, 115, 120, 129, 179] die Rede ist. Auch der Übergang von Sick-Building-Syndrom in MCS wurde beschrieben [13, 107, 214, 247].

Es ist davon auszugehen, daß die Gewichtung der Symptome und daher die Interpretation der Syndromkomplexe stark von der jeweiligen Fachrichtung beeinflußt wird. Ein psychiatrisch/neurologisch ausgerichteter Kollege würde daher eher die Diagnose „CFS" stellen, während ein Toxikologe „MCS", ein Mikrobiologe vielleicht „Candida-Syndrom" favorisieren würde.

Die Unsicherheit in der Namensgebung spiegelt den defizitären Erkenntnisstand zur Ätiopathogenese und dementsprechend zu Diagnostik und Therapie wider.

Alle hier beschriebenen „Syndrome" lassen sich jedoch auf einen gemeinsamen Nenner bringen, wenn man das Konzept einer vorwiegend subjektiv faßbaren „gesundheitlichen Störung durch Umweltschadstoffe" zugrunde legt. Der Begriff Öko-Syndrom wird dem Krankheitsphänomen auch insofern gerecht, da es sich ja nicht um eine gesicherte („MCS"), sondern um eine „vermutete" Chemikalien-Überempfindlichkeit handelt [186]. Um das vorherrschende diagnostische Dilemma zu entwirren, schlagen wir daher vor, dieses Krankheitsphänomen, welches von den Patienten auf den gemeinsamen Nenner „Überempfindlichkeit gegen Umweltschadstoffe" gebracht wurde, unter dem Arbeitstitel Öko-Syndrom zusammenzufassen [185, 189].

Pathophysiologische Erklärungsversuche und wissenschaftliche Ansätze

Immunologische Erklärungsmodelle.
Das Konzept der „chemischen Überempfindlichkeit" wurde in Anlehnung an die aus den USA stammende Bewegung der „klinischen Ökologie" entwickelt. Anhänger der „Ökologie-Bewegung" vertreten die generelle Auffassung, daß bei einigen „empfindlichen" Personen schädigende Umwelteinflüsse zu immunologischen Störungen führen [13, 30, 68, 134, 173]. Klinische Ökologisten begründen mit Hilfe dieses „immunotoxikologischen Modells" aber auch verschiedene andere Gesundheitsstörungen, besonders allergische Erkrankungen und Autoimmunerkrankungen [173], aber auch Migräne [159], Dysmenorrhö [140], endogene Psychosen oder Krebserkrankungen [134, 135].

Die Theorie einer immunologischen Reaktion im Sinne einer Sensibilisierung gegenüber Umweltchemikalien [134, 174] wurde inzwischen mehrfach im Rahmen kontrollierter Studien widerlegt [109, 165, 170, 213, 231, 235]. Unspezifische und uneinheitliche Normabweichungen des zellulären Immunsystems, z.B. der Helfer- und Suppressorzellen [117, 134, 144, 174–176] oder der Komplementaktivität [175, 176], ergeben keinen wissenschaftlichen Kausalitätsbezug [4, 145, 211, 213, 230, 231]. Insbesondere hat sich die von Anhängern der Ökologie propagierte diagnostische Hauttestung im Rahmen doppelblinder Provokationstestungen als ineffektiv erwiesen [109, 185]. Das Konzept der „klinischen Ökologie" wurde mehrfach auch von offizieller Seite her ablehnend beurteilt [7, 8, 9, 55].

Wir konnten vor einigen Jahren bei >30% der Patienten mit Verdacht auf Überempfindlichkeit gegen Umweltschadstoffe auffällige Befunde im Sinne von faßbaren allergischen oder pseudo-allergischen Reaktionen nachweisen [185]. Auch beim CFS ist der Anteil der Atopiker erhöht [112, 227]. Epidemiologische Daten zum SBS weisen ebenfalls auf eine Prädisposition bei Atopie hin [52, 99, 108, 148, 158, 216, 222, 228].

Eine wissenschaftliche Herausforderung stellt die Erfassung des Einflusses von Umweltschadstoffen auf die Allergieentstehung dar [4, 26]. Die Ermittlung der allergotoxikologischen Potenz von Umweltschadstoffen ist die Domäne des Forschungszweiges der „Allergotoxikologie" [22, 26]. Im Gegensatz zur Arbeitsmedizin zentriert sich die Grundlagenforschung der „Allergotoxikologie" auf die Erfassung von Kombinationswirkungen verschiedener Schadstoffe, die in unserer Umwelt in kleinen Dosen über langen Zeitraum auf den Menschen einwirken [26].

In den letzten Jahren konnte im Rahmen experimenteller und epidemiologischer Untersuchungen für Außen- und Innenraumluftschadstoffe eine Rolle in der Entstehung, Auslösung und Unterhaltung allergischer Reaktionen nachgewiesen werden [24, 25, 26, 169, 181, 182]. So gibt es ernst zu nehmende Hinweise, daß Chemikalien mit toxisch-irritativem Effekt wie z.B. SO_2, NO_x, Ozon, Dieselabgase oder Zigarettenrauch infolge einer lokalen Abwehrschwäche und gesteigerten Infektanfälligkeit der respiratorischen Schleimhäute eine Penetration von Inhalationsallergenen und damit eine Sensibilisierung fördern können [42, 70, 89, 154]. Desweiteren geben experimentelle Untersuchungen Anlaß zur Vermutung, daß chemische Umweltschadstoffe immunologische Abläufe beeinflussen [20, 53, 191, 210] und die Allergenfreisetzung modifizieren können [23, 24, 26, 27, 111].

Es sollte aber auch bedacht werden, daß sich evtl. hinter der großen Zahl noch nicht identifizierter Substanzen echte allergische oder pseudo-allergische Unverträglichkeitsreaktionen verbergen und gewisse Formen der Überempfindlichkeitsreaktion, wie z.B. der nicht IgE-vermittelten Nahrungsmittelreaktionen, mit Hilfe der aktuellen Methoden noch schwer diagnostizierbar sind [38, 82, 104, 110, 143, 168, 178, 233, 253].

Neurologischer Ansatz.
Eine Anzahl toxischer Umweltschadstoffe kann mit einer Schädigung des Nervensystems einhergehen und psychiatrische Störungen, wie z.B. Stimmungsschwankungen, Persönlichkeitsstörungen, Gedächtnisstörungen, motorische und funktionelle Störungen verursachen. Bekannte Beispiele sind die Bleienzephalopathie, das durch Quecksilber ausgelöste, mit Konzentrationsstörungen und Müdigkeit einhergehende Krankheitsbild des Erethismus sowie manische Syndrome ausgelöst durch Mangan [200].

Entsprechend der Theorie der klinischen Ökologie sollen bereits Expositionen im Ausmaß von weniger als 1% der gültigen Grenzwerte Symptome hervorrufen können [63]. Bei Anwendung toxikologischer Prinzipien, deren Grundlagen auf definierten nachweisbaren Dosis-Wirkungsbeziehungen beruhen, wären bei besonders empfindlichen Personen reproduzierbare und meßbare Effekte analog den bekannten substanztypischen Wirkungen zu erwarten [250]. Fehlende Meßbarkeit und mangelnde Reproduzierbarkeit der postulierten heterogenen polysymptomatischen Beschwerdekomplexe erschweren jedoch eine Zuordnung zu definierten Krankheitsbildern erheblich und machen die Etablierung einer Kausalitätsbeziehung zwischen exogener chemischer Belastung und Öko-Syndrom zum derzeitigen aktuellen Kenntnisstand unmöglich [7, 44, 63, 231, 250].

Der neurotoxikologische Aspekt von Substanzmischungen in den in der Umwelt vorliegenden geringen Expositionsdosen ist noch ungenügend erforscht.

Einige Studien konnten zeigen, daß psychologische Funktionsstörungen oder Migräne durch Verzehr gewisser Nahrungsmittel provoziert werden können [74, 75, 116, 151, 159, 192, 252]. Es wird vermutet, daß die in manchen Nahrungsmitteln enthaltenen vasoaktiven oder psychoaktiven Substanzen bei einigen Patienten psychologische Effekte auslösen können [11, 41, 252].

Meggs weist in der Annahme eines neuroimmunologischen Reaktionsmusters auf die Interaktion zwischen Nervensystem und Immunsystem [145, 146] hin. Er vertritt die Auffassung, daß chemische Umweltschadstoffe über eine Stimulation chemischer Rezeptoren der oberen Luftwege komplexe neurogene Entzündungen (Freisetzung von Substanz P u. a. Mediatoren) verursachen, welche als Erklärungsmodell für unspezifische, lokal irritative oder neuropsychologische Störungen dienen. Diese These wird unterstützt durch den Nachweis entzündlicher Prozesse der oberen Luftwege mittels Rhinolaryngoskopie bei Patienten mit Verdacht auf Chemikalienüberempfindlichkeit [147] und mittels Untersuchung der Nasallavageflüssigkeit nach Inhalation von niedrig dosierten VOC-Substanzgemischen [124]. Auch bei der Fibromyalgie werden neurogene Entzündungsvorgänge diskutiert [258].

Der Einfluß der Luftverschmutzung auf psychologische Funktionsstörungen, wie z. B. Müdigkeit, Angst, Konzentrationsstörungen, Depression oder Verhaltensstörungen, wurde mehrfach aufgezeigt [17, 18, 77, 161, 200]. Bullinger berichtet über eine Beeinträchtigung des allgemeinen Wohlbefindens, der Reaktionszeit auf visuelle Reize und der Konzentrationsfähigkeit bei einer stärkeren Luftverschmutzung mit SO_2 [51]. Andere Autoren fanden eine Korrelation zwischen psychiatrischen Einweisungen bzw. Notfällen und gesteigerten Schadstoffkonzentrationen an CO und NO_2 [43, 225].

Es ist jedoch nicht geklärt, ob es sich hierbei um neurotoxische Effekte der Schadstoffe auf das ZNS [51] oder um den Ausdruck einer durch Luftschadstoffe und Gerüche provozierten Streßsituation handelt [51, 77, 161, 200, 208].

Während Staudenmayer und Selner im Rahmen experimenteller Klimakammeruntersuchungen bei doppelblinder Provokationstestung mit den angeschuldigten Substanzen keine reproduzierbaren substanzspezifischen Symptome auslösen konnten [219], fanden Bach [15], Molhave [155, 156], Kjaergard [118] und Otto [166] dem Sick-Building-Syndrom vergleichbare reproduzierbare subklinische Funktionsstörungen, bestehend aus sensorischen Reizungen und neuropsychologischen Beschwerden (Müdigkeit, Verwirrung, Gedächtnisstörungen) durch Mischungen niedrigkonzentrierter VOC und Formaldehyd [15].

Verschiedene Autoren vermuten einen engen Zusammenhang zwischen einer mit unangenehmen Empfindungen einhergehenden Geruchswahrnehmung niedrig dosierter Umweltchemikalien (Kakosmie) und dem Auftreten neuropsychologischer Störungen [13, 29, 161]. Diskutiert werden eine direkte (toxische) Wirkung der Schadstoffe auf einzelne Gehirnstrukturen (temporale Gehirnlappen) [80, 161] sowie die spektakuläre Hypothese eines olfaktorisch-hypothalamisch-limbischen Übertragungssystems [13, 28, 31, 150]. Andere Autoren interpretieren die geschilderten Ereignisse als psychosomatisches Reaktionsmuster bei erlernter Konditionierung und Amplifikation von Symptomen auf olfaktorische Reize (Gerüche) [201, 206, 214].

Psychologisch-psychiatrischer Ansatz.
Die Interaktion zwischen Psyche und allergischen Reaktionsmustern ist unbestritten [23, 40, 141, 149, 185, 188, 190, 221].

Die Kardinalfrage, ob das polysomatische Beschwerdebild des Öko-Syndroms psychiatrischer Natur ist oder ein eigenständiges Krankheitsbild darstellt, wurde in den letzten Jahren kontrovers diskutiert [36, 67, 80, 107, 114, 115, 180, 255].

Wissenschaftler verschiedener Fachdisziplinen kamen im Rahmen ihrer Untersuchungen zu dem Ergebnis, daß bei Patienten mit Öko-Syndrom oder verwandten Syndromen gehäuft psychiatrische bzw. psychosomatische Krankheitsbilder diagnostiziert werden. Das Spektrum reicht von endogenen Psychosen wie z. B. Schizophrenien und Depressionen zu Angsterkrankungen und Somatisierungsstörungen, wobei letztere am häufigsten beobachtet werden [35, 44, 90, 106, 125, 185, 202, 211, 212, 224, 230, 257].

Anhänger der These eines psychiatrischen bzw. psychosomatischen Basismechanismus [35, 44, 194, 202, 205, 212, 220, 224, 257] stehen im Widerspruch zu Proponenten der Ökologie-Bewegung, die psychologische Auffälligkeiten auf eine Überempfindlichkeit gegenüber Chemikalien zurückführen und einer primär psychiatrischen Genese ablehnend gegenüberstehen [28, 134, 173]. Tatsächlich ist auch nicht bei allen Patienten eine psychiatrische Störung diagnostizierbar [79, 185, 198, 212, 230]. Einige Autoren fanden jedoch im Rahmen ihrer Untersuchungen einen Zusammenhang zwischen der Entwicklung des Öko-Syndroms [212, 232] bzw. CFS [127] und FMS [88] und langzeitig vorbestehenden psychiatrischen Störungen.

Infolge fehlender Längsschnittuntersuchungen bleibt die Frage weiterhin ungeklärt, ob es sich bei dem Phänomen des Öko-Syndroms um eine präexistente psychische Störung handelt oder die psychologischen Auffälligkeiten als sekundäre Begleiterscheinungen interpretiert werden müssen [67, 80, 212, 255].

■ Öko-Syndrom als psychosomatische Erkrankung.
Daß sowohl beim Sick-Building-Syndrom [16, 52, 133, 216, 217, 223], als auch bei sämtlichen, dem Öko-Syndrom verwandten Syndromen vorwiegend Frauen [2, 5, 13, 63, 80, 110, 117, 177, 185, 195, 218, 230, 258] betroffen sind, birgt Anlaß zu regen Diskussionen. Das Öko-Syndrom weist große Ähnlichkeit mit der im 19. Jahrhundert populären Diagnose der Neurasthenie auf [2]. Beide Krankheitsphänomene traten in einer Zeit des Materialismus mit bedeutenden Umwälzungen der Frauenrolle auf. Typischerweise werden die Auslöser der Beschwerden von den Patienten in der Umwelt gesucht, eine psychosomatische Genese wird dabei strikt abgelehnt [12, 185, 205, 257]. Waren es im 19. Jahrhundert „nervale Störungen", so ist heute die „Allergie" bzw. „Vergiftung" durch Umweltschadstoffe eine kulturell akzeptierte medizinische Diagnose, die leichter zu ertragen ist als eine psychiatrische bzw. psychosomatische Erkrankung [2, 12, 185].

Nach Abbey handelt es sich dabei um psychosomatische Reaktionen, deren Ursprung in kulturellen Mißständen und der veränderten konfliktreichen Frauenrolle in der Gesellschaft begründet liegt [2]. Möglicherweise ist die Erkrankung aber auch Ausdruck einer Angstreaktion vor gesundheitsschädigenden Umwelteinflüssen [12, 201, 214, 257] oder einer auf die Umwelt projizierten Somatisierungsstörung eines verdrängten Konfliktes [257] oder Kindheitstraumas (z. B. sexueller Mißbrauch) [220].

Zusammenfassend gelten bis zum heutigen Tage sämtliche aufgeführten Erklärungsmodelle als wissenschaftlich unfundiert und unbewiesen. Es ist davon auszugehen, daß es sich beim Öko-Syndrom um ein multifaktorielles Geschehen individuell heterogener Ausprägung handelt, wobei neben Umwelteinflüssen auch genetische und psychische Faktoren eine bedeutende Rolle spielen.

Ärztliches Vorgehen bei Patienten mit Öko-Syndrom

Anhand eines ausgearbeiteten Vier-Stufenplans *(siehe Management-Checkliste)* wird dem allergologisch/umweltmedizinisch orientierten Arzt das schrittweise Vorgehen im Umgang mit an „Umweltschadstoffen erkrankten" oder „sich krank fühlenden" Patienten ermöglicht. Die Ausarbeitung erfolgte in Anlehnung an Empfehlungen anderer umweltmedizinisch tätiger Autoren [21, 34, 39, 50, 76, 100, 113, 123, 160, 164, 167, 199, 205] und wurde durch eigene klinische und wissenschaftliche Erfahrungen [21, 185, 239, 242, 243] modifiziert. Die Checkliste kann sicherlich keinen Anspruch auf Vollständigkeit erheben. Im Vordergrund steht natürlich immer das Individuum, nach dessen Bedürfnissen der behandelnde Arzt das individuelle Vorgehen abstimmen muß.

Beim Umgang mit Öko-Syndrom-Patienten sollten einige Prinzipien beachtet werden (Tabelle 7). Der erste Schritt jeglicher Bemühungen ist eine vertrauensvolle Arzt-Patienten-Beziehung, die dem Betroffenen vermitteln muß, daß die geklagten Beschwerden ernst genommen

Tabelle 7. Prinzipien im Umgang mit Öko-Syndrom-Patienten

- Da viele Patienten darunter leiden, von vornherein als „psychisch krank" abgestempelt zu werden, ist eine vertrauensvolle Arzt-Patienten-Beziehung die Basis jeglicher Bemühungen. Das erfordert Zeit, Geduld und Gesprächsbereitschaft!
- Das Problem sollte ernst genommen werden, aber irrationale Erwartungshaltungen sollten gedämpft werden!
- Die Untersuchung soll auf einem ganzheitlichen Verständnis basieren und das psychosoziale Umfeld und mögliche schädigende Umwelteinflüsse erfassen.
- Ausschluß anderer Erkrankungen durch Kooperation mit anderen Fachdisziplinen. Erkrankungen, die sich häufig unter dem Bild des Öko-Syndroms verbergen, sind z.B.
  - Infektionserkrankungen (Sinusitis, Mononukleose, Infektionen des Respirationstraktes)
  - Allergien (allergische Rhinokonjunktivitis, atopisches Ekzem, allergisches Kontaktekzem)
  - Metabolisch-toxische Erkrankungen (Diabetes mellitus, Medikamenten-/Drogenabusus, Hypothyreoidismus/Hyperthyreoidismus)
  - Malignome
  - Psychiatrische Erkrankungen
- Keine polypragmatische Diagnostik und Therapie:
  - Nur Messungen veranlassen, deren Ergebnisse interpretiert werden können!
  - Nur Maßnahmen vorschlagen, die vertretbar sind (nicht prophylaktische Sanierungsmaßnahmen/bauliche Veränderungen, die mit hohem finanziellen bzw. persönlichem Aufwand verbunden sind).
  - Nicht Therapie von Meßwerten, sondern von individuellen Krankheitsbildern!
  - Cave: Risikoreiche „Entgiftungs-Maßnahmen"!
  - Cave: Gefahr der gesellschaftlichen und sozialen Isolation!
- Beurteilung umweltmedizinischer Parameter sollte auf Grundlagen der wissenschaftlichen Medizin erfolgen, nämlich basierend auf
  - Gesicherten umwelttoxikologischen (Dosis-Wirkungs-Beziehung) und umweltepidemiologischen Erkenntnissen
  - Allergologisch-immunologischen Untersuchungen zum Nachweis einer Allergie oder Pseudo-Allergie
  Dabei daran denken: Bisher noch große Wissensdefizite im Bereich umweltmedizinischer Probleme!
- Bis zur endgültigen Klärung der Ursachen und den damit zu empfehlenden therapeutischen Maßnahmen ist eine verständnisvolle und unterstützende Behandlungsweise (Lebenshilfe!) angezeigt. Bei Bedarf sollten begleitend psychologisch/psychiatrische Therapieansätze erfolgen.

werden [185, 215]. Die sorgfältige und gezielte Anamnese ist das Fundament sämtlicher diagnostischer Unternehmungen. Hierbei hat sich bei umweltmedizinischen Fragestellungen ein fragebogengestütztes, zielgerichtetes Vorgehen bewährt, welches neben organischen und psychischen Beschwerdemustern verdächtige Auslöser, Vorerkrankungen, Persönlichkeitsmerkmale und sämtliche Einflußfaktoren berücksichtigt [50, 52, 125, 126, 164, 239].

Vorrangig gilt es andere somatische Erkrankungen, die sich unter dem Bild eines Öko-Syndroms verbergen können, aufzudecken, wie z.B. Infektionserkrankungen, metabolisch-toxische Erkrankungen, Malignome oder psychiatrische Erkrankungen (Tabelle 7).

Nur bei begründetem Verdacht eines Zusammenhangs zwischen den gesundheitlichen Beschwerden und Umweltnoxen ist es sinnvoll, aufwendige Schadstoffmessungen zu veranlassen. Der Nachweis von Chemikalien in der Umwelt ist nunmehr in geringsten Konzentrationen mit sehr sensitiven Methoden möglich [199, 123]. Der behandelnde Arzt muß sich jedoch im Klaren sein, daß die klinische Relevanz der Schadstoffanalysen und der Messungen in Körperflüssigkeiten (Biomonitoring) im Bereich der Umweltmedizin noch weitgehend ungeklärt ist [21, 76, 100, 199, 237].

Um Konflikten vorzubeugen, sollte von Anfang an vermieden werden, beim Patienten falsche Hoffnungen zu wecken und teure, aufwendige Messungen einzuleiten, deren Ergebnisse aufgrund mangelnder Interpretationsmöglichkeit nicht zur Problemlösung beitragen können.

Nach Ausschluß somatischer Ursachen sollte in doppelblind-kontrollierten Provokationsverfahren versucht werden, reproduzierbare Symptome in Abhängigkeit von exogenen Belastungen auszulösen. Kann eine individuelle Überempfindlichkeit diagnostiziert werden, ist die Vermeidung der Substanz die natürliche Konsequenz. Während Proponenten der klinischen Ökologie generell ein strenges Meidungskonzept postulieren [196, 256], wurde von anderer Seite eine „Desensibilisierung" durch allmähliche Expositionssteigerung als verhaltentherapeutische Maßnahme vorgeschlagen [215]. In Übereinstimmung mit anderen Autoren [34, 107, 110], nehmen wir von einem strengen Meidungsprinzip, welches Patienten in soziale und berufliche Isolation führen kann, Abstand.

Die Hauptaufgabe des betreuenden Arztes besteht darin, dem Patienten Verständnis entgegenzubringen und, wenn notwendig, eine psychisch-psychiatrische Betreuung zu gewährleisten. Bevor die Diagnose einer psychischen Erkrankung gestellt wird, muß sicher sein, daß die Symptome nicht Folge einer anderen somatischen Erkrankung sind.

Irrationale Verfahren, insbesondere die komplette Absonderung der Patienten aus ihrer gewohnten Umgebung, sollten streng vermieden werden.

Im Rahmen des von einem WHO-Ausschuß Anfang 1996 erarbeiteten Konzepts für ein standardisiertes Vorgehen wurden „zur pathophysiologischen Ursachenfindung geplante plazebokontrollierte, doppelblinde Studien gefordert, zur Klärung, ob die erkrankten Personen in der Lage sind, zwischen den von ihnen als ursächlich angesehenen Umwelteinflüssen (Chemikalien, elektromagnetische Felder, etc.) und Plazebos zu unterscheiden. Die Fähigkeit zur Unterscheidung würde auf eine toxikologische Ursache hindeuten, andernfalls seien eher seelische Ursachen anzunehmen [34]". Als Kritikpunkt an dieser Beurteilung muß angemerkt werden, daß die nicht toxikologisch bedingten „individuellen Überempfindlichkeitsreaktionen" (Allergie oder Pseudo-Allergie) hierbei völlig ausgegrenzt wurden. Zur Abgrenzung toxisch-irritativer Prozesse von individuellen Überempfindlichkeitsreaktionen verschiedenster Art ist eine sorgfältige und sachgerechte Allergiediagnostik unumgänglich [184, 188].

Geplante epidemiologische Längsschnittstudien sowie die Entwicklung neuer sensitiver Untersuchungsmethoden und psychologischer Testverfahren unter kontrollierten standardisierten Bedingungen sollen zur Erfassung objektiver Meßparameter und dosisabhängiger Wirkungen beitragen. Alle allergologisch-umweltmedizinisch interessierten Kollegen sind zu interdisziplinärer Forschungsarbeit auf diesem Gebiet aufgerufen!

Empfehlungen für ein diagnostisches und therapeutisches Vorgehen bei Patienten mit Öko-Syndrom in der allergologischen/umweltmedizinischen Praxis

1. Schritt: Anamnese und Basisdiagnostik

Allgemeine Anamnese
- Exakte Symptomschilderung
- Warum kommt der Patient?
  - Welche Zusammenhänge vermutet Patient?
  - Leidensdruck oder Informationsbedürfnis?
- Wer leidet darunter?
  - Nur Patient oder auch andere Personen?
- Bisherige Maßnahmen?
  - Was wurde schon alles unternommen, geprüft, ausgeschlossen?
- Vorbestehende Krankheiten
  - Schilddrüsenfunktion, psychiatrische Erkrankungen, metabolische Erkrankungen, Infektionserkrankungen, etc.
- Allergologische Anamnese
  - Atopische Diathese, Unverträglichkeiten
- Alkohol, Nikotin, Drogen, Medikamente?
- Berufliche Anamnese
  - Tätigkeit, Belastungen, Zufriedenheit
- Psychosoziale Anamnese
  - Familienstand, tragische Ereignisse
- Sammeln sämtlicher Vorbefunde

Spezielle Anamnese
- Entwicklung der Beschwerden
  - Wann/wo erstmals?
- Örtliche und zeitliche Korrelation?
  - Zu Hause/Arbeitsplatz
  - Reaktion sofort/verzögert
  - Besserung nach Verlassen des Gebäudes, am Wochenende, im Urlaub
  - Was hat sich in der Zeit, als Beschwerden auftraten, verändert?
- Geographische Lage, Umgebung
  - Industrie, Reinigung, Tankstellen, Müllverbrennung
- Raum- und Tätigkeitsbeschreibung
  - Gebäudeart/Struktur (Büro, Mehrfamilienhaus, Stockwerk, Fenster, Größe der Räume, etc.)
  - Gebäudealter (alt: Feuchtigkeit, mikrobielles Wachstum; neu: chemische Emissionen, schlechte Belüftung)
  - Einrichtung: Textilien, Holz, Tapeten, Kopierer, Laserdrucker, PC, Klimaanlagen, Befeuchteranlagen (Wartung!)
  - Tätigkeiten: Hobbies, Renovierungsarbeiten, Umzug, Schädlingsbekämpfungs-, Reinigungsmaßnahmen

Basisdiagnostik
- Körperliche Untersuchung
  - Hautinspektion: Ekzeme, Atopie-Stigmata
  - Neurologische Funktionen: Muskeltonus, Oberflächen- und Tiefensensibilität
- Routinelabor
  - Leberwerte
  - Nierenwerte
  - Entzündungsparameter
  - Differentialblutbild
  - Schilddrüsenfunktion
  - Evtl. Immunstatus
- Allergologische Diagnostik
  - In-vitro-Diagnostik (Gesamt-IgE, spezifisches IgE, evtl. spezifisches IgG, Histamin-Release-Test)
  - Hauttestungen (Prick-, Intrakutan-, Epikutantest)

Fazit: Andere Erkrankung aus vorbestehenden und erhobenen Befunden gesichert oder wahrscheinlich!
Procedere: Aufklärung des Patienten und entsprechendes diagnostisches und therapeutisches Vorgehen.
Es gibt **Anhaltspunkte für einen Zusammenhang der Beschwerden mit Umweltschadstoffen!**

Überprüfe: War die Anamnese ausreichend gründlich?

2. Schritt: Verdachtserhärtung – Objektivierung und Quantifizierung der vermuteten krankheitsauslösenden Ursache

Prinzip: Problem ernst nehmen, seriös handeln, irrationale Erwartungen dämpfen

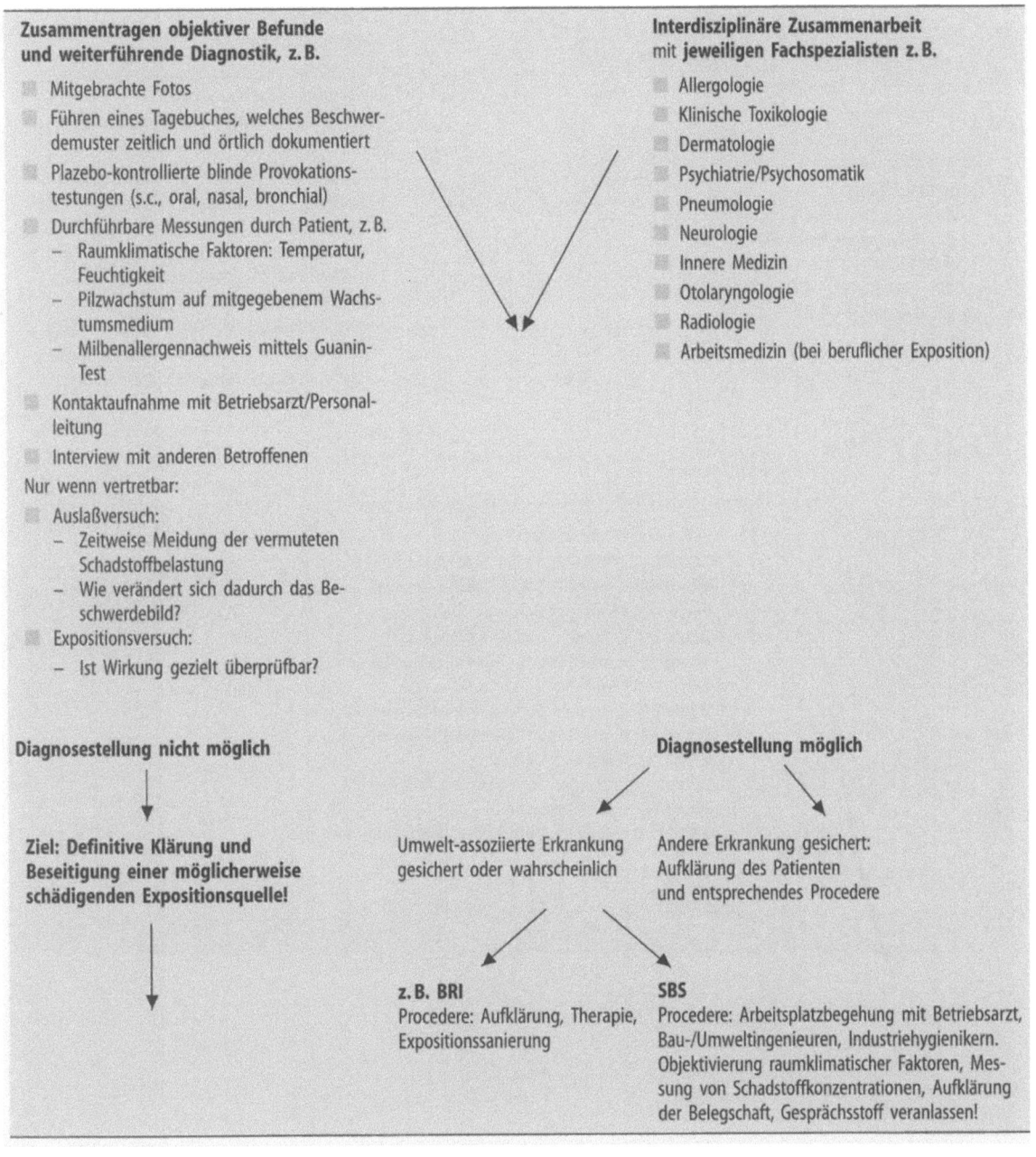

Zusammentragen objektiver Befunde und weiterführende Diagnostik, z.B.

- Mitgebrachte Fotos
- Führen eines Tagebuches, welches Beschwerdemuster zeitlich und örtlich dokumentiert
- Plazebo-kontrollierte blinde Provokationstestungen (s.c., oral, nasal, bronchial)
- Durchführbare Messungen durch Patient, z.B.
  - Raumklimatische Faktoren: Temperatur, Feuchtigkeit
  - Pilzwachstum auf mitgegebenem Wachstumsmedium
  - Milbenallergennachweis mittels Guanin-Test
- Kontaktaufnahme mit Betriebsarzt/Personalleitung
- Interview mit anderen Betroffenen

Nur wenn vertretbar:
- Auslaßversuch:
  - Zeitweise Meidung der vermuteten Schadstoffbelastung
  - Wie verändert sich dadurch das Beschwerdebild?
- Expositionsversuch:
  - Ist Wirkung gezielt überprüfbar?

Interdisziplinäre Zusammenarbeit mit jeweiligen Fachspezialisten z.B.

- Allergologie
- Klinische Toxikologie
- Dermatologie
- Psychiatrie/Psychosomatik
- Pneumologie
- Neurologie
- Innere Medizin
- Otolaryngologie
- Radiologie
- Arbeitsmedizin (bei beruflicher Exposition)

Diagnosestellung nicht möglich

Ziel: Definitive Klärung und Beseitigung einer möglicherweise schädigenden Expositionsquelle!

Diagnosestellung möglich

Umwelt-assoziierte Erkrankung gesichert oder wahrscheinlich

Andere Erkrankung gesichert: Aufklärung des Patienten und entsprechendes Procedere

z.B. BRI
Procedere: Aufklärung, Therapie, Expositionssanierung

SBS
Procedere: Arbeitsplatzbegehung mit Betriebsarzt, Bau-/Umweltingenieuren, Industriehygienikern. Objektivierung raumklimatischer Faktoren, Messung von Schadstoffkonzentrationen, Aufklärung der Belegschaft, Gesprächsstoff veranlassen!

3. Schritt: Information, Schadstoffmessungen und Interpretation

Information

- Erfahrungsaustausch und Hilfestellung durch umweltmedizinische Einrichtungen
  - Öffentliche Gesundheitsämter
  - Umweltambulanzen in einigen Bundesländern: Bayern, Nordrhein-Westfalen, Schleswig-Holstein
  - Informationszentren, z.B. UMINFO Osnabrück, NOXENKATALOG
- Literaturbeschaffung
  - Relevante toxikologisch/umweltmedizinische Bücher/Zeitschriften
  - Datenbanken
  - Online-Dienste
  - Mailboxen und Internet

Schadstoffmessungen

Prinzip: Nur solche Messungen veranlassen, die man auch interpretieren kann! Keine Polypragmasie!

- Biomonitoring (Messung von Gefahrstoffen in Blut-, Gewebe- oder Harnproben)
- Effekt-Biomonitoring (Bestimmung von Wirkung und Beanspruchung)
  - Vergewissern, daß Labor Qualitätsnormen entspricht (Teilnahme an Ringversuchen der Deutschen Gesellschaft für Arbeitsmedizin e.V.)
  - Enge Kooperation zwischen Arzt und Labor (fachgerechte Probengewinnung und entsprechender Transport)
- Umwelt-Monitoring (Innenraumluftmessungen)
  - Nur Institute beauftragen, die reproduzier- und interpretierbare Ergebnisse liefern

Interpretation

- Aussagekraft der analytischen Meßverfahren begrenzt!
- Berücksichtigung von Einflußfaktoren
  - Persönliche Lebensbedingungen (Nahrung, Alkohol, Drogenabusus, Medikamente, Rauchen)
- Gesundheits- oder wirkungsbezogene Interpretation in Anlehnung an wissenschaftliche Erkenntnisse
  - Sind toxikologisch begründete Dosis-Wirkungs-Kurven anwendbar?
  - Existieren Referenz- oder Vorsorgewerte (entsprechend dem 95-Perzentil der in der Allgemeinbevölkerung vorliegenden Häufigkeitsverteilung)?
  - Überschreitungen sind nicht gleichbedeutend mit der Verursachung einer Krankheit bzw. Schädigung, sondern dienen nur als Hinweis auf eine erhöhte Exposition

Zusammenschau ↓ aller relevanten Befunde

4. Schritt: Diagnosestellung, Risikoabschätzung, therapeutische Konsequenzen und Verlaufsbeobachtung

Prinzip: Berücksichtigung gesicherter medizinischer Erkenntnisse – keine ungesicherten Behandlungsmethoden!

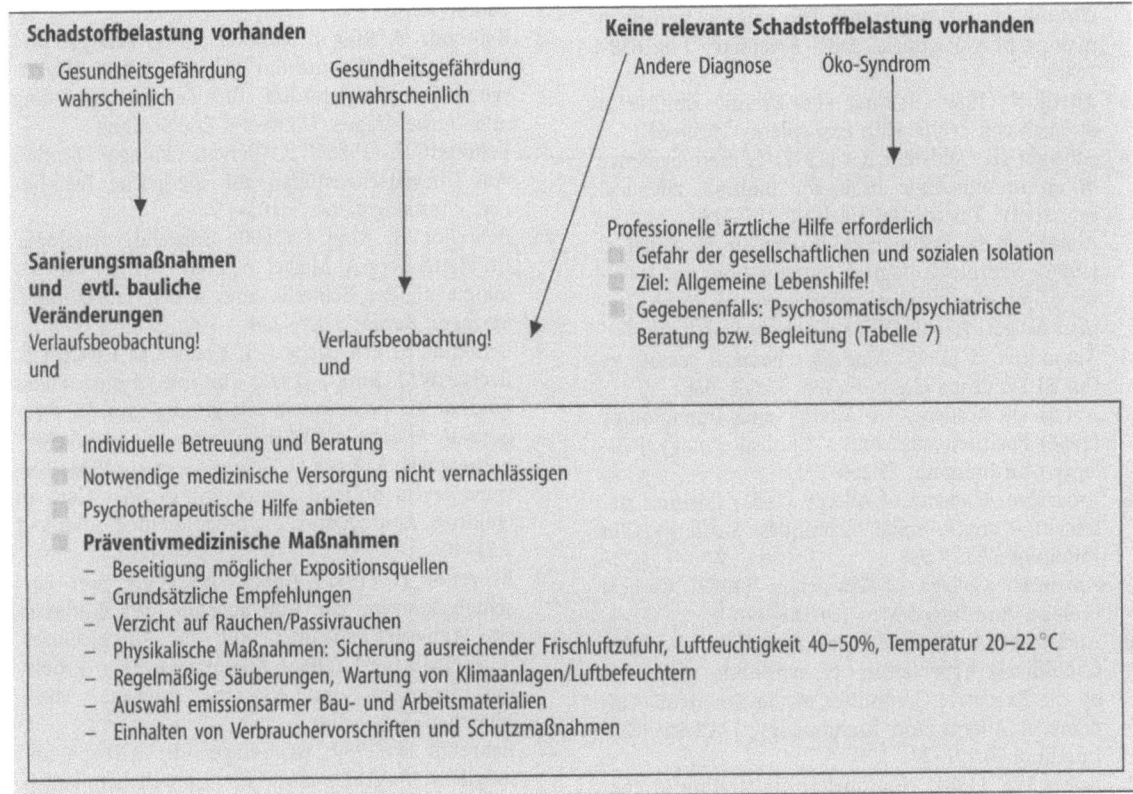

Literatur

1. Abbey SE, Garfinkel PE (1991) Chronic fatigue syndrome and depression: Cause, effect or covariate. Rev Infect Dis 13 (Suppl 1):73–83
2. Abbey SE, Garfinkel PE (1991) Neurasthenia and chronic fatigue syndrome: The role of culture in making of a diagnosis. Am J Psychiatry 148:1638–1646
3. Aberg N (1989) Asthma and allergic rhinitis in Swedish conscripts. Clin Exp Allergy 19:59–63
4. Albright JF, Goldstein RA (1992) Is there evidence of an immunologic basis for multiple chemical sensitivity? Toxicol Ind Health 8:215–219
5. Altenkirch H, Hopman D, Brockmeir B, Walter G (1996) Neurotoxicological investigations in 23 cases of pyrethroid intoxication reported to the German Federal Health Office. Neurotoxicol. In press
6. Altenkirch H (1995) Multiple chemical sensitivity (MCS)-Syndrom. Gesundh-Wes 57:661–666
7. American Academy of Allergy and Immunology (1986) Position statements - Clinical ecology. J Allergy Clin Immunol 78:269–271
8. American Academy of Allergy (1981) Position statement - controversial techniques. J Allergy Clin Immunol 67:333–338
9. American College of Physicians (1989) Clinical ecology. Ann Intern Med 111:168–178
10. Anderson JA, Chai H, Claman HN et al (1986) Candidiasis hypersensitivity syndrome. Approved by the Executive Committee of the American Academy of Allergy and Immunology. J Allergy Clin Immunol 78:271–273
11. Anger WK (1984) Neurobehavioral testing of chemicals: Impact on recommended standards. Neurobeh Toxicol Teratol 6:147–153
12. Apfel B, Csef H (1995) Angst vor Umweltgiften - berechtigte Realangst oder psychische Störung? Psychosom Med Psychol 45:90–96
13. Ashford NA, Miller CS (1991) Chemical exposures: Low levels and high stakes. Van Nostrand, New York
14. Associated Press (1985) A sealed refuge for people allergic to the 20th century. San Fransciso Sunday Examiner and Chronicle Oct 13; p 10
15. Bach B, Molhave L, Pedersen OF (1987) Human reactions during controlled exposures to low concentrations of formaldehyde - performance tests. In: Seifert B., Esdorn H, Fischer M, Rüden H, Wegner J (eds): Indoor air '87, Vol 2. pp 620–624. Institute of Water, Soil and Air Hygiene, Berlin
16. Bachmann MO, Turck WAV, Myers JE (1995) Sick building symptoms in office workers: A follow-up study before and one year after changing buildings. Occup Med 45:11–15
17. Baron RA, Richardson DR (1993) Human aggression. Plenum Press, New York
18. Baron RA, Russell G, Arms RL (1985) Negative ions and behaviour: Impact on mood, memory and aggression of type A and type B persons. J Pers Soc Psychol 3:747–754
19. Bates DW, Buchwald D, Lee J et al (1994) A comparison of case definitions of chronic fatigue syndrome. Clin Inf Dis 18 (Suppl 1):11–15
20. Becker CG, Levi R, Zavecz J (1979) Induction of IgE antibodies to antigen isolated from tobacco leaves and from cigarette smoke condensate. Am J Pathol 96:249–256
21. Behrendt H, Ring J, Nolte D (1993) Allergie und Umwelt. Ein Vademecum für den Alltag. Bayerisches Staatsministerium für Landesentwicklung und Umweltfragen. Umwelt & Entwicklung
22. Behrendt H (1986/87) Allergotoxikologie: Einfluß von Umweltschadstoffen auf allergische Reaktionen: Umwelthygiene 19:103–130
23. Behrendt H, Ring J (2000) Umweltdermatologie. In: Plettenberg A, Meigel W, Moll I (Hrsg) Dermatologie an der Schwelle zum neuen Jahrtausend. Springer, Berlin, S 225–229
24. Behrendt H, Friedrichs KH, Krämer U, Hitzfeld B, Becker WM, Ring J (1995) The role of indoor and outdoor air pollution in allergic diseases. In: Progress in Allergy and Clinical Immunology 3:83–89
25. Behrendt H, Krämer U, Dolgner R et al (1993) Elevated levels of total serum IgE in East German children: Atopy, parasites, or pollutants? Allergo J 2:31–40
26. Behrendt H (1992) Allergotoxikologie: Ein Forschungskonzept zur Untersuchung des Einflusses von Umweltschadstoffen auf die Allergieentstehung. In: Ring J (Hrsg) Allergieforschung: Probleme, Strategien und klinische Relevanz. MMV, München, S 123–130
27. Behrendt H (1989) Grundlagen der Allergie und mögliche Angriffspunkte für Umweltchemikalien. Allergologie 12:95–99
28. Bell I, Schwartz G, Peterson J, Amend D, Stini W (1993) Possible time-dependent sensitization to xenobiotics: Self-reported illness from chemical odors, foods, and opiate drugs in an older adult population. Arch Environ Health 48:315–327
29. Bell IR, Miller CS, Schwarz GE et al (1996) Neuropsychiatric and somatic characteristics of young adults with and without self-reported chemical odor intolerance and chemical sensitivity. Arch Environ Health 51:9–21
30. Bell IR (1982) Clinical ecology: A new medical approach to environmental illness. Common Knowledge Press, Bolinas
31. Bell IR (1992) Neuropsychiatric and biopsychosocial mechanism in multiple chemical sensitivity: An olfactory-limbic system model. Multiple chemical sensitivities - addendum to biologic markers immunotoxicology. Board on Environmental Studies and Toxicology, Commission on Life Sciences, National Research Council. National Academy Press, Washington, pp 89–108
32. Bennett JE (1990) Searching for the yeast connection. N Eng J Med 323:1766–1767
33. Benson TE, Arkins JA (1976) Cytotoxic testing for food allergy: Evaluations of reproducibility and correlation. J Allergy Clin Immunol 58:471

34. BgVV-Pressemitteilung v. 28.2.96: Ursachen, Diagnostik und Therapie der vielfachen Chemikalienüberempfindlichkeit (MCS) stellen Wissenschaft und Ärzte vor Probleme. Münchner Ärztliche Anzeigen 84:13
35. Black D, Rathe W, Goldstein RB (1990) Environmental illness: A controlled study of 26 subjects with "20th century disease". JAMA 264:3166–3170
36. Black D (1993) Environmental illness and misdiagnosis – a growing problem. Regul Toxicol Pharmacol 18:23–31
37. Blonz ER (1986) Is there an epidemic of chronic candidiasis in our midst? JAMA 256:3138–3139
38. Bock SA, Sampson HA, Atkins FM et al (1988) Double-blind, placebo-controlled food challenge (DBPCFC) as an office procedure: A manual. J Allergy Clin Immunol 82:986–997
39. Bolt HM, Riemer F, Schaller KH (1994) Biologische Arbeitsstoff-Toleranzwerte (Biomonitoring). Arbeitsmed Sozialmed Umweltmed 29:320–323
40. Borelli S (1950) Untersuchungen zur Psychosomatik des Neurodermitikers. Hautarzt 1:250–255
41. Boyd EM, Boyd EE (1973) Toxicity of pure foods. CRC Press, Cleveland
42. Braun-Fahrländer C, Ackermann-Liebrich K, Schwarz J, Gnehm HP, Rutishauser M, Wanner HK (1992) Air pollution and respiratory symptoms in preschool children. Am Rev Respir Dis 145:42–47
43. Briere J, Downes A, Spensely J (1983) Summer in the city: Urban weather conditions and psychiatric emergency-room visits. J Abnorm Psychol 92:77–80
44. Brodsky CM (1983) Allergic to everything: A medical subculture. Psychosomatics 24:103–118
45. Brooks BO, Utter GM, DeBroy JA, Schimke RD (1991) Indoor Air Pollution: An Edifice Complex. Clin Toxicol 29:315–374
46. Bruijnzeel-Koomen CAFM, Fokkens WJ, Mudde GC, Bruijnzeel PLB (1989) Role of Langerhans cells in atopic disease. Regulatory processes in allergy and asthma. Int Arch Allergy Appl Immunol 90:51–56
47. Buchwald D, Cheney PR, Peterson DL et al (1992) A chronic illness characterized by fatigue, neurologic and immunologic disorders and active human herpes virus type 6 infection. Ann Intern Med 116:103–113
48. Buchwald D, Garrity D (1991) Comparison of patients with chronic fatigue syndrome, fibromyalgia, and multiple chemical sensitivities. Arch Intern Med 154:2049–2053
49. Buchwald D (1991) Laboratory abnormalities in chronic fatigue syndrome. In: Jenkins R, Mowbray JF (eds) Post-viral fatigue syndrome. John Wiley and Sons, New York, pp 117–136
50. Bullinger M (1994) Erfassung des Befindens in Innenräumen. In: VDI-Berichte 1122: Luftverunreinigung in Innenräumen. VDI-Verlag, Düsseldorf, S 633–644
51. Bullinger M (1989) Psychological effects of air pollution on healthy residents – a time-series approach. J Environ Psychol 9:103–118
52. Burge S, Hedge A, Wilson S et al (1987) Sick building syndrome: A study of 4373 office workers. Ann Occup Hyg 31:493–504
53. Burrows B, Halonen M, Barbee A, Lebowitz MD (1981) The relationship of serum immunoglobulin E to cigarette smoking. Am Rev Resp Dis 124:523–525
54. Butler S, Chalder T, Wessely S (1991) Cognitive behaviour therapy in chronic fatigue syndrome. J Neurol Neurosurg Psychiat 54:153
55. California Medical Association Scientific Board Task Force on Clinical Ecology (1986) Clinical ecology – a critical appraisal. West J Med 144:239–245
56. Caro XJ (1989) New concepts in primary fibrositis syndrome. Compr Ther 15:14–22
57. Cater RE (1995) Chronic intestinal candidiasis as a possible etiological factor in the chronic fatigue syndrome. Med Hypotheses 44:507–515
58. Chester AC, Levine PH (1994) Concurrent sick building syndrome and chronic fatigue syndrome: Epidemic neuromyasthenia revisited. Clin Inf Dis 18 (Suppl 1):43–48
59. Committee of the 7th International Conference of Indoor Air Quality and Climate (Indoor Air '96) (1996) Proc Vol. 1–4, Nagoya
61. Cone JE, Sult TA (1992) Acquired intolerance to solvents following pesticide/solvent exposure in a building: A new group of workers at risk for multiple chemical sensitivities? Toxicol Ind Health 8:29–39
61. Crawford LV et al (1976) A double-blind study of subcutaneous food testing sponsored by the food committee of the American Academy of Allergy. J Allergy Clin Immunol 57:236
62. Crook WG (1992) The yeast connection. A medical breakthrough. 3rd ed. Professional Books, Jackson
63. Cullen MR (1987) The worker with multiple chemical sensitivities: An overview. State Art Rev Occup Med 2:655–661
64. Darsow U, Vieluf D, Ring J (1996) The atopy patch test: An increased rate of reactivity in patients who have an air-exposed pattern of atopic eczema. Br J Dermatol 135:182–186
65. Daugherty SA, Henry BE, Peterson DL et al (1991) Chronic fatigue syndrome in northern Nevada. Rev Infect Dis 13 (Suppl 1):39–44
66. Daunderer M (1995) Gifte im Alltag. Beck, München
67. Davidoff LL (1992) Models of multiple chemical sensitivities (MCS) syndrome: Using empirical data (especially interview data) to focus investigation. Arch Environ Health 49:316–325
68. Dickey LD (ed) (1976) Clinical ecology. Charles C. Thomas, Springfield
69. Dismukes WE, Scott Wade J, Lee JY et al (1990) A randomized, double-blind trial of nystatin therapy for the candidiasis hypersensitivity syndrome. N Eng J Med 323:1717–1723
70. Dockery DW, Speicer FE, Frank E, Stram BO, Ware JH, Spengler JD, Ferris BG Jr (1989) Effects of inhalable particles on respiratory health of children. Am Rev Resp Dis 139:587–594

71. Dowsett EG, Ramsy AM, McCartney RA, Bell EJ (1990) Myalgic encephalomyelitis a persistent entero-viral infection? Postgrad Med 66:526
72. Dunne FJ, Dunne CA (1995) Fibromyalgia syndrome and psychiatric disorders. Br J Hosp Med 54:194–197
73. Eaton KK (1982) The incidence of allergy – has it changed? Clin Allergy 12:107–110
74. Egger J, Carter CM, Gurnley D, Graham PH, Soothill J (1985) Controlled trial of oligoantigenic diet treatment in the hyperkinetic syndrome. Lancet I:426–428
75. Egger J, Wilson J, Carter CM, Turner MW (1983) Is migraine food allergy? A double-blind controlled trial of oligoantigenic diet treatment. Lancet II: 865–869
76. Englert N, Moriske HJ (1994) Belastung der Umweltmedien. Teil 2: Innenraumluft. In: Beyer A, Eis D (Hrsg) Praktische Umweltmedizin. Springer, Berlin, S 1–23
77. Evans GW, Cohen S (1987) Environmental stress. In: Stkols D, Altman I (eds). Handbook of environmental psychology. Krieger, New York, pp 571–609
78. Exner M, Weber H, Engelhart S, Boschek HJ (1995) Medizinische Aspekte und raumlufttechnische Anlagen. BIA-Report Innenraumluftqualität, S 45–79
79. Fiedler N, Kipen HM, De Luca J et al (1996) A controlled comparison of multiple chemical sensitivities and chronic fatigue syndrome. Psychosomatic Med 58:38–49
80. Fiedler N, Maccia C, Kipen H (1992) Evaluation of chemically sensitive patients. J Occup Med 5:529–538
81. Finnegan MJ, Pickering CA, Burge PS (1984) The sick building syndrome: Prevalence studies. Br Med J 289:1573–1575
82. Gandhi MD, Bahna SL (1985) Skin testing (ST) versus oral challenge (OC) in food sensitivity. J Allergy Clin Immunol 74:400
83. Gin W, Christiansen FT, Peter JB (1989) Immune function and the chronic fatigue syndrome. Med J Aust 151:117–118
84. Golbert TM (1975) A review of controversial diagnostic and therapeutic techniques employed in allergy. J Allergy Clin Immunol 56:170–190
85. Gold D, Bowden R, Sixbey J et al (1990) Chronic fatigue: A prospective clinical and virologic study. JAMA 264:48–52
86. Goldenberg DL, Simms RW, Geiger A, Komaroff AL (1990) High freqency of fibromyalgia in patients with chronic fatigue seen in primary care practice. Arthritis Rheum 33:381–387
87. Goldenberg DL (1988) Fibromyalgia and other chronic fatigue syndrome. Is there evidence for chronic viral disease? Semin Arthritis Rheum 18:111–120
88. Goldenberg DL (1989) Psychiatric and psychologic aspects of fibromyalgia syndrome. Rheum Dis Clin North Am 15:105–114
89. Goren AI, Hellmann S (1988) Prevalence of respiratory symptoms and diseases in school-children living in a low polluted area in Israel. Environ Res 45:28–37
90. Gots R (1993) Medical hypothesis and medical practice: Autointoxication and multiple chemical sensitivities. Regul Toxicol Pharmacol 18:2–12
91. Grafman J, Johnson R Jr, Scheffers M (1991) Cognitive and mood-state changes in patients with chronic fatigue syndrome. Rev Infect Dis 13 (Suppl 1):45–52
92. Grieco MH (1982) Controversial practices in allergy. JAMA 247:3106–3111
93. Guzek G, Lange E (1994) Pilze im Körper: Krank ohne Grund? 5. Aufl.. Südwest Verlag, München
94. Häfner H (1994) Iatrogene Amalgam-Phobie. Deutsch Ärztebl 47:A507–A512
95. Hain J (1990) A randomized, double-blind trial of nystatin therapy for the candidiasis hypersensitivity syndrome. N Eng J Med 323:1717–1723
96. Halbach S (1994) Amalgamfüllungen: Belastung oder Vergiftung mit Quecksilber? Deutsch Ärztebl 91:A-502–506
97. Hambidge KM (1982) Hair analyses: Worthless for vitamins, limited for minerals. Amer J Clin Nutr 36:943–949
98. Harley JP et al (1978) Hyperkinesis and food additives. Testing the Feingold hypothesis. Pediatrics 61:818–828
99. Hedge A, Burge PS, Robertson AS, Wilson S, Harris-Bass J (1989) Work-related illness in offices: A proposed model of the "Sick building syndrome". Environment Int 15:143–158
100. Heinzow B (1995) Umweltpädiatrie in der Kinderarztpraxis. TW Pädiatrie 8:415–421
101. Hickel R, Meier C, Schiele R, Raab W, Petschelt A (1991) Adverse side effects of amalgam? An interdisciplinary study. Dtsch Zahnärztl Z 46:542–544
102. Hickie I, Lloyd A, Wakefield D, Parker G (1990) The psychiatric status of patients with the chronic fatigue syndrome. J Clin Psychiatry 156:534–540
103. Hileman B (1991) Multiple chemical sensitivity. Chem Eng News 22:26–42
104. Hofer Th, Wüthrich B (1985) Nahrungsmittelallergien: II. Häufigkeit der Organmanifestationen und der Allergie-auslösenden Nahrungsmittel. Schweiz Med Wschr 115:1437–1442
105. Holmes GP, Kaplan JE, Gantz NM et al (1988) Chronic fatigue syndrome: A working case definition. Ann Intern Med 108:387–389
106. Hotopf M (1994) Seasonal affective disorder, environmental hypersensitivity and somatisation. Br J Psychiatr 164:246–248
107. IPCS (International Programme On Chemical Safety) (1996) Report of Multiple Chemical Sensitivities (MCS) Workshop. Berlin, 21.–23. Febr
108. Jaakkola JJK, Heinonen OP, Seppänen O (1989) Sick building syndrome, sensation of dryness and thermal comfort in relation to room temperature in an office building: Need for individual control of temperature. Environment Internat 15:163–168
109. Jewett DL, Fein G, Greenberg MH (1990) A double blind study of symptom provocation to determine food sensitivity. N Eng J Med 323:429–433

110. Jewett DL (1992) Diagnosis and treatment of hypersensitivity syndrome. Toxicol Ind Health 8:111–117
111. Jilek A, Swoboda I, Breiteneder H et al (1993) Biological functions, isoforms and environmental control in the Bet V 1 gene family. In: Kraft D, Sehon A (eds) Molecular biology and immunology of allergens. CRC Press, Boca Raton, pp 39–46
112. Jones JF, Strauss SE (1987) Chronic Epstein-Barr virus infection. Ann Rev Med 38:195–209
113. Kerscher G (1995) Umweltmedizinische Beratung als Aufgabe des öffentlichen Gesundheitsdienstes (ÖGD) Bayerns. Gesund-Wes 57:683–686
114. Kilburn KH (1993) How should we think about chemically reactive patients? Arch Environ Health 48:4–5
115. Kilburn KH (1993) Symptoms, syndrome and semantics: Multiple chemical sensitivity and chronic fatigue syndrome. Arch Environ Health 48:368–369
116. King DS (1981) Can allergic exposure provoke psychological symptoms? A double-blind test. Biol Psychiatry 16:13–19
117. Kipen H, Fiedler N, Maccia C et al (1992) Immunologic evaluation of chemically sensitive patients. Toxicol Ind Health 8:125–135
118. Kjaergard S, Molhave L, Pedersen OF (1991) Human reactions to a mixture of indoor air pollutants. Atmos Environ 25:1417–1426
119. Klimas NB, Salvato FR, Morgan R, Fletcher MA (1990) Immunologic abnormalities in the chronic fatigue syndrome. J Clin Microbiol 28:1403–1410
120. Knoke M, Bernhardt H (1995) Was haben „Pilz im Körper" und das „Holzschutzmittelsyndrom" gemeinsam? Ärztebl Mecklenburg-Vorpommern 5:425–427
121. Kofler W (1993) Umweltängste, Toxikopie-Mechanismus, komplexes evolutionäres Coping-Modell und die Notwendigkeit neuartiger Auflagen für genehmigungspflichtige Anlagen. In: Aurand K, Hazard BP, Tretter F (Hrsg) Umweltbelastungen und Ängste. Westdeutscher Verlag, S 225–226
122. Komaroff A, Fagioli LR, Geiger AM et al (1996) An examination of the working case definition of chronic fatigue syndrome. Am J Med 100:56–64
123. Kommission Reinhaltung der Luft im VDI und DIN (1994) VDI Berichte 1122: Luftverunreinigung in Innenräumen. VDI Verlag, Düsseldorf
124. Koren HS, Devlin RB, Hourse D et al (1990) The inflammatory response of the human upper airways to volatile organic compounds. Proceedings of the 5th Int. Conference on Indoor Air Quality and Climate, Ottawa, p 325
125. Kraus T, Andres M, Weber A, Hermer P, Zschiesche W (1995) Zur Häufigkeit umweltbezogener Somatisierungsstörungen. Ergebnisse einer interdisziplinären Querschnittsstudie. Arbeitmed Sozialmed Umweltmed 30:147–152
126. Kröling P (1989) Zur Problematik des „Sick building"-Syndroms. Allergologie 3:118–129
127. Kruesi MJP, Dale J, Straus SE (1989) Psychiatric diagnoses in patients who have chronic fatigue syndrome. J Clin Psychiatry 50:53–56
128. Krupp LB, Mendelson WB, Friedman R (1991) An overview of chronic fatigue syndrome. J Clin Psychiatry 52:403–410
129. Kulig JW (1991) Chronic fatigue syndrome and fibromyalgia in adolescence. Adolescent Medicine: State of the Art Reviews 2:473–484
130. Kunz B, Ring J (1991) Epidemiologie allergischer Erkrankungen. Internist 32:573–577
131. Legrum W (1993) „Quecksilber-Belastung" durch Amalgamfüllungen. Dtsch Med Wschr 118:398
132. Lehrman CW (1980) The leukocytic food allergy test: A study of the reliability and reproducibility. Effect of diet and sublingual food drops on this test. Ann Allergy 45:150
133. Lenvik K (1992) SBS - different prevalences between males. Environ Int 18:11–17
134. Levin AS, Byers VS (1987) Environmental illness: A disorder of immune regulation. Occup Med State Art Rev 2:669–681
135. Levine PH, Atherton M, Fears T, Hoover R (1994) An approach to studies of cancer subsequent to clusters of chronic fatigue syndrome: Use of data from Nevade State Cancer Registry. Clin Inf Dis 18 (Suppl 1):49–53
136. Lieberman P (1974) Controlled study of the cytotoxic food test. JAMA 231:728
137. Liebl B, Kaschube M, Kerscher G, Roscher E, Schmied R, Schwegler U (1995) Beurteilung von Holzschutzmittelbelastungen in Innenräumen. Gesundh-Wes 57:476–488
138. Lloyd AR, Wakefield D, Boughton CR, Dwyer JM (1989) Immunologic abnormalities in the chronic fatigue syndrome. Med J Aust 151:122–124
139. Lowell FC, Heiner DC (1972) Food allergy cytotoxic technique not proven. JAMA 220:624
140. Mabray CR, Burditt ML, Martin TL et al (1982) Treatment of common gynecologic-endocrinologic symptoms by allergy management procedures. Obstet Gynecol 59:560–564
141. Marshall PS (1993) Allergy and depression: A neurochemical threshold model of the relation between the illnesses. Psychol Bull 113:23–43
142. Matthews DA, Manu P, Lane TJ (1991) Evaluation and management of patients with chronic fatigue. Am J Med Sci 302:269–277
143. May CD, Bock SA (1978) A modern clinical approach to food hypersensitivity. Allergy 33:166–188
144. McGovern JJ, Lazaroni JA, Saifer P et al (1983) Clinical evaluation of the major plasma and cellular measures of immunity. Orthomol Psychiatry 12:60–71
145. Meggs WJ (1992) Multiple chemical sensitivities and the immune system. Toxicol Ind Health 8:203–214
146. Meggs WJ (1993) Neurogenic inflammation and sensitivity to environmental chemicals. Environ Health Perspect 101:234–238

147. Meggs WJ (1993) Rhinolaryngoscopic examination of patients with the multiple chemical sensitivity syndrome. Arch Environ Med 48:14–18
148. Menzies R, Tamblyn R, Farant JP, Hanley J, Nunes F, Tamblyn R (1993) The effect of varying levels of outdoor-air supply on the symptoms of sick building syndrome. N Eng J Med 328:821–827
149. Michel FB (1994) Psychology of the allergic patient. Allergy 49 (Suppl 18):28–30
150. Miller CS (1992) Possible models for multiple chemical sensitivity: Conceptual issues and the role of the limbic system. Toxicol Ind Health 8:181–190
151. Mills N (1986) Depression and food intolerance: A single case study. Hum Nutr Appl Nutr 40A:141–145
152. Miyamoto T, Takafuji S (1991) Environment and allergy. In Ring J, Przybilla B (eds) New Trends in Allergy III. Springer, Berlin, pp 459–468
153. Moldofsky H, Saskin P, Lue FA (1988) Sleep and symptoms in fibrositis syndrome after a febrile illness. J Rheum 15:1701–1704
154. Molfino NA, Wright SC, Katz I et al (1991) Effect of low concentrations of ozone on inhaled allergen responses in asthmatic subjects. Lancet 338:199–203
155. Molhave L, Bach R, Pedersen OF (1986) Human reactions to low concentrations of volatile organic compounds. Environ Int 12:167–175
156. Molhave L, Jensen JG, Larsen S (1991) Subjective reactions to volatile organic compounds as air pollutants. Atmos Environ 25A:1283–1293
157. Molhave L (1989) The sick buildings and other buildings with indoor climate problems. Environ Int 15:65–74
158. Molina C, Caillaud D, Molina N (1993) Sick building syndrome and atopy. Indoor Air 1:369–373
159. Monro J, Carini C, Brostoff J (1984) Migraine is a food-allergic disease. Lancet II:719–721
160. Montgomery MR, Reasor M (1994) Evaluation of building-related complaints. A toxicologic approach for evaluating cases of sick building syndrome or multiple chemical sensitivity. J Allergy Clin Immunol 94:371–375
161. Morrow LA, Ryan CM, Hodgson MJ, Robin N (1990) Alterations in cognitive and psychological functioning after organic solvent exposure. J Occup Med 32:444–450
162. Mücke W (1994) Luftverunreinigungen in Innenräumen – Allgemeine Aspekte der Toxikologie und Umwelthygiene. In: Mücke W (Hrsg) Holzschutzmittel – Toxikologie und Technik. Gräbner, Bamberg, S 1–52
163. Nethercott JR, Davidoff LL, Curbow B (1993) Multiple chemical sensitivities syndrome: Toward a working case definition. Arch Environ Med 48:19–26
164. Neuhann HF, Wiesmüller GA (1994) Diagnostische Strategien bei gebäudebezogenen Gesundheitsstörungen. In: Luftverunreinigung in Innenräumen. VDI Berichte 1122

165. Nixon PGF (1982) „Total allergy syndrome" or fluctuating hypercarbia? Lancet I:516
166. Otto DA, Hudnell HK, House DE et al (1992) Exposure of humans to a volatile organic mixture. I. Behavioural assessment. Arch Environ Health 47:23–30
167. Otto M, von Mühlendahl KE (1996) Informationsbeschaffung und -bewertung in der Umweltmedizin. Umweltmedizin 1:28–30
168. Pastorello EA (1993) Skin tests for diagnosis of IgE-mediated allergy. Allergy 48 (Suppl 14):57–62
169. Pauli G, Kopferschmitt MC, Spirlet F, Charpin D (1996) Air pollutants and allergic sensitization. In: Chanez P, Bousquet J, Michel FB, Godard P (eds) From Genetics to Quality of Life. The Optimal Treatment and Management of Asthma. Proceedings of the XVth World Congress of Asthmology, Montpellier, pp 80–89
170. Pearson DJ, Rix KJB, Bentlex SJ (1983) Food allergy: How much in the mind? A clinical and psychiatric study of suspected food hypersensitivity. Lancet I:1259–1261
171. Platts-Mills TAE, Chapman MD, Mitchell B, Heymann PW, Deuell B (1993) Role of inhalant allergens in atopic eczema. In: Ruzicka T, Ring J, Przybilla B (eds) Handbook of atopic eczema. Springer, Berlin, pp 192–203
172. Radvila A (1991) Intense fatigue in humans. Psychosocial and cultural aspects. Ther Umschau 11:756–761
173. Randolph TG (1962) Human ecology and susceptibility to the chemical environment. Charles C Thomas, Springfield
174. Rea WJ, Bell IR, Suits CW, Smiley RE (1978) Food and chemical susceptibility after environmental chemical overexposure: Case histories. Ann Allergy 41:101–110
175. Rea WJ (1978) Environmentally-triggered cardiac disease. Ann Allergy 40:243–251
176. Rea WJ (1977) Environmentally-triggered small vessel vasculitis. Ann Allergy 38:245–251
177. Reiffenberger DH, Amundson LH (1996) Fibromyalgia syndrome: A review. Am Fam Physician 53:1698–1712
178. Reimann HJ, Ring J, Ultsch B, Wendt P (1985) Intragastral provocation under endoscopic control (IPEC) in food allergy. Clin Allergy 15:195–202
179. Renfro L, Leder HM, Lane TlJ et al (1989) Yeast connection among 100 patients with chronic fatigue. Am J Med 86:165–168
180. Richter E (1993) Multiple chemical sensitivity: Respect the observations, suspect the interpretations? Arch Environ Health 48:366–367
181. Ring J, Behrendt H, Schäfer T, Vieluf D, Krämer U (1995) Impact of air pollution on allergic diseases: Clinical and epidemiologic studies. In: Progress in Allergy and Clinical Immunology 3:174–189
182. Ring J, Behrendt H (1993) Allergie-Entstehung und Immunoglobulin-E-Bildung: Rolle von Infekten und Umweltschadstoffen? Allergo J 2:27–30

183. Ring J, Gabriel G, Vieluf D, Przybilla B (1991) „Das klinische Ökologie-Syndrom" („Öko-Syndrom"): Polysomatische Beschwerden bei vermuteter Allergie gegen Umweltschadstoffe. Münch Med Wschr 133:50–55
184. Ring J, Przybilla B (eds) (1991) New Trends in Allergy III. Springer, Berlin
185. Ring J, Eberlein-König B, Behrendt H (1999) „Eco-Syndrome" („Multiple chemical sensitivity" – MCS) Zbl Hyg Umweltmed 202:207–218
186. Ring J (1996) „Öko-Syndrom" („Multiple chemical sensitivity"): Krank durch Umwelt oder krank durch Angst? Allergo J 4:210
187. Ring J (1994) Allergische Erkrankungen durch Innenraum-Luftverunreinigung. In: VDI-Berichte 1122: Kommission Reinhaltung der Luft im VDI und DIN. Luftverunreinigung in Innenräumen. VDI-Verlag, S 645–658
188. Ring J (1988) Angewandte Allergologie. 2. Aufl. MMV, München
189. Ring J (1987) Das „Klinische Ökologie-Syndrom": Polysomatische Beschwerden durch „Subjektive Allergie gegen Umweltschadstoffe". In: Braun-Falco O, Schill WB (Hrsg) Fortschritte der praktischen Dermatologie und Venerologie XI. Springer, Berlin, S 434–436
190. Ring J (1993) Haut und Umwelt. Hautarzt 44:625–635
191. Rohr U, König W, Selenka F (1985) Influence of pesticides on the release of histamine, chemotactic factors and leukotrienes from rat mast cells and human basophils. Zentralbl Bakteriol Mikrobiol Hyg B 181:469–486
192. Rom WN (1983) Environmental and occupational medicine. Little Brown, Boston
193. Root DE, Katzin DB, Schnare DW (1985) Diagnosis and treatment of patients presenting subclinical signs and symptoms of exposure to chemicals with bioaccumulate in human tissue. In: Proceedings of the National Conference on Hazardous Wastes and Environmental Emergencies, pp 150–153
194. Rosenberg SJ, Freedman MR, Schmaling KB et al (1990) Personality styles of patients asserting environmental illness. J Occup Med 32:678–681
195. Ross GH (1992) History and clinical presentation of the chemically sensitive patient. Toxicol Ind Health 8:21–28
196. Ross GH (1992) Treatment options in multiple chemical sensitivity. Toxicol Ind Health 8:87–94
197. Samter M (1972) Sublingual desensitization for allergy not recommended. JAMA 215:1210
198. Schäfer T, Ring J (1995) Epidemiologie atopischer Erkrankungen. Dt Derm 43:142–147
199. Schaller KH, Angerer J, Lehnert G (1993) Bio-Monitoring in der Arbeits- und Umweltmedizin. Deutsch Ärztebl 90:A1 2122–2128
200. Schottenfeld RS (1992) Psychologic sequelae of chemical and hazardous materials exposures. In: Sullivan JB, Krieger GR (eds) Hazardous materials toxicology. Williams & Wilkins, Baltimore, pp 463–470
201. Schottenfeld RS, Cullen MR (1983) Recognition of occupation-induced post traumatic stress disorders. J Occup Med 28:459–464
202. Schottenfeld RS (1987) Workers with multiple chemical sensitivities: A psychiatric approach to diagnosis and treatment. State Art Rev Occup Med 2:739–753
203. Schultz-Larsen F, Holm LV, Henningsen K (1986) Atopic dermatitis. A genetic-epidemiologic study in a population based twin sample. J Am Acad Dermatol 15:487–494
204. Seifert B (1992) Innenräume. In: Wichmann HE, Schlipköter HW, Fülgraff G (Hrsg) Handbuch der Umweltmedizin. Ecomed, Landsberg
205. Selner JC, Staudenmayer H (1992) Neuropsychophysiologic observation in patients presenting with environmental illness. Toxicol Indust Health 8:145–155
206. Selner JC, Staudenmayer H (1992) Psychological factors complicating the diagnosis of work-related chemical illness. Immunol Allergy Clin North Am 12:909–919
207. Seltzer JM (1994) Building-related illnesses. J Allergy Clin Immunol 94:351–362
208. Selye H (1976) Stress in health and disease. Butterworth, Boston
209. Sharpe M, Hawton K, Simkin S et al (1996) Cognitive behaviour therapy for the chronic fatigue syndrome: A randomized controlled trial. BMJ 312:22–26
210. Shields RL, Gold WM (1987) Effect of inhaled ozone on lung histamine in conscious guinea pigs. Environ Res 42:435–445
211. Sikorski EE, Kipen HM, Selner JC, Miller CS, Rogers KE (1995) The question of multiple chemical sensitivity. Fund Appl Toxicol 24:22–28
212. Simon G, Katon W, Sparks P (1990) Allergic to live: Psychological factors in environmental illness. Am J Psychiatry 147:901–906
213. Simon G, Daniell W, Stockbridge H et al (1993) Immunologic, psychological and neuropsychological factors in multiple chemical sensitivity. A controlled study. Ann Intern Med 119:97–103
214. Simon GE (1992) Epidemic multiple chemical sensitivity in an industrial setting. Toxicol Ind Health 8:41–46
215. Simon GE (1992) Psychiatric treatments in multiple chemical sensitivity. Toxicol Ind Health 8:67–72
216. Skov P, Valbjorn O, Pedersen BV (1989) Influence of personal characteristics, job-related factors and psychosocial factors on the sick building syndrome. Scand J Work Environ Health 15:286–295
217. Soine L (1995) Sick building syndrome and gender bias: Imperiling women's health. Soc Work Health Care 3:51–65
218. Städter P, Ebeleseder K (1995) Amalgam. Dermatosen 43:163–171
219. Staudenmayer H, Selner J, Buhr M (1993) Double-blind provocation chamber challenges in 20 patients presenting with „multiple chemical sensitivity". Regul Toxicol Pharmacol 18:44–53

220. Staudenmayer H, Selner M, Selner J (1993) Adult sequelae of childhood abuse presenting as environmental illness. Ann Allergy 71:538–546
221. Steinhausen HC (1993) Allergie und Psyche. Monatsschr Kinderheilkd 141:285–292
222. Sternberg B, Eriksson N, Mild Hansson K et al (1993) The office illness project in northern Sweden – an interdisciplinary study of the sick building syndrome (SBS). Indoor Air Proc 1:393–398
223. Sternberg B, Wall S (1995) Why do women report „sick building symptoms" more often than men? Soc Sci Med 4:491–502
224. Stewart DE, Raskin J (1985) Psychiatric assessment of patients with „20th-century disease" („total allergy syndrome"). Can Med Assoc J 133:1001–1006
225. Strahilevitz M, Strahilevitz A, Miller J (1979) Air pollutants and the admission rate of psychiatric patients. Am J Psychiatry 136:205–207
226. Straus SE, Dale JK, Tobi M, Lawley T et al (1988) Acyclovir treatment of the chronic fatigue syndrome: Lack of efficacy in a placebo controlled trial. N Engl J Med 319:1692–1898
227. Straus SE (1988) The chronic mononucleosis syndrome. J Inf Dis 157:405–412
228. Sundell J, Lindvall T (1993) Indoor air humidity and the sensation of dryness as risk indicators of SBS. Indoor Air Proc 1:405–410
229. Taerk GS, Toner BB, Salit IE et al (1987) Depression in patients with neuromyasthenia (benign myalgic encephalomyelitis). Int J Psychiatry Med 17:49–56
230. Terr A (1986) Environmental illness: A clinical review of 50 cases. Arch Intern Med 146:145–149
231. Terr A (1993) Immunological issues in „multiple chemical sensitivities". Regul Toxicol Pharmacol 18:54–60
232. Terr AI (1989) Clinical ecology in the workplace. J Occup Med 31:257
233. Thiel C, Fuchs E (1983) Nahrungsmittelintoleranzen durch Fremdstoffe. Münch Med Wschr 123:125–129
234. Tobi M, Morage A, Ravid Z et al (1982) Prolonged atypical illness associated with serological evidence of persistent Epstein-Barr virus infection. Lancet 1:61–64
235. Tollefson L (1993) Multiple chemical sensitivity: Controlled scientific studies as proof of causation. Regul Toxicol Pharmacol 18:32–43
236. Truss CO (1983) The missing diagnosis. CO Truss, Birmingham
237. Überla K (1990) Epidemiologie und Minimalrisiken – Möglichkeiten und Grenzen einer handlungsrelevanten Risikobeurteilung. Öff Gesundh-Wes 52:23–28
238. Varonier HS, De Haller J, Schopfer C (1984) Prévalence de l'allergie chez les enfants et les adolescents. Helv Paediat Acta 39:129–136
239. Vieluf D, Gabriel G, Przybilla B, Ring J (1992) Das „Öko-Syndrom": Krank durch die Umwelt oder krank durch Angst? In: Ring J (Hrsg.): Allergieforschung: Probleme, Strategien und klinische Relevanz. MMV Medizin, S 49–64
240. Vieluf D, Kunz B, Bieber T, Przybilla B, Ring J (1993) „Atopy Patch Test" with aeroallergens in patients with atopic eczema. Allergo J 2:9–12
241. Voack C, Borelli S, Ring J (1996) Ausschlußdiagnose Sick-Building-Syndrom. Münch Med Wschr 50:45–46
242. Voack C, Borelli S, Ring J (1997) Das „Öko-Syndrom" und seine Auslöser. Münch Med Wschr 139(4):51–54
243. Voack C, Borelli S, Ring J (1997) Der umweltmedizinische 4-Stufenplan. Münch Med Wschr 139(5):69–72
244. Voack C, Borelli S, Ring J (1996) Wenn die Raumluft krank macht. Münch Med Wschr 138(48):41–44
245. Vocks E, Seifert HU, Seifert B, Drosner M (1992) Patch test with immediate type allergens in patients with atopic dermatitis. In: Ring J, Przybilla B (eds) New Trends in Allergy III. Springer, Berlin, pp 230–233
246. Weeke ER (1987) Epidemiology of hay fever and perennial allergic rhinitis. Monogr Allergy 21:1–20
247. Welch LS, Sokas R (1992) Development of multiple chemical sensitivity after an outbreak of sick-building syndrome. Toxicol Ind Health 8:47–50
248. Wessely S, Powell R (1988) Fatigue syndrome – one entity or many. N Eng J Med 319:1726–1728
249. WHO (1982) Indoor air pollutants: Exposure and health effects. Copenhagen: WHO Regional Office for Europe, 1983 (Report on a WHO meeting. EURO reports and studies 78)
250. Wolf C (1995) Umweltallergie – Multiple Chemical Sensitivity. Allergologie 10:420–424
251. Wolfe F, Smythe HA, Yunus MA et al (1990) The American College of Rheumatology 1990 criteria for the classification of fibromyalgia. Arthritis Rheum 33:160–172
252. Wurtman RJ (1983) Behavioural effects of nutrients. Lancet 2:1145–1147
253. Wüthrich B (1983) Allergische und pseudoallergische Reaktionen der Haut durch Arzneimittel und Lebensmitteladditiva. Schweiz Rundsch Med Prax 72:691–699
254. Wüthrich B (1989) Epidemiology of the allergic diseases; are they really on the increase? Int Arch Allergy Appl Immunol 90:3–10
255. Ziem GE, Davidoff LL (1992) Illness from chemical "odors": Is the health significance understood? Arch Environ Health 47:88–91
256. Ziem GE (1992) Multiple chemical sensitivity: Treatment and follow-up with avoidance and control of chemical exposure. Toxicol Ind Health 8:73–86
257. Zilker Th, Schaupp G (1993) Psychische Verarbeitung von Umweltängsten. Fortschr Med 13:211–213
258. Zimmermann M (1991) Pathophysiological mechanisms of fibromyalgia. Clin J Pain 7 (Suppl 1):8–15

Sachverzeichnis

A

Acarextest 80
Aeroallergene 77, 335
- atopisches Ekzem 217, 218
Aeroallergennachweis 77
Ahornrindenschälerlunge 293
aktinisches Retikuloid 323
aktivierte T-Zellen 62
Allergene 191
- Exposition 191
- klinische Relevanz 191
- Nachweismethoden der Allergenbelastung 79
- Soforttypallergene 160
Allergenextrakte 52, 53, 59
- Hersteller 160
- Insektengift 59
- Hausstaubmilben 59, 335
- Pollen 58, 335
- Schimmelpilze 59, 335
- Tierallergene 59, 335
Allergieentstehung 351
Allergiepaß 32, 98, 192
Allergie-Screening 46
Allergikergruß 195
allergische bronchopulmonale Aspergillose 314
allergologische Diagnostik 159
- personelle Voraussetzungen 159
- technische Voraussetzungen 159
Allergy Unit 54
Alpha-Methyl-DOPA 308
- Allergie des blutbildenden Systems 308
Alveolitis, exogen-allergische 292
- Allergene 293
- bronchoalveoläre Lavage 297
- Diagnostik 294
- inalativer Provokationstest 296, 297
- Lungenfunktionsstörung 295
- Symptomatik 292
- Thorax-Röntgenveränderungen 295
- Verlauf 292
Anämie, hämolytische 306, 307
- Arzneimittelreaktion 306

Anamnese 3
- allergologische 4
Anaphylaxie 71, 90, 248, 255, 263, 267, 278, 288
- anstrengungsinduzierte 288
- Differentialdiagnose 229
- Naturlatexallergie 278
- Notfallausrüstung 230
ANCA 300
- - assoziierte Vaskulitiden 303
Angiitis, allergische 313
Angioödem 328
Angry-back-Syndrom 24, 31
Anstrengungs-Urtikaria 132, 288
Anti-Globulin-Test 307, 308
Antikörper, monoklonale 58
antineutrophile zytoplasmatische Autoantikörper s. ANCA
Antiseren 58
aquagener Pruritus 134
aquagene Urtikaria 134
Arzneimittelreaktion 7, 64, 224, 306
- Analgetika 90, 98
- Anamnese 242
- Definition 224
- Diagnostik 228, 232
- Differentialdiagnose 229
- Epikutantest 34, 230
- Klassifizierung 226
- Klinik 224, 225
- Messung von Mediatoren 234
- orale Provokation 91, 235
- Pathophysiologie 224, 225
- Risikofaktoren 227
- Sensibilisierung 226
- Therapie 237
Aspirinsensitivität 200
Asthma bronchiale 114, 125, 126, 165, 248, 340
- Anamnese 169, 170
- Anstrengungsasthma 174
- Befund 171
- belastungsinduziertes (exercise-induced) Asthma (EIA) 116
- Belastungstest 116
- Berufsasthma 114, 119, 121, 166, 174, 176, 195
- Diagnose 168, 174

- Differentialdiagnose 177, 178
- Differentialdiagnose im Kindesalter 126
- Epidemiologie 165
- In-vitro-Untersuchungen 174
- Klassifizierung 168, 178
- Klinik 167
- Kosten 167
- Lungenfunktionsprüfung 171
- Management 179
- Mortalität 166
- Naturlatexallergie 278
- Prävalenzzunahme 167
- Prävention 179
- Therapie 172, 179
Atemwegsleitfähigkeit, spezifische 118
Atemwegswiderstand, spezifischer 100, 118, 128
Atopie 340
- Prophylaxe 259
- Risiko 47
- Stigmata 342, 348
atopische Diathese 340, 345
- Prävalenz 345
- Score-System 348
atopisches Ekzem 90, 208, 340
- Anamnese 212
- assoziierte Erkrankungen 214
- Pathophysiologie 209
- Diagnostik 210
- Epidemiologie 209
- Klinik 208
- Komplikationen 214
- Mikroben 219
- orale Provokation 90
- psychische Faktoren 219
- SCORAD-Index 212
- Therapie 211, 214, 220
- Triggerfaktoren 210, 215
- umweltabhängige Reaktionslage 210
Autoimmunisierung 306

B

Bagassose 293
Basophilendegranulationstest 64, 67

– Arzneimittelreaktion 234
Befeuchterlunge 293
Berufsallergene 5, 199
Berufskrankheit 166, 186, 192
Bestrahlungsgerät 140
Bienengiftallergie 263
Blechbläserlunge 293
blutbildendes System 305
– Allergien des 305
– – Diagnostik 306
Bodyplethysmographie s. Ganzkörperplethysmographie
bronchiale Provokation 114, 128, 168
– Allergenapplikation 120
– Allergenstandardisierung 120
– Beobachtungsphase 121
– Methodik 117
– Modifikation durch Pharmaka 115, 117
– niedermolekulare Substanzen 122
– spezifische 119
bronchoalveoläre Lavage (BAL) 174, 297, 316, 374
Bronchodilatationstest 172
Broncholysetest 129
Building-Related-Illnes 352

C
Candida-Syndrom 356
Candidiasis Hypersensitivity Syndrome s. Candida-Syndrom
Capacity(CAP)-System 48
CAST 51, 64, 65, 67
cholinerge Urtikaria 132
Chromatographie s. High Performance Liquid Chromatography
Chronic Fatigue Syndrome (CFS) 355
chronische aktinische Dermatitis 321, 323
Churg-Strauss-Syndrom 313
Chymase 112
cis-1,4-Polyisopren 276
CLA-Test 48
Crossed Immuno-Electrophoresis (CIE) 49, 56
Crossed Radio-Immuno-Electrophoresis (CRIE) 49, 56
Cytofluorograph 66

D
Danaparoid 151
Dermatose, photoallergische 145, 321
– Diagnostik 324
Diät 253, 333
– allergenfreie Basisdiät 253
– bei Nahrungsmittelallergie 258
– oligoallergene Basisdiät 254
– Suchdiät 254, 333

Diffusionskapazität 173
Doppelfluoreszenzanalyse 66, 67
Dosimetrie 118, 140
Drescherlunge 293
Druck-Urtikaria 131
Düsenvernebler 117

E
Eigenanamnese 3
Einsekundenkapazität (FEV_1) 118, 171
Einzelallergendiagnostik, serologische 48
endotheliales Leukozyten-Adhäsionsmolekül (ELAM-1) 73
Eosinophil Protein X (EPX) 69, 71
Eosinophil-derived Neurotoxin (EDN) 69
eosinophile Nasenpolypen 203
eosinophiles kationisches Protein (ECP) 69
Eosinophil Peroxidase (EPO) 69
Epikutantest 23, 26, 32, 187, 190
– Ablesung 31
– Atopie-Patchtest 33
– belichteter s. Photo-Patchtest
– besondere Formen 33
– Beurteilung 90
– DKG-Blöcke 36, 159
– offener 33
– patienteneigene Substanzen 29
– prädiktiver 34
– Reaktionsindex 30
– Testraum 159
– Testreihen 29
E-Selektin 73
Excited-skin-Syndrom 31
Exhalat-Analyse 174

F
Familienanamnese 3
Farmerlunge 292
Fibromyalgie-Syndrom 355
Fluß-Volumen-Diagramm 126
Friseuralveolitis 293

G
Ganzkörperplethysmographie 118, 125, 172
Gastroenteritis, eosinophile 311, 314
– Diagnostik 314
– Pathologie 314
– Therapie 317, 318
gastrointestinale Provokation 256
Gesichtsblässe 344
Granulomatose, allergische 313
Granulozyten, neutrophile 69

Granulozytopenie 308
Greaves-Test 332
Guanin-Nachweis 80
Gummihandschuhe 277
Gummiinhaltsstoffe 283

H
Haaransatz, tiefreichender 342
Handschuh-Merkblatt 284
Hapten-Mechanismus 305
Hausstaubalveolitis 293
Hausstaubmilben 77, 335
– Milbenbelastung 82
– Milbenzählung 79
Hautarztbericht 192
Hautbarrierefunktion 209
Hauttest 9
– praktische Regeln 10
Helium-Verdünnungsmethode 128
Heparin 151
– Pricktest 152
– Soforttypreaktion 152
– Spättypreaktion 151
Heparin-induzierte Thrombopenie 151
– Ausweichpräparate 151
HEP-Einheit 53
Hertoghe-Zeichen 343
High Performance Liquid Chromatography (HPLC) 56
Histaminfreisetzung, allergeninduzierte 50
Holzarbeiterlunge 293
Hydroa vacciniformia 140, 145
Hymenopterengift 264
Hymenopterengiftallergie 155, 263
– Anamnese 266
– auslösendes Insekt 267
– Diagnostik 265, 270
– Hauttest 268
– Hyposensibilisierung 272
– Klassifizierung 267
– Klinik 263
– Stichprovokation 155, 271
Hyperimmunitätsreaktion 153
Hyperreagibilität 109, 129
Hyperreaktivität 114, 117, 174
Hypophysenschnupferlunge 293
Hyposensibilisierung mit Aeroallergenen 335, 337
– Durchführung 337

I
Ichthyosisfuß 343
Ichthyosishand 343
IgE-Antikörper, spezifische 48, 342
IgE-Rezeptor, niedrig-affiner (CD23) 73
Immunglobulin E (IgE) 46

Immunkomplex-Vaskulitiden 302, 305
Immunoblot 49
Immunoprinttechnik 56
Impfstoffe 152
Index of Reactivity (IR) 53
induziertes Sputum 174
Innenraumallergene 77
Innenraumbelastung 79
Interleukin-2-Rezeptor 73
interzelluläres Adhäsionsmolekül (ICAM)-1 73
intragastrale Provokation 256
Intrakutantest 15
- Testraum 159
intravenöse Provokation 148
In-vitro-Allergiediagnostik 46, 56, 61, 174, 232, 252, 257, 270, 307, 341
Isocyanatalveolitis 293
Isoelektrofokussierung (IEF) 55
isokapnische Hyperventilation 116

K
Kälte-Urtikaria 133, 331
- generalisierte 133
Kälte-Panniculitis 134
- lokalisierte 133
Käsewäscherkrankheit 293
klinisches Ökologie-Syndrom s. Öko-Syndrom
koloskopische Allergenprovokation 256
konjunktivaler Allergentest (KAT) 109
- Allergenextrakt 110
- Beurteilung der Testreaktion 111
- Pharmaka mit hemmendem Einfluß auf Sofortreaktionen 110
Kontaktdermatitis 90
- aerogene 324
- orale Provokation 90
- photoallergische 139, 321
- Proteinkontaktdermatitis 245, 249
Kontaktekzem 183
- Diagnose 187, 190
- Epidemiologie 183
- irritatives 187
- Krankheitsbild 183
- Lokalisation 189
- nahrungsmittelinduziertes hämatogenes 245
- - orale Provokation 255
- Pathophysiologie 186
- Photokontaktekzem 139
- praktisches Vorgehen 188
Kontakturtikaria
- Epikutantest 33

- Naturlatexallergie 278, 281
Kreuzallergenität 7, 256
- Nahrungsmittelallergene 246
kutane Tests 9

L
Läppchentest s. Epikutantest
latente Obstruktion 125
Lepirudin 151
Leukotrienfreisetzung, allergeninduzierte 51
- Arzneimittelreaktion 232
Lichterkrankung 41
Lichttreppe 142
Licht-Urtikaria 135, 140, 143
Löffler-Syndrom 311
Lokalanästhetika 149
- Standardreihe für Prick- und Intradermaltests 150
Lungenfunktionsprüfung 171
- bei Kindern 125
Lymphozytentransformationstest (LTT) 63, 66
- Arzneimittelraktion 233

M
Maisstärkelunge 293
Malzarbeiterlunge 293
Major Basic Protein (MBP) 69
Mediatorenbestimmung 49
Membranrezeptor 72
minimale Erythemdosis (MED) 142
mukoziliare Clearance 100, 107
Multiallergensuchtest 47
Multiple Chemical Sensitivity s. Öko-Syndrom
Myeloperoxidase 69

N
Nabelschnur-IgE 47
Nahrungsmittelallergene 246, 336
- biologische Eigenschaften 246
Nahrungsmittelallergie 7, 243, 244
- Allergencharakterisierung 245, 246
- atopisches Ekzem 215, 216
- Diagnostik 249, 252
- diagnostische Diät 253, 254
- Epidemiologie 247
- Hauttest 251
- Klassifizierung 244
- Klinik 248
- Kreuzreaktion 247
- niedermolekulare Nahrungsmittelinhaltsstoffe 89
- Organmanifestation 248
- Pathophysiologie 244
- pollenassoziierte 7, 195, 196, 199, 247, 248
- - Häufigkeit 196

- Proteinkontaktdermatitis 249
- Provokation 89, 254, 256
- Summationsfaktoren 258
- Therapie 258, 259
- - Diät 258
- - Hyposensibilisierung 260
- - medikamentöse 259
nasale Funktionstests 100
nasale Provokation 100, 205
- Ablaufdiagramm 103
- Allergene 100
- Azetylsalizylsäure 106
- Karenzfristen für Antiallergika 102
- Symptomscore 104
- Testlösung 101
- unspezifische Stimuli 105
Nasensekret 106
Nasenzyklus 197
Natriumdodecylsulfat-Polyacrylamidgel-Elektrophorese (SDS-PAGE) 56
Naturlatex 276, 336
Naturlatexallergenbestimmung 283
Naturlatexallergie 276
- assoziierte Sensibilisierungen 279
- Diagnostik 279
- Epidemiologie 277
- Hauttest 280
- Klinik 278
- Pathophysiologie 276
- primäre Prävention 284
- Provokation 281
- Testextrakt 281
- Therapie 284
naturlatexfreie Materialien 160, 284, 285
naturlatexhaltige Gegenstände 277
Neurodermitis s. atopisches Ekzem 208
Nickelnachweistest 31
Noon-Einheit 53
Notfallmedikamente 161

O
Obstbauernlunge 293
obstruktive Atemwegserkrankung 125
Öko-Syndrom 351, 357, 359, 360, 362
- Diagnostik 362
- Pathophysiologie 357
- Psychosomatik 359
- Therapie 362
- Umgangsprinzipien mit Patienten 360
- wissenschaftliche Ansätze 357
Olfaktometrie 100

orale Provokation 87, 88, 148, 235, 255, 333
- atopisches Ekzem 255
- doppelblinde, plazebokontrollierte 96, 254
- Dosierung 95
- einfachblinde, plazebokontrollierte 96
- epimuköser Test 96
- falsch negative Reaktionsausfälle 97
orales Allergiesyndrom 7, 194, 195, 248
Oszillationsmethode 128

P
Patchtest s. Epikutantest
Peak-Flow-Messung 128, 173
Penicillin 308
- Allergie des blutbildenden Systems 308
Perlmuttalveolitis 293
persistierende Lichtreaktion 139, 144, 321, 323, 326
Persisting Cholinergic Erythema 132
periokuläre Schatten 344
Photoallergie 42, 139
Photopatch-Test 33, 40, 145
- Durchführung 42
Photoprovokationstest 139
- Durchführung 141
- großflächig 144
- Indikationen 143
- Kontraindikationen 146
- Nebenwirkungen 146
- systemisch 144
Photosensibilisator 40, 44, 139, 322
Photosensibilisierung, systemische 143
Phototoxizität 139, 322
- minimale Phototoxizitätsdosis (MPD) 142
Pilzarbeiterlunge 293
Pneumonie, eosinophile 311, 312
- assoziierte Erkrankungen 312
- Diagnostik 314
- einfache 311
- klinische Manifestation 316
- Medikamente 312
- Parasiten 312
- röntgenologisches Erscheinungsbild 316
- Therapie 317, 318
- tropische 311
Pneumotachographie 172
PNU-Einheit 53
Pollinose 194
polymorphe Lichtdermatose 40, 145

Polyposis nasi 200, 203
Pricktest 10, 13, 159, 341
- Pharmaka mit hemmendem Einfluß auf Sofortreaktion 13
- Testraum 159
Prick-zu-Pricktest 14
Priming 105
Proteasenlunge 293
Provokationstests mit Arzneistoffen 148, 235
- Indikationen 148
- Testsubstanzen 149
- Zufuhrwege 148
Pseudo-Allergie 87, 199, 226

Q
Quecksilber-Amalgam-Syndrom 356

R
Radio-Allergo-Sorbent-Test s. RAST
Radio-Immun-Assay s. RIA
RAST 48
RAST-Inhibition 49, 54, 80
Rattenalveolitis 293
Reactive Airways Dysfunction Syndrome (RADS) 177
Reibtest 20
Repeated Open Application Test (ROAT) 32
Reservoirmethode 118
reverse Plazebo-Provokation 97
Rhinitis
- anatomisch bedingte Symptome 202
- berufsbedingt allergische 195
- endokrine 202
- infektiöse 200
- irritativ-toxische 201
- nerval-reflektorische 202
- nicht allergische mit Eosinophiliesyndrom (NARES) 202
- nutritiv bedingt allergische 195
- perenniale allergische (PAR) 195
- saisonale allergische (SAR) 194
- Schwangerschaftsrhinopathie 202
Rhinoconjunctivitis allergica 194, 340
- Allergene 198
- Diagnostik 203
- Differentialdiagnose 199
- Entzündungsmediatoren 197
- Epidemiologie 196
- Naturlatexallergie 278
- Pathophysiologie 197

- pharmakologische Nebenwirkungen 200, 201
- therapeutische Konsequenzen 206
Rhinomanometrie 104
RIA 81
- Inhibition 81
Riechprüfung 108

S
Schilddrüsenerkrankung 202
Schleimhautdurchblutung 107
Schwebstaub 79
SCORAD (Severity Scoring of Atopic Dermatitis) 212
Scratchtest 18
Sebostase 244
Sequoiosis 293
Sick-Building-Syndrome (SBS) 252
sIL-2-Rezeptor 73
Sinusitis 200
- allergische mykotische 203
Skin Activity Reference Unit (SARAH) 53
Sofortreaktion 10, 104
Sommerhypersensitivitätspneumonitis 293
Spätreaktion 10
Spina bifida 277
Spirometrie 118, 126, 171
Spirometrieasthma 127
Staubgewinnung 78
Stichprovokation 155, 271
- Durchführung 156
- therapeutische Konsequenzen 157
stille Lunge 171
Strahlung, elektromagnetische 139
- Spektrum 139
Suberosis 293
subkutane Provokation 150
- mit Lokalanästhetika 150
Summations-Anaphylaxie 248, 255
- orale Provokation 255
Summations-Urtikaria 131
SX1 47

T
Testpflaster 25
Thorax piriformis 171
Thrombozytopenie 309
Tierallergene 78, 335
Tomatenzüchterlunge 293
Tryptase 71, 112, 268

U
Überempfindlichkeitsreaktionen, Ex-vivo-Parameter 69
Ultraschallvernebler 117

Umweltverschmutzung 351
Unterbrechermethode 128
– Atemwegswiderstand 128
Urtikaria 90, 130, 328
– adrenerge 134
– akute 330, 332
– cholinerge Urtikaria 132
– chronische 328, 330, 332
– Diagnostik 328, 330, 332
– durch elektromagnetische Wellen ausgelöste 135
– factitia 130, 331
– Klassifizierung 329
– mechanogene 130
– orale Provokation 90, 249, 333
– Pathomechanismen 329
– physikalische 130
– – Diagnostik 135, 331
– thermogene 132

V
Vasculitis allergica 298
– Diagnostik 299
– Immunkomplex-Vaskulitiden 302
– Klassifikation 301
– Klinik 298
– leukozytoklastische 298
– Pathogenese 299
– Therapie 301
Vibratory Angioedema 131
Vitalkapazität (FVC) 171
Vocal Cord Dysfunction (Stimmbanddysfunktion) 177
Vogelhalterlunge 292, 293

W
Wärme-Urtikaria 132, 331
Waschmittellunge 293
Wasserdampflunge 293
Wasser-Urtikaria 134
weißer Dermographismus 345
Wespengiftallergie 263
Westernblottechnik 56
Winzerlunge 293

Z
Zelldifferenzierung 62
Zellmarker 63
zelluläre Funktionstests 61
zellulärer Antigen-Stimulationstest s. CAST
Zytokine 63
Zytologie 106
– Exfoliativzytologie 106

MIX
Papier aus verantwortungsvollen Quellen
Paper from responsible sources
FSC® C105338

If you have any concerns about our products,
you can contact us on
ProductSafety@springernature.com

In case Publisher is established outside the EU,
the EU authorized representative is:
**Springer Nature Customer Service Center GmbH
Europaplatz 3, 69115 Heidelberg, Germany**

Printed by Libri Plureos GmbH
in Hamburg, Germany